国家卫生健康委员会"十三五"规划教材

专科医师核心能力提升导引丛书

供专业学位研究生及专科医师用

神经内科学

Neurology

第 3 版

主 编 刘 鸣 崔丽英 谢 鹏

副主编 王拥军 张杰文 王玉平 陈晓春 吴 波

人民卫生出版社

·北 京·

图书在版编目（CIP）数据

神经内科学 / 刘鸣，崔丽英，谢鹏主编 . —3 版
. —北京：人民卫生出版社，2021.1（2025.1 重印）
ISBN 978-7-117-31229-5

Ⅰ.①神… Ⅱ.①刘… ②崔… ③谢… Ⅲ.①神经系
统疾病-诊疗 Ⅳ.①R741

中国版本图书馆 CIP 数据核字（2021）第 021336 号

人卫智网	www.ipmph.com	医学教育、学术、考试、健康，购书智慧智能综合服务平台
人卫官网	www.pmph.com	人卫官方资讯发布平台

神经内科学
Shenjing Neikexue
第 3 版

主　　编：刘　鸣　崔丽英　谢　鹏
出版发行：人民卫生出版社（中继线 010-59780011）
地　　址：北京市朝阳区潘家园南里 19 号
邮　　编：100021
E - mail：pmph @ pmph.com
购书热线：010-59787592　010-59787584　010-65264830
印　　刷：三河市潮河印业有限公司
经　　销：新华书店
开　　本：850×1168　1/16　印张：41　插页：4
字　　数：1157 千字
版　　次：2008 年 9 月第 1 版　　2021 年 1 月第 3 版
印　　次：2025 年 1 月第 3 次印刷
标准书号：ISBN 978-7-117-31229-5
定　　价：169.00 元

打击盗版举报电话：**010-59787491**　E-mail：**WQ @ pmph.com**
质量问题联系电话：**010-59787234**　E-mail：**zhiliang @ pmph.com**

编 者 （按姓氏笔画排序）

于生元　中国人民解放军总医院

王　伟　华中科技大学同济医学院附属
　　　　同济医院

王　柠　福建医科大学附属第一医院

王文敏　昆明医科大学第一附属医院

王玉平　首都医科大学宣武医院

王拥军　首都医科大学附属北京天坛医院

朱以诚　中国医学科学院北京协和医院

刘　鸣　四川大学华西医院

许予明　郑州大学第一附属医院

杨　弋　吉林大学第一医院

肖　波　中南大学湘雅医院

吴　波　四川大学华西医院

汪　凯　安徽医科大学第一附属医院

张　通　中国康复研究中心北京博爱医院

张杰文　郑州大学人民医院

张忠玲　哈尔滨医科大学附属第一医院

张黎明　哈尔滨医科大学附属第一医院

陈生弟　上海交通大学医学院附属瑞金医院

陈晓春　福建医科大学附属协和医院

陈康宁　陆军军医大学西南医院

周　东　四川大学华西医院

周华东　陆军特色医学中心

胡学强　中山大学附属第三医院

贾建平　首都医科大学宣武医院

徐　运　南京大学医学院附属鼓楼医院

黄一宁　北京大学第一医院

崔丽英　中国医学科学院北京协和医院

董　强　复旦大学附属华山医院

曾进胜　中山大学附属第一医院

谢　鹏　重庆医科大学附属第一医院

秘　书　王德任　四川大学华西医院

主 编 简 介

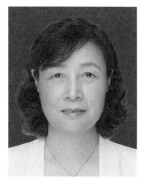

　　刘　鸣　医学博士,教授(四川大学二级),博士生导师,四川大学华西医院神经内科学科主任。在英国爱丁堡、牛津及伦敦等大学研修脑血管病与循证医学2年。先后任华西医院神经内科副主任兼中国循证医学/Cochrane中心副主任,世界卒中组织(WSO)理事及会士(FWSO),世界卫生组织(WHO)脑血管病工作组委员,中华医学会神经病学分会常委及其脑血管病学组组长,中国医师协会循证医学专业委员会副主任委员及神经内科分会脑血管病专业委员会副主任委员。中国中西医结合学会循证医学专业委员会副主任委员等。

　　临床擅长及研究方向为脑血管病诊治。在脑血管病规范化与个体化诊治循证研究领域特色突出。率先引进循证医学,是中国循证医学/Cochrane中心创建人之一。在国家自然科学基金委员会、国家科技部、教育部、卫健委及省政府课题支持下,长期系统研究卒中诊治热点和难点及中国卒中特点;探索脑血管病循证指南制订方法并牵头制定10多部(执笔其中3部);参加世界卫生组织脑血管病报告撰写及国际疾病分类(ICD-11)修订。发表论文250余篇,包括在 *JAMA*、*Lancet Neurology*、*JNNP*、*Stroke* 及《中华神经科杂志》等国内外核心期刊发表及ESI热点论文和高被引论文等;讲授神经病学全套课程,主讲总论和脑血管病,主编研究生规划教材《神经内科学》第1、2版。获教育部自然科学一等奖等8个奖项;任 *Lancet Neurology* 等4种SCI期刊编委及国内多个核心期刊副主编或编委。获四川大学"德渥群芳"育人文化建设标兵团队、华西临床医学院研究生"我心目中的好导师"、省学术技术带头人、省卫生计生首席专家及卫生部有突出贡献中青年专家等称号。

主 编 简 介

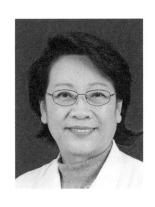

崔丽英 教授,博士生导师,北京协和医院神经病学系主任。中华医学会神经病学分会前任主任委员,北京医师协会神经病学分会会长,北京医学会罕见病学分会副主任委员。北京医学会常务理事,中华医学会理事,中国医师协会常务理事。《中华神经科杂志》名誉总编,《中华医学杂志》(英文版)《协和医学杂志》等6个杂志副主编等。世界神经病学联盟ALS研究组委员(WFN Research Group for ALS/MND)。

从事本科生和研究生的教学30余年,讲授本科生的诊断学(头痛和意识障碍)和神经病学的总论和定位诊断。曾被评为北京市教育工会"教育先锋",北京市有突出贡献的科学、技术、管理人才和第十届北京市高等学校教学名师奖。主要研究方向运动神经元病、神经肌肉病以及多系统萎缩等,脑血管病的二级预防,临床神经电生理。发表学术论文500余篇,著书20余本。曾主持多项国家自然科学基金、牵头国家十一五和十二五支撑项目脑血管病二级预防的规范化,十三五罕见病项目的分课题以及北京市的相关研究课题。运动神经元病方面的研究工作曾获中华医学会科技奖三等奖、教育部科技进步奖二等奖和北京市科学技术奖三等奖等以及其他荣誉和奖励。

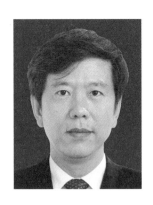

谢　鹏 教授,博士生导师,重庆医科大学附属第一医院国家卫生健康委员会功能性脑疾病诊治重点实验室主任。第二届全国创先争先奖获得者,中国医师协会常务理事,中国医师协会神经内科医师分会名誉会长,中国医师协会毕业后教育专家委员会委员,国务院学位委员会第六、七届学科评议组成员,国家"973"项目首席科学家,教育部第二届全国专业学位教育指导委员会委员,卫生部有突出贡献中青年专家。

长期从事神经疾病合并情感障碍的基础与临床研究。先后主持了国家"973"项目、国家"863"项目、国家重点研发计划各1项、国家自然科学基金8项。以通讯作者在 Lancet、World Psychiatry、Lancet Psychiatry、Molecular Psychiatry、JAMA Psychiatry、Advanced Science、Science Advances、Brain、Neurology、Stroke 等杂志上发表SCI论文315篇。获国家科技进步奖二等奖1项、中华医学科技奖一等奖1项、重庆市科技进步奖一等奖1项、四川省科技进步奖一等奖1项、重庆市科技进步奖二等奖2项、全国第五届吴阶平医学研究奖1项,被评为第二届"国家名医"(2018)和"科学中国人(2018)年度人物"。主编学术专著10余部,已授权发明专利7项。

副主编简介

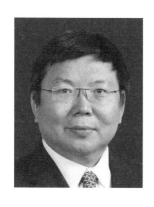

王拥军 首都医科大学附属北京天坛医院院长、神经内科教授,国家神经系统疾病医疗控制中心主任,国家神经系统疾病临床医学研究中心副主任,北京人脑保护高精尖创新中心主任。中华医学会神经病学分会主任委员。*Stroke & Vascular Neurology* 杂志主编。国家"十二五"科技支撑计划脑血管病领域首席专家,国家"十三五"重点研发专项非传染性慢病领域首席专家,国家重大新药创制科技重大专项总体专家组成员。

主要研究方向是缺血性脑血管病复发机制和干预策略,发现了脑血管病复发的关键分子机制,开创了短程双通道双效应脑血管病联合治疗方法(简称 CHANCE),改写了全球脑血管病指南,使患者复发风险下降 32%;发现了影响 CHANCE 新方法的药物基因,并在此基础上创建精准医学的个体化方案,使复发风险再下降 20%;揭示了脑血管病残余复发风险机制,研发了针对新机制新靶点的治疗药物,并实现产业化。以第一或通讯作者在 *NEJM*、*JAMA*、*BMJ*、*Circulation* 等期刊发表论文 227 篇。以第一完成人获国家科技进步奖二等奖 2 项、省部级一等奖 2 项,获首批全国创新争先奖章。

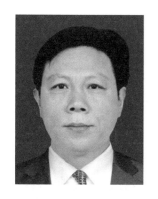

张杰文 教授,主任医师,博士生导师,郑州大学人民医院(河南省人民医院)神经内科科主任、神经病学教研室主任,现任中华医学会神经病学分会常务委员及痴呆与认知障碍学组副组长、中国医师协会神经内科医师分会常务委员及学组副组长、中国卒中学会血管性认知障碍分会副主任委员、河南省医师协会神经内科分会会长、河南省医学会神经病学分会候任主任委员、河南省神经内科质控中心主任,河南省神经系统罕见病精准医疗工程中心主任。担任《中华神经科杂志》等杂志编委《中国实用神经疾病杂志》副主编等。

参与并主持国家自然科学基金、"十一五"国家科技支撑计划项目、"十二五"国家科技支撑计划项目、河南省重大攻关项目等多个科研项目。主要研究领域是老年性痴呆和血管性痴呆。参与郑州大学本科生、研究生教育培养工作,讲授神经病学总论、定位和定性诊断及变性疾病等课程,自担任硕士生导师以来,培养研究生 52 名、博士生 7 名。获得省部级奖项 4 项。在 SCI、中华核心等发表论文 100 余篇。

副主编简介

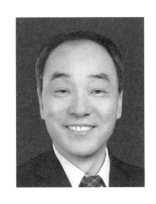

王玉平 首都医科大学宣武医院神经内科主任,主任医师,教授,博士生导师。北京市癫痫诊疗中心主任,脑功能疾病调控治疗北京市重点实验室主任。中华医学会神经病学分会常务委员、心身医学分会副主任委员,中国医疗保健国际交流促进会神经病学分会主任委员,中国医药教育协会神经内科专业委员会主任委员,中国抗癫痫协会副会长。国际多部专业杂志副主编、编委。承担国家课题多项,发表SCI论文170余篇。

致力于推动癫痫、睡眠障碍、焦虑抑郁、认知障碍等脑功能疾病诊疗规范化建设,构建了脑认知动力模型框架,创立了多项脑功能疾病调控治疗技术,指导开发了多种型号的神经生理诊断治疗装置。先后获得北京市科技进步奖、中华医学科技进步奖、吴阶平医学研究奖等。

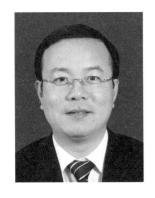

陈晓春 福建医科大学校长,福建医科大学附属协和医院神经内科教授、主任医师、博士生导师;福建省科学技术协会副主席;中国医师协会常务理事、神经内科医师分会候任会长、老年医学科医师分会副会长;福建省医师协会会长。

长期从事神经变性疾病的临床实践与基础研究工作,重点聚焦阿尔茨海默病、帕金森病和抑郁症的发病机制及防治策略的研究,先后主持承担10多项国家级研究课题,先后在 *Neuron*、*Mol Neurodegener*、*Neurobiol Aging*、*Glia* 和 *J Immunol* 等SCI源学术期刊上发表高质量论文40多篇,科研成果曾获教育部自然科学奖一等奖。

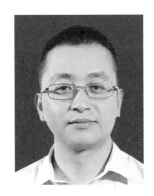

吴 波 博士/博士后,教授,博士生导师,四川大学华西医院神经内科副主任。世界卒中组织青年委员;中华医学会神经病学分会青年委员会委员;中华医学会神经病学分会脑血管病学组委员兼秘书;卫生部脑卒中筛查与防治工程委员会中青年专家委员会常务委员;四川省神经病学专业委员会脑血管病学组副组长;四川省神经病学专业委员会青年委员会副主任委员;第十批四川省学术和技术带头人后备人选;第十四批四川省卫生健康委员会学术技术带头人。

长期从事脑血管病的临床与应用基础研究,重点聚焦于脑小血管病的发病机制及防治措施的研究,在 *Lancet Neurology*、*Neurology*、*Stroke*、*JNNP* 等杂志上发表论文20余篇,承担5项国家自然科学基金。

全国高等学校医学研究生"国家级"规划教材
第三轮修订说明

进入新世纪,为了推动研究生教育的改革与发展,加强研究型创新人才培养,人民卫生出版社启动了医学研究生规划教材的组织编写工作,在多次大规模调研、论证的基础上,先后于 2002 年和 2008 年分两批完成了第一轮 50 余种医学研究生规划教材的编写与出版工作。

2014 年,全国高等学校第二轮医学研究生规划教材评审委员会及编写委员会在全面、系统分析第一轮研究生教材的基础上,对这套教材进行了系统规划,进一步确立了以"解决研究生科研和临床中实际遇到的问题"为立足点,以"回顾、现状、展望"为线索,以"培养和启发读者创新思维"为中心的教材编写原则,并成功推出了第二轮(共 70 种)研究生规划教材。

本套教材第三轮修订是在党的十九大精神引领下,对《国家中长期教育改革和发展规划纲要(2010—2020 年)》《国务院办公厅关于深化医教协同进一步推进医学教育改革与发展的意见》,以及《教育部办公厅关于进一步规范和加强研究生培养管理的通知》等文件精神的进一步贯彻与落实,也是在总结前两轮教材经验与教训的基础上,再次大规模调研、论证后的继承与发展。修订过程仍坚持以"培养和启发读者创新思维"为中心的编写原则,通过"整合"和"新增"对教材体系做了进一步完善,对编写思路的贯彻与落实采取了进一步的强化措施。

全国高等学校第三轮医学研究生"国家级"规划教材包括五个系列。①科研公共学科:主要围绕研究生科研中所需要的基本理论知识,以及从最初的科研设计到最终的论文发表的各个环节可能遇到的问题展开;②常用统计软件与技术:介绍了 SAS 统计软件、SPSS 统计软件、分子生物学实验技术、免疫学实验技术等常用的统计软件以及实验技术;③基础前沿与进展:主要包括了基础学科中进展相对活跃的学科;④临床基础与辅助学科:包括了专业学位研究生所需要进一步加强的相关学科内容;⑤临床学科:通过对疾病诊疗历史变迁的点评、当前诊疗中困惑、局限与不足的剖析,以及研究热点与发展趋势探讨,启发和培养临床诊疗中的创新思维。

该套教材中的科研公共学科、常用统计软件与技术学科适用于医学院校各专业的研究生及相应的科研工作者;基础前沿与进展学科主要适用于基础医学和临床医学的研究生及相应的科研工作者;临床基础与辅助学科和临床学科主要适用于专业学位研究生及相应学科的专科医师。

全国高等学校第三轮医学研究生"国家级"规划教材目录

11　SAS 统计软件应用（第 4 版）
主　编　贺　佳
副主编　尹　平　石武祥

12　医学分子生物学实验技术（第 4 版）
主　审　药立波
主　编　韩　骅　高国全
副主编　李冬民　喻　红

13　医学免疫学实验技术（第 3 版）
主　编　柳忠辉　吴雄文
副主编　王全兴　吴玉章　储以微　崔雪玲

14　组织病理技术（第 2 版）
主　编　步　宏
副主编　吴焕文

15　组织和细胞培养技术（第 4 版）
主　审　章静波
主　编　刘玉琴

16　组织化学与细胞化学技术（第 3 版）
主　编　李　和　周德山
副主编　周国民　肖　岚　刘佳梅　孔　力

17　医学分子生物学（第 3 版）
主　审　周春燕　冯作化
主　编　张晓伟　史岸冰
副主编　何凤田　刘　戟

18　医学免疫学（第 2 版）
主　编　曹雪涛
副主编　于益芝　熊思东

19　遗传和基因组医学
主　编　张　学
副主编　管敏鑫

20　基础与临床药理学（第 3 版）
主　编　杨宝峰
副主编　李　俊　董　志　杨宝学　郭秀丽

21　医学微生物学（第 2 版）
主　编　徐志凯　郭晓奎
副主编　江丽芳　范雄林

22　病理学（第 2 版）
主　编　来茂德　梁智勇
副主编　李一雷　田新霞　周　桥

23　医学细胞生物学（第 4 版）
主　审　杨　恬
主　编　安　威　周天华
副主编　李　丰　杨　霞　王杨淦

24　分子毒理学（第 2 版）
主　编　蒋义国　尹立红
副主编　骆文静　张正东　夏大静　姚　平

25　医学微生态学（第 2 版）
主　编　李兰娟

26　临床流行病学（第 5 版）
主　编　黄悦勤
副主编　刘爱忠　孙业桓

27　循证医学（第 2 版）
主　审　李幼平
主　编　孙　鑫　杨克虎

28	断层影像解剖学	主　编	刘树伟　张绍祥
		副主编	赵　斌　徐　飞
29	临床应用解剖学（第2版）	主　编	王海杰
		副主编	臧卫东　陈　尧
30	临床心理学（第2版）	主　审	张亚林
		主　编	李占江
		副主编	王建平　仇剑崟　王　伟　章军建
31	心身医学	主　审	Kurt Fritzsche　吴文源
		主　编	赵旭东
		副主编	孙新宇　林贤浩　魏　镜
32	医患沟通（第2版）	主　编	尹　梅　王锦帆
33	实验诊断学（第2版）	主　审	王兰兰
		主　编	尚　红
		副主编	王传新　徐英春　王　琳　郭晓临
34	核医学（第3版）	主　审	张永学
		主　编	李　方　兰晓莉
		副主编	李亚明　石洪成　张　宏
35	放射诊断学（第2版）	主　审	郭启勇
		主　编	金征宇　王振常
		副主编	王晓明　刘士远　卢光明　宋　彬
			李宏军　梁长虹
36	疾病学基础	主　编	陈国强　宋尔卫
		副主编	董　晨　王　韵　易　静　赵世民
			周天华
37	临床营养学	主　编	于健春
		副主编	李增宁　吴国豪　王新颖　陈　伟
38	临床药物治疗学	主　编	孙国平
		副主编	吴德沛　蔡广研　赵荣生　高　建
			孙秀兰
39	医学3D打印原理与技术	主　编	戴尅戎　卢秉恒
		副主编	王成焘　徐　弢　郝永强　范先群
			沈国芳　王金武
40	互联网＋医疗健康	主　审	张来武
		主　编	范先群
		副主编	李校堃　郑加麟　胡建中　颜　华
41	呼吸病学（第3版）	主　审	钟南山
		主　编	王　辰　陈荣昌
		副主编	代华平　陈宝元　宋元林

42	消化内科学（第3版）	主　审	樊代明	李兆申		
		主　编	钱家鸣	张澍田		
		副主编	田德安	房静远	李延青	杨　丽
43	心血管内科学（第3版）	主　审	胡大一			
		主　编	韩雅玲	马长生		
		副主编	王建安	方　全	华　伟	张抒扬
44	血液内科学（第3版）	主　编	黄晓军	黄　河	胡　豫	
		副主编	邵宗鸿	吴德沛	周道斌	
45	肾内科学（第3版）	主　审	谌贻璞			
		主　编	余学清	赵明辉		
		副主编	陈江华	李雪梅	蔡广研	刘章锁
46	内分泌内科学（第3版）	主　编	宁　光	邢小平		
		副主编	王卫庆	童南伟	陈　刚	
47	风湿免疫内科学（第3版）	主　审	陈顺乐			
		主　编	曾小峰	邹和建		
		副主编	古洁若	黄慈波		
48	急诊医学（第3版）	主　审	黄子通			
		主　编	于学忠	吕传柱		
		副主编	陈玉国	刘　志	曹　钰	
49	神经内科学（第3版）	主　编	刘　鸣	崔丽英	谢　鹏	
		副主编	王拥军	张杰文	王玉平	陈晓春
			吴　波			
50	精神病学（第3版）	主　编	陆　林	马　辛		
		副主编	施慎逊	许　毅	李　涛	
51	感染病学（第3版）	主　编	李兰娟	李　刚		
		副主编	王贵强	宁　琴	李用国	
52	肿瘤学（第5版）	主　编	徐瑞华	陈国强		
		副主编	林东昕	吕有勇	龚建平	
53	老年医学（第3版）	主　审	张　建	范　利	华　琦	
		主　编	刘晓红	陈　彪		
		副主编	齐海梅	胡亦新	岳冀蓉	
54	临床变态反应学	主　编	尹　佳			
		副主编	洪建国	何韶衡	李　楠	
55	危重症医学（第3版）	主　审	王　辰	席修明		
		主　编	杜　斌	隆　云		
		副主编	陈德昌	于凯江	詹庆元	许　媛

56	普通外科学（第3版）	主　编	赵玉沛			
		副主编	吴文铭	陈规划	刘颖斌	胡三元
57	骨科学（第2版）	主　编	陈安民			
		副主编	张英泽	郭　卫	高忠礼	贺西京
58	泌尿外科学（第3版）	主　审	郭应禄			
		主　编	金　杰	魏　强		
		副主编	王行环	刘继红	王　忠	
59	胸心外科学（第2版）	主　编	胡盛寿			
		副主编	王　俊	庄　建	刘伦旭	董念国
60	神经外科学（第4版）	主　编	赵继宗			
		副主编	王　硕	张建宁	毛　颖	
61	血管淋巴管外科学（第3版）	主　编	汪忠镐			
		副主编	王深明	陈　忠	谷涌泉	辛世杰
62	整形外科学	主　编	李青峰			
63	小儿外科学（第3版）	主　审	王　果			
		主　编	冯杰雄	郑　珊		
		副主编	张潍平	夏慧敏		
64	器官移植学（第2版）	主　审	陈　实			
		主　编	刘永锋	郑树森		
		副主编	陈忠华	朱继业	郭文治	
65	临床肿瘤学（第2版）	主　编	赫　捷			
		副主编	毛友生	于金明	吴一龙	沈　铿
			马　骏			
66	麻醉学（第2版）	主　编	刘　进	熊利泽		
		副主编	黄宇光	邓小明	李文志	
67	妇产科学（第3版）	主　审	曹泽毅			
		主　编	乔　杰	马　丁		
		副主编	朱　兰	王建六	杨慧霞	漆洪波
			曹云霞			
68	生殖医学	主　编	黄荷凤	陈子江		
		副主编	刘嘉茵	王雁玲	孙　斐	李　蓉
69	儿科学（第2版）	主　编	桂永浩	申昆玲		
		副主编	杜立中	罗小平		
70	耳鼻咽喉头颈外科学（第3版）	主　审	韩德民			
		主　编	孔维佳	吴　皓		
		副主编	韩东一	倪　鑫	龚树生	李华伟

71	眼科学（第3版）	主　审	崔　浩	黎晓新		
		主　编	王宁利	杨培增		
		副主编	徐国兴	孙兴怀	王雨生	蒋　沁
			刘　平	马建民		
72	灾难医学（第2版）	主　审	王一镗			
		主　编	刘中民			
		副主编	田军章	周荣斌	王立祥	
73	康复医学（第2版）	主　编	岳寿伟	黄晓琳		
		副主编	毕　胜	杜　青		
74	皮肤性病学（第2版）	主　编	张建中	晋红中		
		副主编	高兴华	陆前进	陶　娟	
75	创伤、烧伤与再生医学（第2版）	主　审	王正国	盛志勇		
		主　编	付小兵			
		副主编	黄跃生	蒋建新	程　飚	陈振兵
76	运动创伤学	主　编	敖英芳			
		副主编	姜春岩	蒋　青	雷光华	唐康来
77	全科医学	主　审	祝墡珠			
		主　编	王永晨	方力争		
		副主编	方宁远	王留义		
78	罕见病学	主　编	张抒扬	赵玉沛		
		副主编	黄尚志	崔丽英	陈丽萌	
79	临床医学示范案例分析	主　编	胡翊群	李海潮		
		副主编	沈国芳	罗小平	余保平	吴国豪

全国高等学校第三轮医学研究生"国家级"规划教材评审委员会名单

顾　问

韩启德　桑国卫　陈　竺　曾益新　赵玉沛

主任委员 （以姓氏笔画为序）

王　辰　刘德培　曹雪涛

副主任委员 （以姓氏笔画为序）

于金明　马　丁　王正国　卢秉恒　付小兵　宁　光　乔　杰
李兰娟　李兆申　杨宝峰　汪忠镐　张　运　张伯礼　张英泽
陆　林　陈国强　郑树森　郎景和　赵继宗　胡盛寿　段树民
郭应禄　黄荷凤　盛志勇　韩雅玲　韩德民　赫　捷　樊代明
戴尅戎　魏于全

常务委员 （以姓氏笔画为序）

文历阳　田勇泉　冯友梅　冯晓源　吕兆丰　闫剑群　李　和
李　虹　李玉林　李立明　来茂德　步　宏　余学清　汪建平
张　学　张学军　陈子江　陈安民　尚　红　周学东　赵　群
胡志斌　柯　杨　桂永浩　梁万年　瞿　佳

委　员 （以姓氏笔画为序）

于学忠　于健春　马　辛　马长生　王　彤　王　果　王一镗
王兰兰　王宁利　王永晨　王振常　王海杰　王锦帆　方力争
尹　佳　尹　梅　尹立红　孔维佳　叶冬青　申昆玲　史岸冰
冯作化　冯杰雄　兰晓莉　邢小平　吕传柱　华　琦　向　荣
刘　民　刘　进　刘　鸣　刘中民　刘玉琴　刘永锋　刘树伟
刘晓红　安　威　安胜利　孙　鑫　孙国平　孙振球　杜　斌
李　方　李　刚　李占江　李幼平　李青峰　李卓娅　李宗芳
李晓松　李海潮　杨　恬　杨克虎　杨培增　吴　皓　吴文源

吴忠均　吴雄文　邹和建　宋尔卫　张大庆　张永学　张亚林
张抒扬　张建中　张绍祥　张晓伟　张澍田　陈　实　陈　彪
陈平雁　陈荣昌　陈顺乐　范　利　范先群　岳寿伟　金　杰
金征宇　周天华　周春燕　周德山　郑　芳　郑　珊　赵旭东
赵明辉　胡　豫　胡大一　胡翊群　药立波　柳忠辉　祝墡珠
贺　佳　秦　川　敖英芳　晋红中　钱家鸣　徐志凯　徐勇勇
徐瑞华　高国全　郭启勇　郭晓奎　席修明　黄　河　黄子通
黄晓军　黄晓琳　黄悦勤　曹泽毅　龚非力　崔　浩　崔丽英
章静波　梁智勇　谌贻璞　隆　云　蒋义国　韩　骅　曾小峰
谢　鹏　谭　毅　熊利泽　黎晓新　颜　艳　魏　强

前　言

为适应新时代对高水平创新医学人才的迫切需求,在国家教育部、国家卫生健康委员会第三轮全国高等学校医学专业研究生国家级规划教材评审委员会成立暨主编人工作会议精神指导下,我们对研究生《神经内科学》教材进行了第 3 次修订。期望在第 1、2 版的基础上进一步提高质量,为培养研究生创新思维和科研与临床能力提供可参考的高质量教材。

研究生《神经内科学》教材第 1 版于 2008 年问世、第 2 版于 2014 年修订以来,经过多所高等医学院校在临床、教学和科研方面的应用,得到广大医学研究生和神经内科同道的高度评价和厚爱,令人振奋,给人鼓舞,同时也深感责任重大。随着神经病学领域日新月异的发展,对《神经内科学》教材予以再次修订和更新十分必要。我们期望它能继续发挥手电筒、探照灯、导航系统的作用,帮助研究生避免不必要的弯路,更高效地培养自己的科研能力(科研的思维和方法)和临床能力(临床的思维和方法),更快地成长为临床神经病学的高级专门人才。

与本科教育不同,研究生教育是个体化教育,因此本教材不是为考试而设置的教科书,而是为学生提供探索和挖掘新知识的工具与技能,更重要的是培养与国际先进水平接轨的独立思维能力;注重培养学生进一步追索文献、获取知识、提出问题、分析问题和解决问题的能力。在此指导思想下,本教材不追求系统性、完整性和全面性,更强调的是启发性以及发现问题和质疑的能力。本科生教材中已有的基本知识和基本理论尽可能淡化,而突出有争议无定论的热点和难点。因此,按统一要求,本教材与其他各类教材和参考书在写作模式和内容方面都明显不同,有自己独特的风格。

1. 与本科及八年制教材的不同　本科及八年制教材针对培养对象的起点为高中毕业生,培养目标强调厚基础,宽口径;注重多学科潜能的素质培养,内容上强调"三基五性",系统全面。已有的 8 年制教材与 5 年制相比更强调新、精、深。因此本科生教材主要提供截至编写教材时有关学科已有相对定论和成熟的知识,即相当于一个横断面的知识;研究生教材则是为了提供"渔"而不是"鱼"(侧重于挖掘知识、使用知识的能力培养)。因此本教材不是本科生教材的膨胀版。

2. 与专著(参考书)的不同　专著(参考书)主要用于学习或工作中的查阅,有大而全的特点,且多提供现有的客观资料,不强调评述。本教材的目的是启发思维、培养能力,希望通过经典理论或技术方法的历史沿革来引导创新,而不必追求大而全,同时强调对问题和现象的归纳、评价和提炼,起到一定的导向作用。

3. 与住院医师培训教材的不同　虽然二者都涉及临床和科研能力的培养,但住院医师培训教材更注重临床技能和思维的培养,而本教材则更突出研究生科研能力的培养。

本版教材是以第 1、2 版《神经内科学》为基础,根据其使用过程中收集到的意见及神经病学领域的最新进展,做了一定的增删与修改,基本上保留了本系列教材编写的指导思想和风格特色,力求突出先进性、实用性、可读性。内容的选择围绕"诊断、治疗、热点、难点、争议"的 10 字方针,并贯穿"回顾、现状、展望",以"现状"为主的精神。兼顾突出亮点与系统性,但不特别要求系统性和全面性,而更加注重通过经典研究历程案例的介绍来启发学生的创新思维能力,期望达到启迪思维、举一反三和触类旁通的效果。本书避免传统教科书或纯综述风格。在可能的情况下,内容尽量有亮点,并力求新颖、生动、有吸引力。本版(第3版)与第2版相比内容有所增加,由38章增加到了42章,并尽量反映国内外最新权威指南意见。后续还将提供与本教材内容相关的临床案例做为配套教材。

纵观本书,很多诊治方法的来龙去脉和历史演变非常有启发性,神经病学专家们敏锐的观察力和坚持不懈的动人故事,对有志于从事神经病学或其他医学工作的研究生都将产生无限的激励作用。同时告诉读者:科学证据产生所经历的过程之曲折和漫长是远远超过人们所预料的;医学上没有永恒不变的绝对真理,后来的研究推翻先前的结论是常态发生的现象;诊断标准和治疗效果的认识受时代科技水平的影响而变化是不足为奇的。我们唯有不断更新知识和思维,才能跟上学科发展的步伐。为适应我国社会经济的发展和人民生活环境的复杂化,以及神经病学多学科交叉日益显著的特点,本书内容除包括神经内科传统病种外,还加入了本学科与其他系统疾病相关的内容,例如与内科和精神科有关的内容,以培养学生开阔的临床思维和多学科合作的能力。

本教材是全国多所大学教学医院或医疗科研机构临床神经病学专家辛勤劳动的结晶,是人民卫生出版社和各作者所在单位大力支持的结果;华西医院的王德任、刘梦、徐芒芒等在本书的编辑过程中做了大量工作,同时也得到四川省科技厅重点专项(2017SZ0007)和四川大学华西医院学科卓越发展1·3·5工程项目(ZYGD18009)的支持。在此,我们一并表示最诚挚的谢意。

我们相信本教材对神经病学研究生在科研和临床方面都将有所裨益。然而,修订过程虽然力求完美,但由于时间紧迫和个人水平的局限,疏漏、错误和偏见在所难免,我们殷切希望得到读者的反馈,以便再版时予以进一步纠正和完善。

刘 鸣 崔丽英 谢 鹏

2020 年 10 月

目　　录

第一篇　脑血管疾病

第二篇　发作性疾病

第三篇　运动障碍性疾病

第四篇　周围神经疾病与神经肌肉接头疾病

第五篇　中枢神经系统脱髓鞘及免疫相关疾病

第六篇　中枢神经系统感染性疾病

第七篇　遗传与变性疾病

第八篇　脊　髓　疾　病

第九篇　多学科相关性神经疾病

第十篇　神经疾病治疗方法的应用与探索

绪论

神经内科学也称神经病学（neurology）是探索神经系统疾病和骨骼肌疾病的发生与发展规律及诊断与防治措施的一门临床学科。其研究范围包括病因、危险因素、发病机制、病理、临床表现、诊断、治疗、康复和预防等。神经病学是神经科学（neuroscience）的一个组成部分，但通常认为神经科学是以基础研究为主，而神经病学则以临床研究为主，解决患者疾病诊治问题。

受时代局限，长期以来，神经病学主要侧重于疾病的诊断和临床－解剖－病理的相关性分析，有效治疗措施相对匮乏，以致被误认为疾病诊断和预后判断是神经内科临床医生的主要工作内容。诊断方面常常只能根据临床表现结合以往尸体解剖的病理发现进行推理，而在患者存活状态下很难证实其准确性。面对很多患者，诊断后的治疗常感束手无策。然而，半个多世纪以来，日新月异的技术进步带来了神经病学突飞猛进的发展。分子生物学、遗传学和神经影像学的技术发展，大大提高了神经疾病诊断的准确性；发病机制研究的进展和疗效评价方法的改进，使越来越多的治疗方法被开发和证明有效，可供临床医生选用。这些进展又带来对既往固有观念的质疑并引发新的研究思路，例如 CT 的使用不仅能准确鉴别脑出血与脑梗死，还使已放弃多年的溶栓和抗凝治疗成为临床研究新热点并获得新的有效证据。神经影像新软件的开发使超时间窗进行脑梗死的溶栓或取栓成为可能。现在的神经内科医生已经摆脱了过去在诊断和治疗方法方面选择面狭窄的尴尬境地，甚至在某些领域出现了有较多方法可供优化选择的可喜局面。如何从众多诊断和治疗方法中为患者筛选有益、安全、经济、方便、个人满意的更精准的个体化方案已经成为当今临床医生面临的新挑战。循证医学的兴起，推进了临床神经病学诊断和治疗的更加规范化和科学化发展，减少了临床医生主观因素所引起的偏倚。诊治方法利弊评价标准的不断发展，不仅有利于有效治疗手段的研究，也有利于有效疗法的正确选用。新世纪的神经病学研究生不仅需要了解与神经疾病发病机制相关的基础学科理论，更有必要学习与临床医学密切相关的循证医学知识。

现代神经内科医师应在循证医学理念指导下学习神经疾病的诊断和治疗原则。除了掌握本科阶段学习的定位和定性诊断原则、病因与发病机制治疗、对症及并发症处理、康复与护理、预防等综合治疗原则外，还应在诊断和治疗中加强循证意识，即不能只满足于对诊断的推测和根据机制认为某一治疗措施应该有效的推理方法，而应在条件允许时尽可能寻找当前可得到的可靠证据，证明诊断的准确性（如采用金标准诊断方法）与治疗的有效和安全性（采用随机对照试验等证据）。如果发现还缺乏可靠证据，就应该针对临床问题进行科学研究来提供可靠证据，同时对患者进行长期观察随访。有了这样的临床实践，诊断和治疗水平就能不断提高，临床医学就能不断进步，患者就能得到科学诊治而更好地改善预后。

应当认识到神经病学虽然在诊治方面有了长足进展，但未解决的临床问题还有很多。各种疾病的研究处于不同发展阶段，常见病和多发病如脑血管病、癫痫、帕金森病等已有相对较多循证医学提倡的随机对照试验证据，而较少见的病种如某些罕见病，有效疗法的研究和应用还很缺乏。因此在神经疾病发病规律的认识和防治方面，从基础到临床还有很大的研究空间，特别是近年提出的"translational research"（转化性研究）和"precision medicine"（精准医学）理念值得重视。多年来，脑卒中神经保护剂动物研究与人体临床试验结果不一致的困境，正说明对这类研究的迫切需要。神经病学仍是一个临床实践与临床研究并重的学科,相对于某些其他临床学科,其对研究需求的比重显得更大。因此无论是神经科学还是神经病学,其研究的活跃程度在国际上都很突出。21世纪是"脑"的世纪已成为医学界的普遍共识。

科学发展的步伐越来越快,知识更新的半衰期越来越短。对于一个神经病学的研究生来说,现有的本科神经病学教材已远远不能满足临床研究和实践的需要。要了解学科发展趋势,掌握学科发展规律,更好地认识疾病规律和探索防治措施,需要有更加深入和广泛的专业知识。本教材就是为满足研究生对神经病学深入学习需要而撰写的。其目的是使研究生在本科阶段掌握了神经病学基础知识和基本技能的基础上,进一步了解神经内科疾病诊断和治疗方面热点难点问题的发展历程、现状和进一步研究的方向。培养对固有观点的质疑和不确定性意识,以帮助选择研究课题、解决临床问题。本书希望既为研究生选择和进行研究课题提供背景知识,也为临床疾病的科学处理提供参考依据,为培养创新性临床医学高级专门人才提供教材。本书编者都是国内神经病学领域各亚专业的学术带头人,既具有丰富的临床实践经验,又有很强的科学研究和指导研究生能力。本书力图能反映当前的国际趋势和国内神经病学的学术水平。

本教材与国内传统教科书在写作风格和内容方面有很大不同。根据上述目的,本教材重在启迪思维,不要求全面和系统。希望通过诊断和治疗方面热点、难点和争议的介绍,培养学生触类旁通的能力。故各章内容根据临床与研究的热点问题编排。本教材的特色为:①培养科学思维方法,本教材是神经病学本科教材的延伸而不是重复,可配合使用。与五年制、七年制、八年制等教材(主要系统介绍神经疾病的入门知识)的不同之处是通过介绍神经内科主要疾病诊治方法的来龙去脉、发展轨迹、优势与局限和尚未解决的问题等,在本科教材知识的基础上,进一步加深对神经疾病本质和规律的认识,了解本学科发展的内在联系,培养研究生不断探索的科研意识和创新思维能力,使之知其所以然,是神经内科专业研究生学习科学研究方法的启蒙教材。②培养不确定性(uncertainty)的思维模式,介绍有关热点、难点的学术争议,有助于从中挖掘研究课题,培养从临床实践中发现问题—进行研究—回答问题的临床科研意识和行为模式。很多问题可能没有标准答案,作者的观点也不一定完全成熟。将研究生从本科学习中形成的确定性概念导向不确定性思维模式,培养质疑和批评性吸收的能力也是本教材的希望。③突出循证医学理念,使读者了解正确的诊断应依靠尽可能好的证据(临床表现和辅助检查),正确的治疗方法选择也应参考可靠的证据(高质量的研究)。通过对有关诊治方法的简要评价,培养研究生对研究结果的评价和鉴别能力。④诊断和治疗是本书的重心,热点问题选自于临床实践中重要而常见的疾病情况。与诊治有关的病因、病理生理和发病机制等内容仅做简要介绍,并非本书重点,但对尚无特效疗法的疾病则重点介绍病因、发病机制及治疗的研究进展与方向。⑤参考文献的作用,主要是为深入学习提供有关文献的来源,因受时间限制,没有进行与内容一一对应的编排。

研究生在使用本教材时,要注意掌握两方面的内容:一是某病或某诊治方法的研究历程、目前不确定以及有争议的问题,这正是临床关心但尚无答案的热点问题,正是值得考虑的科研选题,当然还要结合可行性考虑;二是文中的指南或共识性意见是指导临床工作的很好参考。本书尽量提供循证医学中最好的研究证据和指南,但在这些都缺乏的情况下,专家共识和个人意见也可使用。本书不能代替指南,但给读者介绍了有关指南的内容。

尽管愿望良好,但受水平与时间限制,该教材能否达到我们的目的还需实践来检验。如果研究生能从本书获得一种科学的创新思维和循证治病的意识,以及能培养坚韧不拔追求真理的崇高科学精神,就是本书作者的最大慰藉。

(刘 鸣 崔丽英 谢 鹏)

第一篇　脑血管疾病

概述

脑血管疾病（cerebrovascular diseases）是指各种原因所致的脑血管病变引起的脑功能障碍。包括血管腔狭窄或闭塞、血管壁损伤或破裂、血管壁通透性改变或血液成分异常所引起的神经功能障碍。对于脑血管疾病应该积极采取措施进行防治。但也应注意，一些患者虽存在脑血管病变，但其结构的改变不一定导致功能障碍而无明显临床症状或体征。例如：一侧颅内外动脉狭窄或闭塞从未导致临床症状的情况并不少见。因此，脑血管疾病多指发生了临床表现，而脑血管的病变不一定都有临床表现，这个区别对于预防或治疗有限资源的分配具有参考意义，尤其是对无症状脑血管病变的有创性干预应该何时开始及其利弊，也是未来值得深入研究提供科学证据的问题之一。

脑卒中（stroke）指急性脑血管病，是急性发生的血管或血液异常导致脑部血液循环障碍而发生的神经功能缺损综合征，是脑血管病变所致的急性临床事件，主要包括缺血性脑卒中（症状在 24 小时内恢复者称为短暂性脑缺血发作）、脑出血和蛛网膜下腔出血等。

世界范围内，脑卒中是导致人类死亡的第二大病因和成人残疾的主要原因。全世界因脑卒中所致的死亡 2/3 以上发生在欠发达国家。中国占世界总人口的 1/5，是最大的发展中国家。根据 2013 年全国多中心流行病学研究，年龄调整的脑卒中患病率为 1 115/10 万，年发病率为 247/10 万，年死亡率是 115/10 万，与 10 年前报告的研究数据相比明显上升。脑卒中是我国居民死亡的第一常见原因，脑卒中所致伤残调整生命年高于其他疾病。我国脑卒中发病率与死亡率均高于心血管疾病。不同地区的脑卒中发病率、死亡率和患病率差异较大，呈北高南低的趋势。脑小血管病相关的脑出血和小动脉闭塞型脑梗死的占比较西方国家更高。高血压是脑卒中最重要的危险因素。在过去 30 多年间，中国经济快速增长，人民生活水平显著提高，且随着生活方式的改变，未来中国人的预期寿命将不断延长，老龄人口的比例会越来越高，中国的脑卒中患者必将日益增多。我国经济和科学技术（如影像学和多种治疗技术）的高速发展必将对脑卒中的发病、诊断和治疗带来深刻影响，必须高度重视和积极应对脑卒中沉重的疾病负担给我国医疗体系带来的巨大挑战。

近 30 多年来，由于对脑卒中疾病负担的严重性和社会危害性认识提高，各国政府、学术团体和社会力量都投入了大量资源对脑卒中的防治进行从基础到临床的研究。在病因、发病机制、影像诊断、预防、治疗和康复等方面取得了令人鼓舞的成果。特别是循证医学的兴起，积极推动了随机对照试验和系统评价、荟萃分析研究的开展，为脑血管病诊治的临床实践提供了帮助临床决策的有用证据。一方面，随着 CT、MRI、数字减影血管造影（DSA）技术的不断进步，脑卒中的诊断水平得以迅速提高；中西药物、血管内治疗、外科手术和康复等技术的飞速发展，使临床医生有了多种防病治病的可选择手段。但另一方面，面临太多的选择又使我们难以选择。脑血管病防治的不规范现象，如过度治疗仍然突出。因此很多国家制定了脑卒中的防治指南，其目的是规范临床实践，为患者选用当前最好的治疗措施，提高医疗质量。在被爆炸性的新进展所包围时，我们也应清醒地看到，迄今为止，真正能直接用于指导临床实践的结论性高质量临床试验证据尚为数不多。临床证据的获得并非一路坦途，每一个可靠证据的产生都要经历从动物实验到临床随机对照试验的漫长过程，有的长达数十年。以缺血性卒中急性期的治疗为例，在过去的 20 多年间，仅卒中单元、3 小时和 4.5 小时内静脉溶栓、血管内介入机械取栓、口服阿司匹林以及去骨瓣减压术治疗恶性大脑中动脉梗死的效果有充分可靠的随机对照试验或系统评价研究证据而被世界所公认。其他众多急性期疗法尚处于待研究证实或在局部地区被认可的状态，且脑卒中患者出院后的长期管理有待加强。

本篇着重对脑卒中诊治方面的热点、难点、争议和新进展进行介绍，以利于启发进一步研究的思路和提供临床实践的参考依据。与神经病学其他疾病领域相比，脑卒中防治领域的大样本、高质量随机对照试验证据相对较多，循证医学应用的发展相对较快，有一定借鉴价值。故对脑卒中临床研究方面的成果介绍相对较多较详细。

（刘 鸣）

参 考 文 献

［1］Feigin VL, Nguyen G, Cercy K, et al. Global, Regional, and Country-Specific Lifetime Risks of Stroke, 1990 and 2016. N Engl J Med, 2018, 379（25）: 2429-2437.

［2］Johnson CO, Nguyen M, Roth GA, et al. Global, regional, and national burden of stroke, 1990-2016: a systematic analysis for the Global Burden of Disease Study 2016. Lancet Neurol, 2019, 18（5）: 439-458.

［3］Wu S, Wu B, Liu M, et al. China Stroke Study Collaboration. Stroke in China: advances and challenges in epidemiology, prevention, and management. Lancet Neurol, 2019, 18（4）: 394-405.

［4］Liu M, Wu B, Wang WZ, et al. Stroke in China: epidemiology, prevention, and management Strategies. Lancet Neurol, 2007, 6（5）: 456-464.

［5］陈竺. 全国第三次死因回顾抽样调查报告. 北京: 中国协和医科大学出版社, 2008.

［6］Chen Y, Wright N, Guo Y, et al. Mortality and recurrent vascular events after first incident stroke: a 9-year community-based study of 0.5 million Chinese adults. Lancet Glob Health, 2020, 8（4）: e580-e590.

［7］Liu M. Stroke: encouragement and disappointment in clinical trials. Lancet Neurol, 2008, 7（1）: 5-7.

［8］Wu S, Cheng Y, Wu B, et al. Stroke research in 2019: towards optimising treatment and prevention. Lancet Neurol, 2020, 19（1）: 2-3.

［9］Zhao D, Liu J, Wang W, et al. Epidemiological transition of stroke in China: twenty-one-year observational study from the Sino-MONICA-Beijing Project. Stroke, 2008, 39（6）: 1668-1674.

［10］Wu S, Anderson C. A need to re-focus efforts to improve long-term prognosis after stroke in China. Lancet Glob Health, 2020, 8（4）: e468-e469.

第一章　脑卒中的影像学研究进展

近年来,随着影像学技术的进步,神经影像学无论是从传统的二维平面成像到三维立体成像,还是从解剖学成像到功能性成像,都得到了快速发展,卒中尤其是缺血性卒中患者从中受益最著。随着超声、计算机断层扫描术(computed tomography,CT)、磁共振成像(magnetic resonance imaging,MRI)、数字减影血管造影(digital subtraction angiography,DSA)、单光子发射断层扫描(single photon emission computed tomography,SPECT)、正电子发射计算机断层显像(positron emission computed tomography,PET)等成像技术的不断改进,新的成像方法不断涌现,各种影像学技术的联合应用,以及将同种或不同来源的图像经过融合并进行比较以获得更多有用的信息,对进一步了解缺血性卒中的病理生理学过程和制订治疗方案均产生了巨大影响。本章主要讨论急性缺血性脑卒中影像进展,关于脑出血影像可参考中华医学会神经病学分会及其脑血管病学组发布的影像指南。

卒中的神经影像学可以根据评价目的分为三类:脑实质影像、脑血管影像、脑灌注影像。传统的脑血管影像技术主要侧重血管腔成像,可以诊断大血管的狭窄闭塞性疾病,评估狭窄程度;新技术的出现使得管壁成像得以成为现实,可以直观的显示管壁解剖结构,除狭窄闭塞性疾病的诊断和程度判断外,还有助于病因诊断,如动脉粥样斑块或血管炎性病变。脑灌注影像可以评估脑灌注和侧支循环功能。针对无明显临床症状的脑血管病如静息性卒中和脑小血管病,神经影像学也发挥了不可替代的评估作用,MRI显示的腔隙性脑梗死、白质病变、微出血、血管周围间隙等已经成为脑小血管病的影像学标志。

近年的研究热点主要集中在早期和超早期的急性缺血性脑卒中的神经影像学评估,评估病变性质、部位、大小、血管情况和血流动力学状态,评估缺血半暗带(ischemic penumbra,IP)、梗死核心和灌注情况,帮助临床筛选接受再灌注治疗的患者,指导研究如何扩大有潜在获益可能的溶栓适应证人群,主要是指南推荐的溶栓适应证之外的、溶栓有潜在获益可能的患者,比如醒来发现的卒中、后循环卒中、超过4.5小时时间窗的卒中患者,提高溶栓治疗的成功率,降低出血转化的风险,并预测组织预后和临床预后。

总之,在现代临床实践和研究中,神经影像学用于协助病因诊断,指导治疗方案的选择,随诊病情变化,评估治疗效果,已经占有不可替代的重要地位,并将飞速发展。

第一节　CT 在急性缺血性脑卒中诊断和治疗中的应用

目前在大多数医疗机构,CT 仍然是急性卒中患者首要的影像学检查手段。平扫 CT(nonenhanced computed tomography,NECT)是目前筛选溶栓治疗适应证患者的规范标准技术。一般情况下,增强 CT 并不能为缺血性卒中的诊断治疗提供更多的信息,除非是与肿瘤和感染相鉴别。随着近年来技术的发展,CT 血管成像(CT angiography,CTA)和 CT 灌注成像(CT perfusion,CTP)也相继应用于急性卒中。螺旋 CTA 可以快速、无创地评估颅内、颅外血管的情况,了解血管狭窄、闭塞的重要信息。CTP 可能有助于区分可逆性和不可逆性缺血损害病灶,判断缺血半暗带的大小。

一、平扫 CT 对超早期卒中的诊断

NECT 用于急性缺血性卒中时有 3 个作用,即除外出血、探查缺血脑组织、除外与急性脑缺

血相类似的疾病。作为目前筛选溶栓治疗适应证患者的规范标准技术,对于可能接受 rt-PA 溶栓治疗的卒中患者,要求及早进行 NECT 检查。目标是在患者进入急诊室 25 分钟内完成检查,在随后的 20 分钟内完成阅片。如果卒中患者神经系统症状加重,尤其在溶栓后考虑可能有出血转化时,要进行 NECT 复查。溶栓后 24 小时常规复查 NECT。

(一)除外脑出血

NECT 用于发现脑实质内出血、蛛网膜下腔出血、硬膜下血肿等。溶栓前须进行 NECT 检查除外脑出血。

(二)除外类似脑缺血的其他疾病(如肿瘤、硬膜下血肿等)

虽然 MRI 分辨率明显优于 NECT。但是 NECT 快速、更容易随时进行检查,在临床实践中更多的常规使用 NECT 评估急性卒中。

(三)超早期脑缺血的 CT 改变

目前的研究主要集中于应用 CT 确定敏感的早期脑缺血性损害征象和动脉闭塞征象,以及这些征象对溶栓治疗的意义。由于缺血脑组织内的相对含水量增加,因此脑缺血发病后数小时内最早出现的 CT 表现是灰白质分界不清,缺乏密度差异,表现征象为基底节核团之间界限消失(豆状核征)、岛叶皮质和皮质下白质之间的密度融合(岛带征)、大脑凸面皮质和皮质下白质之间的密度融合(皮质带征)。脑缺血的另一个征象为水肿导致的脑回肿胀和脑沟变浅、消失,并可能导致脑室受压。这些征象出现得越早,提示缺血程度越严重。

作为早期缺血改变,脑实质低密度或局部脑组织肿胀具有不同的病理生理基础。脑实质低密度提示水分增加,这可以见于梗死核心区,也可以见于半暗带。低密度的范围与灌注成像上的病灶体积相关,3~6 小时内的早期低密度范围可以预测最终的梗死面积。不伴有低密度的脑组织肿胀提示脑组织血容量增加,与正常表观弥散系数、中度灌注减低和平均通过时间延迟有关。所以常规 NECT 的早期缺血改变包括梗死核心区和半暗带的成分。

目前对 NECT 早期缺血改变的研究重点在于如何提高医生对早期缺血征象判断的一致性,以及研究不同时间窗出现早期缺血征象的意义和对治疗选择的作用。影像判读人员识别这些征象的能力,与阅片者的经验有很大关系。仅 67% 的患者在发病 3 小时之内出现上述征象。另有研究显示,约 82% 的前循环卒中患者在发病 6 小时内出现上述征象。判读结果会受到梗死面积大小、缺血严重程度、检查距发病时间的影响。采用结构化评分系统可以增加影像判读的准确性,如 Alberta 脑卒中项目早期 CT 评分(Albert stroke program CT score, ASPECTS),可以帮助观察者系统的观察大脑中动脉(MCA)分布区的每一处。改进检查方法能够更好的识别,如提高 CT 分辨率、设置合适的窗宽窗位等。

NECT 是否存在早期缺血和梗死灶、其显影清晰度以及梗死程度与溶栓治疗后出血转化的风险密切相关。两项发病 3 小时之内进行 rt-PA 溶栓治疗的试验合并数据显示,NECT 上存在早期明确的低密度证据或存在占位效应,预示症状性出血风险增加 8 倍。而二次分析发现,范围超过 1/3 的 MCA 供血区更细微的早期梗死征象,与溶栓后不良结局增加并不独立相关,所以此类患者仍然能够从溶栓治疗中获益。在欧洲试验中,对发病 6 小时内的患者进行静脉溶栓治疗,发现早期缺血改变超过 1/3 的 MCA 区患者颅内出血风险显著增高,而梗死面积小于 1/3 的 MCA 区的患者获益最大。所以鉴于出血风险的增加,无论是证实 3~4.5 小时时间窗内静脉溶栓获益的关键性试验,还是将溶栓时间窗扩展至 6 小时内进行动脉溶栓的几个主要试验,在患者入组时将早期缺血征象大于 1/3 的 MCA 区者予以排除。

有的研究者提出临床神经功能缺损与急性脑卒中 CT 早期缺血变化范围不匹配,即"临床 -CT 不匹配"可能提示脑组织存在低灌注但仍然存活。但是也有研究发现"临床 -CT 不匹配"并不能预测溶栓治疗预后,因此不支持采用"临床 -CT 不匹配"来选择溶栓患者。

(四)大脑中动脉高密度征

早期脑缺血的另一个重要 CT 表现是闭塞动脉密度升高,提示大血管闭塞。当 MCA 出现条形高密度影时被称为 MCA 高密度征(hyperdense middle cerebral artery sign, HMCAS),当远端分支

M2 或 M3 出现点状高密度称为 MCA 点征（MCA dot sign）。HMCAS 作为最早出现的脑梗死 CT 征，被认为是几乎与脑梗死发病同时出现，对脑梗死的超早期诊断和治疗有着重要意义。1983 年 Gacs 等首先报道 HMCAS，随后一些学者用血管造影、MRI、MRA 和尸检等手段证实 HMCAS 为 MCA 闭塞所致。因此认为 NECT 上闭塞 MCA 的 X 线吸收值增高，从而表现为高密度征。

1. HMCAS 的确定标准 HMCAS 的诊断标准可归纳为：①密度，低限——MCA 密度高于周围脑组织，高于对侧 MCA，高于脑内其他动脉和静脉；高限——在骨窗片上消失。②部位，单侧性，MCA 第 1 段或第 2 段自发出现密度升高，长度达几个毫米。③伴随体征，对侧出现偏瘫。④时间，较晚的 CT 片上，MCA 在周围低密度组织的衬托下会显得密度更高一些，因此宜在 6 小时或 3 小时的 CT 片上诊断 HMCAS；晚于 6 小时应结合其他方面作出诊断。⑤需排除血细胞比容升高、MCA 钙化和外伤等引起的 MCA 密度升高。蛛网膜下腔出血、脑萎缩、脑白质疏松等的 CT 上 MCA 可能会显得密度较高，诊断时宜慎重。

2. HMCAS 在脑梗死诊断中的价值 HMCAS 对血栓闭塞的诊断特异性较高。患者出现脑血管病症状和体征，若有 HMCAS 则基本可确诊脑梗死，特异性高达 85%~100%。但 HMCAS 诊断脑梗死的敏感性有限，仅为 27%~69%。由于放射线上血栓的密度取决于血细胞比容，白色血栓和纤维蛋白原含量低的血栓在 CT 上不显影，可能是其低敏感度的原因之一。因此 HMCAS 密切结合临床资料才能正确诊断 MCA 区脑梗死。因此出现该征象表示可能有血栓存在，而没有发现该征象，也不能完全排除有血栓的可能。虽然 HMCAS 对确诊脑梗死有重要意义，但对脑梗死的病因诊断并无帮助。Buttner 等发现在心源性栓塞、动脉粥样硬化、病因不明这三类 MCA 区脑梗死患者中，HMCAS 阳性率无显著性差异。

3. HMCAS 与脑梗死的预后 HMCAS 是否可以作为卒中预后不良的指标一直存在争论。多数研究认为，HMCAS 与脑梗死临床表现严重程度密切相关，HMCAS 阳性患者较阴性者死亡率高，更容易出现大梗死灶、严重脑水肿、高颅压，较少患者可以完全康复和仅遗留轻微后遗症。但 von Kummer 等研究发现，HMCAS 对脑梗死预后不良的阳性预测值、敏感度和特异度分别为 32%、44% 和 51%，这提示 HMCAS 并不是一个有价值的脑梗死预后指标。Manelfe 等采用随机、双盲、对照、多中心协作研究对 620 例患者进行分析，单因素分析表明 HMCAS 与较差的斯堪的纳维亚卒中量表评分、低密度灶范围或占位效应严重程度密切相关，但多元逻辑回归分析显示 HMCAS 不是一个独立的预后不良指标。所以 HMCAS 虽然能提示不良预后，但不具有独立性。在脑实质低密度灶等出现之前的 HMCAS 可能具有独立性，尚待进一步研究证实。

4. HMCAS 与溶栓治疗 HMCAS 阳性的患者通常预后不良，与 HMCAS 阴性者相比溶栓后出血转化率并无增加。溶栓后 HMCAS 消失提示预后良好。因此 HMCAS 可以作为决定溶栓的指标之一。Bendszus 等将 40 例 HMCAS 阳性的患者分成两组，一组于发病后 6 小时内进行溶栓治疗，另一组作为对照组采用其他疗法，结果显示溶栓组较对照组预后改善明显，溶栓组遗留轻微后遗症和完全康复的患者较对照组多 30%，而两组死亡率无明显差异。Manelfe 等的研究也得出类似结果。因此对 HMCAS 阳性的脑梗死患者，若无禁忌，宜从速进行溶栓。HMCAS 是否提示存在硬性白色血栓，帮助临床选择进行动脉溶栓或机械性血栓去除术有待研究。但是，闭塞性小栓子的表观密度很容易被邻近组织的部分容积效应所改变，如邻近的钙化灶、脑脊液、脂质粥样硬化物质及其他组织，这样所确定的栓子成分就会不准确。

二、CT 灌注成像

CTP 的概念由 Miles 在 1991 年首先提出。它是通过在静脉注射对比剂的同时，对所选层面进行连续多次扫描，观察对比剂在脑血管内动态变化过程，再利用计算机软件得出脑血流量（cerebral blood flow，CBF）、脑血容量（cerebral blood volume，CBV）、平均通过时间（mean transmit time，MTT）、达峰时间（time to peak，TTP）、残余功能的达峰时间（time to maximum，Tmax）等参数图。近年来随着 CT 技术的不断完善和提高，多层螺旋 CT（multislice spiral CT，MSCT）或称多排探测器 CT（multi-detector row CT, MDCT）能够轻松实现薄层、快速、大范围扫描，极大促进了 CTP 在脑血管病领域的临床应用。

（一）基本原理

CTP 是静脉团注对比剂后，对选定层面（一层或多层）进行同层动态扫描，可获得对比剂首次通过该器官时该层面内每一像素的时间 - 密度曲线（time-density curve, TDC），TDC 反映的是对比剂在该器官中浓度的变化，即碘聚集量的变化，从而反映组织灌注量的改变。根据该曲线利用数学模型计算 CBF、CBV、MTT、TTP、Tmax 等参数，通过伪彩处理得到脑灌注状态的各种功能图，分别选择多个感兴趣区（region of interest, ROI），得到病变区及对侧相应区域（对照值）的各个参数。

（二）基本参数及意义

1. CBF 又称局部脑血流量（regional cerebral blood flow, rCBF），指单位时间内流经一定脑组织血管结构的血流量，包括动脉（大、中、小动脉）、毛细血管、静脉和静脉窦。

2. CBV 可表示为局部脑血容量（regional cerebral blood volume, rCBV），指 ROI 内单位体积脑组织包括毛细血管和大血管在内的血管床容积。

3. TTP 达峰时间（time to peak, TTP）指对比剂首次到达扫描层面内的大动脉至对比剂在脑组织中达到团注峰值的时间间隔，一般为几秒。

4. MTT 平均通过时间（mean transmit time, MTT）指血液流经血管结构，如动脉、毛细血管和静脉窦时，通过的血管路径不同，时间也不同，所以用平均通过时间表示，反映的是对比剂通过感兴趣区毛细血管的平均时间。

5. PS 即表面通透性产生区（permeability surface area product, PS）指由于血 - 脑屏障破坏或肿瘤原因导致对比剂单向从血管内渗透到组织间隙的速度，主要用于肿瘤评价。

6. Tmax 残余功能的达峰时间（time to maximum, Tmax）指对比剂注射后在局部脑组织残留功能达到最大值的时间，为检测低灌注和梗死核心的一项敏感时间参数。与 TTP 相比，Tmax 具有受团注速度和心输出量影响小的优势。此外，MRI 和 CT 灌注通过 RAPID、MIStar 等自动分析软件估算出的 Tmax 值相当，一般将 Tmax 阈值确定在 6 秒。

（三）临床意义

急性期或超急性期缺血性脑卒中，首先出现功能异常，随后才出现形态学改变。CTP 作为一种功能成像手段，将脑组织形态学与功能学信息很好地结合起来，主要用于缺血性脑卒中的急性期和超急性期，判断缺血部位、范围及程度，区分梗死核心区和缺血半暗带，评估侧支循环情况，协助筛选溶栓适应证患者。

文献报道 CTP 最早可在症状出现 30 分钟后显示病变，异常灌注区表现为 CBF 下降；CBV 正常或轻度升高，严重时下降；MTT 基本正常或延长；TTP 延长或消失。

CTA 源图像（CT angiography source imaging, CTA-SI）提供组织灌注水平信息，反映 CBV，比 NECT 更能检测到脑血流低灌注区，CTA-SI 所示病变大小与随后的 CT 所示病灶大小密切相关。CTA-SI 与 DWI、CBV 一样，可以特异性的检测梗死核心——即使恢复灌注后也不可逆的梗死区。CTP CBV（或 CTA-SI）所示缺血灶与 CTP CBF 所示缺血灶（MTT）之间的不匹配区被定义为缺血半暗带，这与磁共振 DWI/PWI 不匹配极为相似，可以评估缺血脑组织的活性，判断卒中严重程度，预测组织预后（最终梗死体积）和临床预后。CTA 还可以迅速准确地定位卒中责任血管，确定血管重建术的靶血管，筛选适合血管内溶栓的患者。

CTP 作为一项功能性影像学检查手段，具有时间和空间分辨力高、检查速度快、时间短、费用低，最重要的是更易于在医疗机构中普及应用。CTP 的空间分辨率优于 PWI，参数较 PWI 更易于量化，其中部分是由于碘对比剂的浓度与 CT 密度值呈线性关系，而钆对比剂的浓度与 MRI 信号强度之间却不存在这种相关性。而 PWI 更容易使大血管结构混淆。这些因素导致在 CTP 图像上，对缺血核心和半暗带不匹配现象进行目测评估，可能要比 PWI 图像更加可靠。然而其也有一些不足之处，典型的 CT 扫描是 20mm 扫描 3~4 层，因此对非大血管闭塞导致的卒中敏感性较低。此外,与 MRI 相比,CTP 对急性小脑病变缺乏直接可视化的组织学改变。

急性卒中治疗的最终目标是使神经功能缺损最小化和预后最优化。由于 CTP 的量化功能明显优于 PWI 成像,CTP 区分梗死核心区和缺血半暗带以预测组织存活或梗死很有临床应用前景,但是选用何种指标和阈值最佳尚无统一标准。不同的研究采用了不同的设备、成像方式和后处理软件,并选取了不同的血流动力学参数和阈值(如 CBV 减少程度的绝对阈值和相对阈值,适于治疗的缺血半暗带面积阈值等),尚不明确处理和计算方法不同对结果有何影响,结果的再现性还有待证实。尚有待于对成像方式、处理过程、指标设置和结果判读进行标准化研究。近年来,一些有关机械取栓的临床研究均显示 CTP 可以用来选择受益人群。不同的研究采用的 CTP 后处理和分析软件包各不相同。实际临床应用中有 Philips、Siemens、GE 和东芝等公司的半自动后处理软件以及第三方的 RAPID、MIStar 等全自动后处理软件。它们均将 Tmax 大于 6 秒的区域定义为半暗带(低灌注区);CBF 较正常减少 30% 以上的作为核心梗死。近年来不同研究证实了应用 Tmax 作为定义低灌注参数的可靠性。有研究比较不同的 CTP 后处理软件发现全自动 RAPID 软件能更准确地预测最后梗死体积,尤其对于通过机械取栓实现早期完全再通的患者。最新研究 DEFUSE 3 就是采用 RAPID 软件,根据 CT 灌注或 MRI DWI 和 PWI 计算梗死核心体积和低灌注体积,设置的需要溶栓和机械取栓的标准是:影像检查存在梗死-灌注不匹配,核心梗死体积 <70ml,低灌注体积 / 核心梗死体积 ≥1.8;不匹配体积(缺血半暗带)>15ml。

CTP 在实际应用中还存在其他的技术问题,如层厚覆盖有限,通常每次注射对比剂的剂量仅够扫描 2~4cm 的层厚。有些是关于临床应用和结果解读的问题,如尚不清楚对于有潜在复杂生理改变的患者(如一侧颈动脉闭塞伴有情况复杂的侧支循环)如何进行 CTP 和结果解读。

三、氙 CT

氙 CT(Xenon computed tomography,Xenon-CT)检查在患者吸入能在血流中迅速均衡的氙气后进行的脑灌注成像技术。氙迅速弥散到各个器官,脑组织内的氙可轻微地影响组织密度。用短时间内获得的多个重复 CT 图像,可以绘制信号密度曲线,并计算出一个像素上的 CBF。应用 Xenon-CT 技术可以比较准确地检测 CBF,可进行多层面观察,于 10 分钟内得到初步结果。对发病 6 小时内的缺血性脑卒中患者,Xenon-CT 可以显示脑血流灌注情况,其计算方法精确度高,可重复性好。但是其结果受呼吸节律影响,并且氙气有潜在的麻醉作用等,限制了 Xenon-CT 的广泛应用。研究提示,Xenon-CT 有可能预测急性梗死的脑组织和临床预后,尤其是对前循环大血管闭塞的患者。尽管文献研究已提出,Xenon-CT 联合 NECT 和 CTA 将有助于制订治疗方案,但目前尚无前瞻性研究来验证该假设。

第二节 MRI 在缺血性脑卒中诊断及治疗中的应用

与 CT 相比,MRI 的优势在于避免放射性暴露,无需碘对比剂,空间分辨力更好,可以更好地发现急性梗死、小的皮质或皮质下梗死、后颅窝梗死;可以鉴别急性和慢性缺血;发现亚临床缺血灶,能提供关于卒中机制的更多信息。

一、急性脑卒中多模式 MRI

多模式 MRI 技术联合多种序列可以对脑血管管腔、管壁、脑组织结构、脑血流灌注和功能成像,是目前能够提供最全面、精准信息的成像技术。

在脑梗死超急性期,梗死区为细胞毒性水肿,此时血-脑屏障完整,无血管源性水肿,所以常规 MRI 序列(T$_1$WI、T$_2$WI 和 FLAIR)均不能发现异常。在急性期,随着血管源性水肿及细胞凋亡的出现,病变局部含水量增加,T$_1$、T$_2$ 弛豫时间延长,T$_1$WI、T$_2$WI 和 FLAIR 序列才出现异常信号。

由于常规 MRI 序列(T$_1$、T$_2$ 和 FLAIR 序列)对于急性缺血改变相对不敏感,需要进行多模式 MRI 成像,多种序列联合应用对于急性缺血性卒中的诊断和治疗提供了巨大帮助。脑卒中多模式 MRI 主要包括:弥散加权成像(diffusion weighted imaging,DWI)、

T_2 序列（T_2 weighted imaging，T_2WI）、液体衰减反转恢复序列（fluid-attenuated inversion recovery，FLAIR）、梯度回波序列（gradient echo imaging，GRE）、磁共振血管成像（magnetic resonance angiography，MRA）、灌注加权成像（perfusion weighted imaging，PWI 或 Magnetic resonance perfusion，MRP）等。以下简要介绍主要的几种 MRI 成像模式，关于 MRA 的部分请参照本章第六节。

（一）磁共振弥散加权成像

DWI 是在 T_2WI 基础上施加弥散敏感梯度，利用平面回波快速成像技术生成图像。DWI 是目前在活体组织内进行水分子扩散测量与成像的唯一方法，常用表观弥散系数（apparent diffusion coefficient，ADC）表示组织内水分子的扩散能力，通过检测病理状态下 ADC 值的变化，得到 ADC 图和 DWI 图像，从而敏感的诊断疾病。水分子受限的组织，ADC 值降低，DWI 上信号明显增高，ADC 图上信号降低。DWI 已经成为诊断急性脑梗死最为敏感和特异的成像技术。

（二）液体衰减反转恢复序列

FLAIR 一般是指 T_2 加权的 FLAIR。T_2WI 上含水量多的组织为高信号，病变组织中（主要是结合水）、脑脊液或囊变组织（自由水）均为高信号。FLAIR 是通过抑制自由水（主要是脑脊液）的高信号，突出了病变和正常脑灰白质结构的对比，在显示脑脊液周围病变（如蛛网膜下腔、脑室周围或表浅脑皮质病变）方面有明显的优势，能够更敏感地发现很小的脑缺血灶。应用 FLAIR 技术在卒中超早期即可发现高信号血管征（hyperintense vessels sign，HVS）。少数 HVS 也可在 GRE 序列上检测到。HVS 诊断标准为：①FLAIR 序列上邻近脑灰质表面的点状、线状或管状高信号，分布于大脑侧裂池 / 脑沟或脑表面；②连续 2 个层面出现，或同一层面出现 2 处以上；③T_2WI 相对应的位置显示流空信号。符合以上 3 条者为 HVS 阳性。根据其所对应的大脑中动脉位置分为近端 HVS 和远端 HVS。近端 HVS 是 M1、M2 段闭塞近端血管的 FLAIR 高信号，其病理基础为狭窄血管残留的缓慢顺向血流，提示存在血管狭窄或闭塞及灌注不足。远端 HVS 则为 M3、M4 段及远离血管闭塞部位的细小血管样 FLAIR 高信号，常分布于缺血灶周边，其病理基础为软脑膜逆向缓慢侧支血流代偿，反映侧支循环代偿及缺血半暗带情况。HVS 通常与低灌注而非梗死相关，HVS 部位与 MRA 所示血管部位、PWI 所示低灌注区的一致率很高，但也有一定的假阳性（约为 5%）。急性 MCA 脑梗死患者的 HVS 评价包括总体 HVS 和远端 HVS 评价。总体 HVS 阳性是指 MCA 近端或远端 HVS 任何一个显影或同时显影；总体 HVS 阴性是指 MCA 近端和远端 HVS 均未见显影。研究表明，总体 HVS 评价对诊断颅内血管狭窄或闭塞具有较高敏感度和特异度，HVS 分级或评分与动脉狭窄程度成正相关。

（三）磁共振灌注加权成像

磁共振灌注加权成像（PWI）是利用平面回波自由感应衰减序列对体内对比剂的首过效应进行检测，通过信号的改变来评价脑组织微循环状态的技术。目前常用的 PWI 参数有 rCBV、rCBF、rMTT 和 TTP。rCBV 反映大血管和毛细血管床容积；rCBF 指脑组织内的血流量；rMTT 为对比剂通过感兴趣区的平均时间，主要是对比剂通过毛细血管的时间；TTP 指从开始注射对比剂至浓度达到峰值的时间，其关系为 rMTT=rCBV/rCBF。

脑缺血时毛细血管灌注压降低，使 MTT 和 TTP 延长。在脑血管自动调节阶段，由于血管代偿性舒张，可使 rCBV 增加以维持 rCBF，此时 rCBF 降低，而 rCBV 可以正常；当血管扩张到最大限度以后，rCBF、rCBV 均表现为下降。通过综合分析这些参数，PWI 能检测脑卒中的早期缺血性改变，且能根据灌注缺乏的范围确定受累动脉供应区。

在脑梗死不同区域和不同阶段，局部血液灌注有以下几种情况：①无灌注或灌注不良，MTT 延长，rCBV、rCBF 减少；②侧支循环建立，MTT 延长，rCBV 增加或正常；③再灌注，MTT 缩短或正常，rCBV 及 rCBF 增加。

PWI 与 CTP 相比优点在于，可进行全脑扫描；数据采集速度快，每个体素均有很多数据点；联合多模式 MRI 可提供多方面信息，如脑实质（DWI）和脑血管（MRA）等。缺点在于信号强度与对比剂浓度之间不存在线性关系，很难量化评估，因此不能提供灌注绝对值，只能提供相对值图，在急诊情况下可用性相对较差，检查耗时较长、费用高、禁忌证相对较多，不适合急性卒中患者存在意识障碍或躁动者。

（四）血管编码动脉自旋标记磁共振脑灌注成像技术

血管编码动脉自旋标记（vessel encoded arterial spin labeling，VE-ASL）是近年来发展起来的测量脑组织 CBF 而不需要注射对比剂的磁共振灌注技术。采用反转恢复脉冲在成像平面的近端标记动脉血中的水质子，使血液中质子的磁化矢量发生反转，通过延迟反转时间，当标记的血液流入成像层面时成像，得到标记后图像，对比未标记的图像即可得到反映脑组织灌注的 CBF 图像。可以选择性观察单血管灌注，精确度可以选择颈内动脉末端、颈外动脉、大脑中动脉、双侧椎动脉。VE-ASL 是对以往动脉自旋标记技术的改进，既能无创、定量的测定脑血流量，还能显示局部脑血流的来源，评价脑侧支循环和局部灌注。

（五）梯度回波序列

GRE 是一种仅次于自旋回波序列在 MRI 中常用的成像序列。它具有成像时间短，图像对比良好、对出血降解产物含铁血黄素敏感等特点。使用 GRE 实现的 T_2 加权像就是 T_2*WI。GRE 对出血性疾病敏感，如无症状性的脑实质内微出血和海绵状血管瘤，这在 CT 上无法观察。微出血是小血管病的影像学标记，根据微出血的分布，也可以推测脑血管病原因，高血压性脑出血常伴随深部微出血，脑淀粉样变性血管病常伴随脑叶微出血。如有单纯脑叶出血伴有严格限于脑叶的微出血，认为诊断脑淀粉样变性血管病可能性很大。但是微出血对于抗栓和溶栓治疗决策的意义还不明确，目前还是只能根据临床评估获益和出血风险，作出治疗决策。

（六）磁敏感加权成像

磁敏感加权成像（susceptibility weighted imaging，SWI）是使用高分辨率的 GRE 实现的。对于具有不同磁化率的组织成像。SWI 对于出血或血液中的脱氧血红蛋白极其敏感，用于显示出血、动静脉畸形、海绵状血管瘤、微出血等。由于静脉富含脱氧血红蛋白，SWI 可以对小静脉成像。SWI 还可以用于评估组织中铁沉积。

（七）弥散张量成像

弥散张量成像（diffusion tensor imaging，DTI）是 DWI 的一种特殊形式，主要根据在多个方向上施加弥散梯度，全面反映组织的弥散特性，测量弥散大小和方向，实现弥散矢量的成像。大脑白质纤维束纵轴方向和横轴方向水分子弥散的各向异性不同，其信号强度取决于所观察纤维束的组织结构以及轴索膜和髓鞘阻碍水分子弥散的程度，在平行神经纤维方向弥散容易，垂直于神经纤维方向弥散受限。

DTI 可进行神经纤维束示踪成像，用于评价卒中后下行锥体束的沃勒变性情况，有助于卒中后亚急性期预测运动功能的恢复。对于皮质下梗死和小卒中，DTI 可通过显示主纤维束（如皮质脊髓束），提供完整性的组织信息来确定脑内局部病变的部位和范围，有助于鉴别皮质下梗死亚型并评价其预后。此外，DTI 尚可用于研究皮质脊髓束内各功能纤维的排列顺序，研究连合纤维的结构和功能，从而为脑组织解剖学结构的研究开辟出一条新的道路。

（八）MR 波谱

MR 波谱（magnetic resonance spectroscopy，MRS）利用化学位移来测定组织中的分子组成及空间构型，是目前唯一直接测定活体化学物质的无创技术，它通过 MR 技术检测选定组织切面上代谢产物峰值水平。缺血数分钟后，脑内乳酸（LAC）浓度即达峰值，再灌注后此峰值消失。N-乙酰天门冬氨酸（NAA）是正常神经元的标记物，NAA 的含量随神经元脱失和不可逆性神经元损伤而下降。动物实验提示，乳酸升高和 NAA 下降之间的不一致区域提示为不完全损伤区（缺血半暗带），可能是适合溶栓治疗的一个依据，但目前临床资料有限。此外，有数据显示，急性缺血性卒中时乳酸/胆碱比率与卒中评分和最终梗死体积显著相关，MRS 测定的乳酸/胆碱比率与 DWI 所示病变体积相结合可明显提高预测临床转归的能力。

总之，MRS 可以评价脑缺血后生化代谢的变化，早期诊断脑缺血，并能明确缺血半暗带，判断卒中严重程度以及评估预后，帮助治疗方案的选择，但这些作用还需要进一步的临床研究证实。由于 MRS 检查采集数据所需时间较长，空间分辨率较低，使这一技术的临床应用受到一定的限制。

（九）增强扫描磁共振

磁共振对比剂为顺磁性物质，通过改变周围

质子的弛豫特性使 T_1 值缩短。增强扫描磁共振（contrast enhanced MRI, CE-MRI）常用 T_1WI 成像。由于脑梗死的血-脑屏障破坏，出现脑回样强化，常见于梗死后 2~3 天，持续 2 周左右。

二、MRI 用于急性缺血性卒中患者的溶栓选择

常规 CT、MRI 对超早期脑梗死诊断的敏感性较低。PWI 可快速、准确地评价脑微血管内血流动力学变化，是目前较理想的超早期评价缺血脑组织可逆性和生存能力的影像学检查方法，PWI 结合 DWI 在确定缺血半暗带和指导溶栓治疗中具有重要意义，尤其对于常规指南推荐的时间窗之外的患者、卒中起病时间不明的患者（包括醒来时发现患病的卒中），将有助于溶栓选择。

（一）PWI 超早期诊断脑梗死

PWI 可以反映组织微血管分布和血流灌注情况。在脑梗死超早期 PWI 即显示出脑微循环的血流动力学改变，PWI 改变要先于 DWI 和 T_2WI 的改变，且能根据低灌注范围来确定受累动脉供血区。正常脑血流（CBF）平均为 50~55ml/（100g·min），灰质血流通常比白质高 3~4 倍。当 CBF 下降至 10~20ml/（100g·min）或灰质血流下降至正常的 40%、白质降至正常的 35% 时，脑组织会产生缺血反应。

PWI 各项血流动力学参数对脑缺血早期检测的敏感性和特异性较高。在常用的血流动力学参数中，CBF 或 CBV 可直观地反映脑缺血，MTT（rCBV/rCBF）在脑缺血最初阶段即发生变化，可作为脑血液循环灌注储备的标志，是代表灌注损伤区域血流动力学改变的敏感指标，根据其明显延长可在超早期诊断脑梗死。脑缺血发病 4 小时内 TTP 图即可提供脑组织灌注缺损的重要信息，患侧较对侧延迟超过 6 秒，表明 TTP 也是诊断脑梗死比较敏感的指标。

（二）DWI 超早期诊断脑梗死

对于诊断急性脑梗死，DWI 是最为敏感和特异的成像技术，要远远优于 NECT 和其他常规 MRI 序列。DWI 诊断脑梗死具有很高的敏感性（88%~100%）和特异性（95%~100%），即使在非常早期的时间点如距发病数分钟之内也是如此。

DWI 在脑梗死中主要有以下用途：①确定是否存在超急性期/急性期脑梗死，分辨常规序列 T_2WI 发现的高信号病灶中是否存在超急性期/急性期梗死灶。急性期和亚急性期脑梗死 ADC 值降低，DWI 上信号明显增高。值得注意的是，DWI 是一个以 T_2 加权为主的序列，DWI 上高信号还可能受到 T_2 值的影响，T_2 值高的组织 DWI 也可能是高信号，称为 T_2 透过效应（T_2 shine through effect）。此时可以观察 ADC 降低，ADC 图上为低信号。②通过 DWI 可以鉴别脑梗死病灶的新旧程度。ADC 值随脑梗死病灶时期的不同而不同。急性脑梗死的 ADC 值下降，DWI 呈高信号，ADC 图上则呈低信号。动物实验中完全缺血后 2.5 分钟即可出现 ADC 的降低，随着时间的延长，ADC 值逐渐升高；5~10 天后，病灶 ADC 值接近正常，但 DWI 上仍呈高信号；10 天至数月内 ADC 值升高超过正常组织，DWI 信号逐渐下降与周围组织呈等信号或低信号。③确定梗死部位、大小，据此推断脑梗死病因。DWI 对于检测小的皮质或皮质下梗死，后颅窝（小脑或脑干）梗死具有独特的优势，也有助于识别亚临床梗死灶。④推测缺血病灶的可逆性。超急性期脑梗死核心即不可逆性梗死区，DWI 图像上信号强度常明显增高，而缺血半暗带即可逆性脑缺血区，DWI 信号强度增高程度较少。⑤判断梗死灶体积和临床预后。研究显示，在 DWI 上初始病灶体积和随后脑成像上最终梗死灶体积相关性很好，并且这些病灶大小与卒中严重程度、预后也有很好的相关性。

（三）PWI 联合 DWI 确定梗死核心和缺血半暗带指导溶栓治疗

脑梗死超早期治疗的关键在于抢救半暗带。早期 PWI、DWI 联合检查可以确定缺血半暗带，判断临床预后。在脑梗死超早期，PWI 和 DWI 显示的病灶范围常不一致，存在以下几种损伤形式：

1. PWI>DWI，多数观察认为 70% 的卒中患者在发病后数小时内表现为此型。未经溶栓治疗者的 DWI 损伤范围逐渐扩大，最终与早期 PWI 损伤范围一致；而溶栓后 DWI 损伤范围则不再扩大或会缩小。

2. PWI≈DWI，可见于大面积梗死灶而缺乏侧支循环者，发病早期即发生不可逆性损伤。

3. PWI<DWI，可能由于部分或完全自发再通

所致。

4. 不到 10% 的患者出现症状后，早期 DWI、PWI 均正常，可能为超早期自发再通（TIA）或梗死灶非常小，超过了 DWI 和 PWI 的分辨率。在 PWI≤DWI 的类型中没有观察到梗死进展。

缺血半暗带是现代缺血性卒中急性期治疗的重要理论基础。既往缺血半暗带的影像学模型认为，急性卒中时，DWI 代表的是不可逆性梗死核心区，PWI 反映的是缺血区的血流灌注损伤，而 PWI 减去 DWI 的不匹配区（PWI-DWI mismatch）代表缺血半暗带。

随着研究的深入，发现简单地用 DWI 和 PWI 来区别梗死核心区和半暗带并不太准确。因为临床观察发现，成功溶栓治疗后，DWI 显示的病灶部分也是可逆的，说明 DWI 高信号不仅包括梗死核心，还包括一定的缺血半暗带，它们之间的区别在于梗死核心的弥散系数改变更为明显，缺血半暗带的弥散系数改变较小。还有研究发现，当脑灌注下降到足以发生梗死时 DWI 却表现为阴性，而脑灌注恢复时，DWI 表现出了可逆的、部分或完全的异常信号。另外，PWI 显示的灌注损伤区域并非全部都代表着缺血半暗带，还包括良性灌注减少区域。良性灌注减少区指的是不需溶栓即可自发再灌注的区域，此处虽然灌注较正常减少，但是并不会发展为梗死。在此基础上建立了新的缺血模型，中心为梗死核心，向外周依次是各种程度的灌注减少，包括半暗带和良性灌注减少区。研究表明，CBF 下降和 MTT 延长是组织缺血的相对敏感指标，但存在过分估计最终梗死体积的可能性；TTP 图像上脑灰质、白质之间无明显区别，可以清楚显示病变的范围和边界。虽然目前识别缺血半暗带的方法有多种，但 MRI DWI 与 PWI 不匹配区是急诊过程中判断缺血半暗带较切合实际的方法。

近年来关于 PWI 的研究热点是寻找不同参数的不同阈值，试图寻找不同的阈值来区别不同程度的缺血，如梗死核心、半暗带和良性灌注减少区，确定缺血脑组织是否有梗死风险，以达到最佳预测梗死灶进展、最终梗死体积和临床预后的目的。Kaesemann 等用 MRI 评估了伴有 ICA 颅外段狭窄对 MCA 闭塞患者缺血半暗带的影响，

结果提示在该类患者中，ICA 颅外段狭窄对梗死体积、MTT、Tmax 或者缺血半暗带没有影响，但对 CBV 有小的影响。Wouters 及其团队探讨了醒后卒中与发病时间不明确患者的影像学筛选标准，包括 DWI-FLAIR 不匹配区，指出：目前对于该类患者仍没有统一的标准，但是用影像学识别缺血半暗带可指导临床筛选出很多适合血管内治疗的患者。两项大型血管内研究 MR RESCUE 和 DEFUSE-2 得出相悖结论的原因在于 MRI 筛选患者时用不同标准定义了梗死核心区及缺血半暗带。也有研究提示 MRA-DWI 不匹配区同样可作为除 PWI-DWI 不匹配之外的筛选适合行血管内治疗患者的有效措施。近年来，Haussen 等研究发现 PWI-DWI 不匹配组远端 HVS 阳性率高；之后 Lee 等发现静脉溶栓的急性 MCA 脑梗死患者远端 HVS 级别越高，PWI-DWI 不匹配体积越大。因此，FLAIR 相远端 HVS 是 PWI-DWI 不匹配的标志，可在一定程度上代替 PWI 评估急性缺血性脑卒中的缺血半暗带。Toyada 等比较 40 例急性脑梗死（<24h）FLAIR-HVS 及 DWI 扩散受限范围，发现 DWI 扩散受限范围之外 HVS 区存在显著灌注异常，推测 HVS/DWI 不匹配可视为 PWI-DWI 不匹配。Legrand 等对静脉溶栓急性 MCA 近段闭塞性脑梗死患者进行研究，结果发现 FLAIR-HVS/DWI 不匹配可替代 PWI-DWI 不匹配，敏感度为 92%，特异度为 64%，一致率高达 83%。因此认为 FLAIR-HVS 和 DWI 不匹配区可以快速识别可能从血管内治疗获益的近端大血管闭塞导致的急性缺血性卒中患者。WAKE-UP 研究也显示对于发病时间不明确的急性缺血性卒中，FLAIR 与 DWI 不匹配指导静脉溶栓可以改善患者的功能结局。

脑梗死超早期治疗的关键在于抢救半暗带。PWI-DWI 不匹配结合 CBF 下降［如 <35ml/（100g·min）］或 CBV 下降（如 <8.2%）可帮助判断半暗带和溶栓选择。约 70% 的患者在发病 6 小时内仍表现为 PWI>DWI，此时进行溶栓治疗可能会挽救半暗带并获益，所以理论上可将溶栓治疗时间窗延长至发病 6 小时内，甚至有研究希望将影像学指导溶栓的时间窗延长至更长时间。对急性脑缺血患者溶栓前后进行 PWI、DWI

检查,发现早期成功再灌注患者的最终梗死体积明显小于未发生再灌注者。溶栓前后行 PWI 和 DWI 检查,发病 1 个月后行 T₂WI 检查,可以使用 PWI>DWI 不匹配百分比 =(初始 PWI- 初始 DWI)/ 初始 PWI×100%,以及获救百分比 =(初始 PWI- 末次 T₂)/ 初始 PWI×100% 评价溶栓效果。

溶栓治疗主要的严重并发症是继发性出血转化(secondary hemorrhagic transformation,SHT),6%~10% 溶栓治疗后的患者出现症状性 SHT。早期 PWI 检查可显示与 SHT 有关的异常信息。血 - 脑屏障破坏的梗死区域,在超早期再灌注时,可引起与再灌注有关的 SHT。PWI 检查发现灌注下降越持久,血 - 脑屏障损伤可能性越大,SHT 发生可能性也越大,此时进行溶栓治疗更会增加发生 SHT 风险。动脉溶栓治疗发生 SHT 风险更高些。

综上所述,关于 PWI 和 DWI 在脑梗死超早期临床应用研究已比较深入。但是目前尚无定论,究竟哪种 PWI 灌注参数预测组织和临床预后最为精确,也未能确定判断组织存活力的参数阈值。不同研究采用不同的图像采集技术、不同的分析方法,虽然得到的参数名称上相同,但是内涵并非完全相同,不同研究之间不能直接比较。同时,影响组织预后和临床预后的因素还有很多,如血管状态、侧支循环、发病时间、是否再通、并发疾病和治疗(溶栓、血压、血氧、血糖等)、患者年龄等。而且脑缺血是一动态过程,各个参数值并不是绝对的,判断组织存活力的阈值还取决于脑缺血持续的时间,不能仅根据某一参数进行判断。众多影响因素使得对不同研究所采用的参数难以直接进行比较。

多模式指导下的静脉溶栓研究尚在进行之中。但是有两点毋庸置疑,一是时间就是大脑,溶栓在发病后越早开始效果越好;二是缺血半暗带的意义在于如果能够及时成功再灌注,半暗带脑组织是可挽救的。尽管简单地用 PWI>DWI 代表半暗带不够准确,但尚无公认的更准确代表半暗带的 PWI 参数阈值,因此 PWI 与 DWI 在指导急性卒中治疗的患者选择中有潜在作用,同时也可以作为临床试验中影像学的最终标准。基于此临床目的,对于有梗死风险的缺血组织,定性的弥散 / 灌注不匹配现象作为预测病变进展的作用足矣。随着血流动力学参数改变与脑缺血病理生理学过程之间关系的进一步阐明,以及新 MRI 技术的完善,PWI 和 DWI 可更广泛地应用于急性脑缺血的诊断、溶栓病例的选择以及溶栓效果的观察,有望使更多的患者从早期溶栓治疗中获益。

影像学上半暗带 = 灌注缺血区 - 梗死核心;目前普遍采用 DWI 反映梗死核心;但是,灌注缺血区域的阈值和参数如何界定是错配的最难之处。目前划分灌注缺血区的常用方法包括:血流相关参数,如 CBF;时间相关参数,如 MTT、TTP 和 Tmax。Tmax 是基于 CTP/PWI 的一项时间相关参数,DEFUSE-3 研究就是采用 Tmax≥6 秒定义为缺血低灌注区;CT 灌注上 rCBF<30% 对侧正常脑组织或磁共振 DWI 作为梗死核心;Tmax 和梗死核心差值,即错配区为半暗带。Tmax 较对侧延迟几秒,直接决定缺血低灌注区域的外界阈值,即缺血半暗带的外界阈值。Tmax 时间越长,灌注缺血区的外界就越小,可能低估实际的半暗带;Tmax 时间越短,灌注缺血区的外界就越大,存在过度扩大错配区的可能。目前,临床应用中,无论 RAPID 还是 MIStar 软件,均将 Tmax 阈值确定在 6 秒。量化错配比例对溶栓和取栓病例选择也有着很大影响。早期,在 DEFUSE-1/EPITHET 试验中,随意的将 Tmax/DWI 相对比值为 ≥1.2,按照球体积公式,实际上 Tmax 的半径只比梗死核心半径增大了 0.06 倍,半暗带小,纳入标注宽泛,即使开通血管,实际获益很小,因此试验结果为阴性。而如果将 Tmax/DWI 相对比值增加到 2.0,按照球体积公式,Tmax 半径比梗死核心半径增大了 0.26 倍,半暗带大,纳入标注更加严格,因此开通血管后,患者获益大;2012 年以后的 DEFUSE-2/3 试验,将 Tmax/DWI 比值进行了修正,从 ≥1.2 修改为 ≥1.8,最终获得了阳性结果。当前各大临床试验,不仅对纳入患者的错配比值(Tmax/DWI),而且对错配绝对值(Tmax-DWI)和梗死核心(DWI)绝对值也有明确数值要求。如 DEFUSE-3 中,Tmax/DWI 为 ≥1.8;Tmax-DWI 为 ≥15ml,且 DWI<70ml。在 DAWN 研究中,对于 DWI 梗死核心体积,在不同年龄分层中也有不同的数值要求。

三、MRI 对急性缺血性卒中预后的评估

与 CT 相比，MRI 判断梗死灶更加准确敏感。研究显示，MRI 梗死灶大小与患者的临床预后高度相关，发病时梗死灶体积 <80ml 者，其预后明显好于梗死灶体积更大者；并且以 MRI 梗死灶大小评价患者预后比应用临床卒中量表更为准确。在恢复期或评价梗死灶最终体积可以使用 T_2WI 或 T_2 FLAIR。

虽然理论上说梗死灶体积越大，患者临床预后越差，但是小的或中等大小的梗死灶患者临床预后的影响因素较多，不仅仅与病灶大小有关。所以单纯应用 T_2WI 评价临床预后的作用并不理想。T_2WI 梗死灶的大小，特别是小梗死灶与患者临床预后相关性较差，认为此现象主要与梗死灶所在部位及其损伤传导束的差异有关。随后研究发现皮质脊髓束功能传导通路范围内病灶体积与运动损伤呈高度线性相关，而梗死灶总体积与运动损伤的相关系数略低。

评价急性期梗死灶体积临床一般常用 DWI 代表梗死核心，PWI 和 DWI 不匹配区代表缺血半暗带。已有研究证实，PWI 和 DWI 联合可以评估缺血性脑组织的存活能力，选择溶栓适应证患者，评估溶栓疗效和预测出血转化风险，预测组织预后（最终梗死灶体积）和临床预后（卒中评分）。

总体 HVS 评估可用于诊断颅内血管狭窄或闭塞，可反映脑血流灌注不足及超急性期脑梗死。研究表明总体 HVS 可在一定程度上替代 PWI 反映脑血流灌注情况，能够在 DWI 扩散异常之前提示出现超急性期脑梗死。Maeda 等发现部分发病 3 小时内的超急性期患者总体 HVS 阳性，DWI 未见异常，3 天后复查 DWI 出现新发急性梗死灶。目前关于总体 HVS 评分或分级对急性脑梗死病情判断和预后评估的研究结论存在分歧。一般认为，总体 HVS 阳性者比总体 HVS 阴性者临床病情更严重，预后较差，但在总体 HVS 阳性患者中，总体 HVS 高级别者临床病情及预后却相对较好。其原因可能是总体 HVS 阳性代表脑大血管存在严重狭窄或闭塞，而总体 HVS 阳性患者中总体 HVS 高级别者包含较大范围的远端 HVS（远端 HVS 代表软脑膜侧支循环的开放及缺血半暗带的存在）。但有些研究却发现远端 HVS 阳性患者临床预后不良，可能与研究纳入的患者的血管狭窄程度和闭塞部位不一有关；认为脑小动脉闭塞患者的远端 HVS 可能是闭塞脑小动脉的近端，为顺向缓慢血流，并非侧支循环缓慢逆流。因此，HVS 的临床预测价值有待进一步证实。

综上所述，MRI 对脑梗死预后的评估随检查技术的发展而不断提高，联合应用各种检查技术评估脑梗死患者的预后，为临床提供了越来越准确的资料。但是由于影响脑梗死患者预后的因素非常多，单纯测量各种 MRI 图像上梗死灶的大小，并分析与患者临床预后的相关性还有一定的局限性，必须考虑梗死灶部位。随着计算机图像后处理技术的不断进步、反映脑梗死病理过程的 DWI 和 PWI 研究的进一步深入、^1H-MRS 和血氧水平依赖的脑皮质功能成像技术（BOLD）的应用，MRI 对脑梗死预后评估的准确性还会不断提高。

四、MRI 对缺血性卒中病因研究的价值

急性缺血性脑卒中的定位及定性诊断相对容易，但在病因诊断方面比较困难。TOAST（trial of Org 10172 in acute stroke treatment）亚型分类标准是目前国际上公认的缺血性脑卒中的病因学分类标准，将缺血性脑卒中分为 5 个亚型：心源性脑栓塞（cardioembolism）、大动脉粥样硬化性卒中（large-artery atherosclerosis）、小动脉闭塞（腔梗）（small-artery lacunar occlusion, lacune）、其他已知原因的缺血性脑卒中（stroke of other demonstrated etiology）包括由其他少见原因所致脑梗死、原因不明的缺血性脑卒中（stroke of other undemonstrated etiology）。

神经影像学检查对于 TOAST 卒中亚型诊断的准确性具有重要意义。TOAST 亚型分类标准在早期应用中其可信度是比较低的，仅达到 50%~70%。由于影像学检查手段的不断发展，缺血性脑卒中的早期亚型分类与最终亚型分类的一致率明显提高。大动脉粥样硬化性卒中的诊断将很大程度上依赖于包括 MRA 在内的血管影像学检查，DWI 上梗死部位、分布和大小有助于推断脑梗死病因。DWI 对于检测小的皮质或皮质下梗死，后颅窝（小脑或脑干）梗死具有独特的优势，也有助于识别亚临床梗死灶，DWI 发现多发、

散在、较小的高信号病灶时,提示可能为栓塞性而非血栓形成性脑梗死;当大脑前、中动脉和大脑中、后动脉分水岭区均存在 DWI 高信号病灶,且 MRA 发现 MCA 主干阻塞时,提示为分水岭脑梗死。MRI 对于小动脉闭塞性卒中的诊断也发挥着重要作用,DWI 可以直接显示小的深部梗死灶,其他 MRI 序列还可以提供脑小血管病的其他影像学证据(如白质疏松和微出血),并且借助影像技术可以除外大血管病变。正确的卒中亚型诊断将有助于深入研究卒中病因,评估复发风险和预后,指导进一步的个体化治疗。

五、MRI 的脑血管管壁成像研究

缺血性脑卒中与动脉粥样硬化斑块关系密切。斑块的破裂、血小板聚集及血栓形成是急性缺血性脑卒中的主要发病机制,其中斑块破裂是最重要的始动环节。大动脉粥样硬化性卒中患者相对容易复发卒中,斑块稳定性与卒中复发风险显著相关,监测和评价斑块稳定性比单纯评估管腔狭窄程度具有更高的临床价值。MRI 提供脑实质影像和脑血管影像,据此提高了动脉粥样硬化性卒中的准确诊断率。MRI 可以评价血管狭窄程度和脑灌注情况,而高分辨磁共振成像(High resolution MRI, HRMRI)用于血管壁成像(vessel wall MRI, VW MRI),显示管壁结构,鉴别动脉粥样硬化或血管炎,在脑动脉粥样硬化斑块成像方面进展迅速,该技术首先用于在体评价颈动脉斑块,近年来越来越多的应用于颅内动脉,主要是大脑中动脉 M1 段和椎基底动脉,还用于主动脉弓成像。

(一)颈动脉血管壁 HRMRI

颈动脉血管壁 HRMRI 的基本要求为高空间分辨力、良好的组织对比、血流信号的抑制和运动伪影的去除。通过多个序列来评价斑块,常用的 4 种对比加权序列包括"亮血"序列和"黑血"序列。"亮血"序列是指三维时间飞跃法(3D-TOF)技术,血液为亮信号,从而与管壁结构形成显著对比,利于对斑块的钙化和纤维帽的厚度及完整性观察。"黑血"序列包括自旋回波的质子密度加权像(proton density weighted imaging, PDWI)、T_1WI、T_2WI,采用反转恢复技术,抑制血液产生信号,从而也与管壁结构形成显著对比,能清楚显示

管壁的细微结构。两种技术相配合可对管腔和管壁的信息互相补充,提高对斑块检查的准确性。

MRI 最突出的优势在于可对斑块内的成分进行定位、定性、定量分析。MRI 可以提供斑块形态学信息,定量测定斑块的大小,准确分析斑块组织成分,如纤维帽厚薄和完整性、表面溃疡、钙化、脂质核心、斑块内出血等。坏死脂质核心在 T_1WI 和 PDWI 表现为稍高信号;纤维组织在 T_1WI 和 PDWI 为稍低信号,T_2WI 为稍高信号;钙化则在各序列上均为低信号;出血成分信号复杂,亚急性期出血在所有的序列常表现为高信号。3D-TOF 可清晰显示纤维帽的形态,完整的纤维帽表现为白色血流与灰黑色斑块之间的低信号带。Cai 等参照动脉粥样硬化病变的美国心脏病学会(AHA)病理分型在 HRMRI 上进行了颈动脉斑块分型,发现 HRMRI 分型具有较高的敏感性和特异性,与内膜切除标本的病理结果总体相关性和可重复性良好。

对比剂增强 MRI 可以提供更多的斑块成分信息。钆对比剂动态增强 MRI 研究发现,增强前后的 T_1WI 对照有助于纤维帽和坏死脂核的检出和鉴别,增强后纤维组织呈中重度强化,坏死脂核轻度强化,因此可以更清楚的显示脂核边界。动态增强 MRI 可以探测斑块内微血管密度,斑块底部的新生血管和斑块内的炎症反应是斑块强化的原因。

已经研究开发了一些新的 MRI 序列用于斑块成像,如三维重 T_1 加权序列(3D MPRAGE),可以更敏感地显示斑块内新鲜出血以及血栓。分子影像学运用靶向性对比剂,可以显示斑块的特异性成分,是一个新兴研究方向,还主要处于实验室研究阶段。斑块病变区域的上皮细胞选择性的表达一些靶分子,如血管细胞黏附分子-1(VCAM-1)和 P-选择蛋白、E-选择蛋白等,运用靶向斑块特定成分及特定细胞受体或蛋白质的 MRI 分子成像将提供斑块的生物学信息。亲脂钆螯合物对斑块内的脂核有特异性靶向,应用新型超小颗粒纤维蛋白——靶向对比剂可有效增加 MRI 诊断血栓的准确性。炎症细胞浸润与斑块不稳定密切相关,超微型超顺磁性氧化铁颗粒(ultrasmall superparamagnetic iron oxides, USPIOs)具有很强的顺磁性,被易损斑块内的炎症巨噬细胞吞噬并

沉积在斑块内,造成斑块的 MRI 影像上信号明显降低,有助于检测斑块炎症细胞、评估斑块稳定性。已经发现,在近期具有 TIA 病史的患者中,USPIOs 在已破裂或有破裂倾向的颈动脉斑块内的巨噬细胞中聚集,这为高危和低危斑块的区分提供了一项具有潜力的检查方法。

总之,HRMRI 不仅能准确评价血管狭窄程度,还能够清晰显示血管壁的细微结构,提供斑块形态学的信息,对斑块的定性和定量分析有助于识别易损斑块、监测病程进展和转归、随访治疗效果、预测卒中复发风险。目前已经成为临床识别和评估易损斑块的最具有前景的辅助检查手段。但这需要更多的前瞻性研究来证实其临床应用价值。

(二)颅内动脉血管壁核磁

颅内血管壁核磁可以显示血管壁结构,是传统血管成像(如 CTA、MRA 或 DSA)的有效补充,有助于鉴别颅内动脉狭窄的病因。动脉粥样硬化斑块在 VM-MRI 中大多数表现为不均匀性、偏心性管壁增厚,靠近管腔侧纤维帽 T_2WI 上呈高信号,增强扫描有强化,而纤维帽下组织(主要为脂质成分)T_2WI 信号减低,增强无强化。部分斑块表现为分层样强化,即靠近管腔侧强化纤维帽层、纤维帽下无强化脂质层及近管壁侧强化动脉滋养血管层。研究显示,大脑中动脉供血区发生急性脑梗死的人群中,VM-MRI 对动脉粥样硬化斑块的检出率达 52%;在脑桥梗死人群中,对斑块的检出率达 42%,而常规 MRA 均提示无明确血管狭窄征象。因此,对于传统血管成像技术上显示无明显血管狭窄的卒中患者,可将 VM-MRI 作为常规检查手段。动脉夹层的 VM-MRI 的影像特征主要为迂曲的 T_2 高信号线(即内膜片,将血管的真假腔分隔)、偏心性动脉管壁增厚以及内部的血液信号(壁间血肿)。壁间血肿的诊断主要基于 T_1WI 高信号,其信号随时间演变特征与颅内其他血肿一致。Wang 等将 67 例怀疑动脉夹层的患者纳入试验,CTA、MRA、DSA 对内膜片的检出率均约为 16%,而 VM-MRI 对内膜片的检出率高达 61%。血管炎主要表现为环形、光滑以及均匀一致的管壁增厚,偏心性管壁增厚非常罕见,增强扫描呈延迟性强化(主要原因是血管内皮细胞的渗透性增加,从而使对比剂从管腔内

渗漏到管壁)。可逆性脑血管收缩综合征虽然也表现为血管壁环形增厚,但增强扫描呈无或轻度强化(与血管的短暂性收缩有关)。近年来研究表明,VM-MRI 在动脉瘤破裂的预测方面也具有一定优势。大多数破裂出血的动脉瘤、有症状的动脉瘤及虽未破裂但已有形态学改变的动脉瘤壁呈明显强化,而未破裂、无症状或稳定的动脉瘤壁无强化。近年来很多学者开展了颅内动脉斑块核磁研究,认为除了狭窄程度外,颅内动脉斑块的影像学特征也可能与缺血事件相关。尽管最近的研究都显示了颅内动脉血管壁核磁的优点,但目前根据血管壁核磁来确定斑块的易损性尚缺乏确凿证据,甚至连颅内动脉斑块形态是否与卒中相关都尚存争议。荟萃分析提示 VW-MRI 上颅内动脉粥样硬化性斑块的强化、正性重构以及斑块形态的不规则都与卒中风险增加有关。

2017 年美国神经放射协会血管壁影像研究组发布了当前关于 VW-MRI 临床实践的专家共识。该共识阐述的颅内 VW-MRI 的临床应用如下:

1. 鉴别颅内动脉狭窄的病因,比如动脉粥样硬化斑块、血管炎、可逆性脑血管收缩综合征和动脉夹层。

2. 辨别症状性颅内动脉非狭窄性病变。

3. 确定动脉粥样硬化斑块和分支动脉开口之间的关系。

4. 评价动脉粥样硬化斑块的活动性。

5. 评价血管炎的活动性。

6. 对于怀疑中枢神经系统血管炎需要活检的患者有助于选择目标颅内动脉。

7. 对于急性蛛网膜下腔出血和多发动脉瘤的患者,有助于确定破裂动脉瘤。

8. 预测未破裂囊状动脉瘤的变化。

需要强调的是,颅内血管壁核磁诊断的准确性严重依赖于磁共振多种成像技术和临床医师丰富的经验,因此,当这两个因素不完全具备时,很多正常结构组织也很容易被误诊为疾病状态,误诊原因主要归结为以下 3 个方面:

1. **低速血流的影响** 大多数 VM-MRI 技术是基于抑制血管腔内血液的流动来实现,大多数血液流动的模式是层流,靠近管壁的血液流速

减慢,从而导致这部分血流在黑血序列上表现为高信号,容易被误认为管壁的增厚或管壁的异常强化。

2. **滋养血管的影响**　随着年龄的增长以及动脉粥样硬化斑块风险的增加,滋养血管可以出现在邻近的颈内动脉或椎动脉周围,从而影响对管壁增厚及强化程度的准确判断,极易被误诊为血管炎。

3. **动脉周边的静脉影响**　紧邻于动脉的强化的静脉结构也可被误认为是血管壁的强化。

六、MRI 在脑小血管病的应用

近年来,神经影像学对脑小血管病也发挥了不可替代的评估作用,磁共振显示的近期皮层下小梗死、假定血管源性腔隙灶、假定血管源性白质高信号、脑微出血、血管周围间隙扩大以及脑萎缩等已经成为脑小血管病的影像学标志。脑小血管病包含多种影像学特征,单一的特征并不能反映脑小血管病严重程度的全貌,因此,不同学者设计了不同的脑小血管病严重程度的综合评分来量化脑小血管病的总负荷。随着 7.0T 核磁的应用,脑穿支小动脉直接有效的显像以及皮质或皮质下 5mm 以下大小的脑微梗死评估都得以实现。此外,通过 DTI 技术可以定量评估脑白质微结构的完整性,分析不同脑区之间白质连接的强度和复杂性以及这些神经网络的效率;静息状态血氧水平依赖 MRI(resting state functional MRI, rs-fMRI)能够识别神经网络,可以对网络连接进行研究;采用动态对比增强核磁共振成像(dynamic contrast enhanced MRI, DCE MRI)和 CTP 技术,可在活体测量血 - 脑屏障的通透性,用于评估大脑血管内皮完整性;将高碳酸血症与功能 MRI 技术相结合,还可以在组织水平对脑血管反应性进行量化评估。

脑小血管临床表现多种多样而又缺乏特异性,包括卒中症状、认知情感障碍、总体功能障碍(排尿排便症状、步态障碍)。可以说脑小血管病是一个隐匿的、全脑性、逐渐发展的疾病。随着影像成像技术的发展,脑小血管病的检出率逐渐增高,其潜在的风险也越来越引起重视。从结构影像学到微结构成像、微血管功能评估,有助于评估脑小血管病的总体病情、协助判断病因、判断卒中

(包括缺血性和出血性卒中)复发风险,并进一步指导治疗以及随访自然病程和治疗效果。

第三节　超声的应用 ——优势与局限

超声在颅内外大动脉狭窄和闭塞的检查方面有重要作用。超声诊断采用多普勒技术和脉冲回波技术,前者采用低频超声波,能够通过计算血流速度推算出血管的狭窄程度,适用于颅内大血管的检查;后者应用于 B 型超声,采用高频超声波,能够显示血管腔内形态结构,主要用于颈部颈动脉和椎动脉的检测。

一、经颅多普勒

经颅多普勒(transcranial Doppler, TCD)由挪威学者 Aaslid 在 1982 年发明,它为无创检测颅底大血管血流动力学状态,深入认识颅内血流的生理和病理生理学变化提供了可能。TCD 利用脉冲多普勒技术,低频超声发射使得超声束得以穿透颅骨较薄的区域或部位(颅窗),获取脑底主要动脉的血流频谱信号,多普勒超声的脉冲发射结合距离(深度)选择技术能够在规定的深度使超声束仅仅发射到该部位的血管,实现定位检测。经计算机处理转换和视屏显示,得到一系列反映颅内血管血流动力学状况的参数,如血流速度、血流方向、频谱形态、频窗、回声强度等。

（一）临床应用

1. **颅内外血管狭窄的评估**　TCD 经颞窗、枕窗和眼窗可以检测颅底 Willis 环动脉,记录分析血流动力学参数,诊断多种原因导致的颅内外血管狭窄和闭塞。研究显示,TCD 诊断颅内动脉狭窄与 DSA 或 MRA 比较有很高的敏感性和特异性,可作为闭塞性脑血管病或脑卒中高危患者脑动脉狭窄或闭塞的一项可靠的筛查手段。黄一宁等对 TCD 和 DSA 检查的对比性研究显示 TCD 诊断血管狭窄的敏感性为 86%,特异性达 98%,假阳性为 8%,假阴性为 3%,病变血管条数的漏诊率和误诊率在颅内和颅外血管均为 2%,TCD 和 DSA 之间无显著性差异。TCD 诊断颅外动脉严重狭窄或闭塞的可靠性也已得到验证。具有连

续波和脉冲波的 4MHz 探头可用来检测狭窄程度
>50%~60% 以上的颈部血管的严重狭窄或闭塞。
对某些特殊部位的狭窄如右侧锁骨下动脉起始段
狭窄，TCD 诊断的敏感性甚至超过了常规脑血管
造影。

2. 侧支循环和脑血流储备能力的评估　研
究已经证实 TCD 可作为颅外大动脉严重狭窄或
闭塞后评估侧支循环建立的一项首选的无创检
查方法。如结合颈动脉压迫试验，TCD 可以评
估颅外颈动脉严重狭窄或闭塞时的侧支循环，对
侧颈内动脉血流经前交通动脉和同侧大脑前动
脉 A1 段供应同侧大脑中动脉、同侧或对侧颈外
动脉血流经同侧眼动脉供应颈内动脉狭窄或闭
塞远端的血流、同侧椎基底动脉系统的血流经大
脑后动脉 P1 段供应同侧颈内动脉的血流。TCD
可以评估脑血流储备能力，包括脑血流自动调节
能力（血压变化时）、脑血管运动反应性（化学环
境变化时，如高碳酸血症），已经在临床实践和科
研中用于评估狭窄闭塞性脑大血管病变、小动脉
病等。

3. 脑血管病疗效的评估　在观察急性缺血
性脑血管病的治疗效果方面，TCD 提供了一个客
观的评价手段，如评价溶栓或其他治疗后血管开
通情况，监测再闭塞的发生。

4. 微栓子监测　近 20 年来，TCD 在技术
方面的进步使脑循环中的微栓子检测成为可能。
1995 年第九届国际血液循环会议制定了 TCD 微
栓子信号（microembolic signals，MES）的基本标
志：①信号为一过性的，持续时间≤300ms；②信
号强度应至少高于背景血流强度 3dB；③信号在
血流频谱上一般为单向的；④在出现视频信号的
同时，可听到"啾、啾"的音频信号。

双深度或多深度探头的应用可以同时检测不
同深度的血管，由于微栓子由近端血管到远端依
次流过取样容积，MES 还具有双深度之间具有时
间差的特点。双深度探头的使用提高了 MES 检
出的阳性率，还有助于微栓子来源的定位。体外
实验提示微栓子的大小和性质与信号强度、通过
时间有关，但是还缺少临床资料的支持，目前根据
微栓子信号特点还不能得出关于栓子大小和组成
的确切结论。对于临床疑诊脑栓塞的患者，如果
有微栓子阳性，提示有栓塞机制参与，但是栓子来

源何处，还需要结合其他临床和实验室检查资料
进一步判断。

大多数情况下，如动脉源性和多数心源性微
栓子，无症状的微栓子可以预测未来症状性栓塞
的风险；只有人工心脏瓣膜置换术后患者除外，
因为是气栓，与血栓栓塞风险和抗凝治疗强度无
关。监测到的微栓子一般不会引起临床症状，但
是提示有活动性栓子来源，目前微栓子监测在临
床上的应用领域如下：协助确定栓塞发病机制并
判断栓子来源；评价颅内外动脉狭窄未来卒中风
险，帮助临床选择治疗策略；已经作为替代终点
评估缺血性卒中抗栓治疗的有效性，此方面的代
表性研究是 CARESS 和 CLAIR 研究。

TCD 结合超声声学造影又称为对比剂增强
TCD（contrasted TCD）或 TCD 微泡实验（TCD
bubble test），对检测右向左分流具有很高的灵敏
度和特异性，有助于隐源性卒中特别是青年人卒
中的病因诊断，尤其是疑诊栓塞机制的缺血性卒
中患者，经常规临床检查未能发现常见的心源
性或动脉源性栓子来源疾病，需要考虑反常栓
塞。此时进行 TCD 微泡实验，可以有效地筛查反
常栓塞患者的右向左分流通道，包括较为常见的
卵圆孔未闭。此外，还包括右向左分流的先天性
心脏病和罕见的肺动静脉畸形。声学对比剂可
以使用上市的超声对比剂，也可以使用激活生理
盐水。

5. 术中和围术期监测　TCD 可以监测颈动
脉内膜切除术，持续记录同侧或双侧大脑中动脉
血流和微栓子信号，提供与围术期脑血管事件相
关的所有主要因素的信息，包括术中操作、分流
或术后血栓形成导致的微栓子信号或栓塞事件、
术后血栓形成或术中操作如夹闭所致低灌注、指
导术中是否放置分流、术后高灌注综合征等。此
外 TCD 还用于以下手术术中和围术期监测，包括
颈动脉介入治疗、脑血管造影、冠脉造影和介入手
术、体外循环等。

6. TCD 辅助溶栓　超声溶栓临床应用是近
年来的研究热点。一系列体外实验研究都证实了
超声的溶栓作用。国内外使用超声溶栓的研究
主要通过以下 2 种途径：①使用导管介入的方法
将超声探头直接输送到血栓局部，利用相对高能
量的超声直接将血栓击碎，或者辅助其他机械方

法将血栓物理性清除;②使用相对低能量的超声在体外辅助酶性溶栓药物溶栓,此方法是将超声探头放置于血栓形成部位的相对体表部位,经皮发射超声,通过机体组织等媒介传递,聚焦于血栓部位,同时静脉或动脉介入给予溶栓药物溶解血栓。

Alexandrov 等首先报道了 40 例急性缺血性卒中使用 TCD 连续监测 rt-PA 溶栓而提高了血管再通率,并使临床转归得以改善。2004 年发表的 CLOBUST-Ⅱ期研究,入组了 126 例发病 3 小时之内的有溶栓指征的急性脑梗死患者,得出结论为持续使用 2MHz TCD 超声监测同时加 rt-PA 治疗组短期内的血管再通率明显高于单用 rt-PA 的对照组,且不增加出血风险。2005 年另一项研究入组了 37 例 MCA 主干完全闭塞的缺血性卒中患者,证实持续经颅超声监测可以提高缺血性卒中患者的早期血管再通率和临床转归率。但是由于低频超声引起脑出血的发生率增加,2005 年采用 300KHz 超声辅助 rt-PA 溶栓的 TRUMBI 研究被提前终止。

此外,TCD 还用于脑动静脉畸形供血动脉的探测和识别;蛛网膜下腔出血后血管痉挛的诊断和动态随访;作为脑死亡脑循环停止试验的辅助检查方法,用于监测进行性颅内压增高和脑循环停止。

(二)优点和局限

TCD 的优点在于实时、动态、无创、价廉、便携、重复性好,具有较高的敏感性及特异性,可以短期内反复检测,易被患者接受。TCD 可作为闭塞性脑血管病或脑卒中高危患者脑动脉狭窄或闭塞的一项可靠筛查手段。探查颅内动脉狭窄,与其他血管成像技术相比,TCD 对于前循环血管狭窄的敏感性为 70%~90%,特异性为 90%~95%,对于后循环血管狭窄的敏感性和特异性较前循环稍差。TCD 可以有效地诊断 MCA 闭塞,诊断其他血管闭塞(ICA、VA、BA)的能力要差一些,敏感性为 55%~80%,特异性高达 95%。使用对比剂增强可以提高 TCD 对上述疾病的诊断能力。

但是 TCD 也具有一定的局限性,包括:①只有当血管狭窄 50% 以上时才会出现血流速度明显增快等血流动力学变化;②血流速度参数的正常值标准、临床意义和应用价值尚未完全明确。频谱形态的命名和异常频谱的判断尚缺乏统一标准;③由于颅骨对超声衰减的程度不同,部分患者因颅骨骨化程度很高,超声波严重衰减,可能探测不到某些动脉的 TCD 信号,较多见于高龄患者,尤其是亚洲人群;④检测受颅内某些血管正常变异的影响,部分患者的脑血流生理性变异可产生不同于正常的频谱形态;有时对检测到的血管进行确认存在一定困难,或出现难以分辨的血管信号;⑤对椎基底动脉病变检出率低;⑥缺乏二维图像引导,人为因素影响较大,对操作人员技术要求很高,必须具有相当水平者才能胜任。

临床应用 TCD 时需要注意下列几点:①相对性,TCD 的正常值只能作为一个相对的参考值,必须结合临床资料才能作出诊断。这是由于 TCD 检测的各血管流速及由流速推算出的参数等正常值,是人群中的平均值,然而由于正常人群脑血管解剖变异较多,个体间差异大,即使在同一个体中左右侧向之间亦有不同。此外,探头发射的声束方向与血流方向之间存在一定的夹角,这种测定流速与实际流速的差异,又与检查者的手法及被测血管的走向有关。②整体性,TCD 检测切忌仅以一个血管段的流速作判断,应综合分析的多个参数如搏动指数、频谱形态、血流方向、声频特点等。由于脑循环是由众多颅内外血管所组成的整体,有丰富的侧支循环,因而脑血管的检测必须完整,应该同时检测颅内外脑血管,综合分析颅内外多支血管的频谱参数以及侧支循环开放的情况,才能作出正确诊断。③动态性,TCD 反映的是血流动力学的特点,这是 TCD 能够进行动态实时监测的优势所在。空间上可以动态追踪,如追踪血管狭窄处、狭窄前后的血流速度和频谱形态变化,分析侧支循环开放的情况。时间上也要动态追踪,如蛛网膜下腔出血后脑血管痉挛或可逆性脑血管痉挛综合征。

(三)研究进展

随着 TCD 技术的发展,经颅彩色编码超声(transcranial color-coded sonography, TCCS)的应用,通过二维图像的引导进一步提高了对脑血管狭窄的诊断能力,但是 TCCS 较 TCD 更易于受骨窗限制。脑血流动力学监测以及脑动脉微栓子监测将是 TCD 应用极具价值的领域。TCD 评估脑血流自动调节能力和脑血管运动反应性,用于缺血性卒中、大血管闭塞性疾病、小动脉病等临床研究领域前景广阔。随着计算机技术的进步和传感器的改进,自动寻找血管,对脑组织三维空间的超声成像是可以期待的技术,建立真正的三维空间显示脑底血管。届时,应用经颅超声不仅可以获取更加详尽、直观的血流动力学信息,还有望在观察病灶的解剖结构和病理改变方面取得突破。

二、颈部血管超声

颈部动脉狭窄的早期诊断和治疗已经成为缺血性脑血管病治疗和预防复发的重要措施。随着高分辨率多功能超声诊断仪的不断发展和超声检查技术的不断进步,B 型超声(B-mode sonography)成像可以对显示动脉壁形态学特点,脉冲多普勒(pulse-wave Doppler)技术可以得到多普勒频谱测量血流速度,两者结合即为双功能超声(Duplex sonography),可同时获得颈部动脉的解剖结构和血流动力学信息。彩色多普勒血流显像(color Doppler flow imaging, CDFI)根据血流方向成像,在 B 超图像上同时叠加了彩色血流成像,可实时观察血流状态,判断血流方向。此外还有能量多普勒(power Doppler)超声,根据多普勒信号幅度成像,对血流探测的敏感性更高,可以显示接近闭塞的狭窄、走行迂曲、其他动脉壁的形态学异常。这些超声技术为各种脑血管病的诊断提供大量辅助信息。

(一)临床应用

完整的颈部动脉超声检查包括双侧颈总动脉、颈动脉窦部、颈内动脉颅外段全程、颈外动脉、椎动脉颅外段全程和锁骨下动脉。颈部超声检查可以检测颈部血管病变部位、范围、性质和严重程度,尤其是用于颈动脉粥样硬化性疾病的筛查和诊断,评估内中膜厚度(intima-media thickness, IMT)、斑块性质和稳定性、血管狭窄程度,为动脉粥样硬化的早期预防和治疗提供客观的依据,对预防缺血性脑卒中有重要意义。颈部超声检查还可以用于颈动脉狭窄内膜切除术治疗或介入治疗术前筛查、评估和术后随访。对于后循环血管病变可以用于评估锁骨下动脉狭窄和盗血、椎动脉

狭窄或闭塞、椎动脉发育不良和走行变异等。

IMT 是指自管腔-内膜界面至中膜-外膜界面的厚度,使用线阵探头(>7MHz)获得高分辨二维灰阶图像,一般在颈动脉纵切面远侧壁测量。IMT 随年龄而增加 0.008~0.010mm/a,IMT 增厚定义为 1.0mm<IMT≤1.5mm。IMT 增厚的病理生理意义如下:①反映了动脉粥样硬化的早期改变,与内膜损害的程度相关,随 IMT 增厚斑块检出率升高;②与非动脉粥样硬化性内膜反应,如内膜增生和内膜纤维细胞肥大,与血流或管壁张力有关。IMT 增厚的临床应用如下:①IMT 与动脉硬化的传统危险因素相关;②预测未来心脑血管事件的发生;③作为动脉粥样硬化的替代终点,研究危险因素控制后 IMT 的变化,如他汀类调脂治疗对 IMT 的影响;④颈动脉支架植入术后的支架内新生内膜和再狭窄。

与 DSA 的管腔成像相比,超声可以提供更多的管壁信息,包括斑块形态、厚度、大小、管腔重构情况等。超声评价斑块的声学特征,根据回声特点可将斑块分为均质回声和不均质回声斑块,均质回声斑块包括低回声、等回声和高回声斑块。超声评价斑块的形态学特点,将斑块分为规则型(如扁平斑块)和不规则型(如溃疡斑块)。对于 60%~69% 的颈动脉粥样硬化性狭窄,与均质回声的斑块相比,不均质回声的斑块更容易导致缺血性卒中或 TIA,而且更易进展为 >70% 的重度狭窄。超声诊断颈动脉斑块可以区分形态学分类和组织学特征,准确性高,明显优于 DSA 和 MRA,与高分辨 MRI 斑块成像相比,廉价快捷是其不可比拟的优势。超声检测动脉粥样硬化斑块的临床意义在于:①反映整体的动脉粥样硬化负荷,比 IMT 增厚更有优势;②斑块的回声特点与神经系统症状相关,低回声和不均质回声的斑块较强回声和均质性斑块发生神经系统症状的危险性高,而等回声斑块更多的与无症状的临床状态有关;③预测未来心脑血管急性事件发生,尤其是易损斑块;④超声评估斑块部位、类型、大小有助于外科治疗方式的选择。

超声已经是成熟的颈动脉狭窄的筛查和诊断技术。主要根据血流动力学指标判断颈动脉狭窄程度,结合二维超声和 CDFI 作出诊断。超声检查对颈动脉狭窄程度的判定结果报道不一,对中

重度以上颈动脉狭窄的敏感性较高。与 DSA 比较，超声检测重度颈动脉狭窄（>70%）的敏感性为 83%~86%，特异性为 87%~99%。一项荟萃分析显示，所有的超声研究中，敏感性都 >80%，特异性都 >90%。

（二）优点和局限

颈部血管双功能超声作为颈部血管的有用筛查工具，无创、简便、经济、实时、动态、便于重复检查，假阴性率低，是颈动脉病变的首选筛查方法。但是超声检查技术的主观性强，需要强调检查操作和结果解读的标准化以提高不同检查者之间的一致性和可重复性。

（三）研究进展

颈部超声研究的趋势是建立客观和定量的诊断指标。如 IMT 和斑块的测量指标包括部位、数目、厚度、长度、面积、体积、斑块积分、斑块灰阶中位数和平均灰度值等。有研究采用这种计算机辅助定量超声图像分级方法，在一定程度上可解决超声检查主观性强和重复性差的问题。三维超声斑块成像也已经用于临床研究，可能会更好的评估动脉粥样硬化负荷，随访自然病程和治疗前后的演变。

超声造影（contrast-enhanced ultrasound，CU）可以更加清楚地显示动脉管腔和斑块形态，提高对 IMT 的分辨率，直接反映了易损性的斑块内新生血管。

此外，高频超声法还可以测定血流介导的内皮依赖性舒张功能和硝酸甘油介导的非内皮依赖性舒张功能，用于血管内皮细胞功能的无创评价。

第四节 数字减影血管造影

数字减影血管造影（digital subtraction angiography，DSA）是在常规血管造影的基础上与计算机结合发展起来的，良好的空间分辨率决定了其是血管影像诊断中的金标准，也是目前评价其他血管影像学技术的金标准。DSA 的穿刺和插管与常规脑血管造影术相同，但成像技术前进了一大步：①采用高压注射器团注对比剂，注入速度和总量可精确调节，摄影时间可精确控制；②连续摄影，一次推注对比剂可摄取动脉期、毛细血管期和静脉期图像；③同时摄取正侧位或斜位图像；

大大减少了对比剂的用量和副作用；④图像后处理，可减去颅骨影响，仅显示脑血管，且图像亮度和对比度可任意调节，提高了脑血管的分辨率；⑤数字化图像适应网络化发展，便于存储、检索和传输。

DSA 空间分辨率最高，血管选择性显示能力强，可显示直径为 0.5mm 的脑血管（如穿支动脉），选择性插管时直径 200μm 以下的小血管及病灶也能很好显示。可清晰显示各级脑血管分支的大小、位置、形态和变异的能力，使其对颅内脑血管病具有较高的诊断准确性。近年来研制出的旋转 DSA 和 3D-DSA 具有旋转和三维成像功能，为多角度观察提供了方便，有效排除了血管成角、重叠等因素的干扰，进一步提高了脑血管病的确诊率。其中 3D-DSA 不仅能以高分辨率清晰地显示脑血管解剖结构，还通过减少曝光次数来减小放射剂量。

对于大部分脑血管病，DSA 与其他非侵入性检查技术相比，分辨率、敏感性、特异性要优于后者或相当，对于动脉狭窄、夹层、小的动静脉畸形、血管病或血管炎都是如此。有一种例外情况是，对于动脉瘤较大者 CTA 优于 DSA 或与 DSA 相当，有时 CTA 能够发现被 DSA 漏诊的小动脉瘤。除显示血管解剖结构之外，DSA 为动态显影，还可反映血管内血流动力学情况，如盗血、高流量动静脉瘘等，显示颅内较小动脉病变、侧支循环、动脉供血和静脉引流关系、动静脉循环周期时间。

但是，DSA 仍存在许多不足，两侧大脑半球和前后循环需分别造影，对比剂量大，患者及操作者同时接受长时间较高剂量 X 线暴露。更重要的是，DSA 是有创性检查，具有一定风险，甚至会导致严重并发症。大部分大型病例系列报告与 DSA 操作有关的永久性残疾或死亡发生率 <1%，一项最大的病例系列报告的永久性神经功能缺损或死亡发生率 <0.2%。

第五节 核医学在缺血性脑卒中的应用

核医学脑显像除了显示脑的形态结构以外，主要显示脑的功能性影像，反映脑在血流灌注、能量代谢、神经受体等功能的变化。这些功能性变化常反映疾病早期的病理生理异常，从而为缺血性脑血管病的早期诊断和治疗提供重要信息。

一、单光子发射断层扫描

单光子发射断层扫描（SPECT）是一项有效评价缺血脑组织血流状况的影像学方法。目前常用静脉注射放射性同位素 ^{99m} 锝（^{99m}Tc），^{99m}Tc 所结合的转运体 ^{99m}Tc HMPAO 或 ^{99m}Tc ECD 为示踪剂，通过测定局部脑血流（rCBF）来反映脑组织的灌注情况。HMPAO 静脉注射后 2 分钟即可显影，且从脑中消失缓慢，注入后 4 小时内均可供扫描，一次扫描可在 15~20 分钟内完成，较为简便易行。脑动脉闭塞后，SPECT 可立即检测到缺血组织的低灌注，早于 DWI、T$_2$ FLAIR 或 T$_2$WI 所发现的异常。已经有研究评估了 SPECT 检测 CBF 的准确性和可靠性。SPECT 显示的低灌注组织体积与最终梗死体积有高度一致性，可以预测缺血组织预后和临床预后。

SPECT 的局限性在于：①与 MRI 和 CT 相比，SPECT 的组织分辨率较低，但优点是对轻微的头部活动相对不敏感。②SPECT 虽然完全可以进行量化处理，但是临床中常用半定量技术。即将特定区域的放射性计数与对侧正常半球相应部位或对照区域如小脑的放射性计数进行比较。"对侧未干预半球的 CBF 是正常的"这种假设可能是不正确的，尤其在慢性脑血管病或脑血管痉挛的患者中更明显。此外，急性卒中时，在缺血和未缺血半球血管远端区域的 CBF 均可能发生变化，若假设对侧半球 CBF 正常，就会造成比值计算的错误。

二、正电子发射断层扫描

正电子发射断层扫描（PET）是目前在活体水平上进行脑血流与脑代谢研究的最好方法，通过多核素 PET 显像可以获得多个重要生理变量的定量分布图，如 rCBF、局部脑氧代谢率（rCMRO$_2$）、脑内局部葡萄糖代谢率（LCMRglu）、氧摄取分数（OEF）等，而 rCMRO$_2$、OEF 是其他显像方法无法获得的指标。

PET 显像可以识别缺血脑组织的状态和范围。梗死核心区的 rCBF、rCMRO$_2$、OEF 均降低，属于不可逆缺血脑组织；梗死核心区周围存在缺血半暗带，其 rCBF、rCMRO$_2$ 降低但 OEF 升高，反映了此处脑组织试图通过增加 OEF 来维持氧依赖性高代谢，随病程延长，OEF 可能降低。根据 PET 对缺血组织 CBF 的定量分析，梗死核心区的 CBF<12ml/（100g·min），半暗带组织的 CBF 为 12~20ml/（100g·min），而外围缺血区的 CBF>22ml/（100g·min）。PET 发现缺血性卒中患者的白质中也同样存在潜在可挽救的脑组织，而且其对缺血的耐受性与灰质相似或更强，提示需要针对白质缺血选择相应的治疗策略。PET 还观察到急性缺血性卒中药物治疗后半暗区的 rCMRO$_2$ 不再进行性下降，从代谢角度为脑梗死超早期治疗的有效性提供证据。此外，临床还可以使用一些特殊的显像剂，如氟马西尼（flumazenil, FMZ）PET、^{18}F FMISO（fluoromisonidazole）、PET 来判定皮质细胞的生存状况。

第六节　急性缺血性卒中的脑实质和脑血管影像学检查策略

缺血性卒中超早期主要治疗手段是溶栓，已有的随机对照研究主要是评估患者结局，并没有考虑病变部位，甚至也没有考虑血管闭塞是否存在、组织损伤程度、面临进一步损伤风险的可挽救的脑组织量。为了扩展溶栓治疗时间窗，改善有效性，减少并发症，使用影像学检查主要围绕以下 4 个待解决问题：①是否存在出血；②是否存在血管内血栓，可以使用溶栓治疗或血栓切除术；③是否存在不可逆的梗死脑组织及其体积大小；④是否存在低灌注脑组织，面临如果不恢复足够的血流灌注将会发展为梗死的风险。神经影像学可以根据评价目的分为 3 类，脑实质影像、脑血管影像、脑灌注影像。

脑实质影像包括 CT 和 MRI，急性缺血性卒中时主要发挥 3 个作用：除外出血、检测缺血脑组织、除外与急性脑缺血相类似的疾病。①检测急性缺血脑组织：DWI 要远远优于 CT 和其他常规 MRI 序列，敏感性和特异性很高。②除外出血：溶栓前必须进行 NECT 或 MRI 检查除外脑出血。虽然没有关于外科术或活检对照的 A 级研究证实，但是 NECT 用于发现脑出血的价值被临床公认。脑出血在 MRI 上的表现取决于血肿的发生时间和脉冲序列。磁敏感序列和 T_2*WI 对于小量的脱氧血红蛋白非常敏感，但是对于含钙或铁的化合物也很敏感，对于发现急性脑出血，MR GRE 至少和 CT 一样准确。对于亚急性、慢性出血，MRI 优于 CT。MRI 比 CT 更容易发现出血转化和微出血，但是对于临床治疗方案选择的影响有待研究。CT 和 MRI 的 FLAIR 序列可以用于除外蛛网膜下腔出血，蛛网膜下腔中的出血或炎性渗出物可以造成高信号。但是桥前池或基底池的脑脊液流动产生高信号伪像，造成假阳性。③发现脑缺血和除外类似脑缺血的其他疾病（如肿瘤、硬膜下血肿等），MRI 分辨率明显优于 NECT。

脑灌注成像研究表明，血管成功再通之后，预后与初始梗死核心的体积显著相关，100ml 的初始中心体积（相当于 MCA 供血区 1/3）是预后好坏的一个阈值，梗死体积等于或大于该阈值的患者，预后可能不好。初始梗死核心可以由 DWI、CTP-CBV、CTA-SI、XECT 及 CBF<12ml/（100g·min）等检查来确定，结果相似。

由于 NECT 快速、比 MRI 更方便可行，一般情况下常规使用 NECT 评估急性卒中。但如果检查时间不太长，理论上应采用敏感性和特异性更高的 MRI 来检查出血和缺血脑组织。有试验显示，在 0~6 小时内通过 MRI 选择患者可以降低治疗后出血的发生率，抵消了其检查耗时长的缺点。进一步来看，如果能证实 NECT 可以被省略，那么将来 MRI 延误的时间则可以进一步减少，并且技术发展使得 MRI 检查所需时间也在缩短，也有研究报道了在急性卒中应用 MRI 的安全性和可行性。同样，如果时间允许，同时血管内检查小组已经就位，那么也应该进行血管影像学检查（如 CTA 和 MRA），来筛选患者进行血管内治疗。

脑血管的影像学检查对于脑血管病的诊断和治疗有重要意义。目前各种无创性脑血管检查技术发展很快，如 TCD 和 TCCS、双功能超声、CTA、MRA 等，为临床医生提供了越来越多的选择，但迄今 DSA 仍然是脑血管检查的金标准，尚无研究显示哪种无创性检查手段能完全替代DSA。这些检查可以探测颅内外脑动脉尤其是主干动脉，较客观地反映脑血流动力学改变，评估血管狭窄的部位、程度、范围、侧支循环及闭塞后再通。

对于卒中、TIA 或疑诊脑血管病的患者，颅内外血管影像学评价非常重要。对于急性卒中的患者，血管影像可以很大程度的定位闭塞血管。静脉溶栓对于远端血栓较近端血栓更有效，而对于近端大血管闭塞动脉溶栓和机械取栓术较静脉溶栓更有效，探测动脉病变部位可能对选择急性期治疗方式很重要，对于尽快确定缺血机制、预防复发也很重要，颈动脉夹层、复杂动脉粥样硬化斑块常提示需要进行相应的特殊治疗，如积极抗栓、他汀类、手术或介入治疗。对于慢性脑血管病，了解病变血管狭窄程度、部位以及侧支循环代偿等有助于对患者的处理，比如筛选出可能需要内膜切除术或支架成形术的患者，指导临床血压管理及其他药物治疗。

一、急性缺血性卒中不同时间窗内的影像学检查策略

（一）0~3 小时时间窗

在卒中起病 3 小时内，最重要的问题是患者能否进行 rt-PA 溶栓治疗。既往所有 rt-PA 溶栓治疗的随机对照试验均采用 NECT 检查，这仍然是目前大多数医疗机构对急性卒中患者选择治疗方法的主要依据。早期研究提示广泛的低密度病灶往往预后不良，因而低密度病灶超过 MCA 供血区 1/3 的患者不应接受溶栓治疗，这是 ECASS Ⅰ、Ⅱ试验中的排除标准。但这一观点仍有争议，NINDS 中 0~3 小时组的研究结果并不支持仅根据早期缺血改变的范围作为溶栓的排除标准。MRI 对于缺血的诊断更肯定，对急性脑出血和陈旧性出血同样敏感。但对 3 小时内卒中患者进行溶栓前的 MRI 筛查将延误治疗大约 20 分钟，并且 GRE 序列发现的微出血对溶栓后脑出血的预测意义尚不肯定。目前对于 3 小时内卒中的患者选择 CT 还是 MRI，结论尚不肯定。在大多数情况下，NECT 能够为制订急诊治疗的决策提供必要的信息。

（二）3~6小时时间窗

对于卒中起病3~4.5小时之内的患者，荟萃分析提示在4.5小时内进行静脉溶栓有效。2008年发表的ECASS Ⅲ研究则为其提供了直接证据。据此，目前多个国家的指南已经将溶栓时间窗延长至发病4.5小时之内。但是应该注意，ECASS Ⅲ研究中将以下患者作为排除标准：严重卒中（NIHSS评分>25分），或影像学显示早期大面积脑梗死征象（超过MCA供血区1/3），或既往卒中同时合并糖尿病患者。

对于卒中起病4.5~6小时之内的患者，支持血管再通治疗的证据有限，随机对照试验并未证实在这一时间窗内静脉应用rt-PA的有效性。也有研究者采用DSA对MCA闭塞的患者进行尿激酶原动脉溶栓试验，取得了阳性结果。有证据显示，在6小时内选择恰当的患者进行再灌注治疗是有益的。使用影像学评价缺血半暗带和梗死核心，有助于指导溶栓治疗。临床预后的改善和PWI-DWI不匹配的强烈相关进一步支持了应用MRI筛选6小时内的卒中患者进行静脉溶栓治疗的观点。

目前应用MRI或CTP筛选证据相当。两个试验对比了在3~6小时内通过PWI-DWI不匹配区和在0~3小时以NECT为标准选择患者静脉rt-PA溶栓治疗，结果显示两组的功能结局相似。还有研究报道了相似的血管再通率和神经功能改善情况，甚至提出在6小时内采用MRI选择的治疗组疗效更好，症状性脑出血率更低。由于CT在观察腔隙性脑梗死或后颅窝卒中方面远不如DWI，因而对于腔隙性脑梗死或后颅窝卒中MRI较CTP有显著优势，除非是受时间限制或者是临床诊断明确的MCA卒中。无论是通过PWI还是CTP来筛选，目前比较一致的评估半暗带的参数是Tmax，但Tmax依赖于后处理软件，目前国内大多数中心还没有相关软件条件。

（三）拓宽的再灌注治疗时间窗

伴随急性缺血性卒中血管内治疗的发展以及再灌注领域研究的不断深入，再灌注治疗的时间窗不断拓宽。2018年两大研究进一步将缺血性卒中患者血管内机械取栓术应用时间窗从6小时突破至24小时。DAWN研究应用磁共振弥散加权成像（DWI）或计算机断层扫描灌注成像（CTP）评估临床半暗带分诊觉醒卒中及迟发型卒中患者应用Trevor装置行取栓治疗，结果发现，对于发病距离最后正常时间6~24小时且伴有临床与影像不匹配的急性缺血性卒中患者取栓术联合标准治疗能改善90天功能结局。DEFUSE3研究在灌注图像下选择发病6~16小时大脑中动脉近段和颈内动脉梗死并且组织还没有发生梗死的缺血性卒中患者行机械取栓，结果发现取栓组90天功能结局更好、再灌注及再通者比例均更高。基于这两项研究结果，2018年2月美国心脏病学学会更新的急性缺血性卒中治疗指南中对于机械取栓增加了新的推荐意见。阳性结果的关键在于通过适宜的手段评估可挽救脑组织的存在，因此为急性期脑灌注评价手段带来了重要启示，指南中同样也更新了对于检查手段的推荐意见。因此对于发病24小时内的急性缺血性卒中进行急诊颅内外大血管及脑灌注评估可以为急诊血管内治疗提供重要信息。

卒中患者中有25%为醒来时发现患病（醒后卒中），影像学检查对于其有特殊的价值。这些患者由于起病时间不明确，均被排除在溶栓治疗以外。事实上，部分患者是在醒来前的短时间内发病，实际尚在溶栓治疗的时间窗内。2018年WAKE-UP研究针对醒后卒中患者采用磁共振DWI-FLAIR影像的不匹配作为存在可挽救脑组织的组织学标准，结果证实了对于未知症状发作时间的醒后卒中患者DWI上表现为缺血性改变，而FLAIR相应区域无实质高信号的患者，使用静脉溶栓能够为患者带来更好的功能预后。但是，接受静脉溶栓的患者出血风险也有升高趋势。因此，对于错过了最佳溶栓时间窗的患者，对其进行急诊影像评估尤其重要，可以根据脑灌注成像显示的情况来决定是否溶栓。

二、几种特殊情况下的脑实质影像学检查

（一）恶性大脑中动脉卒中

MCA区大面积梗死有脑疝的高度危险，死亡率为80%，常常采用开颅减压术抢救患者的生命，尤其对年轻患者早期实施手术效果更好。目

前没有对昏迷和死亡的临床预测指标,但影像学检查在判断预后方面是有帮助的。PET 和 SPECT 都可以敏感地预测恶性 MCA 卒中的不良预后。DWI/PWI 预测指标包括大的 ADC 体积(>82ml)、TTP 明显延迟(>4s)、病灶体积(>162ml)、小的不匹配区,NIHSS 评分 >19 分等。有报道提出 DWI 病灶的扩展率(病灶体积/起病时间)来判断预后的敏感度接近 100%。

(二)腔隙性脑梗死

在发病 6 小时内临床诊断腔梗并不可靠,如果 DWI 上出现深部小病灶则提示很可能是单支穿通动脉闭塞,提高了早期诊断腔梗的准确率。如果出现多个 DWI 病灶和栓塞的临床过程,那么即便临床表现为"腔梗综合征",也不能诊断为腔梗,而是诊断为栓塞病因的可能性很大。急性期腔梗的诊断对于治疗并无决定性的指导意义,NINDS 的研究显示,在 3 小时内腔梗与其他卒中亚型接受溶栓治疗的获益并无区别,但这一研究仅是依据临床症状和 CT 诊断腔梗,结果并不十分可靠。由于腔梗的自发性恢复较好,并且存在小血管病变可能导致颅内出血的危险增加,通过 MRI 明确诊断腔梗,是否会改变既往对于腔梗患者溶栓治疗,重新评估腔梗患者的溶栓治疗风险和效益还需要进一步研究。

(三)后循环卒中

对于后颅窝(脑干和小脑)卒中,DWI 的敏感性远高于 CT。由于骨质伪影的干扰,CTP 对于后循环卒中可能没有帮助。CTA 或 MRA 和压脂 T_1WI 在确认基底动脉闭塞、大动脉粥样硬化病或颅外动脉夹层方面很有价值,有助于指导治疗。由于基底动脉自然病程预后极差,溶栓时间窗在越早越好的基础上,可以适当延长甚至达 24 小时。已有小型研究采用多模式 MRI 急性基底动脉闭塞的 DWI/PWI 不匹配区指导发病 7 小时内静脉应用 rt-PA 溶栓,获益显著。

三、脑血管影像学检查方法选择

(一)血管超声

双功能超声用于颈部血管筛查,尤其是颈动脉病变筛查。TCD 和/或 TCCS 用于探查颅内脑底大血管和 Willis 环主要分支动脉,评估侧支循环开放。TCCS 和 TCD 都受骨窗限制,TCCS 较 TCD 更易于受骨窗限制。TCCS 可以显示椎动脉和基底动脉近中段,但是对远段显示不佳。

双功能超声对以下病变可能显示欠佳:颈动脉分叉过高者的颈动脉分叉及颈内动脉颈动脉远端病变、高度钙化影响观察、极重度狭窄(需与闭塞鉴别)。体胖颈项粗短者的颈内动脉显示欠佳,尤其是椎动脉由于位置较深在更易于影响显示,常见的椎动脉开口处病变也不能完全显示。当病变局部解剖结构显示不清时,观察血流动力学变化尤其重要,综合该支血管病变局部和远近端血流变化、其他血管和侧支循环情况作出诊断。应该强调双功能超声和 TCD/TCCS 结合,全面评估颅内外血管,更为准确判断血管狭窄的严重程度。但是血管超声检查对纤维帽完整性、斑块内炎症等病理特征的评价存在局限性。

相对于双功能超声而言,TCD 的准确性更易于受操作者经验和血管解剖走行的影响。规范化培训可以提高诊断准确性、操作者之间的一致性和可重复性。

(二)CTA

CTA 是一种非侵入性、无创血管成像技术,经周围静脉团注法注入对比剂,在脑动脉对比剂充盈高峰期利用螺旋 CT 进行快速薄层容积扫描,采集数据经计算机处理重建后获得三维立体的脑血管影像。常用血管成像后处理技术的成像方法有最大密度投影(maximum intensity projection,MIP)、容积再现(volume render technique,VRT)、表面遮蔽显示(shaded surface display,SSD)、多平面重组(multiple plane reconstruction,MPR)、曲面重建法(curved planar reconstruction,CPR)等。CTA 的空间分辨率受机器硬件条件如探测器排数的影响,总体而言,CTA 的空间分辨率为 MRA 的两倍,但是仅为 DSA 的一半。但是随着探测器数目增加,CTA 的空间分辨率将持续提高并接近 DSA 的空间分辨率。已有学者建议将 CTA 作为疑诊卒中/TIA 患者的首选血管影像学检查。CTA 主要用于评价主干血管的狭窄和闭塞,包括颅外颈动脉、椎基底动脉全程、颅内动脉主干及其主要分支,评价狭窄程度、部位和侧支循环,CTA 可以显示到颅内动脉的第 3 级分支。

对于诊断颅外颈动脉狭窄，CTA 可以准确诊断程度 >50% 的狭窄。两项荟萃分析显示，对于颈动脉和椎动脉 70%~99% 狭窄，CTA 的敏感性为 85%~91.5%，特异性为 93%~97.4%。除诊断管腔狭窄之外，CTA 还可以对管壁成像，识别颈动脉斑块形态，如斑块大小（面积或体积）、形态、溃疡、密度等，清楚地显示钙化，但是对溃疡斑块的敏感性只有 60%。

对于诊断颅内动脉闭塞，CTA 的敏感性为 92%~100%，特异性为 82%~100%，阳性预测值 91%~100%。对于颅内动脉狭窄的探测能力略低于闭塞，敏感性为 78%~100%，特异性为 82%~100%，阳性预测值 93%。尤其对于急性卒中患者，CTA 诊断急性动脉内血栓的准确性接近 DSA。CTA 能很好地诊断大脑中动脉 M1 段狭窄和闭塞。

CTA 的优点在于：①无创、快速，不需要动脉插管；②获得能够旋转任意角度进行观察的立体图像；③可以同时显示双侧颈动脉、椎基底动脉、Willis 环，利于观察颅内动脉供血全貌并进行双侧对比，这是 DSA 难以做到的；④CTA 显影不受局部血流状态（如涡流）、钙化、血栓形成的影响，亦是优于 MRA、DSA 之处；⑤能够对血管腔和管壁进行成像。结合原始图像可以观察血管腔外结构，显示血管和邻近组织结构的解剖关系，是唯一能同时显示血管与周围骨性结构关系的检查手段。值得注意的是，仔细分析原始图像要比重建后的血管图像更为可靠。

CTA 的局限性在于：①需要碘对比剂，有肾毒性和过敏风险，同时有放射线暴露；②需要有经验的技师才能进行去除骨伪影的后处理操作，这是常规 CTA 技术最大的局限性。在血管壁严重钙化时会影响其狭窄程度判断的准确性；③空间分辨率不及 DSA，受部分容积效应影响，对小血管分辨率差（直径 <1mm 的正常血管）或病变显示不清。因 CT 阈值的限制，与颅骨贴近的血管病变（如床突上段颈内动脉）有时难以区分；④仅能显示脑血管病解剖方面的信息，只能获得某时相的血管影像，不能提供血液循环动态变化过程等血流动力学信息。

传统的 CTA 不能提供脑血流动力学信息，但是动态 3D-CTA（dynamic 3D-CT angiography，d3D-CTA）技术既可以提供脑组织病变和脑血管病变的形态结构，又可以评估脑血流动力学和脑灌注。数字减影 CT 血管成像（digital subtraction CT angiography，DSCTA）技术的应用在很大程度上克服了骨伪影的影响，其图像采集与 DSA 相似，固定头位不动，通过软件处理对比注射对比剂前后图像获得血管影像，其成像质量明显优于常规 CTA，有效消除了骨伪影的影响，而且后处理操作比常规 CTA 节省时间，低年资技师也可正确操作。多层螺旋 CT 的应用部分克服了 CTA 的局限性，应用伪彩色成像技术使具有不同 CT 值的组织以不同颜色显示，在很大程度上解决了靠近颅骨血管的显示问题。

（三）磁共振血管成像

磁共振血管成像（MRA）技术包括时间飞跃法（time of flight，TOF）、相位对比法（phase contrast，PC）和增强 MRA（CE-MRA）。TOF 序列基于血液流入增强效应，通过流动的血液与静止脑组织间的对比来获取图像，不需要使用对比剂，包括 2D TOF 或 3D TOF，颅内脑血管成像常用 3D TOF 序列。CE-MRA 是通过静脉注射对比剂，使血液增强获得血管成像，主要用于颈部血管成像。

MRA 对脑动脉狭窄显示直观，与 DSA 的相关性较好。与 DSA 相比较，MRA 对于颈部和颅内血管狭窄的敏感度和特异度达到 70%~100%。与 DSA、CTA 对比研究显示，MRA 对于颅内血管一、二级分支及各主要静脉窦显示清楚，可以确定急性大血管近端闭塞，但对于远端和分支闭塞判断不可靠，对前、后交通动脉显示的敏感性、特异性较低，对于病变的某些细节显示不如 DSA。

MRA 的优点在于：无创、安全、简单、快速；患者易于配合；急性期检查不会引起脑出血或血管痉挛等并发症；适用于随访检查；颅内血管成像不需要注射对比剂。与 CTA 相比，MRA 无放射线暴露，无需用肾毒性的碘对比剂，病变显示不受颅骨影响。因而 MRA 对常见脑血管疾病的综合显示、治疗方案选择、疗效观察都具有较高的临床应用价值，越来越多的作为无创性颅内外血管病变的筛查和诊断手段。

MRA 的局限性在于空间分辨率和血管显示

精确度较低,并且由于涡流的影响,当动脉狭窄超过70%时,MRA 存在过高估计狭窄程度的缺点,造成特异性降低。此外,在血管迂曲处会产生部分血流信号缺失,从而影响局部病变的准确评估。MRA 是颅内外动脉同时显影,因而不能反映病变的血流动力学特点。与 CTA 相比,MRA 不能显示病变的钙化、不能同时显示血管与周围组织结构的解剖关系。

MRA 的发展集中在对比增强技术(CE-MRA)、SENSE 技术和高场强磁场的应用等方面。CE-MRA 是对传统 TOF MRA 的技术改进,但仍容易高估颈动脉狭窄。MRA 如与多普勒超声技术结合可以降低对颈动脉狭窄的过高估计。更高场强(8.0T)的脑血管成像研究尚处于实验阶段,据推测其分辨率可增高至200μm。VM-MRI 作为传统血管成像的补充和优化,可以全面评价血管管壁,帮助鉴别管腔狭窄原因并进一步评价易损斑块的组成成分。

(四)不同情况下不同血管成像方法的选择和比较

1. **前循环颅内动脉狭窄或闭塞** 研究提示对于探测前循环颅内动脉狭窄或闭塞,CTA 的敏感性和特异性与 DSA 几乎相同;对于颅内动脉狭窄闭塞,包括颈内动脉的岩段和海绵窦段,CTA 的敏感性和阳性预测值优于 3D TOF MRA。MRA 探测颅内动脉狭窄的敏感性和阳性预测值分别为70% 和65%,探测颅内动脉闭塞分别为87% 和59%,CTA 要优于 MRA。对于远端分支的显示以 DSA 最佳,CTA 次之,MRA 则显示不佳。

2. **后循环血管严重狭窄或闭塞** 有些研究提示,对于探测慢血流状态的后循环狭窄,CTA 较 MRA 更为准确。当 DSA 显示后循环血管闭塞时,延迟 CTA(low-pitch or delayed CTA)的扫描时间较 DSA 长,允许更多对比剂通过严重狭窄处,显示远端慢速细小血流。因为 CTA 扫描时间为9~12 个颅内循环周期,常规 DSA 扫描时间为一个颅内循环周期(5~7 秒)。TCD 只能提供血流动力学信息,对于后循环血管诊断准确性较前循环差,结合 TCCS 可以显示椎动脉颅内段和基底动脉近中段血管走行,能够降低 TCD 对一侧椎动脉闭塞的漏诊率。TCD 结合颈部血管彩超评价

椎动脉全程,将会提高对椎动脉狭窄闭塞性疾病的诊断能力。

3. **广泛严重钙化的颈动脉病变** 广泛钙化会影响 CTA 的准确性,诊断闭塞的假阳性率较高(13%),但是研究提示,通过调整适当的窗宽窗位,可以避免由于广泛钙化产生的辉光效应(blooming effect),从而消除钙化对狭窄程度判断的影响。颈动脉超声二维成像也会受钙化声影的影响,多角度探测可能发现最佳探查角度,尽量避开钙化的影响,此时结合多普勒超声尤为重要,根据血流动力学改变和 TCD 探查侧支开放情况,对狭窄程度作出诊断。

4. **颈动脉极重度狭窄和闭塞的鉴别** 极重度狭窄(very-high-grade stenosis)又称为亚闭塞状态,在影像上表现为线样征(string sign)。鉴别极重度狭窄和完全闭塞十分重要,因为对于极重度狭窄的血管可以使用手术或介入治疗开通,然而对于闭塞血管就失去了开通的条件,除非闭塞的超急性期(此时可以尝试开通)。探测极重度狭窄以 DSA 最为准确;CTA 也高度准确。由于极重度狭窄的血流速度反而下降,会影响超声鉴别极重度狭窄和闭塞的能力。

5. **颈动脉岩段或虹吸段病变** 超声无法直接探查颈动脉岩段,如果存在导致血流动力学改变的重度狭窄,只能根据狭窄前后(颈部、虹吸部和终末端)的血流速度、频谱形态、侧支开放情况、眼动脉血流方向等推测狭窄部位,超声对于岩段轻中度狭窄未造成血流动力学改变者不能诊断。对于虹吸段可用 TCD 探测。由于岩段和虹吸段走行迂曲,影响 MRA 成像,可能会造成信号缺失误诊为血管狭窄;CTA 将优于 MRA,但是岩段会受周围骨质影响,通过调整适当的窗宽窗位可以改善。

6. **需要评价血流动力学状态的疾病** 由于 MRA 和 CTA 获得的都是静态影像,因此与 DSA 相比,不能提供血流速度、方向和低灌注区脑组织的侧支循环信息。DSA 可反映血管内血流动力学情况,如盗血、高流量动静脉瘘等,了解血管狭窄闭塞的侧支循环、血管畸形的供血动脉和引流静脉、静脉窦血栓形成的动静脉循环周期时间。TCD 对于血流动力学敏感,某些情况下甚至优于

DSA,如锁骨下动脉盗血,尤其不完全盗血(1期和2期)时。

总之,超声由于简捷无创价廉,常作为大多数脑血管病变的首选筛查方法。有经验超声操作者可以得出准确的结论,还能较其他血管检查提供更多的血流动力学信息。但是超声尤其是TCD受人为因素影响较大,且仅能探测较大的血管,功能相对局限。因此有专家建议不应该使用超声作为唯一的方法来确诊颈动脉或椎动脉病,尤其是选择手术或支架治疗的患者,以防造成对不必要接受手术或介入的患者过度治疗。

目前临床应用中,对于超声有异常发现尤其是可能会有根本的治疗方案改变时,或者高度怀疑血管病变而超声检查阴性时,往往需要进一步选择无创的MRA或CTA进行验证。在无创成像技术高度发达的今天,DSA一般不作为颅内外动脉狭窄闭塞的初始诊断工具,而一般只用于无创成像不能确诊时,尤其确诊将对治疗方式的选择至关重要时,如极重度狭窄和闭塞的鉴别,或者考虑可能同时进行介入治疗时。应该指出,所有检查手段之间是互相补充,而非竞争的关系。应该根据患者和血管的个体化情况,有针对性地选择应用,扬长避短,有利于充分发挥各种成像技术的最佳效用。

四、急性缺血性卒中的影像学检查指南现状

虽然其中有很多问题尚无明确答案并需要进一步的研究,但基于现有的证据和共识,很多国家都制定了急性卒中影像学检查的临床实践指南。

下面为2018年中国急性缺血性卒中诊治指南影像学检查部分内容:

(一)脑实质影像学检查

1. **平扫CT** 急诊平扫CT可准确识别绝大多数颅内出血,并帮助鉴别非血管性病变(如脑肿瘤),是疑似脑卒中患者首选的影像学检查方法。

2. **多模式CT** 灌注CT可区别可逆性与不可逆性缺血改变,因此可识别缺血半暗带。对指导急性脑梗死溶栓治疗及血管内取栓治疗有一定参考价值。

3. **常规MRI** 常规MRI(T_1加权、T_2加权及质子相)在识别急性小梗死灶及后循环缺血性脑卒中方面明显优于平扫CT。可识别亚临床缺血灶,无电离辐射,不需碘对比剂。但有费用较高、检查时间稍长及患者本身的禁忌证(如有心脏起搏器、金属植入物或幽闭恐怖症)等局限。

4. **多模式MRI** 包括弥散加权成像(DWI)、灌注加权成像(PWI)、水抑制成像和梯度回波、磁敏感加权成像(SWI)等。DWI在症状出现数分钟内就可发现缺血灶并可早期确定大小、部位与时间,对早期发现小梗死灶较常规MRI更敏感。梯度回波序列/SWI可发现CT不能显示的无症状性微出血,但对溶栓或抗栓治疗的意义研究结果不一致,尚待更多证据,AHA/ASA不推荐在静脉溶栓治疗前常规进行MRI检查来排查颅内微出血。PWI可显示脑血流动力学状态。CT灌注及MRI灌注和弥散成像可为选择适合再灌注治疗(如静脉溶栓、血管内取栓及其他血管内介入方法)的患者提供更多信息,弥散-灌注不匹配(PWI显示低灌注区而无与之相应大小的弥散异常)提示可能存在缺血半暗带。然而,目前常规用于选择静脉溶栓患者的证据尚不充分,正在进行更多研究。AHA/ASA不推荐对发病6h内的缺血性脑卒中患者运用灌注检查来选择适于机械取栓的患者,推荐对于距最后正常时间6~24小时的前循环大动脉闭塞患者,进行包括CT灌注、MRI-DWI或MRI灌注成像在内的多模影像辅助患者的评估,筛选是否进行血管内机械取栓治疗。

(二)脑血管影像学检查

颅内外血管病变检查有助于了解卒中的发病机制及病因,知道选择治疗方法,但在起病早期,应注意避免因此类检查而延误溶栓或血管内取栓治疗时机。

常用检查包括颈动脉超声、经颅多普勒、MRA、高分辨磁共振成像(HRMRI)、CTA和DSA等。

颈动脉超声对发现颅外颈部血管病变,特别是狭窄和斑块很有帮助;TCD可检查颅内血流、微栓子及监测治疗效果,但其局限性是受操作技术水平和骨窗影响较大。MRA和CTA可提供有

关血管闭塞或狭窄信息。以 DSA 为参考标准，MRA 发现椎动脉及颅外动脉狭窄的敏感度和特异度为 70%~100%。MRA 和 CTA 可显示颅内大血管近端闭塞或狭窄，但对远端或分支显示有一定局限。HRMRI 血管壁成像一定程度上可显示大脑中动脉、颈动脉等动脉管壁特征，可为卒中病因分型和明确发病机制提供信息。DSA 准确性最高，仍是当前血管病变检查的金标准，但主要缺点是有创性和有一定风险。

下面是《急性缺血性卒中血管内治疗影像评估中国专家共识》（2017）专家推荐意见：

NCCT 应作为可疑急性缺血性卒中患者首选的影像筛查方法，以除外出血性脑血管病；实施血管内治疗前，尽量使用无创影像检查明确有无颅内大血管闭塞；对可疑大血管闭塞患者，推荐使用一站式 CTA+CTP 影像检查方案，快速实施术前影像评估，指导血管内治疗。发病 3h 内、NIHSS 评分≥9 分或发病 6h 内、NIHSS 评分≥7 分时，提示存在大血管闭塞；无条件实施无创影像评估时，建议 NCCT 排除颅内出血后，快速进行全脑血管 DSA 评估血管闭塞情况及侧支循环代偿，选择适合的患者实施血管内治疗。

核心梗死：核心梗死体积与血管内治疗功能预后密切相关，推荐使用 NCCT/CTP/MRI DWI 评估患者核心梗死体积或计算 ASPECTS 评分。对于 ASPECTS 评分≥6 分或核心梗死体积 <50ml 的急性缺血性卒中患者，推荐尽早行血管内治疗。对于 ASPECTS 评分 <6 分的急性缺血性卒中患者，建议完善更多的影像学检查，评估侧支循环及缺血半暗带情况，指导血管内治疗方案选择。

侧支循环评价：拟行血管内治疗的急性缺血性卒中患者，推荐完成代偿相关血管的脑血管造影，评估基线侧支循环状态，可应用 ASITN/SIR 侧支分级系统，协助预测血管内治疗的风险和获益；也可在治疗前对患者进行多时相 CTA 检查评估侧支循环的代偿程度，以进行危险度分层。对于侧支循环分级量表，目前尚无统一的评估体系，各种评估量表的预测价值、信度和效度仍需进一步验证。尽管有多种无创性影像学方法可在血管再通治疗前完成侧支循环的评价，但目前关于是否应将侧支循环评价作为急性期血管再通治疗前的常规影像学评价指标仍未明确；在治疗前进行侧支循环评价是否会延迟治疗，以及是否可以通过基线侧支循环状态指导临床决策，仍需前瞻性临床研究证实。

缺血半暗带：对于经筛选发病 6h 以内、ASPECTS 评分 <6 分、拟接受紧急再灌注治疗的患者，或发病超过 6h、拟接受紧急再灌注的患者，建议完成 CT 灌注检查以明确梗死核心区和缺血半暗带体积。推荐使用一站式 CTA+CTP 检查方案缩短多模式 CT 的检查时间；对于无法完成 CT 灌注的卒中中心，可根据 CTA 源图像进行梗死核心和缺血半暗带的判断，也可以通过磁共振 DWI+MRA+PWI 进行术前评估。

（黄一宁　孙葳　孙伟平　彭清）

参 考 文 献

［1］Latchaw RE, Alberts MJ, Lev MH, et al. Recommendations for imaging of acute ischemic stroke: A scientific statement from the American Heart Association. Stroke, 2009, 40: 3646-3678.

［2］Wechsler LR. Imaging evaluation of acute ischemic stroke. Stroke, 2011, 42: S12-S15.

［3］Yoo AJ, Pulli B, Gonzalez RG. Imaging-based treatment selection for intravenous and intraarterial stroke therapies: a comprehensive review. Expert Rev Cardiovasc Ther, 2011, 9(7): 857-876.

［4］Schellinger PD, Bryan RN, Caplan LR, et al. Evidence-based guideline: The role of diffusion and perfusion MRI for the diagnosis of acute ischemic stroke. Report of the Therapeutics and Technology Assessment Subcommittee of the American Academy of Neurology. Neurology, 2010, 75: 177-185.

［5］Carlos Leiva-Salinas, Max Wintermark. The future of stroke imaging: What we need and how to get to it. Stroke, 2010, 41: S152-S153.

［6］Nam KW, Kwon HM, Park SW, et al. Distal hyperintense

vessel sign is associated with neurological deterioration in acute ischaemic stroke. Eur J Neurol, 2017, 24: 617–623.

[7] Haussen DC, Koch S, Saraf-Lavi E, et al. FLAIR distal hyperintense vessels as a marker of perfusion–diffusion mismatch in acute stroke. J Neuroimaging, 2013, 23: 397–400.

[8] Nam KW, Kwon HM, Park SW, et al. Distal hyperintense vessel sign is associated with neurological deterioration in acute ischaemic stroke. Eur J Neurol, 2017, 24: 617–623.

[9] Ebinger M, Kufner A, Galinovic I, et al. Fluid-attenuated inversion recovery images and stroke outcome after thrombolysis. Stroke, 2012, 43: 539–542.

[10] Girot M, Gauvrit JY, Cordonnier C, et al. Prognostic value of hyperintense vessel signals on fluid –attenuated inversion recovery sequences in acute cerebral ischemia. Eur Neurol, 2007, 57: 75–79.

[11] Legrand L, Tisserand M, Turc G, et al. Do FLAIR vascular hyperintensities beyond the DWI lesion represent the ischemic penumbra. Am J Neuroradiol, 2015, 36: 269–274.

[12] Legrand L, Tisserand M, Turc G, et al. Fluid-attenuated inversion recovery vascular hyperintensities–diffusion-weighted imaging mismatch identifies acute stroke patients most likely to benefit from recanalization. Stroke, 2016, 47: 424–427.

[13] Mahdjoub E, Turc G, Legrand L, et al. Do Fluid-attenuated inversion recovery vascular hyperintensities represent good collaterals before reperfusion therapy? AJNR Am J Neuroradiol, 2018, 39(1): 77–83.

[14] Wouters A, Dupont P, Christensen S, et al. Association between time from stroke onset and fluid-attenuated inversion recovery lesion intensity is modified by status of collateral circulation. Stroke, 2016, 47(4): 1018–1022.

[15] Mandell DM, Mossa-Basha M, Qiao Y, et al. Intracranial Vessel Wall MRI: Principles and Expert Consensus Recommendations of the American Society of Neuroradiology. AJNR Am J Neuroradiol, 2017, 38(2): 218–229.

[16] Tan HW, Chen X, Maingard J, et al. Intracranial Vessel Wall Imaging with Magnetic Resonance Imaging: Current Techniques and Applications. World Neurosurg, 2018, 112: 186–198.

[17] Shibuya M, Leite CDC, Lucato LT. Neuroimaging in cerebral small vessel disease: Update and new concepts. Dement Neuropsychol, 2017, 11(4): 336–342.

[18] Chen X, Wang J, Shan Y, et al. Cerebral small vessel disease: neuroimaging markers and clinical implication. J Neurol, 2019, 266(10): 2347–2362.

[19] Blair GW, Hernandez MV, Thrippleton MJ, et al. Advanced Neuroimaging of Cerebral Small Vessel Disease. Curr Treat Options Cardiovasc Med, 2017, 19(7): 56.

[20] Zwanenburg JJM, van Osch MJP. Targeting Cerebral Small Vessel Disease With MRI. Stroke, 2017, 48(11): 3175–3182.

[21] Shi Y, Wardlaw JM. Update on cerebral small vessel disease: a dynamic whole-brain disease. Stroke Vasc Neurol, 2016, 1(3): 83–92.

[22] Brott TG, Halperin JL, Abbara S, et al. 2011 ASA/ACCF/AHA/AANN/AANS/ACR/ASNR/CNS/SAIP/SCAI/SIR/SNIS/SVM/SVS guideline on the management of patients with extracranial carotid and vertebral artery disease. Stroke, 2011, 42: e464–e540.

[23] Jauch EC, Saver JL, Adams HP Jr, et al. Guidelines for the early management of patients with acute ischemic stroke: a guideline for healthcare professionals from the American Heart Association/American Stroke Association. Stroke, 2013, 44: 870–947.

[24] Gonzalez RG, Copen WA, Schaefer PW, et al. The Massachusetts General Hospital acute stroke imaging algorithm: an experience and evidence based approach. J Neurointerv Surg, 2013, 5(Suppl 1): i7–i12.

[25] Masdeu JC, Irimia P, Asenbaum S, et al. EFNS guideline on neuroimaging in acute stroke. Report of an EFNS task force. Eur J Neurol, 2006, 13: 1271–1283.

[26] Selim MH, Molina CA. Conundra of the penumbra and acute stroke imaging. Stroke, 2011, 42: 2670–2671.

[27] Biesbroeck JM Niesten JM, Dankbaar JW, et al. Diagnostic accuracy of CT perfusion imaging for detecting acute ischemic stroke: a systematic review and meta-analysis. Cerebrovasc Dis, 2013, 35(6): 35493–35501.

[28] Le Bihan D, Johansen-Berg H. Diffusion MRI at 25: exploring brain tissue structure and function. Neurolmage, 2012, 61: 324–341.

[29] Sobesky J. Refining the mismatch concept in acute stroke: lessons learned from PET and MRI. J Cereb Blood Flow Metab, 2012, 32(7): 1416–1425.

[30] Copen WA, Schaefer PW, Wu O. MR perfusion imaging in acute ischemic stroke. Neurolmaging Clin N Am, 2011, 21: 259–283.

[31] Nogueira RG, Jadhav AP, Haussen DC, et al. Thrombectomy 6 to 24 Hours after Stroke with a Mismatch between Deficit and Infarct. N Engl J Med, 2018, 378(1): 11–21.

[32] Thomalla G, Simonsen CZ, Boutitie F, et al. MRI-Guided Thrombolysis for Stroke with Unknown Time of Onset. N Engl J Med, 2018, 379(7): 611–622.

［33］Albers GW，Marks MP，Kemp S，et al. Thrombectomy for Stroke at 6 to 16 Hours with Selection by Perfusion Imaging. N Engl J Med，2018，378（8）：708-718.

［34］Ducroux C，Khoury N，Lecler A，et al. Application of the DAWN clinical imaging mismatch and DEFUSE 3 selection criteria：benefit seems similar but restrictive volume cut-offs might omit potential responders. Eur J Neurol，2018，25（8）：1093-1099.

［35］Leslie-Mazwi TM，Hamilton S，Mlynash M. DEFUSE 3 Non-DAWN Patients. Stroke，2019，50（3）：618-625.

［36］Jadhav AP，Desai SM，Kenmuir CL，et al. Eligibility for Endovascular Trial Enrollment in the 6- to 24-Hour Time Window：Analysis of a Single Comprehensive Stroke Center. Stroke，2018，49（4）：1015-1017.

［37］中华医学会神经病学分会，中华医学会神经病学分会脑血管病学组.中国急性缺血性脑卒中诊治指南2018.中华神经科杂志，2018，51（9）：666-682.

［38］中华医学会神经病学分会，中华医学会神经病学分会脑血管病学组.中国脑血管病影像应用指南.中华神经科杂志，2016，49（3）：164-181.

第二章　短暂性脑缺血发作

"短暂性脑缺血发作"的疾病名称是早年从"transient ischemic attack（TIA）"翻译而来。其实，单纯从字面上来看，TIA 并没有特指脑部的缺血，直接翻译应该是"短暂性缺血发作"。时至今日，缺血多长时间为短暂性，存在较大争议，并直接关系到本病的准确诊断与合理治疗。TIA 的缺血部位究竟包括哪些范畴？2009 年美国 TIA 工作组将脊髓或视网膜局灶性短暂缺血也归为TIA，但目前国内外对脊髓或视网膜短暂缺血研究甚少，相关的影像学和治疗研究资料缺乏。此外，如何合理治疗 TIA，等等，都值得深入研究。随着对 TIA 影像学研究的不断深入，人们发现 TIA 即使症状持续时间短暂，影像学上也可有梗死灶，表明 TIA 和脑梗死有相同的发病机制和危害性。所以，目前有观点认为 TIA 应该被淡化，不必过于细致去区分 TIA 与缺血性卒中，两者都是脑缺血损害的严重状态，都需要紧急评估和干预，应该同等对待。

第一节　短暂性脑缺血发作定义产生背景及在近年指南中的变迁

短暂性脑缺血发作（transient ischemic attacks，TIA）定义最初来自 1965 年美国第四届脑血管病普林斯顿会议，将 TIA 定义为"突然出现的局灶性的神经功能障碍，持续时间不超过 24 小时，且排除非血管源性原因"。该定义主要基于"临床症状和持续时间"层面，强调神经症状和体征应在 24 小时内完全消失。随着神经影像学技术的发展，尤其核磁共振（MRI）弥散加权成像（DWI）在区分 TIA 与脑梗死中的作用得到不断深入研究和重视，TIA 症状持续时间的概念不断被淡化，甚至取消了对症状持续时间的限制，而关注其引

起的组织学损害，但其临床实用性仍然受到众多质疑。

一、短暂性脑缺血发作定义产生的历史背景

1965 年，美国第四届普林斯顿会议将 TIA 定义为"突然出现的局灶性神经功能障碍，持续时间不超过 24 小时，且排除非血管源性原因"。1975 年，美国国立卫生院（National Institutes of Health，NIH）脑血管病分类也采纳了此定义，并一直沿用。1978 年，在全国第二届神经精神科学术会议上，中华医学会制定了"急性脑血管病分类（试行草案）"，并附"各类脑血管病诊断要点"，其中将 TIA 定义包括下列含义：短暂的、可逆的、局部的脑血液循环障碍，可反复发作，少者 1~2 次，多者数百次。多与动脉粥样硬化有关，可以是脑梗死的前驱症状。可表现为颈动脉系统或椎 - 基底动脉系统的症状和体征，症状和体征应在 24 小时内完全消失。部分病例作脑血管造影，可帮助明确血管病变部位，有利于动脉再造术和颅内 - 颅外血管吻合术。1986 年第二次全国脑血管病学术会议上，中华医学会将此定义进行了修订，认为 TIA 应为：短暂的、可逆的、局部的脑血液循环障碍，可反复发作，少者 1~2 次，多者数十次。多与动脉粥样硬化有关，也可以是脑梗死的前驱症状。可表现为颈动脉系统或椎 - 基底动脉系统的症状和体征，症状和体征应在 24 小时内完全消失。除部分文字修订外（如"数百次"改为"数十次"；在"可以是脑梗死的前驱症状"前加上"也"。），还删去了"部分病例作脑血管造影，可帮助明确血管病变部位，有利于动脉再造术和颅内 - 颅外血管吻合术"的描述。1996 年，第三届全国脑血管疾病会议讨论确定的"各类脑血管病诊断要点"，仍沿用此 TIA 定义。此后，此定义一

直作为我国 TIA 临床诊断的标准。但此基于时间的 TIA 定义,没有强调任何神经影像学诊断手段。因此,人们不可能对是否存在脑实质损伤做出评价。另外,当时对急性缺血性卒中也缺乏有效的治疗和预防方法,人们尚未认识到要在卒中症状发生后数分钟或数小时内进行治疗。

二、短暂性脑缺血发作定义在近年指南中的变迁

随着 CT 和 MRI 的出现,不少神经症状和体征持续较长但未超过 24 小时的 TIA 患者,脑内有相应的梗死灶,这就与设定的 TIA 定义不相符。为此,Waxman 等在 1983 年提出 "有短暂神经体征的脑梗死(cerebral infarction with transient signs,CITS)" 的概念,即 24 小时之内神经症状和症状消失,但 CT 有相应区域的脑梗死灶,用以描述这一部分临床表现符合 TIA、但 CT 显示有相应梗死灶的病例。此后,还有人将其命名为 "梗死相关性的短暂性症状",即症状和体征在 24 小时内完全缓解但 MRI 的 DWI 阳性者。后来,甚至有人建议将 TIA 分为 "MRI 阳性 TIA" 和 "MRI 阴性 TIA"。显而易见,影像学的进展给经典的 TIA 定义带来很大冲击。为适应这种变化,在 1990 年美国国立神经疾病与卒中研究院发表的脑血管疾病分类 III 中,虽然仍将 TIA 的症状体征持续时间定为 24 小时,但特别提出症状持续时间较长的患者,有可能通过 CT 或 MRI 发现梗死灶。

1995 年之后,随着缺血性脑卒中静脉溶栓疗法的出现和其治疗时间窗的严格限定,国内外对 TIA 时限的争议日益剧烈。显然,消极等待 24 小时看症状和体征是否完全消失,从而失去溶栓时机是绝对不能容忍的。基于临床实践中的大多数 TIA 是极为短暂的,其中 24% 在 5min,39% 在 15min,50% 在 30min,60% 在 1 小时内症状终止,并且越来越多的 TIA 影像学研究表明,TIA 症状持续超过 1 小时者,影像学发现梗死灶的概率明显上升。传统定义的 TIA 显然包括了部分 CITS,并且与可逆性缺血性神经功能缺损(RIND)即脑缺血导致的神经功能缺损的症状体征持续超过 24 小时,可在 3 周内完全或近于完全消失也存在重叠。因此,普遍认为将 TIA 的发作期限定在 24 小时显然太长了。在 CT 及 MRI 广泛应用的情况下,这部分病例必须从 TIA 中区分出来。

2002 年,美国 TIA 工作组提出了新的定义:"由于局部脑或视网膜缺血引起的短暂性神经功能缺损发作,典型临床症状持续不超过 1 小时,且无急性脑梗死的证据"。这个 TIA 新定义把 TIA 的时间界限缩短为 1 小时,意味着如果症状持续 1 小时以上,应按照急性卒中流程进行处理;这一新的定义将不包括那些有短暂神经功能缺损,但有相应部位梗死灶的患者,更强调了组织的缺血性损害,使得 TIA 和脑卒中的区别更加类似于心绞痛和心肌梗死的区别,对溶栓决策有利。但研究表明,在持续时间 <24h 的 TIA 中,60% 持续时间 <1h。然而,没有一个单纯的时间阈值与脑梗死风险增高相对应,1 小时时间点并不能可靠地区分患者是否会出现脑梗死,其他任何 <24h 的时间点也不能达到该目的。在持续时间 <1h 的 TIA 患者中,约 30% 在 DWI 中存在脑梗死的证据。在持续时间为 6~24 小时的缺血事件中,不足 60% 的患者 DWI 存在脑梗死的证据。因此,1 小时时间定义并不能区分有无脑组织梗死。有鉴于此,2009 年美国 TIA 工作组再次更新 TIA 定义:"脑、脊髓或视网膜局灶性缺血所致的、不伴急性梗死的短暂性神经功能障碍"。该 TIA 定义取消了对症状持续时间的限制,提出 TIA 与脑梗死的区别在于是否存在脑组织梗死(表 1-2-1),而影像学评价是判断有无脑组织梗死的重要手段。但也将脊髓缺血导致的急性短暂性神经功能缺损归入 TIA 的范畴。我国 2011 年 TIA 的中国专家共识认为脊髓缺血的诊断临床操作性差,罕有脊髓缺血的 DWI 影像学研究报告,而且脊髓不是脑,将脊髓缺血包括在 TIA 范畴,与 TIA 的中文名称(短暂性脑缺血发作)不一致。因此,推荐采用以下定义:"脑或视网膜局灶性缺血所致的、未伴急性梗死的短暂性神经功能障碍"。2018 年世界卫生组织发布国际疾病分类(第十一版)(ICD-11)对 TIA 进行了新的定义:"脑、脊髓或视网膜局灶性缺血所致的、影像学未显示责任缺血病灶的短暂性神经功能障碍,在无法得到影像学责任病灶证据时,仍以症状/体征持续不超过 24 小时为时间界限诊断 TIA"。

表 1-2-1　短暂性脑缺血发作（TIA）传统定义与新定义比较

定义	核心内容	时间界定	病灶界定	诊断证据	临床干预	预后	TIA 与脑梗死关系
传统定义（1965 年）	症状持续时间	<24 小时	未界定	临床症状持续时间	等待症状自行缓解，可能延误溶栓治疗	暗示转归可能是良性预后	与心绞痛和心肌梗死的关系不一致
新定义（2009 年）	是否有组织损伤	取消时间界限	脑、脊髓或视网膜	神经影像工具判断有无组织损伤	早期积极干预，如有组织损伤及早干预如溶栓	暗示可能有严重神经功能缺损	类似心绞痛与心肌梗死关系，提出急性神经血管综合征
最新定义（2018 年）	是否有组织损伤 + 症状持续时间	<24 小时	脑、脊髓或视网膜	神经影像工具判断有无组织损伤，如无法得到影像学责任病灶证据时按照临床症状持续时间	需要紧急评估和干预，应该与缺血性卒中同等对待	暗示可能有严重神经功能缺损	TIA 是脑梗死最重要的危险因素之一

第二节　短暂性脑缺血发作新定义的相关争论

目前，关于 2009 年美国 TIA 新定义的争论主要体现在以下几个方面：

一、急诊影像学评价的可靠性

没有时限，完全依赖影像学是否就解决了 TIA 诊断的全部问题？其实不然。Winbeck 等通过分析症状发作后 6 小时内的 TIA 和小卒中患者的 DWI 资料，发现卒中患者的表观弥散系数（ADC）值明显要比 TIA 患者的低，但在 b=1 000 的 DWI 上的信号强度却比 TIA 患者高，然而在 1 小时的时限内，利用这两个指标不能分辨出 TIA 和小卒中患者之间的差别。进一步定量分析 TIA 患者 DWI 阴性影像上临床症状对应脑组织受累区域的平均弥散值发现，即使脑组织缺血时间只有 10 分钟，也会出现有定量弥散值的下降。DWI 阴性的 TIA 弥散值下降 9%~26%，而 DWI 阳性的 TIA 有 40% 的下降，卒中患者可有 60% 的下降。但是在目前使用的 b 值条件下，还不能在

DWI 上显示这些差别。新近一项纳入 47 项研究共 9 078 名临床确诊为 TIA 患者的荟萃分析显示，TIA 伴有 DWI 高信号者占 34.3%，尚不能解释 DWI 阳性率如此之高的原因。研究者认为，TIA 患者中的高 DWI 阳性率，使 DWI 不能为鉴别 TIA 和卒中的依据。对疑为 TIA 或卒中的患者，应开展广泛的 DWI 检测研究，才能实现由"基于持续时间"定义向"基于组织损伤"定义的转变。简而言之，目前研究对临床 TIA 中 DWI 高信号究竟意味着什么并没有给出一个明确的答案，所以仅依靠 DWI 并不能早期鉴别 TIA 或缺血性卒中。

二、急诊影像学检查的可及性

卒中和 TIA 之间的鉴别如果完全依赖于影像诊断，在没有影像诊断条件的基层医院去判定短暂性神经缺失症状是 TIA 还是脑梗死几无可能。即使有影像诊断条件的大型医院也不能确保对存在卒中症状患者及时完成影像学尤其 DWI 评估，理想与现实存在太大的差距。

三、流行病学数据的可对比性

新定义中 TIA 的诊断在很大程度上依赖于

影像学检查,而 CT、常规 MRI 和 DWI 对脑梗死的敏感性不同,这将直接影响 TIA 的诊断水平,导致发病率的改变,也使得不同条件下的单位和地区的流行病学研究资料缺乏可比性。因此,尽管许多学者已接受 TIA 的新定义,并将其引入临床试验,但对其临床实用性仍然存在质疑。

四、脊髓或视网膜短暂性缺血发作

脊髓的血供、脊髓缺血的病因学和发病机制、临床表现、诊断和治疗与脑缺血差别悬殊;视网膜虽然由颈内动脉供血,但临床表现和诊断也有其特殊性。现有关于 TIA 的临床和实验研究都不包括脊髓或视网膜短暂性缺血。因此,有关脊髓或视网膜 TIA 诊断和治疗的特殊性,值得深入研究探讨。

五、准确鉴别短暂性脑缺血发作和缺血性卒中的意义

随着对 TIA 影像学研究的不断深入,人们发现 TIA 即使症状持续时间短暂,影像学上也可有梗死灶,表明 TIA 和脑梗死有相同的发病机制和危害性。美国神经病学专家 Johnston 教授就指出:"TIA 后每发生 1 例卒中就是一个治疗的失败"。所以,目前有观点认为 TIA 应该被淡化,不必过于细致去区分 TIA 与缺血性卒中,两者都是脑缺血损害的严重状态,都需要紧急评估和干预,应该同等对待。从卒中预防的角度看,更应强调要将 TIA 与卒中同等对待。

《TIA 中国专家共识(2011)》根据临床可操作性,将 TIA 的诊断定了 3 个层面的含义,包括影像学确诊、临床确诊和传统定义的 TIA。在有条件的医院,建议尽可能采用 DWI 作为主要诊断技术手段,如未发现急性梗死证据,诊断为"影像学确诊 TIA"。如有明确的急性梗死证据,则无论发作时间长短均不再诊断为 TIA。对无急诊 DWI 诊断条件的医院,尽快、尽可能采用其他结构影像学检查,对于 24 小时内发现相应部位急性梗死证据者,诊断为脑梗死,未发现者诊断为"临床确诊 TIA"。对于以社区为基础的流行病学调查,鉴于采用"组织学"标准诊断不具可操作性,同时考虑

到与国际上、既往流行病学研究数据的可比性和延续性,建议仍采用传统"24 小时"的定义进行诊断,因而具有更好的可操作性。《中国短暂性脑缺血发作早期诊治指导规范(2016)和(2019)》依然采用我国 2011 年 TIA 的中国专家共识的观点,包括影像学确诊、临床确诊和传统定义的 TIA。未来有待诊断缺血性卒中的高敏感和高特异性的生物学或影像学标记物出现可更好早期区别 TIA 和缺血性卒中。

第三节 短暂性脑缺血发作的病因和发病机制

一、短暂性脑缺血发作病因和发病机制的新认识

TIA 的病因与缺血性脑卒中基本一致,本节不作赘述。TIA 的发病机制并未完全阐明。血流动力学性脑动脉末梢低灌注、微血栓 – 栓塞和脑动脉痉挛都可能引起 TIA。此外,由于目前使用的 TIA 定义还不完善,部分持续时间短暂的小梗死、小出血,在缺乏敏感诊断手段时也被归为 TIA。但一般认为,主要的发病机制为血流动力学性远端低灌注和微血栓 – 栓塞。因此,需要强调 TIA 是一个有着不同病因和机制所导致的临床综合征,而不是一个独立的疾病。治疗时应高度重视其病因与发病机制的探讨。

二、不同发病机制相应的临床特点

血流动力学性远端低灌注型 TIA 是在动脉严重狭窄基础上,血压波动导致的动脉远端一过性脑供血不足引起的,当血压低于脑灌注失代偿的阈值时发生,血压升高脑灌注恢复时症状即缓解。微血栓 – 栓塞型 TIA 的栓子来源可以是心脏的附壁血栓脱落,也可是大动脉粥样硬化斑块破裂后脱落的微小栓子随血流移动,栓塞远端小动脉,如果栓塞后栓子很快发生自溶,即表现为短暂性神经功能缺失症状。临床上,血流动力学型和微栓塞型 TIA 的表现有所不同(表 1-2-2)。

表 1-2-2　血流动力学性末梢低灌注型与
微血栓 – 栓塞型 TIA 的临床特点

分型	发作频率	持续时间	临床症状
血流动力学型	较密集	较短暂	较刻板
微血栓 – 栓塞型	较稀疏	较长	较多变

第四节　短暂性脑缺血发作的早期管理

一、短暂性脑缺血发作需要紧急干预——不争的事实

（一）TIA 与脑卒中

TIA 是缺血性脑卒中最重要的危险因素之一。一直以来，我们都被告知 TIA 后 90 天完全性卒中的风险为 12%~20%，伴有颈动脉（ICA）狭窄的 TIA 患者，如果 ICA 系统发生 TIA，2 年内病灶同侧卒中的危险率高达 50%，如果首次缺血症状为视网膜 TIA，卒中危险率为 17%。新近的研究结果更加加强了这种印象。Rothwell 汇总分析了 2 项基于人群的研究［牛津血管性研究（OXVASC）和牛津郡社区卒中项目（OSCP）］和 2 项随机对照试验［英国 TIA 阿司匹林研究（UK-TIA）和欧洲颈动脉外科研究（ECST）］的结果，发现在 2 416 例近期发生卒中和卒中前有过 TIA 的患者中，23%（549 例 /2 416 例）在卒中发病前有过 TIA（OXVASC 为 18%，OSCP 为 15%，UK-TIA 为 23%，ECST 为 26%），17% 发生在卒中当天，9% 发生在卒中前 1 天，43% 发生在卒中前 1 周内，并且这个时间间隔规律在各项试验之间的一致性较高。2009 年 EXPRESS 研究发现，通过对 TIA 患者的急性期管理，能够明显降低 TIA 后 90 天内致死性和致残性脑卒中的发生率，并能减少 TIA 后脑卒中的住院率和住院天数，且使平均住院费用降低了 624 美元。2015 年 CHANCE 研究亚组分析对发病在 24 小时之内的高危 TIA 和轻型卒中患者 90 天随访发现，双抗治疗组（氯吡格雷 + 阿司匹林）患者改良 Rankin 量表（mRS）和美国国立卫生院卒中量表（NIHSS）评分改善均优于单抗治疗组（阿司匹林），认为双抗治疗组

改善残疾的获益主要来源于紧急干预，提示高危 TIA 和轻型卒中患者早期处于卒中复发的高危状态，采用双抗治疗避免了很多致残性卒中的发生。2016 年，一项共纳入 4 700 例 TIA 患者的前瞻性研究发现，90 天的卒中发生率仅为 3.7%。即使在 1 年后，卒中的风险也仅为 5.1%。有趣的是，1 年后的复合终点（心血管死亡、心肌梗死和卒中）的发生率也仅为 6.2%。而且，该研究共有 2/3 的患者其 ABCD2 评分大于 4 分，提示早期启用卒中急救中心和抗血小板药物有助于显著降低 TIA 患者的卒中风险。

（二）TIA 与其他血管事件

TIA 后不仅易发生脑卒中，还可能发生其他心血管事件。一项基于人群的研究发现，TIA 后 90 天内卒中、心肌梗死和死亡事件总的风险高达 25%。Clark TG 等对 290 例 TIA 患者进行为期 10 年的随访，结果显示，18.8% 的患者发生脑卒中，而 27.8% 的患者却死于心肌梗死或冠心病。这提示 TIA 不仅影响神经系统，而且是心脑血管病的共同危险因素。因此，Sacco RL 等提出"全血管风险因素"的概念，指出这些危险因素不仅会引发脑血管病，还可能引发心脏病及周围动脉粥样硬化性疾病。因此，基于目前的研究结果，TIA 需要紧急干预已经成为一个不争的事实。

二、短暂性脑缺血发作患者的住院选择——利大于弊

对于 TIA 患者是否需要住院治疗，目前也是存在争议，往往因国家、地区和医院的不同而有不同的决策结果。支持住院者认为，TIA 患者会因为各种原因被误诊，其他疾病也可表现为 TIA，如颅内肿瘤、脑出血、失神发作等。所以，所有可疑 TIA 患者应该住院进行重新评估，以进一步明确诊断和及时治疗。住院可以更好地完善相关检查如血管及其危险因素的评估，并予以相关的干预。欧洲颈动脉外科试验（ECST）和北美症状性颈动脉内膜切除试验（NASCET）证实，对于入选的缺血性事件患者来说，在 2 周内实施干预是最有效的。有症状的患者应尽早进行血管评估，实施手术的时间越早，获益越大。同时，住院可以监测病情变化，一旦病情发展为脑梗死，则立即行静脉溶栓或血管内取栓治疗。因此，2011 年，美国国家

卒中协会 TIA 治疗指南中,明确以下 TIA 患者需要收入院治疗:发作 24~48 小时内以备卒中复发时启动静脉溶栓治疗、频繁发作、持续时间 >1h、并有血液高凝状态、症状性颈动脉狭窄 >50%、心源性(如房颤)、高 ABCD2 评分者。

反对住院者则认为,对疑似 TIA 患者进行评估的目的,是进一步确定诊断并且进行有效的二级预防,从而减少患者发生缺血性脑卒中的可能性。认为病情相对稳定的 TIA 患者不需要入院治疗,选择诸如紧急 TIA 门诊或观察单元等机构,可获得与住院等同的效果。而且,门诊治疗更能够节省原本就紧张的医疗资源。此外,TIA 患者需要进行详尽的健康教育,在私人门诊,患者能够得到相对详细的防治意见和建议。国外的私人医生和患者的关系更加密切,所以患者可以得到一个更加个性化并且非常详细的建议。而对于国内患者来说,门诊医生要注意 TIA 患者健康教育的重要性,给出和住院时类似的建议,但是目前国内门诊在健康教育方面做的并不理想。最后,患者不入院治疗能够避免一些医疗引起的问题,比如院内感染及年老体弱患者对医院的不适应,以及由此带来的精神心理问题。

基于 TIA 是神经科急症这个事实,我们应意识到 TIA 与脑卒中、急性冠脉综合征一样属于临床急症,必须给予高度的重视和积极处理。我国现阶段由于门诊患者太多,而无法对 TIA 进行规范和详细的诊治,且由于社区医疗的认识水平和诊治能力和健康教育水平的局限,TIA 患者应该收入院检查和治疗。其中,明确是高危的患者,更应该收入病房进行诊治。因此,《中国短暂性脑缺血发作早期诊治指导规范(2016)》提出了如下操作建议:新发 TIA 按急症处理,如果患者在症状发作 72 小时内并存在以下情况之一者,建议入院治疗。

(1)ABCD2 评分 ≥3 分。

(2)ABCD2 评分 0~2 分,但不能保证系统检查 2 天之内能在门诊完成的患者。

(3)ABCD2 评分 0~2 分,并有其他证据提示症状由局部缺血造成。

三、短暂性脑缺血发作后卒中风险的评估——机遇与挑战并存

由于 TIA 和卒中之间的间隔时间可能很短,因此能否识别那些有发生早期卒中高度风险的患者将直接影响 TIA 处理的有效性。

(一)ABCD 评分系统的研究历程和证据

2005 年英国牛津大学 Rothwell 等设计了一个基于患者年龄、血压、临床特征和症状持续时间的 ABCD 评分系统,总分为 6 分,评分为 5~6 分是提示存在卒中发生的高度风险(表 1-2-3)。该评分主要用于评价 TIA 后 7 天内的卒中风险。ABCD 评分对住院 TIA 患者 30 天内卒中发病风险的预测能力结果显示,ABCD 评分越高,30 天内卒中发生率越高:ABCD 评分分别为 0~2、3、4、5、6 分时,卒中风险分别为 0、3.5%、7.6%、21.3% 和 31.3%;ABCD 评分 5~6 分者 30 天内卒中风险是 ABCD 评分 ≤4 分者的 8 倍。该研究提示,临床使用 ABCD 评分预测 TIA 后卒中风险的可靠性较好,能较好地识别早期卒中风险较高的患者。不过,由于未纳入其他重要危险因素,例如糖尿病、颅内或颅外动脉狭窄等,导致其预测精确性降低。

随着人们对 TIA 认识的不断深入,在临床工作中发现某些 ABCD 评分 <4 分的 TIA 患者发生卒中的风险也很高,因此在纳入糖尿病后提出了 ABCD2 评分量表(表 1-2-3)。该评分总分为 7 分,0~3 分为低危风险,4~5 分为中危风险,6~7 分为高危风险,三组的 TIA 后 2 天的脑卒中风险分别为 1.0%、4.1% 和 8.1%,高危组卒中发生率是低、中危组的 2~8 倍;90 天内低危组、中危组和高危组继发卒中发生率分别为 3.1%、9.8% 和 17.8%,其中以中危组和高危组所占比例较大,约占 90%。研究表明,ABCD2 评分较 ABCD 评分具有更高准确度预测卒中发生,是目前被 AHA/ASA 和中国专家共识推荐为临床评估 TIA 患者卒中风险的方法,应用最为广泛。后来,Merwiek 等在原有 ABCD2 评分基础上增加了"发病前 7 天内对 TIA 进行过治疗和至少出现过 1 次 TIA"两个因素(2 分)并提出了 ABCD3 评分,总分 0~9 分(表 1-2-3)。研究发现 ABCD3 评分和 ABCD2 评分预测卒中近期(7 天和 90 天)复发风险的辨别价值相近,所以未能被广泛使用。

近年来的研究表明,DWI 异常和大动脉狭窄是卒中的独立危险因素,并发现它们与 ABCD2 评分相结合可进一步提供对 TIA 后卒中风险的预测

表 1-2-3 ABCD 评分系统

项目		ABCD 分值	ABCD2 分值	ABCD2-I 分值	ABCD3 分值	ABCD3-I 分值
年龄（A）	>60 岁	1	1	1	1	1
血压（B）	收缩压 >140mmHg 或舒张压 >90mmHg	1	1	1	1	1
临床症状（C）	单侧无力	2	2	2	2	2
	不伴无力的言语障碍	1	1	1	1	1
症状持续时间（D1）	>60min	2	2	2	2	2
	10~59min	1	1	1	1	1
糖尿病（D2）	有	—	1	1	1	1
双重（7d 内）TIA（D）	有	—	—	—	2	2
影像学检查（I）	同侧颈动脉狭窄≥50%	—	—	—	—	2
	DWI 检查出现高信号	—	—	3	—	2
总分		0~6	0~7	0~10	0~9	0~13

注：1mmHg=133.322Pa。

价值。基于以上证据,研究人员对 ABCD2 评分进行补充和修订,并于 2010 年制定了 ABCD2I 评分系统,即在 ABCD2 评分基础上加入 DWI 缺血性病灶或 CT 图像存在急慢性缺血病灶（3 分）,总分为 10 分。同年,一项多中心研究在 ABCD2 评分的基础上,增加双重短暂性脑缺血发作及脑和颈动脉影像学异常两项指标所组成的新评分——ABCD3-成像（ABCD3-I）评分（表 1-2-3）。ABCD3-I 评分总分 0~13 分。其中,0~3 分为低危风险,4~7 分为中危风险,8~13 分为高危风险。2016 年的一项汇总分析纳入了 16 个队列研究的 2 176 例 TIA 患者,比较了 ABCD2、ABCD2-I 和 ABCD3-I 三个评分量表对危险分层及发病早期（2 天和 7 天内）风险预估。结果显示:ABCD2-I 评分相较于 ABCD2 评分对于早期 2 天内卒中风险的预测更好,而 ABCD3-I 评分对于早期 2 天内卒中风险的预测又比 ABCD2-I 评分和 ABCD2 评分要好。因此,增加了影像学检查的 ABCD2-I 评分和 ABCD3-I 评分在评估 TIA 后早期卒中风险方面,预测值均高于 ABCD2 评分。

（二）ABCD 评分系统应用的局限性

1. ABCD2 评分应用的局限性　首先,ABCD2 量表采用大样本队列,其中小血管病变导致的缺血性脑卒中居多,所以亦会产生偏倚。对于大血管狭窄的患者,ABCD2 量表的预测价值明显下降甚至无明确的预测价值。其次,近年研究发现,ABCD2 评分≥4 对于预测之后 1 周内卒中再发的特异性很低（35.4%）。少数研究表明约 1/3 的假性卒中患者,首次的 ABCD2 评分≥4。最后,ABCD2 评分量表对于 TIA 患者是否合并特定卒中危险因素的辨别能力较差。新近一项荟萃分析纳入了 29 个研究的 13 766 例 TIA 患者,发现 ABCD2<4 组的患者中约有 14.8% 合并颈动脉中重度狭窄,而 ABCD2≥4 组的患者中约有 15.4% 合并颈动脉中重度狭窄;ABCD2<4 组的患者中约有 13% 合并房颤,而 ABCD2≥4 组约为 20%。也就是说,高风险组和低风险组合并颈动脉狭窄或房颤的患者数是相似的,而且约有 1/5 的复发性卒中发生在低风险组。如果按照标准 4 分作为分界点,应用这个评分或许会因此遗漏那些症状性颈动脉狭窄而需要紧急血管内介入治疗或支架治疗的患者,或是遗漏那些合并房颤而需要尽早启动口服抗凝治疗的患者。

2. ABCD2-I 和 ABCD3-I 评分应用的局限性　由于 ABCD2-I 和 ABCD3-I 评分对影像设备要求相对较高,对尚缺乏 MRI 设备的基层医院应用价值不高。同时,虽然大型医院具备这些检查设备,由于相对较长的预约时间可能会影响 TIA 的早期评估和干预。

目前没有研究表明任何一种危险分层的工具

有识别短期卒中风险的能力。因此,对于那些疑似 TIA 或无法准识别的 TIA 患者,与其纠结应用哪种风险高低的评分,不如加强 TIA 门急诊的流程管理,让所有表现为 TIA 的患者都立即得到卒中专业人员的评估,从而及时排除假性卒中,并能够保证让真正的 TIA 患者得到及时合适的卒中二级预防治疗。

第五节　短暂性脑缺血发作治疗和预防

一、短暂性脑缺血发作的治疗探讨——任重而道远

(一) TIA 的溶栓治疗——进退两难?

对于 TIA 患者在发病后很快到达医院,仅凭平扫 CT 和短暂的病程,无法完全确定是 TIA 还是脑梗死时,医生面临两难抉择:是为了尽可能增加获益而积极溶栓,还是为了尽可能避免不必要的出血风险而谨慎保守? 关于这个争议的话题,2010 年 Stroke 杂志曾有一次激烈的讨论。持积极观点的 Kohrmann 和 Schellinger 认为,TIA 患者早期症状缓解是随后神经功能恶化的一个强预测因子,因为首发 TIA 在 7 天内 15% 进展为卒中,在 1 年内更高达 30%。结合血管影像学的研究显示,伴有颅内或颅外血管闭塞的 TIA 患者,具有几倍到十几倍的神经功能恶化风险。这种患者静脉溶栓安全性较高,出血并发症风险低。因此,认为梗死恶化的风险远远大于溶栓出血风险,且导致患者不良结局的主要机制是加重的组织缺血而非复发的卒中事件,早期血管再通治疗较抗血小板治疗更为有效。

持反对观点的代表是 Liebeskind。他认为目前溶栓的获益是纯理论的,患者症状波动或缓解主要缘于血流动力学和侧支循环变化,应该密切观察,给予补液等支持治疗,不宜立即静脉溶栓治疗。而且,溶栓治疗的血管再通率低,部分再通的血管有血栓再发和导致远端皮层血管栓塞风险,以及缺血再灌注损害进而有出血转化的可能性。建议先采用影像技术充分评估侧支灌注情况及辨别出血易感因素并进而评估溶栓的风险 - 效益

比,再决定是否溶栓治疗。另外,Selim 更倾向于对伴有轻度语言或运动功能缺损的 TIA 患者实施溶栓,但对症状迅速缓解的患者并不推荐。

Kohrmann 等人和 Liebeskind 的说法本质上并不矛盾,他们分别强调了问题的两个方面。脑血流的代偿是有限度的,即使症状暂时缓解,如果血栓或栓子没有去除,短期内加重的风险很高;低灌注和血栓形成及栓塞相互促进,不积极改善灌注,溶栓很可能徒劳无功。溶栓表面上针对的是梗死灶,本质上针对的却是动脉血栓,即血栓形成和栓塞。医生不应该在 TIA 和脑梗死的诊断上纠结,而应当推测其发病机制,预测其加重风险,据此作出溶栓决策。遇到就诊时症状轻的患者,如果没有条件查血管影像,或者担心这些检查造成延误,可以根据起病前后症状的演变做出病情预期。起病前有过 TIA 者,如果发作频率、持续时间、范围扩大,提示总体病情恶化,短时间内发生严重梗死的风险大,溶栓是值得的。起病后症状反复波动者,多为血栓栓塞性,血栓的延伸和脑血流的代偿交错消长,此类患者可能溶栓效果好。起病后症状轻而迅速缓解者,无需溶栓。起病后症状轻而稳定者,多为穿支病变,此类患者预后好,溶栓与否差别不大。起病后症状重而迅速减轻者,病变多在大脑中动脉或颈内动脉,血栓或栓子破碎,此类患者如果症状没有完全消失,提示有残余血栓或栓子,应当溶栓;如果症状完全缓解,可以暂观察,随时准备溶栓。

在临床证据方面,针对静脉溶栓治疗是否可以为轻型非致残性急性缺血性卒中这一患者群体带来明确获益,新近的阿替普酶治疗轻型卒中患者的疗效(PRISMS)研究给出的初步答案是——不溶栓更好。该研究结果显示,与口服阿司匹林相比,轻型非致残性急性缺血性卒中患者,发病 3 小时内静脉使用阿替普酶溶栓不能增加 90 天预后良好的比例,且阿替普酶治疗组有更高的症状性颅内出血率,提示阿替普酶为致残性缺血性卒中患者带来的获益,可能并不能推广到没有明显残疾的轻型卒中患者身上。有人认为对高风险 TIA 和轻型缺血性卒中合并颅内闭塞的患者实施静脉溶栓可能会获益,目前正在进行的 TEMPO-2 研究是专门针对这个问题而设计,观察早期替奈普酶静脉溶栓治疗在这些人群中的有效性和安全

性,值得期待。

总之,关于早期神经缺失症状快速缓解的TIA患者是否需要静脉溶栓治疗目前研究并没有达成共识,总体上倾向于不支持溶栓治疗。所以,TIA的溶栓决策需要从临床和影像两个方面综合衡量,根据早期的症状演变和治疗反应灵活调整,进退两难,可以变成进退有度。

(二)临床应用——指南推荐

美国心脏学会/卒中学会《急性缺血性卒中早期管理指南(2018)》指出,对存在中-重度神经功能缺损的急性缺血性卒中患者,如果早期症状迅速改善,但仍遗留中度神经功能缺损或检查者判断其致残性风险较高,静脉阿替普酶溶栓治疗是合理的(Ⅱa类推荐;A级证据)。《中国急性缺血性脑卒中诊治指南2018年》建议对症状迅速改善的急性缺血性卒中患者需谨慎考虑和权衡溶栓的风险与获益后可以进行rt-PA静脉溶栓治疗,列为相对禁忌证。

(三)合并大动脉狭窄的TIA患者的血压管理——胆大更要心细

1. 合并脑大动脉狭窄的TIA患者降压治疗会增加脑梗死风险吗? 前文已特别提及TIA是一个临床综合征,应依据不同的病因和发病机制进行处理,这一点在血压调整上体现特别透彻。研究发现,当颈动脉狭窄程度为轻到中度时,不管血压水平怎样,都不会增加患者发生卒中的风险;然而,在单侧或双侧颈动脉重度狭窄(>70%)时,收缩压<130mmHg(1mmHg=133.322Pa)的患者卒中风险显著增高,此时如进行降压治疗不但没有益处,反而可能招致灾难性后果。后续研究也证实,对于由于颅内或颅外大动脉狭窄引起血流动力学异常进而导致TIA的患者,早期降压治疗可能会加重低灌注导致反复发作或卒中。因此,对血流动力学性远端低灌注型TIA的患者行降压治疗时应该特别谨慎,不适当的降压治疗反而会加重症状,甚至导致缺血性梗死,但需要更多的研究证据支持。

2. 合并脑大动脉狭窄的TIA患者该降压治疗吗? 尽管降压治疗可能会导致卒中的发生,但长期高血压会进一步加重血管壁的破坏从而诱发血栓形成。因此,理论上TIA合并脑血管狭窄时可以降压,甚至应该降压。临床上,第一

个证实脑卒中二级预防中降压有效性的研究是PATS研究。该研究共纳入5 665名最近发生的TIA和卒中患者,平均随访24个月,结果表明,降压显著降低了脑卒中的发生。类似的研究还有PROGRESS研究、SPS3研究、MOSES研究。虽然这些研究都没有单独的将大动脉狭窄的患者区分出来,但是结果都表明降压是正确的。支架和积极药物管理预防颅内动脉狭窄患者卒中复发研究(SAMMPRIS)是专门针对存在症状性颅内大动脉狭窄的TIA和卒中患者。颅内动脉支架治疗组和单纯强化内科治疗组均给予了强化降压治疗使收缩压降至140mmHg以下,结果显示,单纯强化内科治疗组获得了更好的治疗效果。这也说明了将收缩压降至140mmHg以下完全适合颅内大动脉狭窄的患者。对于症状性颈动脉狭窄的患者,有学者应用颈动脉闭塞外科研究(Carotid Occlusion Surgery Study,COSS)中91例未接受手术治疗且诊断为症状性颈动脉闭塞和低血流动力性脑缺血,比较平均血压≤130/85mmHg或维持更高的血压两组之间同侧缺血性卒中复发风险。结果显示,在41例平均血压≤130/85mmHg的患者中3例发生同侧缺血性卒中事件,在50例血压>130/80mmHg的患者中13例发生脑缺血,提示降低血压可能会降低此类患者的缺血风险。

3. 临床应用——指南推荐 尽管降压治疗可降低TIA患者的卒中风险,但其血压管理的目标范围和启动降压时机目前仍不清楚。《AHA/ASA脑卒中/TIA二级预防指南(2014)》和《中国缺血性脑卒中和短暂性脑缺血发作二级预防指南(2014)》建议:由于颅内大动脉粥样硬化性狭窄(狭窄率70%~99%)导致的缺血性脑卒中或TIA患者,推荐收缩压降至140mmHg以下,舒张压降至90mmHg以下(Ⅱ类推荐;B级证据)。美国卒中协会《急性缺血性卒中早期管理指南(2018)》指出:急性缺血性卒中或TIA患者住院期间神经功能稳定,就可启动或重新启动降压治疗,推荐收缩压降至140mmHg以下,舒张压降至90mmHg以下(Ⅱa类推荐;B-R级证据)。《症状性颅内外动脉粥样硬化性大动脉狭窄管理规范—中国卒中学会科学声明(2017)》推荐:对于症状性颅内外动脉粥样硬化性狭窄患者进行降压治疗

可能降低脑缺血风险,但对于发病机制为低血流动力学的病例需制订个体化的降压方案(IIb类推荐;B级证据)。

总之,对于这类患者应在积极降压的同时更要保证其安全性,做到胆大更要心细。

(四)双联抗血小板治疗——疗效明确

抗血小板治疗缺血性血管病的治疗和预防作用已经得到公认,且比较一致的意见是TIA后抗血小板治疗应该尽早开始。近来,越来越多的证据显示出联合使用阿司匹林和氯吡格雷在预防TIA后卒中复发层面的有效性和安全性,但应有选择性使用,切勿滥用。那么TIA患者双抗治疗在什么情况下使用?何时开始?联合用药时程多长呢?

1. 高危的急性非心源性TIA患者需双抗治疗

(1)循证历程:2004年,一项随机、双盲、安慰剂对照试验(MATCH)总计纳入7 599例3个月内发生缺血性卒中/TIA的患者并且至少合并以下一项危险因素:3年内发生过缺血性卒中、心梗、心绞痛、糖尿病或症状性外周动脉疾病。分别给予阿司匹林75mg/d+氯吡格雷75mg/d或氯吡格雷75mg/d治疗,平均随访18个月。双抗组与氯吡格雷单药治疗组相比,未能降低终点事件发生率,但危及生命的大出血事件发生率显著增加。该研究提示:起病7天内启用氯吡格雷+阿司匹林双联抗血小板治疗,时程在3个月内,趋向获益且出血风险并不明显增加。2007年一项共纳入392例TIA/轻型卒中患者的随机对照、多因素分析研究(FASTER),在患者卒中发生24小时内分别给予氯吡格雷(起始负荷剂量300mg+之后75mg/d)+阿司匹林或单用阿司匹林;给予辛伐他汀或安慰剂,随访90天。结果显示,双抗治疗组较单抗治疗组卒中再发风险虽未显著降低,但有降低卒中再发风险的趋势,且未增加颅内出血的风险。FASTER研究因入组过于缓慢而提前终止,但提示对于轻型卒中/TIA患者双抗治疗较单药治疗可能获益,且出血风险不高。2013年总计纳入7项随机、对照研究的一项荟萃分析发现,缺血性卒中/TIA患者接受1年以上双抗或单药治疗,再发卒中风险无显著性差异。与双抗组相比,阿司匹林组与其颅内出血风险相当,但氯吡格雷组颅内出血风险更低。但同期的另外一篇针对

TIA/缺血性卒中急性期治疗的荟萃分析,却获得了不一样的结果。该荟萃分析共纳入14项研究,9 012例患者。所有研究均在患者TIA/缺血性卒中症状发生3天内给予抗血小板治疗,双抗治疗组较单抗治疗组卒中再发风险,复合终点事件风险显著降低,且不增加出血风险,以氯吡格雷+阿司匹林最为有效。综合两个荟萃分析不同结果原因分析:缺血性卒中/TIA患者在急性期给予双抗治疗,可能获益更多;在非急性期给予双抗治疗或是治疗时间过长,可能是双抗治疗出血风险增加而未能最终获益的原因之一。

2013年,一项大规模针对中国人群的TIA/轻型卒中患者的多中心、随机、双盲、双模拟、安慰剂对照临床研究(CHANCE)共纳入5 170例发病24小时之内的高危TIA患者(ABCD2≥4)和轻型卒中患者(NIHSS≤3)。双抗治疗组氯吡格雷300mg+阿司匹林75~300mg(第1天),氯吡格雷75mg/d+阿司匹林75mg/d(第2~21天),21天后停用阿司匹林。单药治疗组第1天阿司匹林75~300mg后阿司匹林75mg/d。主要疗效终点是观察治疗90天时卒中(缺血性或出血性)发生。结果显示,双抗治疗组较单抗治疗组可显著降低90天缺血性卒中风险达31%,并且未增加出血风险。亚组分析进一步发现,双抗治疗组患者发病90天的mRS和NIHSS评分改善均优于单抗治疗组,认为双抗治疗组改善残疾的获益主要来源于早期干预,提示高危TIA和轻型卒中患者早期处于复发高危状态,采用双抗治疗避免了致残性卒中的发生。此外,对于发病12小时内的TIA/轻型卒中患者使用双抗治疗是否有效和安全,近期两项大型临床研究也给出了答案。CHANCE研究的亚组分析表明,发病12小时内,阿司匹林联合氯吡格雷较单用阿司匹林可显著减少患者90天卒中再发的风险,且不增加出血事件的风险。2018年发表的POINT研究是一项国际多中心随机试验,在10个北美、欧洲和澳洲国家的269个中心纳入了4 881例发病12小时内的轻型缺血性卒中(NIHSS≤3)和高危TIA(ABCD2≥4)患者。双抗治疗组氯吡格雷600mg+阿司匹林50~325mg(第1天),氯吡格雷75mg/d+阿司匹林50~325mg/d(第2~90天)。单药治疗组阿司匹林50~325mg/d。主要疗效终

点为严重缺血事件风险,这一复合终点定义为90天时的缺血性卒中、心肌梗死或血管性死亡。结果表明,双抗治疗显著降低了严重缺血事件风险,但也显著增加了大出血风险。新近,一项系统评价综合 FASTER、CHANCE 和 POINT 三个大型临床试验的 10 447 例患者研究后发现,高危 TIA 和轻型卒中患者症状开始 24 小时内阿司匹林联合氯吡格雷治疗并持续使用 10~21 天较持续使用 22~90 天可使缺血性卒中再发的绝对风险减少 0.4%(中等质量证据);中-重度出血事件绝对风险减少 0.3%(高质量证据),其中最大受益主要发生在双抗治疗的前 10 天内。

POINT 研究的目的是了解 CHANCE 研究的受益是否可以扩展到更多不同人群的患者。虽然在入组时间窗、治疗剂量、治疗时间和研究终点方面与 CHANCE 研究有所不同,但研究结果更充分说明了 CHANCE 方案中双抗治疗方案(包括剂量和疗程)设置的合理性,找到了一个既可以降低缺血事件风险,又不增加出血风险的合理的双抗治疗方案。早期联合抗血小板策略不仅适合中国人群,也适合欧美人群。合理使用双抗治疗在高危 TIA 二级预防中的地位进一步得到验证和巩固,疗效肯定。但是,发病 24 小时后的高危 TIA 及 24 小时内的低危 TIA 患者双抗治疗效果仍有待于进一步验证。

(2)临床应用——指南推荐

《中国缺血性脑卒中和短暂性脑缺血发作二级预防指南(2014)》推荐:发病在 24 小时内,具有脑卒中高复发风险(ABCD2≥4 分)的急性非心源性 TIA 患者,发病 24 小时内应尽早启动双联抗血小板治疗(阿司匹林联合氯吡格雷)并维持 21 天,但应密切观察出血风险。此后可单用阿司匹林或氯吡格雷作为缺血性脑卒中长期二级预防一线用药(Ⅰ类推荐;A 级证据)。《阿司匹林+氯吡格雷双重抗血小板治疗治疗高危短暂性脑缺血发作和急性轻型缺血性卒中患者:临床实践指南(2019)》推荐:具有脑卒中高复发风险(ABCD2≥4 分)的急性非心源性 TIA/ 轻型缺血性卒中患者,24 小时内应尽快给予氯吡格雷 300mg 负荷剂量联合阿司匹林 75~81mg 双联抗血小板治疗,后以常规剂量的氯吡格雷联合阿司匹林 75~81mg/d 持续治疗共 10~21 天。

2. 伴颅内外动脉狭窄的急性非心源性 TIA 患者可双抗治疗

(1)循证历程:2015 年 CHANCE 数据库的亚组分析比较了阿司匹林联合氯吡格雷与阿司匹林单药治疗对伴和不伴颅内动脉粥样硬化的高危 TIA 和轻型卒中患者的有效性和安全性,结果显示,伴有颅内动脉粥样硬化患者 90 天时具有更高的卒中再发生率,但双联抗血小板不能有效降低 3 个月时卒中复发风险。但此项亚组分析研究纳入病例数较少,此结论仍不肯定,需要进一步验证。SAMMPRIS 研究中,入组了 451 例发病 30 天内的 TIA 或卒中患者,伴有症状性颅内动脉狭窄 70%~99%,随机分为强化内科治疗组与强化内科治疗 + 经皮血管成形并支架置入术组。两组的药物治疗、危险因素和生活方式干预相同。强化内科治疗包括:阿司匹林 325mg/d+ 氯吡格雷 75mg/d,持续 90 天后阿司匹林单药治疗。主要终点事件包括入组后或血管再通治疗后 30 天内的卒中或死亡,或 30 天后发生流域内卒中事件。研究结果显示,与强化内科治疗 + 经皮血管成形并支架置入术组比较,强化内科治疗组 30 天 /1 年 /3 年主要终点事件发生率均显著降低。但是,SAMMPRIS 研究并没有进行颅内大动脉狭窄的患者双抗与单药治疗疗效的对比,目前并不能证实颅内大动脉狭窄患者双抗优于单药治疗。

(2)临床应用——指南推荐

《症状性颅内外动脉粥样硬化性大动脉狭窄管理规范—中国卒中学会科学声明(2017)》建议:①症状性颅内外动脉狭窄,具有卒中高复发风险(ABCD2≥4 分)的急性非心源性 TIA 或轻型缺血性卒中(NIHSS≤3 分),24 小时内可给予:氯吡格雷 300mg 负荷 + 阿司匹林 150~300mg 负荷(第 1 天),氯吡格雷 75mg/d+ 阿司匹林 100mg/d(第 2~21 天),氯吡格雷 75mg/d(第 22~90 天)(Ⅱa 类推荐;B 级证据)。②发病 30 天内症状性颅内动脉狭窄的 TIA 患者,狭窄率 70%~99%,可给予阿司匹林 325mg/d+ 氯吡格雷 75mg/d 持续 90 天(Ⅰ类推荐;B 级证据)。

3. 发病机制考虑为动脉源性栓塞 TIA 患者需双抗治疗

(1)循证历程:证据来源于 CARESS 和 CLAIR 两项研究。氯吡格雷联合阿司匹林与单独使用阿司匹林对于减少急性症状性脑动脉或颈动脉狭窄患者的栓塞研究（CLAIR）入组发病7天内症状性颅内外大动脉狭窄且经颅多普勒监测发现有微栓子信号的患者，包括缺血性卒中或TIA，随机分为氯吡格雷（300mg/d负荷量，继以75mg/d）联合阿司匹林（75~160mg/d）组和阿司匹林（75~160mg/d）组，疗程7天。研究结果显示，治疗2天和7天时，联合治疗组较单用阿司匹林组微栓子阳性率和微栓子数目显著下降，且未增加出血的风险。亚组分析显示，对70例单纯颅内动脉狭窄患者，联合治疗组较单用阿司匹林组显著降低了2、7天微栓子阳性率。针对颈动脉，氯吡格雷联合阿司匹林降低症状性颈动脉狭窄栓子研究（CARESS）纳入了230例伴有症状性颈内动脉狭窄的TIA和缺血性卒中患者，并对107例发现微栓子的患者进行随机分组，51例给予联合氯吡格雷（75mg/d）和阿司匹林（75mg/d）7天，56例给予阿司匹林（75mg/d）7天。结果显示，双抗治疗减少微栓子发生的效果显著优于阿司匹林单抗治疗。双联抗血小板组入组7天时的微栓子阳性率为43.8%，单药治疗组为72.7%，相对风险下降39.8%。

（2）临床应用——指南推荐

《症状性颅内外动脉粥样硬化性大动脉狭窄管理规范—中国卒中学会科学声明（2017）》建议：发病7天内症状性颅内外大动脉狭窄且经颅多普勒超声监测发现有微栓子患者，包括缺血性卒中或TIA，可给予氯吡格雷（300mg负荷量，继以75mg/d）+阿司匹林（75~160mg/d），疗程7天（Ⅱa类推荐；B级证据）。

必须明确，部分患者在长期服用抗血小板药物预防的过程中仍然会发生缺血性血管事件，这与阿司匹林的剂量无关，可能是由于阿司匹林不能抑制血栓素A2（TXA2）合成和血小板聚集，或者阿司匹林可抑制TXA2合成，但血小板仍可在其他刺激剂如胶原的作用下聚集，即所谓的"阿司匹林抵抗"。即使使用氯吡格雷，也存在"氯吡格雷抵抗"现象。在这些情况下，可以考虑给予西洛他唑或替格瑞洛替代治疗，但其疗效仍需进行临床研究证实。应该指出，TIA的危险因素和病因较多，TIA的预防应针对不同的病因和危险因素，寄希望于单独依靠抗血小板药物就能控制

所有类型的TIA显然不切实际。因此，一些医生在治疗TIA及脑血管病时，只是机械地开具一些阿司匹林或者其他预防用药，而不处理其他病因和危险因素，这种做法显然是不合适的。

（五）抗凝治疗（详见相关章节）

现已证实口服抗凝药物对心房颤动的TIA患者比口服阿司匹林更为有效。对于有过TIA的心房颤动患者应长期口服抗凝药如华法林，并将国际标准化比值（INR）控制在2~3之间。此外，新型口服抗凝药物（NOAC）如达比加群、利伐沙班、阿哌沙班及依度沙班可作为华法林的替代药物，但治疗应个体化。一般不主张对动脉粥样硬化性血栓性TIA患者做短期或长期抗凝治疗。由于NOAC出血并发症较少，但原因不明的栓塞性缺血性脑血管病是否适合口服NOAC治疗，在过去的一年里，研究者对NOAC在来源不明的栓塞性脑卒中（ESUS）二级预防上是否优于指南中推荐的阿司匹林进行了探索，结果有喜有忧。利伐沙班对于近期（7天~6个月）不明原因栓塞性卒中二级预防研究（NAVIGATE ESUS）结果显示，在近期发生的隐源性卒中二级预防中利伐沙班并不比阿司匹林更为有效，两组人群卒中复发风险每年均为5%左右。而在安全性方面，利伐沙班引起的主要出血风险每年高达1.8%，对照组仅为0.7%。在致死性出血及症状性颅内出血方面，利伐沙班组均具有较高的发生风险。由于出血风险增高，研究提前终止。但是，NAVIGATE ESUS的失败并不能否认所有新型口服抗凝药对ESUS二级预防的治疗效果。达比加群对于近期（3个月内）不明原因TIA和栓塞性卒中二级预防研究（RE-SPECT ESUS）却发现，达比加群治疗组（4.1%）和阿司匹林治疗组（4.8%）缺血性卒中再发风险无显著差异，但对于致残性缺血性卒中复发方面，达比加群（0.6%）优于阿司匹林（0.9%），而出血风险方面两组类似。两个试验纳入人群及ESUS的定义类似，主要区别是药物使用和病例随机化的时间点不同。更长的随机化时间点可能导致早期复发人群并没有纳入到NAVIGATE ESUS试验中。此外，目前ESUS的定义较为广泛，如包括了大动脉狭窄<50%及主动脉弓粥样硬化，导致那些并不能从抗凝治疗中获益的人群纳入到研究中。因此，从这两项研究结果可以推测，对来源

不明栓子导致的 TIA,普遍地选用 NOAC 抗凝治疗也可能不合适的。

二、短暂性脑缺血发作的一级预防

TIA 的一级预防在于通过早期改变不健康的生活方式,积极主动地控制各种危险因素,从而达到使卒中不发生或推迟发病的目的。AHA/ASA 列出的可干预性危险因素包括:高血压、吸烟和被动吸烟、糖尿病、心房纤颤、其他心脏病变、无症状性颈动脉狭窄、血脂异常、绝经后激素替代治疗、缺乏体育活动、肥胖和体内脂肪分布等。主要的项目在相关章节已予讨论,不再赘述。

三、短暂性脑缺血发作的二级预防

TIA 或轻型卒中具有较高的短期复发率,而这部分患者长期卒中及其他血管事件的复发率仍然不清楚。2018 年 TIA registry.org 研究结果回答了这个问题。TIA registry.org 研究是一个国际多中心注册登记研究,在全球 42 个中心共纳入 3 847 例 TIA 或轻型缺血性卒中患者,并完成了 5 年随访,观察患者包括卒中在内的心脑血管事件。研究显示,5 年内共有 469 例(12.9%)患者发生包括卒中、急性冠脉综合征和心脑血管性死亡的复合心脑血管事件,其中 235 事件(50.1%)发生在发病后第 2~5 年,5 年的脑血管事件 16.8%,5 年的卒中风险 9.5%。合并同侧大动脉粥样硬化、心源性栓塞及 ABCD2 评分≥4 分的患者,复合心脑血管事件发生率更高。该研究认为尽管给予了包括降压、降脂及戒烟等有效的二级预防措施,TIA 或轻型缺血性卒中患者 5 年内心脑血管事件的持续风险仍然存在,可能有潜在的减少这类人群心脑血管事件的有效二级预防方案。因此,TIA 后短期和长期的心脑血管事件的发生率均较高,积极的二级预防,如规范服用抗栓药物、降压药物、降脂药物以及戒烟限酒等具有重要的意义。TIA 二级预防的主要措施包括控制致病危险因素、抗血栓形成治疗和动脉血运重建等。抗血栓形成治疗如上所述。

(一)危险因素的干预

2014 年美国卒中和 TIA 二级预防指南建议:①TIA 患者,出于预防复发性卒中和预防其他血管事件的目的,推荐在发病 24 小时后开始降压,绝对的目标血压水平和降低程度不确定,应当个体化。②治疗冠状动脉性疾病,心律不齐、充血性心力衰竭、瓣膜性心脏病。③高血脂:他汀类药物的应用可显著降低卒中的发生率、死亡率,甚至可以逆转颈动脉硬化的程度,有动脉粥样硬化的 TIA 患者应将低密度脂蛋白胆固醇控制在 70mg/dl 或 1.8mmol/L 以下。④停用口服避孕药或将雌激素的剂量减到最小,对于女性 TIA 患者,不推荐进行绝经后激素治疗。⑤终止吸烟。⑥减少饮酒。⑦推荐适量的体育运动,TIA 患者,可以考虑至少每周 1~3 次、每次 30 分钟的中等强度体育运动,即达到出汗或明显增加心率的程度(例如快走、蹬健身脚踏车),以减少卒中复发的危险因素。⑧TIA 患者,如有糖尿病,推荐用现有的指南进行血糖控制和血压目标值设定。⑨其他危险因素的控制如绝经后的雌激素替代治疗对于卒中预防的作用尚缺乏足够的循证医学证据。

《中国缺血性脑卒中和短暂性脑缺血发作二级预防指南(2014)》建议:①控制血压目标一般应该达到≤140/90mmHg。②控制糖尿病。③干预脂代谢异常:进行生活方式干预、饮食及药物治疗,使 LDL-C 水平达到目标值。④心源性栓塞需抗栓治疗等。

(二)动脉的血运重建

目前预防 TIA 的手术治疗主要是颈动脉内膜剥脱术(CEA)和颈动脉支架置入术(CAS)。对于颅外动脉,比较 CEA 和 CAS 对颈动脉再通治疗效果的研究(CREST)入组症状性颈动脉狭窄和非症状性颈动脉狭窄患者,前期随访 4 年的结果显示,无论是围手术期还是随访期内的任何时间,CAS 组和 CEA 组间主要复合终点事件、心肌梗死、死亡和同侧卒中发生率差异均无显著性。近期公布了 10 年的随访结果,共分析了 2 502 例患者,主要复合终点事件和同侧卒中发生率差异均无显著性,10 年的随访结果较之前无变化。因此,《症状性颅内外动脉粥样硬化性大动脉狭窄管理规范—中国卒中学会科学声明(2017)》建议:新发 TIA(6 个月内)合并同侧颈动脉重度狭窄 70%~99% 的患者,有条件的医院(围手术期卒中和死亡事件发生率 <6%)可选择行 CEA 或 CAS 治疗作为药物治疗的辅助手段(Ⅰ类推荐;A 级证据)。

颅内动脉狭窄的支架治疗一直以来都饱受争议，自从SAMMPRIS研究结果公布以后，此项治疗方法不被推荐作为首选治疗方案。有研究者认为SAMMPRIS研究之所以得出阴性结果在于筛选患者时仅依据病变的严重程度，而没有依据功能影像学标准。目前尚缺乏高质量症状性颅内动脉粥样硬化狭窄（ICAS）血管内治疗的研究。一项来自于中国的多中心症状性颅内动脉狭窄支架治疗的登记研究，共入组重度ICAS患者300例，且伴有较差的侧支循环。主要终点事件为术后30天内的卒中、TIA、死亡。其中球囊支架159例，球囊扩张+自膨式支架141例。结果显示术后30天内的卒中、TIA、死亡率为4.3%，手术成功率为97.3%。此项研究提示在中国人群中严重症状性ICAS患者进行血管内支架治疗的安全性和有效性是可接受的。术前对患者的脑灌注和侧支循环状态进行评估可能有效筛选患者，提高获益率。目前，《症状性颅内外动脉粥样硬化性大动脉狭窄管理规范—中国卒中学会科学声明（2017）》建议：对于症状性ICAS（狭窄程度70%~99%，病灶长度≤15mm，目标血管直径≥2.0mm）的患者，在内科标准治疗无效或侧支循环代偿不完全（美国介入和治疗神经放射学学会/介入放射学学会侧支循环分级<3级）的情况下，血管内治疗可以作为内科药物治疗的辅助治疗手段（Ⅰ类推荐；A级证据）。

目前，颅内外血管搭桥手术对于烟雾病的治疗效果是非常肯定的，但对于动脉硬化性疾病的治疗效果仍在争议中，早期曾有研究显示出了阴性结果。但近年来国内外多个研究对血管搭桥术在动脉硬化性血管闭塞疾病中的治疗价值重新进行了讨论。2011年发表在 The Journal of the American Medical Association 上的一个美国和加拿大的颈动脉闭塞外科治疗临床试验（COSS）结果显示，颅内外血管搭桥手术加药物治疗与单纯的最佳药物相比并没有优势，手术组2年内发生卒中率为21%，药物治疗组为22%。但新近研究表明，如果能够严格限定患者人群，患者依旧能够从血管搭桥手术中获益。2015年新加坡的一项研究证实，在严格挑选患者的前提下，在清楚脑血流灌注具体部位、能够进行比较精确的搭桥的基础上，能够达到比较好的治疗效果，并能够预防脑卒中的发生。该研究的研究对象为症状性的颈内动脉颅内段和大脑中动脉狭窄或闭塞的患者，采用经颅多普勒超声和单光子发射计算机断层成像术（SPECT）并通过计算双侧大脑半球脑血流储备（CVR）筛选是否需要手术的患者。研究共纳入112例患者，77例患者存在CVR损害，其中的46例患者实施了颞浅动脉（STA）–大脑中动脉（MCA）搭桥手术及31例患者进行标准的内科治疗。平均随访34个月后发现，STA–MCA搭桥组脑缺血事件发生率只有13%，远远低于标准内科治疗组的45%。中国颅内动脉闭塞的发病率较高，进一步展开颅内外血管搭桥的相关研究很有意义。目前由我国正在进行的颈部和大脑中动脉闭塞外科研究（CMOSS）就是明确在中国人群中颅内外血管搭桥术在动脉硬化性疾病中的治疗效果。与COSS研究相比，该研究排除了65岁以上患者且除了颈内动脉闭塞之外，还包括大脑中动脉闭塞的病例。而且，该研究以CT灌注（CTP）相关指标而不是以氧摄取分数进行脑血流动力学的评估。另外，对手术的医生也有严格的要求（必须做过15例，95%以上的通畅率，10%以下的并发症率）。目前试验所有的患者已经完成入组，还在随访中，研究结果值得期待。

（曾进胜）

参 考 文 献

[1] Easton JD, Saver JL, Albers GW, et al. Definition and evaluation of transient ischemic attack: a scientific statement for healthcare professionals from the American Heart Association/American Stroke Association Stroke Council; Council on Cardiovascular Surgery and Anesthesia; Council on Cardiovascular Radiology and Intervention; Council on Cardiovascular Nursing; and the Interdisciplinary Council on Peripheral Vascular Disease. The American Academy of Neurology affirms the value of this statement as an educational tool for neurologists.

Stroke, 2009, 40（6）: 2276-2293.

［2］中华神经外科学会中华神经科学会. 各类脑血管疾病诊断要点. 中华神经科杂志, 1996, 29（6）: 379-380.

［3］Siekert RG, Whisnant JP. Cerebral vascular diseases: fourth conference. New York: Grune & Stratton, 1965.

［4］A classification and outline of cerebrovascular diseases II. Stroke, 1975, 6（5）: 564-616.

［5］Albers GW, Caplan LR, Easton JD, et al. Transient ischemic attack-proposal for a new definition. The New England Journal of Medicine, 2002, 347（21）: 1713-1716.

［6］短暂性脑缺血发作中国专家共识组. 短暂性脑缺血发作的中国专家共识更新版（2011 年）. 中华内科杂志, 2011, 50（6）: 530-533.

［7］Brazzelli M, Chappell F, Miranda H, et al. Diffusion-weighted imaging and diagnosis of transient ischemic attack. Annals of Neurology, 2014, 75（1）: 67-76.

［8］Johnston SC, Bothwell PM, Nguyen-Huynh MN, et al. Validation and refinement of scores to predict very early stroke risk after transient ischemic attack. Lancet, 2007, 369（9558）: 283-292.

［9］Merwick A, Albers GW, Amarenco P, et al. Addition of brain and carotid imaging to the ABCD2 score to identify patients at early risk of stroke after transient ischaemic attack: a muhicentre observational study. Lancet Neurol, 2010, 9: 1060-1069.

［10］Johnston SC, Albers GW, Gorelick PB, et al. National Stroke Association recommendations for systems of care for transient ischemic attack. Annals of Neurology, 2011, 69（5）: 872-877.

［11］Liebeskind DS. No-Go to Tissue Plasminogen Activator for Transient Ischemic Attack. Stroke, 2010, 41: 3005-3006.

［12］Powers WJ, Rabinstein AA, Ackerson T, et al. 2018 Guidelines for the Early Management of Patients With Acute Ischemic Stroke: A Guideline for Healthcare Professionals From the American Heart Association/American Stroke Association. Stroke, 2018, 49（3）: e46-e110.

［13］Demaerschalk BM, Kleindorfer DO, Adeoye OM, et al. Scientific Rationale for the Inclusion and Exclusion Criteria for Intravenous Alteplase in Acute Ischemic Stroke: A Statement for Healthcare Professionals From the American Heart Association/American Stroke Association. Stroke, 2016, 47（2）: 581-641.

［14］Turan TN, Cotsonis G, Lynn MJ, et al. Relationship between blood pressure and stroke recurrence in patients with intracranial artery stenosis. Circulation,

2007, 115（23）: 2969-2975.

［15］Furie KL, Kasner SE, Adams FJ, et al. Guidelines for the prevention of stroke in patients with stroke or transient ischemic attack: a guideline for healthcare professional from the American Heart Association/American Stroke Association. Stroke, 2011, 42（1）: 227-276.

［16］Wang Y, Zhao X, Liu L, et al. Clopidogrel with aspirin in acute minor stroke or transient ischemic attack. The New England Journal of Medicine, 2013, 369（1）: 11-19.

［17］Janis S, Tillman H, Dillon C, et al. Clopidogrel and Aspirin in Acute Ischemic Stroke and High-Risk TIA. The New England Journal of Medicine, 2018, 379（3）: 215-225.

［18］Prasad K, Siemieniuk R, Hao Q, et al. Dual antiplatelet therapy with aspirin and clopidogrel for acute high risk transient ischaemic attack and minor ischaemic stroke: a clinical practice guideline. British Medical Journal, 2018, 363: k5130.

［19］Hao Q, Tampi M, O'Donnell M, et al. Clopidogrel plus aspirin versus aspirin alone for acute minor ischaemic stroke or high risk transient ischemic attack: systematic review and meta-analysis. British Medical Journal, 2018, 363: k5108.

［20］Sacco RL, Rundek T. The Value of Urgent Specialized Care for TIA and Minor Stroke. The New England Journal of Medicine, 2016, 374（16）: 1577-1579.

［21］Kelly PJ, Albers GW, Chatzikonstantinou A, et al. Validation and comparison of imaging-based scores for prediction of early stroke risk after transient ischaemic attack: a pooled analysis of individual-patient data from cohort studies. Lancet Neurology, 2016, 15（12）: 1238-1247.

［22］Sheehan OC, Kyne L, Kelly LA, et al. Population-based study of ABCD2 score, carotid stenosis, and atrial fibrillation for early stroke prediction after transient ischemic attack: the North Dublin TIA study. Stroke, 2010, 41（5）: 844-850.

［23］Joanna M Wardlaw, Miriam Brazzelli, Francesca M Chappell, et al. ABCD2 score and secondary stroke prevention: meta-analysis and effect per 1,000 patients triaged. Neurology, 2015, 85（4）: 373-380.

［24］Hart RG, Sharma M, Mundl H, et al. Rivaroxaban for Stroke Prevention after Embolic Stroke of Undetermined Source. The New England Journal of Medicine, 2018, 378（23）: 2191-2201.

［25］Amarenco P, Lavallée PC, Monteiro Tavares L, et al. Five-Year Risk of Stroke after TIA or Minor Ischemic

Stroke. The New England Journal of Medicine, 2018, 378（23）: 2182-2190.

［26］Wang Y, Liu M, Pu C. 2014 Chinese guidelines for secondary prevention of ischemic stroke and transient ischemic attack. International Stroke Journal, 2017, 12（3）: 302-320.

［27］中国卒中学会科学声明专家组. 症状性颅内外动脉粥样硬化性大动脉狭窄管理规范—中国卒中学会科学声明. 中国卒中杂志, 2017, 12（2）: 164-174.

［28］Brott TG, Howard G, Roubin GS, et al. Long-term results of stenting versus endarterectomy for carotid-artery stenosis. The New England Journal of Medicine, 2016, 374: 1021-1031.

［29］Miyamoto S, Yoshimoto T, Hashimoto N, et al. Effects of extracranial-intracranial bypass for patients with hemorrhagic moyamoya disease: results of the Japan Adult Moyamoya Trial. Stroke, 2014, 45（5）: 1415-1421.

第三章　急性缺血性脑卒中

第一节　概　述

在近几十年的脑血管病研究进展中,急性缺血性脑卒中(acute ischemic stroke)的诊断、预防、治疗和康复发展最快、研究最为活跃,是循证医学应用相对更快的领域。影像诊断进展的相关热点详见本篇第一章,康复、介入治疗等见第四十、四十一章。本章将重点介绍与缺血性脑卒中急性期临床诊断和治疗密切相关的内容。

一、概念的分歧

(一)"缺血性脑卒中"与"脑梗死"

有关"缺血性脑卒中(ischemic stroke)"与"脑梗死(cerebral infarction)"的术语使用一直没有统一,但意思相似。指各种原因引起的脑部血液供应障碍,使局部脑组织缺血缺氧性坏死,发生不可逆损害,从而导致神经功能障碍的临床事件。传统上称为"脑梗死"。但脑梗死实际上是一个病理名词。随着 CT 和 MRI 的广泛应用,人们发现 CT 或 MRI 上显示的脑梗死灶不一定发生与之相关的临床事件,而少数有明显临床症状的患者在 CT 或 MRI 上并没有显示相应的脑梗死灶。病理改变与临床事件的发生并非完全一致。相对于"脑梗死","缺血性脑卒中"的概念更突出临床表现,表达了是由脑梗死导致的临床事件,故近年国际上多用"ischemic stroke"代替以前的"cerebral infarction"。但脑梗死这一名词简明易懂,目前仍在继续使用之中,尤其在我国使用更多。

(二)"急性期"的时间定义分歧尚未完全统一

"急性期"的时间定义涉及发病后 1 周到 2 月内,但以指发病 2 周内较多。其中 2 周内为国内外多数学者所接受,1 个月或 30 天内常用于流行病学研究中。目前国外指南尚未对"急性期"进行明确定义。最新的《中国急性缺血性脑卒中诊治指南 2018》根据国内外文献及专家共识,定义急性期的时间,一般指发病后 2 周内,轻型患者 1 周内,重型 1 个月内。

二、病因与发病机制分型:TOAST 分型仍未过时

各种原因如动脉粥样硬化、心脏病、血管炎、血流动力学改变、血液病、各种栓子、外伤、药物、肿瘤、先天性血管病变等均可导致缺血性卒中。关于病因与发病机制分型的研究很多,但与临床密切相关、对诊断和防治有很大应用价值的 TOAST 分型仍然被广泛认可和使用。TOAST 分型法是对缺血性卒中根据病因或发病机制进行的分型,是对缺血性卒中主要发病机制很实用的归纳和描述,1993 年由美国 Adams 等在进行类肝素治疗急性缺血性脑卒中多中心临床试验时制订。该分型依据临床表现、神经影像(CT 或 MRI)和其他辅助检查[包括颈部双功超声(duplex)、心脏超声、脑血管造影及血液学检查等]3 个方面将急性缺血性脑卒中分为 5 型:①大动脉粥样硬化型;②小动脉闭塞型;③心源性栓塞型;④其他少见原因型;⑤不明原因型。当 3 个方面结果一致,排除了其他病因时,称为很可能(probable)诊断;当临床表现与影像所见一致而未行其他检查时称为可能(possible)诊断。由于经济能力或时间等因素限制,许多患者不可能完成所有检查,probable 和 possible 的应用使临床医生在这种情况下能尽准确地作出亚型诊断。

TOAST 分型对病因处理和二级预防有重要价值,应于患者出院时确定,若条件限制不能充分检查,至少应分出心源型和非心源型卒中,因其对是否使用抗凝药物和病因处理有极其重要

的指导意义。TOAST 分型虽然应用最广泛，但仍有不足，对于大动脉粥样硬化型的诊断过于严格，对于小动脉闭塞型的诊断过于宽松。后来在此基础上进行了几种改良 TOAST 分型的探索，例如2007 年发表的研究将弥散加权成像和灌注成像、CTA/MRA、经胸及经食管超声心动图纳入分型评价，针对多重机制参与的缺血性卒中，提出 SSS-TOAST 分型，又叫 CCS-TOAST 分型。此后又有学者提出 A-S-C-O 分型及 CISS 分型等。这些改良 TOAST 分型各有优势与局限，一直未被广泛采用。目前国内外使用最广的仍然是经典的 TOAST 分型。

三、诊断与治疗——循证指南指导下的个体化处理是必然趋势

关于急性缺血性脑卒中（急性脑梗死）诊断和处理的基本原则和规范请参考《中国急性缺血性脑卒中诊治指南 2018》。近 20 多年来，参考证据和循证指南，合理规范的个体化诊治脑卒中患者已成为临床医生在医疗实践中的自觉行为和必然趋势。了解研究者们为更好认识和诊治脑卒中而进行研究、提供证据的来龙去脉和发展进程，有利于临床研究和诊治水平的提高。

本章以循证的原则主要介绍本领域普遍关注的热点、难点和争议较多的问题及其发展脉络。重点阐述对各临床热点、难点或争议问题进行研究获得证据的历程，且提供了国内外主要指南或共识的推荐意见，为临床医生的研究与医疗实践提供实用的科学指导。目前缺血性脑卒中急性期治疗研究的热点和难点包括：①特异性治疗，以改善血流（溶栓、抗血小板、抗凝、降纤等）和神经保护两大策略为主；②非特异性治疗，以对症、支持、并发症的防治为主，如生命体征维持、颅内高压、血压、血糖等的处理；③其他，如中医药、针刺等；④二级预防，何时开始，选什么疗法等。因近年研究发现缺血性脑卒中 1 周内的复发率远较过去认识的高，2 天内可达 8%，且"进展性卒中"的定义混淆，尚无统一标准，其中可能包含了一些早期复发的患者，故早期二级预防已成为缺血性脑卒中急性期处理的一个组成部分。本章将急性缺血性脑卒中治疗和二级预防中与临床实践密切相关的热点、难点和有较多争议的问题一

并介绍，必要时在各节中对急性治疗与二级预防进行区分。本章也涉及了脑卒中一级预防热点内容。

（刘 鸣 陶文丹）

第二节 溶栓——高效与窄谱的困扰

一、概述

溶栓指通过激活纤溶酶原（血纤维蛋白溶解酶原，plasminogen）形成纤溶酶（plasmin），从而降解血栓中纤维蛋白，形成可溶性的纤维蛋白降解产物，使血栓溶解的治疗方法。在有效时间窗内及时进行溶栓治疗可使血供得到恢复，挽救脑梗死坏死区周边部缺血半暗带内尚未死亡的细胞，使其功能逆转。主要药物有重组组织型纤溶酶原激活剂（rt-PA）、尿激酶（UK）、替奈普酶（TNK-tPA）、链激酶（SK）、尿激酶原（pro-UK）等，主要给药方法有静脉溶栓和动脉溶栓。其中 3 小时内和 3~4.5 小时内静脉使用 rt-PA 已被证明是目前急性脑梗死最有效的特异性药物治疗方法，是一种可广泛推广的适宜技术。然而，由于其增加出血的风险及狭窄的治疗时间窗，使其在临床的广泛应用受到限制。目前世界上平均不到 5%（多数地方不到 3%）的急性脑梗死患者实际使用了这一疗法。怎样进一步扩大其使用范围让更多患者受益已成为近年来困扰神经学界的一道重大难题。

二、溶栓疗法的临床研究历程——失败、成功与再困扰

溶栓疗法 50 多年的临床研究历程以失败—成功—再困扰为特点，其漫长和曲折令人感慨。20 世纪 60 年代中期和 70 年代中期，人们即开始使用溶栓剂（链激酶和尿激酶）治疗缺血性脑卒中患者，并对链激酶和尿激酶疗效和安全性进行了小样本临床试验，但由于试验组颅内出血和死亡增加而被放弃。主要原因是在 CT 问世前，仅靠临床表现鉴别缺血性卒中或脑出血很不准确，因此不可避免地，部分脑出血患者被误诊为

脑梗死而接受了溶栓治疗,导致溶栓组出血较多。另外,当时纳入患者的时间窗也较现在显著更长(达36小时内),且无rt-PA。直到20年后,20世纪80年代后期及90年代初期,随着神经影像学的发展、缺血半暗带等病理生理机制研究的进步和溶栓剂的改进,以及在静脉溶栓治疗急性心肌梗死取得重大突破的鼓舞下,神经学界对急性缺血性脑卒中患者进行溶栓治疗的希望和兴趣被重新唤起,人们再次启动了静脉溶栓治疗缺血性脑卒中的临床研究并开始了多中心临床试验。以20世纪90年代美国国立神经疾病与卒中研究所(NINDS)试验、欧洲急性卒中协作研究(ECASS)、欧洲急性卒中多中心研究(MAST-E)、意大利急性卒中多中心研究(MAST-I)、澳大利亚链激酶试验(AST)、英国的IST-3等为代表的多中心溶栓试验最为引人注目。

1995年美国国立神经疾病与卒中研究所的试验(NINDS)发表结果,第一次成功证明溶栓治疗急性缺血性脑卒中获益大于风险。该研究纳入发病3小时内的急性缺血性脑卒中患者共624例,随机分为rt-PA静脉溶栓组(0.9mg/kg Ⅳ,最大剂量90mg)或安慰剂对照组。3个月后4个主要终点(Barthel Index, modified Rankin Scale, Glasgow Outcome Scale 和 NIHSS)完全或接近完全功能恢复者在rt-PA治疗组为31%~50%,显著高于安慰剂对照组(20%~38%)(Global test: odds ratio OR=1.7, 95%CI 1.2~2.6, p=0.008)。一年后效益类似。症状性颅内出血在rt-PA组为6.4%,安慰剂组为0.6%(p<0.001)。病死率两组相似(3个月时17% vs 20%,1年时24% vs 28%)。根据NINDS的结果,1996年美国食品药品管理局(FDA)批准rt-PA静脉溶栓为急性缺血性脑卒中的第一个特异性药物治疗方法,但需在起病后3小时内使用。

后来的ECASS、ECASS-Ⅱ、ALTANTIS(Alteplase Thrombolysis for Acute Noninterventional Therapy)等rt-PA试验相继发表,但结果都不像上述NINDS试验那样令人满意。其原因可能与用药时间窗较长(分别为发病后6或5小时内开始治疗)、用药量稍偏大、或纳入患者偏轻难以显示出疗效差异等因素有关。

2003年Joanna Wardlaw对当时已发表的溶栓治疗急性缺血性脑卒中的随机对照试验进行了系统评价(systematic review, SR),提供了最全面的溶栓治疗急性缺血性脑卒中的临床试验证据。该系统评价共纳入用与不用溶栓药物相比较的随机对照试验(randomized controlled trial, RCT)共18个,包括发病3小时~2周内的急性缺血性脑卒中患者共5 727例。治疗组静脉给予UK、SK或rt-PA(约占50%)或动脉给予pro-UK,对照组不用溶栓药。其中16个试验采用安慰剂对照。荟萃分析总的结果显示:溶栓剂治疗缺血性脑卒中增加早期(10天内)病死率(OR=1.81, 95%CI 1.46~2.24),主要死因是致死性颅内出血(OR=4.34, 95%CI 3.14~5.99),症状性颅内出血增加(OR=3.37, 95%CI 2.68~4.22),随访期末(3~6个月)病死率增加(OR=1.33, 95%CI 1.15~1.53)。但6小时内进行溶栓治疗的3 908例患者,其随访期末(3~6个月)死亡或残疾率显著降低(OR=0.84, 95%CI 0.75~0.95)。3小时内静脉溶栓的1 311例患者则显示出更大程度的降低(OR=0.66, 95%CI 0.53~0.83),进一步证明了3小时内静脉溶栓的有效性,6小时内进行溶栓也很有希望,但各研究之间的异质性显著,提示某些患者或某些因素可能影响疗效和风险,但哪些患者和哪些因素影响其风险和效益比尚待进一步研究。

2008年发表的ECASS-Ⅲ评估了发病3~4.5小时时间窗内使用rt-PA静脉溶栓治疗的安全性和有效性,该试验为多中心、随机、双盲、安慰剂对照,共19个欧洲国家130家医院参加,纳入2003年7月—2007年11月间就诊的821例急性缺血性卒中患者。rt-PA组90天"良好恢复"患者(mRS 0~1)为52.4%,安慰剂组为45.2%,两组差异显著(OR=1.34, 95%CI 1.02~1.76)。值得注意的是,该研究纳入标准较NIINDS研究更为严格,排除了:①年龄85岁以上;②严重卒中(NIHSS大于25);③近期使用抗凝剂,无论INR值大小;④既往有糖尿病和脑卒中史。可能由于排除了上述溶栓后出血高风险患者,该研究显示溶栓后症状性颅内出血风险尽管高于安慰剂组(2.4% vs 0.2%),但低于既往溶栓试验结果。ECASS-Ⅲ结果发表后,美国、欧洲和中国的指南分别进行了更新,将静脉溶栓的时间窗调至卒中后4.5 小时。

2012 年发表的 IST-3 进一步针对性评估了卒中后 6 小时内使用 rt-PA 静脉溶栓治疗的疗效,是迄今为止发表的最大样本(3 035 例)溶栓试验。该研究另着重评估了老年卒中患者溶栓的疗效和安全性,纳入的患者中 53% 年龄大于80 岁,14% 大于 90 岁。结果显示,卒中后 6 个月日常生活独立自理(mRS 0~2)的患者溶栓组为37%,对照组为 35%,两组无显著差异(OR=1.13,95%CI 0.95~1.35),但将结果按等级资料分析(ordinal analysis)显示溶栓组功能结局改善优于对照组(OR=1.27,95%CI 1.10~1.47)。rt-PA 组溶栓后 7 天内死亡率高于对照组(11% vs 7%,OR=1.6,95%CI 1.22~2.08),但 7 天至 6 个月病死率低于对照组(16% vs 20%,OR=0.73,95%CI 0.59~0.89),两组总体病死率无显著差异。提示,卒中后 6 小时 rt-PA 静脉溶栓可以改善功能结局,老年卒中人群同样有效。但值得注意的是,亚组分析显示卒中后 3~4.5 小时溶栓及 4.5~6 小时内溶栓患者与对照组比较,功能结局均无明显改善。

由于主要争议在于卒中后 6 小时内溶栓是否有效,故在 IST-3 结果发表后 Joanna Wardlaw 2012 年在 The Lancet 发表了针对卒中后 6 小时内 rt-PA 静脉溶栓疗效的系统评价,纳入了包括 IST-3 在内的 12 项随机对照试验(randomized controlled trial,RCT)。荟萃分析结果显示,6 小时内静脉溶栓可以显著增加存活患者中日常生活独立的比例(OR=1.17,95%CI 1.06~1.29)。

为了解低剂量是否可以降低出血风险但不降低疗效,2016 年发表在 The New England Journal of Medicine 上的 ENCHANTED 试验纳入了全球111 个临床研究中心 3 310 例适合静脉溶栓治疗的患者(63% 为亚洲人)。发病 4.5 小时内将患者随机分组到标准剂量治疗组(0.9mg/kg)或低剂量治疗组(0.6mg/kg)。结果显示,低剂量(0.6mg/kg)阿替普酶静脉溶栓组严重症状性颅内出血风险低于标准剂量组(1.0% vs 2.1%,p=0.01),但主要结局90 天死亡或残疾的非劣性检验未证明低剂量组不劣于标准剂量组(OR=1.09,95%CI 0.95~1.25,p=0.51)。次要结局 mRS 评分按等级资料分析(ordinal analysis)时,提示低剂量组不劣于标准剂量组(p=0.04),7 天内死亡率低于标准剂量组(0.5% vs 1.5%),但并不降低 3 个月时残疾率。2018 版中国指南基于此研究结果推荐:小剂量阿替普酶静脉溶栓(0.6mg/kg)出血风险低于标准剂量,可以减少死亡率,但并不降低残疾率,可结合患者病情严重程度、出血风险等因素个体化选用(Ⅱ级推荐)。

从人类开始使用溶栓剂治疗缺血性脑卒中到临床试验和系统评价证明溶栓治疗的效果花了 30 多年时间,但溶栓的研究并未就此结束。3 小时静脉溶栓时间窗虽然已延长到 4.5 小时,但最有效的时间仍在 3 小时内。6 小时内静脉溶栓时间窗地位尚未完全确立,溶栓高效窄谱的问题仍然未能满意解决。全方位、多途径(溶栓适应证和禁忌证、选择溶栓途径及开发新溶栓药等)进一步扩大溶栓受益人群的研究仍需要长期探索。

三、进一步待研究的问题

(一)怎样让更多患者受益?

1. 增加卒中后 4.5 小时内到达医院的患者比例　加强卒中知识健康教育以增加人群识别早期卒中能力,改进医疗服务和急救体系,建立绿色通道,尽可能增加 4.5 小时内到达医院的患者并减少院内耽误等是让更多患者受益的方法。近年德国报道采用在急救车内安装移动 CT,急救医护人员在接到患者后迅速给予头部 CT 检查,并就地溶栓,也有研究及指南推荐发展远程指导溶栓等都是有帮助的措施。我国新版指南也推荐急救转运系统与医院建立有效联系及转运机制,建立院内脑卒中诊治绿色通道,有条件的医院逐步建立规范的远程卒中诊治系统(Ⅰ级推荐)。

2. 溶栓时间窗能延长超过 4.5 小时或更长时间吗?　IST-3 试验及随后针对 rt-PA 于卒中后 6 小时内静脉溶栓是否有效的系统评价结果提示,溶栓时间窗可以扩大到 6 小时。对于卒中发病时间明确的患者,2019 年更新的美国 AHA 指南没有将溶栓时间窗扩大至卒中后 6 小时,可能与 IST-3 的亚组分析未显示 4.5~6 小时内接受溶栓的患者较对照组获得显著益处。因此,卒中后 4.5~6 小时内溶栓需要更多、更强的证据。以下是目前扩大静脉溶栓时间窗较重要的研究问题：

（1）如何识别超过 4.5 小时溶栓治疗仍可能有效的患者？虽然 4.5 小时时间窗得到认可，但挽救缺血组织的治疗时间窗还取决于充分的侧支循环。不同个体可能具有对溶栓潜在有效的不同时间窗。近年来多模态影像学技术的发展有助于超时间窗后缺血半暗带的识别，包括磁共振弥散（DWI）/灌注加权成像（PWI）不匹配、磁共振弥散（DWI）/磁共振成像液体衰减反转恢复（FLAIR）成像不匹配以及 CT 脑血容量（CBV）/CT 脑血流量（CBF）成像不匹配等。缺血核心可由 DWI 或 CT 脑血容量（CBV）影像显示，而半暗带可由 PWI 或 CTP（CT 灌注成像）的异常所代表，通过 DWI/PWI 不匹配或 CBV/CBF 不匹配，可确定潜在可挽救的半暗带是否存在，以帮助选择是否可以溶栓的患者，因为有半暗带就提示存在溶栓可以逆转其功能的缺血脑组织。已有研究显示，在卒中发病 6 小时内检查的急性缺血性卒中患者约 70% 存在 DWI/PWI 不匹配。通过 MRI 选择患者，可以将静脉溶栓的时间窗延长到 9 小时。利用灌注 CT 指导发病 3~6 小时之间患者的溶栓治疗研究也有报道。此外，因各种原因有时不能开展 MRI 的 PWI 或不能进行 MRI 检查，故有学者进行了通过影像 / 临床不匹配来选择溶栓患者的探索，例如：DWI/NIHSS mismatch 或 CT/NIHSS mismatch。Ⅱ期临床试验 EPITHET 纳入 80 例发病 3~6 小时有 DWI/PWI 不匹配的患者，t-PA 溶栓组梗死区增大明显降低，再灌注明显增加，结果支持进一步开展包括约 400 例发病 3~6 小时患者的Ⅲ期临床试验。最近发表在 *The New England Journal of Medicine* 上的 WAKE-UP 卒中研究结果显示，利用多模态核磁 DWI/FLAIR 不匹配来指导选择发病时间不明的患者接受静脉溶栓可获益。2019 年发表在《柳叶刀》上的一篇系统评价也得出结论，对于存在可挽救脑组织的发病 4.5~9 小时或醒后卒中患者，虽然阿替普酶组症状性脑出血比例更高，但能够得到更佳的功能预后，总体来说是获益的。该研究纳入了 EXTENDED、ECASS4-EXTEND 和 EPITHET 三项 RCT 研究，共 414 例患者（阿替普酶组 213 例），

分析发现阿替普酶组和安慰剂组的 3 个月 mRS 0-1 的比例分别是 36% 和 29%（校正 OR 值 1.86，95%CI 1.15~2.99，p=0.031），症状性脑出血更常见于阿替普酶组（5% vs 1%，校正 OR 值 9.7，95%CI 1.23~76.55，p=0.031），两组死亡率无统计学差异。这些试验均证明，再灌注治疗的适应证正从关注传统的时间窗转为组织窗（即通过成像所定义的可挽救的脑组织损伤）。但应该注意不能因组织窗的出现而忽略了时间窗仍然是主流的地位。

（2）能预测和防止出血转化吗？研究出血转化风险的影响因素是一个热点。根据既往临床试验及溶栓病例登记数据库，采用多因素分析溶栓后不良结局（特别是症状性颅内出血）的相关因素，制定出能够预测静脉溶栓后出血风险及预后的模型有重要临床意义。目前已发表一些预测静脉溶栓后出血风险和预后的量表如 HAT 量表、SEDNA 量表、SPAN-100 等，纳入了包括高龄、糖尿病或入院时基线高血糖、高 NIHSS 评分及初始 CT 提示梗死征象等，但还需要提高其准确性和简便性。有研究显示，测定基质金属蛋白酶 -9 的变化可预测出血转化的患者，研制相关的药物有望防止出血转化，但只是初步探索，还需要进一步证实。影像学表现和卒中类型也可能有预测价值，例如磁敏感成像（SWI）发现的微出血对出血转化的预测价值等均有报告，但需更多研究。

（3）椎 - 基底动脉缺血性卒中的溶栓时间窗可延长吗？由于以往资料提示椎 - 基底动脉缺血性卒中尤其是基底动脉尖综合征的病死率很高，可达 70%~80%。持续的阻塞或未治疗的患者生存率仅 0~10%，而成功的血管再通可使生存率提高达 55%~75%，故认为后循环卒中溶栓治疗的时间窗可以适当延长至 12 小时内。但这些预后数据多来自 MRI 普及前的研究，疗效资料均来自非随机、无对照的小样本病例观察，存在很大局限。近年新的研究资料提示，后循环缺血性卒中的预后与前循环缺血性卒中并无显著差异，故认为治疗原则应与前循环缺血性卒中类似，此方面还需更多的临床研究提供更为全面的数据。

3. 其他溶栓剂有效和安全吗？　rt-PA 是被

美国 FDA 批准的使用最广泛的用于治疗脑梗死的溶栓剂。但因其昂贵的价格,广泛(特别是在发展中国家)的使用受到限制,这是溶栓疗法不普及的另一原因。因此研究其他溶栓剂的疗效和安全性很有必要,例如尿激酶(UK)和替奈普酶等。2013 年更新发表的 Cochrane 系统评价纳入比较不同溶栓剂治疗急性缺血性脑卒中的 RCT 共 20 个,包括 2 527 例患者。比较了不同溶栓药物(t-PA、UK、替奈普酶),不同剂量以及用药途径在急性缺血性卒中的应用。UK 与其他药物(t-PA、rt-PA 和 tissue-cultured-UK 各 1 个)相比较,结果显示治疗后 2 周内的病死率 UK 组与其他药物组比较无显著性差异(tissue-cultured UK 与 UK 比较,OR=1.37,95%CI 0.23~8.09;rt-PA 与 UK 比较,OR=0.90,95%CI 0.27~2.98)。tissue-cultured UK 组与 UK 组相比,随访结束时(1 个月)的病死率略高,但无统计学意义(OR=1.81,95%CI 0.36~9.19)。替奈普酶与 t-PA 相比,随访结束时在死亡/残疾这一随访结局指标方面无统计学差异(OR=0.58,95%CI 0.31~1.09)。溶栓后 2 周内的症状性颅内出血率 tissue-cultured UK 组或 t-PA 组略低于 UK 组(tissue-cultured UK 组 vs UK 组:0/89 vs 1/81;t-PA 组 vs UK 组:1/247 vs 6/271),但差异无统计学意义(tissue-cultured UK 组 vs UK 组:OR=0.12,95%CI 0.0~6.21;t-PA 组 vs UK 组:OR=0.26,95%CI 0.06~1.18)。同样的,替奈普酶与 t-PA 比较的症状性颅内出血率也无统计学差异(OR=0.74,95%CI 0.20~2.76)。但由于研究的局限性,还不能得出哪种溶栓药物更有效和安全的确切结论。在中国,由于尿激酶原料的易获得性和价格优势,在一些基层医院仍然使用,其疗效和安全性值得进一步研究。

(1)尿激酶(UK):国外关于尿激酶的临床研究以日本 20 世纪 80 年代中期发表的试验为主,但溶栓时间窗较长,剂量偏小,疗程偏长,与近年溶栓试验的设计差异较大,尚不能得出可靠结论。中国“九五攻关”课题“急性缺血性脑卒中 6 小时内的尿激酶静脉溶栓治疗”分 2 个阶段,第 1 阶段纳入来自全国 15 个中心的 516 例患者,未设对照,资料完整者 409 例,确定了恰当的剂量为 100 万~150 万 IU。第 2 阶段是由全国 51 个中心参加的随机、双盲、安慰剂对照的临床试验,纳入

465 例发病 6 小时内的急性缺血性脑卒中患者,随机分为 3 组,静脉给予国产 UK(150 万 IU 组 155 例,100 万 IU162 例),安慰剂组 148 例。结果:溶栓后欧洲卒中量表(ESS)评分增加,至 90 天时差异最明显。总病死率 3 组无显著性差异,90 天时残疾率(ESS<50 分)3 组分别是 5.34%、6.57% 和 14.06%,溶栓组明显低于安慰剂组,差异达统计学意义(p=0.034)。症状性颅内出血率分别是 4.52%、3.09% 和 2.03%,3 组间差异无统计学意义。致死性颅内出血率分别为 2.58%、1.58% 和 0,研究者认为 6 小时内采用国产尿激酶溶栓治疗相对安全、有效。国内指南也给予了 Ⅱ 级推荐。

(2)替奈普酶(TNK-tPA,Tenecteplase):为另一种被美国 FDA 批准的新型溶栓制剂。迄今为止,已经有三项 Ⅱ 期和一项 Ⅲ 期临床试验对比发病 6 小时内应用替奈普酶与阿替普酶静脉溶栓的疗效差异。与 rt-PA 比较的一项 Ⅱ 期临床试验共纳入 75 例卒中后 6 小时内患者,CT 灌注显示低灌注区域面积至少大于梗死核心区域 20%,且可见闭塞的责任动脉血管。TNK-tPA 0.1mg/kg、0.25mg/kg 静脉溶栓后 24 小时血管再通率及临床改善均优于标准剂量的 rt-PA,颅内出血及其他严重不良反应两组无差异。在临床 Ⅲ 期随机、开放标签、盲终点评估的 NOR-TEST 研究试验中,与接受标准剂量 0.9mg/kg rt-PA 治疗的 345 例患者比较,接受 0.4mg/kg TNK-tPA 一次性静脉推注的 354 例不伴颅内大动脉狭窄的轻型卒中患者(NIHSS<8,均值 4)的临床效果及出血并发症与 rt-PA 标准剂量相同。国内外新版指南推荐:0.4mg/kg TNK-tPA 一次性静脉推注既不优于也不劣于 rt-PA,对于不伴颅内动脉狭窄的轻型卒中患者,TNK-tPA 可作为除 rt-PA 治疗外的一种选择。

(3)链激酶(SK):澳大利亚(AST)、欧洲(MAST-E)和意大利(MAST-I)的三项研究链激酶 RCT 均由于链激酶组的病死率或颅内出血率增加而提前终止试验,但是存在一些争议,认为链激酶剂量可能偏大,没有采用更早的时间窗,试验中联合使用阿司匹林或肝素加重了出血等因素可能影响了这些试验的结果。因此,链激酶还可以进一步如 rt-PA 那样规范的研究。尽管

如此，目前各国指南都认为没有证据推荐使用链激酶。

（4）Desmoteplase：为一新型高特异性的溶栓制剂，与rt-PA比较，其神经毒副作用较小，对血-脑屏障的破坏作用较轻。Desmoteplase的小样本临床试验（DEDAS、DIAS）显示出阳性结果，但增大样本（193例）同样采用MRI灌注或CT灌注检查显示存在缺血半暗带为纳入标准的DIAS-2未显示3~9小时内静脉溶栓较安慰剂组有显著获益，其颅内出血、死亡率均较高。90mg/kg、125mg/kg Desmoteplase组与安慰剂组的90天临床显著改善（NIHSS评分0~1分或减少8分或mRS评分0~2分）比例分别为47%、36%、46%，症状性颅内出血比例分别为3.5%、4.5%、0，病死率分别为11%、21%、6%。DIAS-2的事后分析显示，阴性结果可能与安慰剂组患者症状较轻，溶栓组中低灌注区域与核心损害区域不匹配的程度较轻有关。目前相同设计的更大样本的DIAS-3、DIAS-4（样本量800例）正在进行。

其他溶栓剂：Reteplase、Anistreplase、Staphylokinase等药被考虑可用于治疗急性缺血性脑卒中但研究较少。

4. 轻症卒中患者能从溶栓中获益吗？ 急性缺血性脑卒中的TOAST病因分型中，小动脉闭塞型约占20%~30%。轻型卒中（minor stroke，目前多数研究的定义为NIHSS评分小于或等于5分或3分）亦占卒中人群的20%~30%，这部分卒中患者是否给予溶栓目前存在争议。一方认为由于轻型卒中主要由小动脉闭塞所致，溶栓后出血风险较小，预后较好，另一方则认为这部分患者自然预后较好，不需要溶栓。支持给予溶栓的另一理由来源于几项研究显示，约1/3的早期表现为轻型卒中患者后期出现病情进行性加重，如不给予溶栓，待其加重后再考虑溶栓时已超过溶栓时间窗。欧洲的一项近期报道显示，其溶栓病例数近年增长的原因主要是更多轻型卒中接受了溶栓。国内报道的溶栓病例分析中，轻型卒中溶栓的比例亦逐渐增加。美国2002年发表的一项研究显示，前瞻性登记的133例3小时内到院的59例轻型卒中接受了溶栓治疗，与未接受溶栓的病例比较，溶栓组NIHSS评分较高（3.4±1.4 vs 1.9±1.3），90天时两组mRS 0~1分的比例分别为57.6%和

68.9%，无显著差异。对于发病时间在3小时内和3~4.5小时之间的轻型缺血性卒中患者，国际卒中溶栓注册研究-安全治疗研究（SITS-ISTR）和GWTG注册研究均证实轻型卒中预后良好、sICH发生率、死亡率在0~3小时与3~4.5小时组相似。对于轻型致残性卒中患者，美国指南推荐在出现缺血性症状4.5小时内给予阿替普酶静脉溶栓。对此类患者不应该放弃应用阿替普酶进行静脉溶栓。

（二）探讨提高疗效和安全性的其他问题

1. 何种途径溶栓更好？ 目前，溶栓途径主要有静脉和动脉。理论上动脉溶栓更有效并引起出血的机会较少，但静脉溶栓简单快速，仍是目前的主流方法。其他途径正在研究之中。

（1）静脉溶栓：静脉溶栓方法简单、方便，医务人员不需特别训练，也不需特殊设备，因此给药快捷，有利于在较短的时间窗内完成治疗，是可推广的适宜技术，目前国内外指南均推荐为首选的再灌注疗法。缺点是溶栓药用量较大，出血并发症增加。

（2）动脉溶栓：动脉内溶栓是将导管放置至阻塞的脑血管，溶栓剂直接灌注至血栓局部，在局部形成较高浓度。因此，用药量少，还可以在监视器下直接观察溶栓过程，使治疗效果得到保证，使用药物相对个体化和精确化并减少出血风险，尤其适合有近期外科手术史或深部脏器穿刺史（静脉溶栓有较高出血风险）的患者。更重要的是，可以在溶栓治疗的同时联合应用血管成形术对原有狭窄的动脉进行扩张治疗。但由于动脉溶栓必须在溶栓前将患者转移至血管造影室进行术前准备，延误了开始溶栓时间。同时需要专门技术人员和昂贵的设备，多数医疗机构不能提供24小时的DSA检查服务，费用较高等限制了这一方法的推广。在经动脉溶栓药物的选择上，t-PA不如UK或pro-UK研究证据更多。

迄今为止，国内外采用动脉溶栓的临床研究多为非随机对照研究，更多的是病例系列报告，随机对照试验国外有两个：Zoppo的PROACT试验将40例发病6小时内的大脑中动脉缺血性卒中患者随机分到重组尿激酶原（r-pro-UK）6mg动脉溶栓联合静脉使用肝素组或单用肝素组。结果：2小时的动脉再通率分别为57.7%和14.3%

（$p=0.017$），24小时的缺血灶内并发出血致症状恶化率为15.4%和7.1%（$p=0.64$）。随后进行的PROACT Ⅱ将发病6小时内的180例大脑中动脉缺血性卒中患者随机分到r-pro-UK（9mg）动脉溶栓联合静脉肝素组（121例）或肝素组（59例），2小时的动脉再通率分别为66%和18%（$p<0.001$），24小时的缺血灶内并发出血致症状恶化率为10%和2%（$p=0.06$），90天时残疾评分（MRS）0~2分者分别占40%和25%（$p=0.04$），动脉溶栓显著改善结局（绝对增加15%，相对增加58%）；90天时病死率分别为25%和27%，无统计学差异。两项试验均提示6小时内r-pro-UK动脉溶栓相对安全、可行和有效，但总体样本量较少，尚需进一步的大样本RCT得出更可靠的结论。动脉溶栓在最近的血管内治疗临床试验中主要作为补救措施应用。MR CLEAN和THRACE研究均未发现接受动脉溶栓与单纯机械取栓的患者相比预后有所差异。由于血管内机械取栓的RCT证据显著多于动脉溶栓，故当前美国指南更加推荐机械取栓。

（3）静脉与动脉途径相比何种更好：据报告脑内动脉主干阻塞后经静脉溶栓再通率达34%，经动脉溶栓达70%左右。然而，没有随机对照试验直接比较动、静脉溶栓之间的再通率和临床结局，同样没有直接证据表明动脉溶栓并发颅内出血率低于静脉溶栓。

（4）机械取栓：见第四十一章第五节。

（5）动静脉联合溶栓（桥接）：联合溶栓可以将静脉溶栓的快捷和动脉溶栓更为肯定持久的血管再通相结合，静脉溶栓可在完成CT后即刻进行，患者同时被转运至血管造影室，开始插管，当导管到达血栓时结束静脉溶栓，开始动脉给药。由于动脉溶栓的RCT证据较机械取栓更少，因此，目前美国指南优先推荐的血管内治疗是机械取栓，而不是动脉溶栓。桥接与直接机械取栓的疗效和安全性比较正在进行研究。

综上，急性脑梗死血管再通方法目前仍首选静脉溶栓。血管内机械取栓治疗的多种方法是研究热点但尚未被直接证明其单用优于静脉溶栓，可作为对不适合标准静脉溶栓患者的一种选择，目前主要用于大脑中动脉闭塞。

2. 识别哪些患者最可能获益？

（1）年龄影响溶栓效果吗？前述的IST-3及其随后Wardlaw等人发表的发病后6小时rt-PA静脉溶栓试验的系统评价均显示，老年患者（80岁以上）3小时内静脉溶栓获益较肯定，但6小时内静脉溶栓是否获益不确定。确定3~4.5小时内rt-PA溶栓有效的ECASS-Ⅲ排除了85岁以上的患者。SISTS溶栓病例登记研究显示，老年卒中患者（72岁以上）溶栓后出血风险显著增高（$OR=1.7$，$95\%CI\ 1.4~2.0$）。EPITHET和IST-3研究合并分析共纳入发病3~6小时内随机接受溶栓治疗的970例大于80岁患者，结果提示年龄不是3个月良好预后的影响因素。GWTG卒中数据库纳入1 008例发病3~4.5小时内接受静脉溶栓的大于80岁患者，症状性颅内出血发生率为8%，而3小时内接受静脉溶栓的大于80岁患者为6.7%，两者无统计学差异（$p=0.11$）。而两者出院时能行走的患者比例（19.5% vs 17.7%，$p=0.08$）和出院回家比例（21.2% vs 20.3%，$p=0.41$）均无统计学差异。如果去掉年龄上限，3~4.5小时内适宜溶栓的患者将增加26%~29%。美国2019版指南提出发病3~4.5小时内，年龄>80岁患者接受阿替普酶静脉溶栓有效性与安全性与<80岁患者一致，在2018版中国指南中发病3~4.5小时内，年龄>80岁的老年卒中已不再是溶栓相对禁忌证。

（2）病情严重程度影响效果吗？溶栓后症状性颅内出血与卒中严重程度显著相关已较为明确，既往多数溶栓试验均排除NIHSS评分大于25的患者，但轻或中度病情（NIHSS评分<20分）患者较重度患者（NIHSS评分≥20分）对溶栓治疗的反应是否更好，目前的研究结果不一致。

（3）合并使用抗凝或抗血小板药物增加出血和不良结局吗？院前抗栓治疗是否增加溶栓出血风险，Wardlaw的Cochrane SR中纳入的溶栓试验无法评价卒中前使用阿司匹林的影响，尽管某些试验记录了卒中以前使用阿司匹林的情况，但无法提取资料，各试验也没有将其在随机分组之前进行平衡。在IST-3的亚组分析中，发病前48小时内是否抗血小板治疗与溶栓疗效未见显著关联。TIMS-China显示溶栓前24小时单用阿司匹林不增加症状性出血风险。SISTS溶栓病例登记研究及 TIMS-China 研究均显示,病前阿司匹林以及阿司匹林联合氯吡格雷治疗是溶栓后出血的危险因素。一些联合溶栓和抗血小板治疗或联合溶栓和抗凝治疗的临床试验正在进行。

（4）治疗前哪些 CT 表现能预测溶栓效果和安全性？对这一问题的研究有着不一致的结果。在 NINDS 试验中,基线 CT 显示的水肿和占位征象与症状性颅内出血风险的增加有关。但后来有研究显示,CT 上的早期缺血改变与不良结局无关,CT 上的水肿征象与出血转化无关。这些不一致的研究结果还需更多研究予以证实。

四、临床应用——指南意见

关于溶栓,尽管还有很多问题尚无答案,需要进一步研究,临床医生使用溶栓疗法仍然需要遵循一定的规范。基于证据及共识,各国都制定了有关溶栓疗法的临床实践指南,下面仅介绍主要的指南意见。

（一）美国心脏学会与卒中协会 2019 年指南意见

静脉溶栓

［Ⅰ级推荐］

1. 急性缺血性脑卒中患者发病 3 小时内可以选择性地静脉使用 rt-PA 0.9mg/kg,总量不超过 90mg（A 级证据）。发病 3~4.5 小时内患者亦可选择性静脉使用 rt-PA 溶栓,使用方法及剂量同前（B 级证据）,并推荐在以下患者中使用:患者年龄 <80 岁、无口服抗凝剂、基线 NIHSS 评分 ≤25、无影像学证据显示缺血损伤累及超过 1/3 的大脑中动脉供血区,既往无卒中史伴糖尿病史（B 级证据）。

2. 至少在接受溶栓治疗的 24 小时内,血压应保持在 180/105mmHg 以下（B 级证据）。

3. 除了出血并发症外,还应观察潜在的血管性水肿副作用,其严重时可引起气道阻塞（B 级证据）。

4. 患者有高血压但通过降压治疗能安全下降者可考虑溶栓,但使用 rt-PA 前医生应评估血压是否稳定（B 级证据）。

［Ⅱ级推荐］

1. 由于一般人群中出现意外的血小板计数或凝血指标异常的风险极低,如果没有怀疑患者血液学检查有异常的理由,那么在等待血液或凝血功能检测时,不要延迟急诊静脉阿替普酶治疗是合理的做法（Ⅱa 推荐,B 级证据）。

2. 有癫痫发作的患者,只要医生认为神经系统症状体征是由缺血性卒中引起而非癫痫发作所致可进行溶栓（Ⅱa 推荐,C 级证据）。

3. 对于在 3~4.5 小时治疗时间窗内的轻型卒中患者,静脉阿替普酶溶栓可能是合理的。应当对治疗的风险和获益进行权衡（Ⅱb 推荐,B 级证据）。

4. 对于既往在 MRI 上显示少数（1~10 个）脑微出血,而其他方面符合适应证的患者,静脉注射阿替普酶是合理的（Ⅱa 推荐,B 级证据）。

5. 对于既往已经证实有大量脑微出血（>10 个）而其他方面符合溶栓资格的患者,静脉注射阿替普酶可能与症状性颅内出血风险增加有关,治疗的获益不确定。如果有潜在的实质性获益,治疗可能是合理的（Ⅱb 推荐,B 级证据）。

6. 目前尚未证明替奈普酶 0.4mg/kg 单次静脉推注给药优于或劣于阿替普酶,但对于轻微神经功能障碍和无严重颅内血管阻塞的患者,可以考虑作为阿替普酶的替代（Ⅱb 推荐,B 级证据）。

7. 在阿替普酶治疗 24 小时内（有或无血管内治疗）抗血栓的风险尚不确定。在存在伴随病症的情况下,如果给予抗血栓治疗可以提供实质性获益,或不抗血栓会造成重大风险,可以考虑使用这种治疗（Ⅱb 推荐,B 级证据）。

［Ⅲ级推荐即不推荐］

1. 由于从症状发作到治疗的时间对患者预后的影响重大,因此不应为了监测患者有无进一步改善而延迟静脉阿替普酶治疗（C 级证据）。

2. 除阿替普酶和替奈普酶外,链激酶、去氨普酶等静脉纤维蛋白降解剂和静脉纤维蛋白溶解剂的获益仍未经证实,因此不建议在临床试验之外使用它们（B 级证据）。

3. 不建议使用超声溶栓作为静脉溶栓的辅助治疗（A 级证据）。

4. 应在静脉注射阿替普酶之前确定血糖水平,低血糖和高血糖可能类似急性脑卒中的表现。静脉阿替普酶不适用于非血管性疾病（B 级证据）。

5. 对于在过去 24 小时内接受了治疗剂量的低分子肝素（LMWH）的患者，不应给予静脉阿替普酶（B 级证据）。

6. 阿昔单抗不应与静脉阿替普酶同时使用（B 级证据）。

7. 对于正在使用直接凝血酶抑制剂或直接 Xa 因子抑制剂的患者，使用静脉 rt-PA 可能有害，不建议溶栓，除非敏感的实验室检查，如 aPTT、INR、血小板计数、ECT、TT 或恰当的直接 Xa 因子活性测定结果为正常；或患者未用这些药物 >2 天（假设肾代谢功能正常）。动脉 rt-PA 溶栓时同样应考虑这些问题（C 级证据）。

动脉溶栓

［ I 级推荐］

1. 发病 6 小时内的经过严格筛选的大脑中动脉梗死患者，不适合使用静脉溶栓者，初始采用动脉溶栓是有益的（B 级证据）。

2. 由于可使临床获益的用于动脉溶栓的阿替普酶的剂量不确定，美国 FDA 还未批准阿替普酶应用于动脉溶栓，机械取栓已经超越动脉溶栓成为一线疗法（C 级证据）。

［ II 级推荐］

对发病 6 小时内有静脉溶栓禁忌证的患者，经过仔细筛选可考虑进行动脉溶栓，但结局未知（ IIb 推荐，C 级证据）。

（二）欧洲指南（2008 年）

除发病 3~4.5 小时内患者推荐静脉溶栓的证据级别列为 A 级外，其余类似于美国指南。

（三）中国指南（2018 年）

详见《中国急性缺血性脑卒中诊治指南2018》。

（刘 鸣 陶文丹）

第三节 抗血小板治疗的成功与挑战

一、概述

抗血小板治疗是通过多种途径抑制血小板聚集，预防血栓形成从而降低缺血性脑卒中发生风险的治疗方法。抗血小板制剂主要包括阿司匹林、噻氯匹定、氯吡格雷、西洛他唑、糖蛋白IIb/IIIa受体拮抗剂等药物。抗血小板治疗主要用于缺血性卒中的二级预防（防再发）、急性期及高危患者的一级预防（防发病，目前研究证据仅限于阿司匹林）。抗血小板治疗是卒中领域研究力度最大、最成熟、使用面最广的疗法。抗血小板研究解决了很多临床常见问题，为临床实践提供了有用的证据，但仍有很多问题亟待解决。抗血小板治疗发展的历史、现状和展望为脑卒中防治其他疗法的研究提供了有益的借鉴。为更好地认识抗血小板治疗循证研究的全过程，本节根据获得证据的先后顺序从二级预防、急性期到一级预防进行描述。

二、研究历程与临床证据——已成功解决的问题

最早发现阿司匹林抗栓效果的是美国的 Craven 医生。1950 年，Craven 医生发现咀嚼一种含阿司匹林的口香糖（Aspergum）的患者在行扁桃体切除术后会发生严重的出血，因而认为阿司匹林有抗栓效果。随后他报道了在 8 000 例男性患者中使用阿司匹林预防冠状动脉和脑动脉血栓形成的论文。20 世纪 70 年代初，美国和英国相继发表了阿司匹林预防短暂性单眼失明的病例报告，引起了更多注意。1978 年，一项阿司匹林预防卒中的随机对照试验在 *The New England Journal of Medicine* 发表结果，加拿大协作研究组报告阿司匹林预防卒中对男性患者有效，但对女性患者无效，这一结果被美国 FDA 采用，写进了阿司匹林的使用说明书，影响了全世界的临床实践。此后世界上陆续广泛开展了阿司匹林对心脑血管病预防效果的临床试验。1994 年，牛津的研究者对已发表的有关临床试验进行了大样本荟萃分析，结果证明阿司匹林预防卒中对男女均有效，再次改变了临床实践。上述加拿大试验女性患者无效的错误结果是由于纳入的女性患者本来就少，再进行亚组分析而得出的假阴性结果所致。

缺血性脑卒中抗血小板治疗临床试验是从研究阿司匹林对缺血性脑卒中的二级预防效果开始的，首先证明了二级预防的有效，然后研究了在急

性期的应用,后来对一级预防的效果也进行了评价。通过半个世纪的不懈努力,抗血小板治疗的临床研究已经解决了下列临床问题:

(一)抗血小板药物长期二级预防利大于弊

1. 抗栓试验协作组(Antithrombotic Trialists' Collaboration, ATT)研究　抗栓试验协作组2002年发表的系统评价包括了195个随机对照试验,共140 000多例具有血管病高危因素的个体,比较使用一种抗血小板药物(绝大多数是阿司匹林)和不用抗血小板药组间脑卒中、心肌梗死和血管性死亡发生情况。分析既往有缺血性脑卒中或TIA病史的患者发现:

(1)抗血小板治疗的益处:共21个随机对照试验,包括23 000多例既往有缺血性脑卒中或TIA的患者,抗血小板治疗使严重血管事件的相对危险度下降了22%(95%CI 15%~27%)。即每1 000例接受约2年半治疗的患者,避免了36例不良事件的发生(其中25例是非致死性脑卒中),或每1 000例接受治疗的患者每年减少约15例严重血管事件的发生。因此,每年为避免1例严重血管事件发生需要抗血小板治疗的患者数(NNT)大约是67(即1 000/15)。抗血小板治疗也使既往有脑卒中或TIA的患者各种原因的死亡率减少了15/1 000。

(2)抗血小板治疗的风险

1)颅内出血:既往有缺血性脑卒中或TIA的患者接受约两年半治疗后,颅内出血绝对危险度的增加小于1/1 000。

2)严重颅外出血:抗血小板治疗使颅外出血增加了约1倍,主要是胃肠道出血[Stratified OR(SE):2.0(0.3)]。既往有缺血性脑卒中或TIA的患者,每1 000例接受治疗的患者,每年增加约2例颅外出血的危险,绝大多数是非致命性的。

因此,抗血小板治疗所引起的严重血管事件绝对危险度下降(大约每1 000例接受治疗的患者每年下降15例事件)的效益明显超过致出血的危害(大约每1 000例接受治疗的患者每年增加2例非致命性颅外出血),利大于弊显而易见。

2009年抗栓试验协作组在《柳叶刀》发表一项基于个体受试者数据的荟萃分析(individual participant data meta-analysis),进一步证实阿司匹林在二级预防中利大于弊的作用。该系统评价对16项二级预防研究中17 000例受试者数据汇总分析,结果显示,与对照组相比,阿司匹林组严重心血管事件显著降低(6.7% vs 8.2% per year, $p<0.001$),尽管出血性卒中发生增加,但未达到统计学差异(Risk Ratio 1.67, 95%CI 0.81~3.44, $p=0.07$)。

2. 研究和使用最多的抗血小板药——阿司匹林　阿司匹林是被最广泛研究的抗血小板药物。它通过不可逆地抑制环氧化酶,而抑制了前列腺素 H_2 的产生(后者被代谢为具有聚集血小板作用的血栓烷素 A_2),因此抑制了血小板聚集。

(1)益处:在近10 000例既往有缺血性脑卒中或TIA的患者(11个随机对照试验)中,阿司匹林使严重血管事件的危险性下降了17%($2p=0.000 09$),三年的绝对危险下降了30/1 000或每年下降约10/1 000。因此,既往有缺血性脑卒中或TIA的患者每年减少1例严重血管事件的发生需要阿司匹林治疗的患者数(NNT)大约是100。

(2)出血风险:阿司匹林组颅内出血的风险稍有增加,大约每治疗1 000例患者三年增加1例颅内出血。不同剂量阿司匹林的出血风险没有明显变化;ATT系统评价提示,阿司匹林使颅外出血的风险略增高,与前述抗血小板治疗总的风险相似;每天不同剂量阿司匹林严重颅外出血的风险相同;随机对照试验的荟萃分析发现,阿司匹林使胃肠道出血的相对危险度增加大约70%,不同剂量或不同剂型之间的胃肠道出血风险无统计学差异。仅3个试验报告了阿司匹林剂型的数据,肠溶剂型和普通剂型的相对危险度类似;关于老年人出血风险,2017年 *Lancet* 发表的一项观察性研究,共纳入3 166例首次发生TIA、缺血性卒中及心肌梗死后使用抗血小板治疗的患者(主要为阿司匹林且未规律服用质子泵抑制剂),其中50%的患者年龄在75岁以上(1 582例)。结果显示,与年龄在75岁以下者相比,75岁以上患者发生主要出血事件的风险比(HR)为3.10(95%CI 2.27~4.24; $p<0.000 1$),致命性出血事件的HR为5.53(95%CI 2.65~11.54; $p<0.000 1$),重大上消化道出血事件的HR为4.13

（95%CI 2.60~6.57；p<0.000 1），其中致残或致命性消化道出血风险尤为明显（HR=10.26；95%CI 4.37~24.13；p<0.000 1）。该研究结果提示，在75岁或以上人群中使用阿司匹林与致残或致命性出血的风险相关，并且比复发性缺血性卒中更有可能致残和致命。

（3）不同剂量的阿司匹林：每天75~325mg和500~1 500mg效果直接比较的试验表明这些剂量效果相同。在3 570例患者中，每天≥75mg和<75mg直接比较其防治血管事件的效果无统计学差异。然而，由于可信区间很宽，不能排除存在微小但临床上有重要差别的可能性。已有的随机对照试验证据表明，每天75~150mg阿司匹林和更高剂量的阿司匹林效果相似，但尚无充分证据显示每天小于75mg剂量同样有效。2018年《柳叶刀》发表的一项系统评价纳入分析了4项卒中二级预防试验，结果显示小剂量阿司匹林（25mg，b.i.d.）对体重<70kg者的心血管事件预防效果明显（HR=0.74，95%CI 0.63~0.87）；体重≥70kg者使用小剂量阿司匹林也有获益，但仅出现在急性期。未来是否依据体重调整阿司匹林预防剂量进行个体化防治尚需进一步研究证实。本研究结论尚不足以改变临床实践，可提示个体化用药是趋势，尚需研究。

3. **其他抗血小板制剂的效果** 阿司匹林仅仅作用于导致血小板激活的几个通路之一。因此，如果选择通过不同通路起作用的抗血小板药物或者与阿司匹林合用，就有可能比阿司匹林更有效。然而，两种抗血小板药物在临床效果上的差异可能很小。为了可靠地鉴别这种小差异，不同药物之间的随机对照试验需要数量非常大（成千上万）的患者。

关于氯吡格雷（一种thienopyridine，类似于噻氯匹定，抑制腺苷二磷酸结合到血小板受体），阿司匹林与双嘧达莫合用（后者被认为作用于多种途径提高血小板之间环磷腺苷的水平）、阿司匹林与氯吡格雷合用和西洛他唑等其他抗血小板药物的主要研究结果如下：

（1）氯吡格雷：CAPRIE（氯吡格雷与阿司匹林比较对有缺血性事件危险患者的预防效果）试验的目的是确定氯吡格雷是否与阿司匹林一样安全，而对有脑动脉、冠状动脉和外周动脉症状性血栓形成患者，血管事件的预防是否更加有效。该项研究有足够的检验效能来证明两种抗血小板药物效果之间现实的相对差异（10%）。将约20 000例最近有缺血性卒中（6 431）、心肌梗死（6 302），或症状性周围动脉疾病（6 452）的患者随机分到每天325mg阿司匹林组或每天75mg氯吡格雷组，平均随访约两年。结果发现每年缺血性卒中，心肌梗死或血管性死亡的风险在阿司匹林组是5.8%，氯吡格雷组是5.3%，后者的相对危险度降低8.7%（95%CI 0.3%~16.5%；2p=0.04），相应地每年绝对危险度下降0.5%（5/1 000）。两种药物（阿司匹林和氯吡格雷）的副作用发生率都很低。其他研究显示，在副作用方面，与阿司匹林相比，噻吩并吡啶类药物发生胃肠道出血和不适的风险降低，而颅内出血的风险无统计学差异。噻氯匹定与中性粒细胞减少症的增加有关，而氯吡格雷与此无关。与阿司匹林比较，噻氯匹定发生腹泻和皮疹的风险增加大约2倍，而氯吡格雷皮疹和腹泻的风险增加约1/3。

（2）阿司匹林与双嘧达莫合用：2013年发表的一项系统评价共纳入5项研究，结果显示，联合用药组较单用阿司匹林组，脑卒中复发率更低（OR 0.83；95%CI 0.72~0.96），两组间出血风险无统计学差异（OR 0.76；95%CI 0.38~1.12）。头痛是阿司匹林加缓释双嘧达莫常见的不良事件，影响药物依从性。更多内容见本书脑卒中预防章节（第十一章第三节）。

（3）阿司匹林与氯吡格雷合用：氯吡格雷和阿司匹林通过不同的抗血小板机制起作用，效果可能相互补充。我国CHANCE研究结果显示氯吡格雷和阿司匹林联合用药21天与单用阿司匹林相比，降低轻型卒中（NIHSS评分≤3分）和TIA高危患者90天内卒中发生率，且出血风险两组相似。POINT试验进一步证实联合应用氯吡格雷和阿司匹林（共用90天）与单用阿司匹林相比，降低轻型卒中和TIA高危患者90天严重缺血事件（包括缺血性卒中、心肌梗死或缺血事件导致的死亡）发生率，但出血风险高于单独使用阿司匹林组。随后发表的系统评价纳入10 447例发病24小时内的轻型卒中和TIA高危患者，结果显示，与单用阿司匹林组相比，发病24小时内联合使用氯吡格雷和阿司匹林组的非致死性卒中复发的相对风险降低70%，绝对危险度降低1.9%，但中-重度颅外出血发生的绝对危险度增加0.2%。该研究结果提示，对于轻型卒中和TIA高危患者，21天内或者更短（10天）的双联抗血小板治疗（氯吡格雷和阿司匹林）可使患者获益最大化，风险最小化。

（4）西洛他唑：西洛他唑具有抗血小板、扩血管、抑制平滑肌增殖等多种生物学活性，出血不良反应发生率低。我国缺血性卒中后西洛他唑与阿司匹林比较研究（CASISP）试验提示，两药在卒中复发上无显著差异，但阿司匹林组脑出血发生率显著高于西洛他唑组。日本的CSPS 2试验表明西洛他唑在缺血性卒中的二级预防方面优于阿司匹林，更少发生出血事件。随后发表的系统评价纳入2个研究，共3 477例亚洲患者，显示西洛他唑比阿司匹林更能降低血管性事件（6.77% vs 9.39%，RR 0.72，95%CI 0.57~0.91）和出血性卒中事件（0.53% vs 2.01%，RR 0.26，95%CI 0.13~0.55），但有更多轻微副作用（8.22% vs 4.95%，RR 1.66，95%CI 1.51~1.83）。2019年*Lancet Neurology*发表的一项日本多中心开放标签的随机对照试验，纳入1 884例高危（包括>50%颅内动脉狭窄；或>50%颅外动脉狭窄；或≥2种卒中危险因素）的非心源性脑梗死患者，比较分析了西洛他唑与阿司匹林或氯吡格雷联合用药组，与单用阿司匹林或氯吡格雷单药治疗组间缺血性脑卒中复发风险和不良事件的发生情况。研究发现，与单药治疗相比，接受联合治疗的高危患者，缺血性卒中复发的风险较低（HR=0.49，95%CI 0.31~0.76，p=0.001），两组患者每年发生严重或危及生命的出血风险无统计学差异（HR=0.66，95%CI 0.27~1.60，p=0.35）。

（5）三联抗血小板（阿司匹林、氯吡格雷联合双嘧达莫）：2018年在《柳叶刀》杂志上发表的TARDIS研究旨在明确阿司匹林、氯吡格雷及双嘧达莫三联强化抗血小板治疗在急性缺血性卒中或短暂性脑缺血发作（TIA）患者的安全性和有效性，共纳入3 096例，结果显示，强化组与指南治疗组复发性卒中或TIA的发生率无统计学差异［6% vs 7%，adjusted common odds（cOR）=0.9，95%CI 0.67~1.20］，但强化组严重出血性事件明显增加（adjusted cOR=2.53，95%CI 2.05~3.16），

提示目前尚无证据支持临床上使用三联抗血小板治疗。

4. **有心房纤颤的TIA或缺血性脑卒中患者的抗血小板治疗**　在ATT系统评价里，有心房纤颤患者抗血小板治疗的效果跟其他高危患者类似。2007年发表的有心房纤颤患者抗血栓治疗的系统评价显示，与安慰剂或不用药组相比，阿司匹林使脑卒中的风险下降了22%（95%CI 6%~35%）。然而，剂量调整的华法林与安慰剂或不用药组相比，使卒中的风险下降了64%（95%CI 49%~74%），较阿司匹林效果更加显著。2006年发表的ACTIVE-W显示，华法林组比阿司匹林+氯吡格雷双重抗血小板组的主要终点（脑卒中、心肌梗死、栓塞和血管性死亡）年发生率显著低，两组大出血发生率相似。2009年发表的ACTIVE二期研究（即ACTIVE-A）显示，对于不能或不愿接受口服抗凝药华法林的心房颤动患者，氯吡格雷联合阿司匹林治疗相比单用阿司匹林治疗组，可显著减少主要血管事件，大出血发生率和颅内出血发生率显著升高，但致命性出血和出血性脑卒中则没有显著升高。有心房纤颤和有小卒中或TIA病史的患者口服抗凝剂（目标INR约2.5）净效益比阿司匹林的净效益更大。但是，对抗凝治疗后出血风险大、或难以监测INR的患者阿司匹林是一种合理的选择。

（二）急性缺血性脑卒中抗血小板治疗的效果

2008年发表的Cochrane系统评价对急性缺血性脑卒中抗血小板的治疗效果进行分析，纳入12个随机对照试验，共包括43 041例急性缺血性脑卒中患者。结果提示，卒中后48小时内使用阿司匹林可降低脑梗死的复发且不增加出血风险，同时改善患者的长期预后。其中2个评价阿司匹林的试验，国际脑卒中试验（IST）和中国急性脑卒中试验（CAST）提供了98%的数据。

1. **阿司匹林对急性缺血性脑卒中的作用**　IST和CAST共将约40 000例发病48小时内的患者随机分为阿司匹林组（IST中每天300mg，CAST中每天160mg）或不用阿司匹林组，治疗时间为卒中后2~4周内。

早期结局（住院期间）：对CAST和IST的汇总分析发现，早期应用阿司匹林每治疗1 000例

患者,住院期间缺血性脑卒中的复发减少7例,差异有显著统计学意义($2p<0.000\ 001$);每治疗1 000例无复发的脑卒中患者可减少4例死亡,其差异不甚显著($p=0.05$)。早期应用阿司匹林每治疗1 000例患者增加2例出血性卒中(包括出血性转化),但差异无统计学意义($p=0.07$)。在治疗期间,阿司匹林每治疗1 000例患者增加4例颅外出血($p=0.000\ 01$),但对于没有同时接受抗凝治疗的患者,每治疗1 000例只增加2例颅外出血。总的来说,早期应用阿司匹林的净效益是使每1 000例接受治疗的患者院内卒中的复发或死亡下降9例($p=0.001$)。

对绝大多数患者,不论其年龄、性别、症状发生到随机入组的时间、有或无心房纤颤、意识状态、收缩压、卒中亚型、CT扫描结果如何、是否合并应用肝素,阿司匹林对急性缺血性卒中的相对和绝对效益是相似的。在没有事先做CT扫描而进行随机分组的9 000例(22%)患者中,阿司匹林也显示了净效益,出血性卒中的发生没有增多;甚至在不小心被纳入的800例(2%)出血性卒中患者中,也没有出现显著危害的证据(卒中复发或死亡,阿司匹林组63例,对照组67例)。

晚期结局(卒中后1~6个月):早期应用阿司匹林使随访期末(卒中发生后1~6个月)死亡或依赖率显著降低($OR=0.95,95\%CI\ 0.91\sim0.99$),即每治疗1 000例患者,可减少13例发生死亡或依赖。

2. 氯吡格雷和阿司匹林联合使用对轻型卒中和TIA高危患者的作用 我国CHANCE研究发现,早期(发病后24h内)联合使用氯吡格雷和阿司匹林21天可减少轻型卒中(NIHSS评分≤3分)和TIA高危患者90天内卒中复发(缺血性或出血性),使用双联抗血小板药物治疗优于单用阿司匹林($HR=0.68,95\%CI\ 0.57\sim0.81$)。近期完成的POINT研究也显示,与单用阿司匹林组相比,早期(发病后12h内)使用联合氯吡格雷和阿司匹林并维持90天也可降低严重缺血事件(包括缺血性卒中、心肌梗死或缺血事件导致的死亡)发生率($HR=0.75,95\%CI\ 0.59\sim0.95$),但增加严重出血的风险($HR=2.32;95\%CI\ 1.10\sim4.87$)。CHANCE研究随访1年的结果显示,与单用阿司匹林组相比,双联抗血小板治疗组(氯吡格雷和

阿司匹林)可降低1年内卒中(缺血性或出血性)复发率(10.6% vs 14.0%,$HR=0.78$;$95\%CI\ 0.65\sim0.93$;$p=0.006$)。

3. 其他抗血小板药物的作用

(1)血小板糖蛋白Ⅱb/Ⅲa受体拮抗剂:血小板糖蛋白Ⅱb/Ⅲa受体拮抗剂能抑制受体的构象改变,阻断因激活血小板糖蛋白Ⅱb/Ⅲa受体导致纤维蛋白原联结和聚集的共同通道。因此可能会有更强的抗血小板效果,同时会比其他抗血小板药物更易引起出血。随机对照试验证明,在急性冠状动脉综合征和经皮冠状动脉介入治疗的患者中,应用阿司匹林联合短期静脉应用血小板糖蛋白Ⅱb/Ⅲa受体拮抗剂能降低随后的血管事件(主要是心肌梗死和死亡)风险,效果能长期维持,获益超过了出血风险,出血主要发生在腹股沟的血管穿刺部位。该药也因增加血管再通率而被考虑用于急性缺血性卒中。然而,最近关于糖蛋白Ⅱb/Ⅲa受体拮抗剂的Cochrane系统评价发现,这些药物与颅内出血风险增加具有相关性,而死亡或残疾无明显改善。大部分研究使用阿昔单抗,其中AbEsTT研究是一项检验阿昔单抗治疗急性缺血性脑卒中的有效性和安全性的Ⅲ期临床试验,由于中期的风险/收益分析显示不利而被提前终止。同类药物如依替巴肽、替罗非班(tirofiban)的安全性和有效性也有待大样本多中心随机对照临床试验结果予以证实。

(2)二磷酸腺苷受体拮抗剂(例如替卡格雷、普拉格雷和氯吡格雷):2016年发表的SOCRATES试验(阿司匹林或替卡格雷治疗急性卒中或TIA临床研究)是一项多中心随机、双盲、安慰剂对照试验,研究纳入13 199例40岁以上急性卒中或高危TIA患者,比较了轻型卒中(NIHSS≤5分)或高危TIA患者(ABCD2评分≥4分)在发病24小时内启动替卡格雷或阿司匹林的有效性和安全性,主要结局指标为发生终点事件的时间、心肌梗死或90天内死亡。该研究未显示替卡格雷优于阿司匹林($HR=0.89,95\%CI\ 0.78\sim1.01$)。然而,因为在安全性上两组无显著差异,因此对于阿司匹林禁忌的患者,替卡格雷可能是合理的选择。随后SOCRATES试验的亚组分析研究评价了阿司匹林或替卡格雷治疗同侧动

脉粥样硬化性狭窄的急性脑卒中或 TIA 患者（共3 081 例）的疗效。研究结果提示，在伴有同侧动脉粥样硬化性狭窄的急性脑卒中或 TIA 患者中，替卡格雷在 90 天内预防卒中、心肌梗死或死亡的发生优于阿司匹林（HR=0.68，95%CI 0.53~0.88，p=0.003）。

2019 年发表了一项 3 期随机非劣效性试验（PRASTRO-I），比较了普拉格雷和氯吡格雷治疗非心源性缺血性卒中的效果。研究纳入日本 224 家医院的 3 747 名患者，主要终点指标是意向治疗人群中缺血性卒中（致命性和非致命性）、心肌梗死（致命性和非致命性）和其他血管原因导致死亡的复合发生率。结果提示，普拉格雷与氯吡格雷组主要终点指标（RR 1.05，95%CI 0.76~1.44）和出血事件发生率无统计学差异（RR 0.77，95%CI 0.41~1.42）。致命性出血发生率无差异，普拉格雷组 18 例（1%），氯吡格雷组有 23 例（1%）。该研究提示，在日本非心源性卒中患者中，在预防缺血性卒中、心肌梗死和其他血管原因死亡方面，普拉格雷相对于氯吡格雷的非劣效性未得到证实，也未观察到安全性问题。

（3）其他抗血小板药物（例如噻氯匹定，血栓素合成酶抑制剂，OKY 046，阿司匹林与双嘧达莫合用等）：急性期研究数据非常有限，还有待于进一步的临床试验评价其安全性和有效性。

（三）一级预防抗血小板治疗的进展

抗血小板药物在缺血性卒中二级预防和急性期的治疗效果已有充分的高级别证据。而在一级预防中的作用研究相对较少，目前只对阿司匹林进行了研究。早期妇女健康研究纳入 39 876 例 45 岁或以上无症状的妇女，随机分为隔日给予 100mg 阿司匹林组或安慰剂组，随访 10 年至出现第一个严重血管事件（心肌梗死、脑卒中或血管性死亡）。阿司匹林组主要联合终点指标有降低但未达统计学意义，总的脑卒中相对风险降低 17%（p=0.04），NNT=5 000。胃肠道出血风险增加（p=0.02），NNH=10 000。缺血性卒中风险降低 24%，有统计学差异（p=0.009）。65 岁或以上的妇女效果更好。2008 年发表的 JPAD 试验纳入 2 539 例糖尿病且无动脉粥样硬化病史的患者，随机分为低剂量阿司匹林（81~100mg/d）

组与不用阿司匹林组，分析发现，两组在血管事件发生、脑血管事件发生方面无统计学差异。同年发表的 POPADAD 研究也表明阿司匹林不能降低糖尿病患者血管事件发生的风险。2009 年发表的 ATT 分析研究共纳入 6 项一级预防的研究，结果提示使用阿司匹林进行一级预防，可使血管事件相对风险降低 12%（阿司匹林 vs 对照组 0.51% vs 0.57% per year，p=0.0001），主要是由于降低了心肌梗死（0.18% vs 0.23% per year，p<0.000 1），致死性的血管事件无差异（0.19% vs 0.19% per year，p=0.7），男性与女性具有同样的效果。2009 年发表的 AAA 研究对阿司匹林在心脑血管事件一级预防中的地位提出了质疑。AAA 研究筛查 28 980 名无心血管疾病症状的受试者 ABI（ankle brachial index）。低 ABI 者（ABI≤0.95，n=3 350）纳入临床试验，随机分为阿司匹林组（100mg/d）和安慰剂组。结果显示，与安慰剂相比，阿司匹林对冠脉事件、脑卒中和冠脉血运重建的影响无统计学差异。意大利 Carlo Patrano 教授分析了两个研究，指出 AAA 试验存在设计缺陷，阴性结果可能与其样本量较小而不足以确切证实 ATT 研究中心血管事件相对风险降低 12% 的结果。美国 AHA/ASA 2014 年脑卒中一级预防指南推荐，阿司匹林可用于女性首次卒中预防，包括糖尿病患者，其效益大于风险（IIa 推荐，B 级证据）。

2018 年《柳叶刀》发表的一项系统评价，纳入 10 项阿司匹林一级预防的随机对照试验研究，汇总分析了 117 279 例个体数据，结果显示，随着体重增加，75~100mg/d 阿司匹林在减少心血管事件方面的效果减弱（p=0.007 2）。对于体重为 50~69kg 的受试者，小剂量阿司匹林对心血管事件的预防效果最佳（HR=0.75，95%CI 0.65~0.85），但在体重≥70kg 的受试者中却未显示获益（HR=0.95，95%CI 0.86~1.04）。该研究提示，阿司匹林的用药剂量应结合患者体重确定——体重较轻者可以用较小剂量阿司匹林，体重较大者应用较大剂量阿司匹林的效果更好。

随后发表的 ASCEND（A Study of Cardiovascular Events in Diabetes）、ASPREE（Aspirin in Reducing Events in the Elderly）和 ARRIVE（Aspirin to

Reduce Risk of Initial Vascular Events）三项研究结果以及最新关于阿司匹林一级预防的荟萃分析,使阿司匹林在一级预防中的作用进一步受到质疑与挑战。ASCEND、ASPREE 和 ARRIVE 三项研究结果详见本书脑卒中预防章节（第十一章第二节）。2019 的荟萃分析纳入 11 项研究共 157 248 例未确诊的动脉粥样硬化疾病的研究对象,结果显示,与安慰剂相比,阿司匹林并不降低全因死亡率（RR 0.98, 95%CI 0.93~1.02）,反而增加大出血事件（RR 1.47, 95%CI 1.31~1.65）和颅内出血事件的发生（RR 1.33, 95%CI 1.13~1.58）。

至此,抗血小板药物在卒中一级预防中的作用依然扑朔迷离。目前研究结果显示,无选择地给予阿司匹林进行一级预防,尚无明显获益而出血风险增加,如何在一级预防中平衡血栓形成及出血风险,筛选高危患者进行个体化使用阿司匹林的益处尚需更多研究证实。在临床实践中可根据指南推荐意见用药。

三、抗血小板治疗研究的新挑战

虽然抗血小板药物的研究在缺血性卒中的二级预防和急性期治疗中已经取得显著成功,走在卒中药物研究的最前列,但仍然还有很多问题没有答案,需要进一步的研究证据,面临新的挑战。例如,阿司匹林的药效较小及胃肠道副作用问题还不能完全满足人们的期望,氯吡格雷及双嘧达莫与阿司匹林合用比阿司匹林更有效和安全,但由于价格较高,多数患者尚难以支付长期使用的费用等。待研究的问题主要包括以下几个方面:

（一）二级预防

阿司匹林不同剂量效果差异的比较,最长疗程（现有研究最多使用了 5 年）问题? 阿司匹林抵抗问题,其他抗血小板药物之间的疗效差异? 双联抗血小板的用药时长? 轻型以外的其他患者双抗可能获益的亚组或个体患者? 探索比阿司匹林疗效显著并安全且价格能长期承受的药物等。无脑卒中临床症状或体征仅影像学发现的梗死灶（静止性脑梗死）是否应该作为二级预防进行抗血小板治疗? 合并颅内微出血患者长期抗血小板的出血风险与获益如何? 对于阿司匹林抵抗或氯吡格雷基因慢代谢型的患者,基因或血小板功能检测在指导抗血小板治疗中的作用如何?

（二）急性期治疗

除阿司匹林外其他抗血小板药物的疗效和安全性还缺乏随机对照研究证据。急性期双联抗血小板药物更多适宜人群、药物选择及使用时机、疗程等问题尚需更多研究去证实。未来关于短期应用双联抗血小板药物（氯吡格雷和阿司匹林）对出血风险低的中度卒中患者的疗效、抗血小板药物与其他药物的组合使用的利弊等有待进一步探索。

（三）一级预防

一级预防中如何准确选择阿司匹林获益大于出血等潜在风险的人群? 阿司匹林单一剂量（75~100mg/d）是否适合不同年龄和体重个体的一级预防? 除阿司匹林外,其他抗血小板药物在一级预防中的作用尚不清楚。

四、临床应用——指南意见

由于抗血小板治疗的证据相对较多,国内外指南推荐意见比较一致,归纳如下:

1. **急性期** 急性缺血性卒中或 TIA 后应每天口服 150~300mg 阿司匹林,尽早开始,接受溶栓治疗的患者应于溶栓后 24 小时以后开始使用。急性期（约 2 周）后,阿司匹林应改用预防剂量,每天 50~300mg 继续应用。对于未接受静脉溶栓治疗的轻型卒中患者（NIHSS 评分≤3 分）,在发病 24 小时内应尽早启动双重抗血小板治疗（阿司匹林联合氯吡格雷）并维持 21 天。

2. **二级预防** 除阿司匹林外,可作为起始用药的抗血小板药物,还有氯吡格雷 75mg/d,阿司匹林 25mg 与缓释双嘧达莫 200mg 复合剂,2 次/d 等。阿司匹林过敏或副作用不能耐受者,可用氯吡格雷或双嘧达莫与阿司匹林复合剂。发病在 24 小时内轻型卒中（NIHSS 评分≤3 分）和 TIA 高危患者,应尽早给予阿司匹林联合氯吡格雷治疗 21 天,但应密切观察出血风险,此后可单用阿司匹林或氯吡格雷。

有心房纤颤但因各种原因不能口服抗凝剂的患者应该给服阿司匹林单药治疗,也可以选择阿司匹林联合氯吡格雷抗血小板治疗。

3. **一级预防** 基于最新研究证据,美国

ACC/AHA 2019 心脑血管事件一级预防指南更新了无动脉粥样硬化性心血管疾病患者中应用阿司匹林预防心脑血管事件的推荐。推荐对于心脑血管事件风险较高且不具有出血高危因素的40~70 岁患者，可以考虑应用小剂量 75~100mg/d 阿司匹林（Ⅱb 推荐，A 级证据）。年龄 >70 岁的个体，不建议将阿司匹林用于心脑血管事件的一级预防（Ⅲ 推荐，B-R 级证据）。伴有任何出血高危因素的个体均不宜将阿司匹林用于心脑血管事件的一级预防（Ⅲ 推荐，C-LD 级证据）。中国脑血管病一级预防指南 2019 推荐对于 ASCVD 高风险（10 年风险 >10%）、且出血风险低的人群，可考虑使用小剂量阿司匹林（75~100mg/d）进行脑血管病的一级预防（Ⅲ 级推荐，A 级证据）。使用阿司匹林时，应充分评估出血风险，权衡利弊，进行个体化选择。对于治疗获益可能超过出血风险的女性高危患者，可以考虑使用阿司匹林（100mg/ 隔天）进行脑卒中的一级预防（Ⅲ 级推荐，B 级证据）。可以考虑阿司匹林用于预防慢性肾病患者（eGFR<45mlR<45^{-1}·1lR<45^{-2}）首次脑卒中的发生（Ⅲ 级推荐，C 级证据）。但这一建议并不适用于严重肾病患者（4 或 5 期，eGFR<30mlR<30^{-1}·1lR<30^{-2}）；不推荐在 ASCVD 中低风险（10 年风险 <10%）的人群中使用阿司匹林预防首次脑卒中的发生（A 级证据）；不推荐 70 岁以上老年人使用阿司匹林预防首次脑卒中的发生（B 级证据）。

（刘　鸣　刘峻峰）

第四节　抗凝——何者受益？何时使用？

一、概述

抗凝药物用于治疗急性缺血性脑卒中已有近70 年的历史，作为缺血性脑卒中预防和治疗的手段之一，是脑卒中急性期最受争议的药物。抗凝治疗因其预防脑梗死复发的效果和导致出血的副作用都显而易见，故哪些患者可从中获益（利大于害）、何时开始进行治疗一直都是研究的热点，也一直是国际脑卒中学术会议上辩论的焦点。

二、研究历程与证据

20 世纪初，美国 Johns Hopkins 医院的医学生 Mclean 首先分离出抗凝化合物。后来 Link 等发现了一种天然香豆素，这种天然香豆素是牛草腐烂后形成的一种物质，可以引起牛的出血。20 世纪 50 年代，临床医生开始对短暂性脑缺血发作（transient ischemic attack，TIA）、进展性脑卒中和完全性脑卒中使用抗凝剂。1962 年发表了第一个评价抗凝剂治疗各种缺血性脑卒中效果的随机对照试验，但该研究没有证明其疗效。人们曾一度对抗凝剂在脑卒中的应用失去兴趣，后来认识到上述试验开展于 CT 问世以前，当时很难准确区别缺血与出血，且受早期研究方法的局限，其结果的可靠性较差。随着对脑卒中防治的重视和 CT 的普及，人们于 20 世纪 90 年代再次燃起对抗凝剂的临床研究热情，抗凝剂在心房颤动患者中预防脑卒中的效果被证明后，更加鼓舞了研究者们，先后进行了多项临床试验，逐渐明确了抗凝治疗的适应证。对于缺血性脑卒中发生后是否使用抗凝治疗应根据患者有无心房颤动，是急性期或非急性期，有无出血倾向等问题来决定。关于这些问题的研究证据如下：

（一）缺血性脑卒中急性期使用抗凝剂获益大于风险吗？

1. 急性期使用抗凝剂对缺血性脑卒中弊大于利　研究显示，TIA 或小卒中后 7 天内复发的风险为 10%，1 月内复发的风险为 20%。故预防早期复发对改善预后、降低死亡或残疾有重要价值。Peter AG Sandercock 等 2015 年的 Cochrane 系统评价纳入了 24 个随机对照试验（randomized controlled trial，RCT）共 23 748 例患者，以评估急性缺血性脑卒中患者急性期（发病后 14 天内）使用抗凝剂的治疗效果及安全性；2015 年发表的系统评价是在 2008 年基础上的更新，相较前版未新增符合纳入标准的研究。纳入研究的受试者年龄范围在 28~92 岁，有较多受试者年龄超过 70 岁；大多数研究中男性略多于女性；大多数研究排除了出血高风险患者（如凝血功能紊乱、肝肾功能衰竭）。纳入研究使用的抗凝剂包括：普通肝素（8 个 RCT：6 个皮下给药，2 个静脉给药）、低分子肝素（8 个 RCT）、类肝素（3 个 RCT：

2 个皮下给药，1 个静脉给药）、口服维生素 K 拮抗剂（2 个 RCT：1 个为双香豆素，1 个为苯茚二酮）、凝血酶抑制剂（3 个 RCT：2 个为 MD805，1 个为阿加曲班）。纳入研究的给药时间分别是脑卒中发生后 12 小时内（1 个 RCT）、24 小时内（2 个 RCT）、48 小时内（10 个 RCT）、14 天内（11 个 RCT）。结果发现，基于 11 个试验（22 776 例患者）的荟萃分析提示，急性期抗凝治疗未能降低随访期末任何原因导致的死亡风险（OR=1.05，95%CI 0.98~1.12），并且基于 8 个试验（22 125 例患者）的荟萃分析也提示，急性期抗凝治疗也未降低随访期末死亡或残疾风险（OR=0.99，95%CI 0.93~1.04）。此外，急性期抗凝治疗虽降低了缺血性脑卒中复发风险（OR=0.76，95%CI 0.65~0.88），但也增加了症状性颅内出血风险（OR=2.55，95%CI 1.95~3.33）；急性期抗凝治疗虽降低了症状性肺栓塞发生风险（OR=0.60，95%CI 0.44~0.81），但该获益也被颅外出血风险增加所抵消（OR=2.99，95%CI 2.24~3.99）。根据当前随机对照试验的研究证据，缺血性脑卒中患者急性期抗凝治疗并无近期或远期利大于害的净效益；急性期抗凝治疗虽可降低脑卒中复发风险、深静脉血栓形成和肺栓塞发生风险，但也明显增加了颅内和颅外出血风险。

2. 急性期使用抗凝剂不优于抗血小板药物 Eivind Berge 等 2002 年的系统评价共纳入 4 个较高质量的随机对照试验（16 558 例患者），比较了缺血性脑卒中急性期（发病后 14 天内）使用抗凝剂与抗血小板药物的治疗效果及安全性。这 4 个研究均纳入发病 48 小时内的患者；大多数受试者年龄超过 70 岁；所有纳入研究均排除了症状很轻微（如没有运动症状）或症状最严重（如昏迷）的患者。纳入研究使用的抗凝剂包括：普通肝素（2 个 RCT；均为皮下注射）、低分子肝素（2 个 RCT）；所有纳入研究的对照组均采用阿司匹林。结果显示，在降低"死亡或残疾"这一长期随访结局方面，缺血性脑卒中急性期抗凝治疗并不优于阿司匹林治疗（OR=1.07，95%CI 0.99~1.15）。在随访期末死亡指标方面，从绝对风险角度看，缺血性脑卒中急性期抗凝治疗组死亡事件绝对数量增加较小，与阿司匹林组相比每 1 000 例接受抗凝治疗患者死亡事件增加 20 例（95%CI 0~30）；

从相对风险角度看，抗凝治疗组死亡风险较阿司匹林组明显增加（OR=1.10，95%CI 1.01~1.21）。与阿司匹林组相比，缺血性脑卒中急性期抗凝治疗可显著增加症状性颅内出血风险（OR=2.27，95%CI 1.49~3.46）；亚组分析也显示不同类型、剂量、给药方式的抗凝剂或患者特征之间没有差异。另一方面，与单独使用阿司匹林相比，普通肝素联合阿司匹林治疗没有表现出净效益；但是亚组分析显示，低剂量普通肝素联合阿司匹林可能存在微弱的降低脑卒中复发（OR=0.75，95%CI 0.56~1.03）和脑卒中早期（14 天内）死亡（OR=0.84，95%CI 0.69~1.01）的作用，而没有明显的副作用。因此，缺血性脑卒中急性期给予抗凝治疗并不优于抗血小板治疗，而低剂量普通肝素联合阿司匹林治疗所表现出来的微弱效益还需要进一步研究证实。

3. 急性期使用低分子肝素或类肝素不优于普通肝素 Peter AG Sandercock 2017 年的系统评价纳入 9 个随机对照试验（3 137 例患者），比较了缺血性脑卒中患者急性期（发病后 14 天内）使用低分子肝素或类肝素与普通肝素相比是否可降低死亡或残疾风险。该研究采用自随机开始 6 个月内的死亡或日常活动需要帮助的患者比例为主要结局指标，发现纳入研究均未报道该主要结局指标从而无法进行分析评价。对次要结局指标的分析提示，除了低分子肝素或类肝素比普通肝素在预防深静脉血栓形成方面更有效（OR=0.55，95%CI 0.44~0.70）以外，没有证据证实在缺血性脑卒中发生后 14 天内给予抗凝治疗有其他治疗效果，且预防深静脉血栓形成的效果可能被增加的颅内出血或主要颅外出血所抵消；需注意目前证据仍欠充分，还需进一步研究。故当前没有证据支持低分子肝素能降低急性缺血性脑卒中患者的死亡或残疾风险，不推荐脑卒中急性期常规使用低分子肝素进行抗凝治疗。

因此，缺血性脑卒中急性期给予抗凝治疗不能取得明确而有效地降低死亡或残疾以及预防卒中复发的效果，而且不同类型、剂量、给药途径的抗凝剂之间不存在治疗效果及安全性差异。对大多数缺血性脑卒中患者不推荐无选择地进行急性期抗凝治疗。对低剂量普通肝素联合阿司匹林微弱的降低卒中复发及死亡率的作用还需要更多大型随机对照试验的证实。

（二）缺血性脑卒中二级预防何者使用抗凝剂：心源性栓塞性脑卒中 vs 非心源性脑卒中

缺血性脑卒中急性期后长期二级预防是否需要使用抗凝剂，主要取决于患者有无心房颤动。预防心源性脑栓塞的发生是抗凝剂的主要用途，心房颤动患者是抗凝治疗的主要受益者。风湿性心房颤动已公认需使用抗凝剂，且风湿性心脏病在发达国家少见，故研究较少。

心房颤动患者多数为非风湿性心房颤动，非瓣膜性心房颤动患者增多已成为当今世界老龄化人群的突出问题。心房颤动与急性缺血性脑卒中的研究历史可以追溯到 20 世纪 40 年代末 50 年代初；1949—1951 年，美国 C.Miller Fisher 在波士顿城市医院跟随 Raymond Adams 医生进行神经病理研究时，首次将心房颤动与大面积心源性栓塞性脑卒中联系起来，并在 1972 年给《柳叶刀》主编写信建议对慢性心房颤动患者进行长期抗凝治疗。1978 年，Philip A. Wolf 医生与其同事在 *Neurology* 发表论文，通过著名的 Framingham 心脏研究提出非瓣膜性心房颤动患者脑卒中发生风险增高 5 倍的经典结论，引发了后续世界范围内对心房颤动患者比较口服抗凝剂与安慰剂或阿司匹林效果和安全性的研究浪潮。

对于已发生 TIA 或缺血性脑卒中的心房颤动患者（二级预防），抗凝剂预防脑卒中疗效优于阿司匹林的地位已经确立。2004 年 Ritu Saxena 等分别评估了抗凝治疗与安慰剂和抗血小板治疗（主要是阿司匹林）对已发生 TIA 或缺血性脑卒中的心房颤动患者二级预防的相对效果，两个研究均发现：无论是与安慰剂还是与抗血小板治疗（主要是阿司匹林）相比，华法林治疗都可明显降低复发性脑卒中风险和全部血管事件风险，且没有明显增加颅内出血风险。2007 年 Robert G.Hart 等对非瓣膜性心房颤动患者行抗栓治疗预防脑卒中效果的荟萃分析纳入了更多研究（29 个 RCT，28 044 例患者），研究显示：与对照组相比，剂量调整华法林（6 个试验，2 900 例患者）可使脑卒中事件风险降低 64%（95%CI 49%~74%），阿司匹林可使脑卒中事件风险降低 22%（95%CI 6%~35%）；与抗血小板治疗相比，

剂量调整华法林可使脑卒中事件相对风险度降低 39%（95%CI 22%~52%）；与抗血小板治疗相比，剂量调整华法林对脑卒中二级预防的需治疗患者数（number needed to treat，NNT）为 24。这些研究证实了华法林在伴心房颤动的缺血性脑卒中患者二级预防中明显优于抗血小板药物，奠定了华法林在心源性缺血性脑卒中二级预防中的优势地位。

然而，对于已发生 TIA 或缺血性脑卒中的非心源性栓塞患者，抗凝治疗预防脑卒中效果并不优于抗血小板治疗。2009 年 Peter AG Sandercock 等的系统评价纳入了 11 个随机或半随机试验（2 487 例既往有非心源性缺血性脑卒中或 TIA 的患者），评估对既往有非心源性缺血性脑卒中或 TIA 患者给予长期抗凝治疗（至少 1 个月）是否可获益。研究结果显示：长期的抗凝治疗并不能降低患者病死或残疾率（OR=0.83，95%CI 0.52~1.34），也不能预防缺血性脑卒中复发（OR=0.85，95%CI 0.66~1.09）；相反，长期抗凝治疗还增加致命性颅内出血风险（OR=2.54，95%CI 1.19~5.45）和主要颅外出血风险（OR=3.43，95%CI 1.94~6.08）。研究者得出结论：对非心源性缺血性脑卒中或 TIA 患者的二级预防，不推荐使用抗凝剂治疗。2012 年 De Schryver 等发表的系统评价收集了 8 个高质量随机对照试验（包括 5 762 例既往 6 个月内有 TIA 或小卒中的患者），比较了进行长期（大于 6 个月）口服维生素 K 拮抗剂（华法林、苯丙香豆素、醋硝香豆素）治疗与抗血小板治疗对动脉源性缺血性脑卒中二级预防的效果及安全性，并且进行亚组分析比较低强度（INR 1.4~2.8）、中等强度（INR 2.0~3.6）和高强度（INR 3.0~4.5）抗凝治疗的效果及安全性。结果显示：任何强度的抗凝治疗在降低脑梗死复发方面均不比抗血小板治疗更有效；低强度抗凝治疗的出血风险与抗血小板治疗类似（RR 1.27，95%CI 0.79~2.03）；但是中等强度和高强度的抗凝治疗（INR 2.0~4.5）明显地表现出不安全性，出血风险更高（中等强度：RR 1.93，95%CI 1.27~2.94；高强度：RR 9.0，95%CI 3.9~21）。因此，对于推测为动脉原因引起的 TIA 或小卒中患者的二级预防，有充分的证据显示任何剂量的维生素 K 拮抗剂均不比抗血小板治疗更有

效；中等强度和高强度的抗凝治疗明显增加出血风险。

综上，对已发生 TIA 或缺血性脑卒中的心房颤动患者，在兼顾安全性的同时，可行抗凝治疗预防脑卒中的复发；对其他非心源性脑卒中患者，抗凝不应作为常规治疗来预防脑卒中的复发，而应进行抗血小板治疗。

（三）缺血性脑卒中一级预防使用抗凝剂：何者获益？

脑卒中一级预防是针对有脑卒中风险但尚未发生脑卒中的患者，干预可改变的危险因素从而降低脑卒中的发生。2005 年 Maria I Aguilar 等发表的系统评价研究了口服抗凝剂对既往无脑卒中史和 TIA 史的非瓣膜性心房颤动患者脑卒中一级预防的效果和安全性，共纳入 5 个随机对照试验（2 313 例患者），其中 1 154 例患者随机分配到口服抗凝剂组并接受了调整剂量华法林治疗，INR 平均控制在 2~2.6 之间，平均随访期为 1.5 年。结果显示：华法林可以显著减少缺血性脑卒中（OR=0.34，95%CI 0.23~0.52）、所有类型脑卒中（OR=0.39，95%CI 0.26~0.59）、所有致残或致死性脑卒中（OR=0.47，95%CI 0.28~0.80）、死亡（OR=0.69，95%CI 0.5~0.94），及所有脑卒中、心肌梗死和血管性死亡组成的联合终点事件（OR=0.56，95%CI 0.42~0.76）。此外，抗凝治疗组颅内、颅外出血率并没有显著升高。因此，调整剂量华法林（INR 范围 2~3）可以有效降低非瓣膜性心房颤动患者发生脑卒中、致残或致死性脑卒中、和死亡等风险，且没有明显增加出血风险。对非瓣膜性心房颤动患者进行脑卒中一级预防时，每年每 1 000 例心房颤动患者接受调整剂量华法林，可预防约 25 例脑卒中的发生和约 12 例致残或致死性脑卒中的发生。

2007 年 Maria I Aguilar 等还研究了口服抗凝剂与抗血小板治疗相比，对既往无脑卒中史和 TIA 史的非瓣膜性心房颤动患者预防主要血管事件的相对效果；该系统评价共纳入 8 个随机对照试验（9 598 例患者），试验组主要为调整剂量华法林，对照组为阿司匹林（剂量范围为每天 75~325mg），纳入患者平均随访时间为 1.9 年 / 每人。结果提示：与抗血小板相比，口服抗凝剂组患者所有类型脑卒中发生风险更低（OR=0.68，95%CI 0.54~0.85），缺血性脑卒中发生风险更低（OR=0.53，95%CI 0.41~0.68），系统性栓塞发生风险更低（OR=0.48，95%CI 0.25~0.90）。口服抗凝剂组致死性或致残性脑卒中（OR=0.71，95%CI 0.59~1.04）和心肌梗死（OR=0.69，95%CI 0.47~1.01）发生风险较低，但没有统计学差异。口服抗凝治疗与抗血小板治疗在血管性死亡风险（OR=0.93，95%CI 0.75~1.15）、全因死亡风险（OR=0.99，95%CI 0.83~1.18）方面没有差异。口服抗凝剂组颅内出血风险增加（OR=1.98，95%CI 1.20~3.28）。与抗血小板治疗相比，调整剂量华法林等抗凝治疗可使非瓣膜性心房颤动患者脑卒中风险、致残性脑卒中风险和其他主要血管事件风险降低约 1/3。

这两个系统评价提示，对非瓣膜性心房颤动患者这一高危人群应该进行调整剂量华法林口服抗凝治疗以进行缺血性脑卒中的一级预防。

三、非维生素 K 拮抗剂口服抗凝剂：优势与局限

虽然传统口服抗凝剂如华法林在心源型脑梗死二级预防、非瓣膜性心房颤动脑卒中高危患者一级预防方面的疗效和安全性已获肯定和广泛认可，但是其起效缓慢、需频繁监测调整剂量、易受其他药物和食物的影响等局限，使华法林临床实践中的应用受限。正是因华法林的这些局限，促进了目前新型口服抗凝剂的研发，并取得了突破性进展。新型口服抗凝剂主要是非维生素 K 拮抗剂口服抗凝剂（non-vitamin K antagonist oral anticoagulants，NOAC），其作用靶点是凝血酶或凝血因子Ⅹa，主要药物有达比加群（Dabigatran）、利伐沙班（Rivaroxaban）、阿哌沙班（Apixaban）和依度沙班（Edoxaban）等。

1. NOAC 对心房颤动患者脑卒中预防效果显著 目前有四项Ⅲ期临床试验证实了 NOAC（与华法林对比）对心房颤动患者预防脑卒中的效果和安全性，分别是 RE-LY 试验（达比加群）、ROCKET-AF 试验（利伐沙班）、ARISTOTLE 试验（阿哌沙班）、ENGAGE AF-TIMI 48 试验（依度沙班）。Christian T Ruff 等随后对 NOAC 与华法林相比的效果和安全性进行了系统评价，最终纳入了上述 4 个试验共 71 683 例患者；42 411 例患

者接受 NOAC 治疗，29 272 例患者接受华法林治疗；结果显示：与华法林组相比，NOAC 组脑卒中和系统性栓塞事件降低了 19%（RR 0.81，95%CI 0.73~0.91；p<0.001），且该事件风险的降低主要归因于出血性脑卒中事件的降低（RR 0.49，95%CI 0.38~0.64；p<0.001）。NOAC 也明显降低了全因病死风险（RR 0.90，95%CI 0.85~0.95；p=0.003）和颅内出血风险（RR 0.48，95%CI 0.39~0.59；p<0.001），仅稍微增加了胃肠道出血风险（RR 1.25，95%CI 1.01~1.55；p=0.04）。因此，该研究提示：与华法林相比，NOAC 明显降低了脑卒中、颅内出血和病死等风险，严重出血风险与华法林相似，胃肠道出血高于华法林。这些研究奠定了 NOAC 在心房颤动患者中预防脑卒中的地位，目前各国指南也推荐 NOAC 可作为预防心房颤动患者发生脑卒中事件的药物。

2. NOAC 对缺血性脑卒中急性期的治疗效果尚在探索　目前 NOAC 用于治疗急性缺血性脑卒中的研究证据有限，还有待进一步研究。

（1）凝血因子 Ⅹa 抑制剂（如利伐沙班、阿哌沙班、依度沙班）对缺血性脑卒中急性期治疗效果的研究证据有限。一项小样本前瞻性磁共振影像研究观察心源性脑卒中或 TIA 后急性期（≤14 天）应用利伐沙班的安全性和可行性，共纳入 60 例伴非瓣膜性心房颤动的急性 TIA 或轻度脑梗死（NIHSS<9）患者，平均年龄（71±19）岁，均在发病后 6 天内给予利伐沙班治疗，研究发现，利伐沙班治疗 7 天时没有患者发生症状性出血转化（该研究的主要终点事件），提示轻中度心源性脑梗死或 TIA 发病后 14 天内启动利伐沙班治疗可能是安全的。目前还有数个研究凝血因子 Ⅹa 抑制剂安全性或效果的前瞻性观察性研究和随机对照试验正在进行中。

（2）凝血酶抑制剂（如达比加群、阿加曲班）也缺乏在缺血性脑卒中急性期治疗效果的研究证据。目前有几个观察性研究提示，凝血酶抑制剂作为单一治疗或阿替普酶溶栓的辅助治疗，可能安全可行。一项研究探索了对不伴心房颤动的轻度（NIHSS≤3）脑卒中患者发病 24 小时内启动达比加群治疗（疗程 30 天）的安全性和可行性，研究结果发现，没有患者在给药 30 天内发生症状性出血转化（该研究的主要终点事件）。

急性脑卒中 rt-PA 联合阿加曲班治疗试验 -1（Argatroban With Recombinant Tissue Plasminogen Activator for Acute Stroke，ARTSS-1）探索了 rt-PA 联合阿加曲班治疗颅内动脉近端闭塞导致的脑卒中的安全性，结果提示，rt-PA 联合阿加曲班治疗可能安全可行；与单独 rt-PA 静脉溶栓相比，联合治疗可能会使血管完全再通机会增多。随后进行了 Ⅱ 期临床随机对照试验，ARTSS-2 将接受标准剂量 rt-PA 静脉溶栓治疗的急性缺血性脑卒中患者（90 例）随机分为接受阿加曲班组或对照组；阿加曲班给药方式为首剂 100μg/kg 静脉注射，随后 1μg/（kg·min）（低剂量组）或 3μg/（kg·min）（高剂量组）静脉输注 48 小时；结果发现，症状性颅内出血在对照组、低剂量组、高剂量组的发生率相似，分别为 10%（3/29）、13%（4/30）、7%（2/31），提示 rt-PA 联合阿加曲班治疗没有增加症状性颅内出血发生风险，可进一步行 Ⅲ 期临床试验研究联合治疗的效果。

综上，NOAC 已成为预防心房颤动患者缺血性脑卒中事件的可选药物，但其对急性缺血性脑卒中的效果和安全性还有待进一步研究证实。NOAC 具有以下优势：起效快，半衰期短，与食物药物酒精等的相互作用少，效果与安全性的获益风险比高，不需常规频繁监测凝血功能即可获得预期抗凝效果等。NOAC 也有其局限性：不能用于伴机械性心脏瓣膜患者；胃肠道出血风险较高；目前还没有研发出检测这类药物对凝血功能影响的方法，对肾功能不全患者有潜在的毒副作用，没有针对这类药物的解毒剂等；提示仍需对这类药物进行继续深入研究。

四、心房颤动患者发生急性缺血性脑卒中后何时重启 / 启动抗凝治疗

目前关于这一问题缺乏研究证据，有待进一步研究。2013 年欧洲心律学会（European Heart Rhythm Association，EHRA）非瓣膜性心房颤动患者 NOAC 使用的实用指南推荐：缺血性脑卒中后重启抗凝取决于梗死大小；如果梗死面积小，预期早期继发性脑出血风险不会明显增加，则与维生素 K 拮抗剂重启原则相似，可以重启 NOAC 抗凝治疗；但是，目前缺乏何时重启抗凝治疗的临床研究证据。部分学者支持 1-3-6-12 原则：TIA 发作 1 天后即可重启抗凝治疗，小的非致残性脑梗死 3 天后可重启抗凝治疗，中度脑梗死 6 天后可重启抗凝治疗，而梗死面积大的重度脑梗死发病 2 周内（甚至 3 周）不应重启抗凝治疗。尽管缺乏研究进展，2016 年欧洲心脏病协会（European Society of Cardiology, ESC）心房颤动患者管理指南在 2013 年指南基础上稍加细化后推荐：仍建议使用 1-3-6-12 原则，TIA 发作 1 天后即可重启抗凝治疗，轻度脑梗死（NIHSS<8 分）3 天后可重启抗凝治疗，中度脑梗死（NIHSS 8~15 分）6 天后可重启抗凝治疗，重度脑梗死（NIHSS ≥16 分）12 天后可重启抗凝治疗；脑梗死后重启抗凝治疗前应考虑支持或不支持早期启动抗凝治疗的临床因素；中、重度脑梗死启动抗凝治疗前建议分别在第 6 天、第 12 天进行头颅 CT 或 MRI 检查评估有无出血转化。2018 年 EHRA 心房颤动患者 NOAC 使用的实用指南还是明确指出因缺乏大样本研究数据，故目前推荐主要基于专家共识；缺血性脑卒中后是否重启抗凝治疗必须权衡复发性缺血性脑卒中风险和继发性出血风险；TIA 发作 1 天后如头颅影像学排除颅内出血即可重启抗凝治疗；轻度脑梗死，如果预期梗死面积不足以明显增加继发性脑出血风险，3 天后可重启抗凝治疗；在重启抗凝治疗前 24 小时内复查头颅 CT 或 MRI，如能排除继发性出血，中度脑梗死 6~8 天后可重启抗凝治疗，重度脑梗死 12~14 天后可重启抗凝治疗。然而，2019 年美国心脏学会（American Heart Association, AHA）和美国卒中学会（American Stroke Association, ASA）急性缺血性脑卒中早期管理指南并未作出类似推荐，该指南主要根据一个多中心前瞻性队列研究结果作出如下推荐：对大多数伴心房颤动的急性缺血性脑卒中患者，在发病后 4~14 天启动口服抗凝治疗是合理的。

五、待研究的问题

缺血性脑卒中急性期：未来研究可在目前研究的基础上进一步探索阿加曲班、达比加群等凝血酶抑制剂，或利伐沙班、阿哌沙班、依度沙班等凝血因子 Xa 抑制剂对急性缺血性脑卒中的效果和安全性。也可考虑选择某些亚组患者进行研究，如研究急性脑梗死发病后更早时间内（如 3 小时内）启动抗凝治疗的效果和安全性，研究大动脉源性脑梗死或伴同侧颈内动脉严重狭窄的急性脑梗死患者接受抗凝治疗的效果和安全性等；对少数特殊急性缺血性脑卒中患者（如放置心脏机械瓣膜）是否进行抗凝治疗，可进行预测模型或量表研究，来筛选出血风险较小、致残性脑栓塞风险高的抗凝治疗可能获益的患者。

缺血性脑卒中一级或二级预防：华法林需要监测 INR 来调整剂量，临床使用很不方便，如何能在日常临床实践中提高华法林患者的依从性以及 INR 达标率和达标时间，准确判断或预测华法林相关脑出血发生风险等都是应继续研究的内容。继续探索其他更好的不需调整剂量、使用方便、价格便宜、依从性好的口服抗凝药仍是当前的研究热点。对非瓣膜性心房颤动患者抗凝治疗时发生急性脑梗死或颅内出血等事件后重启/启动抗凝时间也需进一步研究。

六、临床应用——指南意见

目前有充分证据提示缺血性脑卒中急性期使用抗凝剂弊大于利，国内外指南推荐意见基本一致。2018 年我国急性缺血性脑卒中诊治指南推荐意见如下：①对大多数急性缺血性脑卒中患者，不推荐无选择地早期进行抗凝治疗。②对少数特殊急性缺血性脑卒中患者（如放置心脏机械瓣膜）是否进行抗凝治疗，需综合评估（如病灶大小、血压控制、肝肾功能），如出血风险较小，致残性脑栓塞风险高，可在充分沟通后谨慎选择使用。③特殊情况下溶栓后还需抗凝治疗的患者，应在 24 小时后使用抗凝剂。2019 年美国 AHA 和 ASA 急性缺血性脑卒中早期管理指南不推荐对急性缺血性脑卒中进行以预防早期脑卒中复发、阻止神经功能恶化或改善脑卒中结局为目的的紧急抗凝治疗。

对心房颤动患者脑卒中预防，2019 年美国心脏病学院（American College of Cardiology, ACC）、心律协会（Heart Rhythm Society, HRS）、与 AHA 根据研究进展对 2014 年心房颤动患者管理指南进行了更新，给出了如下推荐：（1）心房颤动患者，男性 $CHA_2DS_2-VAS_c$ ≥2 分或女性 CHA_2DS_2-

$VAS_C \geq 3$ 分，推荐口服抗凝剂治疗，可选用：华法林、达比加群、利伐沙班、阿哌沙班、依度沙班。（2）适合 NOAC 的心房颤动患者，且无中重度二尖瓣狭窄或机械性心脏瓣膜，推荐 NOAC（达比加群、利伐沙班、阿哌沙班、依度沙班）优先于华法林。（3）接受华法林治疗的患者，启动抗凝治疗时应至少每周检测 INR 值，抗凝稳定（INR 控制在目标范围）后至少每月检测 INR 值。（4）不伴中重度二尖瓣狭窄和机械性心脏瓣膜的心房颤动患者，推荐使用 $CHA_2DS_2-VAS_C$ 评分评估脑卒中风险。（5）伴机械性心脏瓣膜的心房颤动患者，推荐使用华法林。（6）应根据血栓栓塞风险判断是否选用抗凝治疗，而非根据心房颤动类型（阵发性、持续性、永久性）判断是否应进行抗凝治疗。（7）启动 NOAC 之前应评估肝肾功能，并且在接受 NOAC 治疗期间应至少每年评估一次肝肾功能。（8）对于心房颤动患者，是否进行抗凝治疗应在与患者讨论脑卒中和出血事件的绝对风险和相对风险及患者的价值观和意愿之后医患共同进行个体化决策。（9）心房扑动患者，抗凝治疗推荐同心房颤动患者。（10）应定期评估患者脑卒中风险和出血风险以重新评估抗凝治疗的需求和应该选用哪种抗凝剂。（11）不伴中重度二尖瓣狭窄和机械性心脏瓣膜的心房颤动患者，如果不能维持 INR 在治疗范围内，建议使用 NOAC。（12）不伴中重度二尖瓣狭窄和机械性心脏瓣膜的心房颤动患者，当男性 $CHA_2DS_2-VAS_C=0$ 分或女性 $CHA_2DS_2-VAS_C=1$ 分，不用口服抗凝剂治疗可能是合理的。（13）男性 $CHA_2DS_2-VAS_C \geq 2$ 分或女性 $CHA_2DS_2-VAS_C \geq 3$ 分的心房颤动患者，同时伴有终末期慢性肾脏病时［CKD；肌酐清除率（CrCl<15ml/min）或接受透析］，推荐华法林（INR 2~3）或阿哌沙班抗凝治疗可能是合理的。（14）不伴中重度二尖瓣狭窄和机械性心脏瓣膜的心房颤动患者，当 $CHA_2DS_2-VAS_C$ 评分升高且有中重度 CKD［（血清肌酐水平 $\geq 1.5mg/dl$（阿哌沙班），CrCl 15~30ml/min（达比加群），CrCl $\leq 50ml/min$（利伐沙班），CrCl 15~50ml/min（依度沙班）］的情况下，可考虑直接凝血酶抑制剂或因子 Xa 抑制剂（达比加群、利伐沙班、阿哌沙班、依度沙班）减量使用。（15）不伴中重度二尖瓣狭窄和机械性心脏瓣膜的心房颤动患者，

当男性 $CHA_2DS_2-VAS_C=1$ 分或女性 $CHA_2DS_2-VAS_C=2$ 分，可以考虑口服抗凝治疗以降低血栓栓塞性脑卒中风险。（16）心房颤动伴终末期 CKD 或透析治疗患者，因缺乏利大于弊的临床试验证据不推荐使用达比加群或利伐沙班或依度沙班抗凝治疗。（17）达比加群不应用于伴有机械性心脏瓣膜的心房颤动患者。（18）伴机械性心脏瓣膜的心房颤动患者接受需中止华法林治疗的医疗操作时，推荐使用普通肝素或低分子肝素进行桥接治疗；在决定使用桥接治疗时应权衡脑卒中和出血风险。（19）不伴机械性心脏瓣膜的心房颤动患者接受需中止华法林治疗的医疗操作时，桥接治疗（普通肝素或低分子肝素）决策应权衡脑卒中和出血风险以及需停止抗凝的持续时间。（20）当有威胁生命的出血事件或需紧急进行的医疗操作时，推荐用艾达司珠单抗（Idarucizumab）逆转达比加群抗凝。（21）当有威胁生命或不可控制的出血事件时，Andexanet alfa 可能对逆转利伐沙班和阿哌沙班抗凝有帮助。（22）经皮左心耳封堵术可考虑用于有长期抗凝禁忌证的脑卒中风险高的心房颤动患者。（23）外科手术行左心耳封堵术可考虑用于接受心脏手术的心房颤动患者。

（刘　鸣　王德任）

第五节　降纤——充满希望而曲折的循证之路

研究发现，脑梗死急性期血浆纤维蛋白原和血液黏滞性常有增高。毒蛇咬伤后出现全身皮肤、黏膜出血提示蛇毒含有抗凝血的活性物质，该物质可能有助于缺血性血管疾病的治疗。随着生物制药技术的发展，各种具有不同生物活性的蛇毒制剂相继被提取出来，其中降纤酶（defibrase）包括巴曲酶（batroxobin）和安克洛酶（ancrod）等被证实可显著降低血浆纤维蛋白原水平，增加纤溶活性、抑制血栓形成和促进血栓溶解（大剂量时）。评价降纤治疗（主要是蛇毒制剂）在脑梗死急性期使用的临床试验自20世纪80年代开始，美国和欧洲相继进行安克洛酶治疗急性缺血性脑卒中的随机对照试验，中国也对降纤

酶开展了很多研究,其中有 2 个较大样本多中心随机对照试验。这些试验结果不尽一致,介绍如下:

一、降纤剂治疗急性缺血性脑卒中的循证历程

1983 年德国的 Hossmann 最早发表了安克洛酶治疗急性缺血性脑卒中的随机对照试验。纳入 30 例发病 48 小时内的缺血性脑卒中患者,随机分为安克洛酶治疗组或对照组。由于样本太小未显示两组的疗效差异。2000 年 Sherman 在 *JAMA* 上发表了较有影响的 STAT 试验,该试验将 500 例发病 3 小时内的急性缺血性脑卒中患者随机分为安克洛酶治疗组或安慰剂组,结果显示安克洛酶组功能恢复优于安慰剂组,差异有统计学意义($p=0.04$)。这一阳性结果引起了人们的关注。

2005 年发表的中国多中心降纤酶治疗急性脑梗死随机双盲安慰剂对照试验共纳入 1 053 例发病后 12 小时内的患者,结果显示,治疗组 3 个月 Barthel 指数 ≥90 的比例显著高于对照组(52.2% vs 42.8%, $p<0.01$);治疗组颅外出血显著高于对照组(4.7% vs 1.5%, $p<0.01$),颅内出血的风险无显著增加;治疗组 3 个月病死率较对照组轻度增高(5.9% vs 4.2%)。

2006 年发表的欧洲卒中安克洛酶治疗试验(ESTAT)评价了起病后 6 小时内给予安克洛酶的疗效,1 222 例急性缺血性脑卒中患者随机为安克洛酶组($n=604$)和安慰剂组($n=618$)。结果显示,治疗后 3 个月内,两组功能恢复的患者比例无显著性差异(42% vs 42%, $OR=0.99$, $p=0.94$);安克洛酶组死亡率高于安慰剂组(20% vs 14%);与安慰剂组比较,安克洛酶组患者 1 个月内发生脑内出血(ICH)的比例增高(13% vs 4%),症状性 ICH 的发生率亦显著增高,且多在 7 天内发生。结论,安克洛酶治疗发病大于 3 小时的缺血性脑卒中患者未显示改善远期功能结局,且增加其 3 个月内 ICH 的发生率和死亡率,不推荐用于发病超过 3 小时的急性缺血性脑卒中患者。

2012 年发表的 Cochrane 系统评价纳入 8 个随机对照试验共 5 701 例急性缺血性脑卒中患者(包括上述试验),其中 6 个试验研究安克洛酶,

2 个中国试验研究 24 小时内发病的患者使用降纤酶的效果。荟萃分析的结果显示,降纤药物轻度降低随访期末的死亡或残疾率,差异有统计学意义(RR 0.95, 95%*CI* 0.90~0.99),降低随访期末的卒中复发风险(RR 0.67, 95%*CI* 0.49~0.92),但是治疗期症状性颅内出血发生率,降纤治疗组是对照组的 2 倍(RR 2.42, 95%*CI* 1.65~3.56)。

迄今,关于降纤药治疗急性缺血性脑卒中的 8 个较高质量的临床试验已包括了 5 700 多例患者,结果尚不一致,尽管多数试验为阳性结果,但还未被欧美国家推荐为临床试验以外的常规使用药物,认为还需要更多的研究。由此可见,降纤剂治疗急性缺血性脑卒中的疗效证实之路虽充满希望,但仍是漫长而曲折的。

二、存在的问题和思考

1. **降纤药物的疗效与使用的时间窗有关吗?** 目前尚没有直接比较不同时间内使用降纤药物疗效的随机对照试验。在 2012 年发表的 Cochrane 系统评价中,不同时间内使用降纤药物试验间的疗效未显示出明显的异质性。上述几个主要的试验分别采用了 3、6、12 小时时间窗,显示出不一致的结果,但因都不是直接比较,还不能回答该问题。

2. **不同降纤制剂的出血风险有差别吗?** 在 2012 年发表的 Cochrane 系统评价中,治疗期末症状性颅内出血的发生率,降纤治疗组是对照组的 2 倍(RR 2.42, 95%*CI* 1.65~3.56),但降纤酶比安克洛酶似乎有更低的症状性颅内出血风险(RR 1.15, 95%*CI* 0.60~2.20 vs RR 3.56, 95%*CI* 2.15~5.87)。但其统计分析分别仅建立于 3 个和 2 个试验的基础上,总体样本量均不大(2 404 例和 3 000 例),且使用时间窗不完全相同。从上述研究结果看,降纤治疗增加颅内、外出血的风险仍然存在,且与降纤制剂的类别可能相关。

3. **不同降纤制剂之间的疗效有显著差别吗?** 在 2012 年发表的 Cochrane 系统评价中,关于不同降纤药物疗效的研究之间未显示明显的异质性,目前尚没有直接比较不同降纤药物的随机对照试验证据。

4. 降纤剂与阿司匹林合用的有效性会增加吗？出血风险怎样？ 对上述问题的回答，有待于开展更多临床试验特别是大样本的随机对照试验。

三、临床应用——指南意见

2019 年美国急性缺血性脑卒中早期管理指南建议：不推荐降纤药物治疗急性缺血性脑卒中（Ⅲ级推荐，B-R 级证据）。2018 年我国急性缺血性脑卒中诊治指南建议：对不适合溶栓并经过严格筛选的脑梗死患者，特别是高纤维蛋白原血症者可选用降纤治疗（Ⅱ级推荐，B 级证据）。

（刘 鸣 张舒婷）

第六节 神经保护路在何方？

神经保护剂指可抑制急性缺血或缺血再灌注对神经细胞损伤作用的药物。大量动物实验发现，钙离子内流、兴奋性氨基酸和自由基损伤在缺血、缺氧后脑细胞的损伤中起重要作用。由此，研究者们提出假说：应用药物（即神经保护剂）对抗这些损伤机制将有利于减轻缺血、缺氧性损伤，从而改善脑卒中的预后。从 20 世纪 80 年代开始，研究者开展了大量动物实验探索神经保护剂对缺血性脑卒中的治疗效果，并取得了令人鼓舞的结果。其中研究最多的神经保护剂为钙拮抗剂（包括尼莫地平、尼卡地平、氟桂利嗪、依拉地平及达罗地平等），其他还包括细胞膜稳定剂（胞二磷胆碱、神经节苷脂、替拉扎特等）、自由基清除剂（NXY-059、依达拉奉等）、兴奋性氨基酸拮抗剂（塞福太、阿替加钠、瑞马斯安、加维斯替奈、利可替奈、罗吡唑等）、他汀类、吡拉西坦、镁剂、脑活素等。然而，随后开展的大样本临床试验及有关系统评价多报告了令人失望的结果，主要为治疗组与对照组比较疗效无显著提高，或治疗组不良反应发生率较高。尽管目前缺乏神经保护剂治疗脑卒中疗效的确切证据，但由于其相对安全、无明显副作用且临床使用方便，国内临床应用仍然十分普遍，研究显示，超过一半的脑卒中患者在住院期间使用了神经保护剂。在经历了 20 多年由兴奋到失望的漫长探索过程后，学者们开始更加冷静地分析原因，思考下一步研究的方向和方法。人们并没有对神经保护剂完全失去信心，但历史经验值得总结。现将国内外较关注的神经保护剂研究进展和当前的思考介绍如下：

一、神经保护剂的热点研究

（一）钙拮抗剂

由于钙拮抗剂对蛛网膜下腔出血后血管痉挛的防治效果被证实，人们也寄希望这类药品能对急性缺血性脑卒中有益。钙拮抗剂包括尼莫地平、尼卡地平、氟桂利嗪、依拉地平及达罗地平等，其中尼莫地平经过了最广泛的评价。2019 年发表的评价钙拮抗剂治疗急性缺血性脑卒中疗效的 Cochrane 系统评价（34 个试验共 7 731 例）显示，钙拮抗剂对随访期末的不良结局（死亡或残疾，RR 1.05，95%CI 0.98~1.13；22 个试验 6 684 例）或死亡率均无显著影响（RR 1.07，95%CI 0.98~1.17；31 个试验 7 483 例）；治疗组不良反应事件发生率高于对照组（8.9% vs 6.9%），主要是低血压和静脉使用氟桂利嗪引起的血栓性静脉炎。

（二）细胞膜稳定剂

细胞膜稳定剂是目前国内临床上应用较多的一类神经保护剂。其中胞二磷胆碱在国内有数十年的使用经验。一些随机对照试验对胞二磷胆碱在脑卒中急性期的疗效进行了评价，单个试验因样本量小都未显示出显著性差异。然而，2002 年 Stroke 发表的一篇个体病例数据荟萃分析（纳入 1 372 例患者：胞二磷胆碱组 789 例，安慰剂组 583 例）结果提示：中重度脑卒中患者发病 24 小时内口服胞二磷胆碱的 3 个月良好结局比例显著高于安慰剂组（OR=1.33，95%CI 1.10~1.62），安全性与安慰剂组相似。2008 年发表的一篇荟萃分析（纳入 10 个试验共 2 279 例患者）显示，胞二磷胆碱能降低死亡和残疾率。International Citicoline Trial on acUte Stroke（ICTUS）试验因第三次中期分析时主要结局无显著组间差异于 2011 年提前终止，最终纳入了 2 298 例发病 24 小时内的中重度缺血性脑卒中患者，结果显示，胞二磷胆碱组和安慰剂对照组 90 天内整体预后情况相似（OR=1.03，95%CI 0.86~1.25，p=0.36）。2016 年发表的一项系统评价纳入包括 ICTUS 在内的 10 个随机对照研究，对 4 420 例急性缺血性脑卒中患者进行分析提示,发病14天内使用胞二磷胆碱与随访期末(10~90天)良好功能结局(modified Rankin score, mRS 0~2)成正相关(OR=1.56, 95%*CI* 1.12~2.16)。

(三)自由基清除剂

一些小样本随机对照试验发现自由基清除剂能改善急性脑卒中的预后,研究较多的为依达拉奉和NXY-059。2011年发表的Cochrane系统评价(纳入3个试验共496例患者)显示依达拉奉能改善缺血性卒中患者的神经功能恢复(RR 1.99, 95%*CI* 1.60~2.49),但尚需大样本随机对照试验予以证实。2006年发表的一项Ⅲ期临床试验(SAINT, n=1 699)显示NXY-059可以改善患者的总体预后,与对照组相比,试验组90天mRS评分改善的总体OR值为1.20(95%*CI* 1.01~1.42),且试验组的出血转化率(p=0.001)和症状性颅内出血患者(p=0.036)较少。这一样本量不算太小的随机对照试验结果,为人们重新带来对神经保护的希望。遗憾的是,一年后发表的SAINT-Ⅱ未能证实上述结果,该随机对照试验纳入了3 306名发病6小时内的急性缺血性卒中患者,患者被随机给予72小时持续静脉输注NXY-059或安慰剂,结果显示,90天时两组间mRS分布无差异(p=0.33)。根据mRS分层分析亦未见阳性结果(0~1 vs 2~3 vs 4~6: OR=0.92, 95%*CI* 0.80~1.06)。另外,亚组分析亦未显示试验组的出血转化率低于安慰剂组。这两个引人注目的较高质量较大样本的试验把人们引向希望后又重新带入困境:神经保护路在何方?

(四)其他

他汀是一类临床常用的调脂药物,除调脂作用外还可通过保护血管内皮功能、抗炎机制等发挥神经保护作用。综合2011年发表的Cochrane系统评价(纳入8个随机对照试验共625例患者)、2013年发表的系统评价(24个研究112 192例患者,3个随机试验956例患者)以及2015年发表的系统评价(纳入70篇文章,其中8个研究为随机对照试验RCT)等研究结果提示,在观察性研究中他汀对缺血性脑卒中患者可改善功能结局和/或降低死亡,但在随机对照试验中并未证实其对结局的改善。因此,他汀类药物对于急性缺血性脑卒中的疗效尚需大样本随机对照试验予

以证实。2012年发表的关于评价吡拉西坦治疗急性缺血性卒中疗效的Cochrane系统评价(3个试验,共1 002例)显示,吡拉西坦组死亡或残疾率与对照组比较无显著差异。已有一系列临床研究探索镁剂在缺血性脑卒中急性期的疗效,其中一项大样本院前静脉输注硫酸镁随机对照试验(FAST-MAG trial; n=1 700)以及另一项发病后12小时内给予硫酸镁静脉输注随机对照试验(intravenous magnesium efficacy in stroke trial; n=2 589)均提示硫酸镁组和对照组的90天死亡或残疾结局无显著差异。其他神经保护剂如兴奋性氨基酸拮抗剂、神经节苷脂、替拉扎特、脑活素等的疗效均未得到一致证实。

二、存在的问题与思考

神经保护剂理论上非常好,在动物实验中也得到支持,但人体试验循证之路艰难曲折。历史经验应该总结,以下问题值得思考:

(一)神经保护剂真的无效吗?

针对脑梗死神经细胞损伤机制研发的神经保护剂理论上是有效的,然而临床试验的结果多未证实基础研究的结果,其原因是多方面的。一方面,缺血、缺氧性脑损伤的机制是多通路的,仅针对其中一条通路不能有效阻止脑损伤进展,需要拓宽思路进行更多研究。比如,神经血管单元和神经血管网络概念以及脑白质保护等理论都是一些新的探索方向。另一方面,临床试验对药物疗效的检验效能依赖于样本量,目前证明有效的脑卒中治疗措施比如阿司匹林的疗效是通过上万例患者的随机对照试验证实的。上述研究经验告诉我们,如果神经保护剂有效,其多数药物的疗效可能是有限的小疗效(不排除小概率的例外情况),而其有限的小疗效需要大样本来证明。以阿司匹林疗效作为参照,就需要上万例样本。因此,目前上述神经保护剂的RCT试验样本均不足以肯定或否定神经保护剂的疗效,开展更多高质量大样本研究是合理的。

(二)神经保护剂和其他治疗方法联合应用是更好的途径吗?

神经保护剂只能延缓或减轻脑损伤,如果不能解决脑组织缺血缺氧的原因,缺血脑组织将最终走向死亡。超早期给予神经保护剂治疗联合溶

栓是否能增加溶栓疗效？或超早期给予神经保护剂治疗能否延长溶栓治疗的时间窗？这些问题值得进一步临床试验研究。

（三）研究神经保护剂的方法学有缺陷吗？

动物实验结果不能在临床试验中得到证实是神经保护剂研究中的一个突出问题。学者们不甘心地认为，可能是临床试验设计存在问题。然而，通过不断改进，近期不少神经保护剂临床试验已达到较好质量和较大样本，且研究方法学水平至少与当代其他药物的临床试验相当。显然，临床试验可能存在的方法学缺陷不是最好的解释。人们又从动物实验的方法学方面进行反思，质疑神经保护剂是否在动物真的有效？例如动物实验样本量和质量控制等问题，建议动物实验应该参考人体研究的质量控制原则。因此从动物实验到人体试验，都有值得认真分析和总结的经验教训及方法学改进的必要性。

世界卒中组织（WSO）前主席 Geoffrey Donnan 曾撰文论述有关神经保护剂的研究。他指出，我们正处于迷茫的十字路口，神经保护剂研究面临5大难题：①我们选择的药物在动物模型真的有效吗？②大鼠细胞病理生理生机制等同于人类细胞吗？③有证据证实神经保护剂对人类脑组织有效吗？④有证据证明神经保护剂到达了治疗靶组织的缺血半暗带吗？⑤证明脑缺血机制的人体研究方法设计是合理的吗？

由此，他提出了探索神经保护剂疗效的路线图：①通过动物实验为神经保护剂效能提供更有力的证据；②通过细胞培养或脑组织切片等体外实验验证神经保护剂对人脑组织的疗效；③通过体内实验探索神经保护剂在人脑组织尤其是缺血半暗带的分布；④选择特定的患者亚组探索神经保护剂对脑缺血的个体化疗效，比如在接受静脉溶栓的患者中探索与神经保护剂联用的疗效；⑤通过影像技术筛选有缺血半暗带患者进行Ⅱ期和Ⅲ期临床试验。该路线图强调应在临床前动物实验与临床试验之间进行更多转化性研究（translational research），获得足够有效证据后才进行临床试验，以增加临床试验成功的机会，避免盲目开展人体试验的资源浪费。

三、临床应用——指南意见

《中国急性缺血性脑卒中诊治指南2018》推荐意见：①神经保护剂的疗效与安全性尚需开展更多高质量临床试验进一步证实（Ⅰ级推荐，B级证据）。②上述一些有随机对照试验的药物在临床实践中可根据具体情况个体化使用（Ⅱ级推荐，B级证据）。

2019年最新美国 AHA 指南指出：目前没有任何具有潜在神经保护作用的药物或者非药物治疗措施能够改善缺血性脑卒中患者结局（Ⅲ推荐，A级证据）。

（刘 鸣　吴思缈）

第七节　血压处理的争议与共识

一、卒中后高血压

卒中后血压升高很常见，其原因包括既往高血压病、颅内高压、低氧血症、疼痛或其他刺激（如尿潴留）以及卒中本身导致的应激因素，血压增高的程度与卒中的严重程度显著相关。理论上，控制高血压有助于减少脑梗死的出血转化，但可能降低缺血脑组织的灌注压，进一步加重脑缺血损伤，尤其大、中动脉存在严重狭窄时。观察性研究显示，血压水平与脑卒中预后呈 U 型关系，即血压过高和过低患者的预后均较差。因此多数学者认为，卒中后应慎用降压药，对于持续严重的高血压才给予适度的降压治疗。然而，卒中后降压治疗在下列方面还存在争议，尚无明确结论，美国、欧洲和中国的指南意见多为基于共识的推荐，还需要更多的研究证据。

（一）急性缺血性卒中应该降压吗？何时开始降压？

一些特殊情况如高血压脑病、心肌梗死、心功能不全及主动脉夹层以及溶栓或取栓治疗患者需要进行严格的血压控制，如 rt-PA 溶栓患者中，溶栓前后的血压应控制低于185/110mmHg以减少出血转化的风险。此外，关于卒中后早期需要紧急降压的血压水平尚没有可靠的研究证据。

一些分析卒中后血压变化与卒中预后关系的队列研究显示,血压的降低会增加不良结局的风险。Castillo 等对 304 例急性缺血性卒中患者的血压分析显示,以 180/100mmHg 为界,入院时血压每低于此参考值 10mmHg,患者的早期神经功能恶化、不良结局和病死率均增加。此外,卒中后 24 小时内若血压下降超过 20mmHg,亦增加上述不良结局的发生风险。Oliveira-Filho 等人对 150 例卒中后 24 小时内入院的患者研究显示,卒中后 24 小时内血压每降低 10mmHg,不良结局风险增加 1.89 倍(OR=1.89,95%CI 1.02~3.52)。

在评价卒中早期降压疗效的临床试验中,ACCESS 为评价卒中后第一天开始使用坎地沙坦疗效的多中心随机对照试验,但该试验由于安慰剂组病死率和血管事件复发率显著高于治疗组而被提前终止,其结果支持降压治疗。然而,后来扩大样本的 SCAST 试验于 2011 年发表,共纳入 2 029 例缺血性或出血性卒中患者,约 85% 的患者为缺血性卒中,14% 为出血性卒中,其余患者为短暂脑缺血发作。患者随机接受坎地沙坦(1 017 例)或安慰剂(1 012 例)治疗 7 天。两个主要终点是:6 个月内死亡或主要致残事件的联合终点;6 个月内血管源性死亡、心脏意外或再发卒中的联合终点。治疗结束时,治疗组血压降至平均 147/82mmHg,安慰剂组为 152/84mmHg。治疗第 2 天,血压降低值达统计学意义,第 4 天开始降压效应趋于缓和,在 6 个月时,两组的主要复合终点发生率无显著差异(HR=1.09,95%CI 0.84~1.41,p=0.52)。坎地沙坦和安慰剂治疗组分别有 6% 和 4% 的患者在 2 天内发生卒中进展(HR=1.47,95%CI 1.01~2.13,p=0.04),两组其他终点事件发生率均无统计学差异。该研究的作者针对已发表的 10 项研究进行系统评价的结果与 SCAST 相符,无一发现急性卒中患者降压治疗可显著获益,但这 10 项研究均为针对其他降压药物的小型研究,多数纳入患者不超过 100 例。

2014 年发表的中国急性缺血性卒中试验(CATIS)纳入中国 26 家医院 4 071 例 48 小时内未溶栓且收缩压(SBP)升高的急性缺血性卒中患者,其中 2 038 例被随机分配至降压治疗组(降压目标为随机第一个 24 小时内 SBP 降低 10%~25%,7 天内 <140/90mmHg,且住院期间维持该水平)。对照组患者(n=2 033)住院期间不使用任何降压药物治疗。主要观察终点指标为 14 天或出院时的死亡和严重残疾(mRS 评分 ≥3)。主要结果显示,随机后 24 小时内降压治疗组和对照组的 SBP 下降幅度分别为 12.7% 和 7.2%(p<0.001)。随机后 7 天时,两组 SBP 分别为 137.3mmHg 和 146.5mm Hg(p<0.001)。两组之间 14 天或出院时的主要终点无差异(OR=1.0,95%CI 0.88~1.14)。3 个月时的死亡和严重残疾复合次要终点发生率也无差异(OR=0.99,95%CI 0.86~1.15)。本研究结果提示缺血性脑卒中患者,急性期降压无明显获益但可能是安全的。

2015 年发表的一氧化氮对急性卒中患者降压疗效研究(ENOS 研究)是另一项大样本国际多中心前瞻性、随机对照研究,共纳入发病 48 小时的 4 011 例急性卒中患者(包括缺血性或出血性),观察经皮硝酸甘油降压与不降压对 3 个月功能结局(mRS 评分)的影响,结果显示,3 个月时功能结局两组间无显著差别(OR=1.01,95%CI 0.91~1.13)。ENOS 研究依然提示急性卒中患者中给予经皮硝酸甘油贴膜可降低血压,安全性良好,但并不能改善急性卒中患者的功能结局。

对于接受溶栓治疗的患者,中国指南推荐治疗前后血压应控制在 180/100mmHg 以下,美国指南推荐控制在 185/110mmHg 以下,但也有研究显示更低的血压可能会有更好的患者结局,可减少溶栓后颅内出血风险。因此,溶栓后强化降压在改善功能结局及降低颅内出血风险方面是否更优于当前指南推荐的降压目标尚不清楚。2019 年发表的 ENCHANTED 研究纳入 15 个国家 110 家中心,共 2 227 例接受 rt-PA 静脉溶栓的急性缺血性卒中患者,最终纳入分析 2 196 例,其中强化降压组 1 081 例(1 小时内目标 SBP 130~140mmHg),指南推荐降压组 1 115 例(目标 SBP<180mmHg)。24 小时内强化降压组和指南推荐组平均收缩压分别为 144.3mmHg 和 149.8mmHg(p<0.000 1)。两组 90 天功能状态(mRS 评分)没有统计学差异(未校正 OR=1.01,

95%CI 0.87~1.17）。强化降压组任何颅内出血的发生率低于指南推荐组（14.8% vs 18.7%，OR=0.75，0.60~0.94，p=0.013 7）。两组严重不良事件率没有显著差异。该研究提示，对于接受溶栓治疗的急性缺血性卒中患者尽管强化降压是安全的，与指南推荐组相比其降低出血转化的获益并未导致最终临床结局的改善。

对于时间窗内取栓的患者，尚缺乏高质量的血压管理研究，当前参照静脉溶栓血压控制标准，治疗前后将血压控制在185/110mmHg以下。目前急性缺血性卒中降压目标值仍然缺乏可靠证据，指南推荐意见主要基于专家共识，亟待更多研究。

根据上述研究现状，目前我国指南推荐缺血性卒中急性期应谨慎降压，优先处理引起血压升高的因素，如焦虑、疼痛、恶心呕吐及颅内压增高等。对于准备溶栓或桥接血管内取栓者，血压应低于180/100mmHg。对于其他患者，若血压持续高于200/110mmHg，可予以降压处理，但需严密观察血压变化。

（二）选择哪些降压药物？

由于缺乏临床试验的证据，急性缺血性卒中降压药物的选择主要根据专家共识和患者病情。美国心脏学会指南（AHA）推荐使用拉贝洛尔、尼卡地平，避免使用硝苯地平等引起血压急剧下降的药物。

（三）降压的幅度？

目前尚无随机对照试验回答该问题，依据病例对照研究的结果，目前的共识为急性期降压治疗应避免血压下降过快、幅度过大，降压的目标以第一天内血压下降15%~25%为宜。

（四）既往有高血压的患者何时开始降压？

大部分患者血压在卒中后24小时内自发降低。对于神经症状和体征稳定而无颅内高压及其他严重并发症的患者，24小时后血压水平基本可反映其病前血压水平。因此，对既往有高血压的这部分患者，若病情稳定，且血压持续≥140/90mmHg，无禁忌证，可于起病数天后恢复使用发病前服用的降压药物或开始启动降压治疗。COSSACS试验将763例接受抗高血压治疗的患者在卒中发生后48小时内按1：1的比例随机分为继续接受或停用原抗高血压药治疗组。主

要研究终点为死亡或2周时的改良Rankin评分>3。结果显示，继续治疗组与停药组分别有72例（n=379）和82例（n=384）患者达到主要研究终点（RR=0.86，95%CI 0.65~1.14，p=0.3）；在2周时，两组间收缩压差与舒张压差分别为13mmHg（95%CI 10~17）和8mmHg（95%CI 6~10，p<0.000 1）。两组间严重不良事件发生率、6个月时死亡率或严重心血管事件发生率均无显著差异。该研究提示，对正在接受抗高血压药物治疗的急性卒中患者，继续使用抗高血压药不降低卒中后2周时的死亡率、改良Rankin评分和心血管事件发生率，以及卒中后6个月的死亡率。对于神经病学症状和体征不稳定的患者，何时开始降压治疗尚无结论。

临床应用：目前各国指南关于卒中后血压管理的推荐意见，见表1-3-1。

二、卒中后低血压

卒中后低血压相当少见，引起低血压的原因有主动脉夹层、恶心、呕吐等导致血容量减少、消化道出血导致大量失血以及由于心肌缺血、梗死或心律失常导致的心输出量减少等。在上述Castillo等研究中，卒中后早期血压低于100/70mmHg的患者不良结局风险显著增加，因此对于卒中后低血压的患者应首先积极检查明确其原因，给予相应处理。

目前已有一些临床试验对扩容、血液稀释的疗效进行了评价，主要包括白蛋白、低分子右旋糖酐及羟乙基淀粉，但均非专门针对低血压患者。在奥地利的多中心临床试验中，卒中后6小时内的大脑中动脉梗死患者被随机分配给予羟乙基淀粉或安慰剂治疗（共5天），中期结果分析显示两组分级神经量表（Graded Neurologic Scale，GNS）评分无显著差异，3个月时日常生活完全独立或死亡率治疗组略优于对照组，但无统计学显著差异。其他同类临床试验亦未显示扩容或血液稀释能降低脑梗死的死亡或减少其残疾。Asplund 2002年发表的Cochrane系统评价（纳入18个RCT）显示，卒中后早期血液稀释疗法有降低肺栓塞和下肢深静脉血栓形成的趋势，但对于卒中后近期或远期的死亡率及功能结局指标均无显著影响。

表 1-3-1 各国急性脑梗死指南中高血压处理推荐意见

	美国 AHA 指南（2019）	欧洲指南（2008）	日本指南（2009）	中国指南（2018）
准备溶栓或桥接血管内取栓	溶栓：SBP<185mmHg DBP<110mmHg （Ⅰ，B-NR） 取栓：SBP<185mmHg DBP<110mmHg （Ⅱa，B-NR）	SBP<185mmHg DBP<110mmHg （Ⅳ级推荐，GCP）	SBP<185mmHg DBP<110mmHg （B级推荐）	SBP<180mmHg DBP<100mmHg （共识性推荐）
非溶栓或取栓急性缺血性卒中患者应何时降压	急性缺血性脑卒中患者，如伴有其他合并症（如合并急性冠状动脉事件、急性心力衰竭、主动脉夹层、溶栓后症状性颅内出血，或先兆子痫/子痫），早期降压是合理的（Ⅰ，C-EO） 对于血压≥220/120mmHg，未接受阿替普酶静脉溶栓或机械取栓治疗且无合并症需要紧急降压治疗的患者，在发病后最初的48~72h内启动或重新启动降压治疗的获益不确定。卒中发病后最初的24h内血压降低15%可能是合理的（Ⅱb，C-EO） 对于血压<220/120mmHg，未接受阿替普酶静脉溶栓或机械取栓治疗且无合并症需要紧急降压治疗的患者，在发病后最初的48~72h内启动或重新启动降压治疗，对于预防死亡或残疾无效（Ⅲ：无获益，A）	不推荐急性期常规降压（Ⅳ级推荐，GCP） 下列情况谨慎降压：血压明显增高（>220/120mmHg）、严重心功能衰竭、动脉夹层或高血压脑病（Ⅳ级推荐，GCP）	下列情况谨慎降压：血压明显增高（>220/120mmHg）、急性心梗、严重心功能衰竭、动脉夹层或肾衰竭（C1级推荐）	24小时内谨慎处理：血压持续升高至SBP≥200mmHg或DBP≥110mmHg或伴有严重心功能不全、主动脉夹层、高血压脑病的患者可予以降压，并严密观察血压变化（共识性推荐）。 对既往有高血压的患者，若病情稳定，且血压持续≥140/90mmHg，无禁忌证，可于起病数天后恢复使用发病前服用的降压药物或开始启动降压治疗

三、临床应用——指南意见

目前，美国 AHA 指南建议纠正低血压及低血容量，维持脏器功能的正常灌注（Ⅰ，C-EO）。诱导高血压治疗急性缺血性卒中的有效性尚未明确（Ⅱb，C-LD）。中国指南推荐：卒中后低血压的患者应积极寻找和处理原因，必要时可采用扩容升压措施。可静脉输注 0.9% 氯化钠溶液纠正低血容量，处理可能引起心输出量减少的心脏问题。对大多数缺血性脑卒中患者，不推荐扩容治疗（Ⅱ，B）。

（刘 鸣 郝子龙）

第八节 血糖处理的进展与共识

一、卒中后低血糖

卒中后低血糖发生率较低，尽管无临床试验对其相关的处理进行评价，但因为低血糖直接导致脑缺血损伤、水肿加重而对预后产生不利影响较为明确，故目前的指南均强力推荐积极寻找原因并纠正低血糖。

二、卒中后高血糖

卒中后高血糖的发生率较高，Williams 等以随机血糖大于 7.2mmol/L（130mg/dL）作为判断高血糖的标准，对 1993—1998 年连续收入的 656 名缺血性卒中患者进行分析，发现 40% 的患者存在卒中后高血糖，包括卒中登记在内的多项研究已显示卒中后高血糖对卒中的预后不利。Capes 等纳入 32 个卒中后高血糖的研究进行系统评价，发现入院时存在高血糖的卒中患者预后较差。几项溶栓试验结果的分析亦显示高血糖对溶栓结局产生不利影响，增加溶栓后出血率。

目前对卒中后高血糖应进行控制已达成共识，但对采用何种降血糖措施以及目标血糖值应为多少仅进行了少数的随机对照试验。1999 年发表的 GIST（The Glucose Insulin in Stroke Trial）试验中，53 例卒中后高血糖患者（排除糖尿病史患者）被随机分为两组，试验组采用比例胰岛素溶液治疗（GKI），两组卒中后 4 周死亡率、严重不良反应均无显著性差异。2007 年发表的英国卒中葡萄糖胰岛素试验（United Kingdom Glucose Insulin in Stroke Trial）中，卒中后 24 小时内血糖 6~17mmol/L 的卒中患者被随机分配给予 GKI 治疗（血糖控制在 4~7mmol/L）或常规治疗。由于病例纳入困难，该试验在纳入 933 例患者后被迫终止。意向处理分析的结果显示，两组卒中后 90 天的死亡率、死亡或残疾率均无显著性差异。2018 年最新发表的欧洲卒中组织关于急性卒中高血糖管理指南指出当前卒中后高血糖控制研究数量有限且质量不高，不推荐常规给予胰岛素进行强化血糖控制，对于血糖多高时应该启动血糖控制措施并未给出推荐。2019 年发表的 SHINE 研究是另一项比较急性缺血性卒中伴高血糖患者强化降糖治疗与标准降糖治疗方案的随机对照研究。本研究共入组 1 151 例患者，平均年龄 66 岁，其中 529（46%）例为女性。研究对象随机分为强化治疗组（连续静脉注射胰岛素，目标血糖浓度为 80~130mg/dL）（n=581），或标准治疗组（皮下注射胰岛素，目标血糖浓度为 80~179mg/dL）（n=570）。主要终点为 90 天预后良好（mRS ≤2 分）患者的比例。治疗期间，强化治疗组平均血糖水平为 118mg/dL，标准治疗组平均血糖水平为 179mg/dL。强化治疗组和标准治疗组预后良好的患者比例分别为 20.5%（119/581）和 21.6%（123/570），校正后相对风险（aRR）0.97（95%CI 0.87~1.08，p=0.55）。强化治疗组中有 65 例（11.2%）因低血糖或其他不良事件提前终止治疗，标准治疗组有 18 例（3.2%）提前终止治疗。本研究结果提示，急性卒中患者早期强化降糖治疗对改善卒中患者预后无益，且会增加严重低血糖事件的风险。本研究不支持在急性缺血性脑卒中伴高血糖患者中使用强化降糖治疗方案。

三、临床应用——指南意见

见表 1-3-2。

表 1-3-2　各国指南中血糖处理推荐意见

美国 AHA 指南（2019）	欧洲指南（2018）	日本指南（2009）	中国指南（2018）
1. 卒中后 24h 内持续高血糖提示结局不良。因此，控制血糖水平在 140~180mg/dL（7.8~10mmol/L）是合理的，并密切监测以避免低血糖（Ⅱa，C-LD） 2. 急性缺血性卒中患者的低血糖（血糖 <60mg/dL）应给予治疗（Ⅰ，C-LD）	对于急性卒中患者，不推荐常规给予胰岛素进行强化血糖控制（证据质量：低，推荐强度：弱）	高血糖或低血糖均应立即治疗（B 级推荐）	1. 血糖 >10mmol/L 时给予胰岛素治疗。应加强血糖监测，可将高血糖患者血糖控制在 7.8~10mmol/L。 2. 血糖 <3.3mmol/L 时给予 10%~20% 葡萄糖口服或注射治疗，目标是达到血糖正常（共识性推荐）

（刘　鸣　郝子龙）

第九节 脑水肿与颅内高压的内外科处理

脑水肿形成和进展加重为恶性脑水肿是脑梗死急性期死亡的首要原因,同时也是大面积脑梗死预后不良的主要影响因素。脑水肿常在脑梗死后1~5天内快速进展达高峰,患者可随水肿发展而出现进行性意识水平降低、神经功能恶化等表现;严重脑水肿可导致脑组织受压移位、颅内压增高和/或脑疝。因此,脑梗死急性期脑水肿的处理一直备受关注。临床上使用的治疗措施种类繁多,包括甘露醇、甘油果糖、呋塞米、皮质类固醇、胶体脱水剂、过度换气、亚低温、外科处理等。外科去骨瓣减压术已有临床研究证据发表并被指南推荐,但大部分内科处理措施尚缺乏临床随机对照试验的证据,这是脱水剂使用目前面临的主要问题。

一、内科处理

甘露醇在临床中使用最多,但2001年发表的Cochrane系统评价仅纳入一个小样本随机对照试验($n=77$)。该研究纳入发病24小时内、通过临床和腰穿诊断的缺血性脑卒中患者;其中对照组41人接受标准治疗,干预组36人在标准治疗基础上加用0.8~0.9g/kg甘露醇静滴。由于研究样本量小、随访期短(仅10天),且未报道随访期末病死率、残疾患者比例和不良反应的相关数据,该系统评价结论表明:当前证据尚不足以证明在急性缺血性脑卒中患者中常规使用甘露醇有益或是有害。2007年发表的更新Cochrane系统评价($n=226$)新增纳入了2项甘露醇治疗脑出血的随机对照试验(纳入发病6天内的脑出血患者,样本量分别为128例和29例;对照组均使用生理盐水静滴,干预组均使用甘露醇静滴),但甘露醇治疗缺血性脑卒中的随机对照试验依然只有1项。基于新纳入脑出血研究的分析结果显示:随访期末死亡或残疾率、病死率在甘露醇组和对照组间并无差异,依然无研究报道不良事件数据。提示当前甘露醇在急性脑卒中患者中常规应用的研究证据依然不足。

关于皮质类固醇在脑卒中急性期应用的随机对照试验证据,2011年发表的Cochrane系统评价纳入了8项随机对照试验,共计466名缺血性脑卒中患者。所纳入患者在发病后24小时内或48小时内入组。除外1项研究使用头部CT排除脑出血,其余研究缺血性脑卒中诊断均基于临床特征和腰穿结果。干预组使用地塞米松有6项研究、使用倍他米松2项,总剂量等效于地塞米松117.5~480mg,日均剂量等效于地塞米松5.6~114mg,治疗持续2~21天;对照组使用安慰剂或维生素C治疗。随访期从治疗后14天到12月不等。对这些研究分析的结果表明:使用皮质类固醇并不能明显提高急性缺血性脑卒中患者随访期末存活率(OR=0.87,95%CI 0.57~1.34);同时干预组和对照组在治疗后12个月功能结局方面无显著差异(仅有2项研究报道)。其中仅有1项随机对照试验(干预组54例,对照组59例)系统性报道了非致死性不良反应,该研究纳入发病48小时内中重度脑梗死患者,给予大剂量地塞米松(疗程12天,总剂量480mg)或安慰剂治疗;与安慰剂对照组相比,干预组死亡和神经功能结局并无显著改善,总的不良反应发生率无显著差异(干预组:糖尿病4例,感染0例,胃肠道出血3例;对照组:糖尿病0例,感染4例,胃肠道出血2例)。

甘油治疗急性缺血性脑卒中有数项随机对照试验,但其纳入患者大多缺乏影像学辅助确诊。2004年发表的Cochrane系统评价共纳入分析了10项随机对照试验($n=945$)。干预组共482例,使用甘油葡萄糖、甘油生理盐水溶液或甘油地塞米松联合治疗,对照组共463例,使用葡萄糖、生理盐水溶液或单用地塞米松治疗。结果显示,与对照组相比,甘油治疗可降低缺血性脑卒中患者治疗期间的死亡风险(OR=0.65,95%CI 0.44~0.97),但没有显著改善随访期末死亡风险(OR=0.98,95%CI 0.73~1.31),同时也不显著改善随访期末功能结局(OR=0.73,95%CI 0.37~1.42)。该系统评价认为:由于缺乏甘油治疗的长期生存获益证据,尚不支持甘油在急性脑卒中患者中的常规应用,对于其他减轻脑水肿的内科治疗措施,相关的研究证据更少。

存在问题和待研究方向:

1. 甘露醇等脱水剂虽然在临床实践中广泛

应用,但是仍然缺乏充分的循证医学证据。目前最新的 Cochrane 系统评价仅纳入一项甘露醇治疗缺血性脑卒中的小样本随机对照试验。由于发表于 1987 年,该试验未报道当今国际公认的结局指标;因此脱水剂的有效性、最佳启用时机、最适剂量和疗程仍不明确。而其后 30 余年来一直缺乏新的随机对照试验证据,原因可能在于目前临床中使用脱水剂的缺血性脑卒中患者多伴有中线移位、颅内压增高等较为严重的脑水肿改变,在患者病情危重的情况下,临床试验设置不用脱水剂的对照组在现实中是难以实施的。应对此项挑战,通过真实世界中该疗法的使用差异进行多中心实效性研究应当是合理而可行的。

2. 当前指南尚未推荐对急性缺血性脑卒中患者使用皮质类固醇。由于已有研究样本量小,研究时间久远,且当时缺乏影像学辅助诊断,可能导致纳入人群偏倚。目前对于皮质类固醇治疗急性缺血性脑卒中患者疗效和副作用的研究证据均不充分。因此,当前对重症脑梗死中个体化使用激素的获益与风险作出最后结论是缺乏可靠依据的。鉴于糖皮质激素明确的脱水与抗炎作用机制,以及在内科多种重症情况下的使用经验,其对恶性脑水肿个体化治疗的使用时机、恰当剂量和疗程以及相关副作用都值得进行更多研究。

二、外科处理

恶性大脑中动脉梗死(mMCAI)是大脑中动脉(MCA)近端主干或颈内动脉远端闭塞所致的严重大面积脑梗死,其重度残疾率高,死亡率高达 50%~80%,是目前缺血性脑卒中治疗的难点。致死性脑水肿和颅内高压导致脑疝是 mMCAI 患者死亡的主要原因,两者在起病后 24~48 小时可达到高峰。开颅减压术如去骨瓣减压术由于能降低 mMCAI 后升高的颅内压,打破其恶性循环,增加软脑膜的侧支循环,改善脑血流灌注,因此被认为对于改善 mMCAI 预后有效,早期关于开颅减压术治疗恶性大脑中动脉梗死的研究多为系列病例报道或非随机对照试验,这些研究提示积极手术治疗可降低死亡率,但不能回答是否会在减少死亡的同时增加致残率的问题。

2007 年发表的一项系统评价报告了令人鼓舞的结果,证实了去骨瓣减压术能使大脑中动脉梗死伴占位效应的患者受益。该研究纳入三项随机对照试验(DECIMAL、DESTINY、HAMLET),共 93 例年龄 18~60 岁、发病 48 小时内的恶性大脑中动脉梗死患者。荟萃分析结果显示,术后 1 年手术组改良 Rankin 评分(mRS)小于或等于 4 分的患者比例较对照组显著增加[75% vs 24%,绝对危险度降低(ARR)51%,95%CI 34~69,NNT=2],生存率显著增加(78% vs 29%,ARR 50%,95%CI 33~67,NNT=2)。另外,手术组 mRS 小于或等于 3 分的患者比例亦有增加(43% vs 21%,ARR 23%,95%CI 5~41,NNT=4)。研究提示,发病 48 小时内去骨瓣减压术可以减少恶性大脑中动脉梗死患者的死亡和残疾。被认为是急性脑卒中治疗领域继卒中单元、溶栓、阿司匹林被证明以来又一新的进展。继此之后,研究者们继续探索了 60 岁以上的恶性大脑中动脉梗死患者是否可从去骨瓣减压术获益。2012 年我国的一项随机对照试验纳入了 47 例发病 48 小时内的恶性大脑中动脉梗死患者,对其中 29 例老年患者(年龄 60~80 岁)的亚组分析结果表明:去骨瓣减压术相比对照组可降低老年患者发病后 6 个月不良结局(mRS 5~6 分)的风险(31% vs 92%,ARR 61%,95%CI 34~88;NTT=2)。The New England Journal of Medicine 2014 年发表的 DESTINY–Ⅱ随机对照试验纳入 112 例 60 岁以上、发病 48 小时内的恶性大脑中动脉梗死患者,结果也表明:去骨瓣减压术相比对照组能显著提高患者发病后 6 个月无严重残疾的生存率(mRS 0~4 分)(38% vs 18%,OR=2.91,95%CI 1.06~7.49,p=0.04)。

存在问题和待研究方向:

尽管目前已有上述令人欣慰的研究结果,外科去骨瓣减压术仍存在下列问题需今后继续研究证实:

1. **高龄患者是否获益?** 上述系统评价中三项试验纳入的患者年龄均较轻(18~60 岁);而后续有限研究虽然提示去骨瓣减压术可改善高龄患者临床结局,但接受手术的高龄患者预后比年轻患者更差。更大年龄患者手术风险与效益比尚待评价,最适宜手术的患者年龄段仍有待进一步探索。

2. **手术最佳时机?** 当前最佳手术时机仍

不确定,目前的共识是经内科积极治疗出现脑疝的早期表现,或 CT 示大面积脑梗死和水肿、中线结构移位、基底池受压,或颅内压增高时即应积极手术。然而这些均为经验性共识,缺乏随机对照试验的证据。上述随机对照试验所纳入的病例多在发病 48 小时内进行手术,进行超早期手术或 48 小时后手术的有效性都有待研究。

3. 术后功能结局 虽然去骨瓣减压术可显著改善恶性大脑中动脉梗死患者的生存率,但是手术组患者遗留中重度残疾(mRS 4~5 分)的比例也显著增加,并且上述随机对照试验所定义的良好功能结局临界值(mRS 3 分)要高于其他脑卒中研究的临界值(mRS 2 分)。术后功能结局较差、创伤性以及需要多学科协作的手术流程可能是去骨瓣减压术在临床实践中使用严重不足(仅 14%)的重要原因之一。未来研究更应关注如何优化手术适应证,选取最大获益的个体患者,改进手术操作流程,以改善患者功能结局和手术使用现状。

三、临床应用——指南意见

基于临床实践经验和共识,2018 年中国指南推荐对于严重的脑水肿可使用甘露醇(Ⅰ级推荐,C 级证据)治疗,可根据患者的具体情况选择药物种类、治疗剂量及给药次数,必要时也可选用甘油果糖或呋塞米(Ⅱ级推荐,B 级证据);2018 年中国指南及 2019 年美国 AHA/ASA 指南均建议:对于发病 48 小时内、60 岁以下的恶性大脑中动脉梗死伴有严重颅内压增高患者,内科治疗不满意且无禁忌证时,为了挽救生命,可请神经外科会诊考虑是否行去骨瓣减压手术(中国指南:Ⅰ级推荐,B 级证据;AHA/ASA 指南:Ⅱa 级推荐,A 级证据)。

(刘 鸣 袁若圳)

第十节 中医药治疗卒中的临床证据及研究难点

在我国,中医中药治疗脑卒中已有 3 000 多年的历史,有着药源丰富、成本相对较低、使用经验多、患者信赖等独特优势。近年来,随着制药技术的提高,在继承传统名方的基础上,开发出了许多应用方便、质量稳定的现代中成药,较传统中草药汤剂更受患者及医生的欢迎。目前,市场上可供选择治疗脑卒中的中成药种类繁多,涉及百余种药物,临床医生及政府决策人员往往难以满意地选出应该在临床使用或进入国家基本药物目录或保险的品种。针灸也是一种很受患者欢迎、对卒中后功能恢复有帮助的疗法;对于卒中的标准康复措施还很不普及的我国国情,针灸是一种应用前景很广的疗法。然而,像所有西医疗法一样,这些治疗措施的效果都应有充分的临床研究证据,以使中医药在临床得以更科学、更合理的广泛应用。关于中医药和针灸的研究很多,以下主要介绍随机对照试验的证据现状和问题。

一、中成药治疗卒中疗效的研究证据

2007 年 Wu 发表的一篇系统评价对中成药治疗缺血性卒中的疗效进行了全面评价,共纳入 191 个临床试验,包括 120 个随机对照试验(RCT)、71 个临床对照试验(CCT),共 19 338 例患者,涉及 22 种中成药。纳入的试验依药物功能分为 6 类,其中痰热闭阻证类 8 个试验、风痰阻络证类 12 个、瘀血阻络证类 116 个、气虚血瘀证类 55 个,肝阳化风证及其他 2 类没有符合纳入标准的试验。纳入试验质量普遍较低,主要问题是随机方法不明确、未描述使用盲法情况、疗效判定指标使用不合理等。结果提示:

(1)随访期末死亡或依赖:两个小样本研究(共 148 例患者)观察了发病后 3 个月或 6 个月时的死亡及依赖情况,依赖情况均采用巴氏指数(BI)评估,结果提示两个试验的试验组与对照组疗效比较均无统计学意义。其他试验均无远期功能结局数据。

(2)治疗结束或随访期末神经功能缺损改善程度:涉及 21 种中成药的 189 个临床试验(19 180 例患者)的荟萃分析结果显示,能改善神经功能缺损,排除非随机对照试验后进行荟萃分析,6 个痰热闭阻证类中成药、8 个风痰阻络证类中成药、70 个瘀血阻络证类、34 个气虚血瘀证类中成药等 118 个 RCT(12 543 例患者)合并结果仍然显示能改善治疗期末神经功能缺损,

其中一些药物的临床试验及研究病例数相对较多，但研究质量存在明显问题，值得进一步在严格的大样本随机对照试验中证实已发表的阳性结果。

2013年1个中成药MLC601（Neuroaid）治疗急性缺血性卒中的多中心、随机、双盲、安慰剂对照的临床试验完成并发表。该试验纳入1 100例发病后72小时内的缺血性卒中患者，NIHSS评分为6～14分。试验组使用MLC601（Neuroaid），对照组为安慰剂，治疗时间为3个月，主要结局判定指标采用3个月时改良Rankin量表（等级资料分析，ordinal shift analysis）。结果发现两组之间差异无统计学意义（OR=1.09，95%CI 0.86～1.32）。两组间不良反应发生率差异也无统计学意义。尽管该试验未得出阳性结果，但它是目前为止最大样本量的关于中成药治疗急性缺血性卒中的多中心、随机安慰剂对照试验，它证明了在中成药治疗卒中领域开展高质量的随机对照试验是可行的。

当前中成药治疗缺血性脑卒中的临床试验多数存在较明显的方法学质量问题，很多试验报告的能改善神经功能缺损的潜在疗效尚需进一步证实。尽管已有少数质量较高的随机对照试验发表，但仍缺乏对死亡或残疾等国际公认终点事件的观察，因此在疗效的确切证据方面，目前尚未取得突破性进展，样本量还不够大，根据现有证据还不能得出疗效的肯定结论。当前，我们推荐的临床使用原则为：对潜在疗效证据相对较多、副作用较小、价格能承受的药物，医生可根据个体患者的情况、结合患者意愿决定是否使用，对肯定弊大于利和价格昂贵的药物，如果没有充分的高质量证据，则不推荐使用。

二、针刺治疗卒中疗效的研究证据

尽管目前已发表了大量关于针刺治疗脑卒中疗效的临床研究，但研究质量参差不齐，高质量的随机对照试验较少，研究结论不全一致。

2005年发表的针刺治疗急性脑卒中疗效的Cochrane系统评价共纳入14个随机对照试验（共1 208例患者），多数研究质量较低。其中仅3个研究采用假针刺作为对照。荟萃分析的结果显示，与对照组（假针刺和不作针刺）相比，针

刺组随访期末的死亡或残疾人数降低，差异达统计学意义的临界值（OR=0.66，95%CI 0.43～0.99，p=0.05），针刺组随访期末死亡或需要住院人数显著降低（OR=0.58，95%CI 0.35～0.96）。当针刺与假针刺进行单独比较时，两组随访期末的死亡或残疾人数变化无显著差异（OR=0.67，95%CI 0.40～1.12）。针刺严重不良反应发生率较低（6/386，1.6%）。

2015年发表的针刺在缺血性脑卒中急性期应用的多中心随机单盲试验结果提示，针刺用于急性期是安全的；在6个月时死亡或依赖率这一结局指标方面，针刺组（80/385，20.7%）稍低于对照组（102/396，25.8%），但两组无统计学差异（OR=0.75，95%CI 0.54～1.05）。作者进一步将该试验与当时已发表的其他试验合并分析，系统评价结果提示：针刺组死亡或依赖率明显低于对照组（OR=0.72，95%CI 0.55～0.93）。因此，该研究提示针刺在缺血性脑卒中急性期应用较安全，但潜在的疗效还需进行更大样本的RCT进一步验证。

2018年在这些研究基础上更新的Cochrane系统评价，纳入了33个随机对照试验（共3 946例患者），因纳入研究总体偏倚风险较高仍未能得出确切结论，提示进行高质量大样本的RCT研究是必要的。

《中国急性缺血性脑卒中诊治指南2018》建议根据具体情况结合患者意愿决定是否选用针刺（Ⅱ级推荐，B级证据）。因此，在我国当前环境下，如果无标准化的康复条件，鉴于针刺的潜在疗效、副作用少、不太昂贵等优势，医生可根据个体患者具体情况、结合患者意愿决定是否使用。

三、中医药疗效评价方法的争议与难点

中医学是实践的医学，是数千年来临床医疗经验的积累和总结。这些传统方法为改善我国人民的健康做出了巨大贡献。但中医药要获得更大的发展空间以及更好地适应现代医疗卫生保健对医学新的更高的要求，单纯依赖临床经验积累的方法是不够的。如何认识这些由经验得来的"证据"，如何评价这些"证据"，都是我们必须面对的问题。就中医药治疗脑卒中的疗效评价而言，以

下问题一直是充满争议的难点。

1. **什么是中医药临床诊断和疗效评价的恰当方法和指标？** 西医对卒中的诊断除根据临床表现外，还有客观的 CT、MRI 等影像学手段，对治疗的最佳疗效评价指标虽也存在分歧，但基本接受使用日常生活能力指标，如用改良 Rankin 量表、巴氏指数等作为主要疗效指标，在卒中至少3 个月后评价这些指标。而中医界则普遍认为中医与西医是不同的，临床试验应该体现中医特色，应使用相应的诊断方法和疗效指标体系，但当前中医尚缺乏国际认可并易操作的诊断标准和疗效判定指标。因此，探索既能被医学界普遍认可又不脱离中医特色的指标体系正是临床急需、重要而困难的研究课题。

2. **中医药临床试验实施的难点** 在中医药研究中开展国际国内认可的、高质量、大样本尤其是有安慰剂对照的前瞻性随机对照临床试验，将最大限度地发挥中医药疗效优势，有助于建立体现中医药治疗优势和特色同时被国际认可的疗效和安全性评价体系，为中医药走向世界提供明确的科学证据。但中药和针灸均存在严格进行安慰剂对照的困难，因此真正的随机分组和盲法评价疗效常常难以保障。这些也是应该重视和解决的难题。我们也欣喜地看到，最近也开展了一些中成药的随机安慰剂对照试验，证明安慰剂的问题是完全可以解决的。

随着循证医学在中医领域的应用，及中医现代化进程的加速，已经出现更多较高质量的中医药临床研究。相信上述难题将会逐步得到解决，中医药将更多地走向世界，为全人类的健康做出更大贡献。

（吴波 刘鸣）

第十一节 重症/大面积脑梗死：老问题与新对策

在中国，脑卒中是居民死亡的首要病因，约80% 的脑卒中为脑梗死，其中重症脑梗死和大面积脑梗死是导致死亡或残疾等严重后果的主要脑梗死类型。重症/大面积脑梗死危害严重、疗效极差，给人们带来悲观和失望，因此相对于轻、中型脑梗死而言，其研究明显滞后且长期被忽视。虽然近年来脑梗死特异性治疗研究成为热点并发展迅速，但现有治疗性研究多数将重症/大面积脑梗死排除在外。基于其对患者、家庭和社会的严重危害，有必要对重症/大面积脑梗死这个老问题加强关注，采取新策略进行系统研究，攻克这个脑梗死防治中最难战胜的堡垒。本节重点讨论重症/大面积脑梗死临床诊治与研究方面需要解决的重要问题和新思路。

一、重症/大面积脑梗死相关定义及其相互关系

目前与重症/大面积脑梗死相关的名称术语和定义众多，尚不统一，大面积脑梗死、重症脑梗死、恶性脑梗死、恶性脑水肿等概念经常相互混用，界限模糊不清，导致研究结果难以理解、交流和比较困难。Hacke 在 1996 年最早提出了恶性大脑中动脉梗死（malignant middle cerebral artery territory infarction, mMCAI）的概念，定义为严重的大脑半球梗死综合征，其特征包括偏瘫、强迫头位和凝视，发病 2 天内进行性意识恶化，发病2~4 天内出现单侧瞳孔散大、颅内压升高；以上临床特征伴发病 12 小时内 CT 显示大脑中动脉供血区全面梗死、颈内动脉远端或大脑中动脉近端闭塞时，将在未来 24~72 小时内发生大脑半球弥漫性水肿，最终导致脑疝或死亡的不良预后。后续开展的相关研究使用的名词术语和定义达 10多种，现将其中最有临床意义和研究价值的 3 种概念分述如下：

（1）"重症脑梗死"（severe ischaemic stroke）强调临床神经功能缺损的严重程度，评估工具通常为神经功能缺损评分（National Institute of Health Stroke Scale, NIHSS）或者 Glasgow 昏迷量表评分（Glasgow Coma Scale, GCS）。不同研究常使用不同 NIHSS 评分界值（从 7~25 分不等），目前使用较多的是 NIHSS ≥15 分。脑水肿可压迫丘脑和脑干，导致上行激活系统功能障碍，故意识水平降低是脑梗死患者发生脑水肿较特异性的指标之一，重症脑梗死意识障碍较常用的标准为GCS 评分≤8 分或 NIHSS 1a 条目≥1。

（2）"大面积脑梗死"包括"大脑半球大面积梗死"（large hemispheric infarction, LHI

或 massive hemispheric infarction）和"小脑大面积梗死"（massive cerebellar infarction），强调影像学上的梗死范围和程度。《中国急性缺血性脑卒中诊治指南 2018》将发病 3 小时内影像学显示大面积脑梗死（梗死面积 >1/3 大脑中动脉供血区）列为静脉溶栓禁忌证。《中国重症脑血管病管理共识 2015》建议脑梗死患者早期 CT 低密度影超过 1/2 大脑中动脉供血区应考虑进入神经重症监护病房。《大脑半球大面积梗死监护与治疗中国专家共识》和美国心脏学会 / 美国卒中学会指南建议大脑半球大面积梗死定义为影像学检查显示脑梗死范围累及全部或大部分（≥2/3）大脑中动脉供血区，且累及基底节区，伴或不伴邻近的大脑前动脉或后动脉供血区梗死，但未明确影像检查时间；国际去骨瓣减压术随机对照试验常在发病 48 小时内进行影像评估。小脑大面积梗死（massive cerebellar infarction）对于梗死面积目前尚缺乏定论。有研究将小脑梗死直径 >3cm 定义大面积梗死，但未报道是否与预后相关。临床上对于小脑梗死通常以是否出现意识障碍、神经功能恶化、脑干压迫等占位效应作为去骨瓣减压术指征。我们认为，影像学上梗死面积随时间不同而变化，在预测研究中可使用发病 6 小时内 CT 平扫显示梗死区 >1/3 大脑中动脉供血区，或发病 6 小时后至 7 天内 >1/2 大脑中动脉供血区作为评估标准。

（3）"恶性脑水肿"（malignant brain oedema）强调脑梗死早期（通常发病 7 天内）因脑水肿占位效应引起神经功能急剧恶化，最终发展为脑疝甚至死亡的恶性过程。有学者根据梗死累及不同供血区称为"恶性大脑中动脉梗死"（malignant middle cerebral artery territory infarction，或占位性大脑中动脉梗死 space-occupying MCA infarction）和恶性小脑梗死（malignant cerebellar infarction）等。这一定义反映了在大面积脑梗死的基础上发展为严重脑水肿导致脑组织移位或脑疝，伴病情急剧恶化致严重残疾或死亡的过程。与远期终点结局（死亡、残疾）密切相关，故可作为脑卒中研究重要的院内结局指标（结局替代指标）。

上述 3 个概念间的相互关系：重症脑梗死从临床角度强调脑梗死患者病情严重程度，多数为大面积脑梗死所致，但也可发生在梗死面积不大者，例如关键部位梗死、或因出血转化、感染、呼吸循环衰竭等原因引起。一些部位的大面积脑梗死也不一定是重症脑梗死。因此，一般来说，恶性脑水肿既是大面积脑梗死也是重症。而重症脑梗死不都是大面积脑梗死，大面积脑梗死也不一定都是重症。

二、重症 / 大面积脑梗死诊治临床与研究现状

一些专家共识提供了重症脑梗死及大面积脑梗死的诊治建议，包括中华医学会神经病学分会脑血管病学组 2016 年发表的《中国重症脑血管病管理共识》和中华医学会神经病学分会神经重症协作组和中国医师协会神经内科医师分会神经重症专业委员会 2017 年发表的《大脑半球大面积梗死监护与治疗中国专家共识》。针对重症 / 大面积脑梗死定义和诊治规范化的迫切需求，国内学者于 2019 年发表了关于重症脑梗死的规范化诊治方案与流程建议草案，除重症监护和减压手术等既往共识的传统关注点外，该草案特别强调了预防预测的新思路及个体化内科治疗方法的建议和研究思路。目前重症 / 大面积脑梗死的诊治现状如下：

1. **静脉溶栓**　静脉溶栓是国内外指南推荐的脑梗死急性期特异性治疗措施。尽管目前尚缺乏针对重症 / 大面积脑梗死患者静脉溶栓的研究，多中心随机对照试验的亚组数据可供参考。IST-3 试验纳入 3 035 例脑梗死患者，其中 1/3 基线 NIHSS ≥15，结果显示，发病 6 小时给予静脉溶栓可改善 6 个月功能结局，且基线 NIHSS 评分越高疗效越显著（$p=0.003$）。以上结果提示神经功能缺损严重程度（NIHSS 评分）不应作为静脉溶栓禁忌的判断标准。有指南将 NIHSS>22 分列为静脉溶栓禁忌证，国内外最新指南将 NIHSS>25 分列为相对禁忌证。出血转化是脑梗死早期常见并发症，由于大面积脑梗死较小梗死更易发生出血，且溶栓治疗可增加出血转化风险，故国内外临床指南均把早期头部影像学显示大面积梗死（梗死面积 >1/3 大脑中动脉供血区）列为静脉溶栓的禁忌证之一。但 2018 年美国指南也提出，关于急诊 CT 提示大面积低密度影作为溶栓禁忌证的

最佳界值目前尚缺乏证据。

2. 急性脑梗死血管内治疗　2015年发表的MR CLEAN试验报告脑梗死发病6小时内给予血管内介入取栓治疗可改善3个月功能结局，且不同严重程度（NIHSS评分）亚组之间疗效无差异（2~15 vs 16~19 vs ≥20，$p>0.05$）；2018年发表的对462例入院NIHSS中位数>15（即重症）的患者进行亚组分析发现，成功血管再灌注（reperfusion）和血管再通（recanalization）均可降低中线移位发生风险。一项纳入13个研究1 600例患者的系统评价进一步提示通过溶栓或取栓血运重建（revascularization，包括再灌注和血管再通）可降低梗死后脑水肿发生的风险（OR=0.37，95%CI 0.24~0.57）。2019年一项基于美国国家脑卒中登记的研究报道，2012—2014到2015—2016年间前循环大动脉闭塞患者的机械取栓使用率从3.7%上升至8.5%，同期去骨瓣减压术使用率由0.8%下降至0.6%，且取栓患者需要接受去骨瓣减压术的风险降低（OR=0.7，95%CI 0.6~0.9）。《中国急性缺血性脑卒中诊治指南2018》建议对于发病6小时内由大动脉闭塞导致的严重脑卒中且不适合静脉溶栓的患者，经严格临床及影像学评估后可进行血管内机械取栓或动脉溶栓治疗。2018年美国指南中血管内治疗的适应证要求梗死范围评分ASPECTS ≥6，但对于ASPECTS<6分的大面积梗死患者行血管内治疗可能是合理的，但尚需在随机对照试验中进一步证实。

3. 抗血小板及其双联治疗　大型随机对照试验CAST和IST研究已证实发病后48小时内口服阿司匹林可显著降低患者的病死率，减少脑梗死复发，仅轻度增加症状性颅内出血风险。CAST试验亚组分析显示阿司匹林疗效在入组时意识障碍患者以及清醒患者之间无差异。CHANCE研究和POINT研究提示对于轻型脑梗死患者早期、短程使用双联抗血小板治疗可改善患者预后。由于重症/大面积梗死患者存在较高出血风险，双抗治疗可能增加出血风险，故现有双联抗血小板治疗研究都将重症患者排除在外，目前临床不推荐重症和大面积脑梗死患者使用双抗。一些个体重症患者是否可获益于双抗治疗尚缺乏研究。

4. 抗凝治疗　理论上，伴发房颤等具有栓塞风险的急性脑梗死患者应启用抗凝治疗进行二级预防，但目前早期抗凝的总体结果是风险大于获益。尚无专门针对重症/大面积脑梗死患者的抗凝治疗方案和启动时点研究，故应遵循脑梗死一般治疗原则。《中国缺血性脑卒中和短暂性脑血发作二级预防指南2014》建议脑梗死患者可在出现神经功能症状14天内给予抗凝治疗，对于出血高风险患者，应适当延长启动时机。欧洲心脏病学会根据脑卒中病情严重程度及梗死范围制定了启动口服抗凝剂的1-3-6-12原则，提示重症脑梗死（NIHSS ≥16分）应在发病12天后启动抗凝；且抗凝前应充分评估患者头部影像学特征、是否有急性期取栓或减压手术适应证等。2018年美国心脏学会/美国卒中学会脑卒中急性期诊疗指南建议脑梗死患者（未专门提重症）在发病4~14天内启动抗凝是合理的，2016年英国脑卒中临床指南建议致残性脑梗死启动抗凝需延迟至发病14天后。2015年美国神经重症协会/德国神经重症监护及急诊医学协会建议伴栓塞风险的大面积脑梗死患者应在发病2~4周后启用口服抗凝剂，当抗凝剂不适用时阿司匹林可作为替代治疗。综上，重症/大面积脑梗死患者的抗凝启动时机尚缺乏研究证据，共识意见为至少12天~4周以后。此外，有研究正在探索新型口服抗凝剂的启动时机，未来可能为临床实践提供依据。

5. 高颅压或脑疝处理　颅内压升高或脑疝是大面积脑梗死患者常见严重并发症，应密切监测患者临床症状体征改变（如意识状态和瞳孔变化），及时筛查和处理引起颅内压升高的因素，目前尚无证据支持常规给予颅内压监测。大面积脑梗死患者通常采用平卧位，颅内压升高患者可采用抬高头位（抬高床头>30°）的方式改善静脉回流、降低颅内压。关于脑梗死患者的脱水剂使用，目前有限研究提示，静脉使用甘露醇和高张盐水可降低颅内压，减少脑疝发生风险，共识意见可根据患者具体情况选择药物种类和给药方案，也可选用甘油果糖、呋塞米、白蛋白。使用甘露醇应监测肾功能，急性肾功能不全时慎用甘露醇；使用高张盐水时应监测血清渗透压和血钠浓度，心功能不全、肝硬化等慎用。2019年美国指南提出对于脑水肿所致临床恶化的脑梗死患者,使用脱水治疗是合理的。但无论治疗性或预防性使用脱水剂都缺乏足够的研究证据。同样,因研究少、样本小,糖皮质激素治疗脑水肿降低颅内压改善功能结局的潜在效果尚未得到证明,关注其副作用的研究也很少。目前国内外指南不推荐大面积脑梗死患者常规或大剂量使用糖皮质激素降低颅内压,也不推荐预防性使用过度通气,对于已出现颅内压升高、脑疝征象的患者,过度通气可作为急救措施短期应用,为桥接更激进的治疗做准备。对积极药物治疗病情仍持续恶化的患者,应请神经外科会诊评估可否手术减压治疗。

尽管国内外指南均推荐对符合指征的大面积脑梗死患者进行去骨瓣减压术治疗,但是该治疗措施在临床实践中却严重使用不足。其原因一方面受限于手术有创伤性及需多学科协作的困难,另一方面在于即使接受手术治疗,患者虽死亡率降低,但术后遗留重度残疾的风险仍很高,尤其是 60 岁以上者。早期随机对照试验多针对 60 岁以下大面积脑梗死患者、在发病 48 小时内进行手术,另一些研究对超适应证患者进行了探索。我国一项随机对照试验纳入 47 例 18~80 岁恶性大脑中动脉梗死患者,对 29 例老年患者(年龄 60~80 岁)进行亚组分析发现,发病 48 小时内行去骨瓣减压术可降低患者 6 个月严重不良结局(mRS 5~6 分)风险。DESTINY-Ⅱ研究也提示发病 48 小时内行去骨瓣减压术能显著提高 60 岁以上恶性大脑中动脉梗死患者发病 6 个月时不伴严重残疾的生存率(mRS 0~4 分)。2015 年美国神经重症协会建议对于大面积脑梗死患者评估去骨瓣减压术适应证时无需顾虑年龄。但 2018 年美国心脏学会/美国卒中学会指南强调,尽管去骨瓣减压术可降低恶性大脑中动脉梗死患者近一半的死亡率,但对于 60 岁以上存活者的重度残疾率远高于 60 岁以下患者。因此,对于发病 48 小时内,60 岁以下的恶性大脑中动脉梗死患者或小脑梗死致脑干受压患者,经积极内科治疗后仍存在进行性神经功能恶化尤其是意识水平降低者,应及时请神经外科会诊评估去骨瓣减压术指征。术前应与患方沟通手术风险、并发症、费用以及术后遗留残疾的可能性。对于 60 岁以上

患者,应充分沟通术后可能遗留严重残疾的不良预后。

6. 康复的启动 目前尚无针对重症脑梗死患者何时开始康复及剂量的指导意见,康复普遍原则遵循《中国脑卒中早期康复治疗指南》,应在患者生命体征稳定、病情不再进展、无颅内高压等禁忌的情况下尽早启动康复训练。鉴于重症患者卧床率高、死亡率高、功能预后差,对于患者肢体功能康复以及吞咽障碍、肺部感染、下肢静脉血栓和褥疮等并发症的预防应特别重视。

三、恶性脑水肿预防和早期预测的新思路

恶性脑水肿是重症/大面积脑梗死患者的危急状态,其保守治疗死亡率高达 40%~80%,而去骨瓣减压术作为指南唯一推荐的有效疗法,在临床应用严重不足。如果能早期识别发展为恶性脑水肿的高风险患者,有助于早期预防干预,阻断或减轻其发生发展,并可促进相关诊治研究的发展。恶性脑水肿多发生在大面积脑梗死患者,影像学显示大面积脑梗死是预测恶性脑水肿发生的重要因素。大面积脑梗死如果伴发意识水平降低或瞳孔大小改变,提示可能存在梗死区周围脑水肿所导致的脑疝压迫脑干,需要密切监测患者呼吸心跳节律等生命体征。2018 年发表的恶性脑水肿预测因素系统评价纳入 24 个临床指标、7 类影像指标和 13 个血生化指标,发现年龄偏轻、入院 NIHSS 评分高、早期意识障碍、瞳孔大小改变、发病 40 小时内头部 CT 低密度影 >1/2 大脑中动脉供血区、颅内大动脉致密征、早期影像占位征象均与恶性脑水肿发生成正相关,早期识别这些因素有助于识别潜在的恶性脑水肿患者,成功的血运再通是其保护因素。需注意的是,高龄对于脑水肿形成的保护作用可能在于年龄相关脑萎缩为脑水肿占位效应提供了缓冲空间,而非抑制脑水肿发生;另一方面,高龄患者常伴发更多并发症,可通过脑水肿以外的机制加重病情。因此,对于高龄患者重症脑梗死风险不可放松警惕。目前已发表 4 个关于恶性脑水肿的综合预测模型,改良模型 1 个,但都存在准确性不高、使用不方便或实用性不强等局限性,进一步研究正进行中。

四、重症脑梗死诊治研究难点与应对策略

1. 如何根据病程发展特点和治疗时间窗定义重症/大面积脑梗死？ 美国心脏学会/美国卒中学会（American Heart Association/American Stroke Association）2014年发表的《伴发脑水肿的脑梗死管理推荐意见》指出，对于伴发严重大脑半球或小脑水肿的脑梗死需要制订统一、标准化的概念和定义，以促进相关研究的发展（Ⅰ级推荐，C级证据），并建议必须结合临床指标和影像指标，以识别脑水肿高风险的脑梗死患者。目前针对重症脑梗死的定义多采用神经功能缺损评分（NIHSS）和昏迷量表评分（GCS）作为诊断标准，但缺乏标准化定义：一方面，不同研究和临床实践中常使用不同的评分界值，缺乏统一标准；另一方面，重症脑梗死是一个动态发展过程，例如脑水肿常在发病后2~5天达到高峰，故需随时间进行动态的评估，而目前尚缺乏相关研究。此外，诊断重症患者的目的在于指导个体化治疗，因此需要考虑特定治疗措施的时间窗，例如，NIHSS>25分是静脉溶栓的相对禁忌证，故发病6小时内NIHSS>25分的重症患者不应给予溶栓治疗。对于大面积脑梗死范围的界值也存在争议，缺血区病变可随时间推移而改变，且再灌注治疗存在时间窗限定，故梗死范围界值的选择也需要考虑时间窗。对于大面积脑梗死的定义，现有研究和临床实践中多采用头部CT显示的缺血区范围，但梗死早期CT显示的脑组织低密度影的显影敏感性受缺血程度和时间影响，且影像严重程度可与实际梗死范围及临床严重程度不一致。尽管有研究使用头部核磁共振弥散加权成像（diffusion-weighted imaging, DWI）定量梗死体积作为恶性脑梗死预判指标，且在预测恶性脑梗死方面表现出较高的敏感度和特异度，但由于核磁共振存在普及性不如CT、不适于病情不稳定患者、对携带起搏器或呼吸机等设备的患者存在禁忌、且弥散加权检查时间较长等问题，该检查完成依从性相对较差，而基于CT影像的梗死范围评估方法临床适用性更广，仍是目前的首选方法。

2. 如何优化重症/大面积脑梗死患者的个体化内科治疗？ 脑水肿和颅内压增高是重症脑梗死最重要的并发症之一。预防性使用脱水剂能否使大面积脑梗死患者获益，目前尚无证据。重症患者常伴有肾功能损害、心力衰竭等并发症，而渗透性脱水剂在这些患者中应慎用或禁用，那么这类患者的脑水肿和颅内压增高应如何处理？此外，高渗脱水依赖于血-脑屏障的完整性，有学者提出，对于血-脑屏障严重破坏的患者，高渗脱水可能加重中线结构移位，但血-脑屏障破坏程度的评估指标尚待研究。国内外指南不推荐大面积脑梗死患者常规或大剂量使用糖皮质激素降低颅内压，但大面积脑梗死患者伴水肿短疗程使用激素是否有效尚无研究。口服阿司匹林可显著降低脑梗死患者的病死率，减少脑梗死复发。对于伴意识障碍的患者，常需采用鼻饲管给药，但目前阿司匹林剂型多为肠溶片，破坏肠溶剂型后是否能维持疗效、是否加重胃黏膜损伤及增加消化道出血风险，目前尚缺乏研究。伴房颤的脑梗死患者何时启动抗凝目前尚无定论，综合现有国内指南和欧美指南，发病至少2周以后启动抗凝可能是安全的，但尚需高质量研究特别是随机对照试验提供证据。此外，随着新型口服抗凝剂的应用推广，其在重症患者中的启用时机和剂量也有待研究。

3. 如何确定去骨瓣减压术的适宜人群和最佳手术时机？ 早期去骨瓣减压术的随机对照试验将纳入标准限定在60岁以下，发病48小时内，现实中多数急性脑梗死患者于60岁以上发病。随后在年龄60~80岁人群的研究虽提示手术可降低死亡率，但有增加严重残疾的趋势。启动去骨瓣减压术的时间窗和最佳时机仍不明确。HAMLET研究中纳入了25例发病超过48小时的恶性大脑中动脉梗死患者，手术组和对照组患者的结局在该亚组中无统计学差异，因此认为48小时不应成为限制手术的时间窗。有学者认为一经诊断大脑半球大面积脑梗死则应评估手术，另一些学者则认为应等到出现神经功能恶化、脑疝征象或中线结构移位。美国神经重症协会/德国神经重症监护及急诊医学协会建议大面积脑梗死患者可在发病24~48小时内脑疝征象尚未形成时行去骨瓣减压术。但超早期手术可能给部分患者带来不必要的创伤和并发症风险，而延迟至脑

疝征象出现可能会增加术后不良预后风险。对于大面积脑梗死患者应严密监测生命体征及临床和影像学脑疝征象，启动手术的最佳时机有待未来研究进一步探索。

重症/大面积脑梗死治疗困难、危害严重，其规范化定义、恶性脑水肿早期预测和诊断以及规范化防治是未来需要研究的重点和难点。随着相关研究的开展（例如，NCT03222024 和NCT02982655 等注册研究），相信能为重症脑梗死的自然史、预测、诊断、个体化治疗提供更多证据。

（刘 鸣 吴思缈）

参 考 文 献

［1］ Astrup J, Siesjo BK, Symon L. Thresholds in cerebral ischemia: The ischemic penumbra. Stroke, 1981, 12 (6): 723-725.

［2］ Levin EG, del Zoppo GJ. Localization of tissue plasminogen activitor in the endothelium of limited number of vessels. Am J Pathol, 1994, 144 (5): 855-861.

［3］ Jorgensen HS, Berling B, Nakayama H, et al. Spontaenous reperfusion of cerebral infracts in patients with acute stroke. Arch Neurol, 1994, 51 (9): 865-873.

［4］ The National Institute of Neurological Disorders and Stroke rt-PA Stroke Study Group. Tissue plasminogen activitor for acute ischemic stroke. N Engl J Med, 1995, 333 (24): 1581-1587.

［5］ del Zoppo GJ. Thrombolytic treatment of thrombotic stroke. In: Millel LP. Stroke therapy. Basic preclinical and clinical directions. San Diego, California: Wiley-Liss publication, 1999.

［6］ Verstraete M. Third-generation thrombolytic drugs. Am J med, 2000, 109 (1): 52-58.

［7］ del Zoppo GJ, Poeck K, Pessin MS, et al. Recombinant tissue plasminogen activator in acute thrombotic and embolic stroke. Ann Neurol, 1992, 32 (1): 78-86.

［8］ Jaillard A, Cornu C, Durieux A, et al. Hemorrhagic transformation in acute ischemic stroke. Stroke, 1999, 30 (7): 1326-1332.

［9］ Wardlaw JM, Zoppo G, Yamaguchi T, et al. Thrombolysis for acute ischaemic stroke. Cochrane Database Syst Rev, 2003, (3): CD000213.

［10］ David T, Scott KE, Andrew DM, et al. Markers of increased risk of intracerebral hemorrhage after intravenous recombinant tissue plasminogen activator therapy for acute ischemic stroke in clinical practice: the multicenter rt-PA acute stroke survey. Circulation, 2002, 105 (14): 1679-1685.

［11］ Levy DE, Brott TG, Haley EC, et al. Factors related to intracranial hematoma formation in patients receiving tissue-type plasminogen activator for acute ischemic stroke. Stroke, 1999, 25 (2): 291-297.

［12］ Lees KR, Bluhmki E, von Kummer R, et al. Time to Treatment With Intravenous Alteplase and Outcome in Stroke: An Updated Pooled Analysis of ECASS, ATLANTIS, NINDS, and EPITHET Trials. Lancet, 2010, 375 (9727): 1695-1703.

［13］ Gray CS, O'Connell JE. Stroke: beyond thrombolysis and back to basics. QJM, 2003, 96 (3): 179-181.

［14］ Nedeltchev K, Arnold M, Brekenfeld C, et al. Pre-and in-hospital delays from stroke onset to intra-arterial thrombolysis. Stroke, 2003, 34 (5): 1230-1234.

［15］ Guadagno JV, Calautti C, Baron JC. Progress in imaging stroke: emerging clinical applications. Br Med Bull, 2003, 65: 145-157.

［16］ Michel P, Ntaios G, Reichhart M, et al. Perfusion-CT Guided Intravenous Thrombolysis in Patients With Unknown-Onset Stroke: A Randomized, Double-Blind, Placebo-Controlled, Pilot Feasibility Trial. Neuroradiology, 2012, 54 (6): 579-588.

［17］ Hacke W, Kaste M, Bluhmki E, et al. Thrombolysis With Alteplase 3 to 4.5 Hours After Acute Ischemic Stroke. N Engl J Med, 2008, 359 (13): 1317-1329.

［18］ IST-3 collaborative group, Sandercock P, Wardlaw JM, et al. The Benefits and Harms of Intravenous Thrombolysis With Recombinant Tissue Plasminogen Activator Within 6 H of Acute Ischaemic Stroke (The Third International Stroke Trial [IST-3]): A Randomised Controlled Trial. Lancet, 2012, 379 (9834): 2352-2363.

［19］ Schellinger PD, Fiebach JB, Mohr A, et al. Thrombolytic therapy for ischemic stroke-a review, part Ⅱ-intra-arterial thrombolysis, vertebrobasilar stroke, phase Ⅳ trials, and stroke imaging. Crit Care Med,

2001, 29（9）: 1819-1825.

[20] Schellinger PD, Fiebach JB, Hacke W. Imaging-based decision making in thrombolytic therapy for ischemic stroke. Stroke, 2003, 34（2）: 575-583.

[21] Wardlaw JM, Koumellis P, Liu M. Thrombolysis（Different Doses, Routes of Administration and Agents）for Acute Ischaemic Stroke. Cochrane Database Syst Rev, 2013, 2013（5）: CD000514.

[22] Lees KR. Thrombolysis. Br Med Bull, 2000, 56（2）: 389-400.

[23] Cornu C, Boutitie F, Candelise L, et al. Streptokinase in acute ischemic stroke: an individual patient data Meta-analysis. Stroke, 2000, 31（7）: 1555-1560.

[24] 国家"九五"攻关课题协作组. 急性脑梗死（6h 以内）静脉溶栓治疗. 中风与神经疾病杂志, 2001, 18（5）: 259-261.

[25] Furlan A, Higashida R, Wechsler L, et al. Intra-arterial prourokinase for acute ischemic Stroke. JAMA, 1999, 282（21）: 2003-2011.

[26] Zeumer H, Freitag HJ, Zanella F, et al. Local intra-arterial fibrinolytic therapy in patients with stroke urokinase versus recombinant tissue plasminogen activor. Neuroradiology, 1993, 35（2）: 159-162.

[27] del Zoppo G, Higashida R, Furlan A, et al. Prolyse in acute cerebral thromboembolism. Stroke, 1998, 29（1）: 4-11.

[28] Wechsler LR, Mtech RR, Furlan AJ, et al. Factors influcing outcome and treatment effect in PROACTII. Stroke, 2003, 34（5）: 1224-1229.

[29] The Technology Assessment Committees of the American Society of Interventional and Therapeutic Neuroradiology and the Society of Interventional Radiology. Trials design and reporting standards for intraarterial cerebral thrombolysis for acute ischemic stroke. J of Vasc and Interv Radiol, 2003, 14（8）: 945-946.

[30] Ciccone A, Valvassori L, Nichelatti M, et al. Endovascular Treatment for Acute Ischemic Stroke. N Engl J Med, 2013, 368（10）: 904-913.

[31] Lisboa RC, Jovanovic BD, Alberts MJ. Analysis of the safety and efficacy of intra-arterial thrombolytic therapy in ischemic stroke. Stroke, 2002, 33（12）: 2866-2871.

[32] Christopher AL, Michael F, Thomas T, et al. Combined intravenous and intraarterial rt-PA versus intraarterial therapy of acute ischemic stroke. Stroke, 1999, 30（12）: 2598-2605.

[33] Keris V, Rudnicka S, Vorona V, et al. Combined intraarterial/intravenous thrombolysis for acute ischemic stroke. Am J of Neuroradiol, 2001, 22（2）: 352-358.

[34] Morris DC, Silver B, Mitsias P, et al. Treatment of Acute Stroke With Recombinant Tissue Plasminogen Activator and Abciximab. Acad Emerg Med, 2003, 10（12）: 1396-1399.

[35] Pancioli AM, Broderick J, Brott T, et al. The Combined Approach to Lysis Utilizing Eptifibatide and rt-PA in Acute Ischemic Stroke: The CLEAR Stroke Tria Stroke, 2008, 39（12）: 3268-3276.

[36] Barreto AD, Alexandrov AV, Lyden P, et al. The Argatroban and Tissue-Type Plasminogen Activator Stroke Study: Final Results of a Pilot Safety Study. Stroke, 2012, 43（3）: 770-775.

[37] Wardlaw JM, Murray V, Berge E, et al. Recombinant tissue plasminogen activator for acute ischaemic stroke: an updated systematic review and meta-analysis. Lancet, 2012, 379（9834）: 2364-2372.

[38] Hacke W, Furlan AJ, Al-Rawi Y, et al. Intravenous desmoteplase in patients with acute ischaemic stroke selected by MRI perfusion-diffusion weighted imaging or perfusion CT（DIAS-2）: a prospective, randomised, double-blind, placebo-controlled study. Lancet Neurol, 2009, 8（2）: 141-150.

[39] von Kummer R, Albers GW, Mori E, et al. The Desmoteplase in Acute Ischemic Stroke（DIAS）clinical trial program. Int J Stroke, 2012, 7（7）: 589-596.

[40] Parsons M, Spratt N, Bivard A, et al. A randomized trial of tenecteplase versus alteplase for acute ischemic stroke. N Engl J Med, 2012, 366（12）: 1099-1107.

[41] Huisa BN, Raman R, Neil W, et al. Intravenous tissue plasminogen activator for patients with minor ischemic stroke. J Stroke Cerebrovasc Dis, 2012, 21（8）: 732-736.

[42] 中华医学会神经病学分会, 中华医学会神经病学分会脑血管病学组. 中国急性缺血性脑卒中诊治指南 2018. 中华神经科杂志, 2018, 51（9）: 666-682.

[43] Powers WJ, Rabinstein AA, Ackerson T, et al. Guidelines for the Early Management of Patients With Acute Ischemic Stroke: 2019 Update to the 2018 Guidelines for the Early Management of Acute Ischemic Stroke: A Guideline for Healthcare Professionals From the American Heart Association/American Stroke Association. Stroke, 2019, 50（12）: e344-e418.

[44] European Stroke Initiative and Writing Committee. The European Stroke Initiative recommendations for stroke management-update, 2003. Cerebrovasc Dis, 2003, 16 (4): 311-337.

[45] Anderson CS, Robinson T, Lindley RI, et al. Low-dose versus standard-dose intravenous alteplase in acute ischemic stroke. The New England journal of medicine, 2016, 374: 2313-2323.

[46] Chen PH, Gao S, Wang YJ, et al. Classifying ischemic stroke, from toast to ciss. CNS neuroscience & therapeutics, 2012, 18: 452-456.

[47] Thomalla G, Simonsen CZ, Boutitie F, et al. Mri-guided thrombolysis for stroke with unknown time of onset. The New England journal of medicine, 2018, 379: 611-622.

[48] Rozeman AD, Wermer MJ, Vos JA, et al. Evolution of intra-arterial therapy for acute ischemic stroke in the netherlands: Mr clean pretrial experience. Journal of stroke and cerebrovascular diseases: the official journal of National Stroke Association, 2016, 25: 115-121.

[49] Logallo N, Novotny V, Assmus J, et al. Tenecteplase versus alteplase for management of acute ischaemic stroke (nor-test): A phase 3, randomised, open-label, blinded endpoint trial. The Lancet Neurology, 2017, 16: 781-788.

[50] Campbell BCV, Ma H, Ringleb PA, et al. Extending thrombolysis to 4·5-9 h and wake-up stroke using perfusion imaging: a systematic review and meta-analysis of individual patient data. Lancet, 2019, 394: 139-147.

[51] Simiao Wu, Yajun Cheng, Bo Wu, et al. Stroke research in 2019: towards optimising treatment and prevention. Lancet Neurol, 2020, 19 (1): 2-3.

[52] Demaerschalk BM, Kleindorfer DO, Adeoye OM, et al. Scientific Rationale for the Inclusion and Exclusion Criteria for Intravenous Alteplase in Acute Ischemic Stroke: A Statement for Healthcare Professionals From the American Heart Association/American Stroke Association. Stroke, 2016, 47: 581-641.

[53] Canadian Cooperative Study Group. A randomized trial of aspirin and sulfinpyrazone in threatened stroke. N Engl J Med, 1978, 299 (2): 53-59.

[54] Collaborative overview of randomised trials of antiplatelet therapy--I: Prevention of death, myocardial infarction, and stroke by prolonged antiplatelet therapy in various categories of patients. Antiplatelet Trialists' Collaboration. BMJ, 1994, 308 (6921): 81-106.

[55] Antithrombotic Trialists' Collaboration. Collaborative meta-analysis of randomised trials of antiplatelet therapy for prevention of death, myocardial infarction, and stroke in high risk patients. BMJ, 2002, 324: 71-86.

[56] Antithrombotic Trialists' (ATT) Collaboration, Baigent C, Blackwell L, et al. Aspirin in the primary and secondary prevention of vascular disease: collaborative meta-analysis of individual participant data from randomised trials. Lancet, 2009, 373 (9678): 1849-1860.

[57] He J, Whelton PK, Vu B, et al. Aspirin and risk of hemorrhagic stroke. A meta-analysis of randomised controlled trials. JAMA, 1998, 280: 1930-1935.

[58] Derry S, Loke YK. Risk of gastrointestinal haemorrhage with long term use of aspirin: meta-analysis. BMJ, 2000, 321 (7270): 1183-1187.

[59] Garcia Rodriguez LA, Hernandez-Diaz S, de Abajo FJ. Association between aspirin and upper gastrointestinal complications. Systematic review of epidemiologic studies. Br J Clin Pharmacol, 2001, 52: 563-571.

[60] Li L, Geraghty OC, Mehta Z, Rothwell PM, et al. Age-specific risks, severity, time course, and outcome of bleeding on long-term antiplatelettreatment after vascular events: a population-based cohort study. Lancet, 2017, 390 (10093): 490-499.

[61] Taylor DW, Barnett HJM, Haynes RB, et al. Low-dose and high-dose acetylsalicylic acid for patients undergoing carotid endarterectomy: a randomised controlled trial. Lancet, 1999, 353: 2179-2184.

[62] Dutch TIA Trial Study Group. A comparison of two doses of aspirin (30mg vs 283mg a day) in patients after a transient ischemic attack or minor ischemic stroke. N Engl J Med, 1991, 325: 1261-1266.

[63] Rothwell PM, Cook NR, Gaziano JM, et al. Effects of aspirin on risks of vascular events and cancer according to bodyweight and dose: analysis of individual patient data from randomised trials. Lancet, 2018, 392 (10145): 387-399.

[64] Gent M, Beaumont D, Blanchard J, et al. A randomised, blinded, trial of clopidogrel versus aspirin in patients at risk of ischaemic events (CAPRIE). Lancet, 1996, 348: 1329-1338.

[65] Hankey GJ, Sudlow CLM, Dunbabin DW. Thienopyridines or aspirin to prevent stroke and other serious vascular events in patients at high risk

of vascular disease. Stroke, 2000, 31 (7): 1779–1784.

[66] Li X, Zhou G, Zhou X, et al. The efficacy and safety of aspirin plus dipyridamole versus aspirin in secondary prevention following TIA or stroke: A meta-analysis of randomized controlled trials. J Neurol Sci, 2013, 332 (1–2): 92–96.

[67] CHANCE Investigators. Clopidogrel with aspirin in acute minor stroke or transient ischemic attack. N Engl J Med, 2013, 369 (1): 11–19.

[68] Johnston SC, Easton JD, Farrant M, et al. Clinical Research Collaboration, Neurological Emergencies Treatment Trials Network, and the POINT Investigators. Clopidogrel and Aspirin in Acute Ischemic Stroke and High-Risk TIA. N Engl J Med, 2018, 379 (3): 215–225.

[69] Hao Q, Tampi M, O'Donnell M, et al. Clopidogrel plus aspirin versus aspirin alone for acute minor ischaemic stroke or high risk transient ischaemic attack: systematic review and meta-analysis. BMJ, 2018, 363: k5108.

[70] Huang Y, Cheng Y, Wu J, et al. Cilostazol versus Aspirin for Secondary Ischaemic Stroke Prevention cooperation investigators. Cilostazol as an alternative to aspirin after ischaemic stroke: a randomised, double-blind, pilot study. Lancet Neurol, 2008, 7 (6): 494–499.

[71] Shinohara Y, Katayama Y, Uchiyama S, et al. Cilostazol for prevention of secondary stroke (CSPS 2): an aspirin-controlled, double-blind, randomised non-inferiority trial. Lancet Neurol, 2010, 9 (10): 959–968.

[72] Kamal AK, Naqvi I, Husain MR, et al. Cilostazol versus aspirin for secondary prevention of vascular events after stroke of arterial origin. Cochrane Database Syst Rev, 2011, 19 (1): CD008076.

[73] Toyoda K, Uchiyama S, Yamaguchi T, et al. CSPS. com Trial Investigators. Dual antiplatelet therapy using cilostazol for secondary prevention in patients with high-risk ischaemic stroke in Japan: a multicentre, open-label, randomised controlled trial. Lancet Neurol, 2019, 18 (6): 539–548.

[74] Bath PM, Woodhouse LJ, Appleton JP, et al. TARDIS Investigators. Antiplatelet therapy with aspirin, clopidogrel, and dipyridamole versus clopidogrel alone or aspirin anddipyridamole in patients with acute cerebral ischaemia (TARDIS): a randomised, open-label, phase 3 superiority trial. Lancet, 2018, 391 (10123): 850–859.

[75] Hart RG, Pearce LA, Aguilar MI. Meta-analysis: antithrombotic therapy to prevent stroke in patients who have nonvalvular atrial fibrillation. Ann Intern Med, 2007, 146 (12): 857–867.

[76] Connolly S, Pogue J, Hart R, et al. Clopidogrel plus aspirin versus oral anticoagulation for atrial fibrillation in the Atrial fibrillation Clopidogrel Trial with Irbesartan for prevention of Vascular Events (ACTIVE W): a randomised controlled trial. Lancet, 2006, 367: 1903–1912.

[77] ACTIVE Investigators, Connolly SJ, Pogue J, et al. Effect of clopidogrel added to aspirin in patients with atrial fibrillation. N Engl J Med, 2009, 360 (20): 2066–2078.

[78] Sandercock PA, Counsell C, Gubitz GJ, et al. Antiplatelet therapy for acute ischaemic stroke. Cochrane Database Syst Rev, 2008, 16 (3): CD000029.

[79] Wang Y, Pan Y, Zhao X, et al. Clopidogrel With Aspirin in Acute Minor Stroke or Transient Ischemic Attack (CHANCE) trial: one-year outcomes. Circulation, 2015, 132: 40–46.

[80] Boersma E, Harrington RA, Moliterno DJ, et al. Platelet glycoprotein IIb/IIIa inhibitors in acute coronary syndromes: a meta-analysis of all major randomised clinical trials. Lancet, 2002, 359: 189–198.

[81] Karvouni E, Katritsis DG, Ioannidis JPA. Intravenous glycoprotein IIb/IIIa receptor antagonists reduce mortality after percutaneous coronary interventions. J Am Coll Cardiol, 2003, 41: 26–32.

[82] Chew DP, Bhatt DL, Sapp S, et al. Increased mortality with oral platelet glycoprotein IIb/IIIa antagonists. Circulation, 2001, 103: 201–206.

[83] Topol EJ, Easton JD, Amarenco P, et al. Design of the blockade of the glycoprotein IIb/IIIa receptor to avoid vascular occlusion (BRAVO) trial. Am Heart J, 2000, 139: 927–933.

[84] Ciccone A, Motto C, Abraha I, et al. Glycoprotein IIb–IIIa inhibitors for acute ischaemic stroke. Cochrane Database Syst Rev, 2014, (3): CD005208.

[85] Adams HP Jr, Effron MB, Torner J, et al. For the AbESTT-II Investigators. Emergency administration of abciximab for treatment of patients with acute ischemic stroke: results of an international phase III trial: Abciximab in Emergency Treatment of Stroke Trial (AbESTT-II). Stroke, 2008, 39: 87–99.

[86] Johnston SC, Amarenco P, Albers GW, et al. Ticagrelor versus Aspirin in Acute Stroke or Transient Ischemic Attack. N Engl J Med, 2016, 375 (1): 35–43.

[87] Amarenco P, Albers GW, Denison H, et al. Efficacy and safety of ticagrelor versus aspirin in acute stroke or transient ischaemic attack of atherosclerotic origin: a subgroup analysis of SOCRATES, a randomised, double–blind, controlled trial. Lancet Neurol, 2017, 16 (4): 301–310.

[88] Akira Ogawa, Kazunori Toyoda, Kazuo Kitagawa, et al. Comparison of prasugrel and clopidogrel in patients with non–cardioembolic ischaemic stroke: a phase 3, randomised, non–inferiority trial (PRASTRO–I). Lancet Neurol, 2019, 18 (3): 238–247.

[89] Ridker PM, Cook NR, Lee IM, et al. A randomized trial of low–dose aspirin in the primary prevention of cardiovascular disease in women. N Engl J Med, 2005, 352 (13): 1293–1304.

[90] Ogawa H, Nakayama M, Morimoto T, et al. Low–dose aspirin for primary prevention of atherosclerotic events in patients with type 2 diabetes: a randomized controlled trial. JAMA, 2008, 300 (18): 2134–2141.

[91] Belch J, MacCuish A, Campbell I, et al. The prevention of progression of arterial disease and diabetes (POPADAD) trial: factorial randomised placebo controlled trial of aspirin and antioxidants in patients with diabetes and asymptomatic peripheral arterial disease. BMJ, 2008, 337: a1840.

[92] Meschia JF, Bushnell C, Boden–Albala B, et al. Guidelines for the primary prevention of stroke: a statement for healthcare professionals from the American Heart Association/American Stroke Association. Stroke, 2014, 45 (12): 3754–832.

[93] Fowkes FG, Price JF, Stewart MC, et al. Aspirin for prevention of cardiovascular events in a general population screened for a low ankle brachial index: a randomized controlled trial. JAMA, 2010, 303: 841–848.

[94] ASCEND Study Collaborative Group, Bowman L, Mafham M, et al. Effects of Aspirin for Primary Prevention in Persons with Diabetes Mellitus. N Engl J Med, 2018, 379 (16): 1529–1539.

[95] McNeil JJ, Wolfe R, Woods RL, et al. Effect of Aspirin on Cardiovascular Events and Bleeding in the Healty Elderly. N Engl J Med, 2018, 379 (16): 1509–1518.

[96] Gaziano JM, Brotons C, Coppolecchia R, et al. Use of aspirin to reduce risk of initial vascular events in patients at moderate risk of cardiovascular disease (ARRIVE): a randomised, double–blind, placebo–controlled trial. Lancet, 2018, 392 (10152): 1036–1046.

[97] Mahmoud AN, Gad MM, Elgendy AY, et al. Efficacy and safety of aspirin for primary prevention of cardiovascular events: a meta–analysis and trial sequential analysis of randomized controlled trials. Eur Heart J, 2019, 40 (7): 607–617.

[98] Arnett DK, Blumenthal RS, Albert MA, et al. 2019 ACC/AHA Guideline on the Primary Prevention of Cardiovascular Disease: Executive Summary: A Report of the American College of Cardiology/American Heart Association Task Force on Clinical Practice Guidelines. J Am Coll Cardiol, 2019, 74 (10): 1376–1414.

[99] 中华医学会神经病学分会, 中华医学会神经病学分会脑血管病学组. 中国脑血管病一级预防指南 2019. 中华神经科杂志, 2019, 52 (9): 684–709.

[100] Sandercock PAG, Counsell C, Kane EJ. Anticoagulants for acute is chaemic stroke. Cochrane Database Syst Rev, 2015, 2015 (3): CD000024.

[101] Berge E, Sandercock PAG. Anticoagulants versus antiplatelet agents for acute ischaemic stroke. Cochrane Database Syst Rev, 2002, (4): CD003242.

[102] Sandercock PAG, Leong TS. Low–molecular–weight heparins or heparinoids versus standard unfractionated heparin for acute ischaemic stroke. Cochrane Database Syst Rev, 2017, 4 (4): CD000119.

[103] Sandercock PAG, Gibson LM, Liu M. Anticoagulants for preventing recurrence following presumed non–cardioembolicischaemic stroke or transient ischaemic attack. Cochrane Database Syst Rev, 2009, 2009 (2): CD000248.

[104] De Schryver ELLM, Algra A, Kappelle LJ, et al. Vitamin K antagonists versus antiplatelet therapy after transient ischaemic attack or minor ischaemic stroke of presumed arterial origin. Cochrane Database Syst Rev, 2012, 2012 (9): CD001342.

[105] Aguilar MI, Hart R. Oral anticoagulants for preventing stroke in patients with non–valvularatrialfibrillation and no previous history of stroke or transient ischemic attacks. Cochrane Database Syst Rev, 2005, (3): CD001927.

[106] Aguilar MI, Hart R, Pearce LA. Oral anticoagulants versus antiplatelet therapy for preventing stroke in patients with non–valvular atrial fibrillation and no history of stroke or transient ischemic attacks.

Cochrane Database Syst Rev, 2007, (3): CD006186.

[107] Christian T Ruff, Robert P Giugliano, Eugene Braunwald, et al. Comparison of the effi cacy and safety of new oral anticoagulants with warfarin in patients with atrial fibrillation: a meta-analysis of randomised trials. Lancet, 2014, 383: 955-962.

[108] Heidbuchel H, Verhamme P, Alings M, et al. European Heart Rhythm Association Practical Guide on the use of new oral anticoagulants in patients with non-valvular atrial fibrillation. Europace, 2013, 15 (5): 625-651.

[109] Kirchhof P, Benussi S, Kotecha D, et al. 2016 ESC Guidelines for the management of atrial fibrillation developed in collaborationwith EACTS. Europace, 2016, 18 (11): 1609-1678.

[110] Steffel J, Verhamme P, Potpara TS, et al. The 2018 European Heart Rhythm Association Practical Guide on the use of non-vitamin K antagonist oral anticoagulants in patients with atrial fibrillation. Eur Heart J, 2018, 39 (16): 1330-1393.

[111] January CT, Wann LS, Calkins H, et al. 2019 AHA/ACC/HRS focused update of the 2014 AHA/ACC/HRS guideline for the management of patients with atrial fibrillation: a report of the American College of Cardiology/American Heart Association Task Force on Clinical Practice Guidelines and the Heart Rhythm Society. Circulation, 2019, 140 (2): e125-e151.

[112] Saxena R, Koudstaal PJ. Anticoagulants for preventing stroke in patients with nonrheumatic atrial fibrillation and a history of stroke or transient ischaemic attack. Cochrane Database Syst Rev, 2004, (2): CD000185.

[113] Saxena R, Koudstaal PJ. Anticoagulants versus antiplatelet therapy for preventing stroke in patients with nonrheumatic atrial fibrillation and a history of stroke or transient ischemic attack. Cochrane Database Syst Rev, 2004, (4): CD000187.

[114] Sherman DG, Atkinson RP, Chippendale T, et al. Intravenous ancrod for the treatment for acute ischemic stroke: the STAT study: a randomized controlled trial: Stroke Treatment with Ancrod Trial. JAMA, 2000, 283: 2395-2403.

[115] Hao Z, Liu M, Counsell C, et al. Fibrinogen depleting agents for acute ischaemic stroke. Cochrane Database Syst Rev, 2012, 14 (3): CD000091.

[116] The Cooperative Group for Reassessment of Defibrase. Reassessment of defibrase in treatment of acute cerebral infarction: a multicenter, randomized, double-blind, placebo-controlled trial. Chin Med Sci J, 2005, 20 (3): 151-158.

[117] Hennerici MG, Kay R, Bogousslavsky J, et al. ESTAT investigators. Intravenous ancrod for acute ischaemic stroke in the European Stroke Treatment with Ancrod Trial: a randomised controlled trial. Lancet, 2006, 368 (9550): 1871-1878.

[118] Wu S, Wu B, Liu M, et al. China Stroke Study Collaboration. Stroke in China: advances and challenges in epidemiology, prevention, and management. Lancet Neurol, 2019, 18 (4): 394-405.

[119] Zhang J, Liu J, Li D, et al. Calcium antagonists for acute ischemic stroke. Cochrane Database of Systematic Reviews, 2019, 2 (2): CD001928.

[120] Feng S, Yang Q, Liu M, et al. Edaravone for acute ischaemic stroke. Cochrane Database Syst Rev, 2011, (4): CD000094.

[121] Dávalos A, Castillo J, Alvarez-Sabín J, et al. Oral citicoline in acute ischemic stroke: an individual patient data pooling analysis of clinical trials. Stroke, 2002, 33 (12): 2850-2857.

[122] International Citicoline Trial on acUte Stroke (ICTUS) Trial Investigators. Citicoline in the treatment of acute ischaemic stroke: an international, randomized, multicenter, placebo-controlled study (ICTUS trial). Lancet, 2012, 380: 349-357.

[123] Secades JJ, Alvarez-Sabín J, Castillo J, et al. Citicoline for Acute Ischemic Stroke: A Systematic Review and Formal Meta-analysis of Randomized, Double-Blind, and Placebo-Controlled Trials. J Stroke Cerebrovasc Dis, 2016, 25 (8): 1984-1996.

[124] Lees KR, Zivin JA, Ashwood T, et al. Stroke-Acute Ischemic NXY Treatment (SAINT I) Trial Investigators. NXY-059 for acute ischemic stroke. N Engl J Med, 2006, 354 (6): 588-600.

[125] Shuaib A, Lees KR, Lyden P, et al. SAINT II Trial Investigators. NXY-059 for the treatment of acute ischemic stroke. N Engl J Med, 2007, 357 (6): 562-571.

[126] Diener HC, Lees KR, Lyden P, et al. NXY-059 for the treatment of acute stroke: pooled analysis of the SAINT I and II Trials. Stroke, 2008, 39 (6): 1751-1758.

[127] Macleod MR, van der Worp HB, Sena ES, et al. Evidence for the efficacy of NXY-059 in experimental focal cerebral ischaemia is confounded by study quality. Stroke, 2008, 39 (10): 2824-2829.

[128] Squizzato A, Romualdi E, Dentali F, et al. Statins for acute ischemic stroke. Cochrane Database Syst Rev, 2011,(8): CD007551.

[129] Ni Chroinin D, Asplund K, Asberg S, et al. Statin therapy and outcome after ischemic stroke: systematic review and meta-analysis of observational studies and randomized trials. Stroke, 2013, 44: 448-456.

[130] Hong KS, Lee JS. Statins in Acute Ischemic Stroke: A Systematic Review. J Stroke, 2015, 17(3): 282-301.

[131] Ricci S, Celani MG, Cantisani TA, et al. Piracetam for acute ischaemic stroke. Cochrane Database Syst Rev, 2012,(9): CD000419.

[132] Saver JL, Starkman S, Eckstein M, et al. Prehospital use of magnesium sulfate as neuroprotection in acute stroke. N Engl J Med, 2015, 372: 528-536.

[133] Muir KW, Lees KR, Ford I, et al. Intravenous Magnesium Efficacy in Stroke (IMAGES) Study Investigators. Magnesium for acute stroke (Intravenous Magnesium Efficacy in Stroke trial): randomised controlled trial. Lancet, 2004, 363(9407): 439-445.

[134] Muir KW, Lees KR. Excitatory amino acid antagonists for acute stroke. Cochrane Database Syst Rev, 2003, (3): CD001244.

[135] Candelise L, Ciccone A. Gangliosides for acute ischaemic stroke. Cochrane Database Syst Rev, 2001, (4): CD000094.

[136] The Tirilazad International Steering Committee. Tirilazad for acute ischaemic stroke. Cochrane Database Syst Rev, 2001,(12): CD007230.

[137] Ziganshina LE, Abakumova T, Vernay L. Cerebrolysin for acute ischaemic stroke. Cochrane Database Syst Rev, 2017, 4: CD007026.

[138] CAST: randomised placebo-controlled trial of early aspirin use in 20, 000 patients with acute ischaemic stroke. CAST (Chinese Acute Stroke Trial) Collaborative Group. Lancet, 1997, 349(9066): 1641-1649

[139] O'Collins VE, Macleod MR, Donnan GA, et al. 1, 026 experimental treatments in acute stroke. Ann Neurol, 2006, 59(3): 467-477.

[140] Donnan GA. A new road map for neuroprotection. Stroke, 2008, 39: 242-248.

[141] Powers WJ, Rabinstein AA, Ackerson T, et al. 2018 guidelines for the early management of patients with acute ischemic stroke: A guideline for healthcare professionals from the Americanheart association/ american stroke association. Stroke, 2018, 49: e46-e110.

[142] Castillo J, Leira R, Garcia MM, et al. Blood pressure decrease during the acute phase of ischemic stroke is associated with brain injury and poor stroke outcome. Stroke, 2004, 35: 520-526.

[143] Oliveira-Filho J, Silva SC, Trabuco CC, et al. Detrimental effect of blood pressure reduction in the first 24 hours of acute stroke onset. Neurology, 2003, 61: 1047-1051.

[144] Aichner FT, Fazekas F, Brainin M, et al. Hypervolemic hemodilution in acute ischemic stroke: the Multicenter. Austrian Hemodilution Stroke Trial(MAHST). Stroke, 1998, 29: 743-749.

[145] AsplundK. Haemodilution for acute ischaemicstroke. Cochrane Database Syst Rev, 2002,(4): CD000103.

[146] Sandset EC, Bath PM, Boysen G, et al. The angiotensin-receptor blocker candesartan for treatment of acute stroke (SCAST): a randomised, placebo-controlled, double-blind trial. Lancet, 2011, 377: 741-750.

[147] Robinson TG, Potter JF, Ford GA, et al. Effects of antihypertensive treatment after acute stroke in the Continue or Stop Post-Stroke Antihypertensives Collaborative Study (COSSACS): a prospective, randomised, open, blinded-endpoint trial. Lancet Neurol, 2010, 9: 767-775.

[148] A Guideline for Healthcare Professionals From the American Heart Association/American Stroke Association. Guidelines for the Prevention of Stroke in Patients With Stroke and Transient Ischemic Attack. Stroke, 2014, 45(7): 2160-236.

[149] He J, Zhang Y, Xu T, et al. Effects of immediate blood pressure reduction on death and major disability in patients with acute ischemic stroke: The CATIS randomized clinical trial. JAMA, 2014, 311: 479-489.

[150] Efficacy of nitric oxide, with or without continuing antihypertensive treatment, for management of high blood pressure in acute stroke (enos): A partial-factorial randomised controlled trial. Lancet, 2015, 385: 617-628.

[151] Anderson CS, Huang Y, Lindley RI, et al. Intensive blood pressure reduction with intravenousthrombolysis therapy for acute ischaemic stroke (enchanted): An international, randomised, open-label, blinded-endpoint, phase 3 trial. Lancet, 2019, 393:

877-888.

[152] Williams LS, Rotich J, Qi R, et al. Effectsof admission hyperglycemia on mortality and costs in acute ischemic stroke. Neurology, 2002, 59: 67-71.

[153] Ribo M, Molina C, Montaner J, et al. Acute hyperglycemia state is associated with lower tPA-induced recanalization rates in stroke patients. Stroke, 2005, 36 (8): 1705-1709.

[154] Capes SE, Hunt D, Malmberg K, et al. Stress hyperglycemia and prognosis of stroke in nondiabetic and diabetic patients: a systematic overview. Stroke, 2001, 32: 2426-2432.

[155] Scott JF, Robinson GM, French JM, et al. Glucose potassium insulin infusions in the treatment of acute stroke patients with mild to moderate hyperglycemia: the Glucose Insulin in Stroke Trial (GIST). Stroke, 1999, 30: 793-799.

[156] Gray CS, Hildreth AJ, Sandercock PA, et al, for the GIST trialists collaboration. Glucose-potassium-insulin infusions in the management of post-stroke hyperglycaemia: the UK Glucose Insulin in Stroke Trial (GISTUK). Lancet Neurol, 2007, 6: 397-406.

[157] Fuentes B, Ntaios G, Putaala J, et al. European stroke organisation (eso) guidelines on glycaemia management in acute stroke. Eur Stroke J, 2018, 3: 5-21.

[158] Johnston KC, Bruno A, Pauls Q, et al. Intensive vs Standard Treatment of Hyperglycemiaand Functional Outcome in Patients With Acute Ischemic Stroke: The SHINE Randomized Clinical Trial. JAMA, 2019, 322 (4): 326-335.

[159] Bereczki D, Liu M, Fernandes do Prado G, et al. Cochrane report: A systematic review of mannitol therapy for acute ischemic stroke and cerebral parenchymal hemorrhage. Stroke, 2000, 31: 2719-2722.

[160] Bereczki D, Liu M, Prado GF. Fekete I. Mannitol for acute stroke. Cochrane Database Syst Rev, 2007, (3): CD001153.

[161] Sandercock PA, Soane T. Corticosteroids for acute ischaemic stroke. Cochrane Database Syst Rev, 2011, 7 (9): CD000064.

[162] Righetti E, Celani MG, Cantisani T, et al. Glycerol for acute stroke. Cochrane Database Syst Rev, 2004, (2): CD000096.

[163] Wu S, Yuan R, Xiong Y, Zhang S, et al. Clinical features, management and outcomes of severe ischaemic stroke in tertiary hospitals in China: protocol for a prospective multicentre registry-based observational study. BMJ Open, 2018, 8 (10): e024900.

[164] Wu S, Yuan R, Wang Y, et al. Early Prediction of Malignant Brain Edema After Ischemic Stroke. Stroke, 2018, 49 (12): 2918-2927.

[165] Vahedi K, Hofmeijer J, Juettler E, et al. Early decompressive surgery in malignant infarction of the middle cerebral artery: a pooled analysis of three randomised controlled trials. Lancet Neurol, 2007, 6 (3): 215-222.

[166] Koh M S, Goh KY, Tung MY, et al. Is decompressive craniectomy fo acute cerebral infarction of any benefit? Surg Neurol, 2000, 53 (3): 225-230.

[167] Zhao J, Su YY, Zhang Y, et al. Decompressive hemicraniectomy in malignant middle cerebral artery infarct: a randomized controlled trial enrolling patients up to 80 years old. Neurocrit Care, 2012, 17: 161-171.

[168] Juttler E, Unterberg A, Woitzik J, et al. Hemicraniectomy in older patients with extensive middle-cerebral-artery stroke. N Engl J Med, 2014, 370: 1091-1100.

[169] Hao Z, Chang X, Zhou H, et al. A Cohort Study of Decompressive Craniectomy for Malignant Middle Cerebral Artery Infarction: A Real-World Experience in Clinical Practice. Medicine (Baltimore), 2015, 94 (25): e1039.

[170] Wu S, Wu B, Liu M, et al. Stroke in China: advances and challenges in epidemiology, prevention, and management. Lancet Neurol, 2019, 18 (4): 394-405.

[171] Wu B, Liu M, Liu H, et al. Meta-Analysis of Traditional Chinese Patent Medicine for Ischemic Stroke. Stroke, 2007, 38: 1973-1979.

[172] Chen CL, Young SH, Gan HH, et al. Chinese Medicine Neuroaid Efficacy on Stroke Recovery: A Double-Blind, Placebo-Controlled, Randomized Study. Stroke, 2013, 44 (8): 2093-2100.

[173] Zhang SH, Liu M, Asplund K, et al. Acupuncture for acute stroke. Cochrane Database Syst Rev, 2005, (2): CD003317.

[174] 吴波, 刘鸣. 脑卒中临床试验疗效判定现状及趋势. 中华神经科杂志, 2002, 35 (3): 177-179.

[175] 李幼平, 吴泰相, 刘关键, 等. 卫生部中国循证医学中心关于促进中医药现代化的策略. 中国循证医学杂志, 2007, 7 (4): 83-85.

［176］刘鸣.临床循证治疗手册:神经内科疾病.北京:人民卫生出版社,2008.

［177］Zhang SH, Wu B, Liu M, et al. Acupuncture efficacy on ischemic stroke recovery: multicenter randomized controlled trial in China. Stroke, 2015, 46（5）: 1301-1306.

［178］Hacke W, Schwab S, Horn M, et al. 'Malignant' Middle Cerebral Artery Territory Infarction: Clinical Course and Prognostic Signs. Archives of Neurology, 1996, 53: 309-315.

［179］吴思缈,袁若圳,刘鸣.应当提倡和强化大面积脑梗死后恶性脑水肿的预防理念及其研究.中华神经科杂志,2020,53:244-249.

［180］王璐,畅雪丽,袁若圳,等.重症脑梗死临床特点及相关影响因素研究.华西医学,2018,33:665-672.

［181］Frank JI, Schumm LP, Wroblewski K, et al. Hemicraniectomy and Durotomy Upon Deterioration from Infarction-Related Swelling Trial: Randomized Pilot Clinical Trial. Stroke, 2014, 45: 781-787.

［182］Hofmeijer J, Kappelle LJ, Algra A, Amelink GJ, van Gijn J, van der Worp HB. Surgical Decompression for Space-Occupying Cerebral Infarction（the Hemicraniectomy after Middle Cerebral Artery Infarction with Life-Threatening Edema Trial［Hamlet］）: A Multicentre, Open, Randomised Trial. The Lancet Neurology, 2009, 8: 326-333.

［183］Vahedi K, Vicaut E, Mateo J, et al. Sequential-Design, Multicenter, Randomized, Controlled Trial of Early Decompressive Craniectomy in Malignant Middle Cerebral Artery Infarction（Decimal Trial）. Stroke, 2007, 38: 2506-2517.

［184］Kirkman MA, Citerio G, Smith M. The Intensive Care Management of Acute Ischemic Stroke: An Overview. Intensive Care Med, 2014, 40: 640-653.

［185］Bang OY, Lee JS, Lee PH, et al. Autologous Mesenchymal Stem Cell Transplantation in Stroke Patients. Ann Neurol, 2005, 57: 874-882.

［186］Adams HP, Jr., Davis PH, Leira EC, et al. Baseline Nih Stroke Scale Score Strongly Predicts Outcome after Stroke: A Report of the Trial of Org 10172 in Acute Stroke Treatment（Toast）. Neurology, 1999, 53: 126-131.

［187］中华医学会神经病学分会神经重症协作组,中国医师协会神经内科医师分会神经重症专业委员会.大脑半球大面积梗死监护与治疗中国专家共识.中华医学杂志,2017,97:645-652.

［188］中华医学会神经病学分会,中华医学会神经病学分会脑血管病学组.中国重症脑血管病管理共识2015.中华神经科杂志,2016,49:192-202.

［189］Juttler E, Schwab S, Schmiedek P, et al. Decompressive Surgery for the Treatment of Malignant Infarction of the Middle Cerebral Artery（Destiny）: A Randomized, Controlled Trial. Stroke, 2007, 38: 2518-2525.

［190］周红青,刘鸣.大面积脑梗死的研究进展.实用医院临床杂志,2013,10:9-12.

［191］李昱晓,周红青,刘鸣.大面积脑梗死发生和预后相关因素研究.华西医学,2018,33:684-690.

［192］Torbey MT, Bosel J, Rhoney DH, et al. Evidence-Based Guidelines for the Management of Large Hemispheric Infarction: A Statement for Health Care Professionals from the Neurocritical Care Society and the German Society for Neuro-Intensive Care and Emergency Medicine. Neurocrit Care, 2015, 22: 146-164.

［193］Wijdicks EF. Management of Massive Hemispheric Cerebral Infarct: Is There a Ray of Hope？ Mayo Clin Proc, 2000, 75: 945-952.

［194］Raco A, Caroli E, Isidori A, Salvati M. Management of Acute Cerebellar Infarction: One Institution's Experience. Neurosurgery, 2003, 53: 1061-1065.

［195］Mostofi K. Neurosurgical Management of Massive Cerebellar Infarct Outcome in 53 Patients. Surg Neurol Int, 2013, 4: 28.

［196］Liebeskind DS, Jüttler E, Shapovalov Y, et al. Cerebral Edema Associated with Large Hemispheric Infarction. Stroke, 2019, 50: 2619-2625.

［197］Zhang SQ, Wang W, Ma XL, et al. Anticoagulation Therapy Is Harmful to Large-Sized Cerebellar Infarction. CNS Neurosci Ther, 2014, 20: 867-873.

［198］Agarwalla PK, Stapleton CJ, Ogilvy CS. Craniectomy in Acute Ischemic Stroke. Neurosurgery, 2014, 74 Suppl 1: S151-S162.

［199］吴思缈,吴波,郭富强,等.重症脑梗死优化诊治方案及流程建议草案.华西医学,2019,34:1096-1108.

［200］Wu S, Yuan R, Wang Y, et al. Early Prediction of Malignant Brain Edema after Ischemic Stroke. Stroke, 2018, 49: 2918-2927.

［201］Koh MG, Phan TG, Atkinson JLD, et al. Neuroimaging in Deteriorating Patients with Cerebellar Infarcts and Mass Effect. Stroke, 2000, 31: 2062-2067.

［202］Huttner HB, Schwab S. Malignant Middle Cerebral Artery Infarction: Clinical Characteristics, Treatment Strategies, and Future Perspectives. Lancet

Neurology, 2009, 8: 949-958.

[203] Paciaroni M, Agnelli G, Corea F, et al. Early Hemorrhagic Transformation of Brain Infarction: Rate, Predictive Factors, and Influence on Clinical Outcome: Results of a Prospective Multicenter Study. Stroke, 2008, 39: 2249-2256.

[204] Berkhemer OA, Fransen PS, Beumer D, et al. A Randomized Trial of Intraarterial Treatment for Acute Ischemic Stroke. N Engl J Med, 2015, 372: 11-20.

[205] Kimberly WT, Dutra BG, Boers AMM, et al. Association of Reperfusion with Brain Edema in Patients with Acute Ischemic Stroke: A Secondary Analysis of the Mr Clean Trial. JAMA Neurol, 2018, 75: 453-461.

[206] Rumalla K, Ottenhausen M, Kan P, Burkhardt JK. Recent Nationwide Impact of Mechanical Thrombectomy on Decompressive Hemicraniectomy for Acute Ischemic Stroke. Stroke, 2019, 50: 2133-2139.

[207] International Stroke Trial Collaborative Group. The International Stroke Trial (Ist): A Randomised Trial of Aspirin, Subcutaneous Heparin, Both, or Neither among 19435 Patients with Acute Ischaemic Stroke. International Stroke Trial Collaborative Group. Lancet, 1997, 349: 1569-1581.

[208] Johnston SC, Easton JD, Farrant M, et al. Clopidogrel and Aspirin in Acute Ischemic Stroke and High-Risk Tia. N Engl J Med, 2018, 379: 215-225.

[209] 中华医学会神经病学分会,中华医学会神经病学分会脑血管病学组.中国缺血性脑卒中和短暂性脑缺血发作二级预防指南 2014.中华神经科杂志, 2015, 48: 258-273.

[210] Intercollegiate Stroke Working Party. National Clinical Guideline for Stroke. 2016.

[211] Seiffge DJ, Werring DJ, Paciaroni M, et al. Timing of Anticoagulation after Recent Ischaemic Stroke in Patients with Atrial Fibrillation. The Lancet Neurology, 2019, 18: 117-126.

[212] Li J, Wang D, Tao W, Dong W, et al. Early Consciousness Disorder in Acute Ischemic Stroke: Incidence, Risk Factors and Outcome. BMC Neurology, 2016, 16: 140.

[213] Li J, Zhang P, Wu S, et al. Factors Associated with Favourable Outcome in Large Hemispheric Infarctions. BMC Neurol, 2018, 18: 152.

[214] 中华医学会神经病学分会,中华医学会神经病学分会神经康复学组,中华医学会神经病学分会脑血管病学组.中国脑卒中早期康复治疗指南.中华神经科杂志, 2017, 50: 405-412.

[215] Kimberly WT, Sheth KN. Approach to Severe Hemispheric Stroke. Neurology, 2011, 76: S50-S56.

[216] Cheng Y, Wu S, Wang Y, et al. External Validation and Modification of the Edema Score for Predicting Malignant Brain Edema after Acute Ischemic Stroke. Neurocrit Care, 2019, 32 (1): 104-112. .

[217] Wijdicks EF, Sheth KN, Carter BS, et al. Recommendations for the Management of Cerebral and Cerebellar Infarction with Swelling: A Statement for Healthcare Professionals from the American Heart Association/ American Stroke Association. Stroke, 2014, 45: 1222-1238.

[218] Gao J, Parsons MW, Kawano H, et al. Visibility of Ct Early Ischemic Change Is Significantly Associated with Time from Stroke Onset to Baseline Scan Beyond the First 3 Hours of Stroke Onset. J Stroke, 2017, 19: 340-346.

[219] Mlynash M, Lansberg MG, De Silva DA, et al. Refining the Definition of the Malignant Profile: Insights from the Defuse-Epithet Pooled Data Set. Stroke, 2011, 42: 1270-1275.

[220] Thomalla G, Hartmann F, Juettler E, et al. Prediction of Malignant Middle Cerebral Artery Infarction by Magnetic Resonance Imaging within 6 Hours of Symptom Onset: A Prospective Multicenter Observational Study. Annals of Neurology, 2010, 68: 435-445.

[221] Yoo AJ, Sheth KN, Kimberly WT, et al. Validating Imaging Biomarkers of Cerebral Edema in Patients with Severe Ischemic Stroke. J Stroke Cerebrovasc Dis, 2013, 22: 742-749.

[222] Arenillas JF, Rovira A, Molina CA, et al. Prediction of Early Neurological Deterioration Using Diffusion- and Perfusion-Weighted Imaging in Hyperacute Middle Cerebral Artery Ischemic Stroke. Stroke, 2002, 33: 2197-2203.

[223] Oppenheim C, Samson Y, Manai R, et al. Prediction of Malignant Middle Cerebral Artery Infarction by Diffusion-Weighted Imaging. Stroke, 2000, 31: 2175-2181.

[224] 漆松涛.甘露醇治疗颅内压增高中国专家共识.中

华医学杂志, 2019, 99: 1763-1766.

[225] Maramattom BV, Bahn MM, Wijdicks EF. Which Patient Fares Worse after Early Deterioration Due to Swelling from Hemispheric Stroke? Neurology, 2004, 63: 2142-2145.

[226] Malm J, Bergenheim AT, Enblad P, et al. The Swedish Malignant Middle Cerebral Artery Infarction Study: Long-Term Results from a Prospective Study of Hemicraniectomy Combined with Standardized Neurointensive Care. Acta Neurologica Scandinavica, 2006, 113: 25-30.

[227] Skoglund TS, Eriksson-Ritzen C, Sorbo A, et al. Health Status and Life Satisfaction after Decompressive Craniectomy for Malignant Middle Cerebral Artery Infarction. Acta Neurol Scand, 2008, 117: 305-310.

第四章 脑出血

第一节 脑出血临床诊治中的三大难题

脑出血占西方人群所有卒中的 10%~17%，在我国占所有住院卒中的 18.8%~47.6%，是继缺血性卒中之后第二常见的卒中类型。据 2010 年《柳叶刀》发表的荟萃分析显示，全世界脑出血的发病率为 24.6 例/（10 万·a），中国 2014 年的数据平均为 62.4 例/（10 万·a）。缺血性卒中发病 30 天内死亡率为 2.3%~3.2%，而脑出血发病 30 天内死亡率为 35%~52%，约是缺血性卒中死亡率的 10 倍；一年内的死亡率可达 54.7%。与缺血性卒中和蛛网膜下腔出血相比，脑出血不但死亡率更高，且会遗留更严重的残疾。只有 12%~39% 的存活患者能够独立生活。随着诊治水平的提高，在美国脑出血发病 30 天内的死亡率已经由 47% 下降到 29% 左右，但是个别中心的死亡率仍然可以达到 45%。我国总体脑卒中的死亡率也在下降，其主要原因就是脑出血死亡率的下降。而脑出血死亡率的下降主要是源于卒中单元和神经内外科监护室的综合管理，并非某个治疗技术方面的突破。

由此可见，脑出血的死亡率虽然在下降，但是带给我们的难题并没有解决。①自发性脑出血的治疗问题：近年来针对血肿体积的扩大进行了止血和降压治疗的探索，但令人遗憾和不解的是，尽管两种治疗都能减少血肿扩大的风险，但是都没有最终改善患者的预后。去铁胺、免疫调节剂和降糖药物减轻水肿等的探索为改善预后带来新的希望；而外科治疗方面微创手术取得了一定成果，但其应用对象、手术时机和操作方法等具体问题仍不明确。②脑出血病因的确认：实验室检查和影像学的发展虽然可以明确多数患者的病因，但仍有一部分患者，病因不明或者难以确认。③如何减轻存活者的残障问题：脑出血患病人群死亡率下降的同时伴随着残障率的提高，如何改善此类患者的预后，仍任重道远。

第二节 病因、发病机制和病理生理学改变

一、各病因的权重随时代发展发生改变

脑出血一般指自发性脑出血，包括所有非外伤性脑实质内血管破裂引起的出血。自发性脑出血又分为原发性和继发性脑出血。前者主要包括高血压性脑出血和淀粉样血管病（cerebral amyloid angiopathy，CAA）导致的脑出血；继发性脑出血原因有：动脉瘤、动静脉畸形、口服抗凝药、抗血小板治疗、血液疾病、肝脏疾病、肿瘤、外伤、血管炎、烟雾病、静脉窦血栓形成、子痫、子宫内膜异位症等。

脑出血的病因其实与年龄有密切的关系。青年人主要与高血压和血管结构异常相关，很少是 CAA（除非遗传性 CAA）。而老年人主要是高血压和 CAA 相关脑出血，一些老年患者可能同时具有两种病因。有研究发现，单纯的脑叶出血，16% 是 CAA，42% 是 CAA 合并高血压。随着高血压控制率的提高、人口老龄化和缺血性卒中抗血小板药物、抗凝药物更广泛的使用，自 1981—2006 年间，高血压脑出血总的发生率显著下降，但由于老龄化，高血压脑出血中丘脑出血的比例增加；由于抗栓治疗导致的脑出血以及 75 岁以上老人脑叶出血（疑似 CAA）的发生率显著增加，口服抗凝药导致的脑出血已经占脑出血的 12%~20%。

这种病因权重的改变对我们制订临床诊疗的策略提出新的要求，如是否超过 60 岁的患者都应该进行头部磁敏感磁共振（SWI）或梯度回波磁共振（T_2*WI）检查，以发现 CAA 的可能。随着基因检测技术的普及，对青年或不明原因脑出血患者进行基因检测也势在必行，有研究表明，携有载脂蛋白 ε4 等位基因者发生脑出血后的死亡率较高。因此，随着病因学检查的逐步完善，各病因的权重会发生一定的改变，我们的临床诊疗措施也会随之改变。

二、发病机制认识上的微调

脑出血的发病机制与缺血性卒中相似，主要与 3 方面的因素有关：血管壁结构、血液成分（出凝血功能）和血压。这 3 个因素常常混杂在一起，共同发挥作用。

既往认为高血压脑出血多发生在脑内大动脉直接分出来的穿支动脉（直径 <300μm），如大脑中动脉的豆纹动脉、丘脑穿通动脉、基底动脉的穿通支、小脑上动脉和小脑前下动脉等。这些小动脉是管壁薄弱的终末支，多以 90°角从粗大的脑动脉分出和进入脑实质内。因此，它们承受较多的血流和较大的压力。在高血压长期影响下，这些小穿通动脉管壁的结缔组织发生透明或玻璃样变性，在血压突然升高的情况下，破裂出血。近年来的病理研究发现，长期高血压造成穿支动脉上形成直径 0.8~1.0mm 微小粟粒样动脉瘤，称为 Charcot-Bouchard 动脉瘤，这种变化可能是高血压脑出血的根本机制。

CAA 相关出血的机制目前多认为是由于 β-淀粉样蛋白在脑内中小动脉中层或外膜沉积，使基底膜增厚、血管腔狭窄和内弹力层断裂，进而导致血管纤维蛋白样坏死和微动脉瘤形成，破裂出血。CAA 和 Alzheimer's 痴呆（AD）的关系密切，40% 以上的 CAA 患者有不同程度的痴呆，而 80%~90% 的 AD 患者存在 CAA，二者的发病机制有共通之处。故此，除了 β-淀粉样蛋白，tau 蛋白及其磷酸化是否也在 CAA 相关出血中有一席之地尚未可知。

在其他发病因素中，如血液疾病、肝脏疾病和口服抗栓药等，主要是影响了患者的凝血功能导致出血。而肿瘤可能既存在血管壁受损，也存在出凝血功能障碍。其他原因如动静脉畸形、烟雾病等主要是影响了动脉壁的结构导致出血。

三、病理生理学改变——血肿和水肿的各自演变

脑出血在血管破裂血肿形成后，产生一系列病理生理改变，最重要的就是血肿占位效应、血肿成分对脑组织的破坏以及血肿周边水肿的形成。血肿在脑出血后经历了血肿扩大 - 稳定 - 吸收缩小的下行演变过程，水肿则是从无到有 - 高峰 - 吸收下降的抛物线式的进程，二者在不同时间内发挥着各自独特的作用，共同构成脑出血的致病机制。

1. **占位效应** 脑出血后首先就是血肿产生的占位效应导致颅内压的增高，破坏了颅内环境的稳定；发病 24 小时后，血肿周边水肿的出现和逐渐加重也进一步加剧了颅内压的升高。但这种占位是否会影响局部脑血流量以至出现缺血性损伤一直存有争议，不同的影像学技术对血流的观察结果不一，除方法学的因素外，还有观察范围（周边区域大小、远隔区域）、观察时间（超早期、早期和恢复期）等的影响，多数研究认为，即便存在血流下降，可能对预后的影响不大。

2. **血肿成分的作用** 近年来，人们开始关注血肿成分对脑组织的损伤作用及对其的干预治疗，其中血浆中的凝血酶、红细胞、血红蛋白是导致组织损伤和脑水肿的重要因素。铁离子的沉积对神经元具有毒性作用，三价铁能促使过氧化物和过氧化氢转化成毒性更大的羟自由基，从而造成细胞损伤。血浆中的白蛋白、细胞膜性成分裂解及细胞内释放的大分子物质均可参与组织损伤。此外脑出血后各种因素诱发的炎性反应也参与了组织的损伤和修复过程。

3. **脑水肿的演变** 脑出血后血肿周边发生脑水肿，最初水肿是源于血块凝固释放的血浆成分，随后由于血 - 脑屏障破坏出现血管源性脑水肿，后续由于神经元的损伤又出现了细胞毒性脑水肿，颅内压的升高还可以导致渗透性脑水肿，因此，脑出血后脑水肿的演变比血肿更为复杂，持续时间更长，其具体的产生、发展乃至消退的机制及其在脑功能损伤中具体的作用也尚未

厘清。

血肿和水肿错综复杂的作用以及不断的变化也是内科治疗难以有效突破的重要原因。

4. **血肿和水肿的分子标志物**　脑出血后细胞外基质成分的变化与血肿扩大、脑水肿形成和消退等改变密切相关，因此成为脑出血后病理生理改变的生物分子标志物。

（1）早期血肿扩大相关的分子标志物：脑出血后 24~72 小时内近 1/3 的患者可能出现血肿扩大改变，如何早期识别这类人群给予预防性的治疗呢？由于血肿扩大相关的临床因素较多，人们探索利用生物分子标志物来更为敏感、更为特异地预测血肿扩大的可能性。

1）基质金属蛋白酶：基质金属蛋白酶（matrix metalloproteinase，MMP）是一类锌原子依赖性内肽酶，正常时以酶原形式存在，在细胞外激活，它选择性作用于多种细胞外基质成分。MMP 有 11 种，根据其作用的底物不同分为三类，即：间质胶原酶（MMP-1 与 MMP-8）、基质溶解蛋白（包括 MMP-5 与 MMP-10 等）、明胶酶（MMP-2 与 MMP-9）。目前的研究揭示 MMP-2、MMP-9 与脑卒中后血管源性脑水肿的关系最为密切，临床研究发现，MMP-9 与溶栓后出血程度相关。21 例自发脑出血患者，发病 <12h，基线 MMP-9 与水肿体积正相关；基线 MMP-3 与死亡率相关，是预后最强的预测因子；基线 MMP-9、24 小时的 MMP-3 与 3 个月后残留的中风囊体积相关。Silva Y 等检测 183 例发病 12 小时内的脑出血患者的 MMP-9，发现其与早期血肿扩大相关，血肿扩大组 MMP-9 为 153.3ng/ml，是未扩大组的 2 倍（后者为 70.6ng/ml）。

2）细胞纤维连接蛋白：细胞纤维连接蛋白（c-Fn）是一种糖蛋白，仅位于血管内皮，起促进细胞之间、细胞和基质之间连接的作用，它也是血小板与纤维蛋白黏附过程中重要的因子，对出血后血凝块的形成有重要作用。血浆中此蛋白水平升高提示血管内皮受损，可能与溶栓后的出血相关。在 Silva Y 等的研究中发现 c-Fn 是脑出血血肿扩大的最主要的预测因素，血浆 c-Fn>6μg/ml，早期血肿扩大的危险性增加 92 倍，c-Fn 的水平和脑出血扩大的百分数高度相关。血肿扩大者的 c-Fn 水平（8.8μg/ml）是未扩大者的 3 倍

（2.8μg/ml）。

3）白介素 -6、肿瘤坏死因子 -α：同样在 Silva Y 等的研究中发现白介素 -6（IL-6）、肿瘤坏死因子 -α（TNF-α）也与早期血肿扩大相关，且 IL-6>24pg/ml 是独立的预测因素。

（2）水肿相关的分子标志物：有些分子标志物与血肿扩大和水肿均有关。

1）基质金属蛋白酶 -9：脑出血后 MMP-9 被释放和激活，激活的 MMP-9 能够降解细胞外基质所含胶原成分（如 Ⅳ、Ⅴ 型胶原）和层黏蛋白、弹性蛋白及纤维蛋白，促进了基底膜的降解，使其完整性遭受破坏，血 - 脑屏障通透性增加，由此造成血液中水分和中性粒细胞游出，造成血肿边缘的脑组织含水量增加。通过胶原酶法诱导脑出血模型发现，脑出血后 24 小时 MMP-9 含量升高，脑组织含水量亦增高，给予 MMP-9 的抑制剂后，显著减轻了脑组织含水量，说明阻断脑出血后 MMP-9 的激活是防治脑出血后脑水肿形成的一个潜在途径。

2）其他标志物：其他与水肿相关的分子有，谷氨酸盐、TNF-α、IL-1、细胞黏附分子 -1（ICAM-1），但只有 TNF-α 的水平与水肿体积具有独立相关性。血清谷氨酸盐的水平升高与出血后神经功能预后不良相关。

分子标志物的预测作用目前尚处于研究当中，它们的临床应用价值需要进一步研究与验证，在研究其作用的同时，有可能找到新的药物治疗的方法，对脑出血后的病理生理环节进行干预，或许能探寻到一条具有突破性的治疗途径。

第三节　诊断和病因诊断背后的复杂性

一、如何规范化诊断脑出血？

脑出血的诊断十分容易，头颅 CT 平扫就可以明确脑出血的诊断。即便如此，详细地询问病史、体格检查和病情评估仍是必不可少的。规范化执行这些临床诊疗流程能够帮助医生尽快了解疾病的起因和严重程度，以便更合理地安排后续的诊疗工作，具体见表 1-4-1。

表 1-4-1 脑出血病史、查体和辅助检查

病史	起病情况	发表时间、发病时状态、发病后病情的变化以及是否伴发癫痫
	既往史	高血压、糖尿病、高脂血症、吸烟、痴呆、酗酒、肝脏疾病、肿瘤、血液疾病
	用药史	口服抗凝药、抗血小板药、缩血管类药物、降压药、兴奋剂、拟交感类药物
	外伤和手术史	如颈动脉内膜剥脱术或支架术
查体	意识、瞳孔、生命体征、GCS、NIHSS	需先对重症患者进行快速、有针对性的查体,然后进行急救处理,待病情稳定后再详细进行体检和神经功能评分
辅助检查	血常规、肝肾功能、电解质、血糖、出凝血功能、心肌酶谱和心肌标志物;育龄期女性早孕检测;肿瘤标志物	肌酐增高、血糖增高与血肿扩大相关;血糖增高与预后不良相关;华法林相关脑出血凝血功能异常,血肿扩大和死亡的风险均明显增高
	心电图、胸片、CTA、MRI、DSA 等相关影像学检查	有助于发现心肺并发症、发现血管畸形等。SWI 或 T_2*WI 对出血敏感,能早期发现出血和以前的出血病史,对 CAA 的诊断也十分重要

GCS:格拉斯哥昏迷评分;NIHSS:美国国立卫生研究院卒中量表;T_2*WI:梯度回波磁共振;SWI:磁敏感磁共振;CAA:淀粉样血管病。

1. 详细询问病史可以发现疾病的起因 病史询问应包括起病时间、地点、方式、诱因等,以及是否有外伤、高血压病史、糖尿病史、吸烟及饮酒史、家族史、缺血性脑卒中、用药史(包括是否服用阿司匹林、氯吡格雷、华法林或其他抗凝药物)、有无药物滥用(如可卡因、冰毒等)、是否存在肝病或血液系统疾病等导致凝血功能障碍的其他内科疾病等。

2. 有针对性的体格检查有助于病情的判断 包括生命体征、一般体格检查和神经系统体检。可使用量表评估病情严重程度、判断患者预后及指导选择治疗措施。常用的量表有:①格拉斯哥昏迷量表(GCS);②美国国立卫生研究院卒中(NIHSS)量表;③脑出血评分量表。

3. 必要的影像学检查能及早寻获病因 脑出血诊断首选头颅 CT 平扫。根据 CT 结果可以获得脑出血的部位、大小、形状和是否破入脑室等结果,还可以根据 CT 结果预测后续血肿是否扩大。根据中线移位的情况可以判断是否出现脑疝以及是否需要选择外科手术治疗。

对于年轻和病因不明的患者,应该尽早进行头颅 CTA 或 MRA 检查了解是否存在动静脉畸形、动脉瘤、烟雾病等,以便及时采取措施防止再次出血导致病情加重甚至死亡。CTA 的渗漏征或"点"征也有助于预测血肿扩大。

头部 MRI 尤其是 SWI 有助于了解病因,如海绵状血管瘤、CAA 等,在 SWI 上有更明确的提示。怀疑静脉窦血栓导致的出血,头颅 MRV 或 MRV 增强有助于诊断。

DSA 是诊断脑血管结构异常的金指标。对于小的血管畸形和动静脉瘘的诊断尚无其他方法可以代替。

4. 其他辅助检查有助于避免漏诊、误诊 包括血常规、生化、凝血功能或 DIC 指标、免疫指标、肿瘤标志物、甲状腺功能和抗体等均有助于病因的确认。

故此,据头颅 CT 结果明确脑出血的诊断后,再根据患者的发病年龄、危险因素、基础疾病和用药史等可以初步推测病因。完整规范的脑出血初步诊断应该包括脑出血的部位、大小、是否破入脑室和可能的病因。

5. 诊断标准 急性卒中样发作的患者,多出

现头痛或伴呕吐,严重者可出现意识障碍,头颅CT平扫证实为脑实质内或单纯脑室出血,自发性脑出血需排除外伤。既往有高血压病史者或发病一周后仍有血压高者,提示高血压性脑出血。需根据辅助检查结果排除动静脉畸形、凝血功能异常等原因。

CAA相关的脑出血是正常血压脑出血的重要原因。CAA并发脑出血的发病率为2%~9.3%,占老年人脑叶出血的20%。出血易流入邻近的蛛网膜下腔引起头痛、恶心、呕吐、颈项强直、克氏征阳性等。脑叶出血多有明显的定位症状,如偏盲、象限盲、精神症状如淡漠等。CAA所致的脑出血另一个特点是可以不同部位同时发生血肿,或数月或数年之后反复脑叶出血。此外,CAA还可以表现为脑出血后痴呆、短暂性局灶性神经系统发作(transient focal neurological episodes,TFNE)和不伴出血的认知功能减退或痴呆。

CAA改良波士顿诊断标准将诊断分为四个等级,此标准将皮层表面铁沉积(cortical superficial siderosis,cSS)纳入诊断依据中,具体见表1-4-2。

表1-4-2 改良波士顿淀粉样血管病(CAA)诊断标准

确定的CAA	全面的尸检证实: 1. 脑叶、皮质或皮质-皮质下出血 2. 严重CAA 3. 无其他病变的证据
有病理学证据支持的很可能的CAA	临床资料和病理组织(血肿清除或皮质活检)证实: 1. 脑叶、皮质或皮质-皮质下出血、微出血或cSS 2. 标本可见一定程度的CAA 3. 无其他病变的证据
很可能的CAA	临床资料和MRI或CT证实: 1. 年龄≥55岁 2. 局限于脑叶、皮质或皮质-皮质下区域的多发性出血(包括小脑出血),或脑叶、皮质或皮质-皮质下单发性出血伴局灶性或弥散性cSS 3. 无其他出血病因
可能的CAA	临床资料和MRI或CT证实: 1. 年龄≥55岁 2. 脑叶、皮质或皮质-皮质下单发性出血或微出血,或局灶性或弥散性cSS 3. 无其他出血病因

CAA:淀粉样血管病;cSS:皮层表面铁沉积。

二、脑出血诊断确立后应重视病因的探究

有了头部CT以后,脑出血的诊断并不困难,但确诊后还应开展脑出血病因的探究。对于缺血性卒中,依据临床表现和检查结果进行TOAST病因分型已经成为共识。但是脑出血的病因分型还没有成为规范,人们习惯于根据脑出血的部位进行分型,但是这不能替代病因分析。近年来比较推崇的是SMASH-U和H-ATOMIC病因分型,尤其是对SMASH-U病因分型的研究和使用较多,这是Meretoja等2012年发表的、基于1 013例连续住院的ICH患者资料提出的分型方法,SMASH-U即(Structural lesion,Medication,Amyloid angiopathy,Systemic/other disease,Hypertension,Undetermined)六个病因分型。这种病因分型能够帮助临床医生厘清思路,避免错漏,值得推广。具体内容见表1-4-3。

表 1-4-3 脑出血 SMASH-U 分型具体内容

血管结构病变（S）	药物相关（M）	淀粉样血管病（A）	系统性或其他疾病（S）	高血压（H）	不明原因（U）
动静脉畸形、海绵状血管瘤、烟雾病等	发病前 3 天内使用过华法林（且国际标准化比率 >2.0）或全剂量肝素，或非缺血性卒中患者接受过静脉溶栓治疗	脑叶、皮质或皮质下出血，年龄 ≥55 岁，且排除其他病因	全身性或其他明确病因引起的脑出血，不包括抗凝、高血压或淀粉样血管病	深部或幕下脑出血，且此次发病前有高血压病史	全面检查后仍未找到病因

第四节　治疗方法上的抉择困难及未来方向

脑出血的治疗一直是个难题，美国心脏协会/美国卒中协会发布的第一个自发性脑出血治疗指南是 1999 年，当时只有 5 个小样本随机的内科疗法试验和 4 个小样本随机的外科疗法试验。间隔 8 年后，于 2007 年发布第二个指南，2010 和 2015 年陆续进行了指南的更新。中国第 1 版独立的脑出血诊治指南是 2015 年发表的，是以 2007 年发布的《中国脑血管病指南》第 1 版中的脑出血诊治部分的基础上更新修订的。近年来对脑出血的研究越来越受到重视，全世界范围内开展的一系列多中心、随机、对照试验，取得了一些研究成果，但突破性的结果尚未显现。

迄今为止，脑出血的内、外科治疗均未显示出类似溶栓或机械取栓治疗缺血性卒中一样振奋人心的疗效。但共识是，对此危重疾患，需要院前急救、院内多科室协作、卒中单元和重症监护室的综合治疗。

一、脑出血的治疗原则

脑出血后首要的急救原则应该是就近、就地治疗，不适宜长距离转诊。总的原则是：控制升高的颅内压、控制血压、减少血肿扩大、促进血肿成分的吸收、保护受损脑组织，减轻残障，同时处理各种并发症。

二、外科手术治疗的成果和方向

外科手术一直是脑出血治疗的重要选择，外科治疗需要考虑到周边组织的高血压性血管病变、血肿本身导致的组织损伤、周边组织继发的损害。无论如何，各种手术技术都提供了一个清除血肿从而减轻颅内压、纠正组织变形和减少毒性物质接触周边组织的诱人机会。但这些潜在的益处必须与破坏正常组织结构的弊端相权衡。

理想的手术治疗是尽可能快而多地清除血凝块，且手术本身引起的脑损伤尽可能小，如果可能，手术应同时去除脑出血的病因，如动静脉畸形、动脉瘤等，并预防脑积水和占位效应等并发症的发生。近年来，随着医疗仪器的开发和影像技术的发展，外科手术的方法有了新的变化，临床医生有了更多的选择，但是如何针对患者的具体情况选择适宜的治疗仍然是令人头痛的问题，患者是应该手术还是保守治疗？手术的话，是传统的开颅血肿清除还是小骨窗血肿清除、去骨瓣减压、内镜血肿清除、立体定向血肿抽吸？是否需要放置引流管？内引流还是外引流？等等，这些抉择上的困难一直困扰着临床医生。

（一）开颅血肿清除术的研究历程

开颅血肿清除术曾经是脑出血的标准治疗，它的主要好处是能充分暴露和清除血凝块，从而降低升高的颅内压并减轻血肿对周围组织的压迫。但其弊端是会导致额外的脑损伤，特别是深部出血的患者。回顾这种方法的发展历程有助于我们厘清纷扰，发现问题，探索更有效的治疗途径。

Hayvey Cushing 最早于 1903 年提出手术治疗脑出血的观念，认为出血后继发性脑水肿是其死亡的主要因素，为脑出血手术治疗奠定了理论基础。1932 年 Bagley 认为，手术效果和出血部位密切相关，深部者预后不佳。20 世纪 50 年代脑血管造影的诞生为诊断提供了帮助，从此有了相对准确的定位。70 年代 CT 的问世根本解决了脑出血定位难题。

1. 开颅血肿清除术随机、对照试验结果

（1）CT 问世之前的开颅血肿清除术，手术效果更差：最早的幕上脑出血开颅血肿清除术的前瞻、随机、对照试验发表于 1961 年柳叶刀杂志，此时 CT 尚未用于临床诊断。Mckissock 等入选了 180 例患者，根据临床病史、体征和血管造影结果诊断为脑出血，排除后颅窝出血的患者。大多数患者在 3 天内进行了手术治疗，出院 6 个月时随访发现，手术治疗的 89 例患者，死亡和严重残疾为 71 例（80%），明显高于药物治疗组 66%（60/91），但由于时代的局限，作者采用的外科技术、麻醉技术和监测技术均与现在有很大的不同，而这些环节均可能影响患者的预后。

（2）CT 问世后的开颅血肿清除术，药物与手术没有差异：1989 年 Juvela 等报告了 52 例原发性幕上出血患者的随机研究，比较最好的药物治疗和开颅术的效果，平均发病 14.5 小时（6~48 小时）进行手术清除血肿，手术组患者入选时的格拉斯哥昏迷评分（GCS）显著低于药物治疗组，其深部出血和脑室出血量更大，结果 6 个月死亡或依赖他人的比例，手术组 96%（25/26），药物治疗组为 81%（21/26），没有统计学差异。

1990 年 Batjer 等报告了一项随机对照试验，比较药物治疗、药物治疗 + 颅内压监测、开颅术治疗效果，研究对象是壳核血肿直径 ≥3cm 的、发病 24 小时内的患者，结果 6 个月随访发现，三组死亡率和植物状态的比例没有统计学差异。

（3）大的皮层下血肿手术效果好，深部出血效果差：最大的脑出血外科治疗的试验是 STICH（Surgical Trial in Intracerebral Haemorrhage）研究，2005 年发表，有 27 个国家共 83 个中心参加，1 033 例自发性幕上脑出血患者，发病 72 小时之内，CT 证实诊断，随访 6 个月。采用"不确定原则"，即医生不能判定手术治疗效果是否一定有益的脑出血患者入组，如果已经判定有益或无益的患者不纳入研究。结果：手术组 503 例，药物治疗组 530 例；51 例失访，实际手术组 468 例，药物组 496 例。两组 6 个月时的结局：预后良好率手术

组 26%，药物组 24%，死亡率分别是 36%、37%，均无差异；亚组分析显示皮层下（距皮层 0~2cm）血肿手术治疗可能有效；药物组有 140 例（26%）在出血后 99 小时内做了手术，原因是临床情况显著恶化。这些患者与单纯药物治疗者相比，血肿大（>50ml），且多位于皮层下（$p<0.000\ 1$）；病变多位于右侧（$p=0.027$），如果这些患者不手术，统计学将显示手术对大的皮层下血肿的益处，特别是可降低死亡率（因为这部分患者放在药物组统计）。与其他手术方法比较，开颅术的效果似乎更好。两组住院时间、住院期间总的费用以及出院至 6 个月随访时康复费用均没有差异。试验结论是：①早期手术并没有改善幕上自发脑出血患者的预后；②大的皮层下血肿手术效果较好；③此试验由于排除了那些医生判定必需手术治疗的患者，所以试验结果并非意味着手术治疗无效；④GCS ≤8 分的基底节或丘脑出血，很难从手术治疗获益；⑤未来应探寻微创技术治疗深部血肿的效果。

2. 开颅血肿清除术非随机研究结果

（1）大的后颅窝血肿手术效果好：许多非随机研究主要是针对后颅窝血肿进行的比较，比较一致的结论是认为小脑出血直径大于 3cm 或压迫脑干或有脑积水的患者，手术治疗效果较好，药物治疗预后极差。2010 和 2015 年美国指南提出：手术应该是开颅手术，不推荐做单纯的脑室引流。中、小量小脑出血药物治疗可取得良好效果不必手术，而脑干出血或丘脑出血开颅血肿清除术已经被放弃，因为几乎所有的患者预后都很差。

（2）壳核出血，意识水平决定治疗选择：1980 年，日本 Kanaya 和 Kuroda 进行了大型、非随机、多中心研究比较药物治疗和手术治疗壳核出血的效果。共 7 010 例患者，3 635 例药物治疗，3 375 例手术，大部分意识清醒或嗜睡的患者使用了药物治疗，此类患者药物治疗组的死亡率显著低于手术组，但昏睡及昏迷的患者手术组死亡率显著降低。

此外，血肿清除联合去骨瓣减压可以改善壳核出血的预后。

（3）传统开颅术方法改进后的疗效有提高：Kaneko 及其同事对传统开颅术的方法进行

了改进，尤其是对基底节区的深部出血，采用了经外侧裂或经颞叶脑岛入路的方法，100例发病7小时内的壳核出血患者，病情轻或GCS≤5分的进行药物治疗，其余采用上述术式治疗，结果6个月时7例（7%）患者死亡，15例（15%）完全恢复，35例（35%）在家能独立生活。后来此种术式被广泛应用，各种研究报告显示与传统开颅术相比，这种术式对脑组织的损伤小，降低了死亡率，改善了存活者的神经功能。但目前尚无此种方法与药物治疗的前瞻、随机、对照试验。

（4）去骨瓣减压手术对颅内压升高患者有效：小规模的对照研究显示，去骨瓣减压术对幕上脑出血和顽固高颅压的患者有效。最大规模的研究是STICH Ⅱ研究。STICH Ⅱ的研究对象是发病48小时内、意识清楚、血肿位于幕上且距皮质≤1cm、体积10~100mm³，不伴有脑室出血的脑出血患者，了解早期减压手术是否能使其获益。纳入了27个国家的78个中心3 366例患者，分为去骨瓣减压手术治疗＋药物治疗和单纯药物治疗组。结果试验组中41%患者预后良好，而对照组为38%，差异无统计学意义；试验组患者生存率稍高，但差异也无统计学意义。综合分析认为，去骨瓣减压术可能改善颅内压升高或存在占位效应患者的临床结局，但这种方法对深部出血是否有效尚未得到验证。

根据上述结果，目前神经内、外科医师同意这一观点：开颅血肿清除术仅对不足20%的自发性脑出血有效，对危及生命的脑叶血肿和小脑血肿是有效的，能降低死亡和残疾率。但对基底节区血肿仍有争议，对这种类型的血肿共识是：小血肿、轻度损害者应该内科治疗；对于GCS 7~10分的患者血肿清除或联合去骨瓣减压手术可降低死亡率，但存活者生命质量很差；昏迷深、血肿大者任何治疗均效果不理想。2012年发表的荟萃分析也显示：8小时内手术、血肿量在20~50ml之间、GCS 9~12分、年龄50~69岁的患者可从开颅手术治疗中获益。

（二）微创手术的优点与局限

1. **微创手术——手术治疗的柳暗花明** 开颅血肿清除术与内科治疗相比没有显示出明显的优势，而且还会造成对脑组织的二次损伤，深部出血手术治疗的效果令人失望。微创技术的诞生与不断改进，仿佛茫茫暗夜中的一点光，给人们带来了希望。2006年的荟萃分析纳入12个关于幕上非动脉瘤性出血手术治疗的前瞻、随机、对照试验，结果显示，手术效果略优于内科治疗，其中对此结果贡献最大的4个研究均是微创技术的结果，而传统的开颅手术均未显示出与内科治疗的差异（Auer的研究是内镜血肿抽吸术，Cheng的主要方法为CT简易定位小骨窗开颅血肿清除结合注入重组链激酶，也是小创伤性手术，Hosseini和Hattori的研究均是立体定向血肿抽吸术的结果）。2018年一项基于16项临床研究1 912例患者的荟萃分析显示，微创方法与内科治疗相比能降低死亡率；与开颅术相比，能减少再出血和改善存活患者的功能预后。因此人们把希望寄托在微创手术上，其存在的优势包括：①减少手术时间；②可在局部麻醉下进行手术；③减少组织损伤，特别是深部损伤。目前较常用的微创手术方法主要有内镜血肿抽吸术和立体定向血肿抽吸，后者有时结合纤溶酶原激活剂进行治疗。

2. **不同微创手术方法疗效的比较** 脑出血发生后数小时内，血块是由大约20%的液体血和80%的致密血凝块组成，这种物理属性导致血肿抽吸非常困难，多种设备和药剂被用于打碎并溶解凝固的血块，以增加血肿抽吸的体积。

（1）**小骨窗开颅血肿清除术等微创治疗，手术优于药物治疗**：中国2001年发表的一项随机、多中心、对照研究纳入500例患者，幕上血肿≥20ml，幕下血肿≥10ml，GCS≥7分，发病时间多在72小时内，4天以上的29例，手术组266例，内科治疗的对照组234例，近期随访1个月，远期随访3~6个月，结果外科组近期死亡率（9.8%）和远期死亡率（11.8%）均低于内科组（近期14.5%和远期18.7%）；外科组远期优良率（67.3%）优于内科组（57.8%），上述差别均有显著性，但其外科手术主要方法为CT简易定位小骨窗开颅血肿清除，结合重组链激酶溶化和引流残余血肿，此外，还有立体定向血肿穿刺术、内镜辅助血肿清除术、侧脑室穿刺血肿引流术，上述结果为各种术式总的结果，未对各种术式进行分层研究。

（2）内镜血肿抽吸术可以降低死亡率和残障率：1989年，Auer报道了一个100例内镜血肿抽吸（脑出血发病48小时内，血肿>10ml）的随机临床试验的结果。50例手术组患者采用超声引导下内镜血肿抽吸，血肿在10~15mmHg的压力下通过人工脑脊液进行清洗，通过规律工作的吸引器清除血凝块和血性脑脊液，使用激光止血，对照组仅内科治疗。6个月后手术组死亡率（42%）较对照组（70%）下降，并且内镜手术清除的较小血肿患者生活质量明显优于内科治疗组，存活患者神经功能恢复较对照组好，大血肿（50ml以上）的患者，生活质量没有提高，但死亡率显著降低。然而只有脑叶血肿并且60岁以下的患者才能从这个手术获益。

多数研究结果显示，原发性脑室出血或其他原因致继发性脑室出血患者，利用内镜行侧脑室血肿清除与单纯脑室引流对比发现，最终的mRS和病死率没有显著性差异。

2019年一项回顾性研究发现，内镜手术与传统开颅术相比，手术时间短、损伤小、血肿清除率高，虽然病死率没有差别，但是存活患者的日常生活能力（ADL）有差异。

综上，内镜血肿抽吸术与内科治疗相比，能够降低死亡和残障率；对于脑室出血而言，内镜手术与单纯脑室引流的效果没有差别；与开颅术相比，内镜手术存活患者的预后更好，病死率没有差异。

（3）立体定向血肿抽吸（或联合纤溶酶原激活剂）可降低近期死亡率：2003年发表的SICHPA（stereotactic treatment of intracerebral hematoma by means of a plasminogen activator）试验是多中心、随机、对照研究，比较立体定向血肿抽吸+纤溶酶原激活剂与药物治疗脑出血的差异，血肿>10ml的幕上脑出血，发病72小时内随机分为手术组（36例）和非手术组（35例），手术组使用导管注入尿激酶进行冲洗和吸引血凝块，每6小时一次持续48小时。随访6个月，手术组死亡率56%，非手术组59%，没有差异，但是术后7天内手术组血肿量明显减少为最初的10%~20%，由此可能会改善预后，但由于入组患者较缓慢，试验历时3年终止。

2009年一项随机对照研究纳入了465例出血量为25~40ml的患者，分别采用细针抽吸血肿与内科药物治疗，结果两组病死率无差异，但定向抽吸组3个月的神经功能优于药物治疗组。血肿抽吸手术联合rt-PA清除血肿试验（MISTIE Ⅱ）目的在于证实立体定向血肿抽吸手术+rt-PA对脑出血治疗的安全性，研究对比79例手术患者与30例药物治疗患者，结果表明，血肿抽吸组血肿周边水肿显著低于药物治疗组，且临床预后有改善的趋势。2019年2月发表了MISTIE Ⅲ的研究结果，250例微创手术+rt-PA治疗组，249例标准内科治疗的幕上≥30ml的自发性脑出血患者，出血后随访1年，mRS 0~3分判定为预后良好。结果，45%的手术组患者和41%的药物治疗组患者预后良好（$p=0.33$）。虽然远期预后两种方法没有差异，但是手术组发病7天内的死亡率低于药物治疗组（1% vs 4%，$p=0.02$），对30天的死亡率也有改善的趋势（9% vs 15%，$p=0.07$）。

（4）微创技术的比较——内镜血肿抽吸术胜出：将立体定向血肿抽吸和内镜血肿抽吸进行比较的研究资料正在不断增加。2006年Cho等报告了前瞻、随机、对照试验比较内镜血肿抽吸、立体定向血肿抽吸和开颅术治疗未昏迷的基底节区出血患者的效果，90例患者，每组30例，立体定向在手术前准备的时间最长，开颅术本身耗时最长；3个月时的死亡率：内镜（0）<立体定向（6.7%）<开颅术（13.3%）；并发症分别为3.3%、10%、16.6%；6个月神经功能恢复内镜抽吸优于开颅术，且治疗费用低于开颅术，提示内镜血肿抽吸可作为立体定向手术的替代，能为患者带来更好的治疗。

一项47例的回顾性研究比较内镜抽吸与立体定向的效果，也表明无论是手术时间、血肿清除程度、术后ICU监护的时间、近期和远期的预后，内镜抽吸术均优于立体定向血肿抽吸。

3. 微创手术的局限性 综合目前发表的研究结果，似乎可以得出这样的结论：微创手术与药物治疗和传统开颅术相比，更能够接近降低死亡率、改善存活者生存状态的治疗目标，但是微创手术仍存在一些局限，主要表现为以下几个方面：①外科暴露的减少使血凝块清除不完全。据报道，CT引导下的立体定向血肿抽吸平均能清除71%的血凝块,超声引导的能清除81%,综合多家报告,在发病最初几天内抽吸术吸引率为30%~90%。②残存血肿带来的继发性损伤可能会影响患者的预后。③在术中使用纤溶酶原激活剂可能会导致继发性血肿扩大。因为脑出血可能存在多个出血点,理论上存在此类药物造成其他部位血肿扩大的可能。Kanaya和Kuroda报告,传统开颅术的再出血发生率是10%,CT引导的抽吸术为5%,超声引导的为6%。综合896例未使用溶栓药的血肿抽吸患者,再出血发生率为0~16%,平均为5%。④立体定向血肿抽吸术前准备时间过长,可能贻误治疗时机。⑤长时间的放置引流管带来感染机会的增加。⑥不能同时处理结构异常,如动静脉畸形或者动脉瘤。

(三)外科手术研究的发展方向

外科手术的未来似乎是微创手术的天下,临床仍需要根据患者的具体情况,如是否合并血管结构异常来选择传统开颅术或微创手术。越来越多的研究结果将在未来细化患者的临床分类,能够让医生针对性选择适合的手术治疗方式。美国国立卫生院神经疾病与卒中工作组早在2005年就提出外科手术研究未来发展的方向,遗憾的是,时至今日,大部分目标仍然没有实现。列举如下:

1. 术中和围手术期实时成像 未来创新的脑出血手术设备需要精密的实时成像技术以便于实时反馈血肿清除过程和器具的精确放置。实时二维超声,术中CT透视以及术中磁共振具有广阔的前景。

2. 局部使用保护药物改善结局和恢复生物功能 临床研究表明,局部用药较传统用药能更快更完全的止血。常用药物之一是一种纤维蛋白封闭剂,由人纤维蛋白原和凝血酶混合而成,也可以含有XIII因子。在血管造影显示的对比剂外渗区选择性注射止血剂可能是一种治疗策略。

3. 研究导管腔内使用药物能否减少血肿清除术后的再出血。

4. 比较动脉内使用VII因子和不使用VII因子以及静脉内使用VII因子的术后止血作用。

5. 局部低温治疗。

6. 细胞保护剂或再生剂的局部控释技术。

7. 血肿残腔内植入干细胞或使用生长因子提高脑组织的恢复能力。

8. 仿生学技术重新建立皮质和白质之间的联系。

(四)脑出血手术治疗的指南意见

1. 手术适应证 《中国脑出血诊治指南(2014)》提出:对于大多数原发性脑出血患者,外科治疗的有效性尚不能充分确定,不主张无选择地常规使用外科或微创手术(II级推荐,B级证据)。以下临床情况,可个体化考虑选择外科手术或微创手术治疗,具体见表1-4-4。

表1-4-4 脑出血指南外科治疗意见

(1)出现神经功能恶化或脑干受压的小脑出血者,无论有无脑室梗阻致脑积水的表现,都应尽快手术清除血肿(II级推荐,B级证据);不推荐单纯脑室引流而不进行血肿清除(II级推荐,C级证据)。
(2)对于脑叶出血超过30ml且距皮质表面1cm范围内的患者,可考虑标准开颅术清除幕上血肿(II级推荐,B级证据)或微创手术清除血肿(II级推荐,D级证据)。
(3)发病72h内、血肿体积20~40ml、GCS>9分的幕上高血压脑出血患者,在有条件的医院,经严格选择后可应用微创手术联合或不联合溶栓药物液化引流清除血肿(II级推荐,B级证据)。
(4)40 ml以上重症脑出血患者由于血肿占位效应导致意识障碍恶化者,可考虑微创手术清除血肿(II级推荐,D级证据)。
(5)病因未明确的脑出血患者行微创手术前应行血管相关检查(CTA/MRA/DSA)排除血管病变,规避和降低再出血风险(II级推荐,D级证据)。

2. **手术时机** 《中国脑出血诊治指南（2014）》未就具体的手术时间给出明确的建议，这是因为不同部位、不同出血量、甚至不同发病年龄、不同基础疾病的脑出血，其病情恶化的时间不同，故此，很难给出一个具体的时间。2015年的美国指南对手术时间给出的意见是：①最佳手术时机尚不明确；②超早期开颅（4 h内）有可能增加再出血风险；③一项荟萃分析显示，发病后8小时内进行手术能改善患者预后（似乎有矛盾）；④对STICH Ⅱ的亚组分析提示，在发病后21小时内进行手术在一定程度上能改善患者预后。

3. **其他相关因素的处理**

（1）rt-PA辅助外引流治疗脑室内出血有效：自发性脑出血患者中，约45%合并脑室出血，且是预后不良的独立预测因素之一。一项荟萃分析显示，脑出血合并脑室内出血者病死率约为51%，无脑室内出血者病死率仅为20%。所以，针对脑室出血的治疗对预后有重要的影响。虽然理论上置入脑脊液引流管利于血液及脑脊液向外引流，但因血液引流速度极慢且易堵塞引流管，单纯使用脑室引流术往往无效。因此，动物和临床研究尝试向脑室内注射尿激酶、rt-PA等溶解血栓的药物；还尝试了不同的手术方法。2017年《柳叶刀》发表的CLEAR Ⅲ研究，入组500例脑室出血或脑出血破入脑室的患者，放置脑室外引流管，治疗组通过引流管每8小时使用1g rt-PA，共12次。对照组使用生理盐水。随访180天，rt-PA组（249例）死亡率、严重不良事件均低于对照组（251例），mRS优于对照组，且未增加症状性出血的风险。由此，未来的脑出血指南可能会做出新的建议。

脑出血常见的其他病因有动静脉畸形、海绵状血管瘤、动静脉瘘等，虽然不属于自发性脑出血的病因范畴，但是因为临床比较常见，故简要做一下介绍。

（2）动静脉畸形可以择期手术：动静脉畸形（arteriovenous malformation, AVM）在首次出血后一年内再次出血的比例是18%，但在近期内再次出血的风险很低，所以不似动脉瘤那样急于手术或介入治疗。急性期最重要的是让患者保持稳定，在出血后4~12周再进行手术治疗，这样可以避免急性期手术容易产生的一些危险的并发症，这些并发症即使后来手术中发生也会比急性期时发生产生的损害轻。外科医生认为，在血块存在的时候进行手术更容易操作，因为血块会分离病灶和正常组织，所以应该在发病后2~3个月内进行手术。栓塞术适用于AVM、动脉瘤、硬脑膜动静脉畸形等，但不适用于海绵状血管瘤。栓塞可作为AVM独立或与手术联合的治疗方法。

（3）海绵状血管瘤手术前需要判断有无血管畸形：海绵状血管瘤是脑和脊髓出血的原因之一，一个病灶的年出血率是0.7%，有过出血者年再出血率是4.5%。此类出血不会危及生命，因为它们属于脑内低压系统。其血管造影多阴性，只有不到10%的海绵状血管瘤可通过造影发现，最敏感的影像学手段是T_2*WI或SWI，影像学上可以发现孤立或多发的、随机分布的圆形病灶，周边可强化；比微出血的直径大。30%的海绵状血管瘤伴有静脉畸形，反之亦然。所以怀疑此病时，尤其是要做外科手术的患者，要做T_2*WI或SWI以判定血管畸形的范围。是否手术取决于病灶的位置。如果是无症状性的海绵状血管瘤或外科手术无法企及，则进行临床观察；如果有症状且处于外科可到达的部位，则进行手术；如果病情进展但手术无法进行，则建议进行放疗。

三、内科治疗的困惑和突破

外科手术治疗解决的主要是血肿的占位效应，内科治疗则涉及脑出血的各个方面。控制颅内压、防止血肿扩大、控制血压、纠正由于抗栓药物尤其是口服抗凝剂导致的凝血功能障碍、神经保护等多方面均需要有效的药物干预，但遗憾的是，目前上述治疗对脑出血预后的影响都很有限，除神经内外科的重症监护室综合管理和治疗降低了脑出血的死亡率以外，其他内科治疗都没有取得突破性成果。

（一）对血肿扩大的认识和对策

1. **关于血肿扩大问题的认识演变** 既往曾认为脑出血是单相性事件，理论上，由于血凝块的形成和周围组织的压迫，出血会在几分钟之内停止，不需要止血治疗，因此既往经典的脑出血教材或著作认为止血治疗对脑出血没有作用，但随着CT的普遍应用，前瞻性和回顾性分析均表明即使是凝血机制正常的患者,血肿扩大也是普遍存在的一个临床现象。

（1）血肿扩大的定义:1997年美国学者Thomas Brott 等发表的研究将血肿扩大定义为"头部CT扫描发现血肿体积较前增加33%以上",这一定义被广泛采用,成为判断血肿扩大的通用标准。这样定义的理由是:①血肿近似球形,而球体体积扩大通过肉眼能够在CT上识别的直径变化至少要增加10%;②他们前期的研究发现,一些患者在首次CT后1小时内复查,血肿体积可缩小1/3,而这显然是误差,可能与扫描的角度、头位改变有关,故此确定了上述血肿扩大的标准。同年,Kazui等的研究将血肿扩大定义为:V2-V1 ≥12.5cm³或V2/V1 ≥1.4(V1是第一次CT血肿体积,V2是第二次CT血肿体积),换算以后此定义与Brott的定义相近。因为Brott的定义简单明了,后被多数研究采用,成为普遍标准。

（2）血肿扩大的原因:传统的观点认为血肿扩大是单个动脉或单个小动脉破裂导致持续的出血或再出血所致,但目前有证据显示,血肿周围组织也存在继发性的出血,这可能是血肿扩大的另外一个因素。①通过死亡脑出血患者的尸体解剖发现,在血肿周围存在肉眼可见的以及显微镜下显示的出血,出血的部位是出血责任血管以外的小动脉或静脉。②一项CT和SPECT同步研究发现,血肿扩大是由于血肿周围血流减低区域多发出血的融合导致的。即在所谓血肿周围的半暗带区域由于一些继发性因素,如炎症、酶的破坏、血浆中凝血酶和纤维蛋白降解产物等的毒性作用导致血管损伤以致血液渗漏或出血。③脑出血后存在多个豆纹动脉同时出血的现象,于发病早期CT血管造影过程中发现,在血肿部位以外出现对比剂的渗漏,发病6小时内造影可发现30%~46%的患者存在此现象,而且扫描时间越早,渗漏现象越常见。这一现象与死亡率的提高和血肿体积的扩大具有相关性。这也是血肿形状不规则容易导致血肿扩大的一个原因。

根据上述结果,目前推测血肿扩大的原因是多个部位的持续出血或再次出血。由于缺乏模拟早期血肿扩大的动物模型,加之由于伦理因素不可能在人身上重复血肿扩大的复杂过程,所以血肿扩大的病因仍不十分清楚,还有待于进一步研究。

（3）血肿扩大的意义:目前研究表明,继发性血肿扩大是脑出血的早期主要并发症,大约1/3以上的患者会出现这一现象,血肿扩大主要发生在出血后最初几个小时,随着时间的延长血肿扩大概率下降,发病24小时后很少再扩大,3天后基本稳定。Brott等观察103例发病3小时内的患者,发现26%的患者在发病4小时内出现血肿扩大,还有12%的患者在接下来的20小时内发生了血肿的扩大。回顾性分析如Kazui等的研究发现,血肿扩大者早期神经功能恶化率和出血相关的死亡率更高,分别是66%和29%,而未扩大者仅为14%和3%。早期血肿扩大可能是造成病情恶化的重要原因,且血肿体积是决定脑出血后死亡率和功能转归的关键因素。血肿扩大者的死亡率更高,30天时的预后更差。表1-4-5是发病30天内不同部位、不同血肿量的死亡率,显示血肿大小和部位是30天死亡率的决定因素。

表1-4-5　脑出血发病30天内的死亡率

血肿大小/ml	各部位死亡率/%		
	半球深部	脑叶	小脑
>60	93	71	—
30~60	64	60	75
<30	23	7	57

（4）血肿扩大的预测因素:发现血肿扩大现象后,人们希望找到与血肿扩大有关的因素,以便做一些预防性的工作,减少血肿扩大的概率或程度。研究发现,发病距基线CT的时间是血肿扩大最重要的预测因素,其他的因素各研究结论不一,包括有初始的血肿量、血肿形状不规则、肝脏疾病、高血压(收缩压大于200mmHg)、高血糖、酗酒、低纤维蛋白原血症、脑梗死病史、意识障碍程度等,这些结果还需要经过大规模前瞻性试验的证实。多家研究发现出血部位似乎与血肿扩大无关。

（5）血肿扩大的影像学特点:近年来,通过对CT、CTA和CTP等影像学的仔细观察和研究,发现血肿扩大有许多影像学上的特点,临床可根据这些变化预测和判断血肿的扩大,大概有9种特点:CT血肿形状不规则、CT混合征(blend sign)、CT黑洞征(black hole sign)、CT漩涡征、CT出血征和液平、CT岛征和卫星征、CTA的点征(spot sign)、CTA渗漏征(leakage sign)、CTP的动态点征等方法可以预测血肿的扩大。

2. 血肿扩大的对策之一 超早期止血治疗。

(1)止血治疗的时间窗越早越好:由于血肿扩大与神经功能恶化密切相关,血肿扩大又是如此普遍,早期止血治疗就成为新的治疗研究方向。治疗时间窗的选择主要是根据CT观察的结果,根据Brott研究,发病3小时内的患者,在首次CT后1小时内复查,就有26%的患者血肿扩大,据此推测,如果止血措施有效,那么每延迟15分钟、30分钟、45分钟、60分钟治疗,将分别有10%、17%、22%和26%的患者出现血肿扩大,所以止血治疗应该是越早越好。目前确定的止血治疗时间窗是在发病后4小时内给药。

(2)止血药物的浮沉:止血药物的应用虽然迄今仍无很好的结果,但是人们一直没有放弃这方面的研究。

1)抗纤维蛋白溶解剂——氨甲环酸未降低远期死亡率:在药物选择方面,对于凝血功能正常的脑出血患者,多年来的临床治疗给人们的印象是:常用的止血剂如抗纤维蛋白溶解剂6-氨基己酸、止血芳酸等并没有发挥人们想要的止血作用,而且由于此类药物可以阻止对已经形成的血凝块的降解,却不能促进血凝块的形成,所以一直认为脑出血止血治疗是无用的。但是随着血肿扩大方面影像学研究的进展,人们还是想通过止血治疗尽快终止血肿的扩大,希望以此改善预后。2018年《柳叶刀》发表了历时4年的氨甲环酸治疗脑出血的多中心RCT临床研究(TICH-2)结果,纳入2 325例发病8小时内的平均NIHSS 13分(0~42)脑出血患者,氨甲环酸先团注1g,随后8小时内持续滴注1g,随访90天。结果,治疗组血肿扩大的体积减少,有血肿扩大的患者比例降低,7天时的死亡率略低于对照组(9% vs 11%,$p=0.04$);治疗组在发病后2天、7天和90天的严重不良事件率均低于对照组,但是最终90天的死亡率两组没有差异(22% vs 21%)。可以看出,超早期、短疗程的止血治疗可以减低近期死亡率,但是对总的结局没有改善。

2)重组活化凝血Ⅶ因子——遭遇滑铁卢:重组活化凝血Ⅶ因子(recombinant activated factor Ⅶ, rFⅦa)在血友病患者严重出血以及外科手术止血方面取得较好的治疗效果。活化的凝血Ⅶ因子是局部内皮破坏和血管损伤后止血的天然始动因子,血管破裂后,组织因子暴露于血管壁内皮下层,促使局部血小板聚集,活化的Ⅶ因子与暴露出的组织因子形成复合物,激活X因子,后者将凝血酶原激活为凝血酶。生理水平的rFⅦa能够放大这一过程,并且在缺少组织因子的情况下活化的血小板表面能够直接激活X因子。在10年的应用期间发现,其导致全面性血液凝固或血栓栓塞事件的风险很低,起效快,半衰期短,仅2.5小时,恰好与脑出血急性期持续出血的危险高峰期相当。

两项前瞻、随机、对照的ⅡA临床试验已经证实了88例发病4小时内的凝血功能正常的脑出血患者使用rFⅦa的安全性和有效性,随后的ⅡB临床试验使用不同剂量进行治疗(包括安慰剂、40μg/kg、80μg/kg、160μg/kg组,每组100例),结果显示,对照组血肿较基线扩大29%,治疗组平均血肿扩大14%,减少了52%;3个月时的死亡率相对降低38%,并且改善了90天时的临床预后,但在160μg/kg组严重动脉血栓栓塞事件为5%,较对照组增高,总的治疗相关的致死或致残性血栓性严重不良事件发生率为2%,对照组为2.1%。如此令人满意的结果,点燃了人们的热情,有的专家赞誉这是一个里程碑式的结局。

2006年完成的Ⅲ期临床试验结果宛如一盆凉水浇灭了人们的兴奋,该研究结果显示,20μg/kg和80μg/kg的rFⅦa治疗,虽缩小了血肿体积却没有改善患者的临床结局,且80μg/kg的治疗组血栓栓塞事件明显增多。

针对这一结果又回到那个古老的问题:血肿的大小究竟是否会影响患者的结局呢?

3. 止血治疗的未来比较渺茫 1999年美国的自发性脑出血治疗指南中还没有关于止血治疗方面的内容。2010年指南更新中指出:不建议对脑出血患者不加选择的使用rFⅦa。2015年指南未就自发性脑出血患者的止血治疗做出任何推荐或建议。《中国脑出血诊治指南（2014）》的意见是：由于止血药物治疗脑出血临床疗效尚不确定，且可能增加血栓栓塞的风险，不推荐常规使用（Ⅰ级推荐，A级证据）。

一些研究认为，针对有血肿扩大可能的患者应用止血药物可能有效，如利用CTA或CTP等筛选出有点征等血肿扩大征象的患者，给与针对性治疗。理论上比较有希望，但是在TICH-2研究中，利用CTA点征了解血肿扩大风险，11%的患者进行了CTA检查，发现其中20%~25%的患者点征阳性，但是此类患者氨甲环酸治疗没有显示出较CTA点征阴性者更多的获益。当然，由于筛选的患者例数少，可能影响统计学结果，但是，可以看出，在小规模的研究中，还没有得出这种方法可能有效的希望。

（二）处理颅内高压的分歧与共识

1. 颅内压升高的定义 颅内压（intracranial pressure，ICP）升高是指 ICP ≥20mmHg持续超过5分钟。ICP升高与脑出血高死亡率和高致残率相关，在ICP升高时容易发生脑疝，而后者是患者死亡的主要原因，所以降低增高的ICP就成为脑出血治疗必须面对的难题。

2. 降低颅内压的目标与手段 降低ICP的目标是：维持脑灌注压（cerebral perfusion pressure，CPP）在60~70mmHg、ICP<20mmHg。降低ICP的方法主要有：抬高头位、脑室引流、渗透性脱水治疗、过度换气、静脉使用巴比妥类药物、手术减压、亚低温治疗等。2010年美国指南更新中指出，如果ICP升高，应该进行ICP的监测以便保证CPP>60mmHg，首选的治疗方法是脑室导管引流脑脊液，尤其是存在脑积水或血肿占位效应导致患者出现意识障碍的时候。其次是使用渗透性脱水剂；再次是镇静剂、神经肌肉阻滞剂、轻度的过度换气；如果颅高压仍未缓解，选择亚低温、去骨瓣减压或巴比妥昏迷。上述任何一种治疗方法都有一定的局限性，都不能彻底解决ICP升高的难题，而且随着研究的不断深入，过去一些传统的、经典的治疗方法也引起了人们的质疑。

3. 甘露醇等高渗性脱水剂的效果 治疗ICP升高的首选药物仍然是渗透性脱水剂，最常用的是甘露醇和高渗盐水。甘露醇是一种不能渗透进细胞的、不能代谢的糖，它在半透性血-脑屏障两侧形成渗透压梯度，将间质和细胞内的水分转移到血管内。甘露醇有快速降颅压的效果，在静脉推注的20分钟内起效，提示其效果是独立于利尿效果之外的。但是甘露醇是否可以降低脑出血的死亡率呢？

2000年Cochrane荟萃分析因为缺乏合适的试验而无法进行转归分析。2005年发表的一个相对大规模的随机对照试验纳入发病6小时内的幕上脑出血患者128例，治疗组每4小时给予20%的甘露醇100ml，连续5天，接着2天逐渐减少。对照组予安慰剂静滴。结果发病1个月和3个月的死亡率、神经功能恢复状况均无差异。2018年发表的甘露醇和高渗盐水治疗脑出血的ERICH研究，在2 279例脑出血中，304例使用了甘露醇或高渗盐水，挑选与之相匹配的304例患者作为对照，结果3个月时的水肿、脑疝情况、mRS评估的预后以及出院时的死亡率都是治疗组高于对照组。由于治疗组的患者是因为在具有脑疝、血肿周边水肿的时候才会使用高渗性药物，所以并非是药物导致更差的预后，只能说，高渗性药物并没有改善脑出血患者的预后。由于此研究非RCT研究，且同时考察两种高渗性药物的效果，并未单独区分比较，而且临床应用方案也没有做统一规定，所以其结果仅供参考。

美国国立卫生院神经疾病与卒中工作组报告（2005）指出：减轻水肿进而减少占位效应的治疗措施，包括高渗性脱水剂，如甘露醇和高渗盐水的应用需要标准化。尽管这些措施能够暂时降低升高的ICP，但其长期的风险或益处仍是未知数。需要进行前瞻性的随机对照试验判定高渗性治疗是否能够改善脑出血预后，同时需要确定药物使用的最佳时间、剂量、频率和持续时间。ERICH研究并没有对上述问题提供有益的意见。

甘露醇在脑出血治疗中的指南意见参见表1-4-6。

其他渗透性脱水剂如甘油、甘油果糖也同样缺乏循证医学的证据，现有的临床结果也不喜人。

其他控制颅内压的方法包括：头位抬高30°、轻度镇静、脑积水或脑室铸型时进行脑室外引流、血肿清除并去骨瓣减压术，激素在脑出血患者中被证实无效且可增加并发症，故不推荐。

表 1-4-6　各指南对甘露醇的建议

1999 年美国指南	20% 甘露醇，每次 0.25~0.5g/kg，q.4h.，应用时间不超过 5 天。为维持其渗透梯度，应同时应用速尿 10mg，q.2~8h.，并应监测血浆渗透压使其小于 310mOsm/L
2006 年欧洲指南	20% 的甘露醇以 0.75~1g/kg 的剂量静脉使用，并以 0.25~0.5g/kg 每 3~6 小时维持，具体用法取决于神经科症状、液体平衡和血浆渗透压 推荐 20% 的甘露醇 100ml，每天不超过 6 次，监测血浆渗透压，需小于 320mOsm/L 甘露醇可能导致肾衰和电解素紊乱，应注意监测
2007 年美国指南和 2010 年更新	对甘露醇的应用未作具体指导
2015 年美国指南	可用甘露醇或高渗盐水治疗颅内压增高，且高渗盐水可能更有效
2014 版中国指南	需要脱水降颅压时，应给予甘露醇静脉滴注，而用量及疗程依个体化而定（Ⅰ级推荐，C 级证据）。同时，注意监测心、肾及电解质情况。必要时，也可用呋塞米、甘油果糖和 / 或白蛋白（Ⅱ级推荐，B 级证据）

当患者 GCS≤8 分，且临床证据提示小脑幕疝、显著脑室内出血或脑积水时，可考虑给予颅内压监测及相应的降低颅内压治疗。

4. 处理颅内压升高的指南意见与专家共识　由于上述方法均缺乏循证医学证据，所以争议和分歧较多，专家的共识是：对于脑出血后严重的 ICP 增高危及生命时，应该采取积极的措施降低 ICP，挽救生命，延迟死亡，一线治疗是脑室引流和甘露醇等渗透性脱水治疗，不宜使用激素，上述方法无效可考虑去骨瓣减压、亚低温、巴比妥诱导昏迷，但应进行脑电图监测。有条件的患者，应该采用手术清除血肿或去骨瓣减压手术治疗。

（三）血压处理的共识与待解决的问题

1. 高血压与脑出血的关系　高血压是脑出血的主要原因之一，大约 50% 的原发性脑出血是由高血压导致的，在脑出血的一级和二级预防中，控制血压都是能够减少卒中发生和死亡的重要因素，同时血压升高似乎也是脑出血的"果"，哥本哈根卒中研究观察了 1 192 例患者，结果显示，大约 70% 脑梗死患者和 90% 脑出血患者在发病时均有短时间的血压升高，持续时间尚无定论，一般认为是 7 天左右可自然下降至发病前水平。这样看来，似乎高血压与脑出血的关系十分简单：因果关系同时存在，但仔细分析，还有一些疑问尚未澄清。

首先，大血肿的患者多伴有收缩压升高，但是并不明确血压升高是原有高血压的继续还是脑出血后的继发改变。其次，血压升高与血肿扩大有无相关性？对于动脉瘤或动静脉畸形导致的脑出血，因为其持续出血或再出血的风险高，所以控制血压可以降低血肿扩大的危险，但是原发性脑出血，血肿扩大与轻度血压升高的相关性可能很低，有研究表明，在校正发病时间后，入院时的血压与血肿扩大之间无明显联系。重组活化凝血因子Ⅶ治疗脑出血的前瞻性研究也发现，基线血压与血肿的扩大无关。2013 年发布的国际多中心、随机、对照试验急性脑出血强化降压研究（The second Intensive Blood Pressure Reduction in Acute Cerebral Hemorrhage Trial，INTERACT 2）的结果显示：在脑出血后 3.7 小时左右开始给予积极的降压治疗（降到 140mmHg 以下）并没有减轻血肿的扩大，所以血压与血肿扩大之间可能没有直接关系。

2. 急性期强化降压究竟有益还是有害？培哚普利预防卒中再发研究（PROGRESS）证实，使用血管紧张素转化酶抑制剂联合利尿剂可使卒中患者再发卒中的风险相对下降 28%。这是卒中发病 2 周后开始用药的结果。但大多数脑出血患者在发病后的超早期就伴有血压的升高，在这一时间段降压治疗有益还是有害，存在一定争议，原因是：①脑出血后血压升高的原因可能与颅内压增高有密切关系，降低增高的颅内压，血压一般可以下降，所以无须降压治疗；②脑出血后降压治疗对防止血肿的进一步扩大并无积极影响；

③降压治疗是否会导致继发性脑缺血,从而加重神经功能损伤?迄今为止,血肿周边有无缺血半暗带或缺血区的问题仍未解决,一些研究认为血肿周边水肿区内不存在缺血,但有磁共振研究发现了由于脑出血后ICP升高而出现的血肿周边的缺血带。所以,降压治疗仍存在导致脑灌注不足、继发性脑缺血的风险。

降压可能有害的支持证据是:卒中的患者很多存在慢性的高血压,他们的ICP自动调节曲线右移。这意味着高血压患者能耐受更高的平均动脉压(mean arterial pressure,MAP)水平,在正常人能很好耐受的血压范围,他们可能存在低灌注的风险。回顾性分析发现,快速降压(24小时内下降60mmHg)可增加死亡率。另外一个单光子发射断层扫描研究发现,如果血压下降超过20%,脑血流量下降。

降压可能有益的支持证据是:持续的高血压可能加重脑水肿,增加ICP,影响脑灌注,而且可能增加破裂的小动脉继续或者再次出血的风险。同时,快速且大幅度降低血压可能导致预后不良,但缓慢且温和的降低血压不会影响脑血流,而且可能会改善预后。Qureshi的研究发现,急性期降低血压有改善预后的趋势。一个PET研究发现,对于中小量出血且MAP>120mmHg的患者,在MAP降低15%~20%后血肿周边的血流没有下降。

面对这一争议,INTERACT 2的结果给出的答案是:针对平均出血量为11ml的轻型幕上脑出血,将收缩压在150~220mmHg的患者,于发病6小时内将收缩压降到140mmHg以下是安全的,且有改善患者的预后趋势,虽然对死亡和残障率没有明显的改善($p=0.06$),但是急性脑出血降压治疗研究(The Antihypertensive Treatment in Acute Cerebral Hemorrhage,ATACH 2)得出了不同的结论,此研究募集的是血肿量<60ml且GCS≥5分的严重脑出血患者,使用尼卡地平注射液严格血压控制组的目标为SBP为110~139mmHg,对照组是SBP为140~179mmHg。结果严格的血压控制并没有改善患者发病后3个月的死亡和/或残障率(38.7% vs 37.7%),相反,这一组患者肾脏功能受损的比例较高(9% vs 4%)。虽然两个试验患者的平均出血量相似,但是基线血压

INTERACT 2中为201mmHg,而ATACH 2中为179mmHg;在开始治疗2小时后,ATACH 2研究积极降压组的血压降到了(128.9±16)mmHg,较INTERACT 2研究的积极降压组的平均血压还低了21mmHg,较其自身对照组低了12mmHg。

综上所述,针对出血量小、病情轻的患者,早期强化降压可能是安全有效的。对于出血量大、病情重的脑出血患者,早期急剧降压不但无益反而有害,应该温和降压。因此,针对不同的脑出血,应给与不同的降压治疗方案,不能一概而论。

3. 降压的目标在哪里? 还有两个很实际的问题是:如果要降压治疗,那么如何降压?既然早期急剧降压可能有害,那么是降压开始的时间过早(ATACH 2是发病4.5小时内的患者),还是降压幅度过大导致预后不良?降压的目标是多少?

关于降压治疗开始的时间,究竟是应该超早期,越早越好,还是适当延后,但延后到何时开始合适?这个问题还没有相关的临床研究。

急性期降压幅度正如之前所述,根据INTERACT 2试验,病情轻的患者,只要患者发病时的SBP不超过220mmHg,在24小时内积极降到140mmHg是安全的。病情重的患者,SBP低于140mmHg是有害的,但是在140~179mmHg之间,还存在很大空间,究竟应该在最初血压的基础上下降多大幅度合适?根据既往研究和指南经验,可能不超过20%是比较安全合理的,但是这与INTERACT 2研究的结果是相悖的,所以目前还是没有答案。

其次是降压的目标问题:国际卒中试验(IST)发现缺血性卒中血压与预后呈U型关系,即发病48小时内单次血压过高或过低与近期预后和远期预后不良均相关,最佳预后的血压水平是收缩压150mmHg,还有两位学者的研究也得出类似的U型关系。但在脑出血,最适宜的血压水平尚未可知。

4. 脑出血急性期降压治疗的指南与共识

(1)急性期的降压目标应该个体化:从20年前的美国脑出血治疗指南开始到现在,关于脑出血急性期降压的指南意见随着RCT研究结果不断更新。总的趋势是血压目标逐步下降。如

1999 年美国脑出血治疗指南提出：患者血压控制的最佳水平应该个体化，应基于是否有高血压病史、急性期的颅内压、年龄、出血病因、距卒中发作的间隔时间等因素综合管控血压。一般建议脑出血要比缺血性卒中更积极的控制血压。2006 欧洲脑出血指南更为具体，且对血压的要求更为严格。《中国脑出血诊治指南（2014）》建议：应综合管理脑出血患者的血压，分析血压升高的原因，再根据血压情况决定是否进行降压治疗；当急性脑出血患者收缩压 >220mmHg 时，应积极使用静脉降压药物降低血压；当患者收缩压 >180mmHg 时，可使用静脉降压药物控制血压，根据患者临床表现调整降压速度，160/90mmHg 可作为参考的降压目标值。2015 年美国的脑出血指南在 INTERACT 前期研究基础上提出，如果患者血压在 150~220mmHg 之间，积极降压到 140mmHg 以下似乎是安全且有效的。结合后续的 ATACH 2 研究，早期降压的速度和幅度应该有所控制。

（2）降压药物的选择以半衰期短为宜：综合各国指南，在脑出血急性期需要静脉用药降压时所选择的药物大同小异，总的原则是首选半衰期短的降压药物，可选择的药物有：拉贝洛尔、艾司洛尔、乌拉地尔、硝普钠（禁用于颅内压增高的患者）、尼卡地平、依那普利、肼屈嗪、呋塞米。硝普钠尽管有一些不良反应，例如反射性心动过速、冠脉缺血、抗血小板作用和升高 ICP 导致 CPP 降低，有时也是必要的，静脉降压需有持续的血压监护。具体用药方法见表 1-4-7。

（四）抗血栓治疗相关脑出血的处理

近年来，由于缺血性卒中一级和二级预防的广泛开展，由于抗栓治疗导致脑出血的比例正在增加，英国牛津社区 2002—2006 年的统计资料与 1981—1986 年的资料进行对比发现，由于服用阿司匹林 / 氯吡格雷、华法林导致的脑出血的比例分别增长了 13% 和 14%。这类脑出血的主要治疗之一就是纠正紊乱的凝血功能。2016 年重症医学会和神经重症监护学会发表了抗栓治疗相关脑出血的治疗指南。

1. 华法林相关脑出血的治疗 华法林属双香豆素类药物，主要作用机制是抑制维生素 K 在肝细胞微粒体中羧化酶的活性，导致依赖维生素

表 1-4-7 降压药物的种类与用法

药物	静脉团注剂量	持续输注剂量
拉贝洛尔	每 15 分钟 5~20mg	2mg/min（最大 300mg/d）
尼卡地平	NA	5~15mg/h
艾司洛尔	静脉推注负荷量 250μg/kg	25~300μg/（kg·min）
依那普利	每小时静脉推注 1.25~5mg	NA
肼屈嗪	每 30 分钟静脉推注 5~20mg	1.5~5μg/（kg·min）
硝普钠	NA	0.1~10μg/（kg·min）
硝酸甘油	NA	20~400μg/min

注：NA 为不适用。

K 的凝血因子 II、VII、IX、X 的谷氨酸基团侧链不能羧基化为 γ 羧基谷氨酸基团，影响这些因子与钙离子结合，从而起到抗凝的作用。

华法林相关脑出血的年发生率为 0.3%~0.6%；早期资料显示，6%~16% 的脑出血与之相关；主要危险因素是年龄、高血压病史、抗凝强度及其他相关的因素如 CAA、脑白质缺血等。INR>2~3，脑出血的发生率随之升高，特别是 INR>3.5~4.5 以上时；INR 升高的程度也与血肿扩大及预后相关。当然也有 INR 正常的情况下发生脑出血。

治疗的原则是：停用华法林，迅速改善凝血功能，防止血肿进一步扩大；然后重新评估继续抗凝的需求和可行性。一旦确认出血已经停止，1~4 天后对于瘫痪的患者可以考虑低剂量的低分子肝素或普通肝素预防静脉血栓栓塞事件的发生。

纠正凝血功能的药物有：维生素 K_1、新鲜冷冻血浆（fresh-frozen plasma，FFP）、凝血酶原复合物（prothrombin complex concentrates，PCCs）、rFVIIa。维生素 K_1 静脉给予 10mg，不能单独应用，因为它要经过 6 小时才能使 INR 正常，需要同时使用其他药物。FFP 有过敏、病毒感染、滴注时间过长和增加容量负荷等缺点。而 PCCs 含有 II、VII、IX、X 四种凝血因子，II、VII、X 是维生素 K 依赖的，用量比 FFP 小，速度快、效能高，可在数

分钟内使 INR 恢复正常。虽可导致血栓栓塞性病变，但此类风险较低。在口服抗凝剂相关性脑出血患者中逆转 VKA 的抗凝作用需要达到的具体 INR 目标值尚不清楚，多数研究的目标值范围 <1.3~1.5。

有研究比较维生素 K₁ 联合 FFP 与维生素 K₁ 联合 PCCs 治疗华法林相关脑出血的疗效，结果发现，联合 PCCs 治疗能更快速纠正 INR，但对临床结局的影响没有差异；还有一个试验比较了 PCCs 联合 FFP 与单独使用 FFP 的疗效，前者能更快纠正 INR，但最终结局没有差异，使用 FFP 的患者不良反应增加，主要表现为容量负荷过重。

此外 rFⅦa 也能快速纠正 INR，但由于其成分单一，难以起到如 PCCs 一样的效果，不推荐常规应用。冷沉淀物、单纯Ⅷ或Ⅸ因子输注也有一定作用，但都不够全面。

2. 抗血小板药物相关脑出血的治疗 2015 年指南的意见是：抗血小板治疗导致的脑出血其血肿扩大及临床结局与此类药物的使用是否相关，目前尚不清楚，是否应该输注血小板治疗此类出血也无定论，如果出血有增多趋势，可以试用输入血小板治疗，无论血小板计数是否正常。一项包括 45 例抗血小板药物相关脑出血患者的研究，根据医生的判断接受血小板输注治疗，结果证实，输注血小板可改善血小板反应性。对血肿增大高危患者进行的亚组分析提示，在发病 12 小时内输注血小板与随访时更小的出血量以及 3 个月时的生活自理相关。但更大样本量的 PATCH 研究结果显示，针对暴露于阿司匹林、双嘧达莫和 / 或氯吡格雷的自发性脑出血患者，输注血小板不但未改善预后，相反 3 个月的预后更差（OR=2.5，95%CI 1.18~3.56，p=0.011 4）。42% 输注血小板的患者有严重不良事件发生，对照组只有 29%。故此，抗血小板药物相关脑出血针对性输注血小板治疗尚无有力的证据。

3. 新型口服抗凝剂相关脑出血的治疗 现有的新型抗凝药（达比加群、利伐沙班、阿哌沙班和依度沙班）半衰期都相对较短（5~15h）。评估活化部分凝血活酶时间和凝血酶原时间以及请血液科会诊以进行个体化治疗是合理的。可考虑使用凝血因子Ⅷ旁路活化抑制剂（factor Ⅷ inhibitor bypassing activity，FEIBA）、其他 PCCs 或 rFⅦa 作为治疗药物，FFP 的作用尚不清楚，而维生素 K 无效。相关研究表明，FEIBA 或 rFⅦa 逆转凝血酶抑制剂达比加群的抗凝作用的效果较好，而其他 PCCs 可能对因子Ⅹa 直接抑制剂如利伐沙班和阿哌沙班的效果更佳。praxbind（idarucizumab）是达比加群的特异性拮抗剂，临床研究显示可明显逆转达比加群的抗凝作用。2015 年已经获批上市。praxbind 静脉注射后通过与药物成分结合并中和其效果而发挥作用。Ⅹa 因子抑制剂的拮抗剂 andexxa 能够降低利伐沙班 97%、阿哌沙班 92% 的抗Ⅹa 因子活性。83% 的使用者能在 12 小时内获得有效止血。2018 年 FDA 批准其上市。所以，新型口服抗凝剂相关脑出血使用特异性拮抗剂的效果要优于其他药物。

（五）脑出血神经保护治疗的前途暗淡

神经保护治疗一直是神经科学研究者心中的痛，因为迄今为止，还没有一种神经保护剂证实对卒中患者有效。在动物实验获得的可喜结果一直无法在人体再现，学术界甚至出现放弃神经保护治疗研究的呼声，认为此类研究已经浪费了我们大量的人力、财力。但仍有相反意见，由于神经细胞的难再生性，人们无法抗拒神经保护这一概念的诱惑，仍在进行不懈的探索。缺血性卒中尚且如此，出血性卒中的神经保护研究更是如雾里看花。

凝血酶的拮抗剂、铁离子的螯合剂、谷氨酸盐拮抗剂、MMP 抑制剂等在理论上具有对脑出血的神经保护作用。2010 年的指南更新提及了铁离子的螯合剂——去铁胺（或称去铁敏），其在大鼠的脑出血模型上显现了神经保护作用。人体研究发现，血清铁蛋白水平升高与血肿周边水肿体积扩大以及预后不良相关。去铁胺除具有减轻铁离子介导的神经毒性作用，还具有促进血红素加氧酶 -1 转录、抑制血红蛋白介导的谷氨酸盐兴奋性毒性作用，并抑制缺氧诱导因子脯氨酰羟化酶，因此指南认为值得进一步研究验证其在人体的疗效。2019 年 3 月发表的多中心、双盲、随机、安慰剂对照试验，纳入 294 例发病 24 小时内的自发性脑出血患者，治疗组使用去铁胺治疗，对照组为常规治疗组。随访 90 天，结果两组死亡率均为

7%,严重不良事件率也没有差异。去铁胺治疗脑出血的初步研究宣告失败。未来,神经保护剂能取得突破性进展的希望渺茫。

(六)早期康复训练可使患者获益

既往的经验是脑出血患者需要绝对卧床2~4周,待血肿吸收后才能开始康复锻炼。但近年来这种观念受到挑战,有研究显示,病情稳定后尽早开始康复,可能对脑出血患者有益,甚至有人探索在脑出血3天以后,如果病情稳定即开始康复训练。2015年美国指南建议:如果可能,应该尽早开始综合的康复训练,且要制订好计划,实现医院与家庭康复的无缝衔接。2014版中国指南也指出:如有可能,应尽早开始适合的和安全性好的康复治疗,适度的强化康复治疗措施并逐步合理地增加幅度。建议对脑出血患者进行多学科综合性康复治疗。实施医院、社区及家庭三级康复治疗措施,并力求妥善衔接,以期使患者获得最大益处。

第五节　脑出血的二级预防——是预防再出血还是预防脑梗死?

初次发生脑出血的患者此后的年脑出血复发率为2.1%~3.7%。与复发相关的因素首先就是脑叶出血,可能与CAA有关;其他危险因素包括年龄、持续使用抗凝治疗、既往有脑出血病史、携带载脂蛋白E的$\varepsilon2$或$\varepsilon4$等位基因、SWI上显示较多的微出血等。

预防措施首先是治疗高血压,长期血压控制目标是低于130/80mmHg。而对于脑叶出血伴房颤的患者,抗凝需谨慎,可以用阿司匹林代替华法林。戒酒戒烟。既往有过脑出血史的患者在使用他汀类药物时出血复发的风险增加,需谨慎使用,但他汀类药物并非脑出血的禁忌。非瓣膜性房颤的华法林相关脑出血患者尽量避免再使用华法林。

脑出血与缺血性卒中的危险因素大部分重叠,因此,首次脑出血后,未来若卒中复发,是发生脑梗死还是脑出血呢?有研究显示,脑出血后再次卒中时,缺血性卒中的比例更高,由此可见,危险因素如血压、血脂、血糖等的控制非常重要。其次,对于有明确指征的患者,脑出血4周后或10周后开始或恢复使用抗栓治疗是合理的。瓣膜性房颤患者抗凝恢复的时间可能可以提前到脑出血后10天左右。脑出血后使用抗血小板治疗的出血风险较低,但是具体何时可以开始使用尚无定论。

(董　强　丁宏岩)

参 考 文 献

[1] Broderick J, Brott T, Tomsick T, et al. Intracerebral hemorrhage is more than twice as common as subarachnoid hemorrhage. J Neurosurg, 1993, 78: 188-191.

[2] Dennis MS, Burn JP, Sandercock PA, et al. Long-term survival after first-ever stroke: the Oxfordshire Community Stroke Project. Stroke, 1993, 24: 796-800.

[3] Brott T, Broderick J, Kothari R, et al. Early hemorrhage growth in patients with intracerebral hemorrhage. Stroke, 1997, 28: 1-5.

[4] Kazui S, Naritomi H, Yamamoto H, et al. Enlargement of spontaneous intracerebral hemorrhage: Incidence and time course. Stroke, 1996, 27: 1783-1787.

[5] Becker KJ, Baxter AB, Bybee HM, et al. Extravasation of radiographic contrast is an independent predictor of death in primary intracerebral hemorrhage. Stroke, 1999, 30: 2025-2032.

[6] Broderick J, Brott T, Duldner JE, et al. Volume of intracerebral hemorrhage: a powerful and easy-to-use predictor of 30-day mortality. Stroke, 1993, 24: 987-993.

[7] Murai Y, Takagi R, Ikeda Y, et al. Three dimensional computerized tomography angiography in patients with hyperacute intracerebral hemorrhage. J Neurosurg, 1999, 91: 424-431.

［8］Mayer SA. Ultra-early hemostatic therapy for intracerebral hemorrhage. Stroke, 2003, 34：224-229.

［9］Mayer SA, Brun NC, Broderick J, et al. Europe/AustralAsia NovoSeven ICH Trial Investigators. Safety and feasibility of recombinant factor VIIa for acute intracerebral hemorrhage. Stroke, 2005, 36：74-79.

［10］Mayer SA, Brun NC, Begtrup K, et al. Recombinant Activated Factor VII Intracerebral Hemorrhage Trial Investigators. Recombinant activated factor VII for acute intracerebral hemorrhage. N Engl J Med, 2005, 352：777-785.

［11］Broderick JP, Adams HP Jr, Barsan W, et al. Guidelines for the management of spontaneous intracerebral hemorrhage：A statement for healthcare professionals from a special writing group of the Stroke Council, American Heart Association. Stroke, 1999, 30：905-915.

［12］Steiner T, Kaste M, Forsting M, et al. Recommendations for the management of intracranial haemorrhage-part I：spontaneous intracerebral haemorrhage. The European Stroke Initiative Writing Committee and the Writing Committee for the EUSI Executive Committee. Cerebrovasc Dis, 2006, 22：294-316.

［13］Broderick J, Connolly S. Feldmann E, et al. Guidelines for the Management of Spontaneous Intracerebral Hemorrhage in Adults 2007 Update：A Guideline From the American Heart Association/American Stroke Association Stroke Council, High Blood Pressure Research Council, and the Quality of Care and Outcomes in Research Interdisciplinary Working Group. Stroke, 2007, 38：2001-2023.

［14］NINDS ICH Workshop Participants. Priorities for Clinical Research in Intracerebral Hemorrhage：Report From a National Institute of Neurological Disorders and Stroke Workshop. Stroke, 2005, 36：e23-e41.

［15］中华医学会神经病学分会, 中华医学会神经病学分会脑血管病学组. 中国脑出血诊治指南（2014）. 中华神经科杂志, 2015, 48：435-444.

［16］Hemphill JC 3rd, Greenberg SM, Anderson CS, et al. Guidelines for the Management of Spontaneous Intracerebral Hemorrhage：A Guideline for Healthcare Professionals From the American Heart Association/American Stroke Association. Stroke, 2015, 46：2032-2060.

［17］Bereczk D, Liu M, Prado GF. Cochrane report：A systemic review of mannitol therapy for acute ischemic stroke and cerebral parenchymal hemorrhage. Stroke, 2000, 31：2719-2722.

［18］Misra UK, Kalita J, Ranjan P, et al. Mannitol in intracerebral hemorrhage：a randomized controlled study. J Neurol Sci, 2005, 234：41-45.

［19］Dierssen GR, Carda GR, Coca JM. The influence of large decompressive craniectomy on the outcome of surgical treatment in spontaneous intracerebral haematomas. Acta Neurochir（Wien）, 1983, 69：53-60.

［20］Murthy JM, Chowdary GV, Murthy TV, et al. Decompressive craniectomy with clot evacuation in large hemispheric hypertensive intracerebral hemorrhage. Neurocrit Care, 2005, 2：258-262.

［21］Jrgensen HS, Nakayama H, Christensen HS, et al. Blood pressure in acute stroke. The Copenhagen Stroke Study. Cerebrovas Dis, 2002, 13：204-209.

［22］Qureshi AI, Mohammad YM, Yahia AM, et al. A prospective multicenter study to evaluate the feasibility and safety of aggressive antihypertensive treatment in patients with acute intracerebral hemorrhage. J Intensive Care Med, 2005, 20：34-42.

［23］Qureshi AI, Bliwise DL, Bliwise NG, et al. Rate of 24-hour blood pressure decline and mortality after spontaneous intracerebral hemorrhage：a retrospective analysis with a random effects regression model. Crit Care Med, 1999, 27：480-485.

［24］McKissock W, Richardson A, Taylor J. Primary intracerebral haemorrhage：a controlled trial of surgical and conservative treatment in 180 unselected cases. Lancet, 1961, 2：221-226.

［25］Juvela S, Heiskanen O, Poranen A, et al. The treatment of spontaneous intracerebral hemorrhage：a prospective randomized trial of surgical and conservative treatment. J Neurosurg, 1989, 70：755-758.

［26］Batjer HH, Reisch JS, Allen BC, et al. Failure of surgery to improve outcome in hypertensive putaminal hemorrhage：a prospective randomized trial. Arch Neurol, 1990, 47：1103-1106.

［27］Tang Y, Yin F, Fu D, et al. Efficacy and safety of minimal invasive surgery treatment in hypertensive intracerebral hemorrhage：a systematic review and meta-analysis. BMC Neurol, 2018, 18：136.

［28］Cheng XC, Wu JS, Zhao XP, et al. The randomized multicentric prospective controlled trial in the standard treatment of hypertensive intracerebral hematomas：

the comparison of surgical therapeutic outcomes with conservative therapy. Chin J Clin Neurosci, 2001, 9: 365-368.

[29] Mendelow AD, Gregson BA, Fernandes HM, et al. Early surgery versus initial conservative treatment in patients with spontaneous supratentorial intracerebral haematomas in the International Surgical Trial in Intracerebral Haemorrhage(STICH): a randomized trial. Lancet, 2005, 9457: 387-397.

[30] Auer LM, Deinsberger W, Niederkorn K, et al. Endoscopic surgery versus medical treatment for spontaneous intracerebral hematoma: a randomized study. J Neurosurg, 1989, 70: 530-535.

[31] Hosseini H, Leguerinel C, Hariz M, et al. Stereotactic aspiration of deep intracerebral haematomas under computed tomographic control, a multicentric prospective randomized trial. Cerebrovasc Dis, 2003, 16: 57.

[32] Hattori N, Katayama Y, Maya Y, et al. Impact of stereotactic hematoma evacuation on activities of daily living during the chronic period following spontaneous putaminal hemorrhage: a randomized study. J Neurosurg, 2004, 101: 417-420.

[33] Teernstra OP, Evers SM, Lodder J, et al. Stereotactic treatment of intracerebral hematoma by means of a plasminogen activator: a multicenter randomized controlled trial(SICHPA). Stroke, 2003, 34: 968-974.

[34] Cho DY, Chen CC, Chang CS, et al. Endoscopic surgery for spontaneous basal ganglia hemorrhage: comparing endoscopic surgery, stereotactic aspiration, and craniotomy in noncomatose patients. Surg Neurol, 2006, 65: 547-555.

[35] Wang WZ, Jiang B, Liu HM, et al. Minimally invasive craniopuncture therapy vs. conservative treatment for spontaneous intracerebral hemorrhage: results from a randomized clinical trial in China. Int J Stroke, 2009, 4: 11-16.

[36] Nishihara T, Morita A, Teraoka A, et al. Endoscopy-guided removal of spontaneous intracerebral hemorrhage: comparison with computer tomography-guided stereotactic evacuation. Childs Nerv Syst, 2007, 23: 677-683.

[37] Silva Y, Leira R, Tejada J, et al. Stroke Project, Cerebrovascular Diseases Group of the Spanish Neurological Society. Molecular signatures of vascular injury are associated with early growth of intracerebral hemorrhage. Stroke, 2005, 36: 86-91.

[38] Castillo J, Davalos A, Alvarez-Sabin J, et al. Molecular signatures of brain injury after intracerebral hemorrhage. Neurology, 2002, 58: 624-629.

[39] Montaner J, Molina CA, Monasterio J, et al. Matrix metalloproteinase-9 pretreatment level predicts intracranial hemorrhagic complications after thrombolysis in human stroke. Circulation, 2003, 107: 598-603.

[40] van Asch CJ, Luitse MJ, Rinkel GJ, et al. Incidence, case fatality, and functional outcome of intracerebral haemorrhage over time, according to age, sex, and ethnic origin: a systematic review and meta-analysis. Lancet Neurol, 2010, 9: 167-176.

[41] Morgenstern LB, Hemphill JC 3rd, Anderson C, et al. Guidelines for the management of spontaneous intracerebral hemorrhage: a guideline for healthcare professionals from the American Heart Association/American Stroke Association. Stroke, 2010, 41: 2108-2129.

[42] Zhou X, Chen J, Li Q, et al. Minimally invasive surgery for spontaneous supratentorial intracerebral hemorrhage: a meta-analysis of randomized controlled trials. Stroke, 2012, 43: 2923-2930.

[43] 陈街城, 吴劲松, 周晓平, 等. 高血压脑出血内外科规范化治疗的疗效比较 - 多中心随机前瞻性研究. 中国临床神经科学, 2001, 9: 365-368.

[44] Anderson CS, Heeley E, Huang Y, et al. Rapid Blood-Pressure Lowering in Patients with Acute Intracerebral Hemorrhage. N Engl J Med, 2013, 368: 2355-2365.

[45] Lovelock CE, Molyneux AJ, Rothwell PM. Change in incidence and aetiology of intracerebral haemorrhage in Oxfordshire, UK, between 1981 and 2006: a population-based study. Lancet Neurol, 2007, 6: 487-493.

[46] Gregson BA, Broderick JP, Auer LM, et al. Individual patient data subgroup meta-analysis of surgery for spontaneous supratentorial intracerebral hemorrhage. Stroke, 2012, 43: 1496-1504.

[47] Majeed A, Kim YK, Roberts RS, et al. Optimal timing of resumption of warfarin after intracranial hemorrhage. Stroke, 2010, 41: 2860-2866.

[48] Selim M, Foster LD, Moy CS, et al. Deferoxamine mesylate in patients with intracerebral haemorrhage

(i-DEF): a multicentre, randomised, placebo-controlled, double-blind phase 2 trial. Lancet Neurol, 2019, 18: 428-438.

[49] Sprigg N, Flaherty K, Appleton JP, et al. TICH-2 Investigators. Tranexamic acid for hyperacute primary IntraCerebral Haemorrhage (TICH-2): an international randomised, placebo-controlled, phase 3 superiority trial. Lancet, 2018, 391 (10135): 2107-2115.

[50] Frontera JA, Lewin JJ 3rd, Rabinstein AA, et al. Guideline for Reversal of Antithrombotics in Intracranial Hemorrhage: A Statement for Healthcare Professionals from the Neurocritical Care Society and Society of Critical Care Medicine. Neurocrit Care, 2016, 24: 6-46.

第五章 蛛网膜下腔出血

蛛网膜下腔出血（subarachnoid hemorrhage，SAH）是一种严重的脑卒中亚型，直到18世纪人们才开始逐渐认识SAH，SAH患者平均寿命55岁，严重低于患者的预期寿命。颅内动脉瘤破裂是SAH的主要原因。动脉瘤性SAH的生存率在过去几十年增加了17%，这主要得益于及时的诊断、早期动脉瘤修复、尼莫地平的使用和先进的重症监护支持。然而，存活者普遍存在认知障碍，并且认知障碍也会影响患者的日常功能、工作能力和生活质量。此外，这些认知障碍常常伴随着情绪障碍、疲劳和睡眠障碍。对这些患者的管理需要专门的神经重症监护病房和多学科临床合作。改进筛查手段和研发低风险方法来修复或稳定尚未破裂的动脉瘤，是预防SAH所面临的挑战。

SAH是神经内科的常见病，占所有脑卒中的5%~10%，年发病率为6~20/10万。颅内血管破裂后，血液流入蛛网膜下腔称为SAH，临床上将SAH分为外伤性与非外伤性两大类。非外伤性SAH又称为自发性SAH，是一种常见且致死率极高的疾病，病因主要是颅内动脉瘤破裂，约占全部病例的85%左右。神经内科所指的SAH为自发性SAH，是本章讲述的主要内容。

第一节 流行病学的新认识

自然人群的SAH发病率和患病率尚不明确，目前只有动脉瘤性SAH的流行病学资料，而其他原因导致的自发性SAH资料非常少，需要加强观察与研究。SAH的好发年龄在40~60岁（平均≥50岁），一项由WHO组织的大型多中心研究发现，根据年龄调整的SAH年发病率在各地区间相差10倍之多，中国仅为2.0/10万，而在芬兰可达22.5/10万。日本发病率约为20/10万，其他地区的发病率约为9.1/10万。

由于动脉瘤性SAH发病凶险，院前死亡率较高，而我国院前死亡患者尸检率极低，可能严重低估了SAH的真实发病率。流行病学研究显示，动脉瘤性SAH的平均死亡率在27%~44%；一项基于医院的前瞻性多中心研究结果显示，中国动脉瘤性SAH患者发病后28天、3个月、6个月和12个月的累计死亡率分别为：16.9%、21.2%、23.6%和24.6%。目前该病死亡率在发达国家逐渐下降，并且越来越多的数据表明：动脉瘤的早期治疗和并发症的积极防治均可改善SAH患者的临床预后。

第二节 病因与危险因素的新认识

一、关于SAH病因的新认识

SAH的主要病因是颅内动脉瘤破裂（包括先天性和动脉硬化性），约占全部病例的85%左右。近年的研究进展对SAH的病因提供了新的知识。

（一）中脑周围非动脉瘤性蛛网膜下腔出血

约15%的患者运用数字减影血管造影（digital subtraction angiography，DSA）仍未发现明确的出血来源，根据出血位置，分为中脑周围非动脉瘤性蛛网膜下腔出血（perimesencephalic non-aneurysmal subarachnoid hemorrhage，PNSH）（图1-5-1）和非中脑周围非动脉瘤性蛛网膜下腔出血（non-perimesencephalic non-aneurysmal subarachnoid hemorrhage）（图1-5-2）。

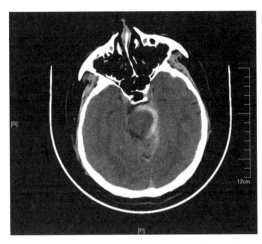

图 1-5-1　中脑周围非动脉瘤性蛛网膜下腔出血

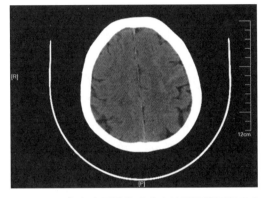

图 1-5-2　非中脑周围非动脉瘤性蛛网膜下腔出血

1991 年，Rinkel 首先描述了 PNSH 的标准定义：出血的中心紧邻中脑的前方，伴有或不伴有向环池的基底部扩展的出血。未完全充满纵裂池的前部，一般不向侧裂池外侧扩展，且无明显的脑室内血肿。PNSH 作为一种独立类型的 SAH，约占 SAH 所有病因的 10% 左右，发病率为 6/100 万，在 DSA 为阴性结果的 SAH 患者中，PNSH 约占其总数的 21%~68%。结合患者起病缓慢，无意识障碍，预后良好，无再出血及脑缺血，邻近的视交叉池、脑实质及脑室内无出血，研究者们推测，PNSH 的出血来源可能是静脉性出血或毛细血管渗血。另外，PNSH 还包括两种特殊类型：①脑桥前池出血，出血常常仅位于脑桥前池，有时可向延髓前池蔓延；②四叠体池出血，出血位于四叠体池内，占 PNSH 总数的 1/5。Rinkel 等人所总结的 PNSH 影像学表现目前已成为临床公认的诊断标准：①PNSH 的出血中心位于中脑前方的脑池，可延伸至环池前方或侧裂池的基底部；②前纵裂池或外侧裂池内可有少量的血液充盈，但不完全充

盈；③无明显的脑室内出血。

作为 SAH 的一个特殊类型，PNSH 与自发性 SAH 并无本质区别，但临床症状较轻，并发症的发生率相对较低，恢复期相对较短，预后良好。血管痉挛的发生率和与迟发性脑缺血的相关性可能较低。基于上述特点，正确早期诊断 PNSH 可以减少重复血管造影检查，节省医疗资源，减轻患者心理负担，缩短住院时间。但在诊断 PNSH 的过程中应注意鉴别排除椎基底动脉瘤破裂的 SAH 患者，CTA 和磁共振血管成像（magnetic resonance angiography，MRA）在 PNSH 排除动脉瘤出血方面具有较高的敏感性，可避免因误诊而延误治疗。在基线 CTA 阴性的情况下，不建议重复 DSA，因为检查过程中的风险大于发现动脉瘤的机会。

（二）凸面蛛网膜下腔出血

凸面蛛网膜下腔出血（convexal subarachnoid hemorrhage，cSAH）是指大脑凸面的非创伤性出血，位于一个或几个相邻脑沟内，不累及相邻的脑实质，不进入纵裂、侧裂、基底池或脑室。cSAH 是一类不同于动脉瘤性蛛网膜下腔出血的脑血管疾病，临床上比较少见，cSAH 约占自发性 SAH 的 5%~7.5%，年发病率为 5.1/10 万。cSAH 的病因和临床症状多样，常继发于可逆性脑血管收缩综合征（reversible cerebral vasoconstriction syndrome，RCVS）、脑淀粉样血管病（cerebral amyloid angiopathy，CAA）、血管炎、烟雾病、颅内静脉系统血栓、脑动脉狭窄或闭塞、脑动脉夹层、硬脑膜动静脉瘘、动静脉畸形、海绵状血管瘤、凝血障碍、脑脓肿、颅内肿瘤等。目前国际上对 cSAH 的认识差异较大，对其特征了解不多，对病因和发病机制的认识非常有限。

目前文献报道的 cSAH 患者最小患病年龄为 17 岁，最大为 91 岁，以中老年人多见，女性多于男性，产后妇女发病多见。多以急性起病，临床表现缺乏特异性。有研究显示，cSAH 以头痛和局灶性神经功能障碍为最常见的起病表现，其中 60 岁以下患者多以头痛起病，且均有既往头痛史。cSAH 患者的头痛多无特异性，无明显规律，很少出现动脉瘤性 SAH 的典型突发剧烈头痛，可能与出血不累及基底池和脑实质有关。60 岁以

上患者多以短暂局灶性神经功能障碍症状起病，例如偏瘫、偏身麻木、言语障碍等。症状持续时间通常不足 30 分钟，且神经功能缺损与病变部位密切相关；少数患者可出现意识障碍，严重者可出现精神状态改变以及癫痫发作，脑膜刺激征多为阴性。cSAH 依据 CT 或 MRI 诊断。cSAH 在 CT 上表现为大脑凸面脑沟内的高密度；在脑 MRI 上表现为大脑凸面脑沟内的异常信号，T_1 加权序列为高信号，T_2 加权序列为低信号。

cSAH 的治疗可分为病因和对症治疗，以后者为主，例如止痛、降压、抗癫痫治疗等。cSAH 患者通常应安排进入卒中单元以进行密切观察，然后根据个人情况和临床表现进行相应的治疗。cSAH 的预后似乎比其他非动脉瘤性 SAH 更差。一项临床研究表明，发病 3 年后约有 64% 的 cSAH 患者预后不良。影响 cSAH 患者预后的因素众多，其中潜在病因是主要因素之一。病因为 CAA 的患者一般预后较差，主要与患者颅内出血风险显著增高有关。

二、关于 SAH 危险因素的新认识

关于研究颅内动脉瘤破裂出血危险因素的报道很多，所提出的危险因素也不尽相同，以下列出几种主要的危险因素及存在的争议：

（一）高血压是否是 SAH 的独立危险因素？

高血压是 SAH 常见的伴发疾病，并与 SAH 的发病具有相关性。高血压与吸烟对诱发 SAH 具有协同性。有文献报道，高血压患者同时吸烟者发生 SAH 的风险比不吸烟且无高血压的正常人高 15 倍。但是，其他可引起动脉粥样硬化的危险因素如糖尿病、高脂血症也可以使 SAH 的发病率增高。多变量模型研究发现，高血压为 SAH 的独立危险因素，且可能会导致动脉瘤形成和致命动脉瘤破裂。目前普遍认为动脉瘤性 SAH 发生后，在未行动脉瘤闭塞前，高血压可能增加再出血的风险。有证据表明，血管收缩压 >160mmHg 可能增加动脉瘤性 SAH 后早期再出血率。目前并没有明确数据显示使用抗高血压药物对 SAH 患者的临床预后差异，但抗高血压药物的使用降低了动脉瘤形成的风险，从而减少动脉瘤性 SAH 的发生。

（二）口服避孕药是否能增加 SAH 的发生风险

对于口服避孕药是否增加 SAH 的发生风险，目前尚有争议。英国对 30 万妇女进行多年调查，有 20 例死于 SAH，其中 3 例未用过避孕药，11 例曾有用过，6 例近期仍在应用，除 2 例外均为 35 岁以上妇女。Petitti 调查了 16 759 名妇女，发现 11 例 SAH 患者，2 例未用过避孕药，5 例曾有用过，4 例近期再用，除 1 例外均为 35 岁以上妇女。最新研究认为，35 岁以下妇女服用避孕药物并不增加 SAH 的发病率，而 35 岁以上妇女服用避孕药可增加 SAH 的发病率，特别是同时患有高血压并吸烟的女性。关于应用口服避孕药增加 SAH 发病率的机制有多种说法，避孕药在体内代谢形成的烷基化合物对脑血管有直接毒性作用，且该药可引起严重的代谢紊乱，如糖耐量降低，血中游离脂肪酸、甘油三酯明显升高，使体重增加，机体水钠潴留，从而引起血压升高，导致动脉瘤的形成和破裂。另外，口服避孕药还能够通过影响免疫系统减慢受损血管壁的自身修复过程。

（三）SAH 是否具有家族易感性？

目前，国外研究认为 SAH 的一个重要的、不可避免的危险因素是其具有家族易感性。颅内动脉瘤家族史被认为是遗传关系的证据。然而，吸烟和饮酒的程度也多少受到遗传因素的影响，因为这些习惯在家庭成员之间的相关性高于一般人群。遗传因素也可能部分导致了家族性高血压的发生。此外，许多研究表明，大约 10% 的 SAH 患者有家族史，如果 2 名或以上一级亲属受到影响，在筛查时发现动脉瘤的可能性约为 10%。多囊肾疾病的家族史似乎增加 SAH 的风险，但也仅占 SAH 发病原因的 2% 左右。迄今为止，我国尚未见关于 SAH 是否具有家族易感性方面的研究报道。对于该问题还有待于进一步研究证实。

（四）吸烟是否是 SAH 独立的危险因素？

流行病学研究证实，吸烟是 SAH 独立且最重要的危险因素，并且吸烟是动脉瘤破裂的独立危险因素。约半数 SAH 与吸烟有关，且 SAH 发生率与吸烟量成正相关。Longstreth 对吸烟与 SAH

间的关系进行了深入的研究发现,经常吸烟者(每天吸烟20支)发生SAH的危险系数是不吸烟者的11.1倍,每天吸烟少于20支者发生SAH的危险系数是不吸烟者的4.1倍。一项前瞻性研究发现,吸烟和女性是影响动脉瘤形成和生长的独立危险因素。动脉瘤生长越快,破裂的风险越大。特别是,吸烟导致女性动脉瘤的生长速度比男性要快。吸烟引起SAH的机制如下:①吸烟能促进颈动脉粥样硬化,从而使Willis环压力改变;②吸烟后血压急性升高,3小时达到高峰,随后下降,这与吸烟后3小时最易发生SAH相符;③吸烟可以激活肺巨噬细胞活性,促进蛋白水解酶释放,从而影响血管内的结缔组织,使脑血管脆性增加。长期大量吸烟促进了动脉瘤的形成,吸烟后血压升高可诱发动脉瘤的破裂。另外,吸烟者与不吸烟者相比其动脉瘤更大,且更常出现多发性动脉瘤。

(五)饮酒与SAH是否相关?

1964年Secher-Hansen最先提出饮酒与SAH有关。Longstreth在1992年首先以病例对照的方法对饮酒与SAH的关系进行了研究,结果显示,饮酒也是SAH的独立危险因素,二者存在量效依赖关系,随着饮酒量的增加,其危险性也随之增加。在量效反应关系中,以发病前24小时及1周内的大量饮酒危险性最高。同时有证据表明,酗酒及长期饮酒都是发生SAH的危险因素,并且酗酒以及短时间摄入大量酒精是动脉瘤破裂的危险因素,应避免此类行为。饮酒增加SAH危险性的机制可能与饮酒后血压升高、脑血流量增加及止血机制的改变有关。另外,饮酒还能够使SAH后再出血和脑血管痉挛(cerebral vascular spasm,CVS)的发生率明显增高,从而影响预后。

第三节 从SAH的误诊和漏诊谈其诊断难点及要点

大多数SAH患者因剧烈头痛急诊就医。头痛、脑膜刺激征阳性及头颅CT提示蛛网膜下腔呈高密度影是经典的诊断标准。尽管目前神经影像学检查在临床工作中得到广泛的应用,但临床上SAH仍有较高的误诊及漏诊率,并由此导致了治疗的延迟和病死率的升高。

一、误诊、漏诊的常见原因

(一)临床症状不典型

在被误诊及漏诊的SAH患者中,老年人的比例居多,这与多数SAH老年患者的临床症状不典型有关。主要表现为起病方式不典型及临床表现多样化,如病情发展相对缓慢,头痛、呕吐较轻,脑膜刺激征不明显。造成上述情况的原因考虑有以下几点:①老年人SAH的原因多为后天动脉硬化所形成的动脉瘤破裂出血所致。此类动脉瘤破裂出血量较少,且出血速度相对较慢;②由于老年患者多伴有不同程度的脑萎缩,脑室及蛛网膜下腔相对扩大,从而减轻了出血和脑水肿造成的颅内压增高;③老年人疼痛阈值较高,对疼痛反应较迟钝,血液刺激神经根引起的反应通常不明显,故头痛、呕吐、脑膜刺激征发生率较低;④由于老年人多有动脉硬化基础,造成长期慢性脑供血不足,神经细胞功能衰退,加之出血导致血管痉挛,脑组织缺血、缺氧,神经递质代谢紊乱,故老年人SAH以意识障碍为首发症状的较为多见。

另外,不典型SAH的临床症状还常表现为:不典型头痛、血压升高、眩晕、偏瘫,突发癫痫,急性视力障碍,发热、精神异常及各种内科系统异常。在临床工作中,应加强对SAH不典型症状的认识,尤其是对老年患者更应提高警惕。

(二)未能恰当选择辅助检查方法

目前临床上诊断SAH常用的辅助检查方法主要有:头颅CT、腰椎穿刺脑脊液检查及DSA。虽然头颅CT是SAH急性期最敏感的检查方法,但对CT检查的时机认识不足,同时忽视了腰椎穿刺脑脊液检查的必要性,是造成SAH临床误诊及漏诊率高的另一个常见原因。

头颅CT虽然是诊断SAH的首选方法,但仍存在一定的局限性。首先,CT显示出血密度高低由血红蛋白(Hb)含量决定,Hb小于100g/L可表现为等密度。一般认为CSF红细胞总数达2 000个以上者,CT扫描呈高密度影,出血2周以上者高密度影消失,因此CT检查的时机就显得尤为重要。其次,少量出血、出血缓慢或后颅凹等部位出血时可因 CT 层面范围偏差出现假阴性结果。最后,技术因素如扫描层厚和移动伪影等亦可导致假阳性结果的出现。另外,即使是在 SAH 后 12 小时内采用先进的 CT 机检查,仍有约 2% 的假阴性率。

SAH 患者发病后 12 小时行腰椎穿刺脑脊液检查时,脑脊液即呈均匀一致的血性外观,压力增高。穿刺液离心后的上清液呈黄色有助于鉴别 SAH 或穿刺损伤性出血。综上,对临床高度怀疑 SAH 而 CT 检查阴性的患者除分析其临床症状、密切观察病情外,应及时进行腰椎穿刺脑脊液检查以减少误诊及漏诊率。

DSA 是确定 SAH 病因的必需手段,应尽早实施。常规行双侧颈内动脉、双侧椎动脉四根血管全脑动脉造影。必要时加照斜位片。怀疑脊髓动静脉畸形者还应行脊髓动脉造影。

二、诊断 SAH 的临床要点

SAH 的临床表现主要取决于出血量、积血部位、脑脊液循环受损程度等。

1. **起病形式** 多在情绪激动或用力等情况下急骤发病。

2. **主要症状** 突发剧烈头痛,持续不能缓解或进行性加重;多伴有恶心、呕吐;可有短暂意识障碍及烦躁、谵妄等精神症状,少数出现痫性发作。

3. **主要体征** 脑膜刺激征明显,眼底可见玻璃膜下出血,少数可有局灶性神经功能缺损的征象,如轻偏瘫、失语、动眼神经麻痹等。

4. **临床分级** 可应用 Hunt-Hess 分级法和世界神经外科联盟分级法(WFNS 分级),详见吴江教授、贾建平教授主编的《神经病学》第 3 版。

三、辅助检查方法的合理选择

(一)头颅 CT 扫描——首选

头颅 CT 是诊断 SAH 的首选方法,有以下作用:①能明确 SAH 诊断及程度,并提示出血部位。SAH 的 CT 平扫最常表现为基底池弥散性高密度影,严重时血液可延伸到外侧裂,前、后纵裂池,脑室系统或大脑凸面。CT 值在 20~60Hu 之间,复查 CT 异常高密度影常在 1 周左右消失。②提示动脉瘤所在位置。根据积血的分布情况可提示破裂动脉瘤的位置,如动脉瘤位于颈内动脉段,常表现为鞍上池不对称积血;位于大脑中动脉段多见外侧裂积血;位于前交通动脉段,则是前纵裂基底部积血;而脚间池和环池的积血,一般无动脉瘤,可考虑为中脑周围非动脉瘤性蛛网膜下腔出血。因此,SAH 阳性的 CT 检查中血液分布情况对提示动脉瘤的所在部位有较大的指导意义。③CT 扫描除能证实 SAH 的诊断外,还能显示阻塞性脑积水和脑室内、脑内血肿等 SAH 的并发症。阻塞性脑积水表现为各脑室普遍扩张,主要由 SAH 引起的脑室急性梗阻所致;脑室内、脑内血肿的典型表现为位于脑实质内部的高密度。④由于外伤性 SAH 的血液通常局限于脑凸面的浅沟内,且邻近骨折或脑挫伤处,CT 有助于区分自发性 SAH 和外伤性 SAH。⑤由于 SAH 常继发 CVS,引起脑缺血,甚至脑梗死,CT 扫描对发现继发的缺血性脑血管病也有重要价值。⑥随访治疗效果。动态 CT 检查还有助于了解出血的吸收情况,有无再出血等。

头颅 CT 检查最大的局限性是存在时间依赖性。在 SAH 发病后的最初 3 天内,CT 的敏感性极高(80%~100%),在此后数天内其敏感性略有下降。发病后 5~7 天,CT 扫描阴性率急剧增高,通常需要行头部 MRI 或腰椎穿刺发现脑脊液黄变才能做出诊断。

(二)MRI 与 CT 互补

MRI 与 CT 在诊断 SAH 方面各有所长,在 SAH 的急性期(7 天以内),CT 上可清晰显示脑沟、脑裂或脑池、脑室的高密度铸型;此时 MRI 远不如 CT 敏感。SAH 后的 24~48 小时内 MRI 很难查出,可能由于血液被脑脊液稀释,去氧血红蛋白表现为等信号所致。但是 MRI 在显示超过 1 周~40 天的 SAH 方面明显优于 CT,使之成为在 SAH 亚急性期诊断 CT 扫描阴性而腰穿阳性患者出血部位的不可替代的方法。

(三)脑血管影像学检查的必要性

1. **MRA 检测动脉瘤** 优点是安全、无创、无需对比剂,尤适于肾功能受损的患者。动脉瘤检出率较高,敏感度为 69%~99%,特异度为

85%~100%。缺点是检查所需时间较长,不适用于危重患者。对于直径<3mm的小动脉瘤MRA的敏感度较低。MRA主要用于有动脉瘤家族史或破裂先兆者的筛查,动脉瘤患者的随访以及急性期不能耐受DSA检查的患者。

2. **CT血管成像(CTA)**　优点是成像速度快,创伤小,可与首次CT同期进行,通过三维脑血管影像可以评价脑和颅底骨的血管结构,便于制订手术计划。CTA诊断动脉瘤的敏感度为77%~100%,特异度为79%~100%。缺点是需要的对比剂剂量较大,肾功能受损的患者须慎重使用。另外,与MRA相似,对于<3mm的动脉瘤,CTA的敏感度较低。CTA同样主要用于有动脉瘤家族史或破裂先兆者的筛查,动脉瘤患者的随访以及急性期不能耐受DSA检查的患者。根据CTA结果施行常规手术的做法是合理的。

3. **数字减影血管造影(DSA)**　DSA是诊断颅内动脉瘤最有价值的方法,阳性率达95%,可清楚显示动脉瘤的位置、大小、形状、单发或多发、动脉瘤与载瘤动脉的关系、有无血管痉挛等。DSA也能清楚显示血管畸形和烟雾病,为介入或手术治疗提供重要依据。关于造影的最佳时机,尚有争议,多数认为在条件具备、病情允许时应争取尽早行全脑血管造影,以确定出血原因、决定治疗方法和判断预后。造影时机一般在出血3天内或3~4周后,以避开脑血管痉挛(cerebral vasospasm)和再出血的高峰期。

(四)腰椎穿刺术

CT检查已确诊者,腰椎穿刺不作为常规检查。腰椎穿刺只有在临床怀疑SAH、但CT或MRI不能确诊的情况才建议使用;但在发病6~12小时内鉴别真正的蛛网膜下腔血液和创伤性的血液混合物可能比较困难。临床疑为蛛网膜下腔出血而且病情允许时,则需行腰椎穿刺检查CSF,最好于发病12小时后进行腰椎穿刺,以便与穿刺误伤鉴别。腰穿对CT检查为正常型者的诊断有决定性意义。腰穿应注意CSF的外观颜色、颅内压力、细胞数量及种类、蛋白含量,一般情况下糖及氯化物正常。有时还需进行CSF细胞学检查。需要注意的是,由于腰穿时间不同,CSF改变有所不同,需特别注意与其他疾病相鉴别。

第四节　SAH并发症的新认识

传统的SAH常见并发症为再出血、CVS、脑积水。但是随着研究的深入,近年来的研究又提出了一些新的理论,如早期脑损伤(early brain injury,EBI)在SAH预后中所起的作用较CVS更重要;迟发性脑缺血(delayed cerebral ischemia,DCI)并非都是由CVS所引起;TCD在诊断SAH后CVS中有不可替代的作用等。

一、早期脑损伤——影响SAH预后可能的始作俑者?

EBI是目前研究的热点问题。EBI是从整体角度来看待SAH后的脑损伤,指SAH后72小时内所发生的整体的脑部损伤。近年来的研究认为,EBI的病理生理过程起始于动脉瘤破裂伊始,在SAH病程中的作用较CVS更重要,与迟发性CVS、DCI及预后不良有着密切联系。目前主要在动物模型上研究EBI引起的病理生理改变,所得出的结论有一定的局限性,主要包括全脑缺血、血-脑屏障破坏、脑水肿、氧化应激反应、炎症反应、血液毒性作用、自噬及以上所有的病理生理改变最终导致的细胞凋亡与坏死。

EBI的发病机制十分复杂,而且多来源于实验动物模型的研究,对临床患者SAH后EBI的预防及治疗并没有形成有效措施。因此,EBI的研究有待于进一步深入探索,从而达到延缓或阻止EBI进程,降低SAH病死率的目的。

二、SAH后脑缺血性改变新进展——SAH治疗的热点、难点

(一)脑血管痉挛——影响SAH预后的关键因素

1927年Moniz首次进行人脑血管造影,1937年Dandy首次实施开颅手术夹闭颅内动脉瘤,1951年Ecker首次根据脑血管造影作出脑血管痉挛的诊断。根据国内外权威神经外科专著的定义,脑血管痉挛即"颅内动脉的持续性收缩状

态"。CVS 根据发生时间可分为急性 CVS 和迟发性 CVS。急性 CVS 的机制目前认为是 SAH 后流入脑脊液中的血液对脑血管的机械性刺激和化学刺激所致的暂时性脑血管收缩,对脑血管功能影响不大。发生在 SAH 后 3~4 小时,可很快缓解。迟发性 CVS 一般于蛛网膜下腔出血后 3~5 天开始,5~14 天为高峰期,2~4 周后逐渐减少,与 DCI 的发生及 SAH 的预后密切相关,可致 20%~40% 的患者永久性神经功能缺损或死亡,本文主要介绍迟发性 CVS。

在血管造影显示,CVS 的发生率高达 70% 以上,约 33% 的患者有血管造影显示的 CVS 及明显的临床症状,43% 的患者有血管造影显示的 CVS 但无明显的临床症状,剩余 24% 的患者无血管造影显示的 CVS 及临床症状。目前尚无法准确预测哪些患者会发展为临床症状明显的 CVS。CVS 的发生与出血次数、出血量及脑沟、脑池的积血量多少有关。痉挛的血管以大脑前、中动脉多见,位于破裂动脉瘤附近,偶见于椎基底动脉。当受累血管的管径减少 60% 以上时,患者症状明显。

CVS 的发病机制复杂,脑血管痉挛发生的病理生理机制与下列因素有关:①血液及手术器械对血管壁的机械性刺激;②血块压迫、血管壁营养障碍等导致血管壁结构破坏;③氧合血红蛋白氧化成高铁血红蛋白并释放氧自由基造成的损伤;④各种血管活性物质,如 5-羟色胺(5-HT)、儿茶酚胺、血红蛋白及花生四烯酸代谢产物的缩血管作用;⑤颅内压增高,过量脱水治疗而不及时补充血容量;⑥血管壁的炎症和免疫反应。近年来的研究集中在血管活性物质方面:动脉瘤破裂后,一些血管活性物质释放入蛛网膜下腔,如生物胺(如组胺和去甲肾上腺素)、5-羟色胺、前列腺素、血栓烷类、白三烯、内皮素、血红蛋白、一氧化氮和自由基等。这些物质引起 CVS 的主要病理生理学机制据报道有以下几种:①平滑肌的收缩;②内皮功能障碍;③炎性改变;④基因表达异常。

SAH 后 CVS 的诊断:①头痛、脑膜刺激征、发热进行性加重;②意识障碍加重;③不同程度的神经系统局灶性体征和颅内高压症;④CT 扫描示蛛网膜下腔积血厚度 >1mm;⑤脑血管早期造影提示脑血管痉挛、收缩。

TCD 在诊断 SAH 后 CVS 中的应用:通过反复床边检查 TCD 可以在临床症状出现前判断是否发生大血管痉挛、痉挛的程度、发展过程,从而指导临床用药及评价治疗效果。目前常用的诊断标准为大脑中动脉血流流速峰值大于 200cm/s 和 / 或平均流速大于 120cm/s。这一指标与血管造影显示的严重血管痉挛基本相符(图 1-5-3)。

(二)迟发性脑缺血——与 SAH 预后直接相关的最新认识

DCI 一般发生在 SAH 后 4~12 天,逐渐发病,可有新发局灶性神经功能缺损和 / 或意识水平下降,可进展为脑梗死,导致永久性神经功能缺损或死亡。DCI 的发病机制尚未明确,多数学者认为与迟发性 CVS 有关,但是值得注意的是,迟发性 CVS 并非 DCI 的唯一机制。研究显示,有 1/3 严重 CVS 的患者未发展为 DCI,1/3 发生 DCI 的患者无 CVS,而且临床上使用内皮素受体拮抗剂等药物虽然改善了 CVS,但是 DCI 的病死率和发病率并没有显著改善,这也提示还有其他机制参与了 DCI 的发生。除迟发性 CVS 外,其他被提出的机制有:

1. 微血栓形成　尸体解剖研究证实 SAH 患者血管存在微血栓。SAH 后不久微血栓开始形成,首先血小板在脑实质内软脑膜小动脉微血管内聚集被激活。并释放血栓素,它使远端微血管收缩和血流动受限。血管内皮损伤使胶原蛋白外露,凝血反应被激活。

2. 皮层扩散性抑制学说　皮层扩散性抑制是指神经元和胶质细胞受到刺激后,局部脑电活动低落,并以 2~5mm/min 的速度扩散。其典型特征是:神经元和胶质细胞缓慢传导的除极引起突触活动暂时抑制。当细胞大量除极时,会导致离子和神经递质的重新分布,细胞外钾离子和谷氨酸升高,引发其他除极,最终使神经元失活。SAH 后引起皮层抑制性扩散的机制复杂。动物实验发现,各种病理条件导致的短暂性局部缺血等都可以诱发皮层扩散性抑制,其中 CVS 可以降低皮层扩散性抑制的阈值,使机体更容易发生皮层扩散性抑制;微循环障碍、微血栓形成、SAH 后血细胞

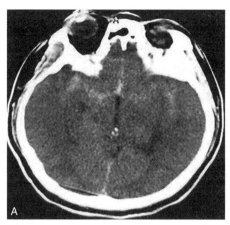

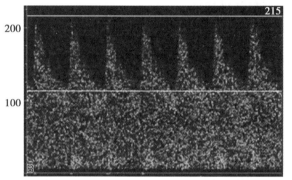
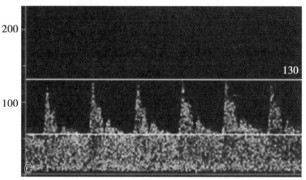

图 1-5-3　SAH 患者 CVS TCD 所见

A. SAH 患者头颅 CT；B. SAH 患者发病 5 天后有 CVS 症状，TCD 示右侧大脑中动脉收缩期流速达 215cm/s；C. 患者 CVS 缓解后 TCD 流速降为 130cm/s

破裂产生的物质的刺激等也可引发皮层扩散性抑制。继发于皮层扩散性抑制引起的低灌注将使神经元的能量需求与供给不平衡，增加恶性病理循环，最终导致脑梗死。

3. **微循环障碍**　微循环指血液与组织细胞间物质交换的循环部分，具有调控血管阻力、维持动脉血压和血流灌注的作用。脑微血管内径以及血管壁的改变可能导致脑血流量下降，在动物实验中发现，微血管可以发生血管痉挛，从而导致脑血流量下降，有可能导致脑缺血。

4. **脑血流自动调节障碍**　脑血流自动调节是指当脑灌注压在一定范围内发生变化时，脑血管能够将脑血流量维持在相对稳定范围内的能力。Budohoski 等对 98 名 SAH 患者进行了研究。单因素分析显示，早期的脑血流的自动调节功能障碍可以提高了 DCI 发病的概率，而血管痉挛对迟发性脑缺血的发生并无明显决定性作用。多因素分析显示，早期的脑血流自动调节功能障碍是 DCI 发生的独立危险因素。Budohoski 等人进行

一项前瞻性试验发现，在 SAH 继发的早期脑血流自动调节失衡，可以明显增加脑缺血风险。Jaeger 等人用脑组织氧分压反应性指数对脑血流自动调节功能进行评价发现，脑组织氧分压反应性指数较高的患者预后往往不良，同时研究还发现，随着脑血流自动调节功能越来越差，SAH 患者神经功能障碍也逐渐加重。

此外，还有研究发现，炎症反应、高血压、高血糖、内皮细胞功能障碍、血浆皮质醇激素水平增高、吸烟等与 DCI 的发生有关。

第五节　内科治疗的难点与争议

SAH 的内科治疗包括一般处理及支持对症治疗和防治并发症两方面，目的是降低死亡率和致残率。但是在对 SAH 并发症的治疗方面目前存在较大困难，一些药物在治疗一种症状的同时

会引起其他并发症,并不能有效改善预后;还有一些药物的疗效存在激烈的争议。

一、防治再出血治疗中的是与非

(一)绝对卧床休息能否有效预防再出血?

一般认为,绝对卧床4~6周,减少探视,保持环境安静、避光、避免用力和情绪波动,及时应用镇静、镇痛、镇吐、镇咳等药物有助于预防再出血,但是近期一项荟萃分析指出,在未接受动脉瘤手术的患者中,没有证据支持或反对SAH后必须卧床4周。卧床休息有助于减少再出血,但需结合其他治疗措施。在病因解除前(例如动脉瘤处理)需卧床休息,其他情况的卧床时间尚无定论,可个体化处理。目前这一问题仍需要进一步探讨。

(二)调控血压的“度”

一般认为,去除疼痛等诱因后,如果平均动脉压>120mmHg或收缩压>180mmHg,可在密切监测血压下使用短效降压药物,保持血压稳定在正常或起病前水平。可选用钙离子通道阻滞剂、β受体阻滞剂或ACEI类等。避免突然将血压降得太低。但是降压治疗虽然能降低SAH后再出血的发生率,但是对总体预后的影响仍存在较大争议。许多研究都表明,由于血压降低会影响脑灌注,使DCI的发生率增高,并没有真正改善总体预后,所以降压治疗中,“度”的掌握仍是未来研究的难点。一般情况下,收缩压低于160mmHg是合理的治疗目标,但要注意保持脑灌注压。

(三)抗纤溶药物的应用与争议

从20世纪60年代起开始应用抗纤溶疗法防止SAH动脉瘤破裂处周围的血块溶解而引起再出血。目前,是否常规使用抗纤溶药物治疗SAH仍存在争议。一般认为,抗纤溶药物能防止动脉瘤周围的血块溶解,从而减少50%以上再出血。一般应用:①氨基己酸(EACA),②氨甲苯酸,也称止血芳酸(PAMBA);通常建议与钙离子通道阻滞剂联合使用,以预防DCI。

国外很多报道指出,超过72小时的抗纤溶药物的应用虽然可以预防再出血的发生,但是易引发DCI及深静脉血栓,长期随访发现,由抗纤溶药物引发的DCI造成的神经功能缺损与再出血引发的神经功能缺损可相互抵消,所以长时间应用抗纤溶药物并没有明显改善预后。所以在国外已废除长期应用抗纤溶药物。近年来几项较大规模的试验均提示,发病3天内应用EACA可降低再出血的风险2.4%~11.4%,同时不增加DCI的风险。美国心脏协会/美国卒中协会制订的动脉瘤性蛛网膜下腔出血处理指南指出,对于无法早期行动脉瘤闭塞、再出血风险很高且没有明显禁忌证的患者,早期、短疗程抗纤溶药物如氨基己酸或氨甲环酸治疗可减少再出血的发生。

二、防治CVS和DCI——SAH治疗的热点、难点

(一)3H疗法的应用与争议

治疗CVS的原则是通过控制颅内压、减少需氧量、增加脑血流量达到减轻缺血性损害的目的。既往使用“3H”方法(即血液稀释、高血压、高血容量)治疗CVS。但通过进一步研究发现等容量、高血压方法似乎更为有效。

如果诱导高血压治疗血管痉挛无效,可以使用减轻血管痉挛的药物,多为钙离子拮抗剂,一氧化氮发生器也可能有效。不主张使用罂粟碱,因为其具有神经毒性。

《中国蛛网膜下腔出血诊治指南(2015)》提出:①常规口服或静脉滴注尼莫地平,可有效防止动脉痉挛(Ⅰ级推荐,A级证据)。②维持有效的循环血容量可预防迟发性缺血(Ⅰ级推荐,B级证据)。不推荐预防性应用高容量治疗和球囊扩张(Ⅲ级推荐,B级证据)。③动脉瘤治疗后,如发生动脉痉挛性脑缺血,可以诱导血压升高,但若血压已经很高或心脏情况不允许时则不能进行(Ⅰ级推荐,B级证据)。④如动脉痉挛对高血压治疗没有反应,可酌情选择脑血管成形术和/或动脉内注射血管扩张剂治疗(Ⅲ级推荐,B级证据)。

(二)钙通道阻滞剂

越来越多的证据支持SAH后应用尼莫地平可使患者获益。最近的一项荟萃分析证实,尼莫地平可通过阻止除大血管狭窄外的其他过程

改善神经功能转归。临床常用尼莫地平,用法是60mg,每天4小时口服一次,共服21天。如果不能口服,可以鼻饲。对于不能进食的患者,可选择静脉用药。由于在血管造影中未发现尼莫地平具有显著的血管扩张作用,所以其对改善预后的机制尚未明确。

(三)镁剂

镁是非竞争性钙拮抗剂,具有血管、神经保护作用。例如镁可以通过阻断电压依赖性钙通道、减少谷氨酸的释放和钙离子进入细胞达到扩张血管的目的。此外,镁可以减弱一些血管收缩剂(如内皮素1)的作用,并减少活性氧簇的形成,以达到扩张血管和神经保护的作用。基于以上机制,从1990年开始,一些学者试验性地将镁剂应用于SAH后CVS和DCI的治疗,得到了一些积极的结果。硫酸镁因其价格低廉、安全性较高而在临床应用广泛,然而目前的临床试验显示静脉应用镁剂并不能使SAH后CVS患者临床受益。

(四)他汀类药物

他汀类药物是羟甲基戊二酰辅酶A还原酶抑制剂,具有抑制血小板黏附、抗炎、抑制血管平滑肌细胞增生、减少氧化应激和增强脑血管舒张等功能。研究者将其应用于SAH患者,观察其治疗CVS和DCI的疗效,得出的结论不尽相同,有研究称他汀类药物可显著降低DCI的发生率,并改善长期预后,有的研究则否认这一结论。针对他汀类药物应用于SAH的荟萃分析和大型多中心研究(STASH研究)证实他汀不能改善动脉瘤性SAH患者的预后。

(五)内皮素受体拮抗剂

内皮素1是SAH后导致CVS的机制之一。clazosentan是选择性内皮素1A受体拮抗剂,在动物实验中有明显的扩血管作用。但是临床研究发现,尽管clazosentan有降低CVS的作用,但是同时增加了患者预后不良的风险,也没有发现其能降低CVS相关性脑梗死的发生率和总体死亡率,而且研究发现,clazosentan会增加SAH患者发生肺部合并症、低血压及贫血的风险。所以该药物的应用存在较多争议。

三、其他并发症的处理

目前缺乏随机对照试验对SAH后痫性发作的预防和治疗决策提供指导,因此在SAH患者中应用抗惊厥药时,必须权衡其益处与潜在的风险。积极恢复血容量可降低脑性盐耗综合征造成的脑缺血风险。有研究报道,3%氯化钠溶液对于纠正这种情况下的低钠血症是有效的,对临床分级较差的SAH患者应用高张盐水可能会增加局部脑血流量、脑组织氧供,增高患者的pH值。

第六节 手术与介入治疗的选择

一、动脉瘤的手术与介入治疗——新的机遇和挑战

(一)外科手术时机的争议

外科治疗对于防止动脉瘤再发,减少并发症,降低死亡率具有十分重要的意义,是彻底治疗SAH的有效方法。一般将SAH发病24小时内手术称为超早期手术;3天内手术称为早期手术;3~10天之间为中期手术;10天以后手术定义为晚期手术。早期的手术治疗不但可以减少再出血的危险性,而且可以清除脑池内的积血,为后续治疗创造条件,降低CVS的发生率和严重程度。延迟手术最大的危险是随时可能发生再出血。

SAH治疗的主要目标是闭塞颅内动脉瘤,以防止动脉瘤再出血,主要有血管内治疗和开颅夹闭两种方法。由于SAH后发生再次出血风险很高,且一旦再出血预后极差,因此不论选择开颅夹闭还是血管内治疗都应尽早进行,以降低再出血风险。随着显微手术和血管内治疗技术的进步,依据患者和动脉瘤特点决定到底应该采用何种治疗的评估方案在持续改进。

WHO指南建议:对Ⅰ级和Ⅱ级动脉瘤性SAH患者推荐早期手术,Ⅲ级患者病情好转者推荐早期手术,Ⅲ级患者病情恶化者推荐晚期手术,Ⅳ级和Ⅴ级患者不推荐手术。AHA指南强烈推

荐采用动脉瘤夹闭术治疗动脉瘤性 SAH，以降低 SAH 后再出血的发生率，认为尚无证据显示早期手术与晚期手术的治疗效果是否不同，对分级较好的患者推荐早期手术，其他患者早期或晚期手术依据情况而定。加拿大指南推荐：对分级较好的 SAH 患者早期手术，中期手术要谨慎，因为可能引起迟发性 CVS。欧洲指南推荐：在条件允许的前提下，尽早治疗动脉瘤，以减少再出血的风险；如果可能，应在出现症状 72 小时内进行干预。

（二）介入治疗患者的选择

介入治疗的适应证主要包括两方面：①直接手术禁区或病情不容许实施手术者多行载瘤动脉闭塞。如巨大动脉瘤，包括颈内动脉海绵窦段、岩段、基底动脉段或椎动脉等；梭型宽颈或无颈动脉瘤；手术夹闭失败者；全身情况不允许或患者拒绝开颅手术者；②保留载瘤动脉通畅，类似直接开颅手术可处理的囊状动脉瘤；通过支架辅助行动脉瘤栓塞治疗或者通过血流动向装置治疗大动脉瘤。

与外科手术治疗相比较，血管内介入治疗具有创伤性小、风险性低、适应证宽等特点，而且目前血管内介入治疗技术已日臻成熟。但血管内介入治疗仍存在以下禁忌证：①严重的血管迂曲和动脉硬化。②动脉瘤体太小，导管无法进入；瘤体位于血管远端，现有的微导管技术尚不能到达者。③巨大动脉瘤不宜栓塞者。④患者有不可纠正的出血性疾病或有出血倾向者。

总之，外科治疗和血管内介入治疗这两者各有优势及局限性，在治疗动脉瘤方面均有不可替代的作用。SAH 后及时对破裂的动脉瘤进行瘤颈夹闭或血管内栓塞治疗以及合理的术后处理，对降低其复发率、死亡率和病残率等具有重要意义。

二、未破裂动脉瘤的处理原则——有所为有所不为

颅内动脉瘤的真实发病率尚未明确。我国基于社区的流行病学调查研究提示，35~75 岁人群中通过 MRA 筛查发现，颅内动脉瘤的发病率超过 7%。对于偶然发现的未破裂颅内动脉瘤的患者，通过戒烟戒酒，常规的血压监测及控制、增加蔬菜摄入可降低动脉瘤破裂风险。

一项来自芬兰的流行病学研究显示，蔬菜摄入越多，罹患卒中包括动脉瘤性 SAH 的风险就越低。但是否需要对未破裂动脉瘤（unrupture intracranial aneurysm, UIA）进行手术或介入干预必须考虑其自然病史。由于动脉瘤具有高发病率、低破裂率和高残死率的特点，而外科干预存在一定的并发症率，因此筛选高破裂风险的动脉瘤进行外科干预是 UIA 的最佳治疗策略。与动脉瘤破裂出血相关的危险因素包括患者年龄、性别、动脉瘤部位、形态学（包括大小、形态等）以及血流动力学特征等。Greving 等提出了 PHASES 评分法来预测动脉瘤破裂风险，该方法根据人种、高血压、年龄、动脉瘤位置、动脉瘤大小及既往 SAH 病史来进行评分，其准确性仍需更大宗研究数据进一步评价。而分析干预措施的风险-获益时还需要考虑患者的预期寿命及干预措施可能引起的并发症。

《中国动脉瘤性蛛网膜下腔出血诊疗指导规范（2016）》建议：①1 名以上 I 级亲属患动脉瘤性 SAH 的家族成员以及多囊肾患者，建议常规行动脉瘤筛查，对于首次筛查结果为阴性的患者，建议进行定期的影像学随访。②对于罹患高血压病且具备其他危险因素的颅内动脉瘤患者，建议进行无创的血管影像学筛查。③戒烟戒酒、常规的血压监控、增加蔬菜摄入，可降低动脉瘤破裂出血的风险。④在分析动脉瘤破裂风险时，除动脉瘤部位、大小以及患者年龄与健康状况外，还应考虑动脉瘤的形态学和血流动力学特征，结合手术风险等情况，权衡利弊后决定是否进行手术干预或随访。

第七节 SAH 诊断和处理流程图

SAH 是神经科急症之一，需要迅速、正确的诊断和处理（图 1-5-4）。

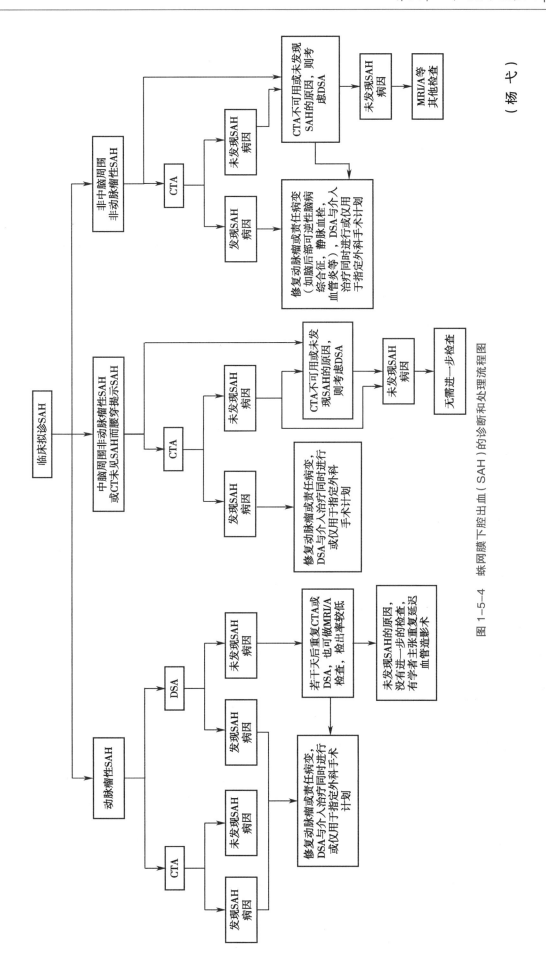

图 1-5-4　蛛网膜下腔出血（SAH）的诊断和处理流程图

（杨 七）

参 考 文 献

［1］国家卫生计生委脑卒中防治工程编写委员.中国动脉瘤性蛛网膜下腔出血诊疗指导规范.中国脑血管病杂志,2016,13（7）:384-392.

［2］中华医学会神经病学分会,中华医学会神经病学分会脑血管病学组.中国蛛网膜下腔出血诊治指南2015.中华神经科杂志,2016,49（3）:182-191.

［3］Steiner T, Juvela S, Unterberg A, et al. European Stroke Organization guidelines for the management of intracranial aneurysms and subarachnoid haemorrhage. Cerebrovasc Dis, 2013, 35（2）:93-112.

［4］Cho WS, Kim JE, Park SQ, et al. Korean Clinical Practice Guidelines for Aneurysmal Subarachnoid Hemorrhage. J Korean Neurosurg Soc, 2018, 61（2）:127-166.

［5］van der Bilt IA, Hasan D, Vandertop WP, et al. Impact of cardiac complications on outcome after aneurysmal subarachnoid hemorrhage: a meta-analysis. Neurology, 2009, 72（7）:635-642.

［6］de Rooij NK, Rinkel GJ, Dankbaar JW, et al. Delayed cerebral ischemia after subarachnoid hemorrhage: a systematic review of clinical, laboratory, and radiological predictors. Stroke, 2013, 44（1）:43-54.

［7］Connolly ES Jr, Rabinstein AA, Carhuapoma JR, et al. Guidelines for the Management of Aneurysmal Subarachnoid Hemorrhage: A Guideline for Healthcare Professionals From the American Heart Association/American Stroke Association. Stroke, 2012, 43（6）:1711-1737.

［8］高登科,姚一,张小斌,等.动脉瘤性蛛网膜下腔出血处理指南.国际脑血管病杂志,2012,20（9）:641-664.

［9］游鸿海,康德智,王灯亮.蛛网膜下腔出血后早期脑损伤的研究进展.医学综述,2011,17（11）:1657-1659.

［10］童林艳,胡长林.蛛网膜下腔出血后早期脑损伤.国际脑血管病杂志,2009,17（11）:859-862.

［11］Ma Z, Wang Q, Liu M. Early versus delayed mobilization for aneurysmal subarachnoid haemorrhage. Cochrane Database Syst Rev, 2013, 5: CD008346.

［12］Tseng MY. Participants in the International Multidisciplinary Consensus Conference on the Critical Care Management of Subarachnoid Hemorrhage. Summary of evidence on immediate statins therapy following aneurysmal subarachnoid hemorrhage. Neurocrit Care, 2011, 15（2）:298-301.

［13］Suarez JI. Participants in the International Multidisciplinary Consensus Conference on the Critical Care Management of Subarachnoid Hemorrhage. Magnesium sulfate administration in subarachnoid hemorrhage. Neurocrit Care, 2011, 15（2）:302-307.

［14］Gress DR. Participants in the International Multi-Disciplinary Consensus Conference on the Critical Care Management of Subarachnoid Hemorrhage. Monitoring of volume status after subarachnoid hemorrhage. Neurocrit Care, 2011, 15（2）:270-274.

［15］Vergouwen MD, Algra A, Rinkel GJ. Endothelin receptor antagonists for aneurysmal subarachnoid hemorrhage: a systematic review and meta-analysis update. Stroke, 2012, 43（10）:2671-2676.

［16］Macdonald RL, Schweizer TA. Spontaneous subarachnoid haemorrhage. Lancet, 2017, 389（10069）:655-666.

［17］van Gijn J, Rinkel GJ. Subarachnoid haemorrhage: diagnosis, causes and management［J］Brain, 2001, 124（Pt 2）:249-278.

［18］Kumar S, Goddeau RP Jr, Selim MH, et al. Atraumatic convexal subarachnoid hemorrhage: clinical presentation, imaging patterns, and etiologies. Neurology, 2010, 74（11）:893-899.

［19］Khurram A, Kleinig T, Leyden J. Clinical associations and causes of convexity subarachnoid hemorrhage. Stroke, 2014, 45（4）:1151-1153.

［20］Yan R, Zhang B, Wang L, et al. A comparison of contrast-free MRA at 3.0T in cases of intracranial aneurysms with or without subarachnoid hemorrhage. Clin Imaging, 2018, 49:131-135.

第六章 卒中单元与卒中的组织化治疗

卒中单元(stroke unit)是指对住院卒中患者组织化的医疗管理模式。通过多学科合作和专业化的组织系统,为卒中患者提供规范的诊断、治疗、专业监护、肢体康复、语言训练、心理康复和健康教育等专业化服务。卒中单元的核心特征包括:①人员配置方面包括卒中或神经内科的专业医生、专业护士、物理治疗师、职业治疗师、语言训练师和社会工作者等;②协作的多学科医疗团队至少每周一次的卒中例会制度。卒中单元从收治的患者和管理模式可以分为四类:①急性卒中单元,收治急性期的患者,早期(5~7天)出院。在这种卒中单元模式中强调重症监护。②康复卒中单元,收治7天以后的患者,重点是康复治疗。③综合卒中单元,联合急性和康复卒中单元,收治急性患者,也提供数周的康复。④移动卒中单元,没有特定治疗区域。而循证医学提示最有效的模式是综合卒中单元。卒中单元效果的证实是卒中急性期治疗领域的第一个循证医学研究成果,是对以药物治疗为主的传统观念有力的冲击,在卒中的治疗研究史上具有里程碑性的意义。

第一节 卒中单元效果的成功证实是对传统治疗观念的冲击

一、卒中单元效果的研究历程

卒中单元迄今已经发展了60余年。卒中单元起源于半个世纪之前的欧洲。1950年北爱尔兰的Adams报告了有组织的卒中服务模式,即在老年病房建立卒中康复组。1962年报告了卒中康复系统的第一个随机对照研究(randomized controlled trial, RCT)。70年代,美国开始对卒中单元发生了浓厚的兴趣,建立加强卒中单元和急性卒中单元,1976年报告了在两个社区医院建立的所谓急性神经血管单元(acute neurovascular unit),但在以后临床实践中发现并没有达到预期的目的。1980年报告了第一个卒中单元的大宗病例研究(>300例),证实了其短期疗效。1985年出现移动卒中单元(mobile stroke unit)。"移动卒中单元"是针对急性缺血性脑卒中(acute ischemic stroke, AIS)的一种新的规范诊疗模式,以救护车为载体,装配小型移动CT、相关检验设备、监测设备及信息化支持系统,将AIS的检查、CT诊断、溶栓治疗、监测融为一体,以挽救脑损害,赢得救治"黄金时间"。1990年对卒中单元进行了首次系统评价(systematic review),并且把着眼点从美国的急性期监护治疗转移到早期康复的概念上。随后由于循证医学的普及和推广,对卒中单元进行了多次荟萃分析和系统评价,奠定了卒中单元在临床实践中的确切地位。2000年开始出现延伸卒中单元(extended stroke unit)的概念,即把卒中单元中的患者管理延续到院前急救系统[移动卒中单元(mobile stroke unit, MSU)]和出院之后的家庭医疗和社区医疗,形成了卒中患者管理的社会系统工程。许多国家卒中治疗指南都把患者是否能进入卒中单元治疗作为评价患者是否接受了最佳治疗的指标。2011年更新版美国脑卒中协会的初级卒中中心建设标准推荐对于需要住院治疗的患者,应当建立卒中单元(Ⅰ级推荐,A级证据)。此后更新版本的推荐意见没有原则性变化。卒中患者病情变化后预定的识别方案对卒中单元总的操作方案进行了修订,卒中单元应具备多通道监护设备,这是最新的推荐,为Ⅰ级推荐,B级证据。欧洲卒中组织(European Stroke Organisation, ESO)2013年的卒中单元和卒中中心建设的推荐意见建议:卒中患者应当在卒中单元中接受治疗(一级证据)。卒中单元应该能够提供已经协调的多专业治疗,这些治疗由医生、护士和其他相关专业人员提供(一级证据)。《中国急性缺血性脑卒中诊治指南 2018 年》推荐收治脑卒中患者的医院应尽可能建立卒中单元,所有急性缺血性脑卒中患者应尽早、尽可能收入卒中单元接受治疗(Ⅰ级推荐,A 级证据)。

二、对卒中单元实践效果的系统评价及结论

关于是否应为卒中患者提供组织化的卒中单元已经争论了 40 多年。争论的本质在于这一新模式是否为卒中患者带来益处?对卒中单元中患者的所有努力和花费是否值得? 2006 年 11 月 Cochrane 协作网卒中单元试验协作组综合评价 31 个 RCT 研究结果,2007 年 Seenan P 等系统分析了 25 个常规临床应用卒中单元的观察性研究结果。2013 年 1 月 Cochrane 卒中小组临床对试验注册库纳入 28 项临床试验,共涉及 5 855 名参与者进行系统评价。综合上述系统评价和分析的结果分为 3 个部分:

(一)不同组织化程度的卒中单元医疗之间的比较

该系统评价的重要目的是回答这样一个重要问题,即组织化的卒中单元是否比组织化程度低的卒中单元更能改善卒中患者预后。结果显示,组织化的卒中单元较组织化程度低的卒中单元:患者病死率低(OR=0.82,95%CI 0.73~0.92;p=0.001);随访终点的死亡或需要专门机构照顾的复合终点发生率低(OR=0.81,95%CI 0.74~0.90;p<0.000 1);住院时间轻度缩短[标准化中位差 standardised mean difference(SMD)−0.17;95%CI−0.32~−0.03;p=0.02],大约相当于降低了 4 天(2~6 天);5 年及 10 年的随访不良事件发生率低,死亡 OR=0.74(95%CI 0.59~0.94;p=0.01),死亡或需要专门机构照顾 OR=0.62(95%CI 0.43~0.89;p=0.01),死亡或生活依赖 OR=0.59(95%CI 0.38~0.92;p=0.02);不同亚组人群均可获益,比如年龄、性别和病情严重程度,进一步对卒中严重程度分析提示,小卒中亚组患者的病死率没有显著差异(OR=0.92;95%CI 0.64~1.32)。但是组织化卒中单元可使小卒中患者生活依赖风险降低(OR=0.75;95%CI 0.58~0.96;p=0.02)。

(二)组织化卒中单元与普通病房比较

评价者根据不同的组织化程度,对不同的卒中单元服务形式进行了亚组分析。其中,3 种不同模式的医疗(包括全面卒中病房、康复卒中病房、混合/康复病房)均较普通病房更为有效。移动卒中小组这一医疗形式与普通病房比较没有统计学意义。总而言之,卒中单元在随访中位时间 12 个月的死亡降低(OR=0.86;95%CI 0.76~0.98;p=0.02),死亡或需专门机构照顾降低(OR=0.82;95%CI 0.73~0.92;p=0.000 6),死亡或者生活依赖比例降低(OR=0.82;95%CI 0.73~0.92;p=0.001)。

(三)不同形式组织化卒中单元之间的比较

急性监护卒中单元与非监护卒中单元相比在降低死亡或需专门机构照顾方面没有显著性差异。对于死亡或生活依赖方面临床试验结果的异质性差异明显。当使用随机效应模型时两者间结果没有统计学差异。

1 个临床试验将综合卒中病房(提供卒中急性期医疗服务和康复)与提供移动式卒中团队的普通病房进行比较,结果提示,综合卒中病房的死亡或需专门机构照顾的复合终点率降低(p<0.001)。在随访终点时收治于综合卒中病房的患者死亡或生活依赖水平低,但是这个结果没有达到统计学差异。但仅仅 1 个临床试验进行上述研究,因此这些结果需要进一步确定。

康复卒中单元与其他形式相比可以显著改善患者死亡(p<0.05),随访终点死亡或需专门机构照顾、死亡或生活依赖的复合终点事件降低但没有统计学差异。这些研究病例数少不能得出明确的结论。

(四)评价者的结论

1. **在临床实践中的应用** 卒中单元有多学科人员参与、协同运作,卒中病房相对独立并且可提供需要时间的康复措施,为非特异的药物也非特异的外科治疗手段,但却能减少死亡率,提高患者的独立生活能力,缩短住院时间,减少在医疗保健机构的休养时间,从提高生活质量和不增加经济负担两方面都有积极的意义,不同年龄、性别或者卒中严重程度的患者均可获益。接受有组织的住院(卒中单元)护理的人比那些接受组织较少的服务的人更有可能生存,重新获得独立和回家。延长随访 5 年或 10 年的三项试验已经发现卒中

单元患者具有持续的获益。卒中单元的负面作用尚未有报道，是目前已知最有效、受益面最广的卒中患者处理措施。卒中单元应该采用那些在随机研究中证实的核心医疗服务特点。卒中单元的绝对获益提示卒中医疗服务进行重新组织化的必要性。

2. 在临床研究中的应用　未来的研究应该致力于验证卒中单元中潜在的重要元素和直接比较不同模式组织化卒中单元。临床结局指标不仅仅评价死亡、生活依赖和需专门机构照顾，同时也应该评价患者满意度、生活质量和花费。相似的临床试验间可提前相互合作将减少一些回顾性系统分析的问题，比如保证任何新的试验记录相似的变量或结局。

2004 年首都医科大学附属天坛医院对卒中单元和普通病房的研究结果显示，虽然卒中单元组和普通病房组住院时间差异无显著性（$p>0.05$），但出入院 BI（生活能力评价）平均差值（卒中单元 21.01 ± 24.4，普通病房 8.49 ± 22.39）、NHISS 平均差值（卒中单元 -2.53 ± 5.73，普通病房 0.27 ± 6.80）、OHS（社会功能评价）平均差值（卒中单元 -0.79 ± 0.95，普通病房 -0.23 ± 0.97）差异均有显著性（$p<0.01$）；且卒中单元组住院病死率低（$p<0.05$），住院满意度明显增高（$p<0.01$），康复比例增加（$p<0.01$），住院合并症明显减少（$p<0.01$），不增加患者的花费。相比普通病房，卒中单元能减少脑梗死住院患者的病死率，明显提高患者的早期日常生活能力，减少神经功能缺损，提高回归社会的能力，不增加患者的花费。美国理疗和康复医学会也发表了 31 个与卒中后康复有关的符合选择标准的花费效益分析研究，大多数研究支持卒中单元比传统卒中病房花费少，疗效高。

三、卒中单元在国内实施的成功与困难

多年来临床治疗中患者从住院到出院，始终处于被动的接受药物治疗。在评价医院的好坏时主要看重医院拥有多少硬件设施，以药物为主体的治疗模式，是过去我国临床治疗急性脑卒中的基本模式。重药物，轻管理；重硬件，轻软件；重高精尖技术，轻受益面广的低技术是普遍存在的问题。卒中单元的出现和在国内的引进发展，使过去的传统治疗模式受到极大的挑战。大家的目光重新聚焦于以患者为核心，把患者当作一个人而不是一种疾病的载体，将患者的管理作为一项系统工程，从理论到实践，从一个患者面对某一个或某几个医生的治疗到一个医生面对一个多学科治疗小组的治疗，并且落实到日常临床工作中。

2001 年，首都医科大学附属北京天坛医院建立了中国第一家标准卒中单元，并发起建立中国卒中中心建设项目。以后上海、河北、甘肃、新疆、广东等多家医院陆续建立了适合各自医院的卒中单元，并且这个队伍还在不断发展壮大。2010 年卫生部在十年百项工程中建议所有县级和县级以下的医院都要开展卒中单元的治疗。20 年来，卒中单元的建设为我们带来的不仅仅是卒中医疗模式的改变，也扩大了多学科合作，使神经科医师能够和其他专业人员一起作为一个团队为患者服务；也推动了对卒中指南的理解和临床运用；促进卒中临床治疗组织化、规范化的进程。

卒中单元不是一种具体的疗法，而是一种针对卒中患者的管理系统。卒中单元理念的提出引起了我国临床神经科医护工作者如此热情的支持和关注，反映了一种共同的心愿：在脑卒中治疗中建立组织化、规范化和系统化的诊疗标准十分必要。希望能改变我国长期以来脑血管病患者以药物为主体，患者被动接受治疗的医疗方式。

卒中单元建设不是大医院的专利，在我国大部分二级以上的医院都能做到，根据各自医院的医疗环境选择适合本医院的卒中单元模式，改建病房的结构是为了床位的设置；并将具有卒中诊治能力的神经科医师、护士组合在一起，建立卒中医疗小组，专门为卒中患者服务；制订卒中诊疗的基本文件，包括临床指南、急诊路径、监护规范、操作程序、评定量表、健康教育、门诊随访。每周召开卒中小组会，由负责人带领临床医师、护士以及康复师针对每一个患者进行讨论。当前，卒中单元在我国部分医院进行实施，也做了一些研究和培训工作，但与我国实际需求还相差甚远。虽然在我国大部分二级以上的医院都已经具备卒中单元建设的基本条件，但是在病房布局以及仪器设备的合理使用方面还有待于整合。脑血管病专科医护技术人员从观念到临床实践有待培训。康复工作者和神经科医生的密切合作有待加强。

未来需要卒中专业医护人员从理念到具体运作上的规范培训。我们必须培养和造就大批具有血管神经解剖学、卒中病理生理学、卒中神经病理学、卒中药理学和卒中放射学,同时又具有明确脑血管病临床诊疗规范和技能的临床专业队伍。我们也必须造就大批具有脑卒中诊疗能力的医院,使临床卒中的诊疗真正系统化和规范化,只有这样卒中患者才能真正获益。卒中单元是改善住院卒中患者医疗管理模式、提高疗效的系统,为卒中患者提供药物治疗、肢体康复、语言训练、心理康复和健康教育。患者在入院后可以得到全面的评价和关注。在临床治疗方面,医生遵循标准卒中治疗指南,对每个患者进行标准化的治疗。卒中单元的核心工作人员包括临床医生、专业护士、物理治疗师、职业治疗师、语言训练师和社会工作者等。当前我国还没有社会工作者,这部分工作可由病房责任护士完成。

（一）卒中单元的工作重点

1. 卒中单元重视早期康复,包括肢体康复、语言康复。能够使患者最大限度的恢复功能,回归社会和家庭。在每周的卒中小组会上,对患者的意识水平、吞咽情况、营养水平、褥疮危险度、康复情况、语言障碍、心理障碍、认知缺损进行评价。每个患者在出院前都应进行系统评估。

2. 卒中单元有完备的健康教育体系,通过定期幻灯片、录音带、健康教育手册、病房宣传栏等方式对患者及家属都有针对性地进行定期培训。

3. 为了及时了解国内外脑卒中治疗及研究进展,提高卒中单元多专业小组成员的学术水平,每年请相关专家进行为期1周的业务培训。

卒中单元产生疗效的原因是什么?当然多学科的密切合作、治疗的标准化是产生疗效的主要原因。但是,也不能不强调在卒中单元中由于更多的患者接受了康复治疗,使得致残率明显下降。另一方面,由于并发症处理的标准化,使得死亡率下降,主要包括肺炎、肺栓塞等。并发症是我国脑血管病主要的死亡原因,应特别予以重视。

卒中单元的最终目的是提高患者的生存质量,同时带来患者及其家属满意度的明显提高。那么,是什么原因导致患者满意度的提高呢?第一,采用了多种治疗手段使得总体疗效提高,这是产生满意度提高的根本原因。第二,由于患者和家属健康教育会议,使得医务人员和患者及其家属的沟通增多。第三,在语言治疗和心理治疗中,也增加了与患者面对面的交流机会。第四,重要的原因是在卒中单元强调人文关怀,医生、护士、康复师更注重患者的生存质量。

（二）如何建立卒中单元?

1. **改造医院的医疗环境** 建立卒中单元需要一定的医疗环境和条件。欧洲卒中促进会(EUSI)的指南中要求,建立卒中单元的最低要求有10项,包括:①24小时内随时可以CT检查;②建立卒中治疗指南和操作程序;③在评价和治疗中神经内科、其他内科、神经放射和神经外科的密切合作;④特殊培训的护理队伍;⑤早期康复包括语言治疗、作业治疗和物理治疗;⑥建立康复网络;⑦24小时内完成超声检查(颅内和颅外血管、彩色编码双功能超声、经颅多普勒超声);⑧24小时内完成ECG和超声心动图;⑨实验室检查(包括凝血参数);⑩监测血压、血气、血糖、体温。如果是大型中心还有其他额外要求,包括:①MRI/MRA;②弥散和灌注MRI;③CTA;④经食管超声心动图;⑤脑血管造影。这些要求可供我国的医院参考。

2013年欧洲卒中组织关于卒中单元的更新要求,包括:①部门和诊室,多专业的卒中单元、住院康复室、门诊康复室、与院外康复中心合作、卒中门诊;②专业医护队伍,受过卒中专科训练的临床医师、多专业的卒中团队、受过卒中专科训练的护士、社会工作者;③检查设备,7*24小时内随时可以检查的头颅CT、卒中患者优先的CT、颅外双功能超声、经胸超声心动图、经食管超声心动图;④超急性期的干预手段,静脉rt-PA溶栓规范、呼吸支持、可行去骨瓣减压术*、可行血肿清除手术、可行动脉内血管治疗*;⑤卒中单元干预手段,书面认可的卒中患者住院常见问题的处理规范;⑥卒中单元监护,心率、血氧、血压、呼吸和体温;⑦卒中单元评价,早期康复评价**、饮食和液体的管理、2天内开始语言康复治疗、2天内开始物理康复治疗、吞咽障碍的管理(住院时的吞咽功能评价)、肢体功能管理、早期活动、训练有素的卒中专业护士;⑧卒中单元多专业的团队医疗,多专业协作的卒中单元医疗服务(在医院独立的病区开展工作、配置一个专业的卒中多专业团队召开定期的制订卒中医疗计划的多专业组会议）、早期出院计划；⑨其他干预手段，动脉瘤的外科治疗、颈动脉内膜剥脱术。（*可行相关检查并不意味着必须在本院完成，可与其他有相关能力的医院形成合作关系；**通过一个受过合适专业训练的专业人员完成）。

2. **选择合适的模式**　卒中单元有 4 种临床类型，包括急性卒中单元、康复卒中单元、综合卒中单元和移动卒中单元。选择何种形式的卒中单元至关重要，选择的重要参考是医院的级别和性质。一般来讲，对于大型综合医院应该选择综合卒中单元，对于基层医院和康复中心选用康复卒中单元，对于急救中心可以选择急性卒中单元，若有条件可开展院前的移动卒中单元。

3. **组建卒中小组**　卒中单元的工作是多元医疗模式，其基本工作方式是卒中小组的团队工作方式。早期的卒中小组成员包括很多成员，现实的做法是应该有神经科医生、经过卒中培训的专业护士、物理治疗师、作业治疗师、心理师、语言治疗师和社会工作者。这些小组成员应该是有机的结合，在统一领导下工作。

4. **制订标准文件**　卒中单元中首先需要治疗指南（guideline），所谓指南是根据循证医学的研究结果，结合专家共识制订的治疗原则，也就是规范。首先，指南应该依据循证医学原则，提供当前的循证医学研究证据，没有循证医学依据的治疗是盲目的。其次，在研究证据和共识的基础上，对使用什么治疗，不使用什么治疗提出推荐意见。指南应该根据学科进展不断修订。指南有国家指南、区域性指南、医院指南。卒中单元可建立符合自己单位条件的临床指南，这个临床指南要参照国家和地区指南，同时结合本单位的情况具体制订，也可结合国家或地区指南制订下述文件。

使用的另一种标准文件是临床路径（clinical pathways），它可称为整合医疗途径（integrated care pathways，ICP）、医疗要揽（care profiles）、医疗规程（care protocols）、关键医疗途径（critical care pathways）、多学科医疗路径（multi-disciplinary pathways of care）、医疗图（care maps），是结构上多学科的医疗计划，这个计划细化患者特定问题医疗的必需步骤，描述患者的预期预后，它利用最佳资源限定医疗的最好顺序、时间安排和结局。

5. **标准工作时间表**　不同于普通的病房，卒中单元的医疗活动中强调多学科小组的会议以及患者的健康教育，这些活动具有固定的时间和固定的方式。首都医科大学附属天坛医院卒中单元规定，每周三中午是多学科医疗小组会议，每周四下午是患者及其家属的健康教育会议，每周二和周四是出院患者的门诊随访时间。每个单位应该按照自己的情况制订工作时间表，但是，这个工作表的时间最好是固定不变的。

卒中单元的兴起得益于循证医学，卒中单元的多元组织有效性来自系统科学理论，卒中单元的工作方式依据组织行为学。因此，循证医学、系统科学和组织行为学奠定了卒中单元的理论基础。

第二节　卒中的组织化治疗模式实施的挑战与对策

一、发达国家的组织化治疗模式

近年来出现了一系列组织化卒中医疗的促进工程，包括 1998 年美国国家卒中协会（NSA）的卒中中心网络（Stroke Center Network）、2000 年加拿大安大略省开始推广的加拿大卒中网络和阶梯工程（STEP）、美国心脏病协会（AHA）于 2001 年 8 月启动的"跟着指南走"（Get With The Guideline）等。这些计划将使脑血管病的治疗向更加科学化、系统化方向发展，对社区人群健康和临床产生深远影响。组织化卒中医疗不仅能取得最佳的疗效，而且能获得最好的社会效益与经济效益。

组织化卒中医疗是指多学科的、合作的和整合的医疗计划，目的是提供给患者最佳医疗服务，包括高质量、标准化、有效的和花费效果合适的措施。实施组织化卒中医疗包括：组建卒中医疗小组，制订组织化卒中医疗计划，补充和完善计划。组织化卒中医疗的实现形式包括卒中指南、绿色通道、卒中单元、卒中中心及远程卒中医疗。这些手段都是实现组织化卒中医疗的一部分，而非全部。

形成组织化卒中医疗计划包括评价目前的资

源,规划卒中医疗路径图(algorithms/pathways),制订符合当地环境的指南(Guideline),认定其他支持服务。

组织化卒中医疗来自卒中疾病本身的持久性。卒中的治疗包括预防、治疗、康复等多个方面,医疗的有效性取决于不同处理之间有机的结合。一般来讲,完整的卒中医疗包括 7 个过程,它们是大众健康教育、一级预防、院前处理、急性期治疗、康复、回归社会和二级预防。

组织化卒中医疗的目的是降低卒中的发生率和死亡率、改善功能预后、改善生活质量、最佳卫生资源利用,具体来讲,医院内的组织化卒中医疗的目的是急性卒中快速识别和诊断、缩小梗死/出血的面积、避免继发并发症、肺栓塞、感染和心肌梗死、预防卒中复发、促进患者康复、通过教育增加患者和家属正确对待卒中的意识。组织化卒中医疗的效果要达到缩短到院和 CT 检查的时间、快速神经科评价、更多的患者收入急性卒中单元、缩短治疗时间、减少死亡率和致残率。

组织化卒中医疗体系应该把卒中医疗的各个方面看成一个整体过程,这个过程有 3 个方面:①院前处理,包括普通公众的早期症状识别、快速急诊反应、评价和转运、建立卒中寻呼系统。②院中处理,包括设定多学科卒中小组、设定负责医生/卒中小组负责人、有经验的急诊护士、建立急诊卒中评价区、制订适合当地环境的卒中治疗指南、快速准确的患者筛选、评价(包括治疗的危险和益处)和诊断、快速启动检查和随后的治疗、住院患者康复程序、患者和家属的教育(尤其是高危险性的患者(如 TIA)、健康职业教育。③院后处理,包括门诊患者康复服务、继续治疗和教育、建立卒中预防/危险因素控制门诊。

美国自 1997 年着手卒中中心的建立,即建立初级卒中中心和高级卒中中心,对初级卒中中心有严格的标准,患者治疗方面要求有急性卒中小组、书面治疗常规、急救治疗体系、急诊部、卒中单元和神经外科服务。支持服务有住院和支持医疗组织、一名卒中中心指导者、神经影像服务、实验室服务、运动改善的评价及效果、继续医学教育。2003 年,联合委员会(the Joint Commission,JC)与 AHA/ASA[美国卒中学会(American Stroke Association,ASA)]合作开始开发基于脑发作联

合会和其他循证医学证据推荐的初级卒中中心认证的标准体系并开始进行初级卒中中心认证工作。截至 2011 年,全美国有超过 800 家医院经过了 JC 的初级卒中中心认证。经过 JC 认证的初级卒中中心的医院溶栓率等卒中医疗服务关键绩效指标得到明显改善,并使卒中患者 30 天风险标准化死亡率降低,1 年死亡率和需要专门机构照顾的比例降低。2012 年 JC 开始开展高级卒中中心的认证工作。2013 年美国急性缺血性脑卒中患者早期管理指南关于脑卒中医疗系统和质量改进建议:卒中系统(stroke systems)在这方面,主要强调了卒中保健体系(stroke systems of care)的重要性。卒中保健体系的第一关是,根据目前对卒中诊疗的能力,确定医院的级别,包括 4 级:①综合性卒中中心(comprehensive stroke center)——有认证资格,能够为所有卒中类型提供 24/7(即每周 7 天全天候)的专门治疗;②初级卒中中心(primary stroke center)——也提供 24 小时医疗服务,主要针对缺血性卒中;③急性卒中——准备医院(acute stroke——ready hospital)——能够评估和治疗大多数卒中,但没有专门的能力;④社区医院。新指南也是首次涉及脑卒中医疗质量改进,建议医疗机构应组织一个多学科质量改进委员会,回顾和监测脑卒中医疗质量指标、循证实践和结局,组成临床过程改进团队、建立脑卒中医疗数据库,这些有助于确保医疗质量。数据库可用于找出脑卒中医疗质量的差距或不足,一旦找出差距,要启动干预措施解决这些问题。

二、我国实施组织化治疗模式的挑战与对策

(一)卒中指南

对于卒中指南制订者来说,他的工作应当包括决定证据的质量、决定干预或预后的效益和害处、决定建议的强度。那么,什么是好的指南?好的指南应当可靠、可重复、花费–效果合适、多学科、临床可用、灵活、清楚、可更新、适于临床考核。

制订指南是为了使医生的观念与当前的文献同步,改进治疗的决策过程和取得最佳的疗效,减少实践中执行者的差别、最大限度地利用资源,同时,指南也是为了使专业人员应用方便、保证其行为具有相对一致性。制订和推广以循证医学为

基础的脑血管病指南不仅有利于该病的规范化治疗,同时也为减少脑血管病的死亡率及致残率提供了有效保障。自 20 世纪 90 年代以来,脑血管病规范化治疗的呼声日益高涨,制订相关的临床指南已经成为脑血管病实践的基本内容,各国和地区相继制订了各个版本的指南,在 10 多年间已经有 40 多个版本的脑血管病指南相继问世。目前的卒中指南在互联网上都可以搜索到,主要包括:

1. WHO 的《卒中—1989》 1989 年世界卫生组织(WHO)推出了第一个卒中指南:卒中—1989,但是本指南不是以循证医学为基础的,并且多年未曾更新。

2. AHA 的系列指南 1994 年美国心脏病协会(AHA)卒中专家委员会推出美国的第一本指南:急性缺血性卒中治疗指南。与 WHO 指南相比,AHA 指南有了循证医学的痕迹,开始重视将研究证据作为指南的基础,这本指南对全世界脑血管病的临床产生了巨大影响。以后 AHA 又进行了多次更新。目前最新版本有 2019 年《急性缺血性卒中患者早期处理指南》。

3. EUSI 指南 欧盟建立了自己的指南,并且以循证医学为基础,详细介绍了卒中单元、溶栓等操作及推荐强度,并且有了中文版本。

4. 新西兰指南 《卒中后生活》,对各国指南进行了比较,有自己的特色。

5. BNC 指南 北京神经病学学术沙龙(Beijing Neurologist Club, BNC)以当前循证医学的基本证据为依据,参照了国际上公布的大多数国家和地方指南,结合我国尤其是北京各大医院的具体情况,酌情制定了 BNC 指南,这是中国第一本以循证医学为基础的脑血管病指南。

6. 中国脑血管病防治指南 是由卫生部疾病预防控制局及中华医学会神经病学分会和脑血管病学组组织多学科专家制定的,内容包括脑卒中主要类型疾病(脑梗死、脑出血及蛛网膜下腔出血等)的诊断和治疗指导意见。该指南引入循证医学原则但尚未标注推荐强度和证据级别,注重结合全国临床实际和可操作性,于 2004 年完成,在使用中收集意见后已更新修订 1 次,于 2007 年再次更新修订正式出版。

7. 中国急性缺血性脑卒中诊治指南(迄今已发表 2010、2014 和 2018 版) 是由中华医学会神经病学分会脑血管病学组组织多学科专家制定的。撰写组通过复习相关研究证据、反复征求各方意见并充分讨论达成共识后形成推荐,旨在帮助临床医生为脑卒中患者选择当前相对较好的诊治方案。该指南对制定方法和原则进行了介绍,对推荐意见标注了推荐强度和证据级别。在临床实践中,医生应参考本指南原则和新的进展并结合患者具体病情进行个体化处理。

8. 中国缺血性脑卒中和短暂性脑缺血发作二级预防指南 2014 是由中华医学会神经病学分会脑血管病学组组织多学科专家制定的,汇集了神经内科、心内科、内分泌科、重症监护病房、呼吸科、介入科、流行病学等多个学科的专家编写此指南。在写作过程中,强调在循证医学原则指导下,参考国际规范,结合中国国情和临床可操作性来制订,在有充分可靠证据时使用证据,无可依靠的证据时,则采用当前最好证据或经验达成的共识。专家们整理了 2014 年以前发表的国内外大量的临床研究证据(其中包括部分基于中国人群的研究证据)以及相关的专家共识、治疗指南,在此基础上,经过广泛的讨论和意见征求、几易其稿,并在讨论过程中增加最新的研究证据,正式出台了本指南。

由于指南是将科学性转换为临床应用的工具之一,所以制定后的指南能否推广,不仅取决于指南的正确性、适用广泛性和时效性,也取决于医生接受的程度。同时由于指南本身的局限性和临床的复杂性,也应该随时检验指南对患者疗效的影响。不管指南如何发展和实施,若使用不当、误解其意,将弊大于利。因为单纯地制定指南并不能改变临床实践,所以下一步应进行传播和实施指南,尽最大可能使指南能在合适的时间到达合适的人员,帮助医务人员针对患者的具体情况制订出合理的决断。

目前国际上有许多促进指南落实的项目,包括美国 Paul Coverdell 国家急性卒中登记,AHA 的"跟着指南走"(Get With The Guidelines-Stroke, GWTG-Stroke),联合委员会(Joint Commission, JC)的卒中心认证项目和加拿大的卒中最佳实践推荐等,目的是提高住院卒中患者的医疗服务质量,改善患者预后。以美国跟着指南走 - 卒中项目为例,作为全美综合的卒中和 TIA 国家登记研究有力的提供了美国国家层面的监测、支持创新性的研究和致力于缩小卒中/TIA临床指南和临床实践之间的鸿沟，从2003年4月至2009年8月，共1419医院自愿参与GWTG-Stroke项目，并且已收集超过百万的卒中和TIA患者的数据，自这项措施实施以来，卒中关键绩效指标发病2小时入院患者的溶栓率从20%上升至70%，房颤患者使用华法林率为98%，他汀使用率88%，戒烟率为100%。这些过程指标的改善使美国5年来脑血管病住院死亡率降低20%。

（二）绿色通道

随着医学管理模式的不断进展，现在人们已认识到卒中是临床急症，应当纳入标准化管理。对急性卒中早期即开始适当的干预，可使患者有机会恢复至无残疾或轻微残疾。从患者到达医院，卒中急诊通道为这类高危人群提供了急救的规范化治疗，减少了患者的延误。应用电子化的管理系统，统一化的操作手册，可以帮助卒中相关工作人员的卒中医疗整合。各部门分工合作，密切配合，提高患者的预后。各部门分工如下：

1. **护士接诊** 患者一般项目询问；辛辛那提院前卒中表评价是否为卒中；怀疑卒中可能溶栓者进入绿色通道。

2. **急诊医师** 通知卒中小组；NIHSS评分；检查生命体征；进行相关实验室检查；CT检查。

3. **卒中小组** 审核是否符合溶栓标准。

（三）卒中中心

卒中中心来自于创伤中心的成功经验。急性卒中的患者也有相似的情况，许多患者由于种种原因，得不到合理的治疗。卒中和创伤发病急，均需要组织和多项规章以求最佳的治疗和预后。对于二者，开始最佳治疗的时间是提高预后的一项非常重要的因素。创伤中心模式的许多因素适用于卒中中心。基于这个经验，结合研究表明有必要对卒中患者快速诊断和治疗，因此发展新型安全、快速、有效的卒中中心意义重大。建立卒中中心能减少围卒中期并发症；增强对急性卒中的治疗；减少死亡率和致残率；提高远期效果；减少卫生治疗系统的花费；提高患者的满意度。

卒中中心有两种类型：初级卒中中心——能为卒中患者提供急诊治疗；高级卒中中心——能为大多数复杂性病例提供深层次救治。初级卒中中心主要是稳定急性卒中病情、提供紧急救治。根据病情的需要和卒中中心的医疗能力，初级卒中中心可接收患者入院、进行进一步的治疗，或转运患者到高级卒中中心。高级卒中中心能提供全面性医疗，救治那些需要特殊性检查和其他干预措施的复杂性卒中。典型的高级卒中中心包括：三级救治医疗中心、医院基础设施和人员能够从事高难度性治疗、提供所有需要的救治。2012年我国邵逸夫医院卒中中心是国内首家通过JCI初级卒中中心认证的中心。2011年美国已有超过800个联合委员会认证的卒中中心。

（四）远程卒中医疗

Levine和Gorman于1999年在*Stroke*发表的述评中引入了远程卒中医疗的概念，远程评估急性缺血性卒中（REACH）。将远程医疗应用于卒中的目的是为有卒中症状和体征的患者提供卒中专家指导下的及时临床评估、检查结果评价、诊断和急诊治疗计划。该体系的实施不是基于新的技术，而是依靠重新整合某个地区现有的医疗资源，实现强-强联合、区域联合，对患者做出迅速诊断、迅速治疗、缩短住院时间、提高卒中治疗效果，它将卒中专家的经验带给缺乏适当卒中专长的医院，最终改善卒中患者的生活质量。该体系的建立意义重大，一方面，政府决策部门通过重新整合某个地区医疗软硬件设施、更理性地分配有限医疗资源，最大限度地减少了医疗支出，利用现代科技手段实现真正意义的科技下乡；另一方面，通过廉价高效的急救体系，为急性卒中患者提供最为快捷、有效、合理的医疗服务，减少经济负担，为周边地区医疗机构提供必要的技术咨询和培训服务，提高了社会效益。《2019美国卒中协会/美国心脏协会急性缺血性卒中患者早期管理指南》推荐积极开展远程影像学和远程卒中（telestroke）系统，对于无院内影像学检查判读能力的中心，美国食品和药品监督管理局建议采用远程医疗系统对疑似急性卒中的患者进行及时的头部影像学资料快速判读。推荐级别Ⅰ，证据水平A。推荐的主要依据是近年来美国应用远程医疗技术指导溶栓的经验，通过远程卒中系统，美国已经在许多偏远地区开展了静脉溶栓治疗，获得了相当的成功。一项系统评价和荟萃分析评估了通过远程卒中网络对 AIS 患者进行静脉溶栓的安全性和有效性。在远程医疗指导下进行的静脉溶栓与在卒中中心进行的静脉溶栓的 sICH 发生率相似，且 3 个月的死亡率和预后差异无统计学意义。这些研究表明，在 3 小时时间窗内通过远程卒中网络指导阿替普酶静脉溶栓是安全和有效的。此点，同样对我国有着重要的参考和指导意义。中国国家卒中登记数据显示，2007—2008 年，中国急性缺血性卒中静脉溶栓率仅为 1.6%。2011 年中国的急性缺血性卒中患者发病至用药时间平均为 180 分钟，入院至治疗时间平均为 116 分钟，这些质量评估数据远逊于发达国。目前，"互联网 + 医疗"在中国也受到了极大关注，中国卒中学会顺应时代潮流成立了移动医疗分会，推动远程卒中在中国的发展。2014 年，国家远程卒中中心落户北京宣武医院，通过远程卒中网络平台，为全国范围内 300 家乡村医院提供神经病学方面的指导服务，标志着中国的远程卒中项目正式启动。参与此项目的通州区潞河医院，静脉溶栓和取栓成功率接近北京宣武医院和天坛医院等顶级医院。

2017 年美国心脏协会 / 美国卒中协会对医疗卫生专业人员发布的科学声明对远程卒中的医疗质量提出以下建议：

对远程卒中结局指标评估的建议：①对卒中结局具有预测价值的患者特征包括年龄、性别、治疗开始的时间以及初次就诊时和转送抵达时的 NIHSS 评分，应及时采集并记录在案。远程卒中会诊后决定的安排也应记录在案，例如从急诊室回家、收入院或转送至其他机构，同时注明所转送的机构。②远程卒中网络应收集患者初始结局指标，包括首次就诊时的 NIHSS 评分、抵达和离开首诊医院的时间以及到达接收医院的时间。远程卒中会诊首次评估时的初步诊断以及出院时的最后诊断也应进行记录。对于接受远程卒中治疗但未转送至中心医院的患者，最后诊断应通过首诊医院获得。参与提供或使用远程卒中服务的医院应签订明确要求进行这些数据交换的协议。③患者的结局还应包括住院时间和院内并发症，包括有症状和无症状脑出血以及死亡。④在患者出院时应记录残留神经功能缺损的评价指标，例如 mRS 或 NIHSS 评分以及出院目的地。其他指标（例如行走情况）如果符合标准化定义或数据库

要求，例如跟着指南走 - 卒中项目，也可采用。⑤鼓励远程卒中网络获取更长期的结局指标，至少针对所有接受溶栓治疗的患者，最好是通过电话、视频或现场访视获得 90 天时的 mRS 评分。⑥如果远程卒中会诊不是采用中心 - 辐射模式，鼓励收集出院时以及更长期的结局指标，并且应在合同中明确要求收集这些信息。⑦远程医疗系统应记录在所有远程卒中会诊中进行静脉 t-PA 治疗的比例以及远程卒中系统内各个医院对静脉 t-PA 治疗方案的依从性。⑧t-PA 治疗率报告应包括所有在急诊室初始诊断为卒中的患者，如有可能应统计所有出院诊断为卒中的患者百分比、在 3 小时和 4.5 小时治疗时间窗内抵达急诊室的卒中患者百分比以及处于该时间窗内但病历未记录不进行 t-PA 治疗原因（即适合 t-PA 治疗）的患者百分比。⑨安全性指标（如 sICH）和死亡都是静脉溶栓后的重要结局事件，应使用标准定义在远程卒中系统中进行监测和报道。⑩对于治疗安全性评估理想情况下应在 7 天内评估短期病死率，如果不可行，可考虑采用出院时的存活情况。⑪对接受溶栓治疗的患者在治疗后 90 天进行随访时，除残疾评估之外，病死率也应作为结局指标进行报告。⑫出血性并发症的监测应包括符合现有定义的有症状出血和无症状出血发生率。

对质量报告的建议：①在远程卒中系统中，应以标准化方式收集质量指标并在网络内共享。②收集质量数据的责任应在远程卒中医院之间的协议中注明，可由协作的卒中中心或分散式合作伙伴负责。③认证过程需要由与远程卒中网络内医院无经济往来或其他利益关系的独立外部机构进行。认证过程应包括审核远程医疗相关的性能、过程和结局指标，并融入现有的认证机制。没有在卒中诊疗系统中的分散式网络也应被纳入认证机制以确保质量统一。④远程卒中网络间的质量数据最好标准化，能由认证机构通过统一采用本文中的建议来实现。

对执照、认证和培训要求的建议：①减少各州执照管理方面的行政负担对远程医疗在美国充分发挥促进临床诊治的潜力至关重要。②较小的或资源不足的医院可能希望依靠在卒中中心进行的初级认证获得认证或豁免，以参与到远程卒中服务，即在法律或法规允许的情况下通过代理

人认证。③远程卒中提供者和辅助人员应有权利接受与其诊治水平相适应的培训。④远程卒中服务提供者所需的临床人员至少包括卒中中心医生/医疗主管和专职项目经理或管理员。每个成功的远程卒中客户系统均应包括所有远程卒中合作医院的1名医生和护士领导者。⑤在远程和首诊医院均应登记远程卒中系统中所有人员在卒中和远程医疗方面的CME学分以及对流程和方案方面的培训情况。⑥提供远程卒中服务的医生应定期重新认证。重新认证过程应包括审查卒中和远程医疗方面的CME学分、任何不良事件、结局和≥1次远程卒中过程的同行评审。⑦对临床和其他关键人员进行专门的技术和临床培训必不可少。

随着远程卒中医疗的成熟,监测实践质量和患者结局对于保持高水平效能并确保患者获得其进展的全部潜在获益变得至关重要。

(五)建立卒中中心面临的挑战

卒中中心不同于传统的中国卒中中心,它是一种新的卒中管理模式。最新的卒中治疗方法确实能够提高卒中患者的预后结果,但这些治疗必须使用及时、恰当。只有3%或以下的适合静脉溶栓的急性卒中患者得到了理想的溶栓治疗。卒中中心的两个主要目标是提高治疗水平和卒中治疗标准化。目前我国组织化卒中治疗还存在诸多问题,卒中中心挂牌很多,但是真正体现卒中中心功能,把预防、急救、康复、二级预防系统整合起来,辐射和带动二级及一级医院相互转运的真正的卒中中心还不多。对卒中中心的完整认识和重视程度还有待加强,必须进行进一步的专业化培训和宣传。亟待建立基于我国国情的初、高级卒中中心的认证标准,适时启动我国的卒中认证项目,以推动卒中医疗服务的规范化。

(王拥军 秦海强 陈奕菲)

参 考 文 献

[1] Stone S. Stroke unit: every patient with a stroke should be treated in a stroke unit. BMJ, 2002, 325: 291-292.

[2] Alberts MJ, Latchaw RE, Selman WR, et al. Recommendations for Comprehensive Stroke Centers: A Consensus Statement From the Brain Attack Coalition. Stroke, 2005, 36: 1597-1616.

[3] Schwamm LH, Pancioli A, Acker JE 3rd, et al. Recommendations for the Establishment of Stroke Systems of Care: Recommendations From the American Stroke Association's Task. Stroke, 2005, 36: 690-703.

[4] Alberts MJ, Hademenos G, Latchaw RE, et al. Recommendations for the establishment of primary stroke centers. Brain Attack Coalition. JAMA, 2000, 283: 3102-3109.

[5] Indredavik B, Bakke F, Solberg R, et al. Benefit of a stroke unit: A randomized controlled trial. Stroke, 1991, 22(8): 1026-1031.

[6] Kidwell CS, Shephard T, Tonn S, et al. Establishment of primary stroke centers: survey of physician attitudes and hospital resources. Neurology, 2003, 60(9): 1452-1456.

[7] Adams R, Acker J, Alberts M, et al. Recommendations for improving the quality of care through stroke centers and systems: an examination of stroke center identification options: multidisciplinary consensus recommendations from the Advisory Working Group on Stroke Center Identification Options of the American Stroke Association. Stroke, 2002, 33: e1-e7.

[8] Stroke Unit Trialists C. Organised inpatient (stroke unit) care for stroke. The Cochrane database of systematic reviews, 2007, (4): CD000197.

[9] Ringelstein EB, Chamorro A, Kaste M, et al. European stroke organisation recommendations to establish a stroke unit and stroke center. Stroke, 2013, 44: 828-840.

[10] Jauch EC, Saver JL, Adams HP, et al. Guidelines for the early management of patients with acute ischemic stroke: A guideline for healthcare professionals from the american heart association/american stroke association. Stroke, 2013, 44: 870-947.

[11] Indredavik B, Bakke F, Solberg R, et al. Benefit of a stroke unit: A randomized controlled trial. Stroke, 1991, 22: 1026-1031.

[12] Indredavik B, Bakke F, Slordahl SA, et al. Stroke unit treatment improves long-term quality of life: A randomized controlled trial. Stroke, 1998, 29: 895-899.

[13] Seenan P, Long M, Langhorne P. Stroke units in their natural habitat: Systematic review of observational studies. Stroke, 2007, 38: 1886-1892.

［14］北京神经病学学术沙龙 . BNC 脑血管病临床指南 . 北京：人民卫生出版社，2002.

［15］戴建平，王拥军 . 从系统科学理论看我国脑血管疾病医疗体系 . 北京神经病学学术沙龙通讯，2001，（3）：2-8.

［16］马锐华，王拥军 . 卒中单元的研究进展 . 中华内科杂志，2002，41：779-781.

［17］匡培根 . 神经系统疾病药物治疗学 . 北京：人民卫生出版社，2002.

［18］王拥军 . 脑血管病的医疗模式正在转变之中 . 中华内科杂志，2002，41：721-722.

［19］王拥军 . 循证医学时代的脑血管疾病 . 临床内科杂志，2001，18（03）：167-169.

［20］王拥军 . 卒中单元 . 现代康复，2001，5（03）：16-17.

［21］Hornik A, Morgan C, Platakis J, et al. Pearls on primary stroke center. Top Stroke Rehabil, 2013, 20（2）：124-130.

［22］Powers WJ, Rabinstein AA, Ackerson T, et al. American Heart Association Stroke Council. 2018 Guidelines for the Early Management of Patients With Acute Ischemic Stroke：A Guideline for Healthcare Professionals From the American Heart Association/American Stroke Association. Stroke, 2018, 49（3）：e46-e110.

［23］Powers WJ, Rabinstein AA, Ackerson T, et al. Guidelines for the Early Management of Patients With Acute Ischemic Stroke：2019 Update to the 2018 Guidelines for the Early Management of Acute Ischemic Stroke：A Guideline for Healthcare Professionals From the American Heart Association/American Stroke Association. Stroke, 2019, 50（12）：e344-e418.

［24］中华医学会神经病学分会，中华医学会神经病学分会脑血管病学组 . 中国急性缺血性脑卒中诊治指南2018. 中华神经科杂志，2018，51（9）：666-682.

［25］Stroke Unit Trialists' Collaboration. Organised inpatient（stroke unit）care for stroke. Cochrane Database Syst Rev, 2013, 2013（9）：CD000197.

［26］马锐华，王拥军，赵性泉，等 . 卒中单元对脑梗死住院患者早期疗效的影响 . 中华内科杂志，2004，43（3）：183-185.

［27］王拥军 . 建立卒中单元，完成卒中医疗模式的转变 . 中国康复医学杂志，2005，20（4）：243.

［28］张清华 . "东风何时至，已绿湖上山"——远程卒中在中国 . 中国卒中杂志，2018，13（2）：185-186.

［29］Levine SR, Gorman M. "Telestroke"：the application of telemedicine for stroke. Stroke, 1999, 30（2）：464-469.

［30］Wechsler LR, Demaerschalk BM, Schwamm LH, et al. Telemedicine Quality and Outcomes in Stroke：A Scientific Statement for Healthcare Professionals From the American Heart Association/American Stroke Association. Stroke, 2017, 48（1）：e3-e25.

第七章 脑静脉与静脉窦血栓形成

第一节 概　述

脑静脉血栓形成（cerebral venous thrombosis，CVT）是一类发生于脑静脉系统（静脉和静脉窦）的血栓性疾病，虽也是一种脑血管疾病，但较动脉血栓栓塞性疾病少，仅占所有卒中的0.5%，发病率为0.2~1.3/（10万·a）。其病因多种多样，除凝血功能异常外，与妊娠、产后、中枢神经系统及邻近结构感染有关。CVT通常急性或亚急性起病，可发生于任何年龄，临床表现复杂、多样，并因表现症状的非特异性，部分患者未能及时诊断或容易延误诊断，也是一种致死性疾病。

尽管CVT在19世纪初即被认识，但主要靠尸体解剖诊断，并被认为是一种罕见的疾病。近30年，随着CT和MRI神经影像学的进步，逐渐改变了这种认识，其可因颅内病变和并发系统性病变所致，因此也受到神经外科、耳鼻喉科、风湿免疫科、血液科及肿瘤科的关注。

有关CVT的流行病学研究较少，在发达国家，CVT的发生率估计在1.5~2.5/（10万·a），发展中及欠发达国家的发生率可能要高于此。连续尸体解剖中的CVT流行率为1%，可能是尸检偏重于较严重的致死病例。新近完成的一项成人CVT的回顾性研究发现，总体发生率为1.32/（10万·a）。

在一项至今最大的624例队列研究——国际脑静脉和硬膜窦血栓形成（International Study on Cerebral Venous and Dural Sinuses Thrombosis，ISCVT）研究中，平均发病年龄39岁，其中78%的患者年龄<50岁，仅8%的患者年龄大于65岁，随年龄增大发生率下降。不同年龄与性别CVT的发病率见图1-7-1。在CVT患者中，静脉性梗死占46.5%的观察患者，出血性损害在39.3%的患者中被发现。在一些病例中，缺血性和出血性梗死同时存在。血栓形成在上矢状窦最常见，占62%，其次分别是左侧横窦44.7%，右侧横窦41.2%，直窦18%，脉络膜静脉17.1%以及颈静脉11.9%。大脑深部静脉系统受累为10.9%，海绵窦是1.3%。后颅凹静脉血栓形成报道仅为0.3%。神经影像学证实的脑实质损伤累积率为62.9%。大脑静脉和静脉窦示意图及DSA影像见图1-7-2、图1-7-3。CVT的发生也与性别有关。既往研究发现，女性发生率高于男性，特别在妊娠和产褥期，女：男=2.9:1，新近研究也证实31~50岁

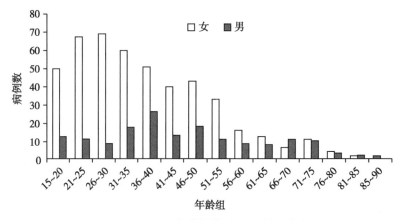

图1-7-1　不同年龄与性别CVT的发病率

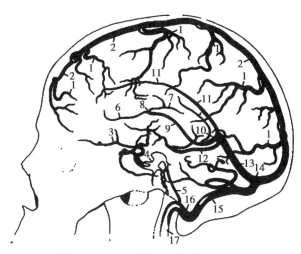

图 1-7-2 大脑静脉和静脉窦示意图

1. 大脑上（浅）静脉；2. 上矢状窦；3. 大脑中浅静脉；4. 海绵窦；5. 下岩窦；6. 隔前静脉；7. 丘纹上静脉；8. 静脉角；9. 大脑内静脉；10. 大脑大静脉（Galen 静脉）；11. 下矢状窦；12. 基底静脉（Rosenthal 静脉）；13. 直窦；14. 窦汇；15. 横窦；16. 乙状窦；17. 颈内静脉

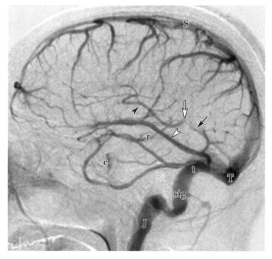

图 1-7-3 大脑静脉和静脉窦 DSA 影像

侧视，黑箭头为大脑内静脉、黑箭为直窦；白箭头为 Labbe 静脉、白箭为 Galen 静脉；T：窦汇，S：上矢状窦，t：横窦，sig：乙状窦，J：颈内静脉，r：基底静脉，c：海绵窦

女性的发生率 2.78/（10 万·a）。此外，新生儿中的 CVT 要比年龄较大儿童多见。

第二节 危险因素的认识过程

目前认为 CVT 是一种多病因疾病，对其病因的认知也经历了从简单到复杂，可因多个危险因素相互作用而触发。在早期的认识中，感染被认为是导致 CVT 的主要因素，但目前已发现多种原因与 CVT 的发生有关。约 85% 以上的患者至少存在一种危险因素，一半的患者可以发现多种危险因素，并且危险因素可以变化。总体上，危险因素可分为遗传性因素和获得性因素。

一、遗传因素扮演的角色

遗传学背景可能决定了内在的个体危险，且研究表明，CVT 存在遗传学基础。20%~50% 的 CVT 患者被报道有遗传性或获得性的血栓形成倾向。在 121 例 CVT 系列患者中，21.5% 的患者存在凝血酶原 G20210A，12.4% 存在因子 V Leiden 突变，5.2% 存在蛋白 C 缺乏，3.1% 存在蛋白 S 缺乏以及 2.5% 有抗凝血酶Ⅲ缺乏。存在凝血酶原 G20210A 和因子 V Leiden 突变的个体增加发生 CVT 的概率，在杂合子中与其他因素起到辅因子的作用。在 ISCVT 研究中，34% 的患者被确定存在易凝血状态，22% 的患者存在遗传因素。在一项包括 1 183 例 CVT 患者的 26 项病例对照研究中，对既往研究的 6 个基因的多态性进行比较，发现因子 V Leiden/G1691A 和凝血酶原 G20210A 与 CVT 明显相关，并且比儿童和成人动脉缺血卒中更有意义。

二、获得性因素——不同人群中的差异

在成年人中，过高的高同型半胱氨酸可以诱发 CVT，因其具有内皮毒性，在脑血管系统中更高并干扰血凝的级联过程。ISCVT 研究中特别关注到，在所有人群中，过高的高同型半胱氨酸血症比率为 4.5%，达到 27% 的病例，估计与血栓形成倾向障碍的 CVT 风险相关，是独立的危险因素。其他获得性血栓形成倾向占患者的 6.5%，5.9% 归于抗磷脂抗体综合征和 0.6% 的肾病综合征。

在年轻女性中，两个病例对照研究显示，使用口服避孕药的女性增加了静脉窦血栓形成的风险。使用口服避孕药并同时带有凝血缺陷的女性的风险要比没有该危险因素的女性的风险高。女性中另一最常见原因是妊娠、产褥期和激素替代治疗。所有这些情况与高雌激素水平有关。

另一个 CVT 的重要危险因素是系统性炎性疾病，特别与血管炎有关。4.3% 的 CVT 患者被

报告有系统性感染,在欠发达国家,这些因素是CVT和大脑深静脉血栓形成的重要原因。在老年CVT患者中,尽管扩大检查,但仍有约15%的老年CVT患者不能发现潜在的原因。

在加拿大的儿童研究中,98%的患儿被确定了一种危险因素。41%的患儿发现有易凝血状态,大多数不发生于新生儿。在新生儿中,急性系统性疾病,如产前并发症和脱水较常见,发生于84%的病例。头和颈部疾病、感染、结缔组织疾病、血液疾病和癌症在儿童中多见。

既往研究认为,无菌性CVT主要见于发达国家,而脓毒性CVT在发展中国家中多见,但在近年的临床实践中发现,约44%的CVT患者是由多种原因造成,特发性病例占CVT病例的25%~30%。根据ISCVT研究,CVT的常见危险因素与发生率列于表1-7-1中。

表 1-7-1 脑静脉和静脉窦血栓形成危险因素及发生率

危险因素	发生率 /%	病程
血栓前状态	31.4	慢性
妊娠及产后期	21.0	短暂性
口服避孕药 / 激素替代治疗	54.3	短暂性
药物(如:炔羟雄烯唑,锂盐,维生素 A,静脉注射免疫球蛋白,致幻剂)	7.5	短暂性
肿瘤相关: 局部压迫 高凝状态 抗肿瘤药物(如:他莫昔芬,L-门冬酰胺酶)	7.4	短暂性或慢性
感染: 脑膜旁的(如:耳,鼻窦,口腔,面及颈) 败血症	12.3	短暂性
机械性因素: 硬脑膜血补丁 自发性颅内低压 腰穿	4.5	短暂性
脱水	无流行病学资料,但是一种触发因素	短暂性
其他血液疾病: 发作性夜间血色蛋白尿 缺铁性贫血 血小板减少症 肾病综合征 红细胞增多症	12.0	慢性
系统性疾病: 系统性红斑狼疮 Behcet 病 炎性大肠病 甲状腺疾病 肉状瘤病 其他	7.2 1.0 1.0 1.6 1.7 0.2 1.7	慢性
未能确定因素	12.5	未明

第三节　复杂临床表现的整合：对诊断的初步认识

与动脉性卒中类型相比,CVT 的临床表现多变。除急性发病外,更多 CVT 患者表现出亚急性或慢性过程。临床症状和体征依赖于受累的静脉和静脉窦部位、是否存在脑实质损害、患者年龄以及临床表现的间隔时间。尽管 CVT 的临床表现呈多样性,但依据它们的病理生理学特征,可分为 3 种临床综合征:①颅内高压综合征(intracranial hypertension syndrome, IHS);②卒中相关综合征(stroke-related syndrome, SRS);③脑病综合征(encephalopathic syndrome, ES)。

一、颅内高压综合征

IHS 更多是由上矢状窦闭塞所致。头痛及视盘水肿是 IHS 最常见的临床症状,占 75%~95%。发病通常亚急性(2~30 天),但也可以急性(>2 天)或慢性(>30 天)。70%~75% 的 CVT 病例以 IHS 为初始症状,可以出现任何程度的头痛,并常常是唯一的临床表现。在女性和年轻患者中最常见,弥漫的或部分的,持续的或间歇性的。在所有 CVT 患者中,视盘水肿发生范围在 45%~86%。仅有 20%~40% 的患者出现 IHS 的全部症状,头痛,恶心,呕吐,视盘水肿,短暂视力模糊,甚至第Ⅵ颅神经麻痹。

二、卒中相关综合征

SRS 明显与闭塞静脉的部位相关,引起的卒中可以是梗死、出血或梗死并出血。在大多数病例中,表现为多发的脑实质的损伤或双侧受累。

局灶神经功能缺失是 15% 的 CVT 患者的首发症状,而在整个疾病过程中,40%~60% 出现局灶性神经体征(感觉和运动缺失、言语障碍、偏盲)。SRS 病变常位于中央沟、额顶和顶枕、靠近中线或颞后区域。伴双侧症状的双侧脑梗死是常见的。在少数病例中,局灶神经障碍是短暂的而类似于短暂脑缺血发作。CVT 单纯以蛛网膜下腔出血起病非常罕见。

痫性发作也可以是 CVT 的首发症状,报道的发生频率为 10%~60%;儿童和新生儿更常见,分别为 58% 和 71%;癫痫持续状态发生于 12.8% 的患者,局灶性或全面性发作大约相等。伴有矢状窦和皮层静脉受累的、实质损伤相关的运动或感觉障碍的患者更趋向有明显的癫痫发作。

约 12% 的 CVT 患者出现颅神经麻痹。受累的颅神经包括Ⅲ、Ⅳ、Ⅴ、Ⅵ、Ⅶ、Ⅷ、Ⅸ、Ⅹ 和Ⅺ,可以多发或单发。在少数病例中,颅神经麻痹可以是唯一体征,单侧或双侧Ⅵ颅神经受累也可由颅内高压本身造成,特别是当血栓发生于横窦/乙状窦。

意识障碍作为 SRS 的起始症状是罕见的,但当血栓形成直接影响到脑深静脉系统(丘脑和纹状体的深部灰质)时可以发生。此外,当大的单侧梗死或出血压迫间脑和脑干时患者也可以出现意识障碍。

三、脑病综合征

弥漫性脑病而无定位体征或可以确定的颅高压特征是 CVT 的另一种表现类型。虽然这种情况不是 CVT 的常见临床表现,却是最严重的一种形式。意识水平下降是 ES 最常见的临床发现,可以从昏睡到昏迷。在 CVT 患者中,仅 15%~19% 的病例表现为主要的认知功能损害。脑病综合征明显与脑深部静脉系统受累有关。CVT 常见的临床表现及综合征见表 1-7-2。

表 1-7-2　大脑静脉和静脉窦血栓形成临床表现及综合征发生率

临床表现	发生率/%	综合征	发生率/%
头痛	89	卒中综合征	40
局灶性运动障碍	41	脑病综合征	31
痫性发作	39	颅高压综合征	29
视盘水肿	28		
失语	19		
意识水平下降	14		
动眼神经麻痹	14		
复视	13		

第四节　诊断方法：实验室与影像检查的价值

一、实验室检查

1. **常规血液检查**　常规实验室检查对 CVT 诊断不能提供更多有用的帮助，但对分析确定 CVT 的致病原因可以提供有用的信息。对疑似 CVT 的患者，应当进行血常规、红细胞沉降率、生化全套、凝血酶原时间和活化部分凝血活酶时间的检测。这些检查项目的异常提示潜在的高凝状态、感染或炎症等诱发因素。

2. **D- 二聚体**　是一种纤维蛋白降解产物，是凝血过程活化的敏感指标。在一项设计良好的前瞻性多中心研究中，其敏感性为 97.1%，特异性为 91.2%，阴性预测值为 99.6%，阳性预测值为 55.7%，从而支持 D- 二聚体在排除 CVT 中的临床鉴别作用。然而，D- 二聚体水平在发病后随时间推移下降，其次，D- 二聚体水平可能与静脉窦血栓受累的解剖学范围有关，血栓较小的患者可能出现 D- 二聚体测定的假阴性，因此，当临床高度怀疑 CVT 时，即使 D- 二聚体水平正常也不能排除 CVT。

3. **脑脊液检查**　CVT 患者脑脊液（cerebrospinal fluid, CSF）无特异性改变，除非颅内存在感染性原因导致脑脊液成分改变，否则 CSF 检查帮助不大。约 80% 的 CVT 患者 CSF 初压升高，50% 的病例有核细胞计数增多，35% 病例蛋白质水平升高。

二、诊断的"金"标准：不同神经影像方法的"优"与"劣"

在过去 30 年，诊断性神经影像学检查在 CVT 的诊断和预后判断中已越来越重要，诊断的确立主要基于神经影像学存在脑静脉和 / 或静脉窦血栓。MRI 和 MRV、CT 和 CTV 以及数字减影血管造影（digital subtraction angiography, DSA）三种方法都可以应用，这些方法可以确定 CVT 相关血管（静脉窦）和脑实质损伤的改变。在一些病例中，需要依靠有创性的 DSA 来确诊（金标准）。

1. **计算机断层扫描（computed tomography, CT）**　在临床实践中，头颅 CT 通常是急诊首先选择进行的检查，可以显示直接或间接的 CVT 征象。但是，CT 扫描在 25%~30% 的患者中正常，并且大多数的发现结果是非特异性的。

在 CT 扫描上，直接征象是 CVT 的特征性影像学表现。

（1）空三角（empty delta）征：是 CVT 的最常见直接征象，在 25%~30% 的 CVT 患者中出现。空三角征仅在注射对比剂时见到，因为在窦汇（torcular herophili）中存在凝块，影像显示为在矢状窦中有一个低密度的区域，并被高密度的三角形包绕，这是硬膜壁中的侧支血管强化所致（图 1-7-4A）。这种表现在发病数天后才会出现，但可持续数周的时间。

（2）条索（cord）征：是一种脑实质中的局限性条索样密度增高影，是因静脉中新鲜血栓的形成所致，并且血管平行于扫描面（图 1-7-5）。

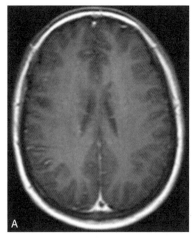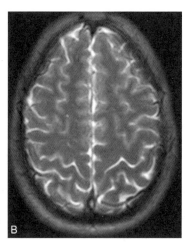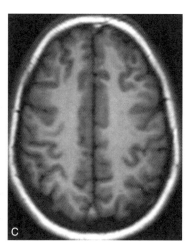

图 1-7-4　上矢状窦血栓形成 MRI 表现
A. 空三角征（增强后）；B、C. 三角征

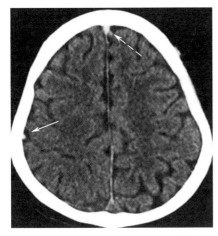

图 1-7-5 CT 扫描,上矢状窦三角征
(虚线箭头)、条索征(实线箭头)

(3)三角(triangle)征:是位于上矢状窦后部的新鲜血栓,可以在无增强的冠状层面上看到一个高密度的三角形影像(图 1-7-5)。高密度影也可以在受血栓进程累及的其他静脉窦中见到。

间接征象虽比直接征象更常见,但特异性不高,仅提示为 CVT。

(1)局限性或普遍性的脑肿胀,间接表现为脑室变小和沟裂变窄以及白质弥漫的相对低密度改变。

(2)大脑镰或小脑幕的密度强化,为硬脑膜静脉侧支或血液淤积所致。

(3)相应静脉梗死的脑实质低密度影或与出血相关的高密度影。脑实质异常出现于 60%~80% 的患者,特别是出现多发双侧损伤、双侧丘脑水肿,颞枕区病变,小的邻皮质出血或凸面的蛛网膜下腔出血时,应当怀疑为 CVT。

目前新 CT 技术改善了对 CVT 的诊断敏感性,特别是螺旋 CT 静脉血管成像(CTV)提高了 CT 成像的敏感性,与 MRI/MRV 比较具有能快速成像,较少的运动伪影,可以用于有铁磁装置的患者,对有幽闭恐怖者更易于接受,并且 CTV 在静脉窦和血液流动缓慢的脑静脉的成像有优势。

2. 磁共振成像(magnetic resonance imaging/venography, MRI/MRV) 当今,MRI 和 MRV 被认为是 CVT 诊断及随访的最佳检查方法。除可以显示出 CT 扫描的直接征象外,MRI 所见与静脉回流受阻和硬膜窦内血栓形成造成的继发脑损害有关。静脉性梗死在 MRI 上表现为:实质损伤分布于不同血管区,脑白质斑片状病灶多于灰质,常伴有出血,脑白质(灰白交界区)血肿。MRV 可以观察深部和表浅的静脉,其敏感性和特异性均高,可以评价血栓大小和累及的范围,多次复查可用于评估血栓的演变和发现血管的再通。但需注意的是,颅内静脉的解剖学变异很大,特别在后颅凹的静脉,可被误认为是静脉血栓。

静脉血栓的信号特征取决于残余血流量和血栓形成时间的长短,可以有多种表现。在早期或急性期(开始 3~5 天),部分血红蛋白转变为脱氧血红蛋白,使闭塞静脉在 T_1 相上为等信号,在 T_2 相上是低信号,T_2 相上低信号常被误认为是正常的流空信号。亚急性期脱氧血红蛋白转变为正铁血红蛋白,在 T_1 和 T_2 相上均为高信号,这样的变化多在血栓形成后的 5~30 天。随后的 MRI 表现(>2~4 周)取决于血流量和血管是否再通,但大多数患者数月至数年静脉窦内仍然可见异常信号。值得注意的是,静脉窦内缓慢血流易于血栓形成混淆,如果 T_1 相静脉窦内为高信号,增强扫描后出现强化,表明为血流缓慢所致的"血流相关性强化效应",但如果增强扫描该区不强化,则不是血流缓慢所致,而是由于血栓形成。如果上矢状窦的后部受累,可以看到注入钆后相似于 CT 三角征的硬膜壁高信号影像(图 1-7-4A)。之后,凝块先在 T_1 相后在 T_2 相上呈高信号(图 1-7-4B、C),并且有从周围到中央的特征性进展。

在深部脑静脉血栓形成患者中,CT 或 MRI 扫描通常显示双侧梗死伴与不伴继发出血转化,并可累及丘脑、纹状体、胼胝体腹侧、枕叶内侧和小脑上份。条索征——大脑静脉自发性的密度增高——可以在所有或部分深静脉血栓形成患者中见到。丘纹静脉的密度增高被描述为一种特殊征象。对比剂增强后的三角征在深部脑静脉血栓形成中很少见到,但在亚急性期可在直窦中见到。

许多年以来,当怀疑深部脑静脉血栓形成时,脑血管成像已是主要的成像方式。正常情况下,所有或部分深静脉系统在影像学上是透明的(低密度或信号),当血栓形成后可以表现为高密度或信号影（直接征象）。尽管 CT 扫描是大多数患者首先进行的检查，但当前使用 MRI 和 MRV 较多。脑静脉血栓形成常见影像学表现及优缺点见表 1-7-3 和表 1-7-4。

3. 脑血管造影 由于 CTV 和 MRV 的广泛应用，现在较少需要有创性脑血管造影技术来确诊 CVT。但当 CTV 和 MRV 检查不能确定时，可考虑使用 DSA。CVT 的 DSA 结果包括：闭塞的静脉窦不显影或充盈缺损；侧支引流小静脉扩张；静脉血流方向逆转。正常情况下，颈动脉注射对比剂后 4~5 秒静脉开始显影，整个脑静脉系统在 7~8 秒内完全显影。如果静脉或静脉窦没有在 DSA 的正常序列中显影，就应当考虑急性血栓形成的可能。

表 1-7-3　脑静脉血栓形成的影像学表现

MRI/CT
单侧或双侧半球脑水肿
单侧或双侧半球脑出血（常为多发性）
脑沟或脑室受压
静脉内血栓形成（条索征）
空三角征
窦内高密度影或信号（三角征）
窦内流空信号消失（MRI）
窦内充血（MRI）

MRV
表浅或深部静脉结构未显影
可以显示血栓的大小和范围
用于检查是否再通

表 1-7-4　CT 和 MRI 在 CVT 诊断中的优缺点比较

	CT+CTV	MRI+MRV
优点	主要静脉窦显影良好； 快速（5~10 分钟）； 容易获得； 运动伪影较少； 可用于起搏器植入、除颤器或幽闭症患者	浅表和深静脉系统均可显影； 脑实质界限清楚； 可早期发现缺血性改变； 无辐射暴露； 可发现皮质和深静脉血栓形成； 可发现大量出血和微出血灶
缺点	电离辐射暴露； 存在对比剂过敏风险； 碘对比剂相关肾病风险； 对微小实质异常的分辨率较低； 对皮质和深静脉血栓的检测能力差	耗时； 运动伪影； 普及性差； 不适于起搏器植入或患有幽闭症者； 存在钆诱导的肾源性系统性纤维化低风险； 血流速度慢、复杂的血流模式和静脉窦的正常解剖学变异会影响结果
特异性	91%	缺乏对比研究
敏感性	95%； 总体准确率为 90%~100%； 取决于具体静脉或硬膜窦	缺乏对比研究； 平面回波 T$_2$ 磁敏感成像联合 MRV 被认为是最敏感的成像序列
临床应用	急性发病时； 急诊患者； 当 MRI 不易获得时，多层 CTV 可作为初步的检查手段	急性或亚急性发病； CT/CTV 正常的疑似 CVT 患者； 疑似深部 CVT 患者

第五节　临床诊断的确定
——定位与特殊人群

大脑静脉系统是颅内血管最复杂的血管系统,由于分布于不同部位,因而血栓形成后产生的临床症状与所累及的脑结构有紧密的联系,症状表现存在差异,临床根据血栓发生的部位最终确定诊断。

1. **上矢状窦血栓形成**　占所有 CVT 患者的72%~92%。患者表现出头痛,视物模糊,视觉缺失,恶心,呕吐和颅神经麻痹的颅内高压的典型症状。此外,上矢状窦血栓形成可以导致临近皮质的损伤导致如失语,偏盲和忽视的皮质缺失症状。也可以产生颅神经麻痹,感觉减退和偏瘫(单瘫),并随时间延长症状加重。局灶和全面性痫性发作多发生于新生儿和儿童。CT 或 MRI 上的三角征和空三角征是特征性表现。MRV 表现上矢状窦无显影(图 1-7-6)。

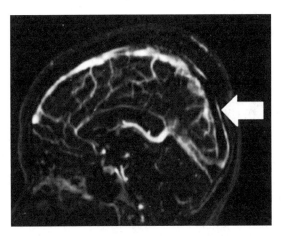

图 1-7-6　MRI 增强显示上矢状窦充盈缺损

2. **横窦血栓形成**　约发生于 10% 的 CVT 患者中。当孤立发生时可以无症状或仅出现头痛症状。当血栓进一步扩展到邻近的静脉窦(上矢状窦、深静脉系统、上窦和下窦)时,颅内压升高,意识障碍,脑局灶体征和颅神经麻痹(Ⅸ、Ⅹ、Ⅺ)可以发生。在影像学上,横窦表现为高密度影像。当血栓仅限于横窦时,常规 MRI 甚至 MRA 也难区分发育不良(占一般人群的 40%)与血栓形成,因此疑似患者行数字血管造影有时是必要的。

3. **皮层静脉血栓形成**　皮层静脉血栓形成通常发生大的皮层梗死,伴有急性运动障碍,主要影响下肢,皮层体征和癫痫发作。CT 和 MRI 通常显示缺血性损伤并常常有出血现象,可无静脉窦血栓的征象。非特异性临床表现和非典型动脉梗死的影像学表现则需考虑脑皮层静脉血栓的可能,需仔细辨别。

4. **深部脑静脉血栓形成**(deep cerebral venous thrombosis, DCVT)　脑深静脉系统由直窦、Galen 静脉、大脑内静脉和基底静脉组成。DCVT 并不常见,占 CVT 的 3%~11%,以女性多见,多数病例为青少年。成年人中约 75% 患者有诱发因素,口服避孕药、妊娠、产褥期是被报道最多的原因。

临床上 DCVT 是静脉血栓综合征中最不确定的。通常以间脑功能严重障碍,如昏迷、瞳孔异常、眼肌麻痹、低肌张力和视盘水肿为特征。因为深静脉系统的吻合的独特性,仅在大脑大静脉和基底静脉同时阻塞时妨碍静脉血液的流出。对表现为头痛、恶心、呕吐、眼球震颤、双侧或交叉瘫痪、长束征、上肢或步态共济失调以及意识障碍的患者,应高度怀疑 DCVT 的可能。深静脉系统也引流脑室周白质、胼胝体、海马边缘系统、视皮质和小脑的血液。因此,头痛、痫性发作、偏盲、共济失调以及言语功能障碍均可见于这些静脉通道的血栓形成。深部结构的影像学改变,特别是双侧丘脑的急性病变提示大脑深静脉血栓形成(图 1-7-7)。DCVT 临床发展迅速,意识水平改变明显,若诊断和治疗不及时则是致死性的,但在新生儿中结果似乎要好于较大的儿童和成年人。

5. **海绵窦血栓形成**　仅占所有 CVT 的0.5%~2%,特别在较年轻的患者中,多存在感染性病因并有特征性的临床表现。通常,前部海绵窦血栓形成的发病突然,有头痛、眼痛、球结膜水肿、眼球突出、眼运动神经麻痹(Ⅲ、Ⅳ、Ⅴ 的眼支和Ⅵ),感染性病例伴有发热。眼运动神经麻痹可以是独有的症状。海绵窦后部血栓形成,播散到下岩窦,可以造成颅神经Ⅵ、Ⅸ、Ⅹ、Ⅺ麻痹而无眼球突出。

6. **新生儿脑静脉血栓**　罕见,并且研究不多。83% 的患者通常急性发病。新生儿、婴儿及儿童的临床表现相似:昏睡、头痛、呕吐、痫性发

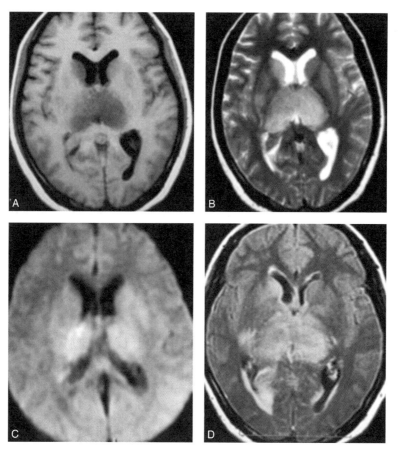

图 1-7-7　脑深静脉血栓形成 MRI 表现

双则丘脑损伤：A. T_1 相，B. T_2 相，C. DWI，D. FLAIR

作、认知损害、运动障碍和局灶体征最常见。由于症状常常是非特异性的，新生儿脑静脉血栓难以诊断。50% 的新生儿单个静脉窦受累，最多的是矢状窦；50% 的为多个静脉窦受累。可以发生于系统性疾病（鼻窦炎、乳突炎、脱水）。

7. 老年人的脑静脉血栓形成　孤立的颅内高压综合征和严重头痛并不常见，而意识水平下降，精神状态及认知功能改变最常见，预后通常不良。

第六节　治疗方法
——对"因"与对"症"相结合

CVT 是一种并不常见但具有潜在危险甚至威胁生命的脑血管病，其治疗目标主要是针对血栓形成的病因、症状以及并发症等方面进行治疗。在卒中单元对 CVT 进行早期处理有助于优化治疗和减少并发症。

一、一般原则：治疗的基础

在 CVT 急性阶段，治疗的重点是使病情稳定，防止新的梗死（和出血），预防和逆转脑疝以及治疗痫性发作和／或脑水肿。液体疗法对 CVT 患者很重要，也很复杂。脱水和低血压可使血栓形成进一步恶化，而水过量和高血压又可加重颅内高压。通常应给予等渗液体（0.9% 氯化钠），最好避免使用低渗或含糖液体。对高同型半胱氨酸血症患者，使用叶酸和维生素 B_{12} 是否可以降低 CVT 风险目前还未知。可能由局部感染造成的 CVT 必须尽快被诊断并进行相应治疗。

二、抗凝治疗：锋利的双刃剑

1. 抗凝治疗　至今针对 CVT 抗凝治疗的大样本随机临床试验证据有限，但临床实践证实抗凝仍是 CVT 的主要治疗方法，急性期可以使用肝素或低分子肝素，即使在 CVT 有脑实质出血的情况下，慢性期给与口服抗凝剂。急性期抗凝治疗的理由包括预防血栓生长、促进血管再通。系统性静脉血栓形成患者应用抗凝治疗已被广泛接受，但在 CVT 患者中由于自发性出血梗死的高发生率（约 40%）而存在争论。临床中，肝素对任何静脉血栓是主要的治疗药物，在 CVT 中也一样。由于肝素可以造成静脉梗死转变为出血，或造成已经出血损伤的部位增加出血，从而使治疗复杂化。出血的确可以发生于 CVT 肝素治疗后，但发生率低。多个回顾性试验显示，CVT 患者使用抗凝剂有潜在益处，而未经抗凝治疗的患者一般预后不好。

先前对 CVT 抗凝剂治疗仅有两个随机安慰剂对照试验。一项包含剂量调整静脉肝素安慰剂对照的临床试验观察了 20 例患者（10 例肝素，10 例对照），在肝素组中，2 例有轻微功能障碍，8 例完全恢复；而安慰剂组中，3 例死亡，6 例存活有轻微功能障碍，1 例完全恢复，由于治疗组明显优于对照组而提前终止。另一项欧洲的双盲对照多中心试验中，60 例 CVT 调整体重皮下注射那屈肝素（nadroparin）3 周与安慰剂对照，随后 3 个月口服抗凝剂。3 周之后，接受那屈肝素患者观察到不良结果（定义为 Barthel 指数 <5）为 20%，对照组为 24%。到 12 周时，接受那屈肝素治疗的患者的不良结果为 10%，对照组为 21%。两个试验的荟萃分析表明，接受抗凝治疗的患者死亡率绝对风险减少 14%，死亡率和残疾共同减少 15%。尽管无统计学差异，这样的结果支持在 CVT 患者中使用抗凝剂而不论是否存在颅内高压。

一项 Cochrone 荟萃分析显示，抗凝治疗组与安慰剂组比较，死亡或残疾依赖的相对风险为 0.46（95%*CI* 0.16~1.31），结果有利于肝素组但差异未达统计学意义。显示与对照组比较，肝素有轻微的优势，这些发现支持对所有急性（亚急性）静脉窦血栓形成患者使用肝素（静脉或皮下大剂量低分子肝素）抗凝作为初始治疗。在几乎所有的回顾性和非随机试验中，超过 80% 的接受抗凝治疗的患者预后良好。

2012 年在欧洲完成一项 66 例脑静脉和静脉窦血栓形成使用普通肝素和低分子肝素的 RCT 临床研究，以评估肝素和低分子肝素的有效性和安全性。所有患者经 MRI 和 MRV 确定诊断。其中 32 例接受普通肝素，34 例接受低分子肝素治疗。主要终点是住院期间死亡率，次要终点为 3 个月后 Barthel 指数得分。低分子肝素组给予 100U/kg 皮下注射每天 2 次，肝素组给予 80U/kg 静脉团注后 18U/kg 滴注，维持 APTT 在正常值的 1.5~2.5 倍之间，共 14 天。随后所有患者继续给予口服抗凝剂，维持 INR 在 2~3 之间 6 个月。最终，肝素治疗组 6 例（9%）死亡，5 例死于颅内压升高致脑疝，1 例死于败血症，而低分子肝素组无死亡病例。3 个月神经功能比较无统计学差异。提示，与普通肝素组比较，低分子肝素组住院期间死亡率更低。

对于存在抗凝治疗禁忌证（如近期出现过大出血）的特殊患者，临床医生必须根据临床具体情况，权衡抗凝治疗的风险和获益。在这种情况下，与一般静脉血栓形成一样，咨询抗凝治疗专家，在能安全使用足量抗凝治疗之前，可考虑采用低强度抗凝治疗。

2. **口服抗凝剂**　急性期经抗凝治疗后的 CVT 患者应继续给予口服维生素 K 拮抗剂治疗。有关 CVT 患者口服抗凝治疗的益处和最佳持续时间，EFNS 和 AHA/ASA 指南推荐急性期后继续进行抗凝治疗，持续时间 3~12 个月。然而，根据血栓形成倾向的原因不同，抗凝治疗的时间还需个体化。对短期危险因素者（妊娠和感染）抗凝 3~6 个月，对老年患者，为防止再发血栓形成，抗凝治疗不应少于 6 个月。对危险因素不明确的患者，力求国际标准化比率在 2~3.5 之间 6~12 个月。

对于 CVT 发作 ≥2 次以及有 1 次 CVT 发作但存在严重遗传性或多种血栓形成倾向，抗磷脂抗体综合征及癌症的患者，应考虑永久性抗凝治疗。

3. **新型口服抗凝剂**　目前在深静脉血栓形成和肺栓塞的临床研究中已证实，新型抗凝剂疗效不低于常规使用的抗凝剂，但在大脑静脉和静脉窦血栓治疗中多是小样本的观察性研究，仅一项为随机双盲的临床试验。

（1）达比加群（dabigatran）：一项研究比较了达比加群和华法林的整体获益和风险，结果显示达比加群不增加出血风险，在治疗静脉血栓栓塞与华法林等效，但在 75 岁以上或肾功能不全（肌酐清除率 <30ml/h）的患者中增加了出血风险。此外，目前达比加群拮抗剂在临床上尚未被使用。2019 年刚完成的一项欧洲 9 国多中心 120 例 CVT 患者达比加群与华法林对照安全性与有效性随机对照研究（RE—SPECT CVT 试验）表明，急性期经肝素治疗 5~15 天病情稳定后，给予达比加群 150mg，2 次/d 与剂量调整的华法林 24 周比较，二者在降低 CVT 的复发及安全性方面均是有效的，出血风险也是相似的。

（2）利伐沙班（rivaroxaban）：在一项脑静脉和静脉窦血栓形成的研究中，16 例患者分为两组，一组接受利伐沙班（7 例），另一组接受维生素 K 拮抗剂（9 例）。使用 mRS 评估临床严重性，血管再通使用 MRA 评估。结果表明 93.8% 的患者结局良好，所有患者显示不同程度的血管再通。平均随访 8 个月，一例使用维生素 K 拮抗剂和 2 例使用利伐沙班有轻度出血。因此对 CVT，利伐沙班与维生素 K 拮抗剂有同样的效果。另外，利伐沙班不推荐用于肾功能损伤患者（肌酐清除率 <30ml/h）及孕期使用；由于没有拮抗剂，使用利伐沙班出血后缺乏特异性治疗药物也是其局限。目前对该药用于 CVT 的研究是有限的，需要更多进一步的临床研究。

（3）阿哌沙班（apixaban）：阿哌沙班在膝或髋外科手术后的静脉血栓栓塞有治疗和预防作用。目前没有阿哌沙班对 CVT 患者的临床研究，对用于治疗 CVT 的数据非常有限。

虽然目前指南并不推荐急性期使用该类药物，但有一些临床研究提示其有效性，因此，新型口服抗凝剂对脑静脉和静脉窦血栓治疗效果还需更多前瞻性临床研究进一步证实其安全性及有效性。

4. **生育期女性的抗凝** 既往有 CVT 的生育期女性在口服抗凝剂期应避孕，因为抗凝剂有致畸作用。平时应该使用避孕工具而不是口服避孕药。紧急避孕以及激素替代治疗也应当避免。CVT 与妊娠和产后相关的 CVT 不是再次妊娠的禁忌证。尽管妊娠和产后是 CVT 的危险因素，但在随后的妊娠过程中静脉血栓事件风险是不高的。妊娠期的急性 CVT 或 CVT 后的妊娠并不需要终止妊娠，除非是正在服用抗凝剂时怀孕。

三、其他治疗方法的探索

1. **溶栓** 目前缺乏 CVT 患者溶栓治疗的随机对照试验，但多项非对照病例研究提示局部溶栓治疗（应用 rt-PA）对 CVT 有效。与抗凝治疗相比，尽管溶栓治疗可以快速实现血管再通，但出血风险较高，因此并不积极建议在 CVT 患者中使用溶栓治疗。仍有必要进行多中心随机对照试验以进一步评价 CVT 溶栓治疗的有效性和安全性。但对于少数经足量抗凝药物治疗，又无颅内出血的重症患者，尤其是昏迷和深静脉血栓形成时，可谨慎地在良好监护条件下实施局部溶栓。荟萃分析表明，溶栓治疗对重症 CVT 患者可能有获益，对 38 例 CVT 昏迷患者进行溶栓，溶栓后 13% 死亡，17% 发生颅内出血。最佳的药物、剂量和给药方式仍需进一步研究。

2. **血管内治疗** CVT 血管内治疗的目的是通过导管到达血栓形成部位移除血栓。血管内溶栓，用或不用机械血栓切除较肝素治疗有一些理论上的优势，但目前血管内直接（局部）溶栓和取栓治疗仅有小规模研究，研究者认为，CVT 患者可在溶栓治疗中获益，但是存在的问题是该过程复杂而昂贵。患者需要麻醉及重症监护，并且导管需保留在静脉窦中数小时到数天，血栓溶解剂的反复使用和放射学评估。185 例血管内机械取栓的系统分析显示，84% 无或轻度残障，死亡为 12%，5% 血管未通，21% 部分再通，74% 完全再通。通常仅一侧横窦、上矢状窦导管能够进入。因此，血管内治疗不应当是 CVT 的一种常规治疗，但对严重的或肝素治疗后病情仍恶化的患者可以考虑应用。

一项旨在比较抗凝治疗与血管内溶栓治疗的随机临床试验——溶栓或抗凝治疗脑静脉血栓形成（Thrombolysis or Anticoagulation for Cerebral Venous Thrombosis，TO-ACT）正在进行之中，期待其结果将可能有助于改善 CVT 患者的急性期处理。

3. **抗血小板和降纤治疗** 目前缺乏使用抗血小板或降纤治疗在 CVT 的治疗证据。尚无明确证据表明其在治疗 CVT 时的有效性和安全性。但部分 CVT 患者可能从抗血小板或降纤治疗中获益，尤其是伴有血液成分异常的患者，如血小板增多症或高纤维蛋白原血症的患者。

四、感染性病因的治疗

对脓毒性CVT的治疗必须依据抗菌谱（antibiogram），但在等待该细菌学结果前可以使用三代头孢菌素（头孢曲松或头孢噻肟）或使用碳青霉烯类（亚胺培南）行经验性治疗。当怀疑为厌氧菌感染，首选是甲硝唑；院内感染，可以使用美罗培南、头孢他啶和万古霉素等。

五、对症治疗

1. 颅内高压 约40%的CVT患者发生孤立性颅内压升高，主要是静脉回流受阻和组织充血所致，同时伴有CSF吸收障碍。目前尚无临床随机试验提供最佳的治疗方法，因此除针对病因的治疗以外，颅内压升高的治疗以甘露醇为基础，少数联合使用其他利尿剂，如碳酸酐酶抑制剂乙酰唑胺或呋塞米。在慢性（超过3周）颅内高压患者中，治疗的优先考虑是降低颅内压。如果在二次腰穿后不能控制颅内高压时，应该给予乙酰唑胺250mg一天两次。

理论上皮质类固醇可有效降低血管源性水肿，但病例对照研究表明，CVT急性阶段使用类固醇不能改善其结局，特别在无脑实质病变的患者可使病情恶化。因此不推荐CVT患者使用激素。

对严重脑实质损伤或常规治疗无效即将发生脑疝的患者，可考虑去骨瓣减压术。近期研究表明，该方法可以挽救患者生命并有良好的结局。一项69例回顾性研究显示，死亡率为16%，57%患者随访具有良好神经功能。

2. 痫性发作 在CVT患者中，约37%的成年人和48%的儿童发生痫性发作。尚无临床试验对CVT患者抗惊厥治疗的最佳时机或治疗药物进行过研究。一般仅在出现痫性发作的患者中使用。预防性使用抗癫痫药物依然存在争议，因为这些药物对脑代谢以及意识水平的负性影响。局灶神经功能障碍、脑水肿和神经影像上有梗死（特别是出血）似乎是CVT患者痫性发作的预示因子，在这些患者中可以考虑预防性使用抗癫痫药物。

第七节 预后与复发

尽管抗凝治疗的使用增加了CVT良好预后的数量，但预后仍被认为是难以预料的，约1/4的患者在入院后加重，因而制订一套CVT分级量表对临床预后的判断是有价值的。一项研究观察了467例CVT患者，30天的死亡率为9%，选择与30天死亡相关的危险因素进行分析，发展了一套CVT分级量表（CVT grading scale，CVT-GS）（表1-7-5），分值为0~13分。依据得分将患者分为轻、中、重三个等级以预测30天的死亡率和mRS>2分的可能性。轻度（0~2分），死亡率为0.4%，中度（3~7分），死亡率为9.9%，重度（8~13分），死亡率为61.4%，分值越高危险性越高。统计表明，对30天死亡率的准确性为91.6%，mRS>2的准确性为85.3%。证实CTV-GS是预测CVT预后的一个实用的临床预测工具，可以帮助临床制订诊治方案和进行严重性分层。

表 1-7-5 CVT-GS 分级量表

脑实质损伤范围 >6cm	3分
双侧 Babinski 征	3分
男性	2分
脑实质出血	2分
意识水平	
清醒	0分
嗜睡	1分
昏睡	2分
昏迷	3分

CVT患者复发率范围从0~11.7%，并且最常见于先前血栓形成后的第1年。急性期幸存的CVT患者可有并发症。神经心理障碍，如顺行记忆受损、痴呆、轻偏瘫、无动缄默、异常运动（如手足徐动和肌张力障碍）常常为其后遗症。

尽管与动脉源性梗死相比总体预后良好，但4%的CVT患者在急性阶段死亡，死亡率与潜在的病因或引起血栓形成的因素有关。死亡或残疾的多变量预示因素分别为：中枢神经系统感染、肿瘤、深静脉系统受累、昏迷、年龄超过37岁、精神障碍、CT/MRI扫描可见出血、入院时GCS得分<9分以及男性。死亡的主要原因是继发大量出

血引起的天幕脑疝。死亡的其他原因是脑实质多发损伤或弥漫性脑水肿的脑疝形成,癫痫持续状态,并发症和肺栓塞。

第八节 规范化诊治——指南的演进

随着近 30 年神经影像诊断技术的不断发展提高,对 CVT 的报道不断增多,以及随机对照研究的开展,为 CVT 诊断治疗提供了有效的循证医学依据。2006 年欧洲神经病学专家在 *European Journal of neurology* 上发表了《脑静脉和静脉窦血栓形成治疗指南》(EFNS Guideline on the Treatment of Cerebral Venous and Sinus Thrombosis)。这是国际上第一个关于 CVT 的治疗指南,但由于缺乏证据,推荐等级限定为良好实践点(Good Practice Point, GPP)。对无抗凝禁忌证的 CVT 患者应接受皮下注射低分子肝素或剂量调整静脉肝素治疗(GPP)。伴发 CVT 相关性颅内出血不是肝素治疗的禁忌证。如果 CVT 继发于短暂性危险因素,口服抗凝治疗持续 3 个月;对于原发性 CVT 和存在轻度遗传性血栓形成倾向的患者,则需要治疗 6~12 个月;对于有过 ≥2 次 CVT 以及有过 1 次 CVT 但存在严重遗传性血栓形成倾向的患者,应考虑永久性抗凝治疗(GPP)。如果充分抗凝治疗后患者仍然出现病情恶化并且排除了其他导致恶化的因素,溶栓治疗可作为一种治疗选择,尤其是对于那些无颅内出血的病例(GPP)。在重症 CVT 患者中,降低增高的颅内压(伴脑组织移位)的某些治疗措施的风险和益处尚无对照资料。抗水肿治疗应作为挽救生命的干预措施,包括过度通气、渗透性利尿药和去骨瓣减压术(GPP)。该指南在 2010 年时被重新修订,将治疗中使用低分子肝素和肝素的推荐级别提高到 B 级推荐,其他治疗由于仍无临床随机对照研究而未进行改变。

2011 年美国心脏协会/美国卒中协会(AHA/ASA)在 *Stroke* 杂志上发表《脑静脉血栓形成的诊断和处理——AHA/ASA 对医疗专业人员的声明》(Diagnosis and Management of Cerebral Venous Thrombosis—A Statement for Healthcare Professionals From the American Heart Association/American Stroke Association)。专家组回顾了从 1966 年至今的相关文献,就 CVT 流行病学、常见和不常见的危险因素以及发病机制进行分析,总结了主要的临床表现特征,并根据循证证据为 CVT 的诊断(包括实验室、不同神经血管影像方法)、早期处理(抗凝、溶栓及并发症治疗)和复发的预防等提供了循证推荐意见;对 CVT 临床并发症(痫性发作、脑积水、颅内压增高和神经功能恶化)的处理进行了总结,并提出了 CVT 患者诊断和治疗的流程图(图 1-7-8);同时还为特殊人群,如妊娠期妇女和儿童 CVT 风险评估、处理和预防提出了推荐意见。这是一个至今较为全面完整的 CVT 诊疗指南,为 CVT 的临床诊断和处理提供了全面、可操作和有价值的指导。

2015 年中华医学会神经病学分会脑血管病学组重新修订了 2012 年《中国颅内静脉系统血栓形成诊断和治疗指南》,并在《中华神经科杂志》上发表。通过复习近年公开发表的国内外相关文献,经充分讨论达成共识后形成推荐意见。

2017 年欧洲卒中组织在欧洲神经病学联合会授权下,在 *European Journal of Neurology* 上发表了《脑静脉血栓形成诊断和治疗指南》(European Stroke Organization guideline for the diagnosis and treatment of cerebral venous thrombosis),运用更清晰和基于证据的方法学更新了曾由欧洲神经病学联合会在 2010 年发布的指南。新指南对 CVT 的诊断方法、治疗、并发症及特殊患者处理采用 PICO(patient, intervention, comparator, outcome)式方法,对每一个 PICO 问题,进行系统性评估后给出推荐意见。

该指南推荐急性 CVT 患者肠外抗凝,对脑疝行外科减压预防死亡。建议在急性阶段优先考虑给予低分子肝素而不是直接的口服抗凝剂;建议不使用类固醇和乙酰唑胺来减少死亡或残疾;对在早期伴有痫性发作及幕上损害以预防未来早期痫性发作的患者可使用抗癫痫药物;就急性期后的抗凝持续时间、溶栓和/或取栓、治疗性腰穿以及使用抗癫痫药物预防将来的痫性发作等方面未作出推荐意见;建议在之前有 CVT 的妇女,应当避免使用含有雌激素的避孕药;随后的怀孕是安全的,但应该考虑在孕期和产后期预防性的使用低分子肝素。

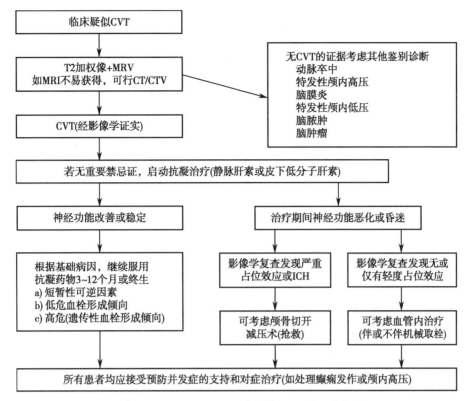

图 1-7-8 AHA/ASA 建议的 CVT 处理流程图

由于每年诊断的病例数量有限,目前在 CVT 的病理生理学、诊断和处理方面仍有许多未解决的问题。凝血及纤维蛋白溶解系统中的新基因多态性的确定,在 CVT 中的作用以及与外源性危险因素间的相互关系仍然需要进一步继续研究。在表现为孤立性头痛的患者中,尽早发现 CVT 的简单甄别实验方法也需要进一步的发掘,以出血为主要临床表现的 CVT 患者抗凝治疗如何选择仍是临床研究需要解决的问题。应进一步发展新的 MRI 扫描序列以提高 CVT 诊断的准确性。最后,应当通过增加前瞻性病例登记或对照研究,并在可行的情况下行随机对照临床试验以提高当前治疗、局部溶栓、去骨瓣减压、预防性抗癫痫治疗以及抗凝治疗持续时间等的证据支持等级。

目前仍有两项临床研究正在进行,如前瞻性连续登记去骨瓣减压病例观察预后的 DECOM-PRESS 研究以及预计招募 900 例 CVT 后短期对长期口服抗凝剂的密集随机临床试验的 EXCOA 研究。同样,不同新型抗凝剂对 CVT 治疗及预防复发作用也需更进一步的临床研究,新型抗凝剂与维生素 K 拮抗剂对不同类型 CVT 患者的疗效也需更多研究。

（王文敏）

参 考 文 献

[1] Jan Stam. Thrombosis of the Cerebral Veins and Sinuses. N Engl J Med, 2005, 352: 1791-1798.

[2] Bousser MG, Ferro JM. Cerebral venous thrombosis: an update. Lancet Neurol, 2007, 6: 162-170.

[3] Walter M. van den Bergh, Irene van der Schaaf, Jan van Gijn. The spectrum of presentations of venous infarction caused by deep cerebral vein thrombosis, Neurology, 2005, 65: 192-196.

[4] Sebire G, Tabarki B, Saunders DE, et al. Cerebral venous sinus thrombosis in children: risk factors, presentation, diagnosis and outcome. Brain, 2005, 128: 477-489.

[5] Marjot T, Yadav S, Hasan N, et al. Genes Associated With Adult Cerebral Venous Thrombosis. Stroke, 2011, 42: 913-918.

［6］Coutinho JM, Zuurbier SM, Aramideh M, et al. The Incidence of Cerebral Venous Thrombosis –A Cross-Sectional Study. Stroke, 2012, 43: 3375–3377.

［7］Caso V, Agnelli G, Paciaroni M（eds）: Handbook on Cerebral Venous Thrombosis. Karger, 2008, P77–P88.

［8］Sagduyu A, Sirin H, Mulayim S, et al. Cerebral cortical and deep venous thrombosis without sinus thrombosis: clinical MRI correlates. Acta Neurol Scand, 2006, 114: 254–260.

［9］Bushnell A, Saposnik G. Evaluation and Management of Cerebral Venous Thrombosis. Continuum（Minneap Minn）, 2014, 20（2）: 335–351.

［10］Pfefferkorn T, Crassard I, Linn J, et al. Clinical features, course and outcome in deep cerebral venous system thrombosis: an analysis of 32 cases. J Neurol, 2009, 256: 1839–1845.

［11］Sader N, Madeleine de Lotbinière-Bassett, Tso MK, et al. Management of Venous Sinus Thrombosis. Neurosurg Clin N Am, 2018, 29, 585–594.

［12］Misra UK, Kalita J, Chandra S, et al. Low molecular weight heparin versus unfractionated heparin in cerebral venous sinus thrombosis: a randomized controlled trial. Eur J Neurol, 2012, 19: 1030–1036.

［13］Siddiqui FM, Dandapat S, Banerjee C, et al. Mechanical Thrombectomy in Cerebral Venous Thrombosis-Systematic Review of 185 Cases. Stroke, 2015, 46: 1263–1268.

［14］Einhäupl K, Stam J, Bousser MG, et al. EFNS guideline on the treatment of cerebral venous and sinus thrombosis. Eur J Neurol, 2006, 13: 553–559.

［15］Einhaupl K, Stam J, Bousser MG, et al. EFNS guideline on the treatment of cerebral venous and sinus thrombosis in adult patients. Eur J Neurol, 2010, 17: 1229–1235.

［16］Saposnik G, Barinagarrementeria F, Brown RD Jr, et al. Diagnosis and Management of Cerebral Venous Thrombosis-A Statement for Healthcare Professionals From the AHA/ASA. Stroke, 2011, 42: 1158–1192.

［17］中华医学会神经病学分会脑血管病学组. 中国颅内静脉系统血栓形成诊断和治疗指南. 中华神经科杂志, 2015, 48（10）: 819–829.

［18］Ferro JM, Bousser MG, Canhao P, et al. European Stroke Organization guideline for the diagnosis and treatment of cerebral venous thrombosis-endorsed by the European Academy of Neurology. European Journal of Neurology, 2017, 24（10）: 1203–1213.

［19］Barboza MA, Chiquete E, Arauz A, et al. A Practical Score for Prediction of Outcome After Cerebral Venous Thrombosis. Frontiers in Neurology, 2018, 9: 882.

［20］Coutinho JM. Cerebral venous thrombosis. J Thromb Haemost, 2015, 13（Suppl 1）: S238–S244.

［21］Ferro JM, Coutinho JM, Dentali F, et al. Safety and Efficacy of Dabigatran Etexilate vs Dose-Adjusted Warfarin in Patients With Cerebral Venous Thrombosis-A Randomized Clinical Trial. JAMA Neurol, 2019, 76（12）: 1457–1465.

［22］Rohini Nadgir, David M, Yousem. Neuroradiology: The Requisites, Fourth Ed. Philadelphia, PA: Elsevier, 2017.

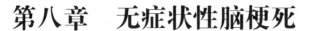

第八章　无症状性脑梗死

第一节　无症状性脑梗死的历史演变

一、概念的历史演变

1965年，Fisher首次描述了没有临床卒中症状的脑梗死，从1966年至今的诸多研究中，出现了很多用于描述无症状脑梗死的术语，包括"lacune""lacune stroke""silent brain infarct"，文章还提出一个新的术语"lacune of presumed vascular origin"。早在1999年，我国神经病学分会在《中华神经科杂志》发布的"脑血管疾病分类"中，就已经提出无症状脑梗死属于脑梗死的一种。2006年美国国家神经疾病和卒中研究所和加拿大卒中网络推出了首个有关小血管疾病分类的共识文件。2010年Casella等人将无症状脑梗死严格定义为病灶直径≥3mm且在MRI T_2WI上至少两个平面可见（轴向和冠状面），同时需由一位神经专科医师确认没有与MRI所示病变有关的神经症状或体征。2011年，来自AHA/ASA的科学声明纳入了血管性认知障碍和痴呆的脑血管疾病神经影像学证据。2013年AHA/ASA专家共识对于无症状脑梗死给出的定义是：没有临床症状或者缺乏脑部病变的局灶性症状或体征，影像学表现为：①CT，局灶低密度。②MRI，急性期病灶，DWI高信号；陈旧病灶DWI低信号、T_1WI/FLAIR低信号、T_2WI高信号灶（与脑脊液相似），且病灶大小≥3mm，位于皮质或者皮质下区域，可单发或多发。2018年中华医学会神经病学分会脑血管病学组组织专家首次制定《中国无症状脑梗死诊治共识》，明确定义了无症状脑梗死（silent brain infarcts，SBI）：指患者没有明确的脑卒中或TIA的既往病史，但在头颅CT或MRI检查时发现脑血管分布区域的脑梗死灶或脑软化灶，而临床上没有与病灶相关的神经功能缺损的症状和体征。

值得注意的是，在SBI的探索历史中，研究发现，该类病变并不是静默无害的，而与认知功能减退、痴呆等密切相关，不仅同较差的长期预后相关，也可以预测有症状卒中的发生，因此也有学者提倡用"隐蔽的（covert）"来代替"静默的（silent）"。

二、流行病学、危险因素

基于研究样本的年龄、种族、有无合并症、采用影像技术等因素，研究报道的SBI患病率差异较大，但总体来讲，SBI的患病率是有症状性脑梗死的10倍，易发生在老年人群。在老年人群中，SBI患病率从8%~28%不等，在某些特定疾病的人群中，SBI患病率更高，缺血性卒中、慢性肾衰、抑郁和高血压人群的SBI患病率相对较高。SBI的主要危险因素如下：

1. **年龄**　年龄是SBI的高危因素，研究表明，超过20%的老年人存在SBI，其中30%~40%的SBI患者超过70岁，且年龄每增长1岁，患病率增加0.3%~3.0%。

2. **脑血管病高危因素**　我国天坛医院的研究发现，在791例7天以内首次发病的非心源性缺血性卒中患者中，37.4%患者（296例）伴SBI。男性、高血压、糖尿病、脑出血病史、Fazekas评分≥3级，小动脉闭塞性卒中与SBI密切相关。肥胖、高脂血症、吸烟等心脑血管危险因素的患者SBI的发病率更高。

3. **颈内动脉粥样硬化**　颈内动脉粥样硬化

与 SBI 进展有显著相关性。无症状性颈内动脉颅外段狭窄的患者与正常对照组相比,皮质和非腔隙性 SBI 的患病率显著升高。进一步的研究表明,颈内动脉内膜中层增厚和颈动脉管腔狭窄与 SBI 存在显著的相关性(OR=2.78,95%CI 2.19~3.52,$p<0.0001$)。

4. 高同型半胱氨酸血症(homocysteine) 一项纳入了 1 077 例 60~90 岁人群的 Rotterdam 研究发现 SBI 的风险随着血浆总同型半胱氨酸水平的上升而升高(OR=1.24,95%CI 1.06~1.45)。

5. 房颤(atrial fibrillation,AF)及其他心源性因素 临床研究表明,房颤患者的 MRI 扫描显示出更高的脑梗死病灶的概率,往往不伴临床症状,并且与认知功能减退相关联。在房颤患者中,位于大脑皮质和小脑区域的 SBI 灶较为常见。心源性 SBI 的独立危险因素还包括扩张型心肌病、左心室肥大等。

6. 阻塞性睡眠呼吸暂停(obstructive sleep apnea,OSA) OSA 是 SBI 的独立危险因素。一项纳入了 746 位研究对象的研究显示,在年龄≥65 岁的老年人群中,OSA 与无症状脑梗死正相关(OR=2.44,95%CI 1.03~5.80),且病灶在基底节区时相关性更为明显(OR=4.68,95%CI 1.60~13.73)。

7. 慢性肾病 慢性肾病患者发生 SBI 高达 56.5%,血液透析患者 SBI 的发病率也比正常人群要高。随着肾功能的恶化,SBI 的病灶数量也显著增加,多元回归分析结果表明,肾功能障碍与 SBI 的存在显著相关。

8. 镰状细胞病(sickle cell disease,SCD) 镰刀型红细胞疾病的儿童和成人患者有较高的 SBI 患病率,并且 SBI 可以在早年就开始出现,13% 无神经系统症状的患儿在 13.7 个月时即可通过 MRI 检测出脑梗死灶。

9. β珠蛋白生成障碍性贫血 在一项横断面研究中,纳入了 40 位 10 岁以上的不伴有神经功能缺损的 β珠蛋白生成障碍性贫血患者,其中 37.5% 的患者检测出 SBI,平均 SBI 病灶数量为 6.73 ± 10.33(1~40),平均病灶大小为(3.07 ± 2.81)mm(1~11mm)。合并有脾切除病史的患者 SBI 的检出率更高。

第二节　我国 SBI 研究的现状和未来的挑战

无症状脑梗死在人群中患病比例并不低,由于 SBI 患者未出现明显神经系统损害的症状和体征,不易引起患者、家属的注意。然而,有研究提示,无症状脑梗死并非是静止的、不变化的或隐匿性的。如果不予以一定重视,可能会出现不良后果,主要有以下几个方面:①无症状脑梗死是有症状脑梗死发生的危险因素;②无症状脑梗死与血管性认识障碍的发生、发展密切相关,是没有无症状脑梗死的老年人患认知障碍的 2 倍;③无症状脑梗死老年人更易患肺炎等。目前临床医生对无症状脑梗死有两种倾向,一种是重视程度不够,不清楚其预后以及危害性;而另一种则是过度诊断、过度治疗,不仅加重患者的精神压力和经济负担,还导致了一定的药物不良反应。基于无症状梗死的危害和诊治现状,2018 年中华医学会神经病学分会脑血管病学组组织专家首次制定《中国无症状脑梗死诊治共识》。在共识中,明确了 SBI 的定义、诊断标准和治疗原则。

SBI 诊治共识的制定,规范了 SBI 的治疗过程,但目前关于 SBI 的研究还处在起步阶段,有很多需要探索解决的问题。例如,SBI 患者是症状性脑梗死和认知功能障碍的高发人群。目前尚缺乏基于中国人群的 SBI 与症状性卒中发生风险的大型研究。2012 年以中国人群为基础的前瞻性研究提示,SBI 患者会出现严重的整体认知功能下降,而且 MoCA 量表比 MMSE 量表识别 SBI 相关认知功能下降更敏感。随着影像学技术的发展,多模态影像学方法也运用至 SBI 相关认知功能障碍的研究中。有研究发现,SBI 患者左侧额上回、额下回、颞上回,右侧颞中回以及双侧海马皮层灰质体积显著低于正常组,并且与 MoCA 评分下降显著相关,强调额叶以及颞叶相关重要脑区的皮层灰质体积下降在 SBI 认知功能障碍中发挥重要作用。利用弥散张量成像技术,发现含 27 名 SBI 患者的实验组与含 30 名正常人的对照组相比,脑白质网络的全局以及局部效率显著下降,并且与认知功能显著相关,提示异常的脑白质网络介导 SBI 引起的认知功能下降。但是目前对于 SBI 风险人群或者 SBI 患者，还不能预测其发生 SBI 或者发展为痴呆以及症状性卒中，亦或是保持终生临床无症状的概率，未来需要大量临床数据、影像数据与人工智能相关结合，构建最优预测模型，为临床早期诊断、早期治疗、预后评估提供依据。

第三节　诊断和鉴别诊断

一、诊断

SBI 主要通过 CT 或 MRI 诊断，MRI 的敏感性和精确性均优于 CT，可以更好地显示和鉴别皮质和皮质下小梗死、腔隙性梗死、血管周围间隙、脑萎缩和其他结构病变。MRI 检查应采用 1.5T 或 3.0T 磁共振，检查序列应包括：弥散加权成像（DWI）、T_1 加权（T_1WI）、T_2 加权成像（T_2WI）以及 FLAIR。

SBI 的诊断标准如下：

1. CT 和 / 或 MRI 发现脑内有梗死灶或软化灶。

2. 没有相应的临床表现。

3. 没有脑梗死或 TIA 病史。

4. 如果 DWI 显示为明显高信号者，则为新发梗死灶。

在 SBI 的诊断中，影像学起着重要作用。在大脑、小脑或脑干的白质或灰质中出现的任何临床无症状病灶大于 3mm，为楔形，边缘不规则，T_2WI 高信号和 T_1WI 低信号，FLAIR 低信号但病灶边缘高信号（胶质增生）；弥散受限灶（DWI 高信号和低 ADC 值）为新鲜病灶。在诊断过程中，有以下几个问题需引起特别注意：①除腔隙性梗死外，SBI 中 10% 为直径≥15mm 的皮质或皮质下梗死。皮质下大于 15mm 的脑梗死病灶需要同脑出血后的软化灶相鉴别。②SBI 中，90% 为腔隙性梗死，腔隙性梗死的诊断容易扩大化，需要注意鉴别。腔隙性脑梗死病灶多位于基底节区、内囊、丘脑、豆状核和尾状核、脑干等脑穿支动脉供血区域。MRI 上病灶直径 3~15mm，T_1WI 呈低信号而 T_2WI 上呈高信号，病灶为边缘清晰的圆形、裂隙状或椭圆形。急性期腔隙性脑梗死在 DWI

（b=1 000）上以及 FLAIR 上呈高信号，慢性期则呈低信号，FLAIR 上低信号，周边有胶质增生的高信号。③少数无症状性脑梗死涉及大脑皮层。

除影像学检查之外，一些辅助检查手段也可以为诊断 SBI 提供参考。研究发现，对 60 名 SBI 患者、60 名有脑血管病高危因素的患者、60 名健康人群进行超声检测，SBI 组和脑血管病高危因素组在脑血管供血能力、脑血管弹性及自身调节功能明显低于对照组，脑血管床阻力明显高于对照组。另外，有研究表明，SBI 患者血清超敏 C 反应蛋白水平、血同型半胱氨酸水平、颈动脉内膜 – 中膜厚度（IMT）及粥样斑块发生率均显著高于健康对照。因此，动脉超声、血清超敏 C 反应蛋白和血同型半胱氨酸也可为无症状性脑梗死的早期辅助诊断提供一定的临床依据。

二、鉴别诊断

1. **扩大的脑血管周围间隙（enlarged perivascular spaces，EPVS）** 血管周围间隙是指进入脑实质的小血管壁周围的间隙，正常情况其直径小于 2mm，但直径大于 2mm 时，称为血管周围间隙扩大。EPVS 在 MRI 上表现为圆形或线状，与血管走行一致，边界清楚，直径小于 3mm，通常为双侧对称的病灶，T_1WI 呈低信号，T_2WI 呈高信号，FLAIR 上低信号，周边无胶质增生。

2. **陈旧性脑出血和陈旧性脑梗死** 陈旧性脑出血 T_1WI 低信号，T_2WI 高信号伴周围低信号环（含铁血黄素沉积），DWI 低信号，FLAIR 低信号。而陈旧性脑梗死，表现为 T_1WI 低信号，T_2WI 高信号伴周围高信号（胶质增生），DWI 低信号，FLAIR 低信号伴周围高信号（胶质增生）。

3. **脱髓鞘病** 脱髓鞘病变多见于多发性硬化（MS）和视神经脊髓炎（NMO），其中多发性硬化症是中枢神经系统的一种慢性疾病。脑和脊髓均可有病灶，多病灶，非对称性，通常有相对固定的分布模式及形态。病灶与侧脑室垂直分布。T_1WI 低信号，T_2WI 表现为高信号，形态上可表现为煎蛋状、云雾状，FLAIR 高信号，急性期 DWI 呈高信号，增强后 C 形或开环状强化。

4. **血管源性白质高信号** 白质高信号常对称性的分布在侧脑室周围，也可分布在深部点状或融合成片状，有时与侧脑室周围的病灶融合。

T_1 加权一般等信号，T_2 加权高信号，FLAIR 均匀的高信号，DWI 一般等信号，增强后无强化。常见于正常老年人，与高血压等血管危险因素有关，可演变为腔隙性脑梗死、认知功能障碍等。

第四节 个体化治疗及其依据

SBI 的早期诊断及治疗对于预防不良预后具有重要意义。由于尚缺乏高等级推荐证据和统一的临床指南，SBI 防治主要针对各种危险因素及时干预。根据 2017 年 AHA/ASA 发布的无症状脑梗死患者卒中预防声明及 2018 年中华医学会神经病学分会发布的《中国无症状脑梗死诊治共识》，对于确诊为 SBI 的患者，推荐采取以下处理方式：

（1）积极筛查常见脑卒中危险因素及家族遗传史，并参照 2014 年 AHA/ASA 卒中一级预防指南或中国缺血性卒中/短暂性脑缺血发作（TIA）一、二级预防指南，对其进行包括高血压、高血糖、血脂异常、房颤、其他心脏疾病、高同型半胱氨酸血症、颈动脉狭窄、吸烟、饮酒、超重、缺乏锻炼及家族遗传等在内的血管危险因素的针对性、个体化处理，同时给予随访。

（2）对于单一腔隙性梗死且不伴有血管危险因素者，不建议服用阿司匹林等抗血小板药物。

（3）不建议对无症状性腔梗灶进行过度治疗。

（4）建议积极开展高质量的、针对 SBI 防治的随访研究。

在以下几个方面，推荐了临床干预策略：

（1）控制血压：对于不同年龄和性别的患者，高血压均是 SBI 及其进展为症状性脑卒中的重要危险因素。持续稳定的降压治疗对于 SBI 防治十分关键。由于目前尚无统一的 SBI 患者降压指南，血压管理策略和目标均依照缺血性卒中一级预防指南实施及设立。而 2018 年《中国无症状脑梗死诊治共识》特别指出，在降压药物选择上，应优先采用可减少血压变异性的药物，如长效钙拮抗剂（CCB）及肾素血管紧张素（RAS）阻断剂。

（2）有指征的房颤患者抗凝：AF 已被广泛证实为脑卒中的高危因素，现有的各种 AF 消融治疗术式（包括第一代和第二代）也均可导致围术期新发 SBI 的产生，因而有必要对有指征的房颤患者进行积极的抗凝治疗。参照缺血性卒中一级预防相关指南，《中国无症状脑梗死诊治共识》推荐，CHA2DS2-VAS 评分在低卒中风险人群的评估与识别方面具有更高的准确性和灵敏度，CHA2DS2-VAS 评分 0（所有性别）/1（女性）者且无其他危险因素者不需要使用口服抗凝药。对于 CHA2DS2-VAS 评分 ≥2 分且出血并发症风险较低的患者，建议口服抗凝治疗（Ⅰ级推荐），可选择华法林（国际标准化比值目标范围 2~3；A 级证据）。新型口服抗凝药（NOAC）在 AF 患者缺血性卒中预防方面的有效性和安全性已得到广泛证实，相比于传统的维生素 K 拮抗剂类抗凝药，其靶点专一，药理作用相对较少，无需频繁监测国际标准化比值，大大提高了患者的依从性，因此在有条件的情况下，也可选用新型抗凝剂，如 Xa 因子抑制剂（阿哌沙班、利伐沙班、依度沙班等）和凝血酶抑制剂（达比加群）。

（3）抗血小板药物治疗：目前缺乏针对 SBI 患者进行抗血小板干预的多中心临床研究。结合 AHA/ASA 卒中一级预防指南相关推荐，《中国无症状脑梗死诊治共识》明确指出，对于有血管高危因素的 SBI 患者，需进行 10 年心血管事件风险评估，若风险为 6%~10%，可使用阿司匹林，若风险大于 10%，则建议使用阿司匹林预防脑血管病；对于合并非严重性肾功能不全的慢性肾病患者，建议使用阿司匹林预防脑血管疾病。

（4）代谢相关指标管理：代谢综合征（以血脂异常为特点），高同型半胱氨酸血症和糖尿病均为 SBI 的独立危险因素，但目前对于 SBI 患者降糖及调血脂药物的应用仍缺乏循证医学证据。《中国无症状脑梗死诊治共识》推荐，对于代谢指标异常者，建议参考中国脑血管病一级预防指南/中国缺血性脑卒中和短暂性脑缺血发作二级预防指南。

（5）颈动脉狭窄血运重建：颈动脉狭窄血运重建术（包括支架介入与颈动脉内膜切除术）获益在伴或不伴 SBI 患者中是否存在差异，仍缺乏临床证据支持。此外，亦有研究表明，接受颈动脉狭窄手术的 SBI 患者存在 7.3%~9.2% 的新发 SBI 概率,分流术的采用和同侧椎管狭窄的存在是新发 SBI 的主要危险因素;MRI 可用于术前颈动脉斑块和脑实质情况评估,识别出高卒中风险者,以便对 SBI 患者能否从手术中获益作出预测,但仍需要进一步研究加以证实。

(6)不健康生活方式的纠正:吸烟、饮酒、缺乏体育活动等不健康生活方式与 SBI 发生率明显相关。体力活动水平的提升与 SBI 发生率呈显著负相关,中等程度以上的体育锻炼可作为 SBI 的防治策略之一。

(7)具有其他合并症患者的管理:根据《中国无症状脑梗死诊治共识》推荐,伴随其他系统疾病时,要考虑 SBI 的多重临床后果。如对于重度 β 地中海贫血患者推荐使用铁螯合剂和低剂量阿司匹林进行预防性治疗,并定期进行脑 MRI 扫描;对于伴有认知障碍者,可予以盐酸多奈哌齐或盐酸美金刚,以改善认知功能,提高生活质量。

需要注意的是,SBI 患者随访中再次出现无症状梗死病灶,或发现新鲜病灶,应归类为复发性卒中预防的范畴,并及时实施复发性卒中预防策略。此外,与现有的卒中风险预测工具,如用于决定是否他汀类药物治疗的汇集队列方程(pooled cohort equations)或用于评估 AF 患者卒中风险的 CHA2DS2-VAS 评分相比,SBI 的存在与否能否提高未来症状性卒中风险预测能力,尚需进一步临床研究加以证实。

第五节 中美无症状性脑梗死诊疗专家共识/指南解读

一、流行病学和危险因素

如前所述,目前国内外针对 SBI 的高危因素已进行了系统评价,主要涉及年龄、高血压、房颤、代谢症候群、阻塞性睡眠呼吸暂停、颈动脉狭窄、镰刀型红细胞疾病、β 珠蛋白生成障碍性贫血、脾切除史、同型半胱氨酸、性别、种族、卒中家族史、吸烟、饮酒、偏头痛和严重白质病变等。正确识别 SBI 的危险因素,对高危群体进行健康教育,改善

生活方式,加强锻炼,糖尿病患者有效控制血糖在理想状态从而降低 SBI 的发生率。

二、诊断

SBI 的诊断主要依赖于 MRI,MRI 的敏感性和精确性均高于 CT,其影像学报告应依据神经影像学血管性改变报告标准进行描述,在 AHA/ASA 2017 年发表的《无症状脑血管病患者的卒中预防声明》中对影像学图像采集的最低标准亦进行了明确规定。SBI 在磁共振中大多表现为直径 3~15mm 的腔隙性脑梗死,少数不足 3mm 的病灶称为微梗死,皮质下 >15mm 的梗死灶容易识别但需要与脑出血后软化灶鉴别。临床上需要格外注意的是腔隙性脑梗死的鉴别诊断,主要是与扩大的脑血管周围间隙、陈旧性脑出血和陈旧性脑梗死、脱髓鞘病(如多发性硬化)、血管源性白质高信号以及血管源性白质疏松症的区别。

三、所需检查

一旦确诊,SBI 患者所需的检查主要分为两个方面,即筛查血管危险因素和确定并发症的潜在病因。其中常见血管危险因素的评估应在所有的 SBI 患者中施行,在临床实践中,针对不同的潜在病因(心源性栓塞、大血管动脉粥样硬化性血栓栓塞、小血管闭塞性疾病、其他确定的病因或特发性病因),不同的个体进行个体化治疗。

针对心源性栓塞,可通过测量脉搏评估 AF,并对有栓塞样表现的 SBI 做经食管超声心动图检测或考虑长期心电监测,从而及时识别左心房病变和动脉粥样硬化斑块以及确定有无 AF,进行相应的病因治疗(第二代消融术)。对伴有非瓣膜性 AF 的 SBI 患者可参照卒中一级或二级预防指南,建议采取口服抗凝治疗。

此外,对颈动脉供血区的 SBI 考虑做颈动脉成像以了解颈动脉病变情况,AHA/ASA 在 2017 年发布的声明中指出已有研究确定了可从手术干预中获益的群体,对有动脉粥样斑块致使血管狭窄者,应适时进行支架置入或内膜剥脱术恢复缺血区的血液灌注,使血运重建,以防病变进展致使脑部供血不足,卒中产生的概率随之增高,但 MRI 的术前预测作用尚需进一步的研究证实。较大的(>10mm)的 SBI 患者需要考虑做无创性 CTA 或

MRA,明确病变血管的状态,对于后期的针对性治疗至关重要。

年轻的患者若存在 SBI 且缺乏典型的血管危险因素,应考虑进行基因检测,但对于普通人群,由于单基因遗传性病因十分罕见,故没有必要将基因检测作为常规检查。

四、处理

中美指南或共识均建议 SBI 视为进行一级卒中预防措施的重要标志。要询问是否有 TIA 病史,或为第二次发现新的无症状梗死灶,需采取二级预防措施更为合理。

在可控性的血管危险因素中,血压的控制至关重要,尤其是对于 SBI 的老年患者,夜间的血压波动、清晨血压升高、血压应激性改变和直立性血压变化等均是导致卒中风险增高的危险因素。除了加强体育锻炼控制血压外,《中国无症状性脑梗死诊治共识》(2018 年)建议优先选择可减少血压变异性的药物,如长效钙拮抗剂(CCB)类药物和肾素血管紧张素(RAS)阻断剂。钙通道拮抗剂可有效减轻脑组织缺血,改善钙超载状态,减少血管平滑肌的痉挛,增加脑血流供应,改善脑的微循环,从而减少 SBI 患者发生卒中的风险。但目前在临床上应用比现有的一级预防更强的降血压策略是否会使 SBI 患者受益尚需更多的随机试验证实。

一项 2018 年的意大利研究提示了阿司匹林治疗在改善 SBI 脑血管病预后中的有效作用,此研究样本量很小(ASA 治疗的试验组样本量为 24,安慰剂处理的对照组样本量为 26),但此项研究结果与迄今为止的其他研究抗血栓药物预防

作用的试验结果一致,小剂量阿司匹林治疗减少 SBI 的致残率和致死率的效果有待进一步验证,其对于减轻认知障碍的作用尚不明确。目前国内抗血小板治疗的共识主要参考 2018 年中华医学会神经病学分会的《中国无症状脑梗死诊治共识》,即对于单一腔隙性梗死而无任何血管危险因素者,不建议使用阿司匹林等抗凝药物;对于伴有血管高危因素的 SBI 患者,需要进行 10 年心脑血管事件风险评估,>10% 者建议使用阿司匹林预防性抗血小板治疗,以避免脑血管疾病的发生。但是他汀类药物的应用尚缺乏临床研究证实其效果。当 SBI 患者合并有其他系统疾病时,需要综合考虑临床后果,实施阿司匹林抗血小板治疗的同时兼顾其他疾病的治疗。

对于有认知功能障碍者,可给予盐酸多奈哌齐或盐酸美金刚改善认知功能,更要注意采取综合干预措施改善生活质量并提高生存率。最新的研究显示,经皮穴位电刺激可缓解 SBI 老年患者术后谵妄,而此作用可能与经皮穴位电刺激通过降低血-脑屏障的通透性,减轻神经炎症反应相关。但经皮穴位电刺激对谵妄的长期控制效果尚无研究证实,这一研究亦为降低 SBI 老年患者认知障碍/痴呆的发生率提供了结合中医的新治疗思路和新的治疗方案。

此外,临床医生应当警惕严重阿尔茨海默病患者在基底神经节有 SBI 且服用抗精神病药的群体,因为他们罹患吸入性肺炎的可能性更高。

综上所述,针对不同危险因素的个体化治疗以防止 SBI 发生和发展是目前为止 SBI 诊疗的主要思路和重要举措。

(徐运 张馨)

参 考 文 献

[1] 中华医学会神经病学分会,中华医学会神经病学分会脑血管病学组. 中国无症状脑梗死诊治共识. 中华神经科杂志,2018,51(9):692-698.

[2] Zhu YC, Dufouil C, Tzourio C, et al. Silent brain infarcts: a review of MRI diagnostic criteria. Stroke, 2011, 42(4): 1140-1145.

[3] Kovács KR, Czuriga D, Bereczki D, et al. Silent brain infarction—a review of recent observations. Int J Stroke,

2013, 8(5): 334-347.

[4] 乙成成,张颖秋,刘雯雯,等. 中国人群无症状脑梗死发病情况调查及其相关危险因素分析. 第二军医大学学报,2011,32(5):537-540.

[5] 张长青,王伊龙,王春雪,等. 首发缺血性卒中患者无症状性腔隙性梗死严重程度的相关因素分析. 中国卒中杂志,2015(10):861-866.

[6] Fan H, Hao X, Yang S, et al. Study on the incidence

and risk factor of silent cerebrovascular disease in young adults with first-ever stroke. Medicine (Baltimore), 2018, 97 (48): e13311.

[7] Zhao J, Tang H, Sun J, et al. Analysis of cognitive dysfunction with silent cerebral infarction: a prospective study in Chinese patients. Metab Brain Dis, 2012, 27 (1): 17–22.

[8] Luo W, Jiang X, Wei X, et al. A study on cognitive impairment and gray matter volume abnormalities in silent cerebral infarction patients. Neuroradiology, 2015, 57 (8): 783–789.

[9] Tang J, Zhong S, Chen Y, et al. Aberrant white matter networks mediate cognitive impairment in patients with silent lacunar infarcts in basal ganglia territory. J Cereb Blood Flow Metab, 2015, 35 (9): 1426–1434.

[10] Hou HJ, Xue FS, Guo RJ. Use of transcutaneous electrical acupoint stimulation for prevention of postoperative delirium in geriatric patients with silent lacunar infarction. Clin interv aging, 2019, 114 (7): 249–252.

[11] Maestrini I, Altieri M, Di Clemente L, et al. Longitudinal Study on Low-Dose Aspirin versus Placebo Administration in Silent Brain Infarcts. The Silence Study Stroke Res treatment, 2018, 3: 1–9.

[12] Nakanishi K, Jin Z, Homma S, et al. Association Between Heart Rate and Subclinical Cerebrovascular Disease in the Elderly Stroke, 2018: 49 (2): 319–324.

[13] Chauhan G, Adams HHH, Satizabal CL, et al. Genetic and lifestyle risk factors for MRI-defined brain infarcts in a population-based setting. Neurology, 2019, 92 (5): e486–e503.

[14] Pascot R, Daoudal A, Cardon A, et al. Evaluation by Magnetic Resonance Imaging of Silent Brain Infarcts in Preoperative and Postoperative Asymptomatic Carotid Surgery. Ann Vasc Surg, 2017, 43: 258–264.

[15] Pascot R, Parat B, Le Teurnier Y, et al. Predictive Factors of Silent Brain Infarcts after Asymptomatic Carotid Endarterectomy., Ann Vas Surg, 2018, 51: 225–233.

[16] 中华医学会神经病学分会,中华医学会神经病学分会脑血管病学组. 中国急性缺血性脑卒中诊治指南 2018. 中华神经科杂志, 2018, 51 (9): 666.

[17] 中华医学会神经病学分会,中华医学会神经病学分会脑血管病学组. 中国脑血管病一级预防指南 2015. 中华神经科杂志, 2015, 48 (8): 629–643.

[18] 中华医学会神经病学分会,中华医学会神经病学分会脑血管病学组. 中国缺血性脑卒中和短暂性脑缺血发作二级预防指南 2014. 中华神经科杂志, 2015, 48 (4): 258–273.

[19] Paraskevas KI, Spence JD, Veith FJ, et al. Identifying which patients with asymptomatic carotid stenosis could benefit from intervention. Stroke, 2014, 45 (12): 3720–3704.

[20] 辛锡林,张微微. 超声检测无症状性脑梗死脑血流动力学指标变化的临床意义. 中国脑血管病杂志, 2015 (6): 292–296.

[21] Balashov, Konstantin. Imaging of Central Nervous System Demyelinating Disorders Continuum, 2016, 22 (5): 1613–1635.

[22] Auriel E, Bornstein N M, Berenyi E, et al. Clinical, radiological and pathological correlates of leukoaraiosis Acta Neurol Scand, 2010, 123 (1): 41–47.

[23] Gupta A, Giambrone AE, Gialdini G, et al. Silent Brain Infarction and Risk of Future Stroke: A Systematic Review and Meta-Analysis. Stroke, 2016, 47 (3): 719–725.

第九章 脑小血管病

脑小血管病（cerebral small vessel disease，CSVD）是近年来备受关注的热点领域，从广义上说它包括了受累脑小动脉、微动脉、毛细血管和微静脉的多种病因和病理改变的疾病。其中，年龄和高血压相关脑小血管病以及淀粉样变脑小血管病是其最常见的类型；另外，人们在脑小血管病领域的大量认识来自一种常染色体显性遗传的脑小血管病——伴皮质下梗死和白质脑病的常染色体显性遗传性脑动脉病（cerebral autosomal dominant arteriopathy with subcortical infarcts and leukoencephalopathy，CADASIL）。因此，迄今为止上述这几种疾病是脑小血管病临床诊疗和研究领域的最核心内容。

第一节 脑小血管病的特征性影像改变及其认识过程

由于现有的检查手段不能够对脑小血管管壁损害进行评价，脑小血管病的临床诊断完全依赖于对脑小血管损害相关脑组织损伤的检出，头颅核磁共振检查可以检出的特征性脑组织损伤包括：脑白质高信号（white matter hyperintensity，WMH）、腔隙（lacunes）与腔隙性卒中、微出血（microbleeds）和血管周围间隙（perivascular space，PVS）。这四种头颅 MRI 检出的脑组织损伤被认为是脑小血管病的四个标志性影像改变。2013 年，为了规范脑小血管病影像改变的定义和诊断标准，一个国际协作组共同制定了 STRIVE 标准（STandards for RepoRtIng Vascular changes on nEuroimaging）。在这个标准中，同时加入新发皮层下小梗死和脑萎缩作为脑小血管病的影像改变。本节中将对脑小血管病最特征性的四个影像改变的名词发展、病理改变、影像特征及诊断标准进行阐述。

一、脑白质高信号和白质疏松

（一）基本概念

"Leukoaraiosis"这个词于 1986 年被 Hachinski 提出，当时创造这个新词的原因在于随着头颅 CT 的应用，人们发现脑白质弥漫性的低密度改变与痴呆和血管病危险因素相关，并且相当常见。最早认为这是 Binswanger's 病的影像改变，很快人们认识到白质疏松（leukoaraiosis，LA）相关的病理改变远较 Binswanger's 病广泛和复杂，因此 LA 被渐渐认定为一个单纯的影像概念。LA 是指对称性的、弥漫的脑白质异常信号，在头颅 CT 上为低密度信号，在头颅 MRI T_2WI 序列和 FLAIR 像上为高密度信号。随着头颅 MRI 的广泛应用，脑白质高信号（WMH）这个词在文献中的出现率已大大高于 LA。

（二）病理改变

影像 - 病理研究显示，头颅 MRI 上显示的脑白质高信号的区域在病理上可以看到髓鞘苍白、丢失、胶质增生、轴索丢失、小灶的完全性梗死、不完全性梗死、扩张的血管周围间隙等一组混杂的脑组织改变，通常带有缺血性损害的特征。但位于侧脑室旁的平滑光晕状 WMH 还同时存在室管膜下胶质增生、室管膜连续性中断等非缺血性的病理改变。

（三）影像评定方法

目前认为评定 WMH 通常需要关注两个特征变量，一是 WMH 的位置，二是 WMH 的严重程度。

1. WMH 的部位　根据病理改变的差异，WMH 的位置通常根据是否与侧脑室紧邻而被分为脑室旁和深部两种，尽管在病理改变上，深部 WMH 与脑小血管病相关性更高，临床影像研究却发现两者在危险因素、临床症状相关性等方面差异不大。根据不同的研究目的也有研究者对WMH的部位进行更为复杂的分类。

2. WMH的严重程度 WMH严重程度的评定目前有定量评价和半定量评价两种。定量评价一般采用基于体素的形态学评价（voxel-based morphometry）技术，应用软件对WMH和脑结构进行自动分割并计算出各类结构的体积。定量评价具有较高的精度，并且在长程随访观察WMH变化时有不可或缺的作用，但该方法要求较高的影像分辨率和特定分析软件，一般只用于WMH研究中。应用分级评分对WMH进行视觉半定量评价是目前WMH临床和研究较为常用的方法，现有的分级评分法有20余种，这些评分大多综合评定WMH的位置和严重程度信息，其中较为通用的是Fazekas评分。Fazekas评分将WMH分成脑室旁和深部两个部分，根据WMH的范围和形态分别进行严重程度评价，两部分相加为总分（0~6分）。也有类似Scheltens评分这样的复杂评分方法，它在脑室旁、深部（额叶、顶叶、枕叶和颞叶）、基底节（尾状核、壳核、苍白球、丘脑）及后循环（小脑、中脑、脑桥、延髓）共13个部位分别评定，每个部位根据严重程度分为0~6分，总分78分。复杂的评分可以提供更细致的部位和严重程度信息，但评定非常耗时而且评定的一致性较差。

需要特别指出的是，头颅MRI影像所见的WMH实际并不特异，好发于儿童的脑白质营养不良和好发于青壮年的脑白质炎性脱髓鞘病都表现出WMH的影像改变，即使在老年人也有可能在尸检时发现WMH有意料之外的病理改变，比如脑积水、淋巴瘤等。因此在WMH的诊断和研究中有两个观点都应该重视：①脑小血管病相关的脑白质病变是绝大多数老年人的WMH原因；②应根据临床表现和影像特征对WMH进行进一步鉴别诊断。

二、腔隙

STRIVE标准将腔隙定义为"3~15mm直径的、圆形或卵圆形、皮层下、充满液体的小洞（信号接近脑脊液信号），源于既往的穿动脉分布区急性皮层下小梗死或出血"。

（一）基本概念

"Lacunes"本是一个法文词，法国病理学家Dechambre首先在1838年使用这个词描述了深部脑实质内一种小空洞（cavity），1965年当Fisher CM发表著名的文章Lacunes：Small，deep cerebral infarcts时，这种小空洞实际早已被病理界所熟知，但对神经科医生来说还很陌生。

（二）病理改变

Fisher在文章中把腔隙（lacunes）描述为位于脑深部的缺血梗死病灶，在慢性恢复期时病灶软化形成的不规则的、直径0.5~15mm的小洞。在国内学术界一直在争论腔隙是否一定是缺血性病灶，这种争论实际在国外病理界和神经科界同样存在。Fisher发现，从大体上观察，绝大多数腔隙是苍白的，但在全部376个腔隙中有30个病灶是棕色或琥珀色的，同时镜下显示，大约1%的吞噬细胞吞噬了含铁血黄素，可以肯定这些病灶有一部分曾经存在出血，但是在他的文章中通常只描述这些病灶是梗死灶。甚至在1991年的综述中特别提出，"0.5~1.0cm的出血通常会完全消失，而较大的出血灶往往最终成为裂隙状的病灶而不是小圆形的空洞"。研究者们都认为80%的腔隙是无症状的，但少数急性卒中的病灶在恢复期后演变成深部脑实质里的小软化灶，成为腔隙，对这部分患者的研究衍生出了腔隙性卒中（lacunar stroke）和腔梗综合征的概念。STRIVE标准摒弃了腔隙性卒中这个名词，而使用"新发皮层下小梗死（recent small subcortical infarct）"来描述这种新发的、可能存在急性局灶神经功能缺损的小灶新发皮层下梗死，与已经液化的陈旧病灶"腔隙"相区别。

（三）影像诊断标准

无急性卒中症状的腔隙仅仅依赖影像手段发现和诊断。但腔隙性卒中（或腔隙性脑梗死）的诊断要复杂的多，往往不能简单将小灶的深部梗死认定为小血管病相关的腔隙性脑梗死，还要加入其他辅助检查进一步明确病因和发病机制，除外大血管病变、心源性卒中等。本文将主要描述无急性卒中症状的腔隙的诊断标准。腔隙的诊断主要依据四方面的信息：病灶的部位、病灶的信号、病灶的大小和除外诊断标准。

1. 病灶的部位 Fisher的病理研究发现，

腔隙最好发的部位分别为豆状核（37%）、脑桥（16%）、丘脑（14%）、尾状核（10%）、放射冠及皮层下白质（含内囊前、后肢、胼胝体）（22%）、小脑（1.6%）。因此腔隙的主要发生部位公认为在基底节区、脑白质和脑桥。

2. 病灶的信号　当患者既往从无相关卒中病史时，单从头颅 MRI 上观察到什么信号的病灶应被认定为腔隙，这是一个听上去简单但多年来争论不休的问题。经过多年的争论，学术界已经广泛接受只有液化的病灶才是腔隙，尽管在核磁影像上仅认定液化病灶为腔隙，会因为病灶的部分容积效应而漏判一部分小灶的腔隙病灶，但统一标准在脑小血管病领域的研究中无疑意义重大。

3. 病灶的大小　既往的病理研究显示，腔隙的大小在 2~15mm^3 之间，长径通常在 1~4mm 之间，Fisher 的研究中见到的最大长径为 17mm。根据这样的认识，通常将头颅 MRI 上小于 15mm 的陈旧梗死灶认为是腔隙。事实上，由于目前通用的观点是在腔隙的诊断中除外血管周围间隙，因此腔隙的影像诊断标准多有一个下限，即病灶需大于 2mm。这个下限标准主要为和扩大的血管周围间隙鉴别，其依据源于 1998 年 Bokura 等人的病理影像研究。研究发现，大多数血管周围间隙较腔隙病灶小，但其大小并无绝对界限，通过统计分析计算出 2mm 这个界限值可以最大程度地区分这两种病变，同时由于受头颅 MRI 分辨率的限制，对小于 2mm 的病灶进一步分类鉴别可靠性和一致性很差，因此 3~15mm 成为最常用的影像诊断腔隙病灶的界限值。

4. 除外标准　如果将全部序列上呈现水信号密度的病灶判定为腔隙，则需慎重除外脑内另一种内部为液体信号的小洞样结构即血管周围间隙。尽管绝大多数 PVS 直径较小，但既往的病理研究显示，在直径大于 3mm 的病灶中，PVS 并不罕见，根据 Takao 等的病理影像研究，16 个位于基底节区 MRI 显示大于 3mm 的小空洞样病灶中有 9 个是 PVS，所以除外大的 PVS 非常必要。有以下几种方法可以推荐进行鉴别：①通常认为腔隙病灶周边边界不规整，而 PVS 多表现为光滑边界；②由于腔隙病灶周围存在胶质增生，在 FLAIR 上可见病灶周边有高密度信号环绕，而 PVS 往往

没有；③应用高分辨核磁共振和三维多角度成像技术可以对小空洞形态进行更细致的分析，凡是沿穿动脉长轴方向呈现囊状扩张，同时囊状结构伴有血管形态延伸的病灶，应诊断为 PVS。

因此，根据现有的观点，通常认为在头颅 MRI 上显示为 3~15mm，在全部序列上显示为液体信号，位于基底节区、脑白质及脑桥的病灶，在恰当地除外了扩大的血管周围间隙后可诊为腔隙。

三、微出血

STRIVE 标准将微出血定义为在 T$_2$* 或 SWI 序列上可见的圆形或卵圆形小灶信号丢失（通常直径在 2~5mm，也可大至 10mm），病灶在 CT、FLAIR、T$_1$WI 和 T$_2$WI 序列上均不可见。

（一）基本概念

微出血是一个影像诊断，它是应用特殊影像序列发现的脑实质内极微量的陈旧出血。由于顺磁性的含铁血黄素可以引起局部磁场的不均匀，使含铁血黄素局部及周围组织产生相位差异而致信号丢失。应用对磁敏感效应非常敏感的特殊磁共振序列可以发现脑中极少量的含铁血黄素，从而在影像上检出脑内的极微量陈旧出血，这种微出血现象目前认为是脑小血管病的另一个重要的特征性影像改变。

（二）病理改变

在微出血的影像病理研究中，Fazekas 观察到两种情况：病灶局部可见大量含铁血黄素的吞噬现象，同时可以看到破裂的血管；扩大的血管周围间隙内可见少量吞噬了含铁血黄素的吞噬细胞。目前认为这两种病理现象均可见于核磁共振上表现为微出血信号的病变区域。

（三）影像诊断标准

2009 年微出血研究组在 *Lancet Neurology* 上推荐的诊断标准更具可操作性，它包括了 3 条诊断标准和 4 条除外标准。首先病灶在核磁 T$_2$* 序列上应表现为圆形或卵圆形的黑色信号，病变具有放大效应。同时应除外：①软脑膜血管横断面，病灶应至少有一半以上被脑组织环绕；②铁或钙沉积，通常通过好沉积的部位和形态根据经验除外；③根据病史除外外伤性弥漫轴索损伤；④其他类似信号结构，病灶在 T$_1$WI 和 T$_2$WI 序列

上应为等信号。在这个诊断标准中，认定微出血并无一个直径界限。既往的研究中有关微出血的直径定义常不一致，从小于2mm到小于10mm均有报道，但目前认为诊断微出血并不需要一个直径大小的定义，这是由于微出血的大小取决于影像参数和磁场强度，很难在各个研究中保持一致。

（四）评价方法

对微出血的评价通常包括两个特征变量：部位和数量。有关微出血的部位，通常认为不同部位的微出血可能与不同类型的脑小血管病相关，例如大脑半球深部及幕下结构的微出血常提示高血压动脉硬化性脑小血管病，而位于大脑皮层脑叶的微出血往往与脑淀粉样变小血管病相关。

四、血管周围间隙

（一）基本概念

血管周围间隙是穿支动脉自蛛网膜下腔进入脑实质后环绕在血管周围的潜在腔隙，只有在发生扩大后，它才能在脑组织病理检查或头颅MRI影像检查中被发现。也就是说，我们所能观察到的血管周围间隙一定是扩大的。血管周围间隙又称Virchow-Robin间隙，这是根据德国病理学家Rudolf Virchow和法国病理学家Charles Philippe Robin的名字命名。长时间以来，PVS一直被认为是正常结构，然而，研究发现PVS的扩张与WMH的严重程度及腔隙的出现密切相关，因此PVS在近年来开始被认为是脑小血管病的另一个影像标记物。

（二）病理改变

扩大的血管周围间隙在病理上显示为脑实质内的边界光滑的"小空洞"结构，最常见于前穿质、基底节区和皮层下白质，空洞周边被单层上皮细胞所覆盖，空洞中有血管穿过，在空洞周边环绕着正常脑组织。扩大的血管周围间隙中充满了液体，过去曾认为这些液体是脑脊液，但透射电镜研究已经发现血管周围间隙与蛛网膜下腔并不相通，免疫组化研究发现这些液体不是脑脊液而是细胞间液。

（三）影像诊断标准

扩大的血管周围间隙的影像诊断同样依赖四方面的信息：信号、部位、大小和形态。

1. **病灶的信号** 由于扩大的血管周围间隙中充满了细胞间液，因此应在全部MRI序列上显示为水信号。在FLAIR像上，绝大多数PVS周边没有高密度的环。

2. **病灶的部位** 一般认为，PVS最常见于三个部位：①豆纹动脉穿过前穿质进入脑内供应基底节区，因此沿着豆纹动脉周围在基底节区，尤其是前穿质附近是最常见的PVS分布区域。②皮层穿动脉自大脑半球表面进入脑实质内，自皮层灰质延伸至脑白质。沿皮层穿动脉周围，皮层下白质及灰白质交界区是另一个常见的PVS分布区。③PVS同样常见于脑干，位于脑桥中脑交界区和中脑间脑交界区。近年来逐渐认识到，海马、小脑齿状核同样常见PVS，但这些部位的PVS特征尚未研究清楚。

3. **大小** 如前文所述，绝大多数PVS直径小于2mm，但直径大于等于3mm的PVS绝不罕见，一项65岁以上社区老年人头颅MRI研究发现，33.2%至少有一个大于3mm的PVS。

4. **形态** 头颅MRI上所见的PVS形态通常为周壁光滑的圆形、卵圆形或线性结构，其形态与MRI平面与穿动脉的位置关系密切相关。当检查平面与穿动脉垂直时，PVS将沿短轴方向被横切，表现为圆形或卵圆形；当平面与穿动脉平行时，PVS将沿长轴方向被横切，通常表现为类似血管形态的细线样结构，有时也可见到圆形或卵圆形结构带有一个细线血管样的延伸，或两个囊状结构似葫芦状串在一起。

综上所述，PVS表现为水信号结构，常见于基底节区、皮层下白质或脑干，多为直径小于3mm的边界光滑的圆形、卵圆形或细线样结构，与穿动脉伴行。对于直径大于3mm的类似病灶，需进一步与腔隙鉴别。一般来说，周边在FLAIR相上无高密度环，或在三维重建MRI序列中显示为沿穿动脉长轴方向呈现囊状扩张，同时囊状结构伴有血管形态延伸的病灶应被认为是PVS。

（四）评价方法

在现有的研究中通常根据基底节区或脑白质区PVS的数量进行严重程度分级。这样的分级方法极大地依赖于MRI分辨率和严重程度评价时所应用的MRI序列，因此迄今为止没有统一的分级标准。

五、应用头颅 MRI 标记物诊断脑小血管病需要注意的问题

应用影像标记物诊断脑小血管病需注意鉴别诊断：尽管脑白质高信号、腔隙、微出血和扩大的血管周围间隙是四个脑小血管病的影像标记物，但这四种影像改变并不特异。例如，脑白质高信号也可以是炎性脱髓鞘病或脑白质营养不良所致；位于深部的小灶陈旧软化脑梗死病灶也可以由大动脉粥样硬化、斑块脱落继发动脉栓塞所致；脑内海绵状血管瘤、动静脉畸形及特定类型肿瘤可导致颅内微出血病灶；黏多糖贮积症患者可见颅内多发、大量及特殊部位（胼胝体等处）扩大的血管周围间隙。因此必须结合患者病史、临床表现和体征进行鉴别诊断。

数个影像标记物同时存在可高度提示脑小血管病：单一的影像标记物并不特异，但数个同时存在时，则对诊断具有重要意义。例如，如患者有脑白质高信号，同时合并腔隙及微出血，则其为脑白质营养不良或炎性脱髓鞘病的可能性较低。当然，仅有单一影像改变的脑小血管病亦不罕见。

年龄是动脉硬化性及淀粉样变脑小血管病重要的危险因素，脑小血管管壁损害是衰老过程中必然发生的现象，因此上述四种影像改变均随年龄增长显著增加。脑白质病变、深部小梗死和腔隙灶、脑内微出血和扩大的血管周围间隙在正常老年人和有临床意义的脑小血管病患者间并无严重程度的绝对界限，因此脑小血管病的诊断应结合临床表现，避免过度泛化。

第二节 单基因遗传脑小血管病

临床上最常见的是散发性 CSVD，受多种因素影响，其临床症状和影像改变的多样性和复杂性限制了对于 CSVD 发病机制的深入研究。单基因遗传性 CSVD，具有明确致病基因、基因表型以及临床表型，因此对单基因遗传性 CSVD 的研究有助于理解常见的散发性 CSVD。随着遗传学研究的巨大进步，越来越多的单基因遗传性 CSVD

被发现，本章节就目前已经发现的明确的单基因遗传性脑小血管病进行概述。

一、伴皮质下梗死和白质脑病的常染色体显性遗传性脑动脉病

伴皮质下梗死和白质脑病的常染色体显性遗传性脑动脉病（cerebral autosomal dominant arteriopathy with subcortical infarcts and leukoence-phalopathy，CADASIL）是由 NOTCH3 基因突变所致的一种成年发病的遗传性脑小血管病。由于 CADASIL 是目前已知的最常见的单基因遗传性脑小血管病，长期以来，它被认为是研究脑小血管病的经典模型。

对 CADASIL 的认识，可追溯到 1955 年 Van Bogaert 报道的"两姐妹快速进展的 Binswanger 脑病"。此后 Sourander 和 Walinaer 等首先在一瑞典家系中找到了 5 例患者，均有反复发作缺血性脑中风、进行性智力障碍以及显性遗传倾向等症状，并证实受累者都无脑内动脉硬化及淀粉样血管变，将其描述为"遗传性多发梗死性痴呆"。1976 年 Bousser 教授对 1 例最初被诊断为 Binswanger 病的 50 岁伴腔隙性梗死和弥漫白质脑病而无高血压等危险因素的男性患者，进行了家系研究；Bousser 教授和 Tournier-Lasserve 教授团队将该病的致病基因定位于 19pl2 内的 D19S221 和 Dl9S222 之间的 14cM 区域，随后又应用微卫星标记法将基因位点局限到 2cM 区域。Joutel 等（1996年）发现 CADASIL 患者的 NOTCH3 基因点突变可以导致 RNA 翻译产生的蛋白质提前终止，确定其为该病的致病基因。

NOTCH3 基因编码一个跨膜的细胞表面受体蛋白，主要表达在血管平滑肌上，具有受体和信号传导功能，对于胎儿血管发育具有重要作用。这个跨膜受体的细胞外区域含有 34 个表皮生长因子受体（epidermal growth factor receptor，EGFR）重复序列，每个 EGFR 含有 6 个半胱氨酸残基。迄今为止，所有 CADASIL 致病突变均发生在编码 34 个 EGFR 的第 2~24 号外显子，以外显子 3 和 4 错义突变最常见，突变均导致 NOTCH3 受体细胞外区域某一特定的 EGFR 出现奇数半胱氨酸残基，使蛋白质构象发生改变，干扰信号传递，最终导致血管平滑肌发育和功能异常，从而致病。

目前尚缺乏准确的关于 CADASIL 患病率的报道，来自英国 Scotland 地区的研究显示，NOTCH3 基因突变率约为 4.14/10 万。本病以反复皮质下缺血性卒中、先兆性偏头痛、进行性血管性痴呆以及情感障碍为主要临床表现。所有致病基因突变携带者在 35 岁之后均出现不同程度的头 MRI 病灶，其中外囊、颞极以及额上回白质高信号被认为是 CADASIL 的特征性影像改变。对于有典型 CADASIL 临床表现（反复卒中发作、血管性认知功能下降、步态障碍、情感障碍）、明确神经影像改变（颞极和外囊区特征性白质高信号）或有阳性家族史的人群，尤其是无高血压等血管危险因素的脑血管病家系，推荐首先进行 NOTCH3 基因检查。上述患者 NOTCH3 基因阳性或者病理发现微小动脉嗜铬颗粒沉积（GOM）沉积可确诊。

随着对 CADASIL 认识不断深入，学者发现本病的临床表现、总体病程具有很大的个体差异。临床影像的异质性可能与不同的病理突变位点有关。两项大型研究表明，与携带编码第 7~34 EGFR 突变的患者相比，携带编码第 1~6 EGFR 的病理性突变的 CADASIL 患者卒中发病更早、影像上白质高信号负荷更重、临床预后更差。GWAS 研究发现，NOTCH3 突变之外的多种突变负荷对 CADASIL 患者的白质高信号负荷存在小的影响，这或许可部分解释带同一突变位点的 CADASIL 患者临床影像表现的差异性。此外，研究显示，东南亚人群 P. Arg544Cys 突变多见，该突变类型具有较高的出血风险。综上，CADASIL 突出的临床异质性的原因目前尚不完全清楚，急需进一步研究明确。

血管源性白质高信号（WMH）是脑小血管病最常见的影像标记，慢性缺血是长期以来广为接受的 WMH 的病因之一。衰老相关的 CSVD 人群研究显示，与缺血导致的腔隙一样，白质高信号体积与脑体积成负相关；然而 CADASIL 患者队列研究显示，尽管腔隙与脑萎缩成正相关，但白质高信号则与脑萎缩成负相关。这一结果提示，各种原因导致的血管周围间隙扩大、慢性渗漏、组织间液引流不充分，可能导致 CADASIL 患者脑体积中含水量增加，进而参与白质高信号的形成。研究显示，CADASIL 患者在病程早期即存在白质水肿；病理研究也发现颞极白质高信号在病理上为大量血管周围间隙。然而 CADASIL 患者不同部位的血管周围间隙与白质高信号体积的关系不一致，颞极血管周围间隙负荷与白质高信号体积成正相关，提示不同部位的白质高信号的发病机制存在差异。新近研究显示，CADASIL 患者特征性（颞极、外囊、额上回）白质高信号与非特征性白质高信号在 7T MRI 上弛豫时间具有显著差异，进一步说明验证了该假说。CADASIL 的上述研究结果拓展了我们对 CSVD 发病机制的理解。

二、伴皮质下梗死和白质脑病的常染色体隐性遗传性脑动脉病

伴皮质下梗死及白质脑病的常染色体隐性遗传性脑动脉病（cerebral autosomal recessive arteriopathy with subcortical infarcts and leukoencephalopathy，CARASIL）是一种罕见的青年发病的遗传性脑小血管病，1965 年日本学者首次报道，迄今为止绝大多数病例来自日本，国内也有少数报道。男性患者多见，男女比例为 3∶1。1995 年日本学者 Fukutake 和 Hirayama 提出了临床诊断标准。本病发病较 CADASIL 更早，且往往合并突出的神经系统以外的症状体征。临床上表现为青年起病伴秃发和腰背痛而无高血压的家族性动脉硬化性脑白质病，常合并骨骼发育异常。

2009 年 Hara 教授等发现位于 10 号染色体（10q26）上的、编码 HtrA 丝氨酸蛋白酶的 HTRA1 基因是本病的致病基因。CARASIL 的突变位点主要集中在编码蛋白酶结构域的 HTRA1 基因外显子 3 至外显子 6 区域。HtrA 丝氨酸蛋白酶的主要功能是抑制转化生长因子 β（transforming growth factor-β，TGF-β）信号转导系统；HTRA1 基因的无义突变或错义突变导致该蛋白酶活性下降、功能丧失。CARASIL 患者病变血管的中膜中层上 TGF-β 表达增高。TGF-β 家族信号系统与血管生成、重塑密切相关，并在血管内皮细胞和平滑肌细胞分化中发挥多方面的作用，TGF-β 家族信号的失调可导致遗传性血管病变。除与脑小血管病变相关的临床症状外，CARASIL 患者还常常出现秃顶、骨骼系统的退行性变，这些也是由于抑制 TGF-β 家族成员的信号发生失调有关。

三、COL4A1 相关脑小血管病

近年来发现 COL4A1 基因突变与遗传性脑小血管病相关，是发生脑出血的危险因素。患者多较年轻，无高血压病史，反复发生脑出血。除出血性卒中以外，患者也可发生腔隙性脑梗死、脑白质病变。本病的白质脑病以侧脑室后角旁深部白质容易受累，颞极和 U 型纤维通常不受累。COL4A1 基因突变患者常常出现孔洞脑症、Axenfeld-Rieger 发育异常、视网膜小动脉迂曲、白内障、青光眼。部分患者可出现颈内动脉颅内段动脉瘤、肌肉痛性痉挛、雷诺现象、肾脏损害、心律失常等系统性症状。

COL4A1 基因位于 13 号染色体上，编码Ⅳ型胶原的 α1 链。Ⅳ型胶原分布于血管壁平滑肌细胞的周围，是血管壁基底膜的主要成分。Ⅳ型胶原分泌到细胞外基质后，自组装成超分子的网络结构，除支持基底膜的稳定性外，还介导相邻细胞与基底膜之间的相互作用，对细胞的迁移、增殖、分化起重要作用，所以其组成的微小变化也会对微血管造成影响。而 COL4A1 编码的 α1 链是构成Ⅳ型胶原的最常见亚基之一，在所有组织中均表达，因此其基因突变与小血管病密切相关。目前发现的 COL4A1 的突变，绝大多数都涉及胶原结构域甘氨酸 -X-Y 重复序列中甘氨酸残基的改变。甘氨酸是分子量最小的一种氨基酸，是唯一能够进入Ⅳ型胶原三螺旋结构中心的氨基酸，甘氨酸突变可影响三螺旋结构的形成或者Ⅳ型胶原 Protomer 的分泌，从而影响基底膜结构的稳定。另外，甘氨酸的突变可能影响Ⅳ型胶原与整合素分子的结合，从而影响基底膜与细胞间的相互作用。除甘氨酸残基的突变外，还发现了外显子的缺失，后者可能导致Ⅳ型胶原的装配和表达抑制，从而引起小血管异常。再者，启动子的突变可能会影响 COL4A1 基因的转录，从而使表达量减少，引起基底膜组装异常。

脑桥常染色体显性遗传微血管病和白质脑病（pontine autosomal dominant microangiopathy and leukoencephalopathy，PADMAL）是近年来发现的另一种与 COL4A1 基因突变有关的遗传性 CSVD。本病为 COL4A1 基因非编码区突变所致，影像上以脑干（尤其是脑桥）受累突出。

四、遗传性视网膜血管病伴脑白质营养不良

遗传性视网膜血管病伴脑白质营养不良（retinal vasculopathy with cerebral leukoencephalopathy，RVCL）是成年发病的常染色体显性遗传性疾病。2007 年 Richards 等首次证实其致病基因为 3 号染色体上的 TREX1 基因。本病累及全身血管，以中小动脉病变为主，特别是视网膜、肾以及脑血管。发病年龄 40~50 岁。神经系统症状主要表现为反复脑卒中发作，可以有偏头痛、认知障碍、痴呆、性格改变、癫痫发作以及精神症状。眼部症状包括黄斑周围微血管病、微动脉瘤、中央凹周毛细血管扩张以及进行性视力损害。部分患者出现蛋白尿以及肾功能损害、雷诺现象等。MRI 提示大脑（以额顶叶为主）、小脑、脑桥多发白质病变，病灶有强化、伴有水肿占位效应。

五、Fabry 病

Fabry 病，又称 Anderson-Fabry 病，弥散性躯体血管角质瘤。它是一种 X 染色体连锁隐性遗传的鞘糖脂类代谢疾病，也是一种溶酶体贮积病。本病是由于染色体 Xq22 上的基因突变或缺失，引起基因编码蛋白产物 α- 半乳糖苷酶 A 部分或全部缺乏，使得该酶的代谢底物三聚己糖神经酰胺（一种糖神经鞘脂）不能降解而蓄积在肾、心、血管壁和神经系统等组织细胞中，磷脂沉积在血管壁和血液中。随着脂类沉积增多，血管变窄、血流减慢，组织营养不足，最终引起多系统脏器的损害。

Fabry 病发病率低，约为 1/366 000，本病临床症状出现较早，受累部位广泛。中枢神经系统的主要表现为 TIA 和脑梗死。皮肤损害（皮肤血管角质瘤）、肾脏损害（蛋白尿、血尿，逐渐进展为肾功能衰竭）、痛性周围神经疾病常常在脑卒中之前就存在。患者也可出现心血管损害、胃肠道症状。因基因突变部位不同、体内 α- 半乳糖苷酶 A 残余活性的程度不同，其临床表现也多种多样，可分为经典型和迟发型。经典型多见于男性半合子，患者体内 α- 半乳糖苷酶 A 活性明显下降甚至完全缺失，常常出现多系统受累。迟发型多见于女性杂合子，患者 α- 半乳糖苷酶 A 酶活性部分下

降，症状出现晚而轻，可表现为无症状或仅出现心脏或肾脏的单一器官损害。

六、伴卒中和白质脑病的组织蛋白酶 A 相关性动脉病

伴卒中和白质脑病的组织蛋白酶 A 相关性动脉病（cathepsin A-related arteriopathy with strokes and leukoencephalopathy，CARASAL）是 Bugiani 等学者在 2016 年报道的一种罕见的显性遗传性 CSVD，临床上以顽固性高血压、缺血或出血性卒中以及晚期认知下降为三联征；弥漫性白质病变主要累及额顶叶，颞叶、颞极受累少见；丘脑、脑干（尤其是脑桥和中脑红核）容易受累。病理上脑血管存在严重且广泛的动脉粥样硬化，伴血管壁纤维化和中膜平滑肌细胞缺失。遗传学研究显示位于 20 号染色体上的编码组织蛋白酶 A 的 CTSA 基因为致病基因。该基因突变导致 CARASAL 的致病机制尚不清楚，推测可能与溶酶体酶功能异常和内皮素 -1 失活有关。

综上，随着遗传学研究的进展，单基因遗传性 CSVD 逐渐被认识；随着新一代基因分析技术的发展，将更有利于 CSVD 的罕见单基因病因的发现。未来，对于单基因遗传性 CSVD 的研究以及罕见 CSVD 基因的常见变异的研究将进一步有助于对散发性 CSVD 的理解。

第三节 脑小血管病的治疗

脑小血管病的主要临床表现包括缺血性或出血性卒中、认知功能下降和痴呆、步态障碍、情绪障碍等，因此脑小血管病的治疗也主要针对以上关键症状。针对卒中的治疗和预防，由于脑小血管病同时存在缺血性和出血性卒中的风险，所以在治疗选择上需要平衡缺血和出血的风险。针对痴呆症状和步态障碍，现有的治疗证据都非常有限，已经进行的临床研究大多在验证治疗阿尔兹海默病或帕金森病的药物是否对小血管病相关的认知和步态障碍也有效。

一、脑小血管病卒中的治疗和预防

根据既往的研究，大约 1/4 的缺血性卒中和约 2/3 的出血性卒中是由于脑小血管病所致。由于脑小血管病存在这种潜在的出血风险，因此在脑小血管病患者选择溶栓、抗凝及抗血小板治疗时需平衡出血和缺血风险。

1. **脑白质疏松患者的溶栓治疗** 脑白质疏松是在 CT 影像上发现的侧脑室旁低密度病灶，是重要的脑小血管病影像改变。2016 年发表了一项荟萃分析包括 11 项临床试验的 7 194 例患者结果显示，合并脑白质疏松的患者病后 3~6 个月的功能预后显著差于不合并者。11 项临床试验中有 3 项为随机对照临床试验，其结果显示，合并脑白质疏松的患者接受溶栓治疗的预后依旧好于不溶栓者。也就是说尽管脑小血管病可能存在更高的出血风险，但符合适应证的患者仍能从溶栓治疗中获益。

2. **合并脑内微出血患者的溶栓治疗** 微出血是一个出血性的脑小血管病影像改变，它的存在直接代表脑小血管病患者的脑出血风险。2016 年发表的一项荟萃分析包括了 9 项合计 2 479 例采用静脉 t-PA 治疗的急性卒中患者。研究发现，存在微出血的患者溶栓后出血的风险比没有微出血的患者高 2.36 倍，而微出血大于 10 个的患者比小于 10 个的患者溶栓后出血的风险高 12.1 倍。但迄今为止并没有针对微出血患者溶栓治疗的 RCT 研究，因此尚无证据说明存在微出血或微出血数量多的患者是否仍能从溶栓治疗中获益。

3. **急性腔隙性卒中的抗血小板治疗** 急性腔隙性卒中一般被认为多数为脑小血管病，由于可能存在更高的出血风险，对这类患者是否应用双抗治疗一直存在争议。CHANCE 研究入组了 5 170 例 24 小时内 NIHSS≤3 分的小中风和 TIA 患者，应用双抗 3 周者在病后 90 天以内的卒中复发率低于单用阿司匹林者。随后，为评价双抗治疗在其他人群中的有效性及安全性，研究人员对来自 269 个国际研究中心（83% 为美国）的 4 881 例高危 TIA 或轻型卒中患者进行了双抗治疗疗效的评估，结果显示，双抗 90 天组的卒中发生率比单独应用阿司匹林组低 28%，而出血风险（非脑部）高 0.5%，进一步强化了短期双抗治疗的益处。尽管这两项研究都不是真正的针对腔隙性卒中的治疗研究，但提供了一定的参考性证据。SPS-3 研究是一项针对急性缺血性腔隙性卒中患者的长程二级预防研究，结果发现，相比单用

阿司匹林治疗,采用双抗治疗者在病后 3.4 年的随访中缺血性卒中事件无显著性差异,同时重要器官出血和全因死亡均显著升高。因此,现有的研究结果不建议对腔隙性卒中患者采用长程双抗治疗。

4. 脑出血患者的抗栓治疗 非外伤性出血性卒中一般被认为多数与脑小血管病相关,长期以来,抗血小板和抗凝治疗的临床试验大都排除出血患者。由于缺乏脑出血后是否可以接受长期抗血小板治疗的证据,脑出血患者的抗栓治疗方案尚无统一推荐。2019 年 6 月发表的 RESTART 试验结果,目的在于探讨抗血小板治疗对症状性脑出血复发的影响。RESTART 是一个多中心、前瞻性、随机、开放标签、盲法终点平行组试验,纳入了服用抗栓治疗过程中出现自发性脑出血的成年患者 537 例,随机分为抗血小板治疗组和非抗血小板治疗组,主要终点为复发性症状性脑出血。平均随访 2 年后,抗血小板治疗组和非抗血小板治疗组脑出血的复发率无统计学差异(4% 和 9%)。此研究表明,对于需要服用抗栓药物治疗

预防闭塞性血管病的患者,发生脑出血后使用抗血小板药物可能不会增加复发性脑出血的风险。

二、血管性痴呆的治疗

认知障碍和痴呆是脑小血管病患者的重要临床表现,虽然针对痴呆患者的通用治疗原则,如早期诊断、合并症治疗、照护支持等也适用于血管性痴呆(vascular dementia, VaD)的治疗,但仍缺乏一致推荐的血管性痴呆治疗原则。

虽然仍有争议,有研究发现 VaD 患者也可能存在胆碱能缺陷;另外,美金刚对缺血性神经元损伤有潜在的保护作用。因此,在根据 NINDS-AIREN 诊断标准诊断为很可能或可能的血管性痴呆患者中进行了多项随机、双盲、安慰剂对照临床试验,来验证阿尔茨海默病(Alzheimer's disease, AD)治疗药物:胆碱酯酶抑制剂(加兰他敏、多奈哌齐、卡巴拉汀及石杉碱甲)和美金刚对于治疗 VaD 的有效性(表 1-9-1)。早期进行的多数随机、双盲、对照临床试验提示上述药物对认知功能的改善或延缓下降方面的有益作用,但是

表 1-9-1 在血管性痴呆人群中进行的主要随机双盲安慰剂对照临床试验

研究药物	研究代号	研究周期/周	入组标准	样本量/例	认知功能获益	整体功能情况获益	日常生活能力获益	精神行为表现获益
加兰他敏	Gal-INT-06	24	NINDS-AIREN 很可能的血管性痴呆	252	否	否	否	否
加兰他敏	Gal-INT-26	26	NINDS-AIREN 很可能的血管性痴呆	788	是	否	否	否
多奈哌齐	307	24	NINDS-AIREN 很可能及可能的血管性痴呆	603	是	不确定	是	未评价
多奈哌齐	308	24	NINDS-AIREN 很可能及可能的血管性痴呆	616	是	是	否	未评价
多奈哌齐	319	24	NINDS-AIREN 很可能及可能的血管性痴呆	974	是	否	否	未评价
卡巴拉汀	VantageE	24	NINDS-AIREN 很可能的血管性痴呆	710	是	否	否	否
美金刚	MMM300	28	NINDS-AIREN 很可能的血管性痴呆	321	是	不肯定	否	否
美金刚	MMM500	28	NINDS-AIREN 很可能的血管性痴呆	579	是	否	否	否

NINDS-AIREN: National Institute of Neurological Disorders and Stroke and the Association Internationale pour la Recherche et l'Enseignement en Neurosciences; ADAS-cog: Alzheimer's Disease Assessment Scale-cognitive subscale; VADAS-cog: Vascular AD Assessment Scale-cognitive subscale。

获益较小，ADAS-cog 或 VADAS-cog 分数仅下降1~2分，并且在是否整体情况得到稳定或改善，是否可延缓日常生活能力下降以及控制精神行为症状等方面，未观察到肯定可获益的结果。但是对多奈哌齐的临床试验样本进行汇总分析显示出其对认知功能、整体情况及日常生活能力方面的获益。另外，在对美金刚 MMM 300 研究及 MMM 500 研究临床试验样本汇总后的亚组分析显示，对于痴呆程度更严重的患者，以及基于神经影像分类的小血管病型血管性痴呆患者，服用美金刚认知功能获益更明显。但是总体来说，由于临床试验结果提示上述药物对于 VaD 治疗的获益证据有限，且存在潜在的不良反应，因此胆碱酯酶抑制剂与美金刚尚未被列为 VaD 治疗的推荐药物。其他药物如尼莫地平、脑活素等，临床试验结果提示在认知或整体功能情况方面的获益，但由于临床试验数目少以及研究方法学设计方面的局限性，也尚未被列入推荐药物。

目前仅有一项诊断血管性认知障碍但未达到痴呆标准的人群中进行的双盲随机对照临床试验。入组 281 例血管性认知障碍非痴呆患者，口服丁苯酞胶囊或安慰剂 24 周，观察到认知功能及整体功能情况方面的获益，但是日常生活能力及精神行为量表未显示统计学显著获益。

尽管并没有随机对照临床试验来评价 VaD 患者是否可获益于血管危险因素的良好控制，但是流行病学研究表明，良好的血压及其他血管危险因素控制有益于认知功能提高。

综上所述，一方面，尽管没有理想的针对纯 VaD 的治疗药物，但是由于 VaD 与 AD 病理改变经常合并存在，对于同时患有 AD 与 VaD 的混合型患者，服用胆碱酯酶抑制剂仍可获益；另一方面，良好的血管危险因素控制也非常重要。

三、血管性帕金森综合征的治疗

脑小血管病患者可以表现显著的步态障碍，其中血管性帕金森综合征是影响患者日常生活能力的重要问题。血管性帕金森综合征的病理学特征是存在血管因素所致的脑损害表现，主要病变部位累及皮质下脑白质、基底节区、丘脑和中脑；与经典的帕金森病的变性病特征不同，血管性帕金森综合征镜下病理显示既没有严重的中脑黑质多巴胺能神经元脱失，也没有路易小体形成。在治疗前需了解患者的起病形式、发展过程、临床表现、诊疗情况及其与脑血管病损害之间的关系。由于血管性帕金森综合征的症状谱广泛，对于大型临床研究而言，缺乏可操作性的入组和排除标准，目前尚无来自大样本随机对照研究的循证医学证据；相关资料多来自于病例报告。因此，治疗方案选择仍需个体化。

1. **多巴胺能药物**　多巴胺能药物（左旋多巴、多巴胺激动剂及其他抗帕金森药物）对部分患者可能有效改善帕金森症状，主要见于患者脑血管病变损害了黑质纹状体通路的状况；而由广泛脑白质病变引起的帕金森综合征，多巴胺能药物以及其他的治疗帕金森病药物疗效欠佳。

2. **改善认知药物**　在主要研究对象为血管性痴呆患者的研究中，胆碱酯酶抑制剂（多奈哌齐、加兰他敏、卡巴拉汀）和兴奋性氨基酸受体拮抗剂（美金刚）对血管性帕金森综合征患者的认知功能可能有一定改善作用；植物提取物银杏制剂对患者认知功能的疗效尚需进一步研究。

3. **非药物治疗**　小样本研究显示，5Hz 或 10Hz 重复经颅磁刺激对改善血管性帕金森综合征患者的运动功能（主要为步态障碍）有一定效果。基于临床异质性的问题，丘脑底核脑深部电刺激治疗是否有效，尚未见相关可操作性的临床研究报告。鉴于部分的症状重合，作为正常颅压脑积水的治疗，脑脊液分流手术或反复腰椎穿刺术治疗在小样本的、表现脑室扩张合并白质病变的血管性帕金森综合征患者中获得一定效果，期待进一步的大样本随机对照试验结果；康复训练对于改善运动功能障碍可能有效，需前瞻性研究进一步确认。

在临床工作中，需要根据临床资料和影像学评估，仔细推敲患者发生血管性帕金森综合征可能的病理生理机制、危险因素，甄选出可能获益的患者，给予必要的预防和治疗等，而对足量、足疗程药物治疗状况下确实无效的患者，建议避免长期无效用药，增加副作用风险，而应积极控制血管病危险因素及预防卒中事件再发，探索可行的康复训练方案改善日常生活能力。

（朱以诚　姚明）

参 考 文 献

［1］ Pantoni L. Cerebral small vessel disease：from pathogenesis and clinical characteristics to therapeutic challenges. Lancet Neurol, 2010, 9（7）：689–701.

［2］ Wardlaw JM, Smith EE, Biessels GJ, et al. Neuroimaging standards for research into small vessel disease and its contribution to ageing and neurodegeneration. Lancet Neurol, 2013, 12（8）：822–838.

［3］ O'Sullivan M. Leukoaraiosis. Pract Neurol, 2008, 8（1）：26–38.

［4］ Fazekas F, Kleinert R, Offenbacher H, et al. Pathologic correlates of incidental MRI white matter signal hyperintensities. Neurology, 1993, 43（9）：1683–1689.

［5］ Kim KW, MacFall JR, Payne ME. Classification of white matter lesions on magnetic resonance imaging in elderly persons. Biol Psychiatry, 2008, 64（4）：273–280.

［6］ Scheltens P, Erkinjunti T, Leys D, et al. White matter changes on CT and MRI：an overview of visual rating scales. European Task Force on Age-Related White Matter Changes. Eur Neurol, 1998, 39（2）：80–89.

［7］ Wardlaw JM. What is a lacune? Stroke, 2008, 39（11）：2921–2922.

［8］ Zhu YC, Dufouil C, Tzourio C, et al. Silent brain infarcts：a review of MRI diagnostic criteria. Stroke, 2011, 42（4）：1140–1145.

［9］ Price TR, Manolio TA, Kronmal RA, et al. Silent brain infarction on magnetic resonance imaging and neurological abnormalities in community-dwelling older adults. The Cardiovascular Health Study. Stroke, 1997, 28（6）：1158–1164.

［10］ Takao M, Koto A, Tanahashi N, et al. Pathologic findings of silent, small hyperintense foci in the basal ganglia and thalamus on MRI. Neurology, 1999, 52（3）：666–668.

［11］ Zhu YC, Dufouil C, Mazoyer B, et al. Frequency and location of dilated Virchow-Robin spaces in elderly people：a population-based 3D MR imaging study. AJNR Am J Neuroradiol, 2011, 32（4）：709–713.

［12］ Fazekas F, Kleinert R, Roob G, et al. Histopathologic analysis of foci of signal loss on gradient-echo T2*-weighted MR images in patients with spontaneous intracerebral hemorrhage：evidence of microangiopathy-related microbleeds. AJNR Am J Neuroradiol, 1999, 20（4）：637–642.

［13］ Greenberg SM, Vernooij MW, Cordonnier C, et al. Cerebral microbleeds：a guide to detection and interpretation. Lancet Neurol, 2009, 8（2）：165–174.

［14］ Greenberg SM, Nandigam RN, Delgado P, et al. Microbleeds versus macrobleeds：evidence for distinct entities. Stroke, 2009, 40（7）：2382–2386.

［15］ Kwee RM, Kwee TC. Virchow-Robin spaces at MR imaging. Radiographics, 2007, 27（4）：1071–1086.

［16］ Zhu YC, Tzourio C, Soumare A, et al. Severity of dilated Virchow-Robin spaces is associated with age, blood pressure, and MRI markers of small vessel disease：a population-based study. Stroke, 2010, 41（11）：2483–2490.

［17］ Bugiani M, Kevelam SH, Bakels HS, et al. Cathepsin A-related arteriopathy with strokes and leukoencephalopathy（CARASAL）. Neurology, 2016, 87（17）：1777–1786.

［18］ Chabriat H, Joutel A, Dichgans M, et al. Cadasil. Lancet Neurol, 2009, 8（7）：643–653.

［19］ Federico A, Di Donato I, Bianchi S, et al. Hereditary cerebral small vessel diseases：a review. J Neurol Sci, 2012, 322（1–2）：25–30.

［20］ Nozaki H, Nishizawa M, Onodera O. Features of cerebral autosomal recessive arteriopathy with subcortical infarcts and leukoencephalopathy. Stroke, 2014, 45（11）：3447–3453.

［21］ Verdura E, Hervé D, Bergametti F, et al. Disruption of a miR-29 binding site leading to COL4A1 upregulation causes pontine autosomal dominant microangiopathy with leukoencephalopathy. Ann Neurol, 2016, 80（5）：741–753.

［22］ Charidimou A, Pasi M, Fiorelli M, et al. Leukoaraiosis, cerebral hemorrhage, and outcome after intravenous thrombolysis for acute ischemic stroke：a meta-analysis. Stroke, 2016, 47（9）：2364–2372.

［23］ Tsivgoulis G, Zand R, Katsanos AH, et al. Risk of Symptomatic Intracerebral Hemorrhage After Intravenous Thrombolysis in Patients With Acute Ischemic Stroke and High Cerebral Microbleed Burden：A Meta-analysis. JAMA Neurol, 2016, 73（6）：675–683.

［24］ Wang Y, Wang Y, Zhao X, et al. Clopidogrel with aspirin in acute minor stroke or transient ischemic attack. N Engl J Med, 2013, 369（1）：11–19.

［25］ Johnston SC, Easton JD, Farrant M, et al. Clopidogrel and Aspirin in Acute Ischemic Stroke and High-Risk TIA. N Engl J Med, 2018, 379（3）：215–225.

［26］ SPS3 Investigators, Benavente OR, Hart RG, et al.

Effects of clopidogrel added to aspirin in patients with recent lacunar stroke. N Engl J Med, 2012, 367 (9): 817–825.

[27] RESTART Collaboration. Effects of antiplatelet therapy after stroke due to intracerebral haemorrhage (RESTART): a randomised, open-label trial. Lancet, 2019, 393 (10191): 2613–2623.

[28] Perry E, Ziabreva I, Perry R, et al. Absence of cholinergic deficits in "pure" vascular dementia. Neurology, 2005, 64 (1): 132–133.

[29] Amenta F, Di Tullio MA, Tomassoni D. The cholinergic approach for the treatment of vascular dementia: evidence from pre-clinical and clinical studies. Clinical and experimental hypertension, 2002, 24 (7–8): 697–713.

[30] Erkinjuntti T, Kurz A, Gauthier S, et al. Efficacy of galantamine in probable vascular dementia and Alzheimer's disease combined with cerebrovascular disease: a randomised trial. Lancet, 2002, 359 (9314): 1283–1290.

[31] Auchus AP, Brashear HR, Salloway S, et al. Galantamine treatment of vascular dementia: a randomized trial. Neurology, 2007, 69 (5): 448–458.

[32] Black S, Roman GC, Geldmacher DS, et al. Efficacy and tolerability of donepezil in vascular dementia: positive results of a 24-week, multicenter, international, randomized, placebo-controlled clinical trial. Stroke, 2003, 34 (10): 2323–2330.

[33] Wilkinson D, Doody R, Helme R, et al. Donepezil in vascular dementia: a randomized, placebo-controlled study. Neurology, 2003, 61 (4): 479–486.

[34] Roman GC, Salloway S, Black SE, et al. Randomized, placebo-controlled, clinical trial of donepezil in vascular dementia: differential effects by hippocampal

size. Stroke, 2010, 41 (6): 1213–1221.

[35] Ballard C, Sauter M, Scheltens P, et al. Efficacy, safety and tolerability of rivastigmine capsules in patients with probable vascular dementia: the VantagE study. Current medical research and opinion, 2008, 24 (9): 2561–2574.

[36] Orgogozo JM, Rigaud AS, Stoffler A, et al. Efficacy and safety of memantine in patients with mild to moderate vascular dementia: a randomized, placebo-controlled trial (MMM 300). Stroke, 2002, 33 (7): 1834–1839.

[37] Wilcock G, Mobius HJ, Stoffler A. A double-blind, placebo-controlled multicentre study of memantine in mild to moderate vascular dementia (MMM500). International clinical psychopharmacology, 2002, 17 (6): 297–305.

[38] Roman GC, Wilkinson DG, Doody RS, et al. Donepezil in vascular dementia: combined analysis of two large-scale clinical trials. Dementia and geriatric cognitive disorders, 2005, 20 (6): 338–344.

[39] Pantoni L, del Ser T, Soglian AG, et al. Efficacy and safety of nimodipine in subcortical vascular dementia: a randomized placebo-controlled trial. Stroke, 2005, 36 (3): 619–624.

[40] Guekht AB, Moessler H, Novak PH, et al. Cerebrolysin in vascular dementia: improvement of clinical outcome in a randomized, double-blind, placebo-controlled multicenter trial. Journal of stroke and cerebrovascular diseases, 2011, 20 (4): 310–318.

[41] Jia J, Wei C, Liang J, et al. The effects of DL-3-n-butylphthalide in patients with vascular cognitive impairment without dementia caused by subcortical ischemic small vessel disease: A multicentre, randomized, double-blind, placebo-controlled trial. Alzheimer's & dementia, 2016, 12 (2): 89–99.

第十章 血管性认知障碍

经典病例

患者男性，65岁，大学本科，工程师。主因"阶梯进展性认知功能下降1年半"就诊。

现病史：1年半前家人发现患者教小孩算数时计算错误（2+5=?），背不出古诗，不记得同事的名字，画机械图水平下降且讲解不出图的意思，无迷路，无言语障碍，日常生活能够自理。5个月前患者突发言语表达不清伴右下肢无力，当地医院行头部核磁发现左半球新发腔隙性脑梗死，住院输液后患者逐渐反应减慢，家人反复询问才给予简单回答，复杂句子不能理解，有时答非所问，阅读时不认识一些字，不会下象棋，不会用手机和电视遥控器，叫不出一些日常物品的名称（如：水杯），不能独立完成家务。2个月前患者吃饭时突发右手拿不住碗筷，未行头MRI检查，逐渐出现在家中找不着厕所，不会用马桶，排尿到厕所的垃圾筐里或地上，不记得女儿的名字，说不出自己家住哪里。夜间听到窗外有声感到害怕，要求家人关窗户，拒绝吃饭、喝水或吃药。不能自己洗脸、洗澡，偶有尿失禁。

既往史：高血压13年，未规律控制，150~160/90~110mmHg。10年前年左侧小脑半球脑梗死，伴有一过性幻视（诉医院电梯里有血）3天后好转，无明显后遗症。8年前急性脑梗死（言语不清），经治疗后完全恢复正常。无糖尿病、冠心病、高血脂等病史。

查体：

T：36.4℃，P：60次/min，R：16次/min，BP：165/104mmHg。神清，记忆力减退（不记得自己年龄和上一餐进食的内容），时间定向力差（不知道年、月、日、上午或下午），地点定向力差（不知道在医院），人物定向力可，计算力下降（100-7=?），理解、表达、阅读、书写、命名、复述障碍（只能理解简单词句，叫不出报纸、卫生纸的名称，不能复述完整句子）。查体提示假性球麻痹和右侧脑性轻瘫。

辅助检查：

认知测查：MMSE5分，MoCA3分，画钟试验0分。头MRI：脑内多发腔梗、软化灶，左顶叶新发腔隙性脑梗死，左侧脑室旁恢复期病灶、脑白质变性、脑萎缩、右侧上颌窦多发小囊肿。阅片：MTA2分，Fazekas4分。头颈部CTA：头颈动脉粥样硬化，右侧颈内动脉虹吸部粗细不均并局部中度狭窄，右侧椎动脉纤细并V4段局部未见明显显示，基底动脉粗细不均，右侧大脑中动脉M1段未见显影，远端分支由侧支循环供血，左侧大脑中动脉M1段局限性重度狭窄。

随着对血管性痴呆（vascular dementia，VaD）研究的深入，学者们逐渐认识到VaD概念存在明显的滞后性和局限性。为满足临床需要，Hachinski等人于1993年提出了一个新的概念——血管性认知障碍（vascular cognitive impairment，VCI）。VCI是指所有的脑血管病或其危险因素导致的从轻度认知障碍到痴呆的一大类综合征，旨在及早发现血管病变导致的认知变化，进行早期干预，以延缓甚至阻止痴呆的发生。我国目前轻度认知障碍患者超过2 000万，其中血管性轻度认知障碍占第一位，其比例高达42%，VCI的提出具有重要的临床和社会意义。近年来VCI受到广泛的关注和研究，达成了一些共识，但仍存在众多问题需进一步完善解决。本章主要从VCI概念的产生和演变、发病机制、神经心理学特征、诊断标准和防治等方面对VCI进行论述，并对存在的问题进行讨论。

第一节 血管性认知障碍的概念

VCI的概念是学者们在重新认识血管性痴呆概念的基础上提出的,是对VaD研究发展的产物。

一、血管性痴呆的概念和局限性

(一)血管性痴呆的概念

痴呆是各种原因导致的持续性、获得性智能损害综合征,脑血管病是痴呆的主要原因之一。早在1951年,Forster等提出动脉硬化性痴呆(arteriosclerotic dementia)的概念。1955年,Roth提出了粥样硬化性精神病(artherosclerotic psychosis)的概念,Mayer-Gross等人于1969年对这一临床综合征进行了描述,指出50%以上的患者存在高血压,而且症状多于一次或数次卒中后出现。Hachinski等人于1974年引入了多发梗死性痴呆(multi-infarct dementia, MID)的概念,认为多发梗死是老年期痴呆的一个主要原因。1985年,Lobe拓展了MID的范围,正式提出了血管性痴呆的概念。

(二)血管性痴呆概念的局限性

随着对血管性痴呆的研究,多个协作组织或国际研究小组于1992—1994年先后制定发表了4个VaD诊断标准:国际疾病分类第10版(International Statistical Classification of Diseases, 10th Revision, ICD-10)VaD诊断标准、美国加利福尼亚阿尔茨海默病诊断和治疗中心(Alzheimer's Disease Diagnostic and Treatment Centers, ADDTC)标准、美国国立神经病与卒中研究所/瑞士神经科学研究国际会议(National Institute of Neurological Disorders and Stroke Association-Internationale pour la Recherche et l'Enseignement en Neurosciences, NINDS-AIREN)VaD诊断标准和美国精神障碍诊断统计手册第四版(Diagnostic and Statistical Manual of Mental Disorders, 4th Edition, DSM-Ⅳ)VaD标准。

以上4个标准都包括3个要素:痴呆、导致痴呆的脑血管病变、二者之间因果关系。但是随着对VaD认识的深入,学者们逐渐发现这些诊断标准的不足,暴露出VaD概念自身的局限性:

(1)对痴呆的界定:①ICD-10、NINDS-AIREN和DSM-Ⅳ 3个VaD诊断标准都要求患者必须存在记忆缺损。但是有些脑血管病患者执行功能损害突出而记忆相对保留,这一要求容易漏诊记忆障碍不明显的VaD患者,而把伴血管因素的AD患者误诊为VaD。②4个标准均要求记忆和认知障碍损害患者的日常生活能力。此点使大量脑血管病导致的不够痴呆程度的早期认知障碍患者得不到诊断和治疗,错过了干预的最佳时期,提示VaD概念的滞后性。

(2)对脑血管病变的界定:4个标准都要求患者有明确的脑血管病变证据,如卒中病史、局灶体征、影像学上脑梗死的病灶,和/或认知障碍急性起病、阶梯性进展等,这一规定使明显的脑血管病导致的认知障碍(症状性脑梗死和脑出血等)得到诊断,但是容易漏诊慢性隐匿性脑血管病(如皮质下白质缺血、脑动脉硬化)引起的认知障碍或痴呆。

二、血管性认知障碍的概念和意义

(一)血管性认知障碍的概念

鉴于以上VaD概念的局限性,Hachinski和Bowler于1993年撰文正式提出VCI的概念。他们认为VCI是一个连续的疾病谱,包括血管原因导致的从脑危险期到智能障碍的各个阶段,强调进行早期防治;建议VCI的神经心理学特征不再沿用AD的模式;提议进行病因分类并针对病因进行治疗;建议发展简单、标准、不同文化背景间通用的认知筛查量表和复杂精细的测查量表;强调制订客观的支持标准和排除标准。此后国内外众多学者对VCI概念进行不断的阐释和补充。中华医学会神经病学分会痴呆与认知障碍学组撰文把VCI的概念解释为:"VCI是指由脑血管病危险因素(如高血压病、糖尿病和高脂血症等)、显性(如脑梗死和脑出血等)或非显性脑血管病(如白质疏松和慢性脑缺血)引起的从轻度认知损害到痴呆的一大类综合征"。

Hachinski和Bowler建议VCI应当分为3个阶段:①脑危险期(brain-at-risk stage),此期存在VCI的危险因素;②围症状期(perisympotomatic stage），此期发生脑血管病事件，但尚无智能障碍的症状；③症状期（symptomatic stage），此期有脑血管病事件及相关的智能障碍。此3个阶段相互连续，无截然分界。目前多把 VCI 分为无痴呆型血管性认知障碍（vascular cognitive impairment no dementia, VCIND）（患者有血管原因导致的认知障碍，但其严重程度未达痴呆的标准）、血管性痴呆和混合性痴呆（血管性痴呆和变性性痴呆同时存在, mixed dementia, MD）3 期。也有个别文献将 VCIND 称为血管源性轻度认知障碍（MCI of vascular origin, VaMCI），或者轻度血管性认知障碍（mild vascular cognitive disorders, mild VCD），把血管性痴呆称为重度血管性认知障碍（major vascular cognitive disorders）。

（二）血管性认知障碍概念的意义

VCI 概念的提出具有重要的意义：①VCI 概念强调早期识别和干预血管因素导致的认知障碍，极大提前了 VaD 的诊断，有利于在最有利的时机进行防治，具有重要的临床实用意义。②VCI 囊括了所有与血管因素有关的认知障碍，使各种血管因素或血管疾病引起的各种水平的认知障碍和痴呆得到合理的临床命名和分类，使我们认识、重视并进一步研究和治疗这些疾病。③VCI 的提出推动了神经病学界对血管病变导致的认知障碍进行全面再认识，消除 AD 对 VaD 的影响，发展 VCI 自己的诊断和评估体系，使诊断和评估更合理。

第二节　血管性认知障碍的发病机制

根据大体病变和临床表现，VCI 可分为不同的亚型，包括大血管性、关键部位梗死性、皮质下小血管病性、出血性、低灌注性等（表 1-10-1），每一种亚型又可由不同的疾病或病因导致，所以其发病机制复杂。大体可归纳为以下几个方面：脑卒中直接导致认知相关脑区坏死；脑血管病变所致病灶破坏认知环路；白质病变导致神经传导异常；缺血导致海马萎缩；神经递质功能下降等。

表 1-10-1　血管性认知障碍的临床分型

大血管性 VCI

多发梗死性——多发的、大的完全性梗死，可以位于皮质或皮质下，常伴有病灶周围白质的不完全性梗死

关键部位梗死性——单一的、与认知密切相关脑区的（角回、丘脑、基底前脑、大脑后动脉或大脑前动脉供血区）病灶

小血管性 VCI

皮质下缺血性 VCI（subcortical ischaemic vascular dementia, SIVCI）

Binswanger's 脑病

腔隙性梗死或腔隙状态

多发的腔隙性梗死伴广泛的灶周不完全梗死

伴皮质下梗死和白质脑病的常染色体显性遗传的脑动脉病（CADASIL）

皮质 - 皮质下性

高血压和动脉粥样硬化性血管病

脑淀粉样血管病

其他遗传性疾病

结缔组织 - 血管疾病导致的痴呆

静脉或静脉窦阻塞

缺血 - 低灌注性 VCI

弥漫性缺血缺氧性脑病

选择易损性导致的局限性损伤

不完全白质梗死

分水岭梗死

出血性 VCI

外伤性硬膜下血肿

蛛网膜下腔出血

脑出血

血管狭窄闭塞，或栓子脱落堵塞血管，或血管狭窄的基础上合并低灌注，引起相应血管支配区脑组织梗死，一次大的梗死或多次梗死，使正常的脑组织明显减少，脑功能障碍，引发认知损害，严重者可导致 VaD。研究发现，70% 以上的 VaD 患者脑组织损害的体积超过 50ml，当损害达到 100ml 或以上，绝大多数患者发展为痴呆。与高级功能密切的脑组织丧失更为重要，如左侧大脑

半球、丘脑、颞叶等脑区卒中更容易导致认知障碍的发生。

Papez环路(海马→穹窿→乳头体→乳头丘脑束→丘脑前核→扣带回→内嗅皮层→海马)是脑内一个重要的记忆相关环路,如梗死发生在环路涉及的脑组织,单次或微小的病变即可引起明显的认知障碍,称为关键部位梗死性VCI。临床中常见左侧丘脑结节动脉闭塞导致左侧丘脑前核梗死,患者可出现严重的记忆障碍,线索提示和再认不能改善。

额叶在人类的认知和精神行为中具有重要作用,额叶皮质和皮质下结构有广泛的联络,神经纤维起源于前额叶皮质,投射到纹状体(尾状核、壳核苍白球)和丘脑,然后返回到额叶皮质,形成闭合的环路,统称为额叶-皮质下神经环路(frontal-subcortical neuronal circuits),共有5个额叶-皮质下神经环路,其中背外侧前额叶-皮质下环路起始于前额叶外侧,投射到尾状核头,此处的神经元再投射到苍白球、黑质,基底节发出的神经纤维再投射到丘脑前腹侧和丘脑背内侧,后者再发出纤维返回额叶背外侧,此环路与执行功能密切相关。大量研究显示,脑小血管病导致的皮质下白质病变或腔隙性梗死常破坏这一环路,导致明显的信息处理速度减慢和执行功能障碍。

海马对缺血非常敏感,尤其是海马CA1区的锥体细胞对缺血最敏感,脑缺血可以引起能量衰竭、兴奋性氨基酸毒性、离子失衡、氧化应激等级联反应,导致细胞坏死和细胞凋亡。应用MRI也发现,在VaD患者中,海马有不同程度的萎缩,缺血导致的海马病变在血管性认知障碍发病中可能起着一定的作用。

许多研究发现,VaD患者脑内的胆碱乙酰转移酶(choline acetyl-transferase, ChAT)和乙酰胆碱水平有不同程度下降,与正常对照相比,脑组织ChAT降低可以达到50%以上,脑脊液内乙酰胆碱含量亦明显低于正常老年人,提示血管性病变可以通过损害胆碱能系统影响认知功能,这可能是基底缺血损害胆碱能细胞或缺血缺氧导致乙酰胆碱合成减少或者脑梗死破坏胆碱能投射纤维导致的。

第三节　血管性认知障碍的诊断和诊断标准

VCI的诊断需要详细的病史采集和体格检查,并进行覆盖多个认知域的认知评估、神经影像学检查、实验室检查等,确定患者存在认知损害和脑血管病变,而且确定二者的因果关系,并排除其他疾病,最后做出VCI的诊断。

在过去的几年中,学者们致力于制订VCI可操作性的诊断标准,近几年出版的标准包括中国2011年血管性认知障碍的诊断标准(表1-10-2)、美国心脏学会/美国卒中学会(American Heart Association/American Stroke Association, AHA/ASA)VCI标准(表1-10-3)和血管性认知障碍协会(VasCog society)的血管认知障碍(vascular cognitive disorders, VCD)标准(表1-10-4)。与VaD一致,VCI的诊断标准包括3点:认知障碍、脑血管性病变、认知障碍与血管性病变之间存在因果关系。但是对于认知障碍的模式和程度、脑血管病变的负荷和导致认知障碍的阈值以及二者因果关系的界定尚不统一。

一、认知障碍的模式和程度

既往VaD的标准要求患者达到痴呆的程度,而且痴呆的诊断要求有记忆损害。脑小血管病是导致VCI的主要类型,大量研究显示,与其他卒中类型和AD相比,脑小血管病患者的信息处理速度和执行功能损害突出,执行功能相关的评估(连线测验A和B、Stroop测验、词语流畅性测验、威斯康星卡片分类测验、数字广度测验等)成绩低于其他卒中类型和AD,而记忆力好于AD。另外,由于VCI患者认知障碍存在明显的异质性,所以上述3个VCI诊断标准不再强调患者必须有记忆损害(表1-10-2~表1-10-4)。在认知损害的证据方面,3个标准都强调重视认知评估,要求认知障碍经客观有效的认知测验证实,需要评测执行/注意、记忆、语言、视空间等认知域。

VCI概念提出的最重要意义在于强调早期发现、早期干预,对认知障碍的界定包括从轻微损害到痴呆的任何阶段。所以,上述3个VCI诊断标

表 1-10-2　中国 2011 年血管性认知障碍的诊断标准

（一）VCI 诊断

需具备以下 3 个核心要素：

1. 认知损害　主诉或知情者报告有认知损害，而且客观检查也有认知损害的证据，和 / 或客观检查证实认知功能较以往减退。

2. 血管因素　包括血管危险因素、卒中病史、神经系统局灶体征、影像学显示的脑血管病证据，以上各项不一定同时具备。

3. 认知障碍与血管因素有因果关系　通过询问病史、体格检查、实验室和影像学检查确定认知障碍与血管因素有因果关系，并能除外其他导致认知障碍的原因。

（二）VCI 的程度诊断

1. VCIND　日常能力基本正常；复杂的工具性日常能力可以有轻微损害；不符合痴呆诊断标准。

2. VaD　认知功能损害明显影响日常生活能力、职业或社交能力，符合痴呆诊断标准。

（三）VCI 诊断成立后需进行以下分类诊断（病因分类）

1. 危险因素相关性 VCI

（1）有长期血管危险因素（如高血压病、糖尿病、血脂异常等）；

（2）无明确的卒中病史；

（3）影像学无明显的血管病灶（关键部位无血管病灶，非关键部位 >1cm 的血管病灶≤3 个）。

2. 缺血性 VCI

（1）大血管性：①明确的脑卒中病史；②认知障碍相对急性发病，或呈阶梯样进展；③认知障碍与卒中有明确的因果及时间关系；④影像学显示大脑皮质或皮质下病灶（直径 >1.5cm）。

（2）小血管性：①有或无明确卒中病史；②认知障碍相对缓慢发病；③影像学显示有多发腔隙性脑梗死或广泛白质病变，或两者并存。

（3）低灌注性：①有导致低灌注的病因：如心脏骤停、急性心肌梗死、降压药物过量、失血性休克、脑动脉狭窄等；②认知障碍与低灌注事件之间有明确的因果及时间关系。

3. 出血性 VCI

（1）明确的脑出血病史（包括脑实质出血、蛛网膜下腔出血、硬膜下血肿等）；

（2）认知障碍与脑出血之间有明确的因果及时间关系；

（3）急性期影像学可见相应的出血证据。

4. 其他脑血管病性 VCI

（1）除上述以外的血管病变，如脑静脉窦血栓形成、脑动静脉畸形等；

（2）认知障碍与血管病变之间有明确的因果及时间关系；

（3）影像学显示有相应的病灶。

5. 脑血管病合并 AD

（1）脑血管病伴 AD：①首先有脑血管病病史，发病后一段时间内逐渐出现以情景记忆为核心的认知障碍，这种记忆障碍不符合血管病变导致记忆障碍的特征；②影像学有脑血管病的证据，同时存在海马和内侧颞叶萎缩；③高龄发病，有 AD 家族史支持诊断；④脑脊液总 tau 蛋白和异常磷酸化 tau 蛋白增高，$A\beta_{42}$ 降低支持诊断。

（2）AD 伴脑血管病：①临床符合 AD 特征，隐袭起病，缓慢进展。以情景记忆为核心认知损害；病程中发生脑血管病，可使已存在的认知损害加重；②影像学有海马和内侧颞叶萎缩，同时有本次脑血管病的证据；③高龄发病，有 AD 家族史支持诊断；④脑脊液 tau 蛋白和异常磷酸化 tau 蛋白增高，$A\beta_{42}$ 降低支持诊断。

VCI：血管性认知障碍；VCIND，无痴呆型血管性认知障碍；VaD：血管性痴呆；AD：阿尔茨海默病。

表 1-10-3 2011 年美国心脏协会 / 美国卒中协会 VCI 标准

VCI 概念包括从血管源性轻度认知障碍（MCI of vascular origin, VaMCI）到血管性痴呆（vascular dementia, VaD）等所有形式的血管源性认知损害。
此诊断标准需要排除目前有药物或酒精滥用及谵妄的个体。

（一）痴呆或 MCI
1. 诊断痴呆或 MCI 应以认知功能较既往减退为基础，存在 2 项及以上主要认知域的损害，且认知功能损害严重并影响日常生活时诊断为痴呆。存在 1 项主要认知域的损害时诊断为轻度认知功能障碍。
2. 认知损害必须基于认知功能评估，至少要进行 4 项主要认知域的检查：执行 / 注意力、记忆力、语言、视空间。

（二）很可能的 VaD 或很可能的 VaMCI
存在认知障碍和脑血管疾病的影像学证据，而且符合下面 1、2 条之一，同时符合第 3 条：
1. 血管性事件（如临床卒中）和认知损害的发生之间存在明确的时间关系。
2. 认知障碍的严重程度及模式和弥漫性皮质下脑血管病变（如 CADASIL）有明确关系。
3. 在脑卒中前后无提示非血管性神经退行性疾病的进行性认知功能下降。

（三）可能的 VaD 或可能的 VaMCI
存在认知障碍和脑血管疾病的影像学证据，但是：
a. 血管性疾病（如无症状性脑梗死、皮质下小血管疾病）和认知障碍在时间、严重程度及认知损害模式等方面无明确相关。
b. VaD 诊断证据不足（如临床症状提示血管性疾病，但没有 CT/MRI 的资料；由于严重失语无法进行认知功能评估）。
c. 除了脑血管疾病，还存在其他可能影响认知功能的神经退行性疾病的证据。

VCI：血管性认知障碍；VaD：血管性痴呆；MCI：轻度认知障碍；VaMCI：血管源性轻度认知障碍；CDASIL：常染色体显性遗传病合并皮质下梗死和白质脑病。

表 1-10-4 2014 年 Vas-Cog 的血管源性认知障碍诊断标准

（一）轻度认知障碍或痴呆
1. 存在≥1 个认知域较既往减退的客观证据：
（1）经患者主诉、照料者报告、或医生观察证实。
（2）经客观有效的认知测验（正式的神经心理学测试或者同等效力的临床评估）证实≥1 个认知域受损。对于轻度认知障碍的患者，测试分数低于有代表性人群常模的 1~2 个标准差；对于痴呆患者，测试分值低于有代表性人群常模的 2 个标准差。
2. 对于痴呆患者，其认知障碍已经足以影响到患者的独立生活（比如，工具性日常能力需要少量帮助，包括钱财管理或服用药物等复杂的活动）。

（二）导致认知障碍的血管病因学的证据
1. 下列临床特征之一：
（1）认知障碍的发生与≥1 个脑血管事件具有时间相关性。
（2）在缺乏脑卒中或短暂性脑缺血发作病史的情况下，认知障碍主要表现在信息处理速度、复杂注意力和 / 或者额叶执行功能下降。另外存在以下特征之一：
　（a）早期出现步态障碍（小碎步、黏滞步态、失用 – 共济失调）。
　（b）帕金森步态，也可以表现为不稳定、频繁、无原因的跌倒。
　（c）早期出现尿频、尿急和其他泌尿系统症状，而且无法用泌尿系统疾病来解释。
　（d）个性和情绪的改变：缺乏意志力，抑郁或者情绪失控。
2. 存在明显的脑血管病影像学（CT/MRI）证据（满足以下之一）：
（1）一个大动脉性脑梗死充分支持轻度 VCD 诊断，VaD（或重度 VCD）诊断需要≥2 个大动脉性脑梗死。
（2）广泛的梗死或关键部位单发梗死，尤其是位于丘脑或基底节区时可充分支持 VaD（或重度 VCD）的诊断。
（3）除脑干外其他部位的多发腔隙性脑梗死（>2 个）；1~2 个腔隙性梗死发生在关键部位或合并广泛白质病变可充分支持 VaD（或重度 VCD）的诊断。
（4）广泛融合性白质病灶。
（5）关键部位性脑出血，或 2 个及以上部位的脑出血。

续表

（三）排除标准（轻度或重度 VCD）

（1）病史

  （a）早期发生记忆损害，且记忆和其他认知功能损害进行性加重，如语言能力（经皮质感觉性失语）、运动能力（失用）和感知力（失认）下降，而神经影像上无相应的局部病灶或无相应血管性事件的病史。

  （b）早期出现提示路易体病的帕金森综合征的特点。

  （c）病史强烈提示其他神经系统疾病如多发性硬化。

  （d）脑炎、中毒或代谢障碍等可充分解释认知障碍的疾病。

（2）神经影像：CT/MRI 上无脑血管病灶或病灶轻微。

（3）可以解释记忆及相关症状的其他严重内科疾病。

（4）研究目的：出现阿尔茨海默病相关生物标记物（脑脊液 Aβ 和磷酸化 tau 水平或淀粉样蛋白配体影像达到界限值）可排除很可能的 VCD，而提示 AD 伴有脑血管病。

AD：阿尔茨海默病；CT：电子计算机断层扫描；CVD：脑血管病；VaD：血管性痴呆；VCD：血管性认知障碍。

准都分为对无痴呆型血管性认知障碍和血管性痴呆的诊断标准。

二、血管因素以及认知障碍与血管因素之间的关系

大血管梗死、多发梗死、关键部位梗死、脑出血多有明显的临床事件，脑血管病变与认知障碍有明确的时间关系，临床容易诊断。临床资料也显示并非所有的血管性认知障碍患者都有明确的卒中病史和神经系统局灶体征，一些类型中认知损害可能慢性起病，进展模式亦多种多样，认知障碍和卒中的关系可能并不明确。研究发现，白质病变在老年人群中比较普遍，白质病变可以导致认知障碍的主诉和客观认知损害，而患者不一定有卒中的发生。Pohjasvaara 等研究发现，在 107 例血管性痴呆患者中，只有 40 例（37.4%）有神经系统局灶体征。Fischer 等比较了 24 例 VaD 患者和 31 例 DSM-Ⅲ-R 诊断的很可能 AD 患者，发现66% 的 VaD 患者并非急性起病，29% 的患者既非急性起病，也非阶梯性恶化。

可见，根据临床表现，血管性认知障碍的起病形式可以分为两大类：急性或突然起病和慢性或隐袭起病，前者主要是多发梗死性痴呆、关键部位梗死性痴呆或颅内出血导致的痴呆，后者主要由脑小血管病所致。理论上，当腔隙性梗死累及重要的皮质下核团（如丘脑、尾状核或内囊前肢）或认知通路时，可以造成急性起病或阶梯样进展，否则认知障碍缓慢起病，持续进展。Meyer 等发现

10/12 例皮质下小血管性痴呆患者慢性起病，只有2 例患者认知障碍急性起病，而 8/12 例多发梗死性痴呆和关键部位梗死性痴呆患者急性或突然起病，剩余 4 例认知障碍缓慢发生。所以突然起病、阶梯样进展、局灶体征以及卒中和认知之间明确的时间关系对某些类型并不适用。

中国 2011 年血管性认知障碍诊断标准（表 1-10-2）、美国 AHA/ASA 标准（表 1-10-3）和 VasCog VCD 标准都对小血管病变（腔隙梗死和白质病变）导致的 VCI 诊断进行了单独阐述，认为在缺乏明显脑卒中病史的情况下，认知障碍符合小血管性认知障碍的模式（信息处理速度、复杂注意力和 / 或者额叶执行功能下降），影像学上有多发腔隙梗死或广泛的白质病变，充分支持 VCI 的诊断。

可见，目前对 VCI 诊断的标准虽然不完全一致，但存在以下共识：①对认知障碍不再强调必须有记忆损害；②诊断标准应力求敏感，以期发现早期患者；③对血管因素的界定不再只追求典型表现，而注重临床的异质性，尤其是皮质下小血管病导致的 VCI。但 VCI 的诊断标准仍存在既往 VaD 标准没有解决的问题：神经心理学特征如何进行界定；如何准确确定影像学上可以导致认知障碍的梗死灶体积和部位、白质病变程度（影像学上导致认知障碍的阈值）；如何在重视敏感性的同时，保持诊断的特异性。制订客观、科学的 VCI 标准仍需要大量的临床和研究数据。

第四节　血管性认知障碍的防治

VCI 概念强调对血管源性认知障碍进行早期干预,以阻止痴呆的发生,鉴于此类疾病的可防治性,临床应当采取积极措施。概括地说,VCI 的防治包括三个方面:防治血管危险因素的一级预防、防治卒中的二级预防和治疗认知障碍的三级预防。

一、血管性认知障碍的危险因素及其控制

明确 VCI 的危险因素并进行早期有效控制是防止 VCI 发生发展的重要环节。VCI 的危险因素很多,可分为 5 类:①人口学因素,老龄、男性、低教育水平;②血管危险因素,高血压、糖尿病、高血脂、心脏病、吸烟等;③卒中,卒中病灶的体积、部位、脑白质病变、脑萎缩等;④遗传学因素,Notch3 基因突变、ApoEε4 基因;⑤生活方式。

(一)人口学因素

研究发现年龄是 VCI 的危险因素之一,VCI 的患病率随年龄增长而增高。在欧洲,65~69 岁年龄组 VaD 的患病率为 0.3%,90 岁以上人群增至 5.2%。我国 VaD 的患病率 55~64 岁年龄组为 0.4%,65~74 岁年龄组为 0.8%,75~84 岁年龄组为 1.8%。加拿大健康和衰老研究组发现,VCI 总患病率以及 VCI 3 个亚组(V-CIND、VaD、MD)的患病率均随年龄增高。有研究发现,VaD 患病率并非一直升高,男性患病率于 85~89 岁出现下降。

VCI 与性别的关系不如 AD 恒定,但多数研究发现 VaD 的患病率男性高于女性,部分调查则表明两性间 VaD 的患病率与年龄有关,85 岁以前男性高于女性,85 岁以后相反,推测可能和女性患者存活期长于男性有关。还有研究认为两性间 VaD 患病率差异无统计学意义。

低教育水平被反复证明是 VCI 的危险因素,高学历是保护因素。心血管健康研究组(Cardiovascular Health Study)对 65 岁以上的老年人进行了大规模的横断面研究和随访研究发现,在脑梗死患者中,低教育水平者认知测验成绩明显差于一般教育水平者,而且新发脑梗死使那些低教育患者的认知能力下降更迅速,而在高教育水平的患者中没有明显变化,推测可能和低教育水平患者的认知储备低有关。

种族、职业、经济收入、居住区域作为 VCI 的危险因素尚未得到一致肯定。由于不同的种族、职业、经济情况、居住区域肯定会影响个人的教育和医疗条件,所以这些因素可能会影响 VCI 的发病率和患病率。

(二)血管因素

高血压、糖尿病、高脂血症、心脏病等是脑血管病的危险因素,常导致脑梗死、脑出血、脑白质变性等病变,也是 VCI 的肯定危险因素。

Framingham 卒中风险预测研究(Framingham Stroke Risk Profile, FSRP)发现,在控制了年龄、性别、教育程度等因素后,血管危险因素(心脏病、高血压、糖尿病、高血脂)与空间记忆力、注意力、组织能力、抽象推理能力等多种认知功能成负相关。在那些没有脑梗死的患者中,血管危险因素亦可以导致脑容量的降低,引起广泛的认知障碍。

1. 高血压　高血压是脑卒中的持续和独立的危险因素,血压越高,卒中的危险性越大。影像学发现高血压还可以导致广泛的脑白质病变,尤其在老年人中,长期高血压患者患皮质下白质病变和脑室周围白质病变的风险分别是非高血压患者的 24.3 倍和 15.8 倍。长期随访研究揭示中年高血压明显增高老年患痴呆和认知障碍的风险。对 1 259 位 65 岁以上的老人随访 7 年,发现高血压患者患 VaD 的风险是非高血压患者的 1.8 倍,当高血压与糖尿病共存时,可使发病风险增加 5 倍,当与心脏病同时存在时,风险增加 2 倍。提示高血压不仅是 VCI 的独立危险因素,而且可与其他危险因素协同作用,显著增加 VCI 的风险。

有效控制血压可明显降低脑卒中以及再次卒中的发生,还可以明显延缓皮质下白质和脑室周围白质的病变速度,提示控制血压对防治 VCI 的潜在作用。Feigin 等对 SHEP、Syst-Eur、PROGRESS、SCOPE 研究进行荟萃分析,发现控制高血压可以使脑血管病患者发生认知障碍和痴呆的相对危险度下降 20%,与安慰剂相比接近有统计学意义,但是组间差异非常大(95%CI

0.63~1.02, p=0.07）。所以，在一般人群中，目前降压治疗对认知和痴呆的预防作用仍没有定论，对有脑血管病的高危人群可能通过预防再卒中起一定作用。

2. 糖尿病 糖尿病和痴呆普遍存在于老年人中，横断面和前瞻性研究均发现糖尿病可以引起记忆力、执行功能等认知障碍，增加老年人患痴呆的风险。多个大规模的研究证实糖尿病与VCI密切相关。Kungsholmen研究组经过6年随访，发现糖尿病患者患VaD的风险为非糖尿病者的2.6倍，服用降糖药物的患者风险更高，为3.6倍。血糖≥11.1mmol/l时与VaD的关系尤其密切，血糖每升高1mmol/L，VaD的风险增加1.3倍。而且糖尿病可以和严重的高血压（收缩压≥180mmg）、心脏病产生协同作用，使风险分别增加到11.3倍和7.8倍。加拿大健康和衰老研究对5 574位老年人进行5年随访，发现糖尿病患者VCI、VaD和V-CIND的风险分别是非糖尿病者的1.62倍、2.03倍和1.68倍，但不增加MD的风险。研究甚至发现空腹血糖异常（<7.0mmol/L, >6.11mmol/L）的患者认知下降的风险是血糖正常者的2倍。

但是关于治疗糖尿病对认知障碍和痴呆的防治作用研究较少。一项前瞻性、多中心、随机对照研究探讨了胰岛素加强治疗和常规治疗对患者认知的影响，结果发现两组患者的认知恶化比例没有差别，但是加强组的即刻记忆和运动速度稍好于常规组，而且两组患者的运动速度都和糖化血红蛋白成负相关，提示更好的控制血糖可能对认知有一定的保护作用。但是目前尚缺乏对老年2型糖尿病患者控制血糖和认知关系的大规模、随机对照研究。

3. 高脂血症 高脂血症是VCI的另一个危险因素，研究发现VaD患者血浆总胆固醇和低密度脂蛋白胆固醇水平明显高于正常对照，而高密度脂蛋白的抗氧化活性明显低于对照组。法国的3城市研究（Three-City Study）对9 294例老年人进行调查，发现高胆固醇患者患VaD的风险是正常胆固醇者的1.4倍。Moroney等人对1 111例老年人随访1~7.8年（平均2.1年），发现低密度脂蛋白水平高的患者患VaD的风险是低水平者的3.1倍。

关于降脂药防治VCI的作用结论并不一致。

加拿大健康和衰老研究（The Canadian Study of Health and Aging, CSHA）对492例痴呆患者（其中AD 326例）和823例对照进行5年随访，发现他汀类和其他降脂药均能降低各种痴呆的发病风险（OR=0.21和0.25）。但是帕伐他汀对高危老年人作用的前瞻性研究（PROspective Study of Pravastatin in the Elderly at Risk, PROSPER）纳入5 804例有血管病或危险因素的老年人，平均治疗3.2年，结果发现治疗并不能降低卒中的危险，而且治疗组和安慰剂组的认知下降程度没有差别。心脏保护研究（Heart Protection Study）虽然发现辛伐他汀能够降低脑卒中的发病，但是对认知障碍和痴呆没有保护作用。研究提示他汀类药物对卒中的保护作用需要3年的时间才能显现出来，所以不能排除这些阴性结果和治疗及随访时间太短有关。关于降脂药防治VCI的作用需要更多的证据。

4. 其他血管因素 VCI的其他血管危险因素还包括动脉硬化、心脏病、心房纤颤、肥胖、高同型半胱氨酸血症、吸烟等。中年时肥胖（体重指数≥30）者老年患痴呆的风险是正常体重者（体重指数18.6~24.9）的1.74倍，而超重者（体重指数≥25.0~29.9）的风险为正常体重者的1.35倍。心房纤颤可以使卒中后痴呆的风险增加3.4倍。而同型半胱氨酸可与糖尿病协同作用，增加认知障碍的风险。

（三）卒中相关因素

卒中是VCI的直接致病因素，研究发现VCI和卒中病灶的体积、部位、脑白质病变程度、脑萎缩等均有关。

Loeb等人分析了40例多发梗死性痴呆（multi-infarct dementia, MID）患者、44例多发梗死无痴呆的患者和30例正常对照的脑CT资料，发现MID患者脑组织减少更多，痴呆与丘脑和大脑中动脉供血区皮质的病灶关系更密切，而且MID患者的侧脑室体积和蛛网膜下腔体积增大，脑萎缩更明显。Gorelick等对58例MID患者和74例多发梗死但无痴呆患者的CT资料进行分析，同样发现MID患者的梗死病灶更多，皮质和左侧半球的皮质下病灶更多，脑室体积更大、脑沟更深、白质病变程度更重。

早期，Tomlinson等人报道脑梗死体积至少需要达到 20ml 时才能导致痴呆，而梗死体积 100ml 以上只见于 VaD 患者。后来研究发现 VaD 的梗死灶可以从 1ml 至 30ml 不等，尤其丘脑等关键部位，很小的卒中病灶（0.01~1.64ml）即可导致患者的注意力、信息处理速度和记忆障碍。研究发现，当把所有部位的梗死体积总合后，体积和认知测验成绩相关性较弱，但是针对某一部位，病灶容积和认知的相关性增强。所以探讨卒中和 VCI 的关系，应当对病灶进行综合分析。

皮质下小血管病可以导致腔隙性梗死、白质病变和脑室扩大等病理变化，是 VCI 的主要危险因素，其导致的痴呆占 VaD 的 36%~67%。Corbett 等发现腔隙性梗死的数目、白质病变和脑室扩大的严重程度均与认知障碍密切相关。Prins 等人对 823 例老年人进行 5.2 年随访，发现皮质下小血管病患者认知功能随时间明显下降，尤以执行功能和信息处理速度下降更显著。Tullberg 等人对 78 例皮质下小血管病患者进行 MRI、PET 和神经心理测查，发现脑内任何部位的白质病变都可以导致执行功能的异常。但是与卒中病灶相似，目前不能确定可以导致认知障碍的皮质下病变的最小程度。

可见，任何形式的卒中或缺血病变都可以导致 VCI，对卒中进行积极的预防和干预是防治 VCI 的重要环节。

（四）遗传因素

VCI 是多种因素共同作用的结果，其中遗传因素在发病中起到一定作用，尤其在某些特殊类型的 VCI 中，遗传因素可能起决定性作用。VCI 的易感基因包括以下两类：①脑血管病易感基因（使患者容易罹患脑血管病）；②脑组织对脑血管病的易损性相关基因（影响脑组织对脑血管病所致损伤的反应和修复）。目前，对第一类研究较多，其中 2 个明确的基因是 Notch3 基因突变和遗传性脑出血伴淀粉样病相关基因。

伴皮质下梗死和白质脑病的常染色体显性遗传性脑动脉病（cerebral autosomal dominant arteriopathy with subcortical infarcts and leukoen-cephalopathy，CADASIL）是由于 Notch3 基因突变导致的以缺血性卒中发作、皮质下痴呆、偏头痛发作和精神异常为主要临床特征的 VCI 类型。正常 Notch3 基因编码一种兼有受体和信号传导功能的跨膜蛋白，介导细胞内的信号传导，在细胞分化中发挥重要作用。突变导致蛋白构象发生改变，影响受体和配体之间的相互作用，同时导致同型二聚体或异型二聚体在血管平滑肌细胞内堆积，造成血管平滑肌细胞成熟和分化异常，导致脑低灌注，出现腔隙性脑梗死和大脑白质缺血性脱髓鞘等 CADASIL 的脑内病理改变。

遗传性脑出血伴淀粉样病（hereditary cerebral hemorrhage with amyloidosis，HCHWA）是以反复的脑叶出血和痴呆为主要表现的 VCI 类型。HCHWA 与淀粉样前体蛋白（amyloid precursor protein，APP）基因突变、胱抑蛋白 C 基因突变等有关，使 β 淀粉样蛋白或胱抑蛋白 C 过多的沉积于软脑膜和皮质血管，导致脑淀粉样血管病（cerebral amyloid angiopathy，CAA）。

N5，N10- 亚甲基四氢叶酸还原酶（MTHFR）基因 C677T 位突变可引起高同型半胱氨酸血症，血管紧张素转换酶（ACE）基因多态性与高血压以及心脑血管疾病密切相关，芳香硫酸醋酶假性缺陷（arylsulphatase A pseudodeficiency，ASA-PD）基因可影响脑白质的形成，从而可能与 VCI 的发病有一定关系。另外还发现细胞间黏附分子（intercellular adhesion molecule-1，ICAM-1）的一种基因型（K469E）及对氧磷酶（paraoxonase，PON）的基因 Pon2 等可能与 VaD 的发病有关，但是没有得到一致肯定。

对第二类基因研究很少。血小板糖蛋白受体（glycoprotein，GP）在血小板的激活、黏附、血栓形成中起到重要作用，参与脑卒中的过程。HPA-3（Bak^a/Bak^b）是一种常见的血小板糖蛋白 IIb 受体多态性，Carter 等研究发现 HPA-3 aa、ab 基因型比 bb 基因型的预后差，病死率高。他们同时发现 α 纤维蛋白原基因 Thr312Ala 多态性亦是影响卒中后的因素，提示这些基因影响了脑组织对卒中的易感性，可能与 VCI 的发病有关。

有些基因兼具第一和第二两种作用。ApoEε4 基因型既增加脑出血的风险，同时影响卒中患者的预后，故对其与 VCI 的关系研究较多，但是结果仍无定论。Yang 等人对我国汉族 191 例散发 AD 患者、124 例 VaD 患者和 218 例正常对照进行研究，发现 ApoEε4 基因型增加 VaD 的发病风险（OR=1.75，p=0.026），Pandey 等人同样发现

ApoEε4不仅增加AD的风险,同样增加VaD的风险。但是也有多项研究没有发现ApoEε4和VaD之间的关系。

(五)生活习惯

体重指数与痴呆和VaD呈U型关系,提示体重指数过低或过高的人痴呆发生率较正常者高,肥胖增加VaD和其他痴呆的风险。身体锻炼可提高脑功能和脑灌注,减轻应激损害,增加脑的可塑性。长期规律的身体锻炼可降低VCIND和VaD的风险。一项为期2年的随访研究发现,对上述生活方式(提倡地中海饮食、规律运动、认知锻炼、参加社会活动)和血管危险因素(控制血压、血糖、血脂、代谢综合征)进行多方位指导和干预能够使高危人群的认知功能改善或保持稳定。

可见,VCI有多种危险因素,这些因素相互交叉,互为因果,共同导致VCI,临床应积极调整生活方式(地中海饮食、规律运动、认知锻炼、参加社会活动)、干预血管危险因素(控制血压、血糖、血脂、代谢综合征、心脏病等),全方位预防VCI(A级推荐)。同时应当进行危险因素控制对VCI防治作用的研究,进一步明确危险因素控制的最佳方案和效果,为临床提供指导和依据。

二、认知障碍的药物治疗

目前,改善VCI认知障碍的药物试验多是针对VaD患者或混合性痴呆患者进行的,涉及的药物非常多,包括胆碱酯酶抑制剂、兴奋性氨基酸受体拮抗剂、抗血小板聚集药、促智药、麦角生物碱类、钙离子拮抗剂、银杏叶提取物等,但其中很多都是基于小样本的研究,治疗时间短,虽然有些药物显示出一定疗效,已在临床使用,但截至目前,还没有FDA批准的治疗VCI认知症状的药物,需要进行更多的随机对照试验提供有关这些药物疗效的可靠证据。

1. 胆碱酯酶抑制剂 3个大样本、随机、双盲、安慰剂对照研究发现,多奈哌齐(5mg/d和10mg/d)能够改善VaD患者的认知功能(ADAS-cog),其中2项研究显示对患者的总体功能(CIBIC-p/CDR)亦有改善作用,只有1项研究发现治疗组较对照组日常生活能力改善(Alzheimer's Disease Functional Assessment and Change Scale)。该

药耐受性好,副作用与治疗AD患者相似。

一项随机、双盲、安慰剂对照研究发现,加兰他敏能显著改善AD伴脑血管病患者的认知功能、总体功能、日常生活能力和精神行为症状。另一项临床试验发现,加兰他敏治疗可改善VaD患者的认知和执行功能,对总体功能有改善趋势(p=0.069),但对日常能力无明显影响。2项研究中治疗组因不良反应退出试验的患者明显多于安慰剂组。

一项为期26周的小样本、随机、双盲、安慰剂对照研究发现,卡巴拉汀(3mg 2次/d)对皮质下血管性痴呆患者的认知功能、精神行为症状、总体功能的作用与安慰剂组无差别。另一项针对50例V-CIND患者的研究(4.5mg/d 2次)亦未发现对上述指标有改善作用。一项为期24周的大样本、随机、双盲、安慰剂对照研究发现,卡巴拉汀(平均9.4mg/d)可改善VaD患者的认知功能,但是总体功能、日常能力、精神行为评估与安慰剂组无差别。治疗组的胃肠副作用和脱失率高于安慰剂组。

2. 兴奋性氨基酸受体拮抗剂 两项随机安慰剂对照试验观察了美金刚对轻至中度VaD的疗效。研究分别纳入了321名和579名患者,发现治疗组的认知功能和精神行为症状较对照组改善,但总体功能无明显差别,美金刚有很好的耐受性和安全性。1项对166例严重VaD(51%)和AD(49%)患者的12周治疗试验发现,美金刚治疗能改善患者的行为和临床总体印象。

3. 其他药物

(1)抗血小板聚集药:一项小规模安慰剂对照研究发现,抗血小板聚集药物阿司匹林可以改善多发梗死性痴呆患者的认知症状和社会功能,但还缺乏更有力的试验证据。但鉴于对缺血性卒中肯定的预防作用,阿司匹林可能会延缓VCI的发展。

(2)促智药:促智药主要作用为促进脑神经细胞对氨基酸、磷脂及葡萄糖的利用,提高神经细胞的反应性和兴奋性,临床应用较广泛的为吡咯烷酮类药物。该类药物为γ-氨基丁酸的衍生物,可促进大脑对磷脂和氨基酸的利用,增加脑内蛋白质的合成,促进大脑多核糖体的合成。此外,还可激活脑细胞内腺苷酸激酶,增加脑内ATP的

形成和转运,改善脑组织代谢,提高学习与记忆能力。临床常用的药物有吡拉西坦、茴拉西坦和奥拉西坦。临床研究结果显示,该类药物可改善VaD、AD、混合型痴呆及不符合痴呆诊断标准的认知功能损害,但有文献总结认为主要以临床总体印象改变为主。

(3)麦角生物碱类药物:麦角生物碱类药物具有阻滞α受体、增加环磷酸腺苷(cAMP)的作用,主要扩张脑毛细血管,增加脑供血,改善脑对能量和氧的利用,还可直接兴奋DA和5-HT受体,促进相关递质的释放,起到增加神经信息传导、改善智能的作用,另外,还可能具有神经保护作用。Herrmann等通过一项随机、双盲、安慰剂对照研究,发现麦角溴烟酯对多发梗死性痴呆患者的认知障碍有改善作用。

(4)钙离子拮抗剂:钙离子拮抗剂尼莫地平可选择性地作用于脑血管平滑肌,扩张脑血管,增加脑血流量,减少血管痉挛引起的缺血性脑损伤;并具有神经保护和促进记忆,促进智力恢复的作用。但尼莫地平对VCI患者认知症状的疗效尚不能完全肯定,虽然多项研究表明尼莫地平可以改善VaD、皮质下小血管病导致的VaD(Subcortical Vascular Dementia,SVaD)和卒中后认知障碍,但一项随机、双盲、安慰剂对照研究得到阴性结果。

(5)银杏叶提取物:银杏叶提取剂主要成分是从中药银杏中提取的黄酮类和萜类活性成分。具有较强的自由基清除作用和神经保护作用,可抑制细胞膜脂质过氧化反应,并具有扩张血管、增加血流和抗血栓形成作用。研究提示银杏叶提取物对VaD有一定疗效。

(6)丁基苯酞:丁基苯酞能改善脑能量代谢和缺血脑区的微循环和血流量,抑制神经细胞凋亡,是我国自主研发的用于治疗缺血性脑卒中的药物。一项为期半年的随机、双盲、安慰剂对照研究提示,其可改善皮质下小血管病导致的VCI的认知功能(ADAS-cog)和总体印象变化(CIBIC-p)。

虽然VCI的治疗和干预受到越来越多的重视,但是总结VCI认知障碍药物疗效试验可以发现存在很多问题:①设计严谨的随机、双盲、安慰剂对照研究较少;②目前的研究主要是针对VaD进行的,对VCI早期症状的治疗缺乏研究;③VCI药物试验中采用的主要观察指标多和AD药物研究中的相似,包括Alzheimer's病评估量表的认知部分、临床医生会晤印象变化——照料者输入或临床总体印象变化,而对额叶/皮质下功能的评估相对缺乏;④治疗时间短,不能明确药物的长期作用;⑤虽然有些研究得出阳性结论,但是患者的临床改善程度并不显著;⑥VCI存在明显的异质性,不同类型的VCI(如多发梗死性和皮质下小血管病)对同一治疗的反应可能不同,但是目前缺乏针对某一类型的研究和不同类型间的对比研究。这些问题在以后的临床和研究中应当予以重视。

三、认知障碍的康复训练

认知训练是指通过对不同认知域和认知加工过程的训练来提升认知功能,增加认知储备。近年来,作为一种非药物治疗方法,认知训练在痴呆预防和早期干预中的作用受到越来越广泛的关注。一项双盲、对照研究显示,采用基于互联网、计算机化、多认知域、适应性的认知训练系统,连续7周,每周5天,每天30分钟的认知训练,能够显著改善VCIND患者的认知测验评分。进一步采用静息态功能核磁分析发现,干预组在经过认知训练后,患者脑默认网络(DMN)与执行控制网络(ECN)间的连接显著增强,且这种改变与患者整体认知功能的改善显著相关,提示认知训练通过神经可塑性的内在机制改善患者认知功能。

VCI的提出弥补了VaD概念的滞后性,体现了早期预防、早期干预痴呆的疾病诊疗新观念,具有重要的临床和社会意义,是目前及今后临床和科研工作的重点。针对VCI的诊断,应当进一步明确VCI的临床、神经心理学和影像学特征,制订适合VCI的分类、分型诊断标准。针对VCI的预防,应当进一步明确其危险因素,通过设计严谨、大规模、前瞻性研究,探讨控制危险因素对防治VCI的作用,建立有效的系统的危险因素控制方案。针对VCI的治疗,应当采用更敏感的疗效判定指标,探讨不同环节药物的疗效,或者多种药物的综合疗效,以及对不同VCI类型的效果,建立综合的有效治疗方案。需要进一步探讨认知训练对大脑可塑性的影响,明确合适的训练方案、训练频率、训练周期。但是由于长期受到 AD 的影响和 VCI 本身的异质性、复杂性,建立符合 VCI 的诊疗体系仍需要长期大量的工作。

（贾建平　周爱红）

参 考 文 献

[1] Hachinski VC, Bowler JV. Vascular dementia. Neurology, 1993, 43: 2159-2160.

[2] Kramer JH, Reed BR, Mungas D, et al. Executive dysfunction in subcortical ischaemic vascular disease. J Neurol Neurosurg Psychiatry, 2002, 72: 217-220.

[3] 贾建平. 重视血管性认知障碍的早期诊断和干预. 中华神经科杂志, 2005, 38: 4-6.

[4] 贾建平. 中国痴呆与认知障碍诊治指南. 北京: 人民卫生出版社, 2016.

[5] Biessels GJ. Diagnosis and treatment of vascular damage in dementia. Biochim Biophys Acta, 2016, 1862: 869-877.

[6] Perneczky R, Tene O, Attems J, et al. Is the time ripe for new diagnostic criteria of cognitive impairment due to cerebrovascular disease? Consensus report of the International Congress on Vascular Dementia working group. BMC Med, 2016, 14: 162.

[7] Jia J, Zhou A, Wei C, et al. The prevalence of mild cognitive impairment and its etiological subtypes in elderly Chinese. Alzheimers Dement, 2014, 10（4）: 439-447.

[8] Bowler JV. The concept of vascular cognitive impairment. J Neurol Sci, 2002, 203-204: 11-15.

[9] Rockwood K, Black SE, Song X, et al. Clinical and radiographic subtypes of vascular cognitive impairment in a clinic-based cohort study. J Neurol Sci, 2006, 240: 7-14.

[10] 中华医学会神经病学分会痴呆与认知障碍学组写作组. 血管性认知障碍诊治指南. 中华神经科杂志, 2011, 44: 142-147.

[11] Loewenstein DA, Acevedo A, Agron J, et al. Cognitive profiles in Alzheimer's disease and in mild cognitive impairment of different etiologies. Dement GeriatrCognDisord, 2006, 21: 309-315.

[12] Pohjasvaara T, Mäntylä R, Ylikoski R, et al. Comparison of Different Clinical Criteria（DSM-III, ADDTC, ICD-10, NINDS-AIREN, DSM-IV）for the Diagnosis of Vascular Dementia. Stroke, 2000, 31: 2952-2957.

[13] Fischer P, Gatterer G, Marterer A, et al. Course characte-ristics in the differentiation of dementia of the Alzheimer type and multi-infarct demetia. Acta Psychiatr Scand, 1990, 81: 551-553.

[14] Lopez OL, Kuller LH, Fitzpatrick A, et al. Evaluation of dementia in the cardiovascular health cognition study. Neuroepidemiology, 2003, 22（1）: 1-12.

[15] Tekin S, Cummings JL. Frontal-subcortical neuronal circuits and clinical neuropsychiatry: an update. J Psychosom Res, 2002, 53: 647-654.

[16] Philip B. Gorelick, Angelo Scuteri, et al. Vascular Contributions to Cognitive Impairment and Dementia: A Statement for Healthcare Professionals From the American Heart Association/American Stroke Association. Stroke, 2011, 42: 2672-2713.

[17] Perminder Sachdev, Raj Kalaria, et al. Diagnostic criteria for vascular cognitive disorders: a VASCOG statement. Alzheimer Dis Assoc Disord, 2014, 28: 206-218.

[18] Gorelick PB. Risk factors for Vascular Dementia and Alzheimer's disease. Stroke, 2004, 35（suppl I）: 2620-2622.

[19] Lobo A, Launer LJ, Fratiglioni L, et al. Prevalence of dementia and major subtypes in Europe: a collaborative study of population-based cohorts. Neurologic diseases in the elderly research group. Neurology, 2000, 54（11suppl 5）: S4-S9.

[20] Zhang ZX, Zahner GE, Roman GC, et al. Dementia subtypes in China: prevalence in Beijing, Xian, Shanghai, and Chengdu. Arch Neurol, 2005, 62（3）: 447-453.

[21] Rockwood K, Wentzel C, Hachinski V, et al. Prevalence and outcomes of vascular cognitive impairment. Vascular Cognitive mpairment Investigators of the Canadian Study of Health and Aging. Neurology, 2000, 54（2）: 447-451.

[22] Elkins JS, Longstreth WT Jr, Manolio TA, et al. Education and the cognitive decline associated with MRI-defined brain infarct. Neurology, 2006, 67（3）: 435-440.

[23] Elias MF, Sullivan LM, D'Agostino RB, et al. Framingham stroke risk profile and lowered cognitive performance. Stroke, 2004, 35（2）: 404-409.

［24］Posner HB, Tang MX, Luchsinger J, et al. The relationship of hypertension in the elderly to AD, vascular dementia, and cognitive function. Neurology, 2002, 58 (8): 1175–1181.

［25］Di Bari M, Pahor M, Franse LV, et al. Dementia and disability outcomes in large hypertension trials: lessons learned from the systolic hypertension in the elderly program (SHEP) trial. Am J Epidemiol, 2001, 153 (1): 72–78.

［26］Lithell H, Hansson L, Skoog I, et al. The study on cognition and prognosis in the elderly (SCOPE): principal results of a randomized double–blind intervention trial. J Hypertens, 2003, 21: 875–886.

［27］Tzourio C, Anderson C, Chapman N, et al. Effects of blood pressure lowering with perindopril and indapamide therapy on dementia and cognitive decline in patients with cerebrovascular disease. Arch Intern Med, 2003, 163 (9): 1069–1075.

［28］Feigin V, Ratnasabapathy Y, Anderson C. Does blood pressure lowering treatment prevents dementia or cognitive decline in patients with cardiovascular and cerebrovascular disease? J Neurol Sci, 2005, 229–230: 151–155.

［29］Xu WL, Qiu CX, Wahlin A, et al. Diabetes mellitus and risk of dementia in the Kungsholmen project: a 6–year follow–up study. Neurology, 2004, 63 (7): 1181–1186.

［30］Meneilly GS, Cheung E, Tessier D, et al. The effect of improved glycemic control on cognitive functions in the elderly patient with diabetes. J Gerontol, 1993, 48 (4): M117–M121.

［31］Dufouil C, Richard F, Fiévet N, et al. APOE genotype, cholesterol level, lipid–lowering treatment, and dementia: the Three–City Study. Neurology, 2005, 64 (9): 1531–1538.

［32］Moroney JT, Tang MX, Berglund J, et al. Low–density lipoprotein cholesterol and the risk of dementia with stroke. JAMA, 1999, 282: 254–260.

［33］Rockwood K, Kirkland S, Hogan DB, et al. Use of lipid–lowering agents, indication bias, and the risk of dementia in community–dwelling elderly people. Arch Neurol, 2002, 59 (2): 223–227.

［34］Shepherd J, Blauw GJ, Murphy MB, et al. Pravastatin in elderly individuals at risk of vascular disease (PROSPER): a randomised controlled trial. Lancet, 2002, 360: 1618–1619.

［35］Heart Protection Study Collaborative Group. MRC/BHF Heart Protection Study of cholesterol lowering with simvastatin in 20, 536 high–risk individuals: a randomised placebo–controlled trial. Lancet, 2002, 360 (9326): 7–22.

［36］Suribhatla S, Dennis MS, Potter JF. A study of statin use in the prevention of cognitive impairment of vascular origin in the UK. J Neurol Sci, 2005, 229–230: 147–150.

［37］Whitmer RA, Gunderson EP, Barrett–Connor E, et al. Obesity in middle age and future risk of dementia: a 27 year longitudinal population based study. BMJ, 2005, 330 (7504): 1360.

［38］Loeb C, Gandolfo C, Bino G. Intellectual impairment and cerebral lesions in multiple cerebral infarcts. A clinical–computed tomography study. Stroke, 1988, 19 (5): 560–565.

［39］Grau–Olivares M, Bartres–Faz D, Arboix A, et al. Mild cognitive impairment after lacunar infarction: voxel–based morphometry and neuropsychological assessment. Cerebrovasc Dis, 2007, 23 (5–6): 353–361.

［40］Carter AM, Catto AJ, Bamford JM, et al. Association of the platelet glycoprotein IIb hpa–3 polymorphism with survival after acute ischemic stroke. Stroke, 1999, 30: 2606–2611.

［41］Yang J, Feng G, Zhang J, et al. Is ApoE gene a risk factor for vascular dementia in Han Chinese? Int J Mol Med, 2001, 7 (2): 217–219.

［42］Herrmann WM, Stephan K, Gaede K, et al. A multicenter randomized double–blind study on the efficacy and safety of nicergoline in patients with multi–infarct dementia. Dement GeriatrCognDisord, 1997, 8: 9–17.

［43］Pantoni L, Bianchi C, Beneke M, et al. The scandinavian multi–infarct dementia trial: a double–blind, placebo–controlled trial on nimodipine in multi–infarct dementia. J Neurol Sci, 2000, 75: 116–123.

［44］Pantoni L, del Ser T, Soglian AG, et al. Efficacy and safety of nimodipine in subcortical vascular dementia: a randomized placebo–controlled trial. Stroke, 2005, 36 (3): 619–624.

［45］Haase J, Halama P, Horr R. Effectiveness of brief infusions with Ginkgo biloba Special Extract EGb761 in dementia of the vascular and Alzheimer type. Z Gerontol Geriatr, 1996, 29 (4): 302–309.

［46］Wilcock G, Mobius HJ, Stoffler A. MMM 500 group. A double–blind, placebo–controlled multicentre study of memantine in mild to moderate vascular dementia (MMM500). Int Clin Psychopharmacol, 2002, 17 (6): 297–305.

［47］Orgogozo JM, RigaudAS, Stoffler A, et al. Efficacy and safety of memantine in patients with mild to moderate vascular dementia: a randomized placebo controlled trial（MMM 300）. Stroke, 2002, 33：1834–1839.

［48］Black S, Roman GC, Geldmacher DS, et al, Donepezil 307 Vascular Dementia Study Group. Efficacy and tolerability of donepezil in vascular dementia：positive results of a 24–week, multicenter, international, randomized, placebo–controlled clinical trial. Stroke, 2003, 34：2323–2330.

［49］Wilkinson D, Doody R, Helme R, et al, Donepezil 308 Study Group. Donepezil in vascular dementia：a randomized, placebo–controlled study. Neurology, 2003, 61：479–486.

［50］Erkinjuntti T, Kurz A, Gauthier S, et al. Efficacy of Galantamine in probable vascular dementia and Alzheimer's disease combined with cerebrovascular disease：a randomised trial. Lancet, 2002, 359：1283–1290.

［51］Moretti R, Torre P, Antonello RM, et al. Rivastigmine in subcortical vascular dementia：a randomized, controlled, open 12–months study in 208 patients. Am J Alzheimer's Dis other Dement, 2003, 18：265–272.

［52］Jia J, Wei C, Liang J, et al. The effects of DL–3–n–butylphthalide in patients with vascular cognitive impairment without dementia caused by subcortical ischemic small vessel disease：A multicentre, randomized, double–blind, placebo–controlled trial. Alzheimers Dement, 2016, 12：89–99.

［53］Tang Y, Xing Y, Zhu Z, et al. The effects of 7–week cognitive training in patients with vascular cognitive impairment, no dementia（the Cog–VACCINE study）：A randomized controlled trial. Alzheimers Dement, 2019, 15：605–614.

［54］认知训练中国专家共识写作组, 中国医师协会神经内科医师分会认知障碍疾病专业委员会. 认知训练中国专家共识. 中华医学杂志, 2019, 99：4–8.

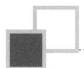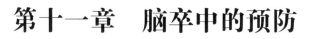

第十一章 脑卒中的预防

第一节 概　述

脑血管病是严重危害人类健康的慢性非传染性疾病,脑卒中属急性发生的脑血管病临床事件。我国脑卒中疾病负担沉重,根据新近的流行病学调查数据推算,我国约有脑卒中存活者1 100多万人,每年新发脑卒中240余万人,每年死于脑卒中者110余万人。尽管近年来卒中诊疗技术的进步很大程度上改善了患者的临床预后,但我国脑卒中高危人群基数庞大,流行病学数据显示,我国目前有脑血管病危险因素的人数约为:高血压2.7亿,糖尿病1.1亿,血脂异常1.6亿,且还在不断攀升,如不进行有效防控,脑卒中患者将呈现爆发式增长。自从著名的Framingham研究证实脑卒中可防,并首次提出了卒中危险因素的概念,卒中预防的观念逐渐深入人心。发现并积极控制卒中危险因素仍是降低卒中风险的最佳途径。

卒中的危险因素分为不可干预与可干预两种,前者包括如年龄、性别、种族和家族遗传性等因素,而后者主要包括高血压、糖尿病、血脂异常、吸烟、房颤、心脏病、大量饮酒、缺乏体力活动、颈动脉狭窄等。针对危险因素的控制贯穿在脑卒中一、二级预防的始终。

（许予明）

第二节 一级预防

脑卒中一级预防强调识别并有效控制卒中危险因素,大部分可控危险因素均可以通过引导建立规律健康的生活方式或联合药物治疗,实现长期有效的控制,最终降低卒中发病风险。

一、危险因素控制

（一）高血压——个体化选择

国内外大量临床研究均证实,卒中发病率、死亡率的上升都与高血压有着密切的关系。在控制了其他危险因素后,收缩压每升高10mmHg,卒中发病风险增加49%,舒张压每升高5mmHg,卒中发病的相对危险增加46%。临床测量收缩压每增加1个标准差,死亡风险增加2%。降压治疗能够显著减少20%~30%的卒中风险,健康的生活方式是防治高血压的基本措施,特别是血压为正常高值者(收缩压120~139mmHg或舒张压80~89mmHg),建议应用非药物治疗或调整生活方式以降低血压。早期或轻度高血压患者也应首先调整生活方式,3个月效果仍不佳者,应加用降压药物并达标。收缩压与舒张压的达标均很重要,收缩压达标尤其重要。临床研究显示,血压与临床预后间可能存在"J"型曲线,降压获益的最佳目标值一直以来存在争议。目前国内外指南普遍推荐的降压目标值为<140/90mmHg,糖尿病或蛋白尿肾病的患者血压降至130/80mmHg以下,然而通过强化降压获得更低的目标血压值的安全性及有效性仍存争议。在ACCORD试验(the Action to Control Cardiovascular Risk in Diabetes)的降压研究中,对心血管风险较高的糖尿病患者,强化降压(收缩压<120mmHg)较标准降压(收缩压<140mmHg)虽然在主要联合终点(包括非致死性心梗/脑卒中及心血管病死亡)未发现显著性差异,但却显著降低了卒中发生风险(HR=0.59; 95%CI 0.39~0.89)。SPRINT研究(Systolic Blood Pressure Intervention Trail)结果发现,在无糖尿病的心脑血管高危患者中,与标准降压治疗(收缩压目标值<140mmHg)相比,强化降

压（收缩压目标值 <120mmHg）降低了 25% 的心血管事件和 27% 的全因死亡，但卒中发生风险两组间无显著性差异（HR=0.89；95%CI 0.63~1.25；p=0.50）。后续的荟萃分析显示，强化降压治疗降低心脑血管复合事件及卒中发生风险，但是增加了包括低血压、晕厥、电解质紊乱、急慢性肾损伤的发生率。卒中一级预防的降压目标值更应结合患者合并症及自身耐受性进行个体化选择。

中国卒中学会脑血管病临床管理指南推荐：①建议常规进行人群血压筛查，并对高血压患者予以适当治疗，包括改善生活方式和药物治疗（Ⅰ类推荐；A 级证据）；②对于高血压前期患者（收缩压 120~139mmHg 或舒张压 80~89mmHg），建议每年进行血压复查和高血压相关的健康体检（Ⅰ类推荐；A 级证据）；③高血压患者需要规律使用降压药物，使血压达到 <140/90mmHg 的目标值（Ⅰ类推荐；A 级证据）；伴糖尿病或肾功能不全的高血压患者依据其耐受性还可进一步降低（Ⅰ类推荐；B 级证据）；④65 岁以上老年人首先推荐血压控制目标为 <150/90mmHg，若能耐受可降低至 140/90mmHg 以下（Ⅰ类推荐；A 级证据）；⑤选择特定的药物成功降压以降低卒中风险很重要，应该基于患者特点和药物耐受性进行个体化治疗（Ⅰ类推荐；A 级证据）；⑥推荐采用家庭自测血压，更有益于改善患者依从性和血压控制水平（Ⅰ类推荐；A 级证据）；⑦推荐针对性采用动态血压测量，有利于检出白大衣高血压和隐蔽性高血压（Ⅰ类推荐；B 级证据）。

（二）糖尿病——强化降糖存争议

大量的流行病学研究显示，糖尿病显著增加缺血性卒中（OR=1.68，95%CI 1.60~1.77）及颅内出血（OR=1.24，95%CI 1.07~1.44）的风险。2007 年发表的对 10 个随机对照试验的荟萃分析显示，无论 1 型或 2 型糖尿病，积极控制高血糖可减少大血管事件的风险。既然降糖能够获益，强化降糖是否能够获益更多呢？2008 年英国前瞻性糖尿病研究（UKPDS）纳入了 4 209 名新发 2 型糖尿病患者，随机分为传统治疗组（饮食控制）及强化治疗组（药物降糖），1 年随访显示，强化治疗组糖化血红蛋白水平较常规治疗组显著降低，强化治疗组心肌梗死和全因死亡率明显下降，卒中有下降的趋势，但无统计学意义，随后的糖尿病和

血管病行动研究（ADVANCE）将强化治疗目标值设定为 HbA1c≤6.5%，结果显示，强化治疗有降低大血管事件及非致死性卒中的趋势但无统计学意义。2010 年 ACCORD 研究采取了更严格的降糖标准，纳入的 2 型糖尿病患者强化治疗组及对照组血糖控制治疗目标分别为 HbA1c≤6% 与≤7%~7.6%，随访 3.5 年时由于强化治疗组死亡风险增加被迫终止。ADVANCE 和 ACCORD 研究的受试者 10 年随访显示，强化降糖治疗对于降低心血管事件风险方面无显著获益。而退伍军人糖尿病研究（VADT）的随访分析显示，强化降糖可以降低 10 年非致死性心血管事件风险（HR=0.83；95%CI 0.70~0.99），但是不会降低全因死亡率或者致死性心血管事件风险。国内一项纳入 13 项随机对照试验，共计 58 160 名 2 型糖尿病患者的荟萃分析显示，与常规治疗相比，强化血糖控制未降低卒中发生风险（RR 0.94，95%CI 0.84~1.06，p=0.333）。美国糖尿病学会将降糖目标值调整至 HbA1c≤7%，以预防 2 型糖尿病患者的远期微血管并发症。

虽然强化降糖的随机对照试验未显示强化治疗能够降低心脑血管发病风险及死亡，但也需要看到这几项降糖研究入选的患者糖尿病病史至少 8 年以上，病程均较长，而 VADT 研究提示，在病程少于 15 年的糖尿病患者中强化降糖显示获益，而在病程超过 22 年的患者中获益减少，出现伤害的可能性大，较晚的干预可能会影响其临床获益，尽早强化干预是否能够获益值得进一步研究明确。

中国卒中学会脑血管病临床管理指南推荐：①糖尿病和糖尿病前期是卒中发病的独立危险因素，有脑血管病危险因素的人应定期检测血糖，必要时测定糖化血红蛋白或进行糖耐量试验，及早识别糖尿病和糖尿病前期（Ⅰ类推荐；A 级证据）；②糖尿病患者应改进生活方式，首先控制饮食，加强体育锻炼，必要时口服降糖药或使用胰岛素治疗。推荐普通患者血糖控制目标值为糖化血红蛋白 <7.0%（Ⅰ级推荐；A 级证据）；③糖尿病合并高血压患者应严格控制血压在 140/90mmHg 以下，可依据个体耐受性进一步降低（Ⅰ类推荐；A 级证据）；④糖尿病患者在严格控制血糖、血压的基础上，联合他汀类调脂药可有效降低脑卒中的风险

（Ⅰ级推荐，A 级证据）。

（三）血脂异常——低密度脂蛋白是首要靶点

血脂异常与卒中关系密切。亚太协作队列研究发现，总胆固醇（TC）每升高 1mmol/L，缺血性卒中的发生风险增加 25%。哥本哈根城市前瞻性心脏队列研究发现高密度脂蛋白胆固醇（HDL-C）每升高 1mmol/L，缺血性卒中事件的发生可以减少 47%。降脂治疗，尤其是他汀治疗在卒中一级预防中的充足证据也进一步印证了两者的密切关系。2003 年盎格鲁-斯堪的纳维亚合作研究（ASCOT-LLA）观察阿托伐他汀应用于血脂水平正常或低于正常的高血压患者对冠心病及脑卒中的预防作用，由于对一级终点（非致死性心肌梗死或致死性冠心病）的明显效果，在 3.3 年时提前终止了试验，其中脑卒中发生风险显著下降了 27%。该试验首次证实阿托伐他汀降胆固醇治疗可在降压的基础上显著降低冠心病和脑卒中的发生。2004 年 CARDS 试验是 2 型糖尿病患者应用阿托伐他汀对血管事件预防的研究，随访期限为 3.9 年。结果显示，阿托伐他汀治疗组与对照组相比较主要血管事件显著减少了 37%，脑卒中的发生显著减少了 48%。2008 年 JUPITER 研究纳入了 17 802 例无 ASCVD 但伴有 hs-CRP 升高的健康人群，使用瑞舒伐他汀 20mg/d 治疗，经过平均 1.9 年的随访，结果显示主要心脑血管事件的联合终点显著降低 44%，后续分析显示，在 10 年 Framingham 心血管危险评分评定为低危、中危的人群中，LDL-C 水平的大幅降低，也均能显著减少 ASCVD 事件的发生。2010 年胆固醇治疗协作组（CTT）数据库纳入 26 项他汀随机对照试验超过 170 000 名受试者的荟萃分析显示，LDL-C 每降低 1.0mmol/L（40mg/dL），卒中风险降低 17%。2013 年另一项纳入 19 项随机对照试验的荟萃分析同样显示 LDL-C 每降低 1.0mmol/L（40mg/dL），卒中风险降低 22%。LDL-C 已经成为卒中预防的首要干预靶点。

在他汀治疗的基础上联合烟酸，可增加 HDL-C，降低 LDL-C 和 TG 的水平，但并未减低主要心血管事件（包括卒中）风险，同时增加肌病等不良事件的风险，且在中国患者中更常见。在 2 型糖尿病患者人群，与安慰剂比较，贝特类药物虽然减少了非致死性心肌梗死的发病，并没有降低卒中发病风险。贝特类药物和他汀类药物联合应用时，也没有降低糖尿病患者的主要心血管事件风险。依折麦布联合辛伐他汀可使急性冠脉综合征患者卒中风险降低 24%，合并糖尿病或其他高危因素时更获益。对急性冠脉综合征患者在最大他汀耐受剂量的基础上给予 PCSK-9，能够进一步降低 LDL-C 水平，在事后分析或高危亚组分析中，能够降低卒中发病风险。

中国卒中学会脑血管病临床管理指南推荐：①对于动脉粥样硬化性脑血管病风险高危或极高危者，除了治疗性生活方式的改变外，推荐他汀类药物用于卒中的一级预防（Ⅰ类推荐；A 级证据）。②调脂治疗需要设定目标值，推荐以 LDL-C 为首要干预靶点（Ⅰ类推荐；A 级证据）。③根据脑血管病风险评估设定 LDL-C 目标值：极高危者 LDL-C<1.8mmol/L（70mg/dl）；高危者 LDL-C<2.6mmol/L（100mg/dl）（Ⅰ类推荐；B 级证据）。LDL-C 基线值较高不能达标者，LDL-C 至少降低 50%（Ⅱa 类推荐，B 级证据）。极高危患者 LDL-C 基线在目标值以内者，LDL-C 仍应降低 30% 左右（Ⅰ类推荐；A 级证据）。④建议脑血管病风险高危或极高危者起始宜应用中等强度他汀，根据个体调脂疗效和耐受情况，适当调整剂量，若胆固醇水平不能达标，应考虑与其他调脂药物联合使用（Ⅰ类推荐；B 级证据）。⑤对于 HDL-C 降低或脂蛋白 a 升高的患者可考虑使用烟酸，但预防缺血性卒中的获益尚不明确（B 级证据）。⑥高甘油三酯血症的患者可考虑使用纤维酸衍生物治疗，但是预防缺血性卒中的获益不确切（Ⅱb 类推荐；C 级证据）。⑦对于不能耐受他汀治疗或他汀治疗未达标的患者，可考虑使用或联合使用非他汀类降脂药物例如纤维酸衍生物、烟酸，或依折麦布、PCSK9 抑制剂，其预防卒中的效果有待进一步明确（Ⅱb 类推荐；C 级证据）。

（四）心房颤动——分层管理

心房颤动，简称房颤，是脑卒中明确的危险因素。研究显示，调整其他血管危险因素后，房颤可以使卒中的发生风险增加 3~4 倍，而房颤患者接受抗凝治疗可以显著减少缺血性卒中的发生率。Segal 的 Cochrane 系统评价纳入 14 个随机对照试验，包括非风湿性房颤或房扑的患者。结果发现：与安慰剂组相比较，口服华法林组发生缺血性脑卒中风险降低 70%，口服华法林可用每年每1 000 人增加仅 6 个出血事件的代价换来减少 30 个卒中的发生的获益。调整剂量（INR 2.0~3.0）的华法林要比低剂量的华法林或者华法林联合阿司匹林有效。因此对非风湿性房颤患者（包括老人），强烈推荐口服华法林进行缺血性脑卒中一级预防。2005 年公布的氯吡格雷联合厄贝沙坦预防心房颤动患者血管事件（ACTIVE）的先期试验ACTIVE—W 研究显示，对于卒中高风险的患者，华法林组比双重抗血小板组的主要终点事件（卒中、心肌梗死、栓塞和血管性死亡）发生率显著降低，而两组出血危险相似。国内外房颤治疗指南均强调心房颤动患者应采用卒中危险分层作为抗栓策略的依据，危险分层有助于确定应给予患者口服抗凝剂或是阿司匹林治疗。是否进行抗凝治疗主要应考虑患者出血的危险性、患者意愿以及对凝血状况监测的条件。

华法林可与许多食物和药物产生相互作用，需频繁监测 INR 及调整用药剂量，这严重限制了华法林的应用。新型抗凝药物的出现为解决这一问题带来了曙光。新型凝血酶直接抑制剂达比加群酯，口服经胃肠吸收后在体内转化为具有直接抗凝血活性的达比加群，新型凝血酶直接抑制剂达比加群酯长期抗凝治疗的随机评价研究（RE-LY）显示其与华法林在降低脑卒中和全身血栓栓塞的发生率方面相当，且能显著降低大出血事件发生率，疗效确切。利伐沙班（rivaroxaban）是直接抑制凝血酶 Xa 因子，每天口服一次且无需凝血监测，可在任何年龄、性别、体重及肾功能受损的患者（肌酐清除率 >30ml/min）中使用。2011年 ROCKET 心房颤动研究首次证实，利伐沙班在预防非瓣膜性心房颤动患者血栓栓塞方面不劣于华法林，显著降低颅内出血、致死性出血和关键器官出血事件的发生率。美国 FDA 已分别于 2010年和 2011 年批准达比加群酯和利伐沙班用于房颤患者脑卒中的预防。尽管拮抗这类药物作用的化合物已经上市，但考虑目前这些新型抗凝药物的价格仍远高于华法林的费用等因素，目前尚不能在临床上完全替代华法林。

中国脑血管病临床管理指南推荐：①社区卫生服务机构或基层医院对 65 岁以上的老年人应行积极进行心房颤动筛查，推荐脉诊加心电图检查（Ⅰ类推荐；B 级证据）；高危患者长时程心电监测可提高房颤检出率，监测时长应符合成本效益（Ⅱa 类推荐；A 级证据）。②CHA2DS2-VASc 评分≥2 且出血风险较低的非瓣膜性房颤患者，推荐抗凝治疗，可选择的药物包括华法林（INR2.0~3.0），或新型口服抗凝剂如达比加群、利伐沙班、阿哌沙班（Ⅰ类推荐；A 级证据）、依度沙班（Ⅰ类推荐；B 级证据）。按基因分型调整华法林剂量的有效证据尚不充足（Ⅱb 类推荐；C 级证据）。③对严重肾功能损害（肌酐清除率 <15ml/min）的非瓣膜性房颤患者，不应使用新型口服抗凝药（Ⅲ类推荐，C 级证据）。④对于 CHA2DS2-VASc 评分为 0 分的非瓣膜房颤患者，不推荐使用抗栓治疗（Ⅲ类推荐；B 级证据）。⑤对于 CHA2DS2-VASc 评分为 1 分的非瓣膜房颤患者，如果出血风险较低且既往无抗栓治疗，可考虑抗凝治疗或服用阿司匹林；选用抗栓药物的种类需要根据个体化原则确定（Ⅱb 类推荐；C 级证据）。⑥在围手术期并发症发生率较低的手术机构，对于那些不适合抗凝治疗的高危患者，可以考虑行左心耳封堵术，但患者需能承受至少 45 天的术后抗凝治疗（Ⅱb 类推荐；B 级证据）。

（五）高同型半胱氨酸血症——争议尚存

高同型半胱氨酸血症（hyperhomocysteinemia）增加缺血性卒中的发生风险。一项纳入 20 项观察性研究，共计 3 820 例受试者的荟萃分析显示，血清同型半胱氨酸（homocysteine，Hcy）每升高 5μmol/L，卒中发病风险升高 59%。补充叶酸、维生素 B_6 和维生素 B_{12} 有明确地降低 Hcy 的作用，降 Hcy 治疗是否能够降低卒中风险存在争论。2012 年发表的一项荟萃分析显示，在肾病患者，补充叶酸降低 Hcy 的干预治疗不能预防或降低心血管病事件、冠心病、卒中及全因死亡。2017 年，基于中国人群 CSPPT 队列（China Stroke Primary Prevention Trial）的大样本临床研究，纳入 20 702 例既往无脑卒中及心肌梗死病史的成年高血压患者，入选患者被随机分为依那普利（10mg）、叶酸（0.8mg）组和依那普利（10mg）组，随访 4.5 年，两组的主要终点事件（首次卒中）发生率分别为 3.4% 和 2.7%（HR=0.79；95%CI 0.68~0.93）。2015 年及 2017 年发表的两项大样本荟萃分析均显示，与对照组相比，通过给予 B 族维生素降低

Hcy 可以降低卒中的发生风险（RR=0.90，95%*CI* 0.84~0.96，*p*=0.002；RR=0.90，95%*CI* 0.82~0.99，*p*=0.03）。分析不同的临床试验人群，对既往多项临床试验多阴性结果的原因可能与研究区域叶酸强化饮食、基线维生素 B$_{12}$ 水平较高、干预治疗后同型半胱氨酸浓度下降幅度过小（小于 25%）等原因相关。

中国卒中学会脑血管病临床管理指南推荐：高同型半胱氨酸血症是卒中的明确危险因素（A级证据）。采用叶酸或叶酸联合维生素 B$_6$、维生素 B$_{12}$ 预防高同型半胱氨酸血症患者的卒中风险很可能有效（Ⅱa 类推荐；B 级证据）。

二、抗血小板治疗——阿司匹林的是与非

抗血小板治疗在卒中一级预防中的早期证据多来自阿司匹林预防心血管疾病的研究，2002年包含 5 项抗血小板一级预防研究的荟萃分析显示，小剂量阿司匹林能够显著减少首次心肌梗死发生风险达 32%，降低复合血管事件（包括非致死性及致死性心脑血管事件）达 15%，但未降低非致死性脑卒中。2005 年女性健康研究（WHS）入组 39 876 名 45 岁以上无症状的美国女性医务工作者隔天服用 100mg 阿司匹林或安慰剂，随访观察 10.1 年，结果显示，阿司匹林组主要心血管事件风险下降 9%，但无统计学差异，脑卒中的相对风险显著下降 17%，其中缺血性脑卒中的发病显著风险下降 24%，阿司匹林组出血性卒中发生率与安慰剂组无明显差异，而且 65 岁以上的女性获益更大。高血压理想治疗（HOT）研究的亚组分析显示，肾功能衰竭患者［估算的肾小球滤过率 <45ml/（min·1.73m^{-2}）］服用阿司匹林（75mg/d）可以降低脑卒中风险，但慢性肾脏病 4 期或 5 期患者［估算的肾小球滤过率 <30ml/（min·1.73m^{-2}）］例数较少，服用阿司匹林的益处和相对危险比尚不清楚。2009 年抗栓治疗研究协作组纳入了早期的 6 项大型临床试验的汇总分析显示，阿司匹林使总的严重血管事件（包括心肌梗死、卒中和心血管死亡）风险成比例降低 12%（*p*=0.000 1），其中主要源自于非致死性心肌梗死风险降低（*p*<0.000 1）；对卒中风险的影响不显著（*p*=0.4），同时增加了胃肠道和颅外出血

的风险（*p*<0.000 1）。另外两项针对糖尿病患者应用阿司匹林的相关研究显示，对于糖尿病或糖尿病合并无症状性周围动脉疾病（踝肱≤0.99）而没有其他明确的脑血管疾病的患者预防首次卒中，阿司匹林无效。2016 年美国预防服务工作组（USPSTF）纳入了 11 项一级预防研究的荟萃分析显示，小剂量阿司匹林虽然能降低非致死性心肌梗死、非致死性卒中和全因死亡风险，但仅在 10 年动脉粥样硬化性心血管疾病（atherosclerotic cardiovascular disease，ASCVD）风险 >10% 的患者中，净获益才会普遍超过出血风险。

2018 年随着 ARRIVE、ASCEND、ASPREE 三项关于阿司匹林一级预防心脑血管疾病的随机临床对照试验结果的公布，阿司匹林一级预防的地位再次遭到质疑。ARRIVE 试验结果显示，年龄 55 岁或以上的男性、60 岁或以上的女性，无糖尿病的心脑血管病中危受试者，每天服用 100mg 阿司匹林或安慰剂，经过 5 年随访后，阿司匹林并不能显著降低患者心血管事件及卒中发生率，却增加消化道出血的发生率。ASCEND 试验结果显示，在 40 岁或以上合并糖尿病的受试者中，每天服用 100mg 阿司匹林或安慰剂，平均随访 4.7 年后，阿司匹林虽能显著降低包括 TIA 在内的严重心脑血管事件，但同时严重出血事件发生率的增高抵消了临床获益。ASPREE 试验结果显示，在 70 岁以上的健康受试者中，每天服用 100mg 阿司匹林，在平均 4.7 年的随访后，相比安慰剂组，包括缺血性卒中在内的严重心脑血管病事件发生率并未降低，增加严重出血事件、颅内及上消化道出血发生率。随后更新的对既往 13 项关于阿司匹林预防心脑血管疾病发生的 RCT 试验的荟萃分析结果显示，小剂量阿司匹林能够显著减少首次复合心脑血管病事件（包括非致死性及致死性）达 11%，缺血性脑卒中下降 19%，但可增加 43% 的严重出血事件及 34% 的颅内出血事件。三大最新临床试验仍无法撼动阿司匹林的地位，阿司匹林一级预防需要把握在高危患者中获益大于风险的总体原则。2019 年 ACC/AHA 心血管疾病一级预防指南推荐：对于有较高 ASCVD 风险，但出血风险不高的 40~70 岁人群，可考虑小剂量阿司匹林（每天口服 75~100mg）用于 ASCVD 的一级预防（Ⅱb 类推荐，A 级证据）。对于年龄 >70 岁的成

年人,小剂量阿司匹林(每天口服 75~100mg)不应常规用于 ASCVD 的一级预防(Ⅲ类推荐,B-R 级证据)。对于出血风险增加的成年人,无论年龄多大,小剂量阿司匹林(每天口服 75~100mg)都不应用于 ASCVD 的一级预防(Ⅲ类推荐,C-LD 级证据)。

中国卒中学会脑血管病临床管理指南推荐:①对于 10 年心脑血管事件风险 >10% 的个体,使用阿司匹林预防脑血管病是合理的,其获益远超过风险(Ⅰ类推荐;A 级证据)。在 10 年心脑血管事件风险为 6%~10% 的个体中,可以使用阿司匹林预防脑血管病(Ⅱa 类推荐;A 级证据)。不建议脑血管病低风险人群预防性应用阿司匹林(Ⅲ类推荐;A 级证据)。②45 岁以上的女性患者,尤其是 65 岁以上女性患者,建议应用阿司匹林(100mg/ 隔天)进行卒中一级预防(Ⅱa 类推荐;B 级证据)。③阿司匹林用于慢性肾脏疾病患者的卒中一级预防或许是合理的[即估计肾小球滤过率 <45ml/(min·1.73m^{-2})](Ⅱb 类推荐;C 级证据)。但不建议用于严重的肾脏疾病患者[肾功能不全 4 期或 5 期;估计肾小球滤过率 <30ml/(min·1.73m^{-2})]。④不建议阿司匹林用于患有无症状外周动脉疾病患者(定义为无症状的踝肱指数 ≤0.99 的情况下)的卒中一级预防(Ⅲ类推荐;B 级证据)。⑤不建议阿司匹林用于 ASCVD 低风险的成年糖尿病患者的卒中一级预防(Ⅲ类推荐;A 级证据)。

(许予明)

第三节　二级预防

脑卒中的二级预防是针对已发生脑卒中的患者预防其再发,危险因素的控制仍是重要环节不可忽视。同时,还需要根据脑卒中的病因及发病机制进行危险分层,采取不同的二级预防治疗策略,只有科学地判断患者的危险程度,才能采取正确有效的防治措施及合适的治疗强度。抗栓、调脂及降压治疗构成了脑卒中二级预防的三大基石。

一、抗血小板治疗

(一)抗血小板单药治疗——证据充分

自阿司匹林在 20 世纪中叶被尝试用于治疗缺血性卒中以来,大量的循证医学证据有力地证实了抗血小板治疗对缺血性卒中二级预防的有效性。2002 年抗栓试验协作组(ATC)发表的对 195 个比较用与不用抗血小板药物治疗效果的随机对照试验(主要是阿司匹林)的系统评价显示,既往有缺血性脑卒中或 TIA 的患者每 1 000 例接受 29 个月的抗血小板治疗避免了 36 例不良事件的发生(其中 25 例是非致死性脑卒中),减少 15 例非致死性血管事件发生及 15 例患者死亡,远远高于每 1 000 例患者 1~2 例颅外出血事件的发生,而且绝大多数是非致命的,获益明显。既往有缺血性脑卒中或 TIA 的患者接受 29 个月的抗血小板治疗后,颅内出血绝对危险度的增加小于 1/1 000,抗血小板治疗使颅外出血增加了约 1 倍,主要是胃肠道出血。阿司匹林是研究最为广泛的抗血小板药物,在近 10 000 例既往有缺血性脑卒中或 TIA 的患者(11 个随机对照试验)中,阿司匹林使严重血管事件的复发风险下降了 17%。氯吡格雷预防卒中的效果在 CAPRIE 研究中也被证实与阿司匹林一样有效,亚组分析显示对于具有更高复发风险患者(既往脑卒中、外周血管疾病、症状性冠状动脉疾病或糖尿病),氯吡格雷可能优势更大。

(二)双联抗血小板治疗——曙光初现

双联抗血小板预防脑卒中被寄予很大希望,但过强的抗血小板治疗不可避免会带来出血风险的增加,诸多相关的临床试验在此折戟沉沙,但对双抗治疗的不断探索也带来新的曙光。

1. 阿司匹林联合氯吡格雷　包括 MATCH、CHARISMA、FASTER 和 SPS3 等一系列不同剂量组合的双抗治疗研究结果均提示双联抗血小板的复合血管事件较单一抗血小板药物组减少,但获益被出血并发症的增加所掩盖,就在双抗治疗领域一片灰暗之时,2013 年氯吡格雷用于伴有急性非致残性脑血管事件高危人群研究(CHANCE 研究)发表,研究入选了发病时间在 24 小时内 5 170 例高危 TIA(ABCD2 评分 ≥4)和轻型卒中患者(NIHSS 评分 ≤3),随机分为氯吡格雷(负荷剂量 300mg 继之 75mg/d)+ 阿司匹林(75mg/d,21 天后停用)及阿司匹林(75mg/d)+ 安慰剂组,服用 90 天,结果显示:双联治疗组最初 90 天内任何卒中的相对风险比阿司匹林单药治疗组低

32%（HR=0.68；p<0.001），缺血性卒中风险绝对降低3.5%（7.9% vs 11.4%；p<0.000 1）。两组出血性卒中、心肌梗死和心血管死亡发生率相同。双联治疗组任何出血的风险为2.3%，而阿司匹林单药组为1.6%（p=0.09），显示了阿司匹林及氯吡格雷联合治疗在降低高危TIA及轻型卒中患者卒中复发方面优于阿司匹林单药治疗，且不增加严重出血风险。本研究的成功与其启动双抗的时间更早及双抗维持的时间更短有关。2018年纳入4 881例高危TIA和小卒中患者的POINT研究在欧美人群中再次证明了CHANCE研究的结果，氯吡格雷联合阿司匹林组90天时缺血性事件发生率为5%，而阿司匹林组为6.5%（HR=0.75，p=0.02），两组90天时大出血事件发生率分别为0.9%和0.4%（HR=2.32，p=0.02）。双抗连用90天在降低卒中复发的同时，也显著增加了大出血的风险。这也印证了CHANCE研究双抗维持21天显得更为合理。

2018年中国急性缺血性脑卒中诊治指南推荐：①对于不符合静脉溶栓或血管内取栓适应证且无禁忌证的缺血性脑卒中患者应在发病后尽早给予口服阿司匹林150~300mg/d治疗（Ⅰ级推荐，A级证据）。急性期后可改为预防剂量（50~300mg/d）；②对不能耐受阿司匹林者，可考虑选用氯吡格雷等抗血小板治疗（Ⅱ级推荐，C级证据）；③对于未接受静脉溶栓治疗的轻型卒中患者（NIHSS评分≤3分），在发病24小时内应尽早启动双重抗血小板治疗（阿司匹林和氯吡格雷）并维持21天，有益于降低发病90天内的卒中复发风险，但应密切观察出血风险（Ⅰ级推荐，A级证据）。

2. 阿司匹林联合双嘧达莫 欧洲卒中预防研究（ESPS-2）入选既往3个月发生过TIA或脑卒中的患者，随机分入缓释双嘧达莫组、阿司匹林组、联合用药组及安慰剂组，结果显示在降低卒中风险方面，前三者均优于安慰剂组，联合用药组优于两者单用。EARLY研究评价了阿司匹林联用双嘧达莫在缺血性卒中或TIA急性期治疗的有效性及安全性，结果同样显示其是安全有效的。另外ESPRIT研究，比较阿司匹林联用双嘧达莫与单用阿司匹林对6个月内发生过TIA或小卒中（mRS≤3分）患者预后的影响，结果显示联合用药优于单用阿司匹林，但不良反应及停药率较高，而一项包含了5项随机对照研究的荟萃分析显示，阿司匹林与缓释双嘧达莫制剂相对于单用阿司匹林的卒中复发风险更低（8.36% vs 9.90%；OR=0.83；95%CI 0.72~0.96）。但头痛这一不良反应影响了服药的依从性。2014年中国脑卒中二级预防指南推荐阿司匹林和缓释双嘧达莫联用可作为阿司匹林或氯吡格雷的替代药物治疗。

二、抗凝治疗——风险与获益的博弈

（一）预防非心源性缺血性卒中/TIA——风险大于获益

2002年发表的系统评价收集了5个高质量随机对照试验（包含4 076例既往6个月内有TIA或小卒中的患者），比较进行长期（大于6个月）的口服抗凝剂治疗与抗血小板（阿司匹林）缺血性卒中二级预防的效果及安全性，并进行亚组分析以比较低强度（INR 1.4~2.8）、中等强度（INR 2.1~3.6）和高强度（INR 3.0~4.5）治疗的效果及安全性。结果显示：对卒中二级预防，还没有充分的证据显示中等强度的口服抗凝治疗预防卒中复发，高强度的抗凝治疗不建议使用，出血风险增加，低强度的抗凝治疗效果不及阿司匹林，同样2007年发表的欧洲-澳洲缺血性卒中试验（ESPRIT）显示华法林在非房颤导致的卒中患者的二级预防并不优于阿司匹林。

（二）心源性缺血性卒中/TIA的抗凝治疗——获益大于风险

一份涉及29项临床试验、28 044例缺血性卒中伴心房颤动的患者的荟萃分析提示，抗凝和抗血小板治疗分别使卒中的发生率下降了64%和22%，抗凝治疗的疗效优于抗血小板治疗并且抗凝治疗引发的主要出血事件的绝对增高值明显低于卒中发生的绝对降低值。2005年发表的ACTIVE—W的研究和2009年公布的ACTIVE二期研究（ACTIVE—A）的结果显示，华法林优于双联抗血小板治疗，对于不能或不愿接受口服抗凝药华法林的心房颤动患者，氯吡格雷联合阿司匹林治疗相比单用阿司匹林治疗组，显著减少主要血管事件，但大出血发生率和颅内出血发生率升高，而致命性出血和出血性脑卒中则没有显著升高。

中国卒中学会脑血管病临床管理指南推荐：①伴有心房颤动的缺血性卒中或 TIA 患者，应根据缺血的严重程度和出血转化的风险，选择抗凝时机。建议出现神经功能症状 14 天内给予抗凝治疗预防卒中复发，对于出血风险高的患者，应适当延长抗凝时机（Ⅱa 类推荐，B 级证据）；②伴有心房颤动的缺血性卒中或 TIA 患者，若不能接受口服抗凝药物治疗，推荐应用阿司匹林单药治疗（Ⅰ类推荐，A 级证据），也可以选择阿司匹林联合氯吡格雷抗血小板治疗（Ⅱa 类推荐，B 级证据）。

三、降压治疗

高血压是脑卒中或 TIA 的主要危险因素，无论收缩压还是舒张压升高均与脑卒中或 TIA 发生密切相关，培哚普利预防卒中再发研究（PROGRESS）奠定了降压治疗在脑卒中二级预防中的地位，尽管如此，在二级预防降压治疗领域仍存在诸多悬而未决的问题。

（一）降压目标：个体化选择

卒中二级预防降压治疗拥有强有力的证据支持，但降压目标值则无统一意见。PROGRESS 研究的事后分析显示，血压降低程度和卒中复发直线相关，尤其是出血性卒中，血压在 115/75mmHg 水平的人群随访卒中复发风险最低，似乎没有发现明显的下限，但是既往有研究指出卒中血压水平与卒中复发风险存在"J"型关系，血压过低可能使心脑血管事件风险增高，在考虑降压治疗目标值的过程中，需要强调降压目标个体化。2003 年 Rothwell 等在对 8 328 例症状性颈动脉狭窄患者的高血压水平与卒中风险的分析中发现，双侧颈动脉狭窄 ≥70% 者，收缩压低于 140mmHg 者，其卒中风险增加 52%，而 >160mmHg 者卒中风险减少 50%，这提示临床针对双侧颈内动脉重度狭窄的患者降压需谨慎。而这是否适用于颅内动脉狭窄患者呢？WASID 研究针对症状性颅内动脉狭窄患者降压进行的事后分析显示卒中再发风险在收缩压 ≥160mmHg、140~149mmHg、120~139mmHg、≤119mmHg 四组中依次降低，收缩压 ≥160mmHg 组明显高于其他三组，提示症状性颅内动脉狭窄患者并非降压禁忌，在支架和积极药物管理预防颅内动脉狭窄患者卒中复发（stenting versus aggressive medical management for preventing recurrent stroke in intracranial stenosis，SAMMPRIS）研究中，均给予了积极的降压治疗（SBP<140mmHg），结果显示强化内科治疗组与 WASID 研究人群相比临床预后更好，但对由于颅内外动脉狭窄造成的低血流动力学原因导致的急性缺血性卒中或 TIA，早期降压可能会加重脑灌注不足并引发脑卒中加重或再发，需谨慎。皮质下小卒中的二级预防（the secondary prevention of small subcortical strokes trail，SPS3）研究显示，虽然强化降压（收缩压 <130mmHg）与标准降压（130~140mmHg）在减少卒中事件的发生上无统计学意义，但是能显著减少出血性卒中的发生。

（二）降压药物选择：最佳药物不明确

2009 年的一项包括 147 项临床研究涉及上千万患者的荟萃分析证实，五大类降压药的有效性。与其他降压药对比，钙拮抗剂是唯一一个预防卒中明确优于其他种类的降压药。PATS 与 PROGRESS 研究证明了利尿剂以及利尿剂联合 ACEI 二级预防作用。唯一一项卒中二级预防头对头的 MOSES 研究发现依普沙坦优于短效尼群地平。而 PROFESS 研究未能显示 ARB 优于安慰剂，ARB 类药物在卒中二级预防中的地位尚不明确。因此 2011 年美国缺血性卒中 /TIA 二级预防指南对利尿剂联合 ACEI 给予明确推荐，同时也指出最好降压药物由于证据不足尚不明确，具体用药应更个体化。

（三）血压变异性：精细管理

血压变异性和卒中风险之间的关系是近年来的研究热点。心脑血管事件的发生风险不仅取决于血压值的大小，还取决于血压是否稳定。2010 年 ASCOT-BPLA 研究回顾分析对长时血压变异性与靶器官的关系进行深入研究，收缩压变异性越大，卒中风险越高，2010 年《柳叶刀》的 4 篇研究结果显示，血压平均值不能完全解释降压治疗带来的获益，血压的不稳定性和变异性与脑血管事件密切相关，长程血压变异性是强的卒中和冠心病的预测因子，短程血压变异也能预测心脑血管事件风险，但其效果远不如长程血压变异。中国缺血性卒中及短暂性脑缺血发作患者血压与卒中结局的临床队列研究（blood pressure and clinical outcome in TIA or ischemic stroke，BOSS）亦证实基于家庭血压监测的长时血压变异性较基于动态血压监测的短时血压变异性,对卒中复发有更大的预测价值。血压变异性的发现为降压药物的效果差异提供了一定解释,与阿替洛尔比较,长效钙拮抗剂氨氯地平显著降低血压变异性,而且被认为是氨氯地平预防卒中和冠心病明显优于阿替洛尔的原因。ACCOMPLISH研究显示,基于氨氯地平的联合治疗拥有更优的效果,这也给临床选择长效钙拮抗剂作为卒中预防的有效佐证。

中国脑血管病二级预防指南2014推荐:①既往未接受降压治疗的缺血性卒中或TIA患者,发病数天后如果收缩压≥140mmHg或舒张压≥90mmHg,应启动降压治疗(Ⅰ类推荐,A级证据);对于血压<140/90mmHg的患者,其降压获益并不明确(Ⅱ类推荐,B级证据)。②既往有高血压病史且长期降压药物治疗的缺血性卒中或TIA患者,如果没有绝对禁忌,发病后数天应重新启动降压治疗(Ⅰ类推荐,A级证据)。③由于颅内大动脉粥样硬化性狭窄(狭窄率70%~99%)导致的卒中或TIA患者,推荐收缩压降至140mmHg以下,舒张压降至90mmHg以下(Ⅱ类推荐,B级证据)。由于低血流动力学原因导致的卒中或TIA患者,应权衡降压速度与幅度对患者耐受性及血液动力学影响(Ⅳ类推荐,D级证据)。④降压药物种类和剂量的选择以及降压目标值应个体化,应全面考虑药物、卒中特点和患者三方面因素(Ⅱ类推荐,B级证据)。

四、降脂治疗

(一)获益途径:回归降胆固醇理论

致动脉粥样硬化性胆固醇[包括低密度脂蛋白胆固醇(low-density lipoprotein cholesterol,LDL-C)及非高密度脂蛋白胆固醇(non-high-density lipoprotein cholesterol,non-HDL-C)]是动脉硬化发生发展的重要因素,其中LDL-C发挥最为核心的作用。2006年发表的强化降低胆固醇预防脑卒中(SPARCL)研究选取了4 732名既往6个月内患脑卒中或TIA并且无冠心病史的患者,随机分为阿托伐他汀80mg强化降脂治疗组及安慰剂对照组,随访5年,强化降脂组及安慰剂组卒中再发率分别为11.2%和13.1%,卒中的相对风险降低16%,卒中/TIA的相对风险降低23%,致死性卒中的相对风险降低43%,冠

状动脉粥样硬化性心脏病事件的相对风险降低42%。亚组分析也表明,不同病因亚型、年龄、性别、基线胆固醇水平或是否存在颈动脉狭窄及糖尿病的患者,长期的他汀治疗均可获益。该研究奠定了他汀类药物在缺血性卒中防治中的基石地位。随着2013年动脉粥样硬化性心血管疾病(atherosclerotic cardiovascular disease,ASCVD),包括动脉粥样硬化相关的缺血性卒中/TIA、急性冠状动脉综合征、心肌梗死病史、稳定或不稳定心绞痛、冠状动脉或其他动脉血运重建或动脉粥样硬化性外周动脉疾病)的提出,他汀也成为了ASCVD二级预防的基础治疗方案之一。由于降胆固醇获益的临床证据主要来自他汀的相关临床试验,而早期应用贝特、烟酸等传统降脂药未见到明显全因死亡率的下降,加上基础研究也显示了他汀所具有一系列降胆固醇之外的"多效性",学术界盛行临床获益主要是他汀本身所具有的独特作用,并由此引发了"他汀是硬道理"还是"降胆固醇是硬道理"之争,然而随着后续SHARP研究、IMPROVE-IT研究、FOURIER研究与ODYSSEY OUTCOMES研究等一系列非他汀类药物联合他汀治疗的临床试验获得阳性结果,使得降胆固醇理论获得更多证据。IMPROVE-IT研究对发病10天内的急性冠状动脉综合征患者,在辛伐他汀的基础上联合依折麦布,两组LDL-C分别降至54mg/dL和69mg/dL,随访9年(中位数6年),联合治疗组主要复合终点(包括心血管死亡、心肌梗死、因不稳定型心绞痛住院、血运重建或卒中)比单用辛伐他汀组相对危险减少6.4%(p=0.016),卒中减少20%,显著减少心血管病死亡,两组间不良事件发生率无差异。FOURIER研究结果,对有明确心脑血管疾病的患者,在他汀治疗基础上加用PCSK9抑制剂使LDL-C降低至30mg/dl(降幅达59%)可减少15%的心血管事件主要终点风险;ODYSSEY研究发现,在经最大耐受剂量他汀治疗后LDL-C水平仍较高的患者中,PCSK9抑制剂进一步降低LDL-C水平也能减少15%的主要心血管事件发生率。这些研究证实,在他汀治疗基础上应用PCSK9抑制剂强效降脂可以进一步降低主要心血管复合终点事件发生率。上述研究显示,在目前降脂药物的降脂范围内,更低的LDL-C水平获得更好的预防ASCVD

的临床获益。他汀一枝独秀的历史开始受到挑战，尤其在高强度他汀使用仍不能实现血脂达标或者他汀不耐受时，联合非他汀药物治疗成为重要的选择。

（二）降脂目标：较低较好但并非越低越好？

SPARCL 研究 LDL-C 亚组分析发现，只有其降幅 >50% 时，才显示出具有统计学差异的卒中再发风险的下降（RR 0.69，95%CI 0.55~0.87，p=0.002）。同样只有 LDL-C 降至 70mg/dL 以下时，卒中再发风险可见显著下降 28%（p=0.001 8），且不增加出血性卒中的风险。目前即将结束的"Treat Stroke to Target（TST）"RCT 研究评估使用他汀类药物治疗滴定至研究目标值的治疗获益，该研究将为缺血性卒中/TIA 二级预防中的 LDL-C 治疗靶目标提供直接的证据。2010 年一项荟萃分析显示，强化他汀治疗使 LDL-C 每多降低 1mmol/L，缺血性卒中风险可降低 31%，总的卒中风险降低 26%。2015 胆固醇治疗研究者协作组（CTT）荟萃分析发现，LDL-C 每降低 1.0mmol/L 可显著减少心血管死亡率 12% 和全因死亡率 9%；LDL-C 每降低 1.0mmol/L，各主要心血管事件的年发生率显著降低（主要冠脉事件下降 24%、冠脉血运重建事件下降 24%、卒中风险下降 15%）；可见，LDL-C 降幅决定了临床获益的程度。如果继续降低 LDL-C 水平可否继续保持与心脑血管获益的线性关系，还是像血压和血糖一样存在"J"型曲线是降脂领域中的关注焦点。IMPROVE-IT 研究中 LDL-C 达到 54mg/dl 仍然可以在 ASCVD 的二级预防上获益，同时，并未因进一步降低 LDL-C 出现不良反应的增加。FOURIER 研究中，他汀联合 PCSK-9 抑制剂使患者 LDL-C 由 92mg/dL 降至 30mg/dL，其主要复合终点事件发生率进一步降低 15%，关键二级终点事件（心血管死亡、非致死性心梗和非致死性卒中）进一步降低 20%。研究再次证实，将 LDL-C 降至很低的水平（30mg/dL）不仅有效，而且是安全的。FOURER 极低 LDL-C 亚组分析根据用药第 4 周时达到的 LDL-C 水平进行分层，更低的 LDL-C 水平可进一步降低心脑血管事件。在另一项研究中系统性回顾了现有关于他汀或非他汀类药物的研究结果，结论发现，无论患者基线胆固醇水平如何，LDL-C 每降低 1mmol/L，主要不良心血管事件风险均可降低 23%。降胆固醇治疗获益的程度主要取决于胆固醇降幅，与所用药物无关。LDL-C 的理想水平应实现最大程度降低 ASCVD 风险，但过低的血脂水平是否有可能损害人体正常功能或者引发其他疾病尚不完全明确，还需要大样本有针对性的数据进一步明确其安全性。

（三）他汀急性期应用——尚待证据

随着他汀药物在二级预防地位的确立，他汀的应用时机逐渐受到关注，研究提示，卒中二级预防越早使用他汀，越能改善卒中预后，推荐尽快启动他汀治疗。随着二级预防时机的提前，有关他汀是否存在急性期治疗作用引起人们的兴趣，多项卒中急性期他汀治疗研究得出结论，卒中后入院的患者越早使用他汀，越能显著改善卒中后存活，而住院期间停服他汀，即使是短时间停服，也能增加死亡风险。然而 2017 年发表的一项日本的 RCT 研究 ASSORT 研究，对比了入院后 24 小时内启动他汀，之后维持 12 周，以及入院后延迟 7 天启动他汀治疗，维持 11 周，两种不同治疗策略对卒中患者 90 天临床预后（mRS）的影响，最终两组之间未显示明显的统计学差异，但该研究中纳入的患者普遍偏轻（NIHSS 评分中位数 3），且他汀剂量非强化剂量他汀，样本量也偏小，这些因素可能影响最终的结局，有待设计更为合理的 RCT 研究进一步证实。

中国卒中学会脑血管病临床管理指南推荐（节选）：①在服用他汀类药物期间发生缺血性卒中的患者，在卒中急性期继续服用他汀类药物是合理的（Ⅱa 类推荐，B 级证据）；②对于符合接受他汀类药物治疗条件的患者，在医院内启动他汀类药物治疗是合理的（Ⅱa 类推荐，C 级证据）；③建议将 LDL-C<1.8mmol/L（70mg/dl）作为降低胆固醇治疗的参考目标值（Ⅱa 类推荐，C 级证据）；④高强度的他汀类药物治疗应在女性和≤75 岁的男性 ASCVD 患者中作为一线治疗起始或继续进行，除非存在禁忌证（Ⅰ类推荐，A 级证据）；⑤在已使用优化他汀降脂治疗、考虑为动脉粥样硬化性缺血性卒中的患者中，测量血液胆固醇水平可能有助于识别能够通过使用 PCSK9 抑制剂治疗而降低随后的心血管源性死亡、心肌梗死或卒中风险的门诊患者（Ⅱb 类推荐，B 级证据）；⑥在使

用他汀类药物降脂效果不佳或难以耐受患者,可考虑在检测转氨酶和定期体检的基础上联合依折麦布降脂治疗（Ⅱb 类推荐,B 级证据）;⑦缺血性卒中和其他 ASCVD 患者应通过生活方式改进、饮食建议和药物治疗等得到相应管理（Ⅰ类推荐,A 级证据）;⑧在有临床 ASCVD 的个体中,原本拟应用高强度的他汀类药物治疗,但存在禁忌证,或当其倾向于发生他汀类药物的不良反应时,中等强度的他汀类药物治疗在可耐受的情况下应该作为第二种选择（Ⅰ类推荐,A 级证据）;⑨在 >75 岁的临床 ASCVD 者中,在启动中度或高强度的他汀类药物时,应评估降低 ASCVD 风险的益处、不良反应、药物与药物的相互作用、患者意愿。在可耐受的患者中继续使用他汀类药物是合理的（Ⅱb 类推荐,C 级证据）。

（许予明）

第四节　颈动脉内膜剥离术与血管内支架置入术

已发生 TIA 或脑卒中的大动脉粥样硬化（症状性颈动脉狭窄）患者,脑卒中再发风险显著升高已明确。与症状性颈动脉狭窄相比,非症状性颈动脉狭窄患者缺血性脑卒中风险尽管较低,但较正常人群仍显著增加。欧洲颈动脉手术试验（ECST）协作组对 2 295 例非症状性颈动脉狭窄患者平均随访 4.5 年的资料分析发现,脑卒中发病率平均 2.1%,重度狭窄（70%~99%）患者发病率为 5.7%。因此,对伴颈动脉狭窄的患者开展脑卒中一级 / 二级预防或脑梗死急性期治疗的研究具有重要的临床价值。目前临床实践中除常规抗血小板治疗及危险因素的强化治疗外,外科手术和血管内介入已广泛开展。本节重点介绍颈动脉内膜剥离术（CEA）与颈动脉血管成形和支架置入术（CAS）的研究现状,脑梗死急性期机械取栓研究进展详见第四十一章。

一、颈动脉内膜剥离术

（一）缺血性脑卒中的预防

1. **症状性颈动脉狭窄（二级预防）** 对于症状性颈动脉狭窄,北美症状性颈动脉内膜切除试验（NASCET）、欧洲颈动脉手术试验（ECST）和退伍军人事务部合作研究项目（VACSP）的结果显示,对于颈内动脉狭窄程度大于 70% 的患者,颈动脉内膜切除术（CEA）用于脑卒中预防显著优于药物（阿司匹林）,术后 2 年发生同侧缺血性脑卒中的相对危险度下降 70%;对于颈内动脉狭窄程度 50%~69% 的患者,NSACET 结果显示,CEA 中度优于药物（阿司匹林）,CEA 治疗后 5 年同侧脑卒中和致残性脑卒中发生率为 15.7% 和 2.8%,阿司匹林为 22.2% 和 7.2%（p=0.045 和 p=0.054）。2011 年发表的和 2017 年更新的 Cochrane 系统评价纳入了上述 3 个试验,均得到了相似的结果。

2. **无症状性颈动脉狭窄（一级预防）** CEA 治疗无症状性颈内动脉狭窄疗效的 Cochrane 系统评价纳入了 3 个试验共 5 223 例患者（3 个试验选择的病例颈内动脉狭窄大于 50%,并对所有的病例采用阿司匹林治疗）,结果显示,CEA 组围手术期死亡或脑卒中风险较药物治疗组显著增加（RR 6.49,95%CI 2.53~16.61）,围手术期死亡或脑卒中及后期手术同侧脑卒中风险较药物治疗组降低（RR 0.71,95%CI 0.55~0.90）,围手术期死亡和所有脑卒中风险较药物治疗组降低（RR 0.69,95%CI 0.57~0.83）。提示对于严重无症状性颈动脉狭窄的患者,CEA 围手术期的死亡或脑卒中发生率均有显著增加,但远期的疗效（降低脑卒中复发和死亡）是显著的。

3. **存在的问题** ①根据上述研究结果,严重的症状性或非症状性颈动脉狭窄患者可从 CEA 获益,但存在手术风险。故这类符合 CEA 手术适应证的患者行 CEA 能否获益,很大程度上取决于外科医师技术水平。然而,在实际临床应用中,不同医院、不同医生的手术水平存在很大的差异。已有研究报道显示,临床实践中围手术期死亡或脑卒中发生率高于 NASCEA 和 ECST 试验中的发生率。因此,如何缩小临床实践与临床研究中 CEA 手术技术水平差距,如何在临床实践中规范培训各级医院外科医生 CEA 手术操作、提高外科医生 CEA 手术技术水平,还有待进一步探索。②CEA 在不同地区和不同医院的使用率有显著的差异。我国 CEA 手术使用率整体上低于欧美国家,反映医务人员对 CEA 疗效的认同和重视程度不一。如何提高其使用率有待进一步解决。

4. 临床应用 指南意见。

鉴于 CEA 的疗效和适应证已较为明确,各国指南推荐基本一致。2014 年美国 AHA/ASA 指南推荐:

(1)对于症状性同侧颈动脉重度狭窄(70%~99%),推荐应用 CEA(Ⅰ级推荐,A 级证据);症状性同侧颈动脉中度狭窄(50%~69%),需根据患者的年龄、性别、基础疾病和病情严重程度决定是否采用颈动脉内膜切除术(Ⅰ级推荐,B 级证据);症状性同侧颈动脉狭窄 <50%,不推荐使用颈动脉内膜切除术(Ⅲ级推荐,A 级证据)。手术必须限制在有专门的、较高医疗水平的中心开展,围手术期并发症应控制在 6% 以内。

(2)对经过严格选择后的无症状性颈动脉重度狭窄(>70%)患者,推荐施行预防性 CEA,但应在有条件的医院进行(围手术期并发症或病死率低于 3%)(Ⅱa 级推荐,A 级证据)。

(3)在选择 CEA 或颈动脉血管成形和支架植入术(CAS)时应考虑患者年龄。老年患者(>70 岁),尤其是动脉解剖结构不利于血管内治疗的患者,CEA 改善预后效果可能比 CAS 更好。对年轻患者来说,CAS 与 CEA 的围手术期并发症发生率(卒中、心梗、死亡)及远期同侧脑卒中的发生风险相当(Ⅱa 级推荐,B 级证据)。

(二)脑卒中急性期治疗

探索颈动脉内膜切除术(CEA)在脑卒中急性期疗效的研究较少,仅限于病例报道;颈内动脉严重狭窄或闭塞患者脑梗死后 24 小时内进行 CEA 治疗可能获益,初步研究结果令人鼓舞。然而,CEA 术后血流的突然恢复有可能加重脑水肿或导致出血转化。

临床应用及推荐意见(2019 年美国 AHA/ASA 指南):目前关于 CEA 及其他外科手术在脑卒中急性期应用的研究证据太少,尚不足以给出推荐意见。

二、颈动脉血管成形和支架置入术

CAS 为血管内治疗的一部分,包括经皮球囊扩张血管成形术和血管内支架置入术。相对于球囊扩张血管成形术,经皮支架血管成形术的优点为并发症较少。近年来 CAS 的研究现状主要包括:

(一)脑卒中的预防

1. CAS 与 CEA 比较 CAS 主要应用于大动脉粥样硬化性脑卒中的预防,由于这部分患者 CEA 的疗效已确定,故对其疗效和风险的评价主要与 CEA 进行比较。2004 年 SAPPHIRE 试验(The Stenting & Angioplasty with Protection in Patients at High Risk for Endarterectomy Trial)比较了 CAS 与 CEA 的相对效果,纳入的患者中有 70% 为无症状性颈内动脉狭窄,该试验的结果显示:①1 个月时死亡、脑卒中及心肌梗死的复合终点事件的发生率分别为 4.4%(CAS 组)、9.9%(CEA 组)($p=0.06$);②1 年时死亡、脑卒中及心肌梗死的复合终点事件的发生率分别为 12.2%(CAS 组)、20.1%(CEA 组)($p=0.05$);③1 个月和 1 年时两组脑卒中发生率均无显著性差异。该研究提示 CAS 较为安全且不劣于 CEA,然而由于样本量较小(334 例),尚不足以作出推荐意见。近期另一项研究 ACT-1(Randomized Trial of Stent versus Surgery for Asymptomatic Carotid Stenosis)纳入了 1 453 例非症状性颈动脉狭窄患者,CAS 组在主要复合终点事件(术后 30 天的死亡、卒中或心肌梗死,及 1 年内同侧卒中)发生上不劣于 CEA 组(CAS 组:3.8%,CEA 组:3.4%,非劣效性 $p=0.01$)。

对于症状性颈动脉狭窄患者,The Wallstent Trial 和 CAVATAS(The Carotid and Vertebral Artery Transluminal Angioplasty Study)未发现 CAS 较 CEA 效果有显著差异。SPACE 和 EVA-3S 研究为两项比较 CAS 与 CEA 治疗症状性颈内动脉严重狭窄的多中心随机对照试验。两项研究的结果均提示 CAS 治疗症状性颈动脉狭窄的效果与 CEA 相似。

相比 SPACE 和 EVA-3S 研究,近期发表的 CREST 试验纳入了症状性颈动脉狭窄与无症状性颈动脉狭窄患者,其主要终点事件包括围手术期任何卒中、心肌梗死、或死亡,或术后 4 年内责任血管同侧卒中。结果表明,CAS 和 CEA 组 4 年的主要终点事件发生率分别为 7.2% 和 6.8%,差异无统计学意义。CREST 研究近期公布了其 10 年的随访结果,两组间主要复合终点事件发生率依然无显著差异。

2. 存在的问题

（1）目前的研究主要集中在颅外颈动脉狭窄的治疗，颅内大动脉的狭窄如大脑中动脉支架术的疗效尚未得到随机对照试验的证实。

（2）支架术在经过更多发展改进和操作人员的技术得到进一步提高、经历更长时间的临床观察后，是否在多数情况下能代替 CEA 还有待更多研究。

3. 临床应用　《中国脑血管病一级预防指南 2019》推荐：对无症状颈动脉狭窄患者（狭窄程度 ≥70%），在预期寿命大于 5 年的情况下，有条件的医院（围手术期脑卒中和死亡发生率 <3%）可考虑行 CEA 或 CAS（Ⅱ级推荐，B 级证据）。

《中国缺血性脑卒中和短暂性脑缺血发作二级预防指南 2014》推荐：①对于近期发生 TIA 或 6 个月内发生缺血性脑卒中合并同侧颈动脉颅外段严重狭窄（70%~99%）的患者，如果预计围手术期死亡和卒中复发 <6%，推荐进行 CEA 或 CAS 治疗（Ⅰ类，A 级证据）。CEA 或 CAS 的选择应依据患者个体化情况（Ⅱ级推荐，B 级证据）。②对于近期发生 TIA 或 6 个月内发生缺血性脑卒中合并同侧颈动脉颅外段中度狭窄（50%~69%）的患者，如果预计围手术期死亡和卒中复发 <6%，推荐进行 CEA 或 CAS 治疗（Ⅰ类，A 级证据）。CEA 或 CAS 的选择应依据患者个体化情况（Ⅱ级推荐，B 级证据）。③颈动脉颅外段狭窄程度 <50% 时，不推荐行 CEA 或 CAS 治疗（Ⅰ级推荐，A 级证据）。

（二）脑卒中急性期的治疗

详见第四十一章。

（刘　鸣　袁若圳）

第五节　风险评估及工具

一、卒中风险评估及评估工具

卒中首次发病风险评估是卒中一级预防的重要内容和手段。通过评估有助于识别卒中高危人群，建立基于卒中发病风险的个体化卒中预防策略，提高被评估者及医师的卒中的风险意识，自觉采取预防措施。建立简便、可行、准确的卒中风险评估工具对卒中一、二级预防具有重要意义。

二、常用的脑卒中风险评估量表

（一）改良 Framingham 脑卒中风险评估量表

针对卒中一级预防风险评估，国内外学者已建立了有效、可行的评估模型和工具并逐渐应用于临床。Framingham 卒中风险评估量表是最早提出并得以广泛应用的简易卒中风险评估工具，对于指导卒中高危个体一级预防决策具有重要价值，1991 年由 Wolf PA 等人在 Framingham 研究基础上建立，用于评估普通人群未来 10 年心脑血管病发病风险。1994 年，D'Agostino RB 等结合高血压治疗前后血压水平建立了改良 Framingham 卒中风险评估量表，提高了对卒中发病风险的预测能力。改良 Framingham 卒中风险评估量表已在我国人群中得到验证，结果显示其可预测国人脑卒中发病风险，但可能会高估实际脑卒中发病风险。

（二）汇集队列方程

汇集队列方程（Pooled Cohort Equations）是基于多项大型队列（ARIC 研究、CARDIA 研究、Framingham 研究等）的研究数据获得的，用以评估未来 10 年 ASCVD 发生风险。该工具可以通过网页（http://my.americanheart.org/cvriskcalculator）、专用 excel 表格等不同的路径，输入年龄、性别、种族、TC、HDL-C、收缩压、降压药物治疗、糖尿病、吸烟等危险因素获得 10 年 ASCVD 风险。2014 年美国 AHA/ASA 卒中一级预防指南建议使用该工具评估未来 10 年 ASCVD 发生风险，对风险超过 10% 的高危人群建议使用阿司匹林预防卒中的发生。2014 年美国胆固醇治疗指南也推荐使用该工具来评估未来 10 年 ASCVD 发生风险，用于指导他汀治疗的启动时机及治疗强度。汇集队列方程在部分外部人群验证中也显示可能会高估 ASCVD 风险，在国人中的应用仍需进一步验证及评估。

（三）China-PAR 风险预测模型

China-PAR 风险预测模型是由顾东风教授团队开发的针对中国人群 ASCVD 风险的预测工具，通过输入年龄、总胆固醇、高密度脂蛋白胆固醇、糖尿病等综合数据，借助数学模型，计算出 10 年后个人 ASCVD 发病风险。China-PAR 模型与美国相关模型相比，对中国人群 10 年 ASCVD 发病风险的预测更加准确,为我国心脑血管疾病的一级预防提供了实用性评估工具。

(四)中国人卒中终生风险评估量表

2016年国内学者发表了国人卒中终生风险评估量表,旨在评估中青年人群卒中终生发病风险。该研究是在中国多省市队列研究的基础上,对 21 953 位 35~84 岁的人群进行了 18 年的随访。根据血压、血脂、BMI、吸烟、糖尿病等危险因素的数量不同,把 35~60 岁的中青年人群分为 5 个不同的等级,分别计算不同危险因素等级人群未来 10 年卒中发病风险以及截止到 80 岁时的终生卒中发病风险。结果显示,对于合并 2 个及以上危险因素的 35~60 岁的中青年人群,虽然其未来 10 年卒中发病风险较低,但终生卒中风险非常高。该风险评估量表能有效区分中青年人群的终生卒中风险,促进早期预防的开展,对于指导中青年人群卒中风险评估和早期干预具有重要意义。

(五)CHADS2 及 CHA2DS2—VASc 评分

2001 年 Gage 等在既往 2 种卒中风险分层方案的基础上,建立了一种新的非瓣膜性房颤患者卒中风险预测模型——CHADS2 评分。该评分由充血性心衰、血压持续高于 140/90mmHg 或接受抗高血压药物治疗、年龄大于 75 岁、糖尿病、既往卒中或 TIA 病史等 5 个卒中风险的独立预测因素组成,总分为 6 分。此后 10 年,由于其使用简单且广泛普及,国内外指南均推荐使用 CHADS2 评分对非瓣膜性房颤患者的卒中风险进行分层,其中 0 分为低危组,建议给予阿司匹林治疗或不治疗;1 分为中危组,建议给予华法林或阿司匹林治疗;>2 分为高危组,建议给予华法林治疗。Lip 等在原始 CHADS2 评分基础上通过纳入血管性疾病(既往心肌梗死、周围动脉病和主动脉斑块)、年龄 65~74 岁和性别(女性)提出了 CHA2DS2—VASc 评分。这 3 个危险因素均为 1 分,同时将年龄 >75 岁增至 2 分。CHA2DS2—VASc 评分 0 分、1 分和 ≥2 分分别被归类为血栓栓塞事件低危、中危和高危。多项验证研究表明,其能更好地识别真正的低危患者,在识别高危患者方面则至少与 CHADS2 评分同样好。

(六)ESSEN 卒中风险量表

ESSEN 卒中风险量表(Essen Stroke Risk Score,ESRS)根据 CARRIE 研究的卒中亚群开发,是目前少数基于缺血性卒中人群判断卒中复发风险的预测工具之一,是一个简便易于临床操作的 9 分量表,用于评估 1 年内心脑血管事件的复发风险。包括:年龄、高血压、糖尿病、既往心肌梗死、其他心脏疾病(除外心肌梗死及房颤)、外周动脉疾病、吸烟、既往 TIA 或缺血性卒中病史。其突出特点是重视多血管床损害的影响。研究显示,ESRS 3~6 分者为高度风险,年卒中复发风险为 7%~9%,6 分以上者为极高度风险,年卒中复发风险达 11%,对极高危者建议使用更强的抗栓治疗。

(七)ABCD 评分法

2005 年 Rothwell 提出,由年龄、血压、临床症状、症状持续时间等项目构成的 ABCD 卒中风险评分法对 TIA 患者的卒中风险进行分级,可迅速准确地识别 TIA 急性期的高危患者。ABCD 评分法总分为 6 分,评分 <5 分的患者在 7 天内发生脑卒中的风险为 0.4%,≥5 分的患者脑卒中风险则高达 31.4%。2007 年 Johnston 等在 ABCD 评分中加入糖尿病一项,并制定出 ABCD2 评分法,并且对 TIA 患者进行了危险分层。依照此模型,高危、中危和低危的患者在 TIA 后 2 天内发生脑卒中的百分比分别为 8.1%、4.1% 和 1.0%。与 ABCD 评分法比较,ABCD2 评分法具有更高的预测 TIA 后卒中的价值。2010 年 Merwick 等对 2 654 名 TIA 患者进行了分析,在 ABCD2 评分基础上将 7 天内 TIA 病史增加了 2 分,制定出 ABCD3 评分法。Merwick 等在 ABCD2 基础上增加了 TIA 病史、同侧颈动脉狭窄和 DWI 上出现异常高信号,提出了 ABCD3I 评分法,此模型进一步提高了 TIA 后早期脑卒中风险预测的准确性。近年来 ABCD 评分法已在国内外大型临床研究中广泛应用,该模型在我国人群中的使用价值也已得到认证。

三、存在问题

1. **个体化风险评估** 由于地区和人种的差异,任何风险评估模型在不同年龄范围、种族中的有效性,尚未进行充分研究,对同一个体应用不同的风险评估工具评价风险可能存在很大的差异,甚至被预测在不同的危险分层,评估工具本身存在其局限性,因此开发区域化、民族化的评估工具将成为未来工作的方向。

2. 新的危险因素预测价值　诸如颈动脉内中膜厚度、踝/臂指数、超重肥胖、胰岛素抵抗、同型半胱氨酸等危险因素都可能对心脑血管风险有一定的预测价值。新的危险因素的出现对疾病风险的预测无疑将带来积极地意义，但大多危险因素尚未得到公认，有待进一步明确。

3. 年轻人群评价存在瓶颈　心脑血管病10年发病风险评估适用于年龄较大的人群，而大部分

60岁以下人群，即使合并多种危险因素，短期心脑血管病发病风险仍处于中低危水平。由于很多传统危险因素是随着年龄增长逐渐显现的，前述各项风险评估工具均不能精确评估年轻人群的长期心脑血管风险，因此对年轻个体进行动态观察与评估可能是必要的。有必要在10年风险评估研究基础上，探索中青年人群的心脑血管病终生发病风险评估工具。

（许予明）

参 考 文 献

［1］中华医学会神经病学分会,中华医学会神经病学分会脑血管病学组.中国脑血管病一级预防指南2015.中华神经科杂志,2015,48（8）:629-643.

［2］Lacey B, Lewington S, Clarke R, et al. Age-specific association between blood pressure and vascular and non-vascular chronic diseases in 0.5 million adults in China: a prospective cohort study. Lancet Glob Health, 2018, 6（6）: e641-e649.

［3］Arnett DK, Blumenthal RS, Albert MA, et al. 2019 ACC/AHA Guideline on the Primary Prevention of Cardiovascular Disease: Executive Summary: A Report of the American College of Cardiology/American Heart Association Task Force on Clinical Practice Guidelines. J Am Coll Cardiol, 2019: 74（10）: 1376-1414.

［4］王拥军,徐安定,董强.中国脑血管病临床管理指南.北京:人民卫生出版社,2019.

［5］Effect of intensive blood-glucose control with metformin on complications in overweight patients with type 2 diabetes（UKPDS 34）. UK Prospective Diabetes Study（UKPDS）Group. Lancet, 1998, 352:（9131）: 854-865.

［6］ACCORD Study Group, Cushman WC, Evans GW, et al. Effects of intensive blood-pressure control in type 2 diabetes mellitus. N Engl J Med, 2010, 362: 1575-1585.

［7］Cholesterol Treatment Trialists'（CTT）Collaboration, Baigent C, Blackwell L, et al. Efficacy and safety of more intensive lowering of LDL cholesterol: a meta-analysis of data from 170,000 participants in 26 randomised trials. Lancet, 2010, 376: 1670-1681.

［8］Connolly SJ, Ezekowitz MD, Yusuf S, et al. Dabigatran versus warfarin in patients with atrial fibrillation. N Engl J Med, 2009, 361: 1139-1151.

［9］Patel MR, Mahaffey KW, Garg J, et al. Rivaroxaban versus warfarin in nonvalvular atrial fibrillation. N Engl J Med, 2011, 365: 883-891.

［10］Segal JB, McNamara RL, Miller MR. Anticoagulants or antiplatelet therapy for non-rheumatic atrial fibrillation and flutter. Cochrane Database Syst Rev, 2001,（1）: CD001938.

［11］Connolly S, Pogue J, Hart R, et al. Clopidogrel plus aspirin versus oral anticoagulation for artial fibrillation in the Atrial fibrillation clopidogrel trial with Irbesartan for prevention of Vascular Events（ACtiVE W）: a randomised controlled trial. Lancet, 2006, 367: 1903-1912.

［12］Huo Y, Li J, Qin X, et al. Efficacy of folic acid therapy in primary prevention of stroke among adults with hypertension in China: the CSPPT randomized clinical trial. Jama, 2015, 313（13）: 1325-1335.

［13］Hayden M, Pignone M, Phillips C, et al. Aspirin for the primary prevention of cardiovascular events: a summary of the evidence for the U.S. Preventive Services Task Force. Ann Intern Med, 2002, 136: 161-172.

［14］Ridker PM, Cook NR, Lee I-M, et al. A randomized trial of low-dose aspirin in the primary prevention of cardiovascular disease in women. N Engl J Med, 2005, 352: 1293-1304.

［15］Zheng S L, Roddick A J. Association of Aspirin Use for Primary Prevention With Cardiovascular Events and Bleeding Events: A Systematic Review and Meta-analysis. JAMA, 2019, 321（3）: 277-287.

［16］Johnston S C, Easton J D, Farrant M, et al. Clopidogrel and Aspirin in Acute Ischemic Stroke and High-Risk TIA. N Engl J Med, 2018, 379（3）: 215-225.

［17］Antithrombotic Trialists' Collaboration. Collaborative meta-analysis of randomised trials of antiplatelet therapy for prevention of death, myocardial infarction, and stroke in high risk patients. BMJ, 2002, 324: 71–86.

[18] Wang Y, Wang Y, Zhao X, et al. Clopidogrel with Aspirin in Acute Minor Stroke or Transient Ischemic Attack. N Engl J Med, 2013, 369: 11–19.

[19] Halkes PH, van Gijn J, Kappelle LJ, et al. Aspirin plus dipyridamole versus aspirin alone after cerebral ischaemia of arterial origin(ESPRIT): randomised controlled trial. Lancet, 2006, 367(9523): 1665–1673.

[20] Li X, Zhou G, Zhou X, et al. The efficacy and safety of aspirin plus dipyridamole versus aspirin in secondary prevention following TIA or stroke: A meta–analysis of randomized controlled trials Journal of the Neurological Sciences, 2013, 332(1–2): 92–96.

[21] PROGRESS Collaborative Group. Randomised trial of a perindopril based blood pressure lowering regimen among 6105 individuals with previous stroke or transient ischaemic attack. Lancet, 2001, 358: 1033–1041.

[22] PATS Collaborating Group. Post–stroke antihypertensive treatment study: a preliminary result. Chin Med J (Engl), 1995, 108: 710–717.

[23] Rothwell PM, Howard SC, Spence JD. Relationship between blood pressure and stroke risk in patients with symptomatic carotid occlusive disease. Stroke, 2003, 34(11): 2583–2590.

[24] Rothwell PM, Howard SC, Dolan E, et al. Prognostic significance of visit–to–visit variability, maximum systolic blood pressure, and episodic hypertension. Lancet, 2010, 375(9718): 895–905.

[25] Webb AJ, Fischer U, Mehta Z, et al. Effects of antihypertensive–drug class on interindividual variation in blood pressure and risk of stroke: a systematic review and meta–analysis. Lancet, 2010, 375(9718): 906–915.

[26] Rothwell PM, Howard SC, Dolan E, et al. Effects of beta blockers and calcium–channel blockers on within–individual variability in blood pressure and risk of stroke. Lancet Neurol, 2010, 9(5): 469–480.

[27] Rothwell PM. Limitations of the usual blood–pressure hypothesis and importance of variability, instability, and episodic hypertension. Lancet, 2010, 375(9718): 938–948.

[28] Benavente OR, Coffey CS, Conwit R, et al. Blood–pressure targets in patients with recent lacunar stroke: the SPS3 randomised trial. Lancet, 2013, 382(9891): 507–515.

[29] He J, Zhang Y, Xu T, et al. Effects of immediate blood pressure reduction on death and major disability in patients with acute ischemic stroke: the CATIS randomized

clinical trial. Jama, 2014, 311(5): 479–489.

[30] Amarenco P, Bogousslavsky J, Callahan A 3rd, et al. High–dose atorvastatin after stroke or transient ischemic attack. N Engl J Med, 2006, 355: 549–559.

[31] Amarenco P, Goldstein LB, Szarek M, et al. Effects of intense low–density lipoprotein cholesterol reduction in patients with stroke or transient ischemic attack: the Stroke Prevention by Aggressive Reduction in Cholesterol Levels(SPARCL)trial. Stroke, 2007, 38: 3198–3204.

[32] Sillesen H, Amarenco P, Hennerici MG, et al. Atorvastatin reduces the risk of cardiovascular events in patients with carotid atherosclerosis: a secondary analysis of the Stroke Prevention by Aggressive Reduction in Cholesterol Levels(SPARCL)trial. Stroke, 2008, 39(12): 3297–3302.

[33] Spence JD, HackamDG. Treating arteries instead of risk factors: a paradigm change in management of atherosclerosis. Stroke, 2010, 41: 1193–1199.

[34] Meschia JF, Bushnell C, Boden–Albala B, et al. Guidelines for the primary prevention of stroke: A statement for healthcare professionals from the american heart association/american stroke association. Stroke, 2014, 45: 3754–3832.

[35] Stone NJ, Robinson JG, Lichtenstein AH, et al. 2013 acc/aha guideline on the treatment of blood cholesterol to reduce atherosclerotic cardiovascular risk in adults: A report of the american college of cardiology/american heart association task force on practice guidelines. Circulation, 2014, 129: S1–S45.

[36] Yang X, Li J, Hu D, et al. Predicting the 10–year risks of atherosclerotic cardiovascular disease in chinese population: The china–par project(prediction for ascvd risk in china). Circulation, 2016, 134: 1430–1440.

[37] Wang Y, Liu J, Wang W, et al. Lifetime risk of stroke in young–aged and middle–aged Chinese population: the Chinese Multi–Provincial Cohort Study. Journal of Hypertension, 2016; 34(12): 2434–2440.

[38] Meschia JF, Bushnell C, Boden–Albala B, et al. Guidelines for the primary prevention of stroke: a statement for healthcare professionals from the American Heart Association/American Stroke Association. Stroke, 2014, 45(12): 3754–3832.

[39] Kernan WN, Ovbiagele B, Black HR, et al. Guidelines for the prevention of stroke in patients with stroke and transient ischemic attack: a guideline for healthcare professionals from the American Heart Association/American Stroke Association. Stroke, 2014, 45(7): 2160–2236.

[40] Powers WJ, Rabinstein AA, Ackerson T, et al. Guidelines

for the Early Management of Patients With Acute Ischemic Stroke: 2019 Update to the 2018 Guidelines for the Early Management of Acute Ischemic Stroke: A Guideline for Healthcare Professionals From the American Heart Association/American Stroke Association. Stroke, 2019, 50(12): e344-e418.

[41] Saritphat Orrapin, Kittipan Rerkasem. Carotid endarterectomy for symptomatic carotid stenosis. Cochrane Database Syst Rev, 2017, 6(6): CD001081.

[42] Yadav JS, Wholey MH, Kuntz RE, et al. Protected carotid-artery stenting versus endarterectomy in high-risk patients. N Engl J Med, 2004, 351(15): 1493-501.

[43] Rosenfield K, Matsumura JS, Chaturvedi S, et al. Randomized Trial of Stent versus Surgery for Asymptomatic Carotid Stenosis. N Engl J Med, 2016, 374(11): 1011-1020.

[44] Mas JL, Chatellier G, Beyssen B, et al. Endarterectomy versus stenting in patients with symptomatic severe carotid stenosis. N Engl J Med, 2006, 355(16): 1660-1671.

[45] Eckstein HH, Ringleb P, Allenberg JR, et al. Results of the Stent-Protected Angioplasty versus Carotid Endarterectomy(SPACE)study to treat symptomatic stenoses at 2 years: a multinational, prospective, randomised trial. Lancet Neurol, 2008, 7: 893-902.

[46] Mas JL, Chatellier G, Beyssen B, et al. Endarterectomy versus angioplasty in patients with symptomatic severe carotid stenosis(EVA-3S)trial: results up to 4 years from arandomized, multicentre trial. Lancet Neurol, 2008, 7: 885-892.

[47] Brott TG, Hobson RW H, Howard G, et al. Stenting versus endarterectomy for treatment of carotid-artery stenosis. N Engl J Med, 2010, 363: 11-23.

[48] Brott TG, Howard G, Roubin GS, et al. Long-Term Results of Stenting versus Endarterectomy for Carotid-Artery Stenosis. N Engl J Med, 2016, 374(11): 1021-1031.

[49] 中华医学会神经病学分会,中华医学会神经病学分会脑血管病学组. 中国脑血管病一级预防指南2019. 中华神经科杂志, 2019, 52(9): 684-709.

[50] 中华医学会神经病学分会,中华医学会神经病学分会脑血管病学组. 中国缺血性脑卒中和短暂性脑缺血发作二级预防指南2014. 中华神经科杂志, 2015, 48(4): 258-273.

第二篇　发作性疾病

发作性疾病（paroxysmal disease）是指突然出现并反复发作、持续时间相对短暂、可自行缓解的一大类功能障碍疾病，主要包括癫痫、头痛、三叉神经痛和发作性睡病等。本篇重点阐述癫痫和头痛。

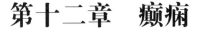

第十二章 癫痫

癫痫是一组由不同病因引起大脑神经元异常放电所致的临床综合征,具有发作性、短暂性、重复性及刻板性特征。本章将从癫痫的症状学、诊断、药物治疗及手术治疗等方面进行详细阐述。

第一节 癫痫的临床症状学 ——癫痫诊断的基石

一、概述

(一)相关定义

1. **癫痫发作(epileptic seizure)** 由不同原因引起的脑神经元高度同步化且常具自限性的异常放电。癫痫发作具有发作性、短暂性的特征,在临床上可表现为一过性的运动、感觉、意识、精神行为或自主神经等功能失常的症状和体征。由于痫性放电起源及传播累及脑部位的不同,不同的癫痫发作类型有其特征性的临床表现。

2. **癫痫(epilepsy)** 以反复多次癫痫发作为特征的慢性神经系统疾病。2014年国际抗癫痫联盟癫痫实用定义认为诊断癫痫需要具备以下条件之一:①二次非诱导性(或反射性)的癫痫发作,发作间期大于24小时;②一次非诱导性(或反射性)的癫痫发作伴有高复发风险(依据流调和临床特征提示在未来的10年中复发的可能性≥60%);③明确为某种癫痫综合征。

3. **癫痫综合征(epilepsy syndrome)** 一组临床综合征,具有相对恒定的临床特点,如发作类型、发作的时间规律性和诱发因素、起病年龄、家族史、神经系统检查及影像学检查、脑电图(electroencephalograhpy,EEG)特征,以及对药物的反应及转归等。

(二)流行病学及病因学

癫痫可在任一年龄段发病,青少年和老年常易罹患。流行病学资料显示,癫痫的人群年发病率为50~122/10万,患病率约5‰~8‰,我国癫痫患者人数约600万~1 000万,全国每年新发癫痫患者65万~70万。

引起癫痫的病因非常复杂,各种导致中枢神经系统结构或功能改变的因素均可能导致癫痫,按病因可将癫痫分为四大类。

1. **特发性癫痫(idiopathic epilepsy)** 此类癫痫除可疑的遗传倾向外,无其他明显的病因,其起病常在某一特殊的年龄段,临床表现和脑电图有一定的特征性,并有较明确的诊断标准,如家族性颞叶癫痫、伴中央颞区棘波的良性儿童癫痫等,而不是"临床上查不到病因的就是特发性癫痫"。

2. **症状性癫痫(symptomatic epilepsy)** 可由各种可能影响脑结构或功能的病变所致,如染色体异常或遗传疾病、皮质发育障碍、围生期损伤、感染、中毒、肿瘤、脑血管病、营养与代谢性疾病、变性疾病、脑病等。

3. **隐源性癫痫(cryptogenic epilepsy)** 临床表现提示为症状性癫痫,但没有找到明确病因,临床上此类患者占相当大的比例。

4. **状态关联性癫痫发作(situation related epileptic seizure)** 此类发作与特殊的条件状态有关,如高热、内分泌改变、睡眠剥夺、过度饮水等。发作性质为癫痫发作,但一般不诊断为癫痫,因为一旦有关条件去除后便不再发作。导致发作的条件一般为非特异性的,超过一定的限度后在正常人中也可以导致发作。

(三)发病机制与影响发作的因素

癫痫的发生是癫痫发作阈值(该阈值由脑内兴奋性和抑制性成分综合决定,影响癫痫发作的倾向性)降低、神经系统损害及其病理生理异常、诱发因素三者综合作用的结果。一般情况下癫痫发作阈值主要由遗传因素决定,但具体的遗传机制不详,很可能为多基因遗传,机体内环境变化也起着重要作用。

1. **癫痫发生的生物学基础** 癫痫发生机制复杂,涉及的环节及影响因素很多。从临床角度看,脑电活动的棘波(spike wave)、尖波(sharp wave)、棘-慢复合波(spike and slow wave)或尖-慢复合波(sharp and slow wave)为癫痫特征性脑电改变,推测为异常神经元集合体的高度同步化电活动的结果。癫痫动物模型研究显示,病灶中一些神经元有较恒定的短间隙放电,且放电在发作前频率明显增高,发作中明显同步化并导致周围神经元同步化活动,被认为是癫痫放电的起源。而这种高频率的放电与神经元静息膜电位的延长去极化漂移(prolonged depolarizing shift, PDS)有关,这已在体外培养的海马脑片实验中证实。研究还发现海马 CA3 区神经元的 PDS 为钙依赖性的。用高浓度镁阻断这种钙内流后相应的 PDS 消失。同时,神经元细胞膜上还有很多其他离子通道及调节机制与膜的电活动密切相关。

近年来已克隆多个家族性遗传性癫痫基因或候选基因,并寻找到与癫痫相关的千余种基因突变,其中不少与离子通道有关,被称为离子通道病(ion channelopathy)。如良性新生儿家族性惊厥(benign familial neonatal seizures, BFNS)为分别位于 20q13.3 和 8q24 编码 K^+ 通道亚单位 KCNQ2 和 KCNQ3 的基因突变而致。正常情况下,KCNQ 负责的 M- 电流使细胞膜超极化,KCNQ2 与 KCNQ3 的异常使 M- 电流减少,细胞兴奋性增高而致癫痫。

目前已经证实的还有钠通道基因 SCN1A、SCN2A、SCN1B 突变导致钠通道功能异常,产生癫痫伴热性惊厥或良性家族性新生儿-婴儿癫痫(SCN2A);烟碱型乙酰胆碱受体 α-4 亚单位基因 CHRNA4 或 CHRNB2 突变导致家族性夜发性额叶癫痫(familial nocturnal frontal lobe epilepsy);GABA 受体亚单位基因 GABRG2、GABRA1 突变导致特发性癫痫等。

神经递质及突触传递影响神经细胞的兴奋性,是癫痫发生中的另一重要环节。以 GABA 为代表的抑制性神经递质和以谷氨酸(glutamine)为代表的兴奋性神经递质的异常可导致癫痫。增加抑制性递质的浓度及功能可抑制癫痫,如很多抗癫痫药物是通过增加 GABA 的浓度或激活 GABA 受体而起作用的。很多致病剂通过激活谷氨酸受体及其亚型而产生癫痫,如谷氨酸、海人藻酸等;阻断其作用则可抑制癫痫。

2. **癫痫发作的影响因素** 影响癫痫发作的因素也是复杂和多环节的。每种类型的癫痫都有其相应的特殊病理生理基础和发病机制,但它们还可能同时受到癫痫阈值的影响。影响癫痫阈值的因素可能有:

(1)遗传因素:遗传除导致特殊类型的癫痫外,还通过其他的机制影响癫痫阈值。很早就有人提出"阈值基因"或"易感基因"(susceptibility genes)的假说,但其具体的机制尚不明确,很可能为多基因遗传。临床上常可见到一些导致症状性癫痫的病因,如脑炎、外伤仅在有遗传倾向的患者中才导致癫痫;某些诱发因素也只对有遗传倾向的患者起作用。特发性全面性强直-阵挛发作、高热惊厥(febrile seizure)等可能是由遗传因素决定的阈值降低所致。目前列入易感基因的有 70 余种,常见的易感基因如 EEF1A2、CHRNA4、LGI1、SLC2A1 等。

(2)机体内环境的改变:内分泌、电解质代谢等改变可能影响癫痫阈值。许多状态关联性癫痫发作可能是通过机体内环境改变而导致癫痫阈值降低诱发癫痫。

(3)脑功能状态:正常的大脑在不同功能状态下对癫痫的敏感性不一样。如有的癫痫仅在睡眠的某阶段发作,提高警觉性和注意力可防止惊吓性癫痫发作。在反射性癫痫的研究中还发现,同一套操作模式在某些患者或某些状态下可诱发癫痫或癫痫放电,而在其他患者或其他状态下则可能抑制癫痫或癫痫放电。反射性癫痫发作中传入刺激可兴奋脑内相应的功能区或功能系统,改变其兴奋状态而诱发癫痫。

二、癫痫发作和癫痫的分类——不断进步的临床观念

(一)癫痫发作的分类

癫痫发作为癫痫的特征性临床表现。根据定

义，"第一个临床或脑电图改变提示大脑半球某部分神经元首先被激活"的发作为部分性发作，或称局灶性发作；反之，如果提示双侧半球最初同时受累的发作为全面（泛化）性发作。此外由于资料不充足或不完整而不能进行分类，或无法归类于上述发作的（如新生儿发作），均属于不能分类的发作（表2-12-1）。

（二）癫痫及癫痫综合征的分类及其演变

癫痫作为一种疾病或综合征，除癫痫发作这一特征性表现外，患者还有一些其他的神经系统表现及特征，如症状性癫痫中相应脑部损害症状、体征、影像学改变等；特发性癫痫中的特殊起病年龄、家族史、特异的脑电图改变等。目前临床上较明确的癫痫综合征有数十种（表2-12-2）。

表 2-12-1　国际抗癫痫联盟（ILAE, 1981）癫痫发作分类

国际抗癫痫联盟（ILAE, 1981）癫痫发作分类
1. 部分或局灶性发作（partial or focal seizures） （1）单纯性（simple）：无意识障碍，可分为运动、感觉（体感或特殊感觉）、自主神经、精神症状性发作 （2）复杂性（complex）：有意识障碍，可为起始的症状，也可由单纯部分性发作发展而来，并可伴有自动症等 （3）部分性发作继发泛化（partial seizure with secondarily generalization）：由部分性发作起始发展为全面性发作
2. 全面（泛化）性发作（generalized seizures）　包括强直–阵挛、强直、阵挛、肌阵挛发作（抽搐性）、失神（典型失神与非典型失神）、失张力发作（非抽搐性）
3. 不能分类的癫痫发作（unclassified seizures）

表 2-12-2　国际抗癫痫联盟（ILAE, 2001）癫痫综合征分类及举例

类别	具体的综合征
特发性婴儿和儿童局灶性癫痫	良性婴儿癫痫发作（非家族性） 伴中央颞区棘波的良性儿童癫痫 良性早发性儿童枕叶癫痫（Panayiotopoulos 型） 迟发性儿童枕叶癫痫（Gastaut 型）
家族性（常染色体显性遗传）局灶性癫痫	良性家族性新生儿癫痫发作 良性家族性婴儿癫痫发作 常染色体显性夜发性额叶癫痫 家族性颞叶癫痫 不同部位的家族性局灶性癫痫*
症状性（或可能为症状性）局灶性癫痫	边缘叶癫痫 伴海马硬化的内侧颞叶癫痫 根据特定病因确定的内侧颞叶癫痫 根据部位和病因确定的其他类型 新皮层癫痫 Rasmussen 综合征 偏侧抽搐–偏瘫综合征 表现根据部位和病因确定的其他的类型 婴儿早期游走性局灶性发作*
特发性全面性癫痫	良性婴儿肌阵挛性癫痫 伴肌阵挛–猝倒发作的癫痫 儿童失神性癫痫 伴有肌阵挛失神的癫痫 伴不同表型的特发性全面性癫痫 青少年失神癫痫 青少年肌阵挛癫痫 仅有全面性强直–阵挛性发作的癫痫 伴热性癫痫发作的全面性癫痫*

续表

类别	具体的综合征
反射性癫痫	特发性光敏性枕叶癫痫
	其他视觉敏感性癫痫
	原发性阅读性癫痫
	惊吓性癫痫
癫痫性脑病	早发性肌阵挛性脑病
（癫痫性异常可能导致进行性的功能障碍）	大田原（Ohtahara）综合征
	West 综合征
	Dravet 综合征（婴儿严重肌阵挛癫痫）
	非进行性脑病中的肌阵挛持续状态*
	Lennox-Gastaut 综合征
	Landau-Kleffner 综合征
	伴慢波睡眠中持续棘 – 慢复合波的癫痫
进行性肌阵挛性癫痫	见具体的疾病
可不诊断为癫痫的癫痫发作	良性新生儿癫痫发作
	高热癫痫发作
	反射性发作
	酒精戒断性发作
	药物或其他化学物质诱发的发作
	外伤后即刻或早发性发作
	单次发作或单次簇性发作
	极少反复的发作（oligo-epilepsy）

*有待进一步明确的综合征。

（三）癫痫发作及癫痫新分类

在 2017 年，ILAE 分类与术语委员会在时隔 20 余年首次官方更新了癫痫发作分类（或者称为痫性发作分类）和癫痫分类，分述如下：

1. **癫痫发作分类（痫性发作分类）** 如图 2-12-1 所示，分为局灶性发作、全面性发作、不明起始部位发作和未能分类发作。根据 2010 年 ILAE 的定义，局灶指发作起自并局限于单侧大脑半球内网络；全面指发作起自存在于双侧大脑半球网络内的某点，并快速累及双侧大脑半球网络。

（1）局灶性发作：在局灶性发作的类别下，使用两个独立的分类变量，分别为意识水平（下文将对发作过程中的意识评估进行具体定义；需要注意的是，虽然 ILAE 已将框架内容直接更改为 "awareness"，因无法找到合适的中文词语进行对应，经我国指南解读专家组讨论，依然使用 "意识" 进行过渡）和运动/非运动表现对患者的发作过程进行描述。在分别评估、汇总后，即可产生描述特定发作表现的术语。对应 1981 版分类的 "部分继发全面强直阵挛发作"，新版替换为 "局灶进展到双侧强直阵挛发作"，旨在体现发作之间的传播模式。此外，"双侧" 突出后续发作虽累及双侧大脑半球，但并不一定累及大脑的全部网络（与上述对全面的定义相符）。在全面性类别下，因为发作基本均伴有意识障碍，故只采用发作表现作为分类变量。

（2）新增不明起始部位发作：新分类新增类别的意义在于，当提示发作起始的信息不明确时，仍能进行分类实现对发作表现的术语描述，并且强调进一步寻找发作起始部位的需求。因为疾病是一个动态的过程，能归为该类别的情况既包括初始评估时医生无法采集完整发作表现信息，也包括已经进行较详尽、涵盖相关辅助检查的综合评估后仍无法判断发作起自局灶或全面。

（3）未能分类的含义：未能分类发作作为一个独立的类别，表示经过现阶段评估不能被放在其他任何一个类别内的情况。

（4）临床应用新分类的其他注意事项：在临床中，常无法一次精准获得所有的发作表现信息。为此，新分类强调以现有信息进行分类，在信息不

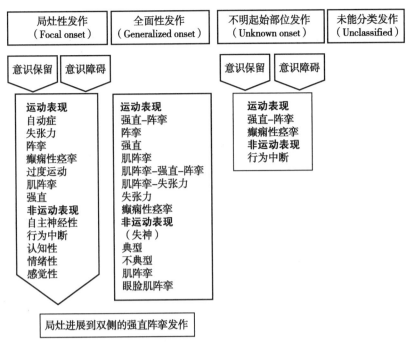

图 2-12-1 2017 年痫性发作分类框架

足不能再下分时,可在任何评估层面停止。例如当患者病史信息无法提供具体的运动表现,仅能确定出现于单侧肢体,且不能清晰回忆发作时的周围环境(即意识障碍),则可暂时分类为局灶意识障碍运动发作(因病史信息受限,无法添加运动表现细节)。当有进一步的信息能够补充时,则应及时变动分类。需注意的是,上述分类框架中虽未直接体现辅助检查的价值,但若有阳性提示时,需恰当采用辅助检查的信息以保证分类的准确性。

当在分类变量下有具体的运动表现信息时,应直接表述,避免术语重复。例如,术语描述应为"全面强直-阵挛发作",并非"全面运动强直-阵挛发作",因为"强直-阵挛"是运动表现的一种。同样,如果在不同分类变量类别下,术语意义存在相互重复,也应适当省略。因此,相比采用"局灶意识保留感觉性发作"进行描述,由于感觉性发作意识一定是保留的,则使用"局灶感觉发作"更为恰当。

当既有运动又有非运动表现时,一般以最先出现或者发作中最显著的特征进行表述,最先出现的表现一般反映发作网络起源。但当多个特征同时显著时,则应考虑多种发作类型序贯出现。

另外,由于"部分""简单"和"复杂"常令患者产生误解,现将三者均废弃不用。"先兆"本质为局灶知觉保留发作。但它常被误解为在发作之前,而并未被当做为一种发作。尤其在考虑停药时,患者常误以为自己只有先兆,而无发作。基于以上原因,不再使用"先兆"。"抽搐"是对发作运动表现的不恰当描述。描述为"抽搐"的表现可能指强直、阵挛或者强直-阵挛发作。在有些语言中,"抽搐"甚至和"痫性发作"相对应。鉴于"抽搐"对应的情况并不准确,因此也不再使用。

2. 癫痫分类的更新 如图 2-12-2 所示,新分类主要优化了痫性发作分类到癫痫分类的过渡流程,提出了痫性发作分类到癫痫分类再到癫痫综合征的诊断模式,使痫性发作分类到癫痫分类的过程具有延续性。同时,新分类强调了从结构、基因、感染、代谢和免疫等方面寻找病因,以及关注患者合并的共病,如焦虑、抑郁等,并且将"良性"更替为自限性和药物反应性,并且提出在合适时应用"发育和癫痫性脑病"的术语。

越来越多的研究表明,共病对患者生活的影响,而"良性"这个词不能反映这样的情况。如儿童良性癫痫伴中央颞区棘波的患儿可有短期或长期的认知损害,儿童失神癫痫也可有一些心理社会性的影响。因此,自限性能够更好地反映这种随着年龄可能逐渐缓解的情况,药物反应性能够体现药物治疗效果较好,相比"良性"含义更加清楚、具体。

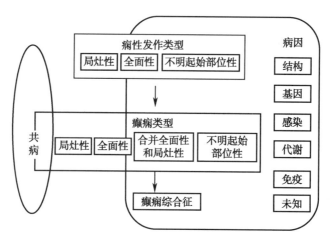

图 2-12-2 2017 版癫痫和癫痫综合征分类诊断思路图

发育和癫痫性脑病是指除了已有病理学因素（如皮层发育畸形），癫痫性活动本身导致了严重的认知和行为损害。该术语不仅应该被应用于婴儿和儿童发病的癫痫，也可应用于一些单基因异常导致的癫痫，甚至一些广泛至一些成人起病的癫痫。

三、癫痫的临床表现——万变不离其宗

简单来说，癫痫发作（痫性发作）是指一次发作过程，若表现重复、刻板性出现，即为癫痫。因此癫痫的发作表现有 2 个主要特征。首先为共性：所有发作的共同特征，即发作性、短暂性。发作性指突然发生，可以发生于任何时间；短暂性指患者发作持续的时间短，除癫痫持续状态外一般发作在 2 分钟内终止，一过性神经功能障碍在发作后很快恢复，发作间歇期正常。其次为个性：即不同发作类型所具有的不同临床表现。下面将对发作的临床表现进行详细介绍。

本节临床表现仍然以 1981 年癫痫发作分类和 2001 年癫痫和癫痫综合征分类为基础进行说明，在上述的新分类中临床表现未变，但是术语需做一定的转换，此处不做讲解。

（一）癫痫发作的临床表现

1. 全面（泛发）性发作（generalized seizure） 最初的临床和脑电图改变提示双侧半球受累的发作。临床表现可分为抽搐性的或非抽搐性的。多有意识障碍，且可为最初的临床表现。但某些发作（如肌阵挛发作）持续时间很短，可能没有意识障碍。其运动症状常为双侧的，但不一定是全身的，也可能阙如。发作期脑电图的改变开始即为双侧性，反映神经元放电在双侧半球内的广泛扩散。各类全面性发作的临床表现特征性较强，脑电图差异较大，特异性也较强。如失神发作，不论其临床表现有何差异，发作中基本的脑电图改变均为阵发 3Hz 棘 - 慢波发放。有些发作类型如失张力性发作，尽管发作期脑电图可为多种形式，但相对也具有一定特异性。

（1）**强直 - 阵挛性发作（tonic-clonic seizure, TCS or GTCS）**：是最常见的全面发作类型，可能出现在任何年龄，可由部分性发作演变而来，也可以一开始即为全面性发作。核心症状：突发意识丧失、双侧肢体强直、阵挛。发作过程可分以下几期：

1）**发作前期（pre-ictal phase）**：绝大多数患者在强直 - 阵挛发作前有一连串短促的双侧广泛性肌阵挛，持续数秒，常伴一声大叫，跌倒，意识丧失。

2）**强直期（tonic phase）**：全身骨骼肌呈强直收缩，初为短暂的屈肌收缩，躯体呈前屈位，颈部僵硬半屈，眼睁大，眼球上翻，口半张，喉肌痉挛，呼吸暂停、发绀。然后为持续 1~12 秒的伸肌收缩时间，颈背伸展呈角弓反张，口大张后又猛闭，胸腹肌突然收缩，迫使空气通过狭窄的声门而发出声响。此后出现 4~8 次 /s 的震颤，肌张力减低而进入阵挛期。

3）**阵挛期（clonic phase）**：表现为全身反复、连续、短促的猛烈屈曲性痉挛，每次阵挛后都有一短暂间歇，阵挛幅度渐增大，频率逐渐减慢，在一次剧烈阵挛后停止发作。阵挛期持续约 30 秒。

发作期伴明显的自主神经功能改变，表现有

心率加快、血压上升、瞳孔散大和光反射消失、膀胱内压增高，此时因膀胱括约肌痉挛而无尿失禁。此外可有汗毛竖立，腺体分泌增多，如出汗、流涎及气管分泌物增多等。

发作后初期在阵挛停止后先有5~8秒的肌肉弛缓期，可出现尿失禁。然后为发作后肌强直期，与前面强直期不同的是，此时肌强直以面部，尤其是咀嚼肌为主，导致牙关紧闭、舌咬伤，可持续数秒至数分钟。此后患者肌张力降低，自主神经功能和意识均逐渐恢复，神志转清或昏睡，各种反射逐渐恢复。发作后感疲乏、头痛，或者遗留瘫痪、失语，或腱反射降低和巴氏征阳性等，持续数小时或长达数天。在完全清醒前患者可进入意识模糊状态或出现自动行为。这些又被称为发作后延迟表现。

真正的强直-阵挛过程约1分钟（强直期10~15秒、阵挛期45~50秒），发作后呼吸深快期1~5分钟，恢复期2~10分钟，故发作整个过程一般可持续数分钟或更长。

典型的发作期脑电图改变开始为10次/s（或稍快）的棘波样节律，然后频率不断降低，波幅不断增高（募增节律），至阵挛期为规则的慢波所间隔，发作后出现明显的脑电抑制，且发作的时间越长，抑制越明显。

（2）强直性发作（tonic seizure）：表现类似GTCS中强直期的全身骨骼肌强制性收缩。发作持续数秒至数十秒不等。典型的发作期脑电图改变为暴发性的多棘波。主要见于Lennox-Gastaut综合征。

（3）阵挛性发作（clonic seizure）：类似于GTCS中阵挛期表现。几乎均发生在低龄儿童，主要是新生儿和婴儿。脑电图的变化也多样，缺乏特异性。

（4）肌阵挛性发作（myoclonic seizure）：是一种突发、短暂、闪电样的肌肉收缩。发作可对称累及双侧大范围的肌群而表现为全身的闪电样抖动，也可仅累及面部、躯干或某肢体，甚至个别肌肉或肌群而表现为肢抖或肉跳。可单独出现或连续成串出现，可见于任何年龄。其发作期典型的脑电改变为多棘-慢波。肌阵挛发作可以是原发的，也可以是与遗传变性疾病相关的临床表现。

（5）失神发作（absence seizure）：有典型失神和非典型失神之分，其脑电图改变（包括背景活动及发作期改变）、临床表现、预后均有较大差异。

1）典型失神发作（typical absence seizure）：多见于儿童，突然发生和突然终止的意识丧失是失神发作的特征。典型失神发作表现为活动突然停止、发呆、呼之不应、手中物品落地，但通常不会摔倒。部分患者可机械重复原有的简单动作，如继续走路或骑自行车，每次发作持续数秒钟，每天发作数十、上百次。发作后立即清醒，无明显不适，可继续先前的活动，醒后不能回忆，甚至不知刚才发了病。发作期EEG表现为特征性的3Hz棘慢复合波（typical regular generalized three-per-second spike-and-slow wave）。对抗癫痫药物反应好。

2）非典型失神发作（atypical absence seizure）：意识障碍的发生及停止较典型失神者缓慢，为逐渐变化的；肌张力改变较明显。EEG示较慢（2.0~2.5Hz）而不规则的棘-慢复合波或尖-慢复合波，背景活动异常。多见于有弥漫性脑损害的儿童，预后较差。

（6）失张力性发作（atonic seizure）：部分或全身肌肉张力突然降低，造成垂颈（点头）、张口、肢体下垂（持物坠落）或躯干失张力而跌倒，持续数秒至数分钟，时间短者意识障碍不明显，长者则伴意识障碍。发作后立即清醒和站起。EEG示多棘-慢复合波或低电位活动。

2. 部分性发作（partial seizure） 即最初的临床和脑电图改变提示神经元的异常放电从单侧大脑半球局部起源的发作。基于发作期是否伴随有意识障碍，部分性发作又可以进一步分为单纯部分性发作（simple partial seizure）和复杂部分性发作（complex partial seizure）。单纯部分性发作无意识障碍，复杂部分性发作合并有意识障碍。单纯部分性发作可发展为复杂部分性发作，二者均可进展为全面性发作。

（1）单纯部分性发作（simple partial seizure，SPS）：特征为无意识障碍（retained consciousness）、运动或感觉症状（motor or sensory symptoms）、持续时间短（short duration）。可分为以下四型：

1）部分运动性发作（partial motor seizure）：多表现为起源于局部的抽动，如一侧口角、大拇指、眼睑或足趾,也可涉及一侧面部或一个肢体远端,有时表现为言语中断。病灶多位于中央沟(central sulcus)以前的部位。部分运动性发作后如遗留暂时性(数分钟至数天)局部肢体瘫痪或无力,称 Todd 瘫痪(Todd's paralysis)。

2)部分感觉性发作(partial sensory seizure):一般感觉性发作(common sensory seizures)为感觉皮层的局部异常放电所致,如针刺、麻感、触电感等,可限制在局部,也可迅速扩展至半身以至全身。一般限于半侧躯体。也可称之为感觉性 Jackson 发作。特殊感觉性发作(special sensory seizures)常表现为视、听、嗅、味幻觉。

3)自主神经性发作(autonomic seizure):表现为上腹不适、出汗、面部及全身皮肤发红、呕吐、烦渴、欲排尿感等,很少单独出现,要注意与非癫痫性自主神经症状鉴别。病灶多在杏仁核、岛回或扣带回,容易扩散而出现意识障碍,成为复杂部分性发作的一部分。

4)精神性发作(psychic seizure):可表现为各种类型记忆障碍(如似曾相识、旧事如新、快速回顾往事等)、情感异常(如无名恐惧、愤怒、抑郁等)、错觉(视物变形、变大、变小、声音变强或变弱)等,病灶常在边缘系统(limbic system)。精神症状虽可单独发作,常为复杂部分性发作的先兆(aura),也可继发全面性强直-阵挛性发作。

(2)复杂部分性发作(complex partial seizure,CPS):特征为意识障碍(impairment of consciousness)、自动症或运动症状(automatism or motor symptoms),即出现不同程度意识障碍的部分性发作。由于放电起源的不同,其扩散的途径和速度不一,临床表现有较大差异。复杂部分性发作可先有单纯部分性发作,后出现意识障碍,其单纯部分性发作的时间可长可短,被视为先兆。深部结构,如内侧颞叶(mesial temporal lobe)、边缘系统等起源的发作,其单纯自主神经性或精神性发作过程,先兆可能很短,很快就出现意识障碍。也可从一开始就有意识障碍,甚至单纯表现为意识障碍。

从临床过程分析,常见的复杂部分性发作主要分以下一些类型:

1)表现为仅有意识障碍(impairment of consciousness mainly):一般表现为意识模糊,而完全的意识丧失则较少见。发作中也许有精神性或精神感觉性成分的存在,但由于意识障碍而将其掩盖,临床表现类似"失神",故曾经有人称之为"假失神"。成人的"失神"大多是复杂部分性发作,但在小儿应与失神发作相鉴别。其起源以颞叶为多。

2)表现为意识障碍和自动症(impairment of consciousness and automatism):经典的复杂部分性发作表现为先有先兆,多为精神症状或特殊的感觉症状,然后出现意识丧失、动作停止、呆视及自动症(automatism)。自动症是指一些看似有目的而实际上无目的的活动,如反复舔唇、伸舌、咂嘴、清喉、咀嚼、吞咽(口消化道自动症);反复搓手、擦脸、扣衣服或解衣服、翻口袋、拂尘或进行一些专业活动(手足自动症);或无目的的行走、奔跑、乘车、骑车(走动性自动症);反复自言自语、背诵、唱歌等(言语性自动症);或性自动症等。

3)表现为意识障碍和运动症状(impairment of consciousness and motor symptom):复杂部分性发作可以表现为一开始即出现意识障碍和各种运动症状,特别在睡眠中发生时,可能与放电扩散较快有关。运动症状可为局部或不对称的强直性运动、阵挛运动、变异性肌张力动作、各种特殊姿势(如击剑样动作)等,也可以是不同运动症状的组合或先后出现,与放电的起源部位和扩散过程中累及的区域有关。

(3)部分性发作继发全面性发作(secondarily generalized tonic-clonic seizure,SGTCS):单纯部分性发作可发展为复杂部分性发作,单纯或复杂部分性发作均可继发泛化为全面性强直-阵挛性发作。

3. 不能分类的发作(unclassified seizure)包括因资料不全而不能分类的各种发作,以及迄今所描写的不能包括的类型,如某些新生儿发作:节律性眼动、咀嚼及游泳样运动等。

4. 新的癫痫发作类型(new seizure type)癫痫的临床表现和分类复杂,与脑的功能定位密切相关,是神经科学领域中的研究重点,近年 ILAE 推荐和确定了一些新的发作类型,其中一些为以前某些类型的细分,但也有一些为新确认的:

(1)痴笑性发作(gelastic seizure):是指没有诱因的、刻板的、反复发作的痴笑,常伴有其他癫痫表现,发作期和发作间期脑电图有癫痫样放电,并且没有其他疾病能解释这种发作性痴笑。有些患者以哭为临床表现,其表现取决于相关的病理变化。下丘脑错构瘤(hamartoma of the hypothalamus)而致的痴笑性发作常不伴意识障碍和欣快(euphoria),起病较早(小于5岁),早期常不伴其他形式的发作,发作频率较高,每天数次,甚至数十次。而颞叶、额叶等处起源的痴笑性发作常伴欣快和意识障碍,较常出现其他形式的发作,起病年龄较晚。痴笑偶见于其他部分性或全面性癫痫发作,如部分性运动性发作、肌阵挛性发作、轴性强直性发作等。

(2)眼睑肌阵挛伴发或不伴发失神性发作(eyelid myoclonia with or without absences):主要表现为眼睑的快速(4~6Hz)肌阵挛性跳动,持续数秒,可继而出现一定程度的意识障碍。眼睑肌阵挛的同时可伴有眼球、头部的跳动。其重要的特征是发作常由闭眼动作或间歇性闪光刺激诱发,但黑暗中的闭眼不会诱发。脑电图表现为全面性的棘-慢波、多棘波或多棘-慢波。该发作形式可单独出现,或作为主要的发作形式出现于Jeavons综合征(伴失神的眼睑肌阵挛综合征)中,也可见于其他特发性或症状性癫痫综合征中。

(3)癫痫性痉挛(epileptic spasm):以躯干或近端肌肉为主,突然地屈、伸或者屈伸混合运动,主要见于婴儿痉挛。

5. 反射性发作(reflex seizure) 是一类由环境中或者内在的诱发因素导致的癫痫发作,发作性质和表现同自限性发作,可以是部分性发作,也可以为全面性发作。常见的诱发因素包括视觉刺激(闪光),高级认知活动如计算、下棋、玩牌、做决定等,阅读,进食,热水,惊吓,本体感觉等。此类发作预后较好。

(二)常见的癫痫及癫痫综合征的临床表现

癫痫作为疾病或综合征,其临床表现常包括以下几个方面:发作类型、发作的时间规律性和诱发因素、起病年龄、家族史、神经系统检查及影像学检查、EEG特征,以及对药物的反应及转归。

1. 伴中央-颞区棘波的良性儿童癫痫(benign childhood epilepsy with centrotemporalspikes, BECTS) 有如下特征:①癫痫发作表现为一侧面部的短暂运动性发作,常伴躯体感觉性症状。有夜发性,且此时发作有全面性倾向,发作频率一般较低。②起病在3~13岁,高峰期9~10岁,男孩常见。③部分患者有遗传倾向。④EEG表现为中央-颞区钝性高波幅棘波,常伴慢波。常由睡眠激活,且有扩散和/或游走性(从一侧移至另一侧)倾向。⑤可选用丙戊酸或卡马西平治疗,效果好,15~16岁前痊愈。

2. 颞叶癫痫(temporal lobe epilepsy) 有如下特征:①常于儿童后期或青春期起病,是成人最常见的癫痫综合征。②常有高热惊厥病史,部分患者有阳性家族史。③几乎所有的患者均有复杂部分发作的表现形式,部分患者可继发全面性发作。常有先兆,内脏感觉异常常见,其他典型的行为特征还包括呆视、逐渐出现的意识障碍、口唇咀嚼样自动症咂嘴样动作。④在大多数病例,致痫灶位于颞叶中央结构,尤其是海马、丘脑、海马旁回。发作间期脑电图可见局限在颞叶的痫性尖波或棘波。⑤抗癫痫药物通常可抑制继发的全面发作,大于50%的患者药物效果差,仍有部分性发作,但可考虑手术治疗。

3. 额叶癫痫(frontal lobe epilepsy) 与颞叶癫痫一样,也可表现为单纯或复杂部分性发作,常有继发性全面性发作。其特点是,丛集性出现,每次发作时间短暂,刻板性突出,强直或姿势性发作及下肢双侧复杂的运动型自动症明显,易出现癫痫持续状态。

4. 枕叶癫痫(occipital lobe epilepsy) 主要为伴有视觉症状的单纯部分性发作,可有或无继发性全面发作。

5. 顶叶癫痫(parietal lobe epilepsy) 单纯部分性发作,主要表现为感觉刺激症状,偶有烧灼样疼痛感。

6. 儿童型失神性癫痫(childhood absence epilepsy) 有如下特征:①表现为频繁的失神发作(absence seizure)。失神可伴轻微的其他症状,如自动症等,但不会有肌阵挛性失神(myoclonic seizure with absence)。②见于其他方面正常的学龄儿童(高峰期6~7岁),女孩多见。③有明显的遗传倾向。④EEG示双侧同步、对称的3Hz棘-慢波(有时欠规则),背景活动正常,过度换气容易诱发癫痫样放电甚至发作。⑤对乙琥胺、丙戊酸、拉莫三嗪反应好。⑥预后良好,大部分痊愈,少数在青春期后出现GTCS,极少在青春期后还有失神发作。

7. 婴儿痉挛症（infantile spasm，west syndrome）

（1）典型婴儿痉挛症：

1）三大主征：①痉挛性发作（躯干肌阵挛性发作）表现为快速点头状痉挛、双上肢外展，下肢、躯干屈曲，或下肢伸直状；②智力低下；③EEG 高度节律紊乱。

2）起病在 1 岁前，高峰期 3~7 个月。

3）病因多样，有特发性（或隐源性）和症状性之分。

4）预后一般较差，部分取决于是否早期使用 ACTH 或口服类固醇激素。与病因也有较大关系。

（2）非典型的婴儿痉挛：可以没有特征性 EEG 改变，或无智力损害，或发作形式不典型（如出现惊吓性发作），或起病早于 3 个月。

8. 婴儿重症肌阵挛性癫痫（severe myoclonic epilepsy in infancy，SME）　有如下特征：①6 个月左右起病，开始时为热性惊厥，表现为长时间的一侧抽搐或全面性阵挛性发作。②1~4 岁间出现多种发作类型，包括肌阵挛发作（部分患者无）、部分性发作、失张力发作、非典型失神。③发热或洗热水澡、预防接种可诱发发作。④1 岁前精神运动发育多正常，之后迅速倒退。⑤逐渐出现锥体束及锥体外系异常（共济失调）。⑥预后差，发作顽固，某些抗癫痫药可能加重病情（拉莫三嗪、卡马西平等）。⑦30%~70% 的患者为钠通道基因 SCN1A 突变所致。

9. Lennox-Gastaut 综合征　有如下特征：①常见的发作形式为轴性强直性发作（tonic axial seizures，TAS）、非典型失神、失张力性发作，也常伴发肌阵挛发作、GTCS、部分性发作。发作很频繁，开始即不易控制，且易出现癫痫持续状态。表现为木僵状态的基础上出现肌阵挛、强直或失张力性发作。②起病在 1~8 岁，8 岁后很少发生。③EEG 在觉醒状态下背景活动异常，常有弥漫性 <3Hz 的棘慢波及多灶性异常，以前头部明显。睡眠中出现快节律暴发（约 10Hz）。④常有弥漫性脑损害，伴精神发育迟滞及人格改变。多种病因均可引起，治疗可选用丙戊酸、拉莫三嗪等药物，但大部分患者预后不良。

（周　东）

第二节　脑电图在诊断中的价值——反映脑电生理变化的基本手段

一、概述

脑电图（electroencephalogram，EEG）用于描记大脑皮层产生的自发电活动，当脑组织发生病理或功能改变时，脑电图发生相应改变，从而为疾病的临床诊断提供依据。癫痫是以反复痫性发作为特征的慢性神经系统疾病，痫样放电是癫痫发作的病理生理学基础。因此脑电图是癫痫诊断中最重要的实验室检查方法。癫痫患者在发作间期 EEG 检查可见尖波、棘波、尖 - 慢复合波或棘 - 慢复合波等癫痫样放电（图 2-12-3），对癫痫的诊断具有特异性。癫痫样放电的形态及部位也是对癫痫进一步分类的依据。因此脑电图有助于癫痫发作类型以及癫痫综合征的诊断。另外，电生理学检查在致痫区的定位诊断中有着不可替代的作用。电生理检查可大致分为非侵袭性和侵袭性检查，前者主要为头皮脑电图，后者主要包括颅内电极脑电图、蝶骨电极和鼻咽电极脑电图等。

二、脑电图在癫痫的诊断价值——决定是与非的关键

脑电图在癫痫的诊断治疗方面可提供以下有用的信息：确定发作性事件的性质是痫性发作还是由其他原因所致的非痫性发作；是什么类型的癫痫；属于哪种癫痫综合征；寻找癫痫患者突然认知功能倒退的原因；确定发作起源的部位；评估患者有无癫痫外科治疗的适应证；估计首次癫痫发作后再次发作的可能性；估计停用抗癫痫药物后癫痫复发的风险。

脑电图对一些发作性并且病因不明的意识障碍的判断特别有用。如果怀疑为癫痫，而常规脑电图记录正常，采用一些激活皮层电活动的措施（过度换气、闪光刺激、睡眠与睡眠剥夺）有时会诱发发作。应用鼻咽电极有时可检测到颞叶的痫性灶，后者在常规脑电图上可无异常表现。应用长程脑电监测（不论是否同时进行录像监测）有

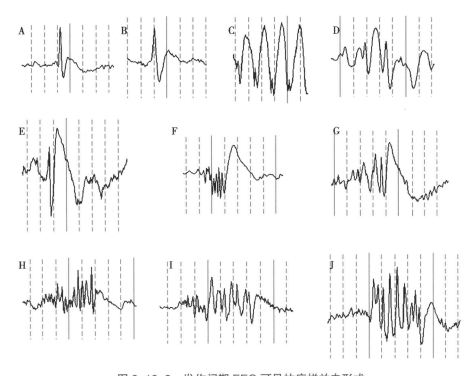

图 2-12-3 发作间期 EEG 可见的痫样放电形式

A. 棘波；B. 尖波；C. 棘慢复合波；D. 尖慢复合波；E. 慢 - 棘慢复合波；F. 多棘慢复合波；

G. 多尖慢复合波；H. 多棘波复合波；I、J. 多尖波复合波

助于辨别一些一过性记忆缺失，主观的先兆征象或者异常的发作性动作是否属于癫痫发作。

三、敏感性和特异性——解析还需谨慎

脑电图对癫痫的敏感性是指癫痫患者脑电图的阳性率，特异性是指是否脑电图异常就应考虑为癫痫。来自癫痫中心的以成人为主的三大组研究显示，癫痫患者首次常规脑电图记录有 29%~55% 发现痫样放电，如每 3 个月复查脑电图记录，痫样放电的出现率逐步提高，到第 4 次脑电图记录时，90% 可发现痫样放电。在另一项研究中，癫痫患者首次脑电图发现痫样放电为 12%~50%，非特异性异常 6%~45%，正常 43%~74%。其他疾病如偏头痛等也可出现脑电异常，但一般无痫样放电。解读脑电图需要充分考虑是否有异常脑电活动突出于背景，异常出现的部位、波形、时间相关特征，药物干预情况以及排除常见伪差等。

四、脑电图检查的分类及应用——根据临床情景选用不同的工具

（一）非侵袭性检查——头皮脑电图

常规脑电图是指在正常生理条件下和安静舒适状态下按规定的统一方法和时间描记的头皮脑电图。目前应用十分广泛，可用于癫痫的诊断、定位、分类及术前术后评价。动态脑电图（active electroencephalogram, AEEG）指可对患者在清醒、各种活动和睡眠过程中的脑电图表现做长程不间断记录，弥补了常规脑电图的不足，患者不但可随身携带，自由活动，并可做长时间记录。其诊断阳性率也高于常规脑电图。而目前视频脑电图（video electroencephalogram, VEEG）在长程脑电图的基础上增加了同步的录像记录，是近年来逐渐广泛应用的诊断方法，对癫痫的诊断、分类以及定位都提供了更科学更方便的手段。VEEG 还可以对癫痫发作进行分类。其适用于各种发作性症状的诊断，鉴别癫痫及非痫性发作，确定发作类型，判断发作起源部位，特别适用于发作频繁的患者。

不同癫痫发作类型脑电图具有一定的特征性，如全面性发作中不同的类型，其发作期 EEG 变化有一定特异性：强直性发作多表现为连续多棘波，肌阵挛发作多表现为多棘 - 慢复合波，失神发作表现为 3Hz 棘 - 慢复合波。部分性发作发作期 EEG 形式变化较多，特异性不强，但其起

源的部位对定位有较大的意义。另外,通过重复 EEG 检查或延长记录时间,以及应用过度换气、闪光刺激、剥夺睡眠等激活方法可提高癫痫样放电的检测阳性率。一些患者可出现脑电背景活动变慢、或局限性慢波等异常,对癫痫的诊断及定性也有一定的帮助。

1. **全面(泛发)性发作(generalized seizure)** 发作期脑电图的改变开始即为双侧性,反映神经元放电在双侧半球内的广泛扩散。各类全面性发作的临床表现特征性较强,脑电图差异较大,特异性也较强。如失神发作,不论其临床表现有何差异,发作中基本的脑电图改变均为阵发 3Hz 棘-慢波发放。有些发作类型如失张力性发作,尽管发作期脑电图可为多种形式,但相对也具有一定特异性。

(1)强直-阵挛性发作(tonic-clonic seizure, TCS or GTCS):典型的发作期脑电图改变开始为 10 次 /s(或稍快)的棘波样节律,然后频率不断降低,波幅不断增高(募增节律),至阵挛期为规则的慢波所间隔,发作后出现明显的脑电抑制,且发作的时间越长,抑制越明显。

(2)强直性发作(tonic seizure):典型的发作期脑电图改变为暴发性的多棘波。主要见于 Lennox-Gastaut 综合征。

(3)阵挛性发作(clonic seizure):脑电图的变化也多样,缺乏特异性。

(4)肌阵挛性发作(myoclonic seizure):其发作期典型的脑电改变为多棘-慢复合波(图 2-12-4)。

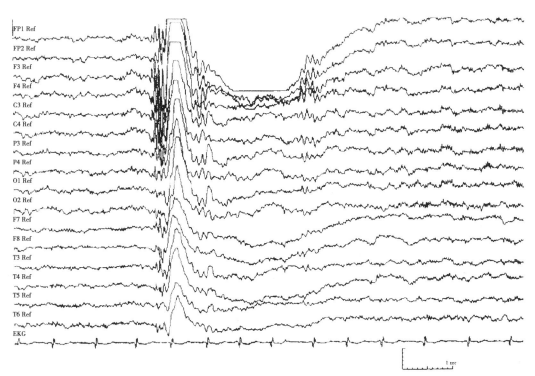

图 2-12-4 肌阵挛发作:广泛性多棘慢波暴发

(5)失神发作(absence seizure):有典型失神和非典型失神之分,其脑电图改变(包括背景活动及发作期改变)、临床表现、预后均有较大差异。

1)典型失神发作(typical absence seizure):特征性的规则的泛化性 3Hz 棘慢复合波(图 2-12-5)。

2)非典型失神发作(atypical absence seizure):EEG 示较慢(2.0~2.5Hz)而不规则的棘-慢复合波或尖-慢复合波,背景活动异常。

(6)失张力性发作(atonic seizure):EEG 示

多棘-慢复合波或低电位活动。

2. **部分性发作(partial seizure)**

(1)单纯部分性发作(simple partial seizure, SPS):脑电图表现无特征性,与病变部位有关,可以为癫痫样放电以及慢波。

(2)复杂部分性发作(complex partial seizure, CPS):发作期多显示颞区癫痫样放电,放电的起源部位和扩散过程中累及的区域有关(图 2-12-6)。

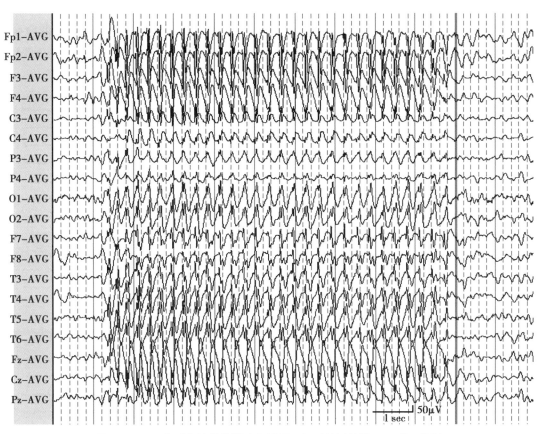

图 2-12-5　典型失神发作期脑电图显示规则的泛化性 3Hz 棘 – 慢波

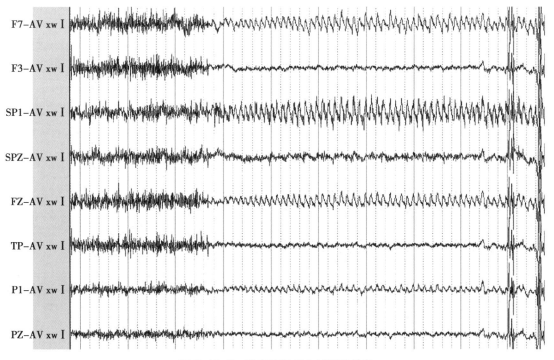

图 2-12-6　脑电图显示左侧颞叶放电

（3）部分性发作继发全面性发作（secondarily generalized tonic-clonic seizure，SGTCS）：单纯部分性发作可发展为复杂部分性发作；单纯或复杂部分性发作均可继发泛化为全面性强直 – 阵挛性发作。

3. 特殊癫痫综合征

（1）伴中央 – 颞区棘波的良性儿童癫痫（benign

childhood epilepsy with centrotemporalspikes，BECTS）（图 2-12-7）：EEG 表现为中央 - 颞区钝性高波幅棘波，常伴慢波。常由睡眠激活，且有扩散和 / 或游走性（从一侧移至另一侧）倾向。

（2）颞叶癫痫（temporal lobe epilepsy）：脑电图发作间期表现为颞区局灶性慢波或癫痫波。发作期脑电图与累及部位相关（图 2-12-8）。

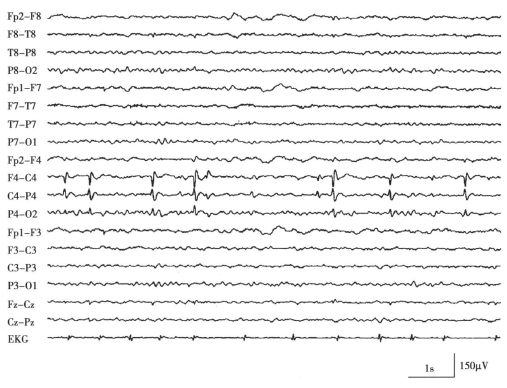

图 2-12-7 右侧中央区癫痫样放电

该患者为伴中央 - 颞区棘波的良性儿童癫痫，表现为夜间出现左侧面部抽动，进而出现全面性强直阵挛发作

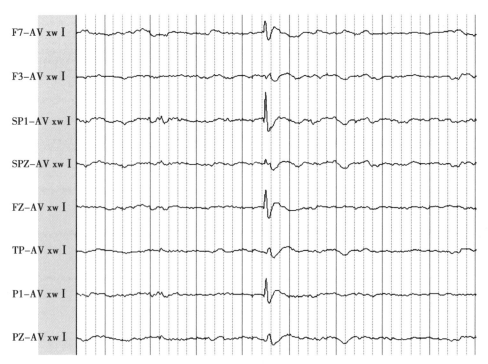

图 2-12-8 左侧颞叶尖波

35 岁女性颞叶癫痫，发作间期放电

（3）额叶癫痫（frontal lobe epilepsy）：脑电图部分轻度异常或正常。

（4）婴儿痉挛症（infantile spasm, West syndrome）：

典型的婴儿痉挛症脑电图为高幅失律（图2-12-9），部分可以没有特征性EEG改变。

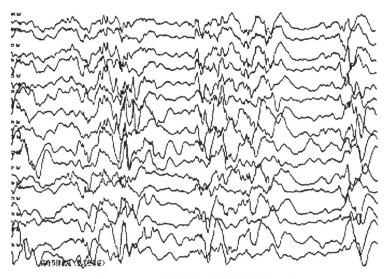

图2-12-9　婴儿痉挛症脑电图高度失律

（5）Lennox-Gastaut综合征：EEG在觉醒状态下背景活动异常，常有弥漫性<3Hz的棘慢波及多灶性异常，以前头部明显以及睡眠中约10Hz快节律暴发为特征。

（二）侵袭性检查——颅内电极脑电图

大部分患者头皮脑电图足以诊断癫痫或者用于癫痫术前的评估，特别是当影像学结果和临床电生理及神经心理学检查结果提示定位一致时。侵袭性检查主要用于非侵袭性检查不能明确癫痫诊断，或者致痫灶定位困难以及致痫灶太接近语言皮层时，非侵袭性检查结果提示致痫灶潜在可以切除，且潜在风险较低时。

1. 颅内电极脑电图　通常我们所说的颅内电极包括硬膜外电极、硬膜下电极和脑深部电极。由于它仅反映电极附近的局部神经电活动，因而有很高的空间分辨率，可记录到几毫米范围内的电活动变化，能够检出脑深部皮层的电活动。其最大的特点是能够精确地几乎无干扰的记录发作期起始阶段的脑电信号，可以用于癫痫诊断以及术前术中术后的脑电监测。发作期颅内电极脑电图可以表现多种多样，常见如下特征：持续5秒以上的高波幅棘波、发作性的持续节律性电活动、局灶或广泛分布的脑电图棘波，以及节律性脑电活动的骤然改变或脑电幅度的降低。深部电极植

入脑电监测对颞叶癫痫灶定位是行之有效的方法，可作为颞叶癫痫致痫灶定位的可靠指标。电极植入安全，定位准确性高。用颅内埋置植入电极的方法进行长时程脑电监测，可更精确记录癫痫发作的脑电变化，对致痫灶的定位有较大帮助（图2-12-10）。其不足之处如下：①受颅内电极安置范围的限制，可能会遗漏较远部位的电信号；②深部电极植入脑电监测是一种有创性检查，可能带来一定的风险，包括颅内感染、脑组织损伤、脑血管受损后引起颅内出血或血栓形成等。

2. 蝶骨电极及卵圆孔电极脑电图　常规脑电图加上蝶骨电极可以扩大描记范围，全面观察大脑底部、颞叶下部及内侧面的脑电活动，发现常规脑电图难以检查到的异常电活动。若加用过度换气、剥夺睡眠等诱发试验，则脑波异常的检出率更高。卵圆孔电极安放位置靠近颞叶内侧，能比蝶骨电极更敏感地反映海马的电活动。

应用：蝶骨电极可避免头皮电极的不足，又可避免皮层和深部电极开颅、创伤大的缺点，安全、简便、易被接受，对癫痫的诊断及治疗意义重大。常规脑电图正常或无特异性改变的患儿加用蝶骨电极及过度换气诱发试验后，发现全部病例均有脑电图阳性发现，从而认为蝶骨电极可提高儿童癫痫痫样放电的检出率。

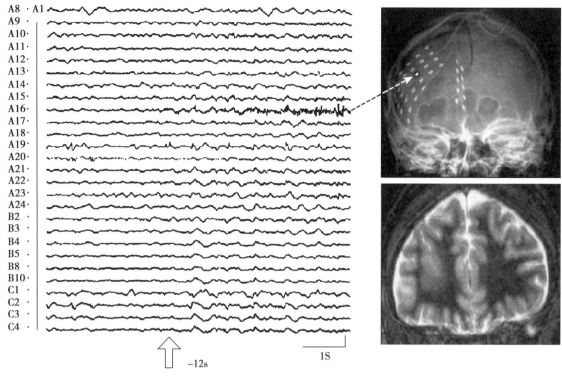

图 2-12-10　硬膜下多导电极脑电记录

显示电极 A16 处局灶性痫性发作起始,该处位于右外侧额叶皮层(以 A1 为参考电极)。该患者为右侧额叶癫痫,右侧额叶皮质发育不良(MRI)

(周　东)

第三节　影像学在癫痫病因和癫痫病灶诊断中的作用

一、计算机 X 线体层扫描

传统 CT 检查癫痫患者的异常率为 30%~50%,以脑萎缩最多见,呈局限性、弥漫性或偏侧性萎缩,其次为单灶或多灶脑软化,常见病因包括脑血管病、颅内肿瘤、脑发育异常、颅内感染等。头部 CT 成像迅速,费用不高,适用于初诊癫痫患者颅内病变筛查,但其有明显的局限性:如在颅后窝、颅中窝、颅腔高突面等处的病变因受骨性伪影干扰不易显示;且常规 CT 一般只能做横断面扫描,组织分辨力较低。因此对于头部 CT 扫描未见异常的患者,应做 MRI 检查,以提供更可靠的信息。

二、磁共振成像——历久而弥新

MRI 是近代物理学的重要发现。早在 1945

年,美国科学家 Bloch 和 Purcell 同时发现核磁共振现象,随后两人于 1952 年共同获得诺贝尔物理学奖。半个多世纪以来,MRI 在医学成像上取得了迅猛的发展,为临床医师的诊断提供重要依据,目前已是应用最为广泛的神经影像学技术之一。MRI 对海马硬化、肿瘤以及皮质发育异常等诱发癫痫的常见疾病影像学诊断尤其敏感,较 CT 而言,因其对软组织分辨率高,对于诊断脱髓鞘脑病、脑炎、脑缺血、早期脑梗死等也明显优于 CT。癫痫患者 MRI 异常率约为 55%,临床上怀疑为继发性癫痫者,尤其是有局灶性神经系统定位体征的难治性癫痫应该首先考虑进行 MRI 检查。相关研究数据显示,70%~80% 的颞叶癫痫患者具有海马硬化,可通过 MRI 对海马区的体积定量来判断海马区有无硬化。轻度海马硬化在形态学上不容易发现,只有神经元丢失超过 50% 以上,在 MRI 上才可能识别。

磁共振波谱检查法(magnetic resonance spectroscopy, MRS)是利用核磁共振现象和化学位移作用,进行系列特定原子核及其化合物定量分析的方法。MRS 不需要给予放射性核素，但需用特定的药物，通过检测该药物的浓度，通过质子像来分辨不同脑区能量代谢的变化。MRS 的原理与 MRI 相似，它们的信号产生于原子核与磁场的相互作用。多种原子核产生 MRS 信号，如 ^1H、^{31}P、^{13}C、^{19}F、^{23}Na。其中，^1H 和 ^{31}P 最重要。^1H MRS 显示 3 个不同的峰，包括 N- 乙酰天冬氨酸（N-acetylaspatate，NAA）、肌酸（creatine，Cr）、胆碱（choline，Cho）。在癫痫患者中，NAA 信号下降，Cho 和 Cr 信号增高，从而 NAA/（Ch+Cro）比值下降，表明癫痫反复发作导致神经元丢失、胶质增生而导致了局部脑代谢功能改变，因此，^1H MRS 对癫痫的病灶具体定位很有帮助。而 ^{31}P MRS 可检测各种含磷化合物，例如 ATP、无机磷酸、磷酸单酯（PME）及磷酸二酯（PDE）等。在癫痫发作期，乳酸和无机磷酸升高，pH 值及磷酸单酯下降，这些代谢改变出现在发作侧且可以持续数小时，因此也可用于癫痫灶的定位。MRI 仅在病变区域出现明显的大体结构改变时方能发现异常，MRS 则可通过显示代谢物含量的多少来反映组织代谢的改变，因而具有更高的敏感性，是探测局部神经元病变的最好工具。

功能磁共振 fMRI（BOLD-fMRI）是以脱氧血红蛋白的敏感效应为基础，测量神经元活动引发的血液动力学改变，从而对皮层功能进行定位成像。成像基于脑功能活动中的生理学行为，大脑皮层某一区域兴奋时，局部小动脉扩张，血流量增加，但耗氧量仅仅轻度增加，故局部氧合血红蛋白含量增加，在 T_1 和 T_2 加权像上信号强度增高。信号强度变化反映了该区的灌注变化，利用该原理可以进行皮层功能定位。然而，临床中的"癫痫灶"并非简单的代谢及功能定义，因此在临床与科研中，目前正在逐步应用多模态的检查方法。同步脑电 - 功能磁共振（EEG-fMRI）兼具脑电图的高时间分辨率和功能磁共振的高空间分辨率优点，是目前最有潜力的多模态神经成像技术之一。EEG-fMRI 可以对发作间期与癫痫活动相关的 fMRI BOLD 信号和 EEG 上癫痫灶异常放电信号联合分析。早在 1993 年，就有学者试图解决如何同步获取 EEG 和 fMRI 信号，但因 EEG 信号中的各种干扰与 fMRI 中的伪影影响最终结果判读而进展缓慢。近年来随着技术革新发展，EEG-fMRI 的伪差在数据处理时得以校正消除，其将癫痫灶的功能定位和解剖定位相结合，逐渐被广泛应用而再次受到瞩目，为癫痫诊治提供了新的希望。

三、单光子发射断层扫描——从脑血流量追寻致病灶

单光子发射断层扫描（single photon emission computed tomography，SPECT）是将能发射 γ 射线的放射性核素标记化合物注入体内，体内发射出的 γ 射线为 SPECT 探头收集，经电子计算机处理成三维图像。检查的目的为脑的局部血流量（rCBF），可反映癫痫灶的血流及代谢情况。应用 SPECT 脑灌注显像对癫痫灶进行定位的准确率为 75%~86%。在癫痫发作间期，致病灶内的能量代谢低于正常脑组织；而在发作期，脑组织氧化代谢与葡萄糖代谢增加，从而导致局部脑血流量增高和神经细胞功能亢进。在发作间期和发作期，SPECT 所显示的放射性分布特点，均可定位性地反映癫痫发作的病理生理过程，发作间期可显示相应脑组织内的放射性分布减低；而发作期则在发作间期所示减低区的同一位置出现局部放射性增高。发作间期 SPECT 在颞叶癫痫中的定位价值不如 ^{18}F-FDG PET，而发作期 SPECT 对于术前确定病灶的敏感度为 90%~92%，特异度达 72%~100%。最新的 SISCOM 图像融合法为发作期减去发作间期 SPECT 图像后获得的图像与 MRI 图像融合（substraction of interictal from ictal single photon emission computed tomography coregistered to magnetic resonance imaging），其在确定癫痫灶方面明显优于传统的视觉分析，能够检测持续时间仅 5 秒的发作，精确性与颞叶癫痫 ^{18}F-FDG PET 的结果大致相似。

SPECT 检查与 MRI 相比较，无论发作间期、发作期还是发作后期，SPECT 的病变检出率都较高，但在颞叶癫痫病灶侧定位精确度不如功能 MRI。SPECT 所显示的脑血流改变范围远远超过癫痫源区的范围，因此结合 MRI 提供的解剖信息，可有效地弥补 SPECT 空间分辨率低的缺点，从而得到癫痫病灶的精确定位。

四、正电子发射断层扫描——分子影像学诊断的新舞台

脑的能量代谢与脑的各种功能活动有着密切的关系,正电子发射断层扫描(positron emission computed tomography, PET)是将发射正电子的放射性核素标记物等作示踪剂,根据脑组织对放射性核素的摄取量不同来测定其代谢率。与传统CT、MRI 相比,PET 更重要的是功能图像,并且从分子影像水平反映脏器及细胞的生理和生化改变,成为癫痫病灶定位的新兴影像学评估手段。PET 在癫痫定位诊断中的应用主要包括脑代谢显像和神经受体显像。

(一)代谢显像

当前用于癫痫临床检查的示踪剂主要有 ^{18}F、^{11}C、^{13}N 等正电子核素标记的化合物,其中最常用的是 ^{18}F-FDG。^{18}F-FDG 是葡萄糖的同分异构体,通过静脉给药进入脑组织,与葡萄糖竞争,参与 6- 磷酸化反应,磷酸化后不能进入三羧酸循环,故滞留于脑组织内。由于癫痫病灶葡萄糖代谢不同于其他脑组织,因而 ^{18}F-FDG PET 能通过这种差异显示致痫灶。癫痫发作间期病灶处皮层萎缩、神经细胞及突触减少,PET 显示局部葡萄糖代谢降低,图像呈蓝色;发作期病变区呈高代谢,图像呈白和褐红色。PET 分辨率高于 SPECT,对颞叶癫痫病灶尤其敏感,在国内已经逐渐被广泛应用。

PET 对无结构异常的病灶定位价值较高,然而也有其不足之处,表现在以下几个方面:①显示的病灶范围往往大于实际异常的范围;②发作间期探测到的复杂部分性发作癫痫灶与术中取得的病变组织改变不完全一致;③有时出现假阴性或定位错误。目前认为 ^{18}F-FDG PET 显像更适合病灶定侧,而不适合于准确定位。

(二)神经受体显像

PET 神经受体显像对癫痫的定位诊断较 ^{18}F-FDG PET 显像更准确。多种神经递质和蛋白与癫痫发病密切相关。其显像方法较多,包括中枢性 GABAA/BZ 受体显像、阿片受体显像、谷氨酸受体显像、胆碱能受体显像、单胺氧化酶B 活性显像及周围性受体显像等。目前应用较多的是中枢性 GABAA/BZ 受体显像。^{11}C- 氟马西尼(^{11}C-FMZ)是中枢性苯二氮䓬受体(central benzodiazepine receptor, CBZR)的可逆性拮抗剂。在脑内 GABAA 受体和 CBZR 共同组成复合体,静脉注射 ^{11}C-FMZ 后,通过 PET 显像了解大脑内 CBZR 而获得 GABAA 受体的数量和分布范围。^{11}C-FMZ PET 发现全面性癫痫无明显局限性 GABAA/BZ 受体密度异常,颞叶癫痫的病灶中 GABAA/BZ 受体密度降低,而颞叶外侧癫痫病灶既可表现为 GABAA/BZ 受体密度减低,又可能为 GABAA/BZ 受体密度增高,或二者兼有。使用 PET/CT 检查利用 PET 的高灵敏性再结合 CT 的解剖定位有助于癫痫病灶的精确定位,但不能仅凭 PET、SPECT 来指导手术。如果 PET 定位的是单发病灶,又与 EEG 相吻合,则手术效果较好;若为多处病灶或与 EEG 不吻合则不应轻易手术。

报告基因显像利用基因融合、双顺反子、双启动子及双向转录等重组技术,构建表达报告基因的载体并导入靶细胞或组织内,然后用报告基因耦合的核素标记的探针进行显像。有学者利用报告基因显像在癫痫小鼠模型中证实钙通道 Ca$_V$3.2 基因高表达与颞叶癫痫相关,目前癫痫的报告基因显像仅在动物实验中有所报道,尚未应用临床,但在不久的将来也许会为癫痫病灶的精确定位带来光明的前景。

五、脑磁图——独具优势的超高时间及空间分辨率

脑磁图(magnetoencephalography, MEG)是一种无创的功能成像技术,它将大脑皮层神经元电活动产生的磁信号在颅外采集处理后将磁信号源的空间位置融合对应于 MRI 图像相应的解剖部位,可直观地反映局部神经元的活动情况。MEG 可以探测到皮层直径小于 3mm 的癫痫灶电活动,分辨时相可达 1ms,具有极高的时间分辨率和空间分辨率。MEG 可以确定致病灶与功能功能区的关系及语言中枢的位置,MEG 的语言中枢定位明显优于 Wada 试验,它可以无创地完成语言中枢的定侧及定位,标记出语言中枢的皮层区域。目前临床中,深部电极监测做为癫痫灶定位的"金标准",而 MEG 定位与侵入性电极定位符合率在 80% 以上。MEG 的临床应用为癫痫术前评估提供了一个无创准确的定位方法,从而避免或减

少侵入性电极检查。PET 和 SPECT 通过局部血流代谢情况来判定致痫灶,具有非侵入性、灵敏度高的特点,但只是间接证实致痫灶,而 MEG 是由致痫灶棘波放电产生的磁场变化直接定位,所以在时间及空间分辨率上均优于二者。MEG 以其较高的时间分辨率和空间分辨率已成为癫痫术前评估的重要手段。

随着医学影像学技术的不断发展,影像学从传统的解剖学成像逐渐发展为功能成像、分子成像。CT 与 MRI 具有很好的空间分辨率,对反映精细的解剖结构有明显优势,而 SPECT、PET、MRS、MEG 使人们可以从脑功能上了解癫痫发作的脑血流、葡萄糖代谢、氧耗量、磁场等变化为癫痫灶的定位提供了更精确的资料。其中,SPECT、PET 对脑的生理、生化、化学递质、受体乃至基因改变的研究有着独特的作用,被称为"分子医学影像技术"。同传统 MRI 及其他检查方法相比,MRS 具有更高的敏感性,使癫痫灶定位更为精确,而 MEG 以其较高的时间分辨率和空间分辨率,且能分辨原发灶和继发灶,已成为癫痫临床影像学评估的重要手段。

(肖　波)

第四节　新型抗癫痫药物的优势与挑战

近年来,一些新型抗癫痫药物(antiepileptic drugs,AEDs)陆续应用于临床,尽管其疗效并未改变超越传统 AEDs,但却让患者和医生有了更多的选择。与传统 AEDs 相比,新型 AEDs 具有更合理的药动学特性和较少的药物相互作用,患者依从性更好。新诊断的癫痫患者及以往使用传统 AEDs 联合治疗仍不能控制发作的患者均可依据发作类型合理选择新型 AEDs。下面将从作用机制分类阐述各种新型 AEDs 的优势和当前所面临的挑战。

一、作用于离子通道——新型药物的第一方阵

离子通道在调节神经元兴奋性中具有重要作用,既往的研究也提示钠通道、钙通道、钾通道等多种离子通道与癫痫发病机制相关。因而作用于离子通道的新型 AEDs 成为当前研究和临床应用的热点。

(一)拉莫三嗪

1. 作用机制　拉莫三嗪(lamotrigine,LTG)的化学结构为 3,5-二氨基-6-(2,3-二氯苯基)-1,2,4-三嗪,阻断兴奋性电压依赖钠离子通道,可同时抑制兴奋性递质谷氨酸释放,发挥广谱抗癫痫作用。

2. 药代动力学　LTG 口服后吸收迅速,2~3 小时后血药浓度达高峰。半衰期约 24 小时,55% 与血浆蛋白结合,分布容积 1.22L/kg,生物利用度接近 100%。LTG 进入体内后几乎全部在肝脏代谢,约 90% 的药物作为 2N-葡萄糖醛酸结合物随尿排出。它与酶诱导药物之间有相互作用,如与苯巴比妥、苯妥英、卡马西平同时使用时,因增强拉莫三嗪的代谢,故需较大剂量;而丙戊酸与拉莫三嗪竞争肝药物代谢酶,可降低拉莫三嗪代谢,平均半衰期延长近 2 倍,故与其合用时应缓慢加量;临床使用无自生诱导作用。

3. 临床应用　该药除肌阵挛发作以外,可用于其他所有癫痫发作形式。可单药或多药联合治疗使用。其优势在于与卡马西平或苯妥英钠相比,耐受性更好,依从性更高。与丙戊酸相比,不良反应更小,尤其是对女性患者,不会引起体重增加,较少影响性激素,鲜有致畸报道。此外,拉莫三嗪还具有一定的抗抑郁作用。尤其适用于女性、老年人及青春期患者。对不典型失神发作及失张力型发作疗效较好,其次为强直阵挛性发作。在多药治疗中,拉莫三嗪与丙戊酸合用可获得叠加效果,对部分难治性癫痫患者可能有效。

4. 推荐用法　由小剂量开始服用,单药治疗时第 1~2 周 25mg/d,第 3~4 周 50mg/d,然后酌情加量,增加速度不超过 50mg/周。平均有效治疗维持量为 100~200mg/d。

5. 不良反应　过敏性皮疹是拉莫三嗪最常见且最危险的副作用,多出现在使用拉莫三嗪的 2~8 周。严重不良事件还包括高敏性反应、关节炎、DIC。其他有抽动、震颤、失眠、嗜睡、头痛、头晕、恶心、呕吐、复视、视物模糊、共济失调、嗜伊红细胞增多症、Stevens-Johnson 综合征等。以下情况可使皮疹出现的概率增加:①与丙戊酸合用;

②初始剂量超过推荐剂量；③剂量增加速度超过推荐速度。出现皮疹时即应停用。

（二）奥卡西平

1. 作用机制 奥卡西平（oxcarbazepine，OXC）为卡马西平的酮基衍生物。机制与拉莫三嗪类似，主要通过阻断电压依赖钠离子通道发挥抗癫痫效应，同时还具有减少突触前的谷氨酸释放和影响钾离子释放的作用。

2. 药代动力学 OXC 口服后迅速吸收，在体内迅速还原为其单羟基衍生物（MHD）。易通过胎盘和血-脑屏障，也能进入乳汁。OXC 和 MHD 的半衰期分别为 1~2.5 小时和 8~10 小时。与血浆蛋白结合率分别为 68% 及 38%。口服后 90% 经肾脏排泄，1% 以原形药物从尿中排泄，与卡马西平相比，有较好的耐受性和较小的肝酶诱导作用。OXC 及 MHD 可以抑制酶 CYP2C19，提高通过此酶代谢的药物如苯妥英和丙戊酸的血药浓度；而卡马西平、苯妥英、苯巴比妥及丙戊酸可使 OXC 血药浓度下降。OXC 的药代动力学不受肝、肾功能不全影响。

3. 临床应用 该药适用于 5 岁及 5 岁以上儿童和成人，单药或联合用药治疗原发性全面性强直-阵挛发作和伴或不伴继发性全面性发作的部分性发作。其优势在于作为卡马西平的衍生物，OXC 药效与前者相似，但不良反应较少。在临床应用中，奥卡西平可以快速替换卡马西平（转换比率为卡∶奥=1∶1.5）。奥卡西平对性激素影响较小，可以避免卡马西平引起男性颞叶癫痫患者睾酮水平降低，从而影响生殖能力的不良反应。

4. 推荐用法 成人单药或联合治疗的起始剂量为 600mg/d，分 2 次给药。可隔周增加每天剂量，每次增加剂量不要超过 600mg。维持剂量范围在 900~1 800mg/d。儿童起始剂量为 8~10mg/（kg·d），分 2 次给药。可隔周增加每天剂量，每次增加剂量不要超过 10mg/（kg·d），最大剂量为 46mg/（kg·d）。

5. 不良反应 严重不良反应包括低钠血症、皮疹、过敏性多器官功能障碍或 Stevens-Johnson 综合征。对老年患者、伴发多种疾病者、有低血钠病史者、服用其他影响血钠水平的药物以及存在可疑低钠血症者，均应监测血钠浓度。治疗初期可出现一过性疲劳、头晕、头痛、嗜睡、记忆力受损、共济失调、定向力障碍、抑郁、震颤、视觉障碍等。

（三）托吡酯

1. 作用机制 托吡酯（topiramate，TPM）是由氨基磺酸酯取代单糖的新型抗癫痫药物，其化学结构为 2，3∶4，5-二-O-（1-甲基乙叉）-B-D-比南果糖氨基磺酸，为一种微弱碳酸酐酶抑制剂，通过对电压依赖性钠和钙离子通道的调节及加强 γ-氨基丁酸（GABA）所介导的氯离子内流从而起到抗癫痫的作用。

2. 药代动力学 TPM 口服后吸收迅速，1~4 小时后血药浓度达高峰，半衰期为 21.5 小时，血浆蛋白结合率为 9%~17%。主要经肾脏排泄，80% 以原型从尿中排除。本品与卡马西平、苯妥英、丙戊酸之间无相互作用。

3. 临床应用 托吡酯对部分性（局灶性）癫痫的效果较好。推荐除失神发作和肌阵挛发作以外的所有发作形式中使用，包括 West 和 Lennox-Gastaut 综合征在内的难治性癫痫。其优势在于高效、广谱，可用于初诊为癫痫患者的单药治疗，或曾经合并用药转为单药治疗的患者，也可用于添加治疗。

4. 推荐用法 从低剂量开始，缓慢加至有效剂量，以减少不良反应的发生。成人从每晚 25mg 开始，服用 1 周，以后每周加量 25mg，分 2 次服用。目标剂量为 100~200mg/d，部分患者需 200~400mg/d 才有效，分 2 次服用。6~16 岁儿童从每晚 0.5mg/kg 开始，服用 1 周，以后每周增加 0.5mg/kg，分 2 次服用。推荐日总量为 4~8mg/（kg·d）。

5. 不良反应 严重不良事件有肾结石、开角性青光眼、少汗、抑郁、精神错乱等。其他有代谢性酸中毒、体重下降、语言功能障碍、感觉异常、头疼、头晕、嗜睡、复视、眼球震颤、感觉异常、共济失调、意识模糊、注意力受损、思维异常、体重减轻等。

（四）唑尼沙胺

唑尼沙胺（zonisamide，ZNS）主要通过阻断电压依赖性钠和钙离子通道发挥抗癫痫作用。目前作为添加治疗用于控制部分性发作。依据 2013 年国际抗癫痫联盟（ILAE）抗癫痫药物单药治疗循证指南,推荐 ZNS 用于成人部分性(局灶性)发作初始单药治疗(A 级证据)。不良反应包括疲劳、感觉异常、肾结石等。

二、增强抑制性递质 γ- 氨基丁酸——新型药物的中流砥柱

γ- 氨基丁酸(γ-aminobutyric acid,GABA)为中枢神经系统最重要的抑制性递质,在突触结构中广泛分布,介导抑制性传递作用,部分新型 AEDs 通过增强中枢神经系统中 GABA 的作用而达到治疗效果。

(一)氨己烯酸

1. **作用机制** 氨己烯酸(vigabatrin,VGB)的化学名为 γ- 乙烯氨基丁酸,可以通过血 - 脑屏障,通过不可逆性抑制 GABA 转氨酶,增加脑内 GABA 浓度而加强抑制作用,动物实验证明,将 VGB 注入中脑,特别是黑质区域,有很强的抗癫痫作用,而注入脑的其他部位则无作用,表明 VGB 通过脑的局部起作用。

2. **药代动力学** VGB 以 S(+)和 R(-)两种形式存在,S(+)具有药理效应,口服吸收迅速,1~2 小时达高峰,半衰期为 6~8 小时,VGB 不与血浆蛋白结合,也不被肝代谢,主要经肾排泄,S(+)和 R(-)生物利用度分别大于 50% 和 65%。VGB 对肝药酶无诱导作用,很少与其他抗癫痫药发生相互作用,但已有学者报道,VGB 可导致苯妥英钠血浓度下降 20%~30%,但具体机制不详。

3. **临床应用** 一项长达 10 年的临床研究发现,其可使一半难治性癫痫患者的发作频率减少50% 以上,对部分性(局灶性)发作的疗效优于全面性发作,对婴儿痉挛症、Lannox-Gastaut 综合征等也有部分疗效。难治性部分性(局灶性)发作患者在单药治疗和联合治疗均失败时,可试用VGB。对继发性全面性癫痫疗效较差,但氨己烯酸可能加重肌阵挛发作和失神发作。

4. **推荐用法** 小剂量开始,缓慢加量。成人初始剂量为 500mg/d,分 2 次口服,以后每隔1 周增加 500mg/d,最大剂量不超过 4g/d,维持剂量 1 000~3 000mg/d,分 2 次服用。儿童初始剂量40mg/(kg·d),逐渐增加 80~100mg/(kg·d),分1~2 次服用。

5. **不良反应** 可能引起 GABA 介导的视网膜细胞毒性作用,患者出现不可逆视野缺损。此外,还可出现抑郁、精神错乱、疲劳、嗜睡、头昏、头痛、易激动、无力、共济失调、眼球震颤、复视、恶心、腹痛、记忆障碍、体重增加、偶尔意识改变,儿童服用后,常见不良反应为激动及攻击行为。可加重肌阵挛和失神发作。

(二)替加宾

1. **作用机制** 替加宾(tiagabine,TGB)的化学结构为(-)-(R)-1-[4,4- 二(3- 甲基 -2-噻吩)-3 丁烯基]-3- 哌啶酸,可通过血 - 脑屏障,TGB 是皮质和海马的 GABA 转运体(GAT-1)的选择性抑制剂,抑制神经元和神经胶质细胞对GABA 再摄取,增加突触部位 GABA 的水平,延长抑制性突触后电位。

2. **药代动力学** 口服后吸收迅速,0.5~2 小时达高峰,半衰期 4.5~13.5 小时,平均约 7 小时,血浆蛋白结合率为 95% 以上,与其他抗癫痫药合用时清除率增加。

3. **临床应用** 目前应用于部分性(局灶性)发作的添加治疗,其单药治疗的有效性研究仍在进行中。一些研究比较了 TGB 与安慰剂和丙戊酸的疗效,结果显示,在成人局灶性发作和儿童Lennox-Gastaut 综合征治疗中,TGB 无论是作为添加治疗或是单药治疗均更为有效。但由于其骨髓和肝脏毒性作用,应用受到限制。作为添加治疗难治性癫痫,耐受性较好。常见不良反应包括头晕、嗜睡、头痛、震颤等。

三、抑制 NMDA 受体——新型药物的另辟蹊径

谷氨酸为中枢神经系统的兴奋性递质,在正常人中与 GABA 处于动态平衡状态而达到调节中枢神经系统兴奋性的作用。N- 甲基 -D- 天冬氨酸受体(N-methyl-D-aspartic acid receptor,NMDAR)为谷氨酸受体的一个亚型,另一部分新型 AEDs 通过拮抗抑制 NMDAR,降低兴奋性递质的活性而起到抗癫痫作用。

(一)非氨酯

1. **作用机制** 非氨酯(felbamate,FBM)的化学名为 2- 苯基 -1,3 丙二酚二氨基甲酸酯。结构类似眠尔通,它通过抑制 NMDAR,加强 GABA 效应而达到抗癫痫作用,也可通过抑制发作的扩散

和提高癫痫刺激阈而减少发作频率。

2. **药代动力学** 口服吸收率为90%以上，1~6小时血药浓度达高峰，半衰期为20~23小时，蛋白结合率为22%~25%，吸收量的40%~49%以原形经肾脏排泄，40%被肝脏细胞色素P450代谢，苯妥因和卡马西平可增加FBM的排除，FBM可以增加大多数抗癫痫药的血药浓度，但FBM可使CBZ血浓度下降。

3. **临床应用** 用于治疗泛化为或者未泛化为全面性发作的难治性部分性（局灶性）发作，特别是Lennox-Gastaut综合征。因临床使用后曾出现两个严重的毒性反应：再生障碍性贫血和肝脏毒性，在很多国家未获批准。仅用于其他抗癫痫药无效的耐药性癫痫，用药期间应定期监测血常规及肝功能。

4. **推荐用法** 成人添加治疗初始剂量600mg/d，分2次，儿童为15mg/(kg·d)，分次服用。成人每周增加600~1 200mg/d，维持量1 200~2 400mg/d。

5. **不良反应** 严重不良事件为再生障碍性贫血及肝功能衰竭，但罕见。其他有胃肠道紊乱、食欲减退、失眠、体重减轻、复视等。嗜睡见于1/3的患者，皮疹不多见。

（二）拉科酰胺

拉科酰胺（lacosamide）是一种新型NMDAR拮抗剂，除了通过NMDAR拮抗而增强中枢GABA作用外，还可以抑制钠离子通道Nav1.7兴奋性，通过双重作用机制抑制癫痫发作，适用于4岁以上儿童或成人部分性（局灶性）发作癫痫患者。拉科酰胺成人起始剂量为每次50mg，2次/d，随后可每周增加100mg，直至200~400mg/d有效治疗剂量。常见的或重要的不良反应：头晕、头痛、复视、恶心、呕吐和视力模糊，少部分患者可出现剂量相关的PR间期延长。在国外的一项回顾性研究中，拉科酰胺作为老年人群部分性癫痫患者的单药治疗方案，在1年观察期内，拉科酰胺和左乙拉西坦均能显著减少癫痫发作次数，且拉科酰胺在较低剂量时即达到发作控制效果，这可能为老年癫痫患者提供了新的治疗选择。

其他类型的新药如左乙拉西坦（levetiracetam，LEV），为吡咯烷酮衍生物，其作用机制目前尚未完全阐明，可能通过作用于突触囊泡蛋白（synaptic vesicle protein 2A，SV2A）而选择性抑制癫痫的异常放电环路。临床治疗经验表明，左乙拉西坦对部分性（局灶性）发作有及全面性发作均有效。鉴于左乙拉西坦理想的药理特性（无药物间相互作用，不通过肝脏代谢）、良好的耐受性和广谱作用机制，其可能成为多种癫痫发作及癫痫综合征的有效单药治疗药物。2013年国际抗癫痫联盟（ILAE）抗癫痫药物单药治疗循证指南增加了左乙拉西坦对于成人部分性发作初始单药治疗的A级证据。其不良反应发生率较低，包括嗜睡、精神行为异常、震颤、皮疹等。

抗癫痫药物治疗的选择应基于多种标准。首先，看它的疗效如何，是否能完全控制癫痫，或者控制发作的频率和严重程度。其次，安全性和耐受性也是重要的考虑内容，因为它对治疗成功与否至关重要。另外，个体化治疗的重要性也应得到强调。理想AEDs治疗的目标是在发作得到完全控制的同时，没有认知功能、情感、躯体等方面的药物不良反应。新型AEDs的优势在于疗效是肯定的，它们使5%~10%使用传统AEDs难以控制的癫痫患者获得了满意治疗效果，新型AEDs在保持原药物治疗基本原则的同时，大大增加了药物的可选择性，提高了患者的依从性。新型AEDs的另一个优势在于不良反应较少，且大多数新药具有更好的药动学特点，特别是药物间的相互作用较少。拉莫三嗪、托吡酯、左乙拉西坦的广谱作用机制使它们在部分性和全面性发作中均有良好的抗癫痫作用。相对于传统药物，新药大都对认知功能的影响较小。一些药物如左乙拉西坦起始剂量即有治疗效果，故在单药治疗中，能较快地发挥抗癫痫作用。但新型AEDs目前仍面临诸多挑战，相对于传统的AEDs，新型AEDs大都费用昂贵，一定程度加重患者经济负担，且目前国内新药开发技术薄弱，新型AEDs均需从国外引进，从药物研发到国外上市再引进至国内周期漫长，因此在我国当前的临床实践中，如丙戊酸、卡马西平等传统AEDs仍是一线用药。另外，新型AEDs大规模应用临床数据资料和用药经验相对缺乏，对于未知的、罕见的不良反应亦有待进一步观察。

（肖波）

第五节 癫痫的手术治疗与术前评估

癫痫治疗的主要目的是完全控制癫痫发作并提高患者生活质量。抗癫痫药物通常是首选治疗手段。然而，并不是所有患者都能被 AEDs 完全控制发作，20%~30% 的患者经过足量、足疗程的 AEDs 治疗后仍有反复的癫痫发作，其中一部分适合外科手术治疗。

一、手术治疗的历史溯源与当前现状

癫痫的手术治疗可以追溯到 19 世纪，Jackson 首先进行了具有里程碑式的尝试，希望以手术来控制抽搐。在他的推动下，于 1886 年，Victor Horsley 进行了他的第一例癫痫外科手术，在全麻下切除额上回后部的脑瘢痕及其周围组织。术后患者的抽搐得到了有效的控制，心理状态也有了明显改善。

在过去的数十年中，随着术前的评估及外科手术技巧的不断改进，特别是显微外科技术的应用，使癫痫的外科治疗越来越安全有效，癫痫手术逐渐被接受。肿瘤和血管性病变所致癫痫虽然是最常见的手术适应证，但是如果是因为明确的病变导致了癫痫，即使手术可以对癫痫达到一定程度的控制，但这些手术一般也并不属于癫痫外科范畴。在许多情况下，控制癫痫是手术的主要目的，癫痫外科需要一种特定的术前评估模式。

癫痫的手术治疗包括：①海马硬化的切除，包括标准颞叶切除、选择性切除手术和其他改良术式；②病灶切除术，如肿瘤和外伤后改变、感染后改变和皮质发育不良，包括颞叶区和非颞叶区；③无病灶区域切除，如术前未发现结构性病变的切除，但功能性检查提示有病灶定位（EEG、PET、MEG、SPECT）；④大范围切除，如整个脑叶和半球（多脑叶切除、额叶切除、半球切除），用于大范围、分布广泛或多灶病变；⑤功能性手术，阻断传播途径或通过其他方式抑制癫痫发作产生，如多软脑膜下横切术、胼胝体切开术、立体定向毁损或刺激术、迷走神经刺激术。

癫痫手术适应证至今没有统一标准，需通过严格的术前评估方可手术，总体而言需满足：

1. 无精神疾病，无进行性神经系统疾病（如恶性脑肿瘤、脑血管炎、多发性硬化等）及严重的内科疾病。

2. 明确为耐药性即药物难治性癫痫，即使用两种或两种以上足量、足疗程合理选用的 AEDs 疗效不佳或无效。

3. 病程至少在 2 年以上，有明确的癫痫灶，且术后不引起重要的神经功能缺损。

4. 癫痫频繁发作而影响正常生活及工作，属致残性发作。

二、手术方式——病灶切除或功能损毁？

对于癫痫患者，目前最受推广的手术方式为病灶切除术和功能损毁术，前者适用于脑内有局限性癫痫病灶，经评估后部位相对恒定且可以手术切除，后者则适用于无恒定癫痫病灶，通过功能损毁后切断癫痫异常放电的扩散途径。

（一）海马硬化及其他病灶切除术

1. 颞叶手术治疗 成人颞叶癫痫在应用两种抗癫痫药物 2 年内仍然没有控制者即可考虑手术治疗。颞叶切除后约有 15% 的患者出现认知功能障碍，语言障碍，25% 的患者出现视野缺损，这些并发症在一定程度上也影响着颞叶手术的开展。还有一部分患者尽管进行了手术治疗，但是癫痫发作仍然不能得到控制，这主要与致痫灶切除不完全有关，包括双侧颞叶病变，病灶超出了标准颞叶切除术式的范围，以及部分源于岛叶的癫痫。

前颞叶内侧切除术：该手术切除海马、杏仁核和海马旁回，海马的切除范围直到位于中脑后缘的海马尾，颞叶外侧新皮层的切除限制在距颞叶极 3.5cm 的范围内，并且保留颞上回。这种手术的优点是切除的新皮层较少，并发症少，一般不会引起视野障碍。

选择性杏仁核海马切除术：该手术适用于①一侧颞叶内侧基底部结构起源的癫痫发作，并有典型的临床先兆或症状；②癫痫发作起源于常规手术不能切除的部位（Wernick 区），而且癫痫放电迅速扩散至同侧半球的颞叶内侧基底部的边缘结构；③颞叶内侧基底部的边缘结构有形态学病变存在,有典型的内侧基底部边缘叶癫痫发作,可记录到癫痫放电。Wieser 和 Yasargil 采用经外侧裂的手术入路,可切除全部的杏仁核、海马,且在某种程度上可切除海马旁回,从而达到切除全部海马的目的,并报道了这种手术入路有很好的控制癫痫的作用,但是对于这种手术所致的神经心理学的影响,还没有在大量的患者中进行研究。

2. **其他病灶切除术** 此类手术包括肿瘤、血管性及感染性及其他病变所致癫痫的手术治疗。在很多情况下,原发性病灶不仅具有致痫性及其他风险,还不同程度地影响药物及手术治疗效果,需要考虑病灶部位、患者年龄、其他疗法疗效及自然病史等。随着神经影像技术的发展,癫痫患者颅内病变的检出率逐步提升。但是长期研究及经验显示,神经科检查、电生理、AED 疗效都不能准确预测病灶病理性质。如可以确定难治性癫痫与可切除性病灶之间的关系,则手术能治愈癫痫,提高患者生存质量。如肿块无增长趋势、位于重要功能区或大脑深部,手术可引起死亡率增加等情况则应慎重考虑手术。

(二)大范围切除术

1. **脑皮质切除术** 脑皮质切除术是目前手术治疗局灶性癫痫最基本的方法,手术疗效与致痫灶的精确定位及切除范围密切相关。根据术前确定的致痫灶位置设计手术入路,并在术中进行电生理学检查验证,以皮质脑电图记录并寻找致痫灶,最终确定手术切除皮质的范围。

2. **大脑半球切除术** 首先由 Walter Dandy 于 1923 年用于治疗非优势半球弥漫性生长的胶质瘤。大脑半球切除术是指通过不同的方法,切除一侧半球,或者使患侧半球失去功能联系。因此该手术是一种生理上的去功能手术。包括解剖性半球切除术、改良的解剖性半球切除术、半球皮质切除术、功能性半球切除术、半球皮层切开术。大脑半球切除术适用于有单侧全半球的损害,此半球没有功能或仅有残余的极少功能,患侧半球的损伤导致难治性癫痫、偏瘫、偏盲和颞叶破坏而致记忆和语言改变的患者。该手术有相对较少但较严重的并发症,如脑组织移位和脑疝、大脑表面含铁血黄素沉着症、脑积水。

3. **多脑叶切除术** 多脑叶切除术即完全或功能性大脑半球切除术。这种广泛的扩大皮质切除术主要在患有畸形错构瘤或因缺氧缺血性脑病而遗留脑软化的儿童患者中进行。

(三)功能性手术

1. **胼胝体切开术** 胼胝体切开是一种姑息性手术,其目的是切断两侧大脑半球的联系而阻断大脑半球间痫性放电的扩散。对于很多发作不易控制,而癫痫灶不能定位,不能行切除性手术的患者,胼胝体切开术可以取得较好的效果。频发性失张力性发作患者可考虑此种手术治疗。胼胝体切断术可以很大程度上减少全身强直－阵挛性发作、跌倒发作、强烈痉挛性发作的次数,且致残率和治疗费用较低。

2. **软膜下多重横切术**(multiple subpial transection,MST) 是一种治疗癫痫灶位于脑主要功能区的外科方法。该手术为 Morrell 及其同事于 1989 年首次采用。该术横向切断正切性皮质内纤维,阻止癫痫灶放电的扩散,而又不导致严重的功能障碍,达到停止或减弱发作的目的。软膜下多重横切术可单独使用,也可与脑叶切除术联合应用。在 MST 治疗后,少数患者出现了永久性的神经功能障碍,此外,由于该术的历史不长,仍有很多问题尚待解决。

3. **立体定向手术** 立体定向介导对癫痫的放射治疗包括直线加速器和伽马刀(Gamma knife,GM),通过毁损不同脑深部结构来实现抗癫痫的作用,包括双侧扣带回毁损术、双侧杏仁核毁损术以及丘脑、Forel H 区毁损术等。GM 多适用于致痫灶位于不宜手术的部位或者是开放手术将带来严重并发症的患者。立体定向介导的放射治疗减少了侵袭性技术的应用及其危害性,促进了癫痫手术的推广。由于立体定向手术治疗癫痫中毁损的靶结构和采用的手段不同、人脑解剖差异、立体定向仪的误差及疗效评价标准不统一等原因,目前对该手术临床效果的评价尚有一定困难。一些研究显示,立体定向手术后患者短期效果较好,但复发率很高。

4. **迷走神经刺激术**(vagus nerve stimulation,VNS) 迷走神经刺激术是一种将脉冲发射器植入患者胸前皮下组织内,其电极与迷走神经相连,进行间歇性迷走神经刺激以控制癫痫发作的一种手段。1938 年,Bailey 和 Bremer 发现,强烈刺激猫的迷走神经引起脑电图的改变。1988

年,Bowman Gray 医学院的 Penry 和 Dean 置入迷走神经刺激器治疗第一例患者,并且取得了良好的效果。1997 年,由休斯顿公司生产刺激器 NCP 治疗 12 岁以上的部分性癫痫患者得到美国 FDA 批准。VNS 的不良反应以刺激期患者声音的改变最为常见,其次为咽部感觉异常、咳嗽,流涎,气短。迷走神经刺激术并不是难治性癫痫的首选方法,该方法只适用于多种治疗无效的患者。

三、术前评估——不容忽视的认知及社会功能

癫痫切除手术的目的是切除癫痫起源组织,为了达到这种目的,需要尽可能精确定位。如果不能够精确定位,那么应当采用其他选择性手术方式,包括破坏联系纤维的手术,如胼胝体切开术和多软脑膜下横切术,也可选择迷走神经刺激术。只有难治性癫痫患者才考虑手术治疗,术前应明确以下几点:①癫痫发生灶的位置和范围;②患者的认知功能及情感状态;③手术的时机、疗效和风险;④手术对患者社会功能状况的可能影响。其中对患者认知及社会功能的评估是目前不容忽视的。

(一)癫痫发生灶的位置和范围

癫痫发作是大规模广泛的神经元网络、环路同步或近乎同步活动的结果,因此临床手术中的"癫痫灶"的概念不能完全简单化,原则上应是先采取非侵袭性的评估再采取侵袭性的评估。前者包括脑电图(EEG)、脑磁图(MEG)、脑结构成像(MRI)、功能磁共振(fMRI)、单光子发射计算机断层扫描(SPECT)及正电子发射计算机断层扫描(PET)。如果非侵袭性评估不能确定癫痫灶,就需要行侵袭性 EEG 来确定癫痫灶。

(二)认知功能及情感状态的评估

选择手术的患者精神及智能状况应当良好,有手术治疗的意愿且依从性好,能够在术前、术中和术后的检查治疗中很好的合作。应仔细了解过去的治疗情况,进行详细的神经系统检查和神经心理的测试(记忆、学习功能、运动、语言、注意力、言语流利与否、视觉功能等),术前及术后应用常用公认的精神量表仔细评价患者的精神状态,如癫痫患者生活质量评定量表(QOLIE-31)、

癫痫抑郁量表(NDDI-E)、汉密尔顿抑郁量表(HAMD)、简明精神状态量表(MMSE)、蒙特利尔认知评估量表(MoCA)、Boston 命名测验、语音语义流畅性测验等。

如果癫痫灶与大脑重要功能区相重叠时,可进行 Wada 试验,即从一侧颈内动脉注入短效麻醉剂(如异戊巴比妥或丙泊酚),测定在一侧大脑半球麻醉的情况下对侧大脑半球的语言、运动和记忆等功能,由此判定优势侧半球及单侧大脑功能状况,避免术后因大脑功能区损毁而出现的严重并发症。

(三)手术的时机、疗效和风险

癫痫手术的目的是减少癫痫发作对患者日常生活及工作的影响,减少源于癫痫发作的残障或死亡,预防癫痫发作的意外伤害和可能的智力行为下降,减轻癫痫对患者的心理影响,若经过足量、足疗程的 AEDs 治疗后控制欠佳,即诊断为耐药性癫痫,病情严重影响工作、生活,经结构或功能影像评估后有明确的致痫灶,应尽早选择手术治疗。而癫痫手术的疗效取决于癫痫的类型、严重程度、内在结构性和生理性改变。风险评估取决于所拟采取术式的特性、拟切除脑组织的范围和位置。其中患者的年龄和耐受性也是影响手术疗效、风险不可忽视的因素。在评估后,手术风险和预测疗效都应该书面呈现给患者及家属,以便其有充分的时间考虑,并有机会讨论和咨询商讨。

(四)社会功能状况的可能影响

癫痫外科治疗的目的是使患者免受癫痫之苦,但由于重要的大脑功能区被切除而影响患者的社会功能状况是值得我们深思的。目前的医疗手段可以很好的预测手术对神经功能及认知功能的影响,如上面提到 Wada 试验及相关认知情感状态的评分量表。大部分患者尽管癫痫发作被很好地控制,但术后生活质量仍有可能没有得到改善,特别是对于术前有人格障碍或者阳性精神症状的患者而言尤其明显。在医学评估的同时进行精神社会状态评估尤其重要,术前或术后康复计划的制订应采取个体化原则。没有这些措施,则不能帮助患者提高精神社会状况,即使成功的外科治疗也无意义。

(肖波)

第六节　难治性癫痫

通过治疗阻止癫痫复发,并且在治疗停止之后,能够维持无发作的状态,是癫痫患者及其家属和医生的共同愿望。随着医学的发展,癫痫在治疗上有了很大的进步,大部分患者癫痫发作用现有的治疗手段能够得到长期的控制,其中半数以上的患者经过足疗程的 AEDs 治疗,停药后可以终生不再发病。目前仍有 20%~30% 的癫痫病例应用现有的医学手段不能获得满意的治疗效果,即称为难治性癫痫。

一、谈难治性癫痫定义之争

难治性癫痫虽被各国学者所认识,但早期缺乏统一的认定标准,因而多年来各国学者从不同的角度赋予了难治性癫痫不同的含义。对于难治性癫痫,美国 NIH 概括为“使用一切可行方法仍未能有效控制的癫痫”,即广义的难治性癫痫,其中“一切可行性方法”包括了药物、手术、迷走神经刺激术等,狭义的难治性癫痫则指耐药性癫痫。对于耐药性癫痫定义,历来争议颇多,如 Kwan P. 等人曾将耐药性癫痫定义为在两种 AEDs 治疗后,每月发作仍多于 1 次。在 Shahwan 等人的临床研究中,发作频率相对于服药前减少低于 50% 被纳入耐药性癫痫。2010 年国际抗癫痫联盟(International League Against Epilepsy, ILAE)推出的专家共识中则提出耐药性癫痫的定义为:在经过足量、足疗程、合理选用的 AEDs(单药或联合用药)之后,仍然不能有效控制发作的癫痫。2015 年中国医师协会神经内科分会癫痫专业委员会专家共识将耐药性癫痫定义为:两种或两种以上抗癫痫药物治疗失败(单药或多种药物的组合),并且每种方案均是患者能够耐受的,根据患者发作情况正确地选择合适的治疗方案,则被认为是耐药性癫痫,与 2010 年 ILAE 提出的定义基本吻合。

耐药性癫痫的定义没有统一标准,因此对于患者的预后可能存在不同的结论,为临床治疗及研究结果带来不确定性和不可比较性。具有癫痫外科手术指征、无禁忌的耐药癫痫患者可行手术治疗,以提高其生活质量并减少致残事件发生,

但术前使用不同的耐药癫痫的定义对患者进行筛选,同样会造成术后预后的巨大差异。因此,对耐药癫痫采取统一的定义标准意义重大。值得注意的是,耐药性癫痫是一种动态的概念,随着新型 AEDs 的问世,取得疗效的癫痫病例可能将不再划分为耐药性癫痫。

二、尚未定论的发病机制

(一)药物载体或靶点异常

抗癫痫药物(AEDs)的作用位点各有不同,故发生耐药的机制也可能不同。

1. **“载体学说”即“多药转运体学说”**　如果患者对一种 AEDs 产生耐受,那么对其他 AEDs 也会有耐药现象。由此推测,难治性癫痫的耐药机制可能是非特异性的,并提出了多药耐受(multidrug resistance, MDR)的概念,进一步的研究发现,MDR 基因由 mdr1、mdr3 组成,且由 mdr1 起主导作用。近年来,药物靶分子的敏感性降低或缺失及药物进入中枢神经系统的能力减弱受到了关注,后者可能是由一些在中枢神经系统具有活跃防御功能的多药转运体所致,包括 ATP- 结合盒超级家族中的转运蛋白,由一组高度保守序列的 ATP 依赖的跨膜转运蛋白组成,其中研究最多的是 P- 糖蛋白(P-glycoprotein, Pgp)和多药耐药蛋白(multidrug resistance-associated protein, MRP)。另外,其他转运蛋白如主要穹窿蛋白(major vault protein, MVP)在难治性癫痫中的作用也逐渐被发现重视。

2. **“靶点异常学说”**　此种学说认为抗癫痫药物细胞靶点的异常导致药物敏感性下降而导致耐药。此种学说的不足之处在于不能很好地解释患者对一种 AED 产生耐药,可能对其他 AEDs 也会有耐药现象。此学说认为药物靶点的变化对癫痫耐药产生具有重要作用。

(二)神经网络及环路的重组

40% 以上的颞叶癫痫都是难治性癫痫,尤其是颞叶内侧癫痫。这类患者多数有海马硬化和萎缩、胶质细胞增生。手术切片发现,海马锥体细胞和粒细胞存在轴索发芽,齿状回细胞有明显的苔藓纤维芽孢形成。这种苔藓纤维芽孢伸入外分子层,与附近的神经元形成异常的突触联系。细胞内的立早基因 C-fos、C-jun 是神经元结构重塑的

最初反应,可以将神经元活动的短暂变化转变成神经结构的长期改变。系统注射海人藻酸后,脑内 C-fos、C-jun 等立早基因的表达会明显增加,可以引起神经细胞死亡。神经元病理性凋亡或者死亡后遗留的间隙由新生的突触伸入填充,导致神经网络及环路的重组。因而目前认为神经网络和环路的重组是难治性癫痫形成的重要原因之一。

(三)基因表达异常

难治性癫痫中有许多特殊的临床表现和演变规律都与基因异常有关,许多难治性癫痫都是由于基因突变引起的。例如,伴有听觉异常的常染色体显性遗传的局限性癫痫患者常有富亮氨酸神经胶质瘤灭活基因的突变;线粒体 RNA 基因的 7472insC 和 T7512C 突变可以引发进行性肌阵挛性癫痫。耐苯妥英钠 Wistar 大鼠癫痫模型脑线粒体的基因表达异常,提示脑细胞线粒体基因表达异常与难治性癫痫的发病有关,可能是难治性癫痫的分子病理基础之一。

(四)离子通道的异常

一些离子通道的异常改变也会促使难治性癫痫的形成。使用膜片钳技术检测海马组织中电压依赖性钠通道,发现难治性癫痫患者钠通道对药物缺乏敏感性,推测可能是难治性癫痫形成的机制之一,另外,电压门控钾离子、钙离子通道也可能对癫痫耐药产生一定作用。

癫痫耐药的其他可能的细胞学机制包括:线粒体氧化应激和功能异常;神经元及神经胶质细胞缝隙连接作用失衡而导致神经信号调节紊乱等,这些新的假说和机制可能作为未来新型 AEDs 研究和治疗的新靶点。

三、早期诊断及预测——辨别真假难治性癫痫

难治性癫痫的诊断是建立在正确诊断癫痫的基础上的。有一部分难治性癫痫为医源性难治性癫痫,是医疗措施不当或患者依从性较差引起的。首先要明确是否为癫痫,其次要正确的对发作类型进行分类,发作类型的判断直接涉及选药的正确性。通过详尽的病史采集,正确地分析和判断发作间期及发作期的脑电图,将有效地避免出现诊断的错误。癫痫发作及综合征分类错误

而导致治疗不当临床上很常见。比如将失神发作和复杂部分性发作相混淆而导致选药的错误,可能使原有的癫痫发作加重。对于青少年肌阵挛癫痫不熟悉,使用卡马西平治疗也可以导致病程迁延不愈。另外,首选的药物不正确可能直接导致耐药的出现,从而使其发展成难治性癫痫。一些患者可能是由于服药的依从性较差而造成难治,这类患者并非是真正的难治性癫痫,所以要注意鉴别。

难治性癫痫是否能够进行早期诊断或预测,目前尚无定论。以下因素提示易形成难治性癫痫:①发作类型,症状性部分性癫痫发作易成为难治性癫痫;②病因学,高热惊厥合并皮质发育畸形的患者更易成为难治性癫痫;③致痫灶的部位,有海马硬化的颞叶癫痫最易成为难治性癫痫;④对抗癫痫药最初的反应,近年来研究发现,首次用 AEDs 无效的患者很可能进展成难治性癫痫;⑤遗传学因素,如已证实的多药转运体 ABCB1 基因多态性与难治性癫痫相关。

四、有效治疗——百尺竿头仍需更进一步

癫痫患者一般首选单药治疗,若首次选药的不正确或者对药物的反应较差,可能使患者更容易出现耐药。难治性癫痫在治疗上可考虑多种药物的联合应用、应用新型抗癫痫药物、辅助药、酮食疗法及手术治疗。

(一)多药联合应用

合理的多药治疗对难治性癫痫是适宜的。实践表明,联合用药可使 50% 以上患者的发作明显减少。在联合用药时应考虑到药物之间的相互作用,有些药物联用可能加重副作用,如卡马西平与奥卡西平联用加重神经毒性,而拉莫三嗪与丙戊酸合用,因为药物作用靶点不同,则可达到互补的作用。

(二)新型抗癫痫药物

新型 AEDs 是最近开始在临床上应用的新药,也是治疗难治性癫痫的主要药物。常用的包括:托吡酯(topiramate)、拉莫三嗪(lamotrigine)、奥卡西平(oxcarbazepine)、氨己烯酸(vigabatrin)、加巴喷丁(gabapentin)、非氨酯(felbamate)等。这些新药跟传统的药物相比副作用较少,药物之

间相互作用不多,剂量调整更方便。

(三)辅助药

有些药物单用于癫痫,疗效往往不够理想或出现一些不能耐受的副作用,有些对难治性癫痫有效,但极易产生耐药性,使药物的作用在短期内迅速消失,将这些药物与其他抗癫痫药物合用,可避其不足,扬其所长,明显提高临床疗效,即癫痫治疗的辅助药。治疗难治性癫痫最常用的辅助治疗药物包括:别嘌呤醇、氟桂利嗪、维生素E、大剂量静注丙种球蛋白、乙酰唑胺、苯二氮䓬类。

(四)生酮饮食

生酮饮食(ketogenic diet)疗法利用高脂、低碳水化合物饮食结构改变癫痫患者脑代谢模式,降低神经兴奋性达到抗癫痫效果,主要用于儿童难治性癫痫患者。生酮饮食始于20世纪20年代初期,当时抗癫痫药物数量很少,副作用也明显,因而希望用生酮饮食控制难治性癫痫的发作。20世纪40~50年代,因多种原因,酮食疗法逐渐被放弃。20世纪70年代,中链甘油三酯以更方便、更可口、更好产生酮症的优势在当时抗癫痫药物治疗难治性癫痫受挫的情况下,再次引起人们的关注,许多癫痫中心重新将其用于难治性癫痫。研究表明,酮食还能增加难治性癫痫儿童的快动眼睡眠,改善睡眠质量。

(五)手术治疗

手术仍是治疗难治性癫痫最为重要的手段之一,许多难治性癫痫都可考虑手术治疗。尤其是局灶性顽固性癫痫手术切除可获得极高的缓解率,如颞叶癫痫的成功率可达70%~90%。常用的手术包括半球切除术、软脑膜下横断术、病灶切除术、胼胝体切开术,可根据病情酌情选用。迷走神经刺激术(VNS)对于那些致痫灶广泛、药物和手术控制无效或不适合手术的癫痫患者可考虑选择。

尽管目前现代医学对于难治性癫痫的治疗取得了巨大的进步,治疗方案众多,但仍有少部分患者发作无法控制而最终预后不佳,也许在将来有更新的手段如基因治疗、干细胞治疗等,为难治性癫痫患者带来福音。

(肖 波)

第七节 癫痫相关的指南解读——证据凝练下的最佳指导

以往,医生往往根据自身临床经验对患者进行治疗,但随着科学的进步,新药的种类日益增多,可选择的治疗方案层出不穷,药物的不良反应也越来越多的浮出水面,那么对待众多来访的患者,怎样正确地选择药物,就需要以循证医学指南作为参照,来规范我们的日常临床实践。目前,癫痫的各类治疗指南已广泛地运用于临床:

一、国际抗癫痫联盟指南

国际抗癫痫联盟(International league against epilepsy,ILAE)是一个全球性的抗癫痫组织,它的目的是帮助提高癫痫的预防、诊断和治疗。ILAE2006年(2013年更新)治疗指南是基于临床试验总结出来的证据来制订的。

1. 成人(16~60岁)新诊断的或未经治疗的部分性癫痫发作 选择卡马西平(carbamazepine,CBZ)、左乙拉西坦(levetiracetam,LEV)、苯妥英(phenytoin,PHT)、唑尼沙胺(zonisamide,ZNS)和丙戊酸(valproic acid,VPA)进行单药起始治疗。

(1)CBZ、LEV、PHT和ZNS单药起始治疗有效(A级证据);

(2)VPA单药起始治疗很可能有效(B级证据);

(3)加巴喷丁(gabapentin,GBP)、拉莫三嗪(lamotrigine,LTG)、奥卡西平(oxcarbazepine,OXC)、苯巴比妥(phenobarbital,PB)、托吡酯(topiramate,TPM)和氨己烯酸(vigabatrin,VGB)单药起始治疗可能有效(C级证据);

(4)氯硝西泮(clonazepam,CZP)和扑痫酮(primidone,PRM)单药起始治疗可能存在潜在疗效(D级证据)。

2. 儿童(2~16岁)新诊断的或未经治疗的部分性癫痫发作 选择OXC作为单药起始治疗。

(1)OXC单药起始治疗有效且耐受性好(A级证据);

(2)CBZ、PB、PHT、TPM和VPA单药起始

治疗可能有效（C 级证据）；

（3）LTG 和 VGB 单药起始治疗可能存在潜在疗效（D 级证据）；

3. 老年人（>60 岁）新诊断的或未经治疗的部分性癫痫发作　选择 LTG 和 GBP 作为单药起始治疗。

（1）LTG 和 GBP 单药起始治疗有效（A 级证据）；

（2）CBZ 单药起始治疗可能有效（C 级证据）；

（3）TPM 和 VPA 单药起始治疗可能存在潜在疗效（D 级证据）。

4. 成人（16~60 岁）新诊断的或未经治疗的全面强直阵挛性癫痫发作　可以选择 CBZ、LTG、OXC、PB、PHT、TPM 和 VPA 单药起始治疗。

（1）没有一种抗癫痫药物达到较高的证据标准（A 或 B 级证据）；

（2）CBZ、LTG、OXC、PB、PHT、TPM 和 VPA 单药起始治疗可能有效（C 级证据）；

（3）GPB、LEV 和 VGB 单药起始治疗可能存在潜在的疗效（D 级证据）。

5. 儿童（2~16 岁）新诊断的或未经治疗的全面强直阵挛性癫痫发作　可以选择 CBZ、PB、PHT、TPM 和 VPA 作为单药起始治疗。

（1）没有一种抗癫痫药物达到较高的证据标准（A 或 B 级证据）；

（2）CBZ、PB、PHT、TPM 和 VPA 单药起始治疗可能有效（C 级证据），OXC 也潜在可能有效（D 级证据）。

6. 新诊断的或未经治疗的儿童失神癫痫可以选择乙琥胺（ethosuximide，ESM）或 VPA 作为单药起始治疗，应避免使用 CBZ、OXC、PB、PHT、TGB 和 VGB。

（1）ESM 和 VPA 单药治疗有效（A 级证据）；

（2）LTG 单药起始治疗可能有效（C 级证据）；

（3）CBZ、OXC、PB、PHT、替加宾（tiagabine，TGB）和 VGB 可能加重失神癫痫发作。LEV 对该类患者的有效性尚无定论。

7. 新诊断的或未经治疗的儿童良性中央 - 颞叶棘波癫痫　可以选择 CBZ 和 VPA 作为单药起始治疗。

（1）没有一种抗癫痫药物达到较高的证据标准（A 或 B 级证据）；

（2）CBZ 和 VPA 单药起始治疗可能有效（C 级证据）；

（3）GPB、LEV、OXC 和舒噻美（sulthiame，STM）单药起始治疗可能存在潜在疗效（D 级证据）；

8. 新诊断的或未经治疗的青少年肌阵挛癫痫　没有确切的抗癫痫药物有效，但仍可选择 CZP、LTG、LEV、TPM、VPA 和 ZNS 进行治疗，应避免使用 CBZ、GBP、OXC、PHT、TGB 和 VGB。

（1）没有一种抗癫痫药物达到较高的证据标准（A、B 或 C 级证据）；

（2）TPM 和 VPA 单药起始治疗可能存在潜在疗效（D 级证据）；

（3）CBZ、GBP、OXC、PHT、TGB 和 VGB 可能加重青少年肌阵挛癫痫。

二、英国国家卓越临床研究中心指南

英国国家卓越临床研究中心（UK National institute for clinical excellence，NICE）2012 年指南主要是根据不同的痫性发作类型及不同的癫痫综合征类型指导抗癫痫药物的临床应用。由于新药的不断研发和应用，该中心于 2012 年在原来 NICE 指南（2004）的基础上作出了更新，具体内容见表 2-12-3 及表 2-12-4。

表 2-12-3　根据不同痫性发作类型选择抗癫痫药物

发作类型	一线药物	添加药物	可考虑药物	可能加重发作药物
全面强直阵挛发作	丙戊酸、拉莫三嗪、卡马西平、奥卡西平、左乙拉西坦、苯巴比妥	左乙拉西坦、托吡酯、丙戊酸、拉莫三嗪、氯巴占		
强直或失张力发作	丙戊酸	拉莫三嗪	托吡酯、卢菲酰胺	卡马西平、奥卡西平、加巴喷丁、普瑞巴林、替加宾、氨己烯酸

续表

发作类型	一线药物	添加药物	可考虑药物	可能加重发作药物
失神发作	丙戊酸、乙琥胺、拉莫三嗪	丙戊酸、乙琥胺、拉莫三嗪	氯硝西泮、氯巴占、左乙拉西坦、托吡酯、唑尼沙胺	卡马西平、奥卡西平、苯妥英钠、加巴喷丁、普瑞巴林、替加宾、氨己烯酸
肌阵挛发作	丙戊酸、左乙拉西坦、托吡酯	左乙拉西坦、丙戊酸、托吡酯	氯硝西泮、氯巴占、唑尼沙胺	卡马西平、奥卡西平、苯妥英钠、加巴喷丁、普瑞巴林、替加宾、氨己烯酸
局灶性发作	卡马西平、拉莫三嗪、奥卡西平、左乙拉西坦、丙戊酸	卡马西平、左乙拉西坦、拉莫三嗪、奥卡西平、加巴喷丁、丙戊酸、托吡酯、唑尼沙胺、氯巴占	苯妥英钠、苯巴比妥	

表 2-12-4 根据不同的癫痫综合征选择抗癫痫药物

癫痫综合征	一线药物	添加药物	可考虑药物	可能加重发作药物
儿童失神癫痫、青少年失神癫痫或其他失神综合征	丙戊酸、乙琥胺、拉莫三嗪	丙戊酸、乙琥胺、拉莫三嗪	氯硝西泮、唑尼沙胺、左乙拉西坦、托吡酯、氯巴占	卡马西平、奥卡西平、苯妥英钠、加巴喷丁、普瑞巴林、替加宾、氨己烯酸
青少年肌阵挛癫痫	丙戊酸、拉莫三嗪、左乙拉西坦	丙戊酸、拉莫三嗪、左乙拉西坦、托吡酯	氯硝西泮、唑尼沙胺、氯巴占、苯巴比妥	卡马西平、奥卡西平、苯妥英钠、加巴喷丁、普瑞巴林、替加宾、氨己烯酸
仅有全面强直阵挛发作的癫痫	丙戊酸、拉莫三嗪、卡马西平、奥卡西平	左乙拉西坦、托吡酯、丙戊酸、拉莫三嗪、氯巴占	苯巴比妥	
特发性全面性癫痫	丙戊酸、拉莫三嗪	左乙拉西坦、丙戊酸、拉莫三嗪、托吡酯	氯硝西泮、唑尼沙胺、氯巴占、苯巴比妥	卡马西平、奥卡西平、苯妥英钠、加巴喷丁、普瑞巴林、替加宾、氨己烯酸
儿童良性癫痫伴中央颞区棘波、Panayiotopoulos综合征或晚发性儿童枕叶癫痫（Gastaut型）	卡马西平、奥卡西平、左乙拉西坦、丙戊酸、拉莫三嗪	卡马西平、奥卡西平、左乙拉西坦、丙戊酸、拉莫三嗪、托吡酯、加巴喷丁、氯巴占	苯巴比妥、苯妥英钠、唑尼沙胺、普瑞巴林、替加宾、氨己烯酸、艾司利卡西平、拉科酰胺	
West综合征（婴儿痉挛症）	类固醇、氨己烯酸	托吡酯、丙戊酸、氯硝西泮、拉莫三嗪		
Lennox—Gastaut综合征	丙戊酸	拉莫三嗪	托吡酯、左乙拉西坦、卢菲酰胺、非氨酯	卡马西平、奥卡西平、加巴喷丁、普瑞巴林、替加宾、氨己烯酸
Dravet综合征	丙戊酸、托吡酯	氯巴占、司替戊醇*、左乙拉西坦、氯硝西泮		卡马西平、奥卡西平、加巴喷丁、拉莫三嗪、苯妥英钠、普瑞巴林、替加宾、氨己烯酸

需注意的是,婴儿痉挛、Dravet 综合征、CSWS、LG 综合征、Landau-Kleffner 综合征、肌阵挛-失张力癫痫均需将患者转诊至三级儿科癫痫专家进行详尽评估。

三、美国神经病学会指南

1. *Management Issues for Women with Epilepsy*（1998）

2. *The Use of Felbamate in the Treatment of Patients with Intractable Epilepsy*（1999）

3. *Treatment of the Child with a First Unprovoked Seizure*（2003）

4. *Efficacy and Tolerability of the New Antiepileptic Drugs*，Ⅰ：*Treatment of New Onset Epilepsy*（2004）

5. *Efficacy and Tolerability of the New Antiepileptic Drugs*，Ⅱ：*Treatment of Refractory Epilepsy*（2004）［*Practice guideline update summary*：*Efficacy and tolerability of the new antiepileptic drugs* Ⅱ：*Treatment-resistant epilepsy*（2018）］

其中,第4项及第5项是针对新型抗癫痫药物的使用指南,纳入的新型抗癫痫药物包括:加巴喷丁、拉莫三嗪、托吡酯、奥卡西平、左乙拉西坦、噻加宾、唑尼沙胺。其结果总结见表2-12-5及表2-12-6。另外,2018年美国神经病学会针对第5项指南的更新提出,普瑞巴林及吡仑帕纳亦可作为成人局灶耐药性癫痫的添加治疗选择（A级证据）。

表 2-12-5 新诊断的癫痫患者使用新型抗癫痫药物指南

新型抗癫痫药物	部分性/混合性癫痫的单药治疗	失神癫痫的单药治疗
加巴喷丁	是*	否
拉莫三嗪	是*	是*
托吡酯	是*	否
替加宾	否	否
奥卡西平	是	否
左乙拉西坦	否	否
唑尼沙胺	否	否

*美国 FDA 未批准此项适应证。

表 2-12-6 难治性癫痫患者使用新型抗癫痫药物指南

新型抗癫痫药物	成人部分性癫痫的添加治疗	部分性癫痫的单药治疗	特发性全面性癫痫	症状性全面性癫痫	儿童部分性癫痫
加巴喷丁	是	否	否	否	是
拉莫三嗪	是	是	否	是	是
托吡酯	是	是*	是（仅 GTCS）	是	是
替加宾	是	否	否	否	否
奥卡西平	是	是	否	否	是
左乙拉西坦	是	否	否	否	否
唑尼沙胺	是	否	否	否	否

*美国 FDA 未批准此项适应证。

四、中国抗癫痫药物应用专家共识（2011）

在总体治疗策略中,一致推荐选择单药治疗。一种单药疗效不佳时,换用另外一种单药治疗,再次疗效不佳时联用两种抗癫痫药物,仍然疗效欠佳时才考虑三种药物的联合治疗。在本专家共识中还特别提到了癫痫特殊人群和共患病的癫痫患者的用药情况（表2-12-7、表2-12-8）。

表 2-12-7　特殊人群的抗癫痫药物选择

特殊人群类型	全面性发作		部分性发作	
	首选	一线药物	首选	一线药物
健康育龄期妇女	拉莫三嗪、左乙拉西坦	拉莫三嗪、左乙拉西坦、托吡酯	拉莫三嗪	拉莫三嗪、左乙拉西坦、奥卡西平、托吡酯
计划受孕并哺乳	拉莫三嗪	拉莫三嗪、左乙拉西坦	拉莫三嗪	拉莫三嗪、左乙拉西坦
不伴其他系统疾病的老年癫痫患者	—	—	拉莫三嗪、奥卡西平	拉莫三嗪、左乙拉西坦、奥卡西平、托吡酯、卡马西平、丙戊酸
伴有其他系统疾病的老年癫痫患者	—	—	拉莫三嗪、左乙拉西坦	拉莫三嗪、左乙拉西坦、奥卡西平、托吡酯
学龄期儿童	拉莫三嗪	拉莫三嗪、左乙拉西坦	奥卡西平、拉莫三嗪	奥卡西平、拉莫三嗪、左乙拉西坦、卡马西平、丙戊酸

表 2-12-8　伴有共患病的癫痫患者药物治疗

共患病	全面性发作		部分性发作	
	首选	一线药物	首选	一线药物
伴抑郁	丙戊酸、拉莫三嗪	丙戊酸、拉莫三嗪	拉莫三嗪、奥卡西平、卡马西平	拉莫三嗪、奥卡西平、卡马西平、丙戊酸
伴行为问题	丙戊酸、拉莫三嗪	丙戊酸、拉莫三嗪	卡马西平、奥卡西平、拉莫三嗪	卡马西平、奥卡西平、拉莫三嗪、丙戊酸
伴肾衰竭	丙戊酸	丙戊酸、拉莫三嗪、左乙拉西坦	拉莫三嗪	拉莫三嗪、左乙拉西坦
HBsAg(+),肝功正常	托吡酯、左乙拉西坦	托吡酯、左乙拉西坦、拉莫三嗪	奥卡西平	托吡酯、左乙拉西坦、拉莫三嗪、奥卡西平
HBsAg(+),肝功异常	托吡酯、左乙拉西坦	托吡酯、左乙拉西坦、拉莫三嗪	托吡酯、左乙拉西坦	托吡酯、左乙拉西坦、拉莫三嗪
除乙肝以外的肝病	托吡酯、左乙拉西坦	托吡酯、左乙拉西坦、拉莫三嗪	托吡酯、左乙拉西坦	托吡酯、左乙拉西坦
认知损害儿童	拉莫三嗪	拉莫三嗪、左乙拉西坦、丙戊酸	拉莫三嗪、奥卡西平	拉莫三嗪、奥卡西平、左乙拉西坦
认知损害老年人	拉莫三嗪	拉莫三嗪、左乙拉西坦、丙戊酸	拉莫三嗪、奥卡西平、左乙拉西坦	拉莫三嗪、奥卡西平、左乙拉西坦

五、其他指南

还有一些其他的地方性指南,在临床工作中也可用于参考借鉴,如:英国健康协会指南(UK ministry of health scottish intercollegiate guidelines, 1999),欧洲白皮书(European white paper on epilepsy, European concerted action and research in epilepsy, 2003),苏格兰地区学院间指南(Scottish intercollegiate guidelines, 2003—2005),欧洲神经病学联盟成人癫痫持续状态管理指南(EFNS guideline on the management of status epilepticus in adults, 2010)等。

各类指南均有不同的侧重方面,不管指南的治疗推荐如何,在临床实践中还是应该着重强调个体化治疗的重要性。如:对儿童患者要注意药物对认知功能、行为问题的影响,对育龄期女性要注意药物对内分泌、妊娠的影响,对老年患者要特别注意是否有共患病以及药物的相互作用。

还要与患者及家属进行沟通,综合患者的工作性质,有无驾驶等特殊要求,经济负担等情况,尽可能地合理选用抗癫痫药物。做到因药而异、因人而异,以取得更佳的治疗效果,改善患者的生活质量。

(周 东)

附录 抗癫痫药物中英文名称及缩写对照

中文名	英文名	缩写
卡马西平	carbamazepine	CBZ
氯巴占	clobazam	CLB
氯硝西泮	clonazepam	CZP
地西泮	diazepam	DZP
乙琥胺	ethosuximide	ESM
非尔氨酯	felbamate	FBM
加巴喷丁	gabapentin	GBP
拉科酰胺	lacosamide	LCM
拉莫三嗪	lamotrigine	LTG
左乙拉西坦	levetiracetam	LEV
劳拉西泮	lorazepam	LZP
咪达唑仑	midazolam	
奥卡西平	oxcarbazepine	OXC
苯妥因	phenytoin	PHT
吡拉西坦	piracetam	
普瑞巴林	pregabalin	PGB
扑痫酮	primidone	PRM
丙泊酚	propofol	
卢非酰胺	rufinamide	
类固醇	steroid	
司替戊醇	stiripentol	STP
舒噻美	sulthiame	STM
硫喷妥钠	thiopental sodium	
替加宾	tiagabine	TGB
托吡酯	topiramate	TPM
丙戊酸	valproic acid	VPA
氨己烯酸	vigabatrin	VGB
唑尼沙胺	zonisamide	ZNS

参 考 文 献

[1] Gastaut H, Broughton R. Epileptic seizures. Spingfield: Charles Thomas, 1972. Commission on classification and terminology of the ILAE. Proposal for revised clinical and electroencephalographic classification of epileptic seizures. Epilepsia, 1981, 22: 489-501.

[2] Gastaut H, Broughton R. Epileptic seizures. Spingfield: Charles Thomas, 1972.

[3] J Engel Jr, International League Against Epilepsy (ILAE). A proposed diagnostic scheme for people with epileptic seizures and with epilepsy: Report of the ILAE task force on classification and terminology. Epilepsia, 2001, 42: 796-803.

[4] Fisher RS, Cross JH, French JA, et al. Operational classification of seizure types by the International League Against Epilepsy: Position Paper of the ILAE Commission for Classification and Terminology. Epilepsia, 2017, 58: 522-530.

[5] Scheffer IE, Berkovic S, Capovilla G, et al. ILAE classification of the epilepsies: Position paper of the ILAE Commission for Classification and Terminology. Epilepsia, 2017, 58(4): 512-521.

[6] 刘晓燕. 临床脑电图学. 2版. 北京: 人民卫生出版社, 2017.

[7] Simon D. Shorvon. 癫痫治疗学. 2版. 肖波, 译. 北京: 人民卫生出版社, 2010.

[8] Carney PW, Masterton RA, Gill D, et al. Nodular heterotopia and absence seizures: fMRI evidence that they may be connected. Epilepsy Res, 2013, 106(3): 451-455.

[9] Pugnaghi M, Carmichael DW, Vaudano AE, et al. Generalized Spike and Waves: Effect of Discharge Duration on Brain Networks as Revealed by BOLD fMRI. Brain Topography, 2014, 27(1): 123-137.

[10] Jung J, Bouet R, Delpuech C, et al. The value of magnetoencephalography for seizure-onset zone localization in magnetic resonance imaging-negative partial epilepsy. Brain, 2013, 136(Pt 10): 3176-3186.

[11] Kulbida R, Wang Y, Mandelkow EM, et al. Molecular imaging reveals epileptogenic Ca^{2+}-channel promoter activation in hippocampi of living mice. Brain Struct Funct, 2015, 220(5): 3067-3073.

[12] Glauser T, Ben-Menachem E, Bourgeois B, et al. Updated ILAE evidence review of antiepileptic drug

efficacy and effectiveness as initial monotherapy for epileptic seizures and syndromes. Epilepsia, 2013, 54 (3): 551-563.

[13] Asconapé JJ. Epilepsy: new drug targets and neurostimulation. Neurol Clinics, 2013, 31 (3): 785-798.

[14] Jo S, Bean BP. Lacosamide Inhibition of Nav1.7 Voltage-Gated Sodium Channels: Slow Binding to Fast-Inactivated States. Mol Pharmacol, 2017, 91 (4): 277-286.

[15] Del Bianco C, Placidi F. Long-term efficacy and safety of lacosamide and levetiracetam monotherapy in elderly patients with focal epilepsy: A retrospective study. Epilepsy Behav, 2019, 94: 178-182.

[16] Englot DJ, Lee AT, Tsai C, et al. Seizure Types and Frequency in Patients who "Fail" Temporal Lobectomy for Intractable Epilepsy. Neurosurgery, 2013, 73 (5): 838-844.

[17] Surges R, Elger CE. Reoperation after failed resective epilepsy surgery. Seizure, 2013, 22 (7): 493-501.

[18] Maehara T, Inaji M, Matsuura M. Surgical effects of focus resection for patients with intractable epilepsy. Neurol Med Chir (Tokyo), 2013, 53 (5): 281-286.

[19] Ayataka Fujimoto, Tohru Okanishi, Mitsuyo Nishimura, et al. The Wada test might predict postoperative fine finger motor deficit after hemispherotomy. J Clin Neurosci, 2017, 45: 319-323.

[20] Singh P, Kaur R, Saggar K, et al. Qualitative and quantitative hippocampal MRI assessments in intractable epilepsy. Biomed Res Int, 2013, 2013: 480524.

[21] Shahwan A, Murphy K, Doherty C, et al. The controversial association of ABCB1 polymorphisms in refractory epilepsy: an analysis of multiple SNPs in an Irish population. Epilepsy Res, 2007, 73 (2): 192-198.

[22] Kwan P, Baum L, Wong V, et al. Association between ABCB1 C3435T polymorphism and drug-resistant epilepsy in Han Chinese. Epilepsy Behav, 2007, 11 (1): 112-117.

[23] Kwan P, Arzimanoglou A, Berg AT, et al. Definition of drug resistant epilepsy: consensus proposal by the ad hoc Task Force of the ILAE Commission on Therapeutic Strategies. Epilepsia, 2010, 51 (6): 1069-1077.

[24] Wassenaar M, Leijten FS, Egberts TC, et al. Prognostic factors for medically intractable epilepsy: A systematic review. Epilepsy Res, 2013, 106 (3): 301-310.

[25] Cervenka MC, Kossoff EH. Dietary treatment of intractable epilepsy. Continuum (Minneap Minn), 2013, 19 (3 Epilepsy): 756-766.

[26] 中国医师协会神经内科分会癫痫专业委员会. 耐药癫痫定义中国专家共识. 中国医师杂志, 2015, 17 (7): 964-966.

[27] Glauser T, Ben-Menachem E, Bourgeois B, et al. ILAE Treatment Guidelines: Evidence-based Analysis of Antiepileptic Drug Efficacy and Effectiveness as Initial Monotherapy for Epileptic Seizures and Syndromes. Epilepsia, 2006, 47 (7): 1094-1120.

[28] Glauser T, Ben-Menachem E, Bourgeois B, et al. Updated ILAE evidence review of antiepileptic drug efficacy and effectiveness as initial monotherapy for epileptic seizures and syndromes. Epilepsia, 2013, 54 (3): 551-563.

[29] Nunes VD, Sawyer L, Neilson J, et al. Diagnosis and management of the epilepsies in adults and children: summary of updated NICE guidance. BMJ, 2012, 344: e281.

[30] French J, Kanner A, Bautista J, et al. Efficacy and tolerability of the new antiepileptic drugs II: Treatment of refractory epilepsy Report of the Therapeutics and Technology Assessment Subcommittee and Quality Standards Subcommittee of the American Academy of Neurology and the American Epilepsy Society. Neurology, 2004, 62 (8): 1261-1273.

[31] French J, Kanner A, Bautista J, et al. Efficacy and tolerability of the new antiepileptic drugs I: Treatment of new onset epilepsy Report of the Therapeutics and Technology Assessment Subcommittee and Quality Standards Subcommittee of the American Academy of Neurology and the American Epilepsy Society. Neurology, 2004, 62 (8): 1252-1260.

[32] Kanner A, Ashman E, Gloss D, et al. Practice guideline update summary: Efficacy and tolerability of the new antiepileptic drugs II: Treatment-resistant epilepsy Report of the Therapeutics and Technology Assessment Subcommittee and Quality Standards Subcommittee of the American Academy of Neurology and the American Epilepsy Society. Neurology, 2018, 91: 82-90.

[33] 中华医学会神经病学分会脑电图与癫痫学组. 抗癫痫药物应用专家共识. 中华神经科杂志, 2011, 44 (1): 56-65.

第十三章　头痛

第一节　概　　述

头痛即头部（眉弓、耳郭上部和枕外隆凸连线以上）的疼痛，是最为常见的临床症状之一。有些头痛本身就可以是一个独立疾病，有些则可能是神经系统或其他系统疾病的一个症状。前者多为原发性头痛，即至今尚未明确病因及发病机制的头痛；后者则为继发性头痛，也称症状性头痛。

疼痛虽然最终是由大脑所感知，但有趣的是，脑组织内并无痛觉感受器分布，因而如果只刺激脑组织（如腔隙性脑梗死等）并不会引起疼痛。室管膜、蛛网膜和硬脑膜（靠近血管部分除外）对疼痛也不敏感。头部的痛觉敏感组织包括一些颅内结构（颅内血管周围的硬脑膜、第 V、Ⅶ、IX 和 X 脑神经、Willis 环及其分支、脑膜动脉和颅内大静脉）和大部分颅外结构（如皮肤、肌肉、黏膜、神经、颈外动脉及其分支）。当各种原因造成头部痛觉敏感组织受到物理的、化学的刺激时即可出现头痛。

头痛是医学上诊断分类最多的病症，共有300 多种原因。本章采用 2018 年国际头痛学会（IHS）头痛分类委员会的最新分类，即《国际头痛疾患分类》第 3 版（ICHD- Ⅲ）进行阐述，重点介绍几个常见原发性头痛的诊治及研究进展。

一、头痛的分类

IHS 头痛分类委员会于 1988 年首次制定了头痛疾患的分类及诊断标准，已被各国临床医师和研究人员所了解，该标准在我国经众多神经病学专家和医生的努力下，也得到了推广和应用。该分类委员会于 2005 年又对 1988 年的诊断及分类标准进行了修订，发表了第 2 版《国际头痛疾患分类》（ICHD- Ⅱ），在 2013 年发表试行版 ICHD- Ⅲ-β 后经过充分的临床检验和讨论，ICHD- Ⅲ 于 2018 年正式发表，并已全文翻译成中文。分类及诊断标准的制定主要依据临床症状、患者群体的纵向研究、流行病学研究、治疗结果、遗传学、神经影像学和病理生理学的研究成果，兼顾了临床使用和科研的需要。使临床诊断得以统一，为头痛的临床研究、流行病学调查、新的药物疗法的研发进行国际交流和合作提供了平台。

ICHD- Ⅲ 将头痛分为 3 大部分 14 个类型（表 2-13-1）：第一部分，原发性头痛，即目前尚未明确病因的头痛疾患；第二部分，已明确病因的头痛；第三部分，痛性颅神经病变和其他面痛及其他类型头痛。

表 2-13-1　ICHD- Ⅲ 头痛疾患的分类

第一部分：原发性头痛
1. 偏头痛
2. 紧张型头痛
3. 三叉神经自主神经性头痛
4. 其他原发性头痛
第二部分：继发性头痛
5. 缘于头颈部创伤的头痛
6. 缘于头颈部血管性疾病的头痛
7. 缘于颅内非血管性疾病的头痛
8. 缘于某种物质的或物质戒断性头痛
9. 缘于感染的头痛
10. 缘于内环境紊乱的头痛
11. 缘于头颅、颈部、眼、耳、鼻、鼻窦、牙、口腔或其他面部或颈部构造疾病的头面痛
12. 缘于精神障碍的头痛
第三部分：痛性颅神经病变和其他面痛及其他类型头痛
13. 痛性颅神经病变和其他面痛
14. 其他类型头痛

二、头痛诊断的一般原则

头痛的种类繁多,病因复杂,易于误诊漏诊。应首先通过详细询问病史和体格检查,发现有无提示继发性头痛的症状与体征,结合适当的辅助检查,以明确继发性头痛的类型。若无相关症状与体征,则可以考虑原发性头痛,这时应分析患者头痛的临床特征是否符合某一类型原发性头痛的诊断标准,如不完全符合则应重新审视有无继发性头痛的可能。只有充分排除继发性头痛后方可确定为原发性头痛,最后根据其临床特点确定为何种类型的原发性头痛。

头痛是患者的主观体验,因此病史采集尤为重要。应着重了解头痛的起病时间、是持续性还是发作性、头痛的部位、性质、程度和伴随症状,如是发作性头痛应了解发作频率、持续时间、前驱症状、诱发因素、加重或缓解的因素,注意头痛对日常生活的影响。此外,还需要全面了解患者的生活工作习惯、既往所患疾病及治疗情况、外伤史、家族史等。体格检查除了常规内科检查及神经系统专科检查外,应特别注意眼底、颅周肌肉的触压痛、病理反射和脑膜刺激征。

如发现以下情况,应警惕继发性头痛的可能,须考虑进一步检查以明确诊断:①突然发生的头痛;②逐渐加重的头痛;③伴有系统性疾病(如发热、颈强直、皮疹)的头痛;④伴有视盘水肿、神经系统局灶症状与体征、认知障碍的头痛;⑤50岁以后新发的头痛;⑥妊娠期或分娩后头痛;⑦癌症或 AIDS 患者出现的头痛。

头痛患者患有某种可以引起头痛的疾病,并非说明该患者的头痛一定是继发性头痛,应明确头痛与此疾病是否存在因果关系。只要有明确因果关系,不要求一定要在治疗原发病后头痛缓解或明显改善后才能诊断。诊断原发性头痛起码应该满足下列中的一项:①病史和体检不提示有可以造成头痛的器质性疾病或明确病因如药物;②虽有提示,但进一步检查予以排除;③虽有此类疾病或病因,但与患者的头痛无因果关系。

当怀疑患者存在多种头痛类型或亚型时,强烈推荐患者用诊断性头痛日记来记录每次发作时的头痛特征。研究表明头痛日记可提高诊断准确性,并更精确的判断药物的治疗效果。

另外,还要注意应用 ICHD-Ⅲ 分类及诊断标准时,可能会遇到某位特殊头痛患者同时符合两个不同疾病的诊断标准,如既符合偏头痛也符合紧张型头痛的诊断标准,那就需要获取其他的信息来判断将它诊断为哪一个更准确。这包括头痛病史演变、家族史、药物的影响、与月经的关系、年龄、性别和一系列其他特征。如确实无法区分,则同时下两个诊断。

三、头痛研究的难点及优先领域

头痛是人类特有的疾患,需要语言的表达,无客观的评价指标,且无可以完全模拟人类头痛的动物模型,这些是头痛研究的难点。

头痛研究应着重于原发性头痛,继发性头痛则应偏重于致痛疾病本身的研究。从国内外主要基金支持的头痛研究课题看,目前的优先领域有:

1. **头痛及其共病(如与情感障碍、肠激惹综合征等)的流行病学调查** 了解头痛及其相关疾患的患病规律和影响因素,以及对社会经济和对患者生活质量的影响。

2. **头痛分子生物学研究** 研究与遗传有关的头痛疾患,如偏头痛的突变基因筛查与鉴定。

3. **神经生物学研究** 通过建立可靠的动物模型,研究头痛疾患的病理生理学基础,如痛觉传导的神经网络及神经递质的变化,探寻新的治疗靶点。

4. **脑功能成像研究** 研究各种头痛疾患的功能损害部位及网络连接。

5. 新药物、新技术、新疗法的多中心随机双盲对照研究。

第二节 偏 头 痛

偏头痛是一种常见的慢性发作性神经血管疾患,我国年患病率约为9.3%,儿童或青春期起病,中青年期为发病高峰,女性多见。它不仅因频繁发作和严重头痛导致患者的学习和工作能力下降、生活质量降低,还可能与脑白质病变、卒中、心血管疾病、认知功能下降、情感障碍等有关。2016

年全球疾病负担调查显示,偏头痛为人类第六位常见疾病,按失能所致生命年损失（years of life lost to disability, YLDs）计算,偏头痛为第二位致残性疾病。

一、临床分型

按照 2018 年 IHS 制定的第三版头痛疾患的国际分类与诊断标准,将偏头痛分为:

1.1 无先兆偏头痛
1.2 有先兆偏头痛
  1.2.1 典型先兆偏头痛
    1.2.1.1 典型先兆伴头痛
    1.2.1.2 典型先兆不伴头痛
  1.2.2 脑干先兆偏头痛
  1.2.3 偏瘫型偏头痛
    1.2.3.1 家族性偏瘫型偏头痛
      1.2.3.1.1 家族性偏瘫型偏头痛 1 型
      1.2.3.1.2 家族性偏瘫型偏头痛 2 型
      1.2.3.1.3 家族性偏瘫型偏头痛 3 型
      1.2.3.1.4 家族性偏瘫型偏头痛,其他基因位点
    1.2.3.2 散发性偏瘫型偏头痛
  1.2.4 视网膜型偏头痛
1.3 慢性偏头痛
1.4 偏头痛并发症
  1.4.1 偏头痛持续状态
  1.4.2 不伴脑梗死的持续先兆
  1.4.3 偏头痛性脑梗死
  1.4.4 偏头痛先兆诱发的痫样发作
1.5 很可能的偏头痛
  1.5.1 很可能的无先兆偏头痛
  1.5.2 很可能的有先兆偏头痛
1.6 可能与偏头痛相关的周期综合征
  1.6.1 反复胃肠功能障碍
    1.6.1.1 周期性呕吐综合征
    1.6.1.2 腹型偏头痛
  1.6.2 良性阵发性眩晕
  1.6.3 良性阵发性斜颈

其中无先兆偏头痛与有先兆偏头痛是常见的两个类型。无先兆偏头痛,是一种以特定疼痛性质和伴随症状为特征的临床综合征。有先兆偏头痛,主要特征是局灶神经系统症状通常在头痛发作前发生,或有时与头痛发作同时发生。慢性偏头痛是指每月头痛 15 天持续 3 个月,且符合偏头痛特点的头痛至少每月 8 天,由发作性偏头痛发展而来。偏头痛各亚型诊断标准中如果仅有 1 项不符合,又不能用其他类型头痛更好的解释,则诊断为很可能的偏头痛。周期综合征多见于儿童,这些患者本身有偏头痛,或以后有很大的可能性会发展为偏头痛,因此与偏头痛相关。

（一）无先兆偏头痛

是偏头痛的最常见类型,与有先兆偏头痛相比,其发作更频繁,并且通常导致更大程度的劳动能力下降。表 2-13-2 列出了无先兆偏头痛的 ICHD-Ⅲ诊断标准。无先兆偏头痛最易演变为慢性偏头痛,过度使用短效止痛药物和共存疾患可促其转变。

表 2-13-2 无先兆偏头痛的诊断标准

1. 至少 5 次发作符合标准 2～4
2. 头痛发作持续 4～72 小时（未治疗或治疗不成功）
3. 头痛至少具备以下特点中的 2 条:
  （1）单侧
  （2）搏动性
  （3）疼痛程度为中度或重度
  （4）日常体力活动（如散步或爬楼梯）可以加剧头痛,或避免日常体力活动
4. 头痛期间至少具备以下中的 1 条:
  （1）恶心和 / 或呕吐
  （2）畏光和畏声
5. 不归因于其他疾患

（二）有先兆偏头痛

偏头痛先兆表现为一种或连续多种可逆性局灶症状逐渐发展,每个先兆通常持续 5～60 分钟,运动先兆可持续 72 小时。先兆可以是单侧或双侧起源,可表现为阳性症状或阴性症状。比如失语被认为是单侧症状,构音障碍可以是单侧或双侧,闪光和针刺感属于阳性先兆症状。皮层扩布抑制可能是偏头痛先兆的发生机制。先兆一般发生在头痛前,也可与头痛同时发生,或持续到头痛阶段。该型头痛具有无先兆性偏头痛的头痛特点,少数情况下,可以缺乏其特点或完全不出现头痛。表 2-13-3 列出了有先兆偏头痛的 ICHD-Ⅲ诊断标准。

表 2-13-3 有先兆偏头痛的诊断标准

1. 至少有 2 次发作符合标准 2 和 3
2. 至少有 1 个可完全恢复的先兆症状：
   （1）视觉
   （2）感觉
   （3）言语和 / 或语言
   （4）运动
   （5）脑干
   （6）视网膜
3. 至少符合下列 6 项中的 3 项：
   （1）至少有 1 个先兆持续超过 5 分钟
   （2）2 个或更多的症状连续发生
   （3）每个独立先兆症状持续 5～60 分钟
   （4）至少有一个先兆是单侧的
   （5）至少有一个先兆是阳性的
   （6）与先兆伴发或在先兆出现 60 分钟内出现头痛
4. 不归因于其他疾患

1. **典型先兆偏头痛** 视觉先兆是最常见的先兆，其次是感觉异常和言语症状，这三种属于典型先兆，可以单独或接连发生，无运动、脑干或视网膜症状。典型先兆伴随头痛或在 60 分钟内出现头痛，进一步诊断为典型先兆伴头痛；先兆发生 60 分钟内无头痛出现，诊断为典型先兆不伴头痛。出现典型先兆不伴头痛、40 岁以后首次出现先兆，仅有阴性症状（如偏盲）或先兆时间过长或过短都要小心鉴别其他严重的疾病（如 TIA），需要完善相关检查。

2. **脑干先兆偏头痛** 曾称为基底型或基底动脉型偏头痛，其先兆源自脑干，但无活动力弱。先兆包括至少 2 项以下可完全恢复的症状：①构音障碍；②眩晕；③耳鸣；④听力减退；⑤复视；⑥非感觉损害引起的共济失调；⑦意识水平下降（GCS≤13），并且不能有运动和视网膜症状。所有这些先兆类型的偏头痛，都必须排除任何可以引起相似症状的其他原因。

3. **偏瘫型偏头痛** 先兆症状出现可逆性肢体力弱时诊断偏瘫型偏头痛，此外，典型先兆视觉、感觉和言语症状也出现于偏瘫型偏头痛。运动症状通常持续 <72 小时，但一些患者可能持续数周。偏瘫型偏头痛分为家族性和散发性。

（1）家族性偏瘫型偏头痛（FHM）：患者一级或二级亲属中有类似的偏瘫发作是本病诊断的关键。FHM 的特定基因亚型已明确。FHM1 是 19 号染色体的 CACNA1A 基因（钙通道）突变引起的；FHM2 是 1 号染色体 q21-23 的 ATP1A2 基因（K/Na-ATP 酶）突变引起的；FHM3 是 2 号染色体 SCN1A 基因（钠通道）突变引起的。也可能有其他未鉴定的基因。基因亚型可通过基因检测确定。

FHM 除有典型先兆外，还常有脑干先兆症状，先兆后都有头痛。少数情况下，FHM 发作过程中可能会有意识障碍（包括昏迷）、意识模糊、发热和脑脊液细胞增高。（轻度）颅脑外伤可以诱发 FHM 发作。大约 50%FHM 家族出现慢性进行性小脑共济失调，后者独立于偏头痛发作。此外，FHM 常常被误诊为癫痫，但抗癫痫治疗无效。

（2）**散发性偏瘫型偏头痛（SHM）**：SHM 先兆包括肢体无力，且在一级或二级亲属中无类似疾病家族史。散发性与家族性偏瘫型偏头痛的患病率基本相当，二者发作的临床特点也相同。SHM 常需要神经影像学和其他的检查来排除其他原因。腰穿可以鉴别短暂性头痛和神经功能缺损伴脑脊液淋巴细胞增多综合征。

4. **视网膜型偏头痛** 视网膜型偏头痛为反复发作的单眼视觉障碍，包括闪光、暗点、黑矇伴随符合偏头痛特征的头痛。单眼视觉症状被至少以下 1 项或 2 项检查结果证实：①临床视野检查；②自画单眼视野存在缺损（在充分告知后）。一些患者主诉单眼视觉障碍，其实是同向性偏盲，需要仔细辨别。一些单纯视网膜先兆而无头痛的病例，偏头痛尚不能确定为潜在的病因。发作间期眼科检查通常正常。但也有报道因偏头痛而引起永久性单眼视力缺失。诊断时需要完善相关检查以除外其他疾病，如视神经病变或颈动脉夹层等。

二、发作时治疗方法选择及证据基础

急性发作期治疗的目的在于迅速缓解头痛、消除伴随症状恢复日常功能。分为非特异性治疗和特异性治疗。非特异性药物包括：①非甾体抗炎药（NSAIDs），如对乙酰氨基酚、布洛芬、萘普生、双氯芬酸等；②巴比妥类镇痛药；③阿片类药物。特异性药物包括曲谱坦类药物和麦角类药物。其中 NSAIDs 和曲谱坦是急性期治疗的核心药物。

药物的选择应根据头痛的严重程度、伴随症

状、既往治疗史、具体药物的不良反应及其他因素综合考虑。可采用阶梯法选择治疗药物,优先选择 NSAIDs,如效果不佳,再改用特异性药物。也可基于头痛程度、功能受损程度及之前对药物的反应采用分层法选药。急性发作期治疗应尽早使用,但不宜多用,以免造成药物过量性头痛。对单一药物治疗反应不满意的患者,联合用药可能会取得良好的疗效。出现严重恶心、呕吐时,应选择肠道外给药,同时使用止吐剂如胃复安、甲哌氯丙嗪栓剂等。

有消化性溃疡、肾病、使用抗凝药的患者不宜使用 NSAIDs。阿片类药物的疗效不充分,且有成瘾性,并可能诱发对其他头痛药物的耐药性,所以除非绝对必要的情况下,应该避免使用。曲谱坦是血管收缩剂,难控制的高血压、冠心病、外周血管病、缺血性卒中患者禁用,有先兆偏头痛的先兆期、偏瘫型偏头痛患者避免使用。麦角胺疗效不及曲坦类,极小量的麦角胺类即可迅速导致药物过量性头痛,因此应限制药物的使用频度,不推荐常规使用,但因其具有半衰期长、头痛复发率低的优势,适用于发作持续时间长的患者。

妊娠和哺乳期用药均有一定风险,尽量选择非药物治疗。既往认为妊娠期急性止痛药选择对乙酰氨基酚相对安全,但近期研究发现,母体使用对乙酰氨基酚可能增加婴儿注意缺陷多动障碍风险。曲谱坦曾被认为在妊娠期应禁用的 C 类药物,但后来的证据发现苏马曲谱坦相对安全,未增加流产率和胎儿畸形,目前还无更新的官方推荐。哺乳期用药选择对乙酰氨基酚、异布洛芬和苏马曲谱坦相对安全。

三、预防方法的使用指征

(一)预防性治疗的适应证

预防性治疗的目的是减少发作频率、缩短持续时间和减轻头痛严重程度。其适应证为:①近 3 个月平均每月发作至少 2 次或头痛日超过 4 天;②急性期治疗无效,或因副作用和禁忌证无法进行急性期治疗;③连续 2 个月,每月使用急性期治疗 6~8 次以上;④特殊类型的偏头痛,如偏瘫型偏头痛、有脑干先兆的偏头痛、偏头痛并发症和慢性偏头痛;⑤患者的倾向;⑥月经性偏头痛。

(二)预防性药物治疗

常用药物包括:①钙离子拮抗剂,其中盐酸氟桂利嗪循证医学证据较多;②β 肾上腺素能受体阻滞剂,其中普萘洛尔、美托洛尔有较多的循证医学证据;③抗癫痫药,如丙戊酸和托砒酯;④抗抑郁药,如阿米替林和文拉法辛;⑤其他,大剂量维生素 B_2、镁剂、肉毒毒素 A 局部注射。选择药物应综合考虑患者的个体情况和药物的药理作用及副作用。

对于月经性偏头痛,由于具有可预见性,因此可提前预防性治疗。可在月经前 2 天开始使用曲谱坦类药物、非甾体抗炎药(NSAIDs)、雌二醇贴剂(100μg/d)等,连续使用数天或者至月经结束。

妊娠和哺乳期偏头痛的预防措施包括:①对于开始使用预防性药物的育龄妇女,应该进行充分的避孕措施。②一般而言,孕妇和准备受孕的妇女以及哺乳期均应该避免使用偏头痛预防性药物,尤其是丙戊酸。③β- 阻滞剂减少受孕机会,三环类抗抑郁剂导致自发性流产的概率增高。④如有可能应该使用非药物治疗措施。

(三)预防性非药物治疗

应该鼓励患者写头痛日记,记录发作频率,辨别任何潜在的尚未被识别的诱发因素。尽可能采用非药物手段治疗,如行为和心理治疗包括放松训练、放松训练结合热生物反馈、肌电图描记术生物反馈和认知行为治疗。对于心理压力为诱发因素的患者,或者需要尽量避免使用药物的孕妇,这些方法更为重要。此外,针灸、推拿、神经调制治疗也可能有一定疗效。

四、治疗困境及研究热点

急性发作期治疗的药物很多,特别是曲谱坦类药物的研发,极大地提高了治疗的效果。尽管如此,其疗效也并非十分满意,止痛药过量使用的情况还较普遍。目前由于偏头痛发病机制尚不十分清楚,因而缺乏根治的治疗措施,预防措施的效果也欠满意。

研究表明,偏头痛的先兆与大脑皮层的扩布性抑制(cortical spreading depression, CSD)有关,头痛与三叉神经血管反射有关,其中离子通道可能起着非常重要的作用。CSD 发生时,其相应脑区的小血管发生腊肠样收缩,细胞内钙离子浓度增高,应用钙拮抗剂干预后可以减少 CSD 的产生。三叉神经血管反射是一种轴索反射,当三叉神经受到激活后轴浆内具有较强扩血管作用的神经肽如 P 物质、降钙素基因相关肽(CGRP)等释放,造成其分布组织如硬脑膜的神经源性炎症(血管扩张、血浆外渗和肥大细胞脱颗粒),血浆内致痛物质渗入组织间隙刺激三叉神经的神经末梢,经三叉神经上行传导至中枢而产生痛觉。同时三叉神经再次被激活,引起分布组织的神经源性炎症,如此反复,形成恶性循环。临床急性发作期镇痛作用确切的曲谱坦类药物能够抑制这种神经源性炎症,支持三叉神经血管反射是偏头痛的病理生理学基础这一假说。将来神经生物学研究需要搞清的问题有:①CSD 与三叉神经血管反射系统之间的关系。②三叉神经血管反射系统是如何启动的? 又是如何结束的? 也就是要解释偏头痛的头痛发作是如何开始的又如何自行结束的。③是否存在"脑干痛觉发生器"对三叉神经血管反射系统进行调控? 了解这些问题后,将为未来寻找治愈偏头痛的治疗手段打下基础。

近年来神经影像学的发展使人们能够更好地理解偏头痛的发病机制。偏头痛先兆期功能磁共振发现纹状体外皮质 BOLD 信号增加,并且以 3~5mm/min 的速度在枕叶皮质连续扩散,支持 CSD 理论假说,磁共振灌注成像发现枕叶皮质血流量和血容量减少,PET 显示双侧颞叶、枕叶、顶叶低灌注,提示偏头痛先兆期存在脑缺血的表现。偏头痛发作前即刻和发作时下丘脑和脑干共同激活,并且出现功能连接改变,提示下丘脑 - 脑干可能是偏头痛发生的扳机点。偏头痛发作时中脑、脑桥、延髓、下丘脑、基底节、小脑、丘脑、前额皮质、颞叶、枕叶多个部位活性增高,血流量增加,发作间期存在多个脑区的功能连接异常、体积改变以及铁沉积,提示偏头痛是一种影响多个复杂脑网络系统的慢性脑病。其脑结构和功能的重塑与偏头痛的中枢敏化和慢性化有关,但是鸡生蛋还是蛋生鸡仍无定论。

目前关于偏头痛的动物实验研究主要基于以下几个动物模型:① CSD 模型,在动物大脑皮层上施予氯化钾诱发 CSD;②三叉神经血管反射模型,电刺激三叉神经节诱发硬脑膜神经源性炎症;③血管源性痛觉传入模型,电或化学刺激上矢状

窦;④血管扩张模型,静脉注射硝酸甘油;⑤转基因模型,目前已通过基因敲入制作出 FHM1 和 FHM2 模型。这些模型只反映了偏头痛发病机制的某一方面,有盲人摸象之感。前两种多是麻醉状态下进行的,能否说明有头痛尚存在质疑,第三种已制作出清醒动物模型,但仍不能完全模仿偏头痛的发生机制。静脉注射硝酸甘油是一全身反应,对头部无特异性,也并非理想模型。各种模型均存在不足,目前尚无公认的能完全模拟人类偏头痛发作的动物模型。

偏头痛患者中有 60% 具有家族史,其中家族性偏瘫性偏头痛(FHM)则为常染色体显性遗传性疾病。现已明确 FHM 的基因突变具有三种不同类型:①位于 19P13 的 CACNA1A 基因;②位于 1q23 的 ATP1A2 基因;③位于 2q24 的 SCN1A 基因。虽然发现其他类型的偏头痛基因突变位点较多,但尚不肯定。分子生物学研究的深入,可为我们探索偏头痛的发病机制提供新的手段。同样临床类型的偏头痛患者可能对不同的药物有效,积极开展基因药理学研究,可能使治疗药物的选择更具有针对性。

目前已发现多种神经介质如 CGRP、PACAP、NO、SP、5-HT 等与偏头痛有关,但它们的分布较广,对其影响的因素较多,它们在偏头痛中的确切角色、它们之间的相互关系以及针对这些神经介质的药物治疗也是研究热点之一。偏头痛发作期特异性止痛药曲谱坦类药物就是 5-HT 1B/D 激动剂,但由于其血管收缩作用限制了心血管疾病患者的运用,并且约 40% 的患者对曲谱坦存在抵抗,急需开辟新的有效药物。5-HT 1F 受体成为一个新的受关注的治疗靶点,lasmiditan 即是一个选择性作用于该靶点的新药。由于 5-HT 1F 受体不分布于血管,因此 lasmiditan 无血管收缩作用,而是通过神经机制减少血浆蛋白渗出、c-fos 的表达、抑制三叉神经尾侧亚核神经元的点燃,从而控制偏头痛的发作。已有 3 个多中心随机对照临床试验(RCT)证实 lasmiditan 对偏头痛急性期的疗效和安全性,2019 年该药已在美国获FDA 批准上市。CGRP 是三叉神经血管系统一个关键的神经介质,在偏头痛发作中起着主要作用,针对 CGRP 的药物也不引起血管收缩。小分子 CGRP 受体拮抗剂 gepants 已证实对偏头痛急

性期的疗效,但早期的 gepants 具有肝脏毒性,后期合成的 ubrogepant、rimegepant 及 atogepant 没有发现严重肝毒性。Ⅲ 期 RCT 显示 ubrogepant 以及 rimegepant 对急性偏头痛有效,并且没有出现严重不良反应。另一项 Ⅱ 期临床试验显示不同剂量 atogepant 对偏头痛有预防作用,可减少 50% 的偏头痛发作,有待Ⅲ期 RCT 进一步验证。该类药物尚未上市。目前已经有 4 种 CGRP 单克隆抗体在发作性偏头痛和慢性偏头痛的预防治疗临床试验中取得肯定的疗效和良好的安全性,它们是 CGRP 受体抗体 erenumab 以及 CGRP 配体中和抗体 galcanezumab、fremanezumab 和 eptinezumab。前三种 CGRP 单克隆抗体在 2018 年已经获得美国食品药品管理局(FDA)批准上市。临床试验和开放性观察研究中 CGRP 单克隆抗体安全性良好,但由于 CGRP 在全身分布广泛,具有多种生理功能,其针对性治疗的远期安全性仍有待进一步观察。

现已明确偏头痛是脑卒中的危险因素之一,但其机制尚不十分清楚,有待于进一步研究,以便寻找有效的防治措施。

目前临床研究热点主要是:①多模态神经影像学研究;②偏头痛相关基因筛查;③偏头痛的共病;④各种治疗药物的多中心随机双盲研究;⑤非药物治疗方法,比如神经调制治疗等。

第三节　三叉神经自主神经性头痛

三叉神经自主神经性头痛(trigeminal autonomic cephalalgias,TACs)是一组三叉神经分布区的伴有自主神经症状的具有神经痛性质的发作性头痛疾患,包括:①丛集性头痛(cluster headache);②阵发性偏侧头痛(paroxysmal hemicrania);③短暂单侧神经痛样头痛发作,伴结膜充血和流泪(short lasting unilateral neuralgiform headache attacks with conjunctival injection and tearing,SUNCT)和伴头面部自主神经症状(short-lasting unilateral neuralgiform headache attacks with cranial autonomic symptoms,SUNA);④持续性偏侧头痛(hemicrania continua);⑤很可能的三叉神经自主神经性头痛。

一、丛集性头痛

丛集性头痛是三叉 - 自主神经性头痛中最常见的类型,人群患病率为 0.1%~0.4%,男:女约为 9:1,大多在 20~40 岁起病,其特有的头痛形式、周期性、自主神经表现与其他的原发性头痛显著不同。头痛为发生于单侧眼眶,和 / 或眶上,和 / 或颞部的重度头痛,常伴有同侧结膜充血、流泪、鼻塞、流涕,前额和面部出汗、还可有同侧 Horner 综合征、瞳孔缩小、眼睑下垂、和 / 或眼睑水肿、和 / 或烦躁不安或躁动,每次发作持续 15~180 分钟。它具有典型的周期性,可分为丛集期和间歇期,1 个丛集期可持续 2 周~3 个月,丛集期内发作频率为 1 次 / 隔天~8 次 /d。

(一)丛集性头痛的诊断标准

详见表 2-13-4。

表 2-13-4　丛集性头痛的 ICHD-Ⅲ诊断标准

1. 符合标准 2~4,发作 5 次以上
2. 发生于单侧眼眶、眶上和 / 或颞部的重度或极重度的单侧疼痛,如不治疗疼痛持续 15~180 分钟
3. 头痛发作时至少符合下列 2 项中的 1 项:
   (1)至少伴随以下症状或体征(和头痛同侧)中的 1 项:
   　1)结膜充血和 / 或流泪
   　2)鼻充血和 / 或流涕
   　3)眼睑水肿
   　4)前额和面部出汗
   　5)前额和面部发红
   　6)耳部胀满感
   　7)同侧瞳孔缩小和 / 或上睑下垂
   (2)感觉躁动或不安
4. 丛集期内超过半数的时间,发作频率从隔天 1 次到每天 8 次
5. 不能归于其他疾病

(二)丛集性头痛的治疗

分为急性发作期治疗和预防性治疗,后者又分为药物治疗及神经阻滞和手术治疗。

1. 急性发作期的治疗　丛集性头痛急性发作起病突然,持续时间短暂,因此须给予迅速起效的药物治疗,曲坦类是最有效的药物,皮下注射和鼻喷剂较口服类起效迅速。另外,氧疗(高流量 12~15L/min、100% 纯氧)可显著收缩脑血管和减少丛集性头痛发作期降钙素基因相关肽(CGRP)

的释放，对 60%~70% 的患者有效。还有报道利多卡因局部滴鼻对丛集性头痛有效，其作用机制完全是依靠其局部麻醉作用，它通过与鼻腔黏膜以及蝶腭神经节中的痛觉环路相互作用，从而抑制三叉神经系统的传入活动。

2. 预防性药物治疗 发作性丛集性头痛的丛集期和慢性丛集性头痛均需预防性药物治疗。最有效的药物包括麦角胺、维拉帕米、碳酸锂、皮质激素和丙戊酸盐。

预防性药物治疗的原则是，在丛集期的早期开始坚持每天用药，直至头痛消失后至少 2 周，逐渐减量到治疗结束，在下一个丛集期再重新给药。期间出现头痛发作可进行终止发作治疗。

预防性治疗选药原则：一般而言，发作性丛集性头痛首选麦角胺，其次为维拉帕米。对顽固的丛集性头痛，推荐联用麦角胺和维拉帕米。糖皮质激素可短期使用，同时联用麦角胺或维拉帕米。对慢性丛集性头痛，首选维拉帕米、锂盐联用。对顽固的慢性丛集性头痛，可选择麦角胺或美西麦角与维拉帕米及锂盐三联药物。最后可选丙戊酸盐。

3. 预防性神经阻滞和手术治疗 在头痛同侧枕大神经处注射含有利多卡因的甲泼尼龙 120mg 能使头痛缓解 5~73 天，这是使患者头痛短时间内得到缓解的理想疗法。枕神经封闭治疗丛集性头痛的机制，可能与其减少 C2 和三叉神经脊髓束及三叉神经核传入三叉神经血管系统的冲动有关。蝶腭神经节阻滞用可卡因或利多卡因，阻滞蝶腭神经节能使丛集性头痛发作暂时缓解数天，但是复发率很高。

慢性丛集性头痛手术治疗的适应证：①对所有药物无效；②严格单侧出现；③稳定的心理和人格状态，极低的成瘾倾向。射频三叉神经根切断术的方法为在立体定向下利用热能损毁三叉神经的痛觉纤维，70%~75% 有效，但头痛仍会复发。该手术术后并发症较多，但多较轻，常在术后出现，主要包括：短暂复视、三叉神经分布区刺痛、病损侧咀嚼费力及下颌偏斜，这些并发症通常是暂时性的，可完全恢复；比较麻烦的并发症是麻醉性感觉缺失，但发生率极低；射频毁损后可引起角膜痛觉障碍，因此必须让患者术后注意角膜护理，若出现角膜感染而不治疗，容易导致角膜混浊。

（三）丛集性头痛的研究热点

丛集性头痛的研究热点目前主要集中于发病机制的研究。许多研究发现，三叉神经血管系统、副交感神经纤维（三叉神经自主神经反射）和下丘脑共同参与了丛集性头痛的发作。三叉神经血管系统的激活参与丛集性头痛的发病过程，这可以解释其疼痛形式，但在丛集性头痛患者的影像学研究中并未发现三叉神经 - 颈复合体的激活，同时完全切断三叉神经根并不能减少丛集性头痛发作，三叉神经血管系统在丛集性头痛中的发病机制仍需进一步研究。由于上涎核与三叉神经核尾端在脑干有功能性联系，来自三叉神经核尾端的副交感神经环路激活参与产生自主神经症状；Horner 综合征的出现提示有颈交感神经丛的参与；由于副交感神经系统、交感神经系统和三叉神经纤维在颈动脉海绵窦段聚合，考虑颈动脉海绵窦段可能是病变部位；给予蝶腭神经节电刺激和化学抑制蝶腭神经节的神经传递对丛集性头痛有预防作用，提示副交感纤维可能在丛集性头痛的发生过程中起到重要作用。PET 影像学研究发现，下丘脑灰质后部明显激活；功能影像学研究显示，下丘脑与突显网络的共激活减少提示下丘脑功能低下可能通过痛觉中枢调控的缺陷及自主神经功能的失衡在丛集性头痛的发病过程中发挥重要作用；并且下丘脑的功能异常对丛集性头痛有一定的特异性，可以解释其周期性。

综合上述情况得到一个假说：在丛集期内，中枢或周围的触发因素激活硬脑膜的三叉神经血管和头颅副交感神经系统，这个丛集期由功能异常的下丘脑节拍器调控。由于下丘脑与脑干和脊髓中的泌涎核和其他副交感神经核、节前交感神经元有明确的功能联系，这些通路的激活可导致海绵窦痛性血管的改变，继而颈动脉海绵窦段的交感神经丛参与进来，刺激泪腺和其他黏膜腺体的分泌功能。总之，与偏头痛一样，丛集性头痛是一种由于中枢神经系统功能异常引起的一种神经血管性疾患。

但以上结论仍是初步的，需要深入研究加以补充和验证。未来的研究内容：①设法建立一个与丛集性头痛尽可能接近的动物模型，探明其神经生物学机制；②充分运用功能神经影像技术如 PET、fMRI 开展临床研究，改进现有技术的分辨率和敏感性，明确发作时功能障碍的部位；③开展大样本的循证医学研究，比较各种治疗方法的有效性及安全性。

二、其他三叉神经自主神经痛

（一）阵发性偏侧头痛

具有与丛集性头痛发作相似的头痛特点和伴随症状、体征，但发作持续时间更短，每次历时 2~30 分钟。本病常发生于女性，虽然儿童可以患病但成人更常见。对吲哚美辛绝对有效是本病的重要特点。

（二）短暂单侧神经痛样头痛发作

这一综合征以短时间发作的单侧疼痛为特点，较其他任何一种类型的三叉神经自主神经痛发作持续时间都要短得多，每次历时 1~600 秒，发作呈单个刺痛，连续刺痛或锯齿样模式。常伴有明显的流泪和同侧眼发红。

短暂单侧神经痛样头痛发作根据是否同时伴有结膜充血和流泪分为两种亚型：短暂单侧神经痛样头痛发作伴结膜充血及流泪（同时伴有结膜充血和流泪，SUNCT）和短暂单侧神经痛样头痛发作伴头面部自主神经症状（结膜充血和流泪中只有 1 项或者均无，SUNA）。

（三）持续性偏侧头痛

持续性固定单侧头痛，头痛时间超过 3 个月，且头痛程度呈中度或重度加重，发作时伴同侧自主神经症状，脑影像学研究发现存在下丘脑后部灰质区域的激活，同时吲哚美辛对其有特效将其归入三叉神经自主神经性头痛。

（四）很可能的三叉神经自主神经性头痛

此类头痛发作属于三叉神经自主神经性头痛中的一种类型，可能由于发作次数不够（例如丛集性头痛的第 1 个丛集期），或者不符合上面任何一种亚型诊断标准的其中 1 项；且不符合其他头痛的诊断标准。

除丛集性头痛外的其他三叉神经自主神经性头痛临床上均较罕见，且常与三叉神经痛合并存在，是否是三叉神经痛的变异型还是真正意义上的独立疾病，尚需要不断累积病例总结规律并寻找其可能的致病因素和发病机制。

第四节　紧张型头痛

紧张型头痛是神经内科门诊中最为常见的疾病，表现为慢性头部紧束样或压迫性疼痛，通常为双侧头痛，起病时可能与心理应激有关，转为慢性形式后常没有明显的心理因素。关于其命名过去一直比较混乱，曾将其称为肌肉收缩性头痛（muscle-contraction headache）、紧张性头痛（tension headache）、心因性肌源性头痛（psychomyogenic headache）、应激性头痛（stress headache）、日常性头痛（ordinary headache）、原发性头痛（essential headache）、特发性头痛（idiopathic headache）、心因性头痛（psychogenic headache）。直到 1988 年国际头痛学会才将其确定为紧张型头痛（tension-type headache），并制定了统一的分类与诊断标准。该标准推出后受到大多数国家的广泛认同与应用。

一、紧张型头痛的分类

ICHD-Ⅲ 将紧张型头痛分为偶发性、频发性、慢性和很可能的紧张型头痛四个类型（表 2-13-5）。前 3 个类型主要按照头痛发生的频率进行分类，每个类型又按触诊时有无颅周压痛增强分为 2 个亚型：即伴有颅周压痛的和不伴有颅周压痛的紧张型头痛。颅周压痛可以通过手法触诊测量，检测包括前额、颞部、咬肌、翼状肌、胸锁乳突肌、夹肌和斜方肌等部位。

表 2-13-5　紧张型头痛的分类（ICHD-Ⅲ）

1. 偶发性紧张型头痛
   （1）伴颅周压痛的偶发性紧张型头痛
   （2）不伴颅周压痛的偶发性紧张型头痛
2. 频发性紧张型头痛
   （1）伴颅周压痛的频发性紧张型头痛
   （2）不伴颅周压痛的频发性紧张型头痛
3. 慢性紧张型头痛
   （1）伴颅周压痛的慢性紧张型头痛
   （2）不伴颅周压痛的慢性紧张型头痛
4. 很可能的紧张型头痛
   （1）很可能的偶发性紧张型头痛
   （2）很可能的频发性紧张型头痛
   （3）很可能的慢性紧张型头痛

二、各型紧张型头痛诊断标准

紧张型头痛的发作形式并没有特异性,部分原发性头痛或继发性头痛也表现为紧张型头痛样头痛,需要排除后才能诊断。另外,许多偏头痛患者同时也合并紧张型头痛,需仔细询问病史区分,或者通过记录头痛日记鉴别。各种类型紧张型头痛诊断标准见表2-13-6。

表 2-13-6　ICHD-Ⅲ中关于各型紧张型头痛的诊断标准

项目	偶发性紧张型头痛	频发性紧张型头痛	慢性紧张型头痛
频率	1. 每月发作<1天(每年<12天),至少发作10次以上	1. 平均每月发作1~14天超过3个月(每年≥12天且<180天),至少发作10次以上	1. 每月发作≥15天,持续超过3个月(每年≥180天)
持续时间	2. 30分钟至7天	2. 30分钟至7天	2. 数小时至数天或呈持续性不缓解
头痛性质	3. 至少符合下列特点中的2条:①双侧头痛;②性质为压迫性或紧箍样(非搏动性);③轻至中度头痛;④日常活动,如行走或爬楼梯不加重头痛		
其他	4. 完全符合以下2条:①无恶心和呕吐;②畏光或畏声(两项中不超过一项)		4. 完全符合以下2项:①畏光、畏声和轻度恶心3项中最多只有1项;②既无中、重度恶心也无呕吐
	5. 不能用ICHD-Ⅲ中的其他诊断更好的解释		

慢性紧张型头痛和慢性偏头痛每月发生均需至少15天。对于慢性紧张型头痛,至少15天的头痛必须符合频发性紧张型头痛的诊断标准2~4;而对于慢性偏头痛,至少8天的头痛必须符合无先兆偏头痛的诊断标准2~4。因此1个患者可以同时符合这两种诊断,比如每个月头痛25天,其中8天符合偏头痛的诊断标准,17天符合紧张型头痛的诊断标准。对于这种病例,根据ICHD-Ⅲ诊断标准,只需要诊断慢性偏头痛即可。

很可能的紧张型头痛也分为很可能的偶发性、频发性和慢性紧张型头痛三个亚型,它们的诊断标准见表2-13-7。

表 2-13-7　ICHD-Ⅲ很可能的紧张型头痛的诊断标准

1. 很可能的偶发性紧张型头痛
(1)偶发性紧张型头痛诊断标准1~4中仅一项不满足
(2)发作不符合ICHD-Ⅲ里其他类型头痛的诊断标准
(3)不能用ICHD-Ⅲ中的其他诊断更好的解释
2. 很可能的频发性紧张型头痛
(1)频发性紧张型头痛诊断标准1~4中仅一项不满足
(2)发作不符合ICHD-Ⅲ里其他类型头痛的诊断标准
(3)不能用ICHD-3中的其他诊断更好的解释
3. 很可能的慢性紧张型头痛
(1)慢性紧张型头痛诊断标准1~4中仅一项不满足
(2)发作不符合ICHD-Ⅲ里其他类型头痛的诊断标准
(3)不能用ICHD-Ⅲ中的其他诊断更好的解释

三、紧张型头痛的治疗

首先应建立起患者对医生的信任,进行适当的心理疏导,鼓励患者建立良好的生活习惯。尽可能采用非药物治疗如松弛治疗、物理治疗(冷/热敷,按摩)、生物反馈及针灸等治疗。研究表明,手法治疗与药物治疗相比,疗效无显著性差异,提示两种治疗方式同等有效。

对症治疗:对发作性紧张型头痛,特别是偶发性紧张型头痛,适合对症治疗,治疗可采用非甾体抗炎药,可单一用药如阿司匹林、对乙酰氨基酚等,也可应用复合制剂。必须注意切勿滥用镇痛药物,因为其本身也可引起药物性头痛。遇下列情况应考虑药物过量:①开始头痛缓解,后头痛持续性加重;②停用药物后头痛减轻;③每月规律服用单纯非甾体抗炎药≥15天,或复方止痛药≥10天;④每月规律服用一种或多种阿片类药物≥10天。

预防治疗:对于频发性和慢性紧张型头痛,应采用预防性治疗。其治疗方法有:①抗焦虑药物,三环类药物如阿米替林;NaSSA类药物米氮平,SNRI类药物文拉法辛均提示有效,但SSRI类药物多提示疗效不佳。②肌肉松弛剂,如盐酸乙哌立松、巴氯芬等。③部分抗癫痫药物如丙戊酸、托吡酯、加巴喷丁。④肉毒毒素 A 注射治疗,近来越来越多的临床研究表明该治疗具有较好的治疗前景。

四、临床诊治难点及研究方向

由于紧张型头痛的临床症状缺乏特异性,且常与其他疾病共存,给诊断带来不少困难。临床上常与以下疾病相混淆:

(一)情感性精神障碍

虽然紧张型头痛是人群中最常见的原发性头痛,但是神经科门诊的头痛患者很少是单以紧张型头痛就诊的,很多患者合并焦虑抑郁,因而有时难以与心因性头痛相鉴别。研究表明,紧张型头痛除非合并药物过量或者发展为慢性,其仅与焦虑轻度相关,与抑郁的相关性并不显著。所以临床如果遇见合并严重焦虑抑郁的紧张型头痛,同时还合并头晕、胸闷气短、胃肠道不适等躯体症状,高度怀疑心因性头痛。

(二)偏头痛

偏头痛通常伴有颈部疼痛和压痛,20%~40%患者头痛表现为双侧头痛,可能有压力诱发,也可合并焦虑或者抑郁,所以偏头痛患者经常被诊断为患有紧张型头痛。实际上,按 IHS 的诊断标准,有 10% 的偏头痛患者符合紧张型头痛的诊断标准。此外,有些紧张型头痛患者对曲普坦类药物有反应,因而在生物学上可能类似偏头痛。国际上也就偏头痛和紧张型头痛属于同一谱系疾病还是两种病产生了讨论。就此,自第 2 版头痛分类标准起,提出了更为严格的紧张型头痛诊断标准,以区分类似于紧张型头痛的偏头痛。但是这种更严格的诊断标准增加了特异性的同时,降低了诊断的敏感性,仍在试用阶段,并未正式启用。两种标准诊断的临床特征、病理生理机制及对治疗的反应差异比较或许可成为进一步研究的方向。

(三)颈源性头痛

紧张型头痛的患者常有颈部肌肉的张力增高和触压痛,最近有人对其颈部肌肉行 MRI 和肌电图检查提示,有颈部肌肉的肥厚或肌筋膜的改变,其颈椎也常有生理曲度的改变、骨质增生、椎间盘突出、椎管狭窄等颈椎病的表现,因而有时很难与颈源性头痛相鉴别。另外,目前对颈源性头痛的诊断不同学科间也存在不少分歧,给两者的鉴别带来更大的困难。两者的鉴别主要通过颈神经阻滞能否消除头痛,从而确定头痛是否为颈源性。

在治疗方面,也存在巨大的挑战。一方面,由于其发病机制不清,缺乏极具针对性的治疗药物;另一方面,不同患者头痛的频率差异极大,偶发者可以一生只有一次发作,频发者可以每天都有持续性头痛,何时需要治疗尚无严格界定。目前对慢性紧张型头痛需要治疗无争议,但对发作性紧张型头痛究竟发作频率超过多少需要治疗尚无定论,主要依据医生的经验和患者的意愿。

目前紧张型头痛发病机制尚不清楚,可能有外周的因素,如肌筋膜炎导致痛觉传入增多,更重要的可能为中枢因素,即中枢对痛觉的超敏所致。目前,国内外尚无理想的紧张型头痛的动物模型,现有的模型仅能反映外周的因素,对中枢因素了解极少。现已开始不少临床电生理如三叉神经诱发电位和颈肌诱发电位、肌电图以及颈肌 MRI、MRS 的研究。肌肉核磁显示,慢性紧张型头痛患者头后小直肌和头后大直肌肌肉显著萎缩,但半棘肌和夹肌的肌肉萎缩不明显,且头后小直肌的萎缩与肌肉压痛有显著相关性。Marchand 等学者研究发现,与对照组相比,紧张型头痛患者的颈伸肌群耐力测试并没有明显减低,但 Wanderley 等学者通过表面电极的方法测量胸锁乳突肌及颈长肌的单个电位波幅及中等频率刺激下的电位波幅,发现紧张型头痛患者胸锁乳突肌活性减低。应用脑磁图记录感觉皮层神经元兴奋性,发现紧张型头痛的患者较偏头痛患者及正常对照者的兴奋性均增高,提示中枢的失抑制。这些研究均提示了周围及中枢机制的存在。

(于生元)

参 考 文 献

[1] Headache Classification Committee of the International Headache Society. The International Classification of Headache Disorders, 3rd edition. Cephalalgia, 2018, 38 (1): 1-211.

[2] 偏头痛防治指南编写组. 中国偏头痛防治指南. 中国疼痛医学杂志, 2016, 22 (10): 721-727.

[3] GBD 2016 Disease and Injury Incidence and Prevalence Collaborators. Global, regional, and national incidence, prevalence, and years lived with disability for 328 diseases and injuries for 195 countries, 1990-2016: a systematic analysis for the Global Burden of Disease Study 2016. Lancet, 2017, 390: 1211-1259.

[4] Becker WJ. Acute Migraine Treatment in Adults. Headache, 2015, 55 (6): 778-793.

[5] Wells RE, Turner DP, Lee M, et al. Managing Migraine During Pregnancy and Lactation. Curr Neurol Neurosci Rep, 2016, 16 (4): 40.

[6] Charles A. The pathophysiology of migraine: implications for clinical management. Lancet Neurol, 2018, 17 (2): 174-182.

[7] 于生元, 陈小燕. 偏头痛发生机制的神经影像学研究进展. 武警医学, 2014, 25 (1): 1-4.

[8] Jia Z, Yu S. Grey matter alterations in migraine: A systematic review and meta-analysis. Neuroimage Clin, 2017, 14: 130-140.

[9] Dong Z, Jiang L, Wang X, et al. Nociceptive behaviors were induced by electrical stimulation of the dura mater surrounding the superior sagittal sinus in conscious adult rats and reduced by morphine and rizatriptan benzoate. Brain Res, 2011, 1368: 151-158.

[10] 于生元, 匡培根, 张凤英, 等. 电刺激三叉神经节诱发三叉神经分布组织血浆外渗. 中国疼痛医学杂志, 1996, 2: 109-113.

[11] 刘若卓, 于生元. 中脑导水管周围灰质在大鼠血管源性头痛模型中的作用. 中华神经医学杂志, 2005, 4 (7), 672-676.

[12] 王贺波, 于生元, 王卫东. 刺激猫上矢状窦区硬脑膜诱发三叉神经脊束核尾侧段和上颈段后角 c-fos 蛋白的表达. 中国疼痛医学杂志, 2002, 8 (1): 26-30.

[13] Oswald JC, Schuster NM. Lasmiditan for the treatment of acute migraine: a review and potential role in clinical practice. J Pain Res, 2018, 11: 2221-2227.

[14] Tepper, S. J. CGRP and headache: a brief review. Neurol Sci, 2019, 40 (Suppl 1): 99-105.

[15] Dodick DW, Rozen TD, Goadsby PJ, et al. Cluster headache. Cephalalgia, 2000, 20 (9): 787-803.

[16] Bahra A, May A, Goadsby PJ. Cluster headache. A prospective clinical study with diagnostic implications. Neurology, 2002, 58 (3): 354-361.

[17] Kudrow L. Response of cluster headache attacks to oxygen inhalation. Headache, 1981, 21 (1): 1-4.

[18] Göbel H, Lindner V, Heinze A, et al. Acute therapy for cluster headache with sumatriptan: Findings of a one-year long-term study. Neurology, 1998, 51 (3): 908-911.

[19] Schuh-Hofer S, Reuter U, Kinze S, et al. Treatment of acute cluster headache with 20mg sumatriptan nasal spray-an open pilot study. J Neurol, 2002, 249 (1): 94-99.

[20] Van Vliet JA, Bahra A, Martin V, et al. Intranasal sumatriptan in cluster headache. Randomized placebo-controlled double-blind study. Neurology, 2003, 60 (4): 630-633.

[21] Ambrosini A, Vandenheede M, Rossi P, et al. Suboccipital injection with a mixture of rapid- and long-acting steroids in cluster headache: A double-blind placebo-controlled study. Pain, 2005, 118: 92-96.

[22] Ashina M, Bendtsen L, Jensen R, et al. Muscle hardness in patients with chronic tension-type headache: relation to actual headache state. Pain, 1999, 79: 201-205.

[23] Christensen M, Bendtsen L, Ashina M, et al. Experimental induction of muscle tenderness and headache in tension-type headache patients. Cephalalgia, 2005, 25 (11): 1061-1067.

[24] Yu S, Han X. Update of Chronic Tension-Type Headache. Curr Pain Headache Rep, 2015, 19: 469.

[25] Heckman BD, Holroyd KA. Tension-type headache and psychiatric comorbidity. Curr Pain Headache Rep, 2006, 10 (6): 439-447.

[26] Lampl C, Thomas H, Tassorelli C, et al. Headache, depression and anxiety: associations in the Eurolight project. J Headache Pain, 2016, 17: 59.

[27] Jensen RH. Tension-Type Headache – The Normal and Most Prevalent Headache. Headache, 2018, 58 (2): 339-345.

[28] Mesa-Jimenez JA, Lozano-Lopez C, Angulo-Diaz-Parreno S, et al, Multimodal manual therapy vs. pharmacological care for management of tension type headache: A meta-analysis of randomized trials. Cephalalgia, 2015, 35 (14): 1323-1332.

[29] Hoffmann J, May A. Diagnosis, pathophysiology, and management of cluster headache. Lancet Neurol, 2018, 17: 75-83.

[30] Qiu E, Tian L, Yu S, et al. Abnormal coactivation of the hypothalamus and the salience network in cluster headache patients. Neurology, 2015, 84 (14): 1402-1408.

[31] Kong X, Chen J, Jiang H, et al. Testing of diagnosis criteria of tension-type headache: A multicenter clinical study. Cephalalgia, 2018, 38 (12): 1833-1840.

[32] Fernández-de-Las-Peñas C, Bueno A, Ferrando J, et al. Magnetic resonance imaging study of the morphometry of cervical extensor muscles in chronic tension-type headache. Cephalalgia, 2007, 27(4): 355-362.

[33] Fernández-de-Las-Peñas C, Cuadrado ML, Arendt-Nielsen L, et al. Association of cross-sectional area of the rectus capitis posterior minor muscle with active trigger points in chronic tension-type headache: a pilot study. Am J Phys Med Rehabil, 2008, 87(3): 197-203.

[34] Marchand AA, Houle M, Girard MP, et al. Comparing neck extensor muscle function in asymptomatic Canadian adults and adults with tension-type headache: a cross-sectional study. BMJ Open, 2019, 9 (5): e020984.

[35] Wanderley D, Moura Filho AG, Costa Neto JJ, et al. Analysis of dimensions, activation and median frequency of cervical flexor muscles in young women with migraine or tension-type headache. Braz J Phys Ther, 2015, 19(3): 243-250.

[36] Chen WT, Hsiao FJ, Ko YC, et al. Comparison of somatosensory cortex excitability between migraine and "strict-criteria" tension-type headache: a magnetoencephalographic study. Pain, 2018, 159(4): 793-803.

第三篇　运动障碍性疾病

概述

一、谈"运动障碍性疾病"

运动系统是神经系统掌管的一个大系统,它的重要性可用"生命在于运动"一语形容。骨骼肌随意自如、精确协调地完成指令动作需要运动系统的各个成员默契配合。任何一个成员或成员间的联系发生障碍,那么完美的动作都将无法完成。临床上最经典最常见的运动障碍当属锥体系统障碍,受累的肌肉呈现完全或不完全的瘫痪状态。这确实造成了运动障碍,但并不称之为"运动障碍性疾病(movement disorders)",除非这一疾病同时累及锥体系统以外的运动系统,而且表现相当突出。其实"运动障碍性疾病"是个新名词,它的雏形名为"锥体外系疾病"(extrapyramidal diseases),但随着科学的进展和认识的深入,损伤锥体系统以外运动系统的疾病越来越为医学界所熟悉,于是"锥体外系疾病"这一命名已经不能准确囊括这一大类疾病,因此才诞生了"运动障碍性疾病"这一词。锥体系统已经深入人心,但锥体系以外的运动系统还处于不断认识、继续扩充的阶段,目前认为它主要由基底节、小脑以及它们之间的纤维联系组成,而"运动障碍性疾病"甚至于超越了运动系统这一范畴,例如本体感觉障碍造成的共济失调也有人将其列为其中。这么庞大的系统如何识别?其实"运动障碍性疾病"之所以引人注目,其中一个非常重要的原因,也是其最为显赫的特征就是不自主运动,也就是随意肌不再"随意"。辨别各式各样稀奇古怪的动作如抽动(tic)、震颤(tremor)、肌阵挛(myoclonus)、舞蹈症(chorea)、扭转痉挛(torsion spasm)、手足徐动(athetosis)等正是"运动障碍性疾病"专家们的看家本领。

除不自主运动之外,肌张力的变化是"运动障碍性疾病"的另一类症状。临床实践中,根据这两大特征,"运动障碍性疾病"被分为肌张力增高 - 运动减少和肌张力减低 - 运动增多两大综合征。帕金森病(Parkinson's disease,PD)和亨廷顿病(Huntington's disease,HD)分别是它们的典型代表。PD是"运动障碍性疾病"中最受关注的疾病,从发病之初的病因探索直到疾病之终极目标的治疗都在近些年的研究中获得了长足进展,它也是本章需要重点阐述的对象。HD虽然在发病机制方面有许多新的进展,但由于其诊断相对简单特异而又缺乏有效的治疗措施,因此不作为本章的阐述对象。肌张力障碍由于其独特的临床表现和背后复杂的病因与发病机制,无论对诊断还是对治疗都是一种挑战,尤其对刚入门的研究生来讲难度更大,因此我们将在本章中亦作一简单介绍,希望能起到抛砖引玉的效果。

二、"运动障碍性疾病"与基底节环路

关于"运动障碍性疾病"的病理生理机制目前还没有获得完美解答。现阶段最为认可的是皮质 - 纹状体 - 苍白球 - 丘脑 - 皮质运动环路假说。一个理想的模型必须符合现有的解剖知识、生理生化知识,并且能合理地解释患者对各种药物和手术的反应。基底节的运动环路模型正是构建在已知基底节解剖、生理、生化、药理知识基础上的,最能合理地解释经典"运动障碍性疾病"的理想模型。这一模型认为大脑皮质投射兴奋性谷氨酸能纤维至纹状体的特定区域,纹状体再分别通过两条不同的途径(分别称为直接通路和间接通路)投射抑制性神经纤维至基底节的运动输出核——苍白球内侧部(globus pallidus pars interna,GPi)和黑质网状部(substantia nigra pars reticulate,SNr),即GPi-SNr复合体,GPi-SNr复合体又通过纤维投射紧张性抑制丘脑对大脑皮质的兴奋性投射,从而构成了这一环路的

循环。其中直接通路是指纹状体直接投射 γ- 氨基丁酸（γ-aminobutyric acid, GABA）能纤维至输出核 GPi-SNr 复合体，因此这一环路是个正反馈通路，最终易化运动；而间接通路则是指纹状体投射 GABA 能纤维至苍白球外侧部（globus pallidus pars externa, GPe），GPe 再投射至丘脑底核（subthalamic nucleus, STN），最后由 STN 投射至 GPi-SNr 复合体。由于 GPe 为抑制性投射，STN 为兴奋性投射，因此这添加的两个环节最终改变了环路的性质，成为负反馈通路，从而抑制运动。唯有这两条通路处于平衡状态，才能保证运动的协调适度；而一旦这种平衡被打破，就会产生异常运动，即不自主运动。

这一运动环路模型之所以被公认为最为理想的模型，其根本原因在于它不断得到动物和临床研究的验证。根据这一假说可以推断，PD 患者的运动迟缓症状是输出核过度激活所造成。在注射 1- 甲基 -4- 苯基 -1，2，3，6- 四氢吡啶（1-methyl-4-phenyl-1，2，3，6-tetrahydropyridine, MPTP）的 PD 猴模型和 PD 患者的脑电活动中也确实记录到 GPe 的紧张性活动减少，以及 STN 和 GPi 的活动增加。实验也证实通过立体定向毁损 STN 可明显地改善 MPTP 猴模型的运动症状。采用苍白球切开术毁损 GPi 中过度激活的神经元，丘脑切开术毁损过度活动的丘脑腹外侧核，以及深部脑电刺激术（deep brain stimulation, DBS）刺激 STN 或苍白球抑制其神经元过度激活的方式可以治疗 PD 的事实也都佐证了这一模型的正确性。同样，在运动增多的病理状态下，研究者们也获得了与这一模型推理相吻合的证据：STN 损伤的动物会产生舞蹈症状；HD 动物模型中观察到了 GPe 的过度激活和 STN 的过低激活。

遗憾的是，这一经典环路模型并非完美，它并不能解释临床中遇到的所有问题。左旋多巴诱导的异动症（dyskinesia）就是个例子。根据这一模型的推测，异动症的产生应该是由于基底节输出神经元放电频率降低，使得皮质运动区失控性兴奋，从而导致运动增多。虽然在异动症的动物模型和 PD 患者伴异动症中也确实记录到 Gpi 神经元放电频率降低的现象，但反过来，导致 GPi 输出严重降低的丘脑损毁术却没有诱发异动症的产生，这是经典模型所无法解释的。实际上近些年的研究发现基底节的结构极其复杂。它不仅存在广泛的轴突旁支，而且大部分纹状体神经元共表达 D1 受体和 D2 受体，因此直接通路和间接通路不像经典模型设想的那样有一个清晰的界限，并且黑质致密部（substantia nigra pars compacta, SNc）的多巴胺（dopamine, DA）能神经元也并不仅仅支配纹状体，而是为整个基底节区域提供 DA 能神经支配。更重要的是，DA 能神经元是以一种持续性低频放电模式（紧张性放电）对 DA 受体进行持续性刺激。因此基底节很可能是以一种由 DA 调节的动态的反馈网络形式，而不是如经典模式设想的依赖放电率的线性模式进行工作。"运动障碍性疾病"的病理生理机制仍处于不断认识的阶段。虽然目前认为运动障碍主要由基底节运动环路失调所致，但最近的研究认为感觉运动整合异常也可能干扰了运动程序的执行。所谓感觉运动整合是指感觉传入被中枢神经系统整合并协助运动程序执行的这样一个过程。已有越来越多的临床证据显示感觉系统参与某些"运动障碍性疾病"的病理生理过程。例如 PD 患者在执行运动任务中过度地依赖进行中的视觉信息，提示 PD 患者很可能存在本体感觉缺陷；体感诱发电位研究、前脉冲抑制研究和事件相关电位研究也都支持 PD 患者中枢感觉运动整合异常的假设。同样在 HD 中，体感诱发电位研究和长潜伏期牵张反射研究也提示外周传入至大脑的门控缺陷可能通过损坏皮质运动区的感觉运动整合干扰运动程序的加工。局灶性肌张力障碍（dystonia）患者存在一些特殊的感觉功能障碍如运动觉、时空分辨觉的障碍等也提示了这一假想的合理性。但这些从临床实践中获得的信息还需要基础研究的进一步证实及阐释其相关机制。相信在这种相互交错、相互验证的过程中，基底节的奥秘终将逐步被揭示，而"运动障碍性疾病"的病理生理机制也终将得到更完美的阐释。

各通路的主要递质分布及其作用如图 3-0-1 所示。在直接通路上，纹状体 GABA 能神经元直接投射到内侧苍白球和黑质网状部；间接通路上，纹状体 GABA 能神经元先投射到外侧苍白球和丘脑底核，丘脑底核的 GABA 能神经元再投射到内侧苍白球和黑质网状部。

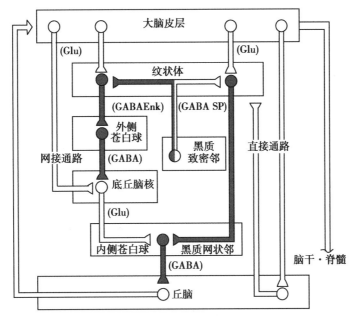

图 3-0-1 基底节纤维联系及皮层 – 基底节 – 丘脑 – 皮层环路
黑色实体圆圈和线条表示抑制性作用,白色圆圈和线条表示兴奋性作用。
Glu:谷氨酸;GABA:γ- 氨基丁酸;DA:多巴胺;Enk:脑啡肽;SP:P 物质

（陈生弟　周海燕）

参 考 文 献

[1] DeLong MR,Wichmann T. Circuits and circuit disorders of the basal ganglia. Arch Neurol, 2007, 64 (1): 20–204.

[2] Kaji R,Urushihara R,Murase N,et al. Abnormal sensory gating in basal ganglia disorders. J Neurol, 2005, 252 (Suppl 4): Ⅳ 13– Ⅳ 16.

[3] Abbruzzese G,Berardelli A. Sensorimotor integration in movement disorders. Mov Disord, 2003, 18(3): 231–240.

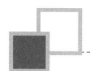

第十四章　帕金森病

第一节　研究历程的启示

一、帕金森病，从"昏睡"中醒来

我们重温 PD 的研究历程，不无惊讶地发现，自 1817 年詹姆士·帕金森医生首先将它列为一个独立的疾病实体到科学界真正关注这一疾病，PD 经历了将近一个世纪的"冷遇"。有学者检索自帕金森发表 *An Essay on the Shaking Palsy* 论文后 45 年间的英国医学文献，发现这一时期关注和引用该论文的文献竟寥寥无几。在这期间，鲜有新的或个人观察的病例报道，更没有将 PD 与其他以"震颤"和"麻痹"为特征的疾病实体如强直阵挛发作区分开来，甚至于错误地将其运动体征归属于锥体系统而非锥体外系统的功能障碍，也就是说，将运动迟缓或强直归属于肌无力。直到 1861 年，这一疾病的临床特征才被法国著名神经病学家 Charcot 所阐述，并与其他神经疾患如多发性硬化区分开来。由于对疾病临床特征更深入的观察，并且明确了运动迟缓、强直与肌无力的区分，以及发现并非所有的患者都有震颤的特点，Charcot 认为"震颤麻痹"（paralysis agitans）不能准确地反映这一疾病特征，于 1892 年建议将其改称为"帕金森病"（Parkinson disease）。

尽管在 19 世纪后半叶，PD 已经引起了部分学者的关注，但一个疾病真正的发展必须赢得科学界的普遍关注。1916 年开始出现并盛行于欧洲大陆 10 余年（1916—1927 年）的昏睡性脑炎（encephalitis lethargica，EL）就给了 PD 一个发展的契机。这场疾病带来的大量脑炎后帕金森综合征（postencephalitic parkinsonism，PEP）患者，激发了学术界对帕金森症（parkinsonism）的广泛兴趣。在 PD 的研究史中，科学技术的进展对于 PD 研究的推动无疑至关重要，但不能否认，如果没有昏睡性脑炎的降临，没有 PEP 患者的大量涌现，对 PD 的认识和研究至少还要延后若干年。无论是对 PD 的病理还是生化机制研究，PEP 都在其中扮演了重要角色：Hassler（1937—1938）和 Klaue（1940）通过对几百例 PD 和 PEP 患者的尸检研究，进一步确立了 PD "黑质神经细胞变性"的观点。奥地利学者 Oleh Hornykiewicz 和 Herbert Ehringer（1960）利用维也纳 PEP 患者较多的有利条件，收集了 6 例帕金森病患者（2 例原发性 PD、4 例 PEP）、8 例其他锥体外系疾病患者和 17 例非神经疾病患者尸检标本，首先研究了这些标本脑内 DA 含量的变化，发现只有 PD 和 PEP 患者的纹状体 DA 含量显著减少。而 PEP 对于 PD 研究更重要的贡献在于：PEP 的出现为 PD 赢得了众多的"科学目光"，而这些"目光"所产生的级联放大效应对于一个疾病的研究进展意义非凡。PD 的研究自此进入了如火如荼的"全盛"时期。

随着流行的结束，昏睡性脑炎也渐渐淡出疾病的"舞台"，但它并没有绝迹，20 世纪 50 年代后仍有陆续的散发病例报道。正如 von Economo（昏睡性脑炎的命名者）所预言，"昏睡性脑炎再也不会被遗忘"。但它与 PD 的联系显然稀疏了，而且研究证实，PEP 和 PD 是两个不同的疾病实体，PEP 的神经病理中并无路易小体（lewy body，LB）的形成，反而存在与阿尔茨海默病（Alzheimer's disease，AD）相似的神经原纤维缠结（neurofibrillary tangle，NFT）。但两者相似的临床特征似乎仍在暗示着它们之间可能存在着某种共同的发病机制，最近的研究也确实显露了一些端倪。

昏睡性脑炎的病因曾被认为是流感病毒的感染，因为它的流行（1916—1927 年）与同期发生的席卷整个世界的流感（1918—1919年）恰好存在时间上重合。然而仔细推敲便会产生质疑，因为昏睡性脑炎的发生事实上比流感至少早一年半。而且利用现代科技手段已经确定当时的流感是甲型流感病毒所致，那么如果昏睡性脑炎确实是当时的流感所致，患者的脑组织中应该能检测出流感病毒的RNA，然而目前的研究却是阴性结果。不仅如此，所有已知的嗜神经病毒的检测都没有得到肯定的阳性结果。临床实践也提示即使昏睡性脑炎确由某种病毒所致，那也是目前未知的病毒，因为我们已知的病毒性脑炎极少发生PEP。最近对昏睡性脑炎的病因和发病机制的研究又有了新的提示，认为昏睡性脑炎很可能是A型溶血性链球菌感染后产生的自身免疫反应所致，这与PD免疫炎性机制的再度兴起似乎有了某些暗合之处。但不管它们之间的关系最终如何，不同疾病研究间的相互促进和相互借鉴却是肯定的必然。

二、多巴胺、左旋多巴和帕金森病——从基础到临床的成功接力

左旋多巴（levodopa，L-dopa）替代治疗可以说是PD研究史上一座永远的丰碑。站在今天的角度上看，DA、L-dopa和PD之间的关系显而易见，然而回溯到研究之初的20世纪，对它们之间关系的澄清却也历经坎坷。因为对一个新生事物的接受不仅存在着技术上的壁垒，更存在着思想上的壁垒。

神经递质的发现是20世纪神经科学领域的重大成就之一。乙酰胆碱、去甲肾上腺素、肾上腺素都是当时神经递质研究的热点。虽然DA早在1910年就已被合成，但它的诞生却只是一个"意外"。无论是英国的Barger和Ewens研究小组，还是德国的Mannich和Jacobsohn研究小组，都是在试图合成其他更有可能具有生物活性的化合物过程中无意获得了这一副产品。而它的弱交感特性（1910年英国的Henry Dale对其生物活性作了初步观察，认为有较弱的类似肾上腺素的拟交感作用）又使它在较长时间内被忽视。直到1938年德国药理学家Peter Holtz发现了多巴脱羧酶，并显示在哺乳动物组织匀浆中，尤其在肾脏组织中，它能将L-dopa转化成生物活性胺DA，至此

DA的研究才出现了转机。基于这一发现，1939年Hermann Blaschko和Peter Holtz都推测体内存在一条有充分依据的儿茶酚胺（CA）合成途径，即从L-酪氨酸依次生成L-dopa、DA、去甲肾上腺素直到肾上腺素。这一途径将DA定义为合成去甲肾上腺素和肾上腺素过程中地位微薄的中间代谢产物。但1950年左右开始有报道显示，许多外周组织如肾上腺髓质、心脏、肾上腺素能神经中存在少量的DA。那么DA本身是否就具有生理效应？ 1956年Blaschko提出了这一问题，而这一猜测最终在1957年被Kathleen Montagu所证实，他发现DA存在于多个种属的脑组织中，其中包括人类。此后有关脑内DA和L-dopa的报道开始大量涌现。在Kathleen Montagu的文章发表6个月后，也就是1958年的2月份，瑞典的Arvid Carlsson应用一种新式的特异性分析方法证实兔脑中含有DA，并发现利血平能耗竭脑内DA，而L-dopa则能增加已经降低的DA水平。随后，1959年Carlsson实验室的Bertler和Rosengren与日本的Sano等分别在狗和正常人中发现脑内DA主要集中在纹状体，从而第一次清晰地显示了脑（纹状体）DA可能在中枢运动功能的调节、利血平诱导的实验动物和人类帕金森病中发挥作用。

然而这些学者可能受到先入为主的思维束缚，过于专注于利血平的中枢镇静作用与脑5-羟色胺和去甲肾上腺素之间关系的探讨，他们都轻视了DA的重要性。但奥地利学者Hornykiewicz和Ehringer（1960）敏锐地抓住了问题的关键所在。他们收集了17例正常对照、2例亨廷顿病（HD）患者、6例未知病因的锥体外系患者以及6例帕金森症患者（2例原发性PD、4例PEP）的尸检标本，测定了脑组织中的DA和去甲肾上腺素含量。结果发现，在14例锥体外系疾病患者中，只有6例帕金森病患者的尾状核和壳核存在严重的DA丢失。几乎与此同时，Barbeau等（1961）发表了他们的研究结果——帕金森病患者尿液中排泄的DA含量减少。结合先前动物实验中显示的利血平中枢镇静作用与L-dopa和脑DA之间的关系，以及PD患者纹状体DA的特异性缺陷这些研究成果，"用L-dopa来补充PD患者纹状体中丢失的DA"这一设想对Hornykiewicz而言已经是水到渠成。1961年，他将自己珍藏的

约 2g L-dopa 赠予奥地利神经病学家 Birkmayer，并说服其对 20 例 PD 患者进行静脉注射 L-dopa（25~150mg）临床试验（静脉给药基于两点考虑：一是经济节约，二是已经有学者在人身上试用该方法来对抗利血平的中枢镇静作用）。试验的结果令人震惊，他们对此录像并发表了一篇短篇报道，他们将治疗效应称作"左旋多巴抗少动作用"。在文中他们作了这样的描述："单次注射 L-dopa 使少动症状完全消失或明显改善：卧床的患者可以坐起来；坐轮椅的患者可以站起来；能站立但不能行走的患者可以走起来，患者用药后可以轻松完成这些动作。不能发声或声音低沉含糊不清的患者讲话可以变得像正常人一样清晰有力。"L-dopa 的效果在 2~3 小时内达到高峰，并以逐渐衰减的方式维持 24 小时。与此同时，加拿大蒙特利尔的 Ted Sourkes 和 Gerald Murphy 也萌发了治疗念头，他们说服加拿大神经病学家 Barbeau 将小剂量 L-dopa（200mg）口服给予 PD 患者，并观察到了一些效果，如对少动和强直的改善作用，但由于效果持续时间短，Barbeau 没有意识到这可能是 PD 治疗的重大突破，而恶心和呕吐的副作用也是 L-dopa 临床应用的巨大障碍。之后 5 年多的研究或是因为给药剂量偏小，或是因为同时合并应用维生素 B_6 都使得 L-dopa 的治疗效果不显著。L-dopa 作为 PD 治疗药物的真正突破是在开始研究后的第 6 年，即 1967 年 George Cotzias 采用逐渐增量至大剂量的方案成功克服了 L-dopa 的恶心呕吐副作用，并获得了显著疗效——16 例患者中有 8 例获得显著改善。旋即，1969 年美国 Melvin Yahr 发表了 L-dopa 的第一个双盲临床研究，客观地证实了这一氨基酸治疗 PD 的优越疗效。此后，L-dopa 得到广泛的临床应用，进入了真正的"左旋多巴时代"。

值得一提的是，尽管 L-dopa 在 PD 治疗上获得了前所未有的成功，然而对它"奇迹般"的效果和应用的科学基础的怀疑却持续了 10 余年，其中的质疑者不乏资深的权威学者。1966 年，Carlsson 多年的合作者，也是纹状体 DA 的发现者之一，并首先提示利血平的脑 DA 耗竭和它的 PD 样效应之间存在因果联系的学者——Bertler 和 Rosengren，却表达了对 DA、L-dopa 和 PD 之间关系的怀疑。在一篇关于脑 DA 的重要综述中，

他们这样陈述："L-dopa 的作用实在太复杂了，因此还不能得出 PD 患者 DA 系统紊乱的结论。"另外两位德高望重的神经科学家、蒙特利尔神经病学研究所的 Herbert Jasper 和西雅图神经外科专家 Arthur Ward，在 1969 年以相似的口吻表达了这样的观点："L-dopa 是建立在错误依据上的正确治疗手段"。即便到了 1973 年，英国剑桥卓越的神经科学家 Marthe Vogt 仍怀疑 L-dopa 治疗的科学基础，她认为"既然 L-dopa 是使整个脑都沉浸于 DA 之中，那么将它的抗 PD 效应与 DA 能神经元的天然功能联系起来就可能是个错误"。但 Hornykiewicz 的博士生 Ken Lloyd 在 1969—1972 年的研究（论文发表在 1975 年）最终驱散了这些疑云。他发现 L-dopa 治疗的 PD 患者，其纹状体中的 DA 水平是非 L-dopa 治疗患者的 9~15 倍。DA 的水平与最后一剂 L-dopa 距离患者死亡的时间间隔相关（也就是说，如果最后一剂距离死亡的时间长，尸检时患者脑中的 DA 水平则低些，反之亦然）。与反应差的患者比，对 L-dopa 反应良好的患者，其纹状体中 DA 的水平偏高。而加拿大神经病学家 Donald Calne 成功试验了 DA 受体激动剂溴隐亭的抗 PD 作用也进一步巩固了 L-dopa 应用的科学基础。至此，科学的异议最终用科学得以澄清。

三、从吸毒者到成功的动物模型——化毒为宝的典范

一个成功的动物模型无论对疾病的发病机制还是治疗措施的研究都是无价之宝，它积极地推动疾病的研究进展。PD 之所以成为所有"运动障碍性疾病"中研究成果最丰硕、进展最迅猛的疾病，与它成功的动物模型是密不可分的。有意思的是，这个在 PD 研究史上地位显赫的动物模型不是来源于基础研究者的创意，而是获益于临床神经病学专家对吸毒者病例报道。1979 年 Davis 等首先报道了 1 例 23 岁男性静脉注射自己合成的哌替啶类似物 1- 甲基 -4- 苯基 - 丙氧哌啶（1-methyl-4-phenyl-propionoxy-piperidine，MPPP）后出现 PD 样症状，并且尸检发现其黑质 DA 能神经元严重死亡，但此报道当时未能引起注意。直到 1983 年美国学者 J.W.Langston 等在 *Science* 上报道了其他 4 例药瘾者的类似症状，并

证实该药中含有污染物 MPTP（化学合成 MPPP 过程中的副产品）后才引起广泛关注。除起病较急外，MPTP 诱发的帕金森综合征患者，其临床表现与原发性 PD 极其相似，表现出 PD 的特征性静止性震颤，并且对 L-dopa 或 DA 受体激动剂反应良好。数年后神经病理研究再次证实了 MPTP 病例与原发性 PD 的相似性——患者的黑质部都存在中 - 重度的神经色素细胞缺失（但胞质内缺乏路易小体）。一个近乎理想的"人类 PD 模型"诞生了，它不仅确立了环境因素在 PD 发病中的重要位置，而且为 PD 发病机制和治疗手段的研究打开了激动人心的崭新局面。基础研究者们可以应用 MPTP 制备多种理想的动物模型来研究 PD 的发病机制，也可以将这一模型作为筛选 PD 治疗措施的理想平台。目前有关 PD 细胞死亡机制的绝大部分证据以及有关 DA 受体激动剂、铁螯合剂、一氧化氮合酶抑制剂、自由基捕获剂和某些钙通道拮抗剂是否具有神经保护作用的研究都是建立在 MPTP 模型的平台上。

MPTP 可以应用于多种动物，但最重要的是 MPTP 猴模型和 MPTP 小鼠模型，其中猴模型是 MPTP 较之于其他神经毒物的绝对优势。猴模型与"人模型"一样，无论临床症状、生化与病理改变都几乎是原发性 PD 的翻版，因此成为评价 PD 治疗新策略和新药的金标准。近 10 年来，在 PD 治疗方面两个非常重要的进展就是受益于猴模型。其中一个是电生理研究，发现丘脑底核（STN）的过度激活是 MPTP 猴运动迟缓和强直的关键因素，从而促成了缓解 PD 症状的 STN 深部脑刺激（DBS）治疗。另一个是发现预先呈递胶质源性神经营养因子（GDNF）能延缓 MPTP 猴模型的 DA 能神经退变，并改善其行为学特征。近来研究还发现 MPTP 猴在 L-dopa 的诱导下同样会出现与原发性 PD 相似的异动症，由此可以预见该模型在异动症的发生机制和预防治疗策略研究方面将有新的贡献。

对 MPTP 致病机制的研究提示了 PD 两大重要的发病机制学说，即线粒体功能障碍和氧化应激学说。MPTP 本身具有高度亲脂性，易于通过血 - 脑屏障，进入神经系统的 MPTP 首先被星型胶质细胞中的 B 型单胺氧化酶（monoamine oxidase B，MAO-B）转换成 1- 甲基 -4- 苯基吡啶离子（1-methyl-4-phenylpyridinium ion，MPP$^+$）——发挥毒性的活性形式，而后 MPP$^+$ 通过多巴胺转运体（dopamine transporter，DAT）进入 DA 能神经元内，并以主动转运方式浓集于线粒体，结合并抑制线粒体复合物 I，阻碍氧化磷酸化和 ATP 的生成，导致细胞内钙浓度升高以及自由基生成过多，从而引发细胞能量危机和产生氧化应激损伤，最终造成细胞快速死亡。

但这一模型并非绝对完美，一个显而易见的缺憾就是其神经病理未发现真正的路易小体（原发性 PD 两大特征性病理学标志之一）。其具体原因未明，推测有可能与 MPTP 这一模型的急性损伤特性有关，路易小体在这么短的时间内可能无法形成，但也不排除是由 MPTP 本身的致病机制所致。然而在年老的 MPTP 猴模型中可以见到与路易小体类似的 α-synuclein 免疫阳性的蛋白包涵体，又提示路易小体的形成可能还需要其他因素的参与。也有学者提出疑问，MPTP 对 DA 能神经元选择性损伤是因为它能特异地与 DAT 结合，这种情况是否符合散发性 PD 的真实发病状况。众多的质疑引发了对导致 PD 发生的"真实"环境毒物的探索，而这种环境毒物的标准应该是在致病机制上接近 MPTP 如鱼藤酮，或者是在化学结构上接近 MPTP 如百草枯。

近些年的研究也确实提示鱼藤酮和百草枯这两种神经毒物可能更接近真实状况：它们都能在残余 DA 能神经元胞质内生成与路易小体特性相似的蛋白包涵体，而且本身对神经元不具有选择性。

鱼藤酮是世界上广泛应用的杀虫剂和农药，但流行病学研究未能提示它是 PD 发病的危险因素。与 MPTP 相似，鱼藤酮高度亲脂，易进入各种器官，也可自由通过所有细胞膜，聚集在亚细胞结构如线粒体中，通过抑制尼克酰胺腺嘌呤二核苷酸（NADH）- 泛醌还原酶活性破坏氧化磷酸化。另外它还会抑制微管形成，这与 DA 能神经元退变也密切相关，因为多余的单体微管蛋白具有细胞毒性。虽然鱼藤酮为 PD 的研究提供了新的手段，但其存在的局限性也是显而易见。首先，它的可复制性差，在不同个体产生的损害程度变数大，因此不适于神经保护方面的研究。其次，对于鱼藤酮是否造成 DA 能神经元特异性损伤，以及该模型的行为学改变是否由 DA 纹状体系统损伤特异性导致也都存有疑问，因为它损伤的范围较广，可能更倾向于非典型帕金森病综合征的模型。最后，它对全身其他器官造成的毒性也是它的缺陷性所在。上述种种都是它成为常规 PD 造模神经毒物之前必须解决的问题。

除草剂百草枯是另一个原型毒物，它之所以惹眼，是因为流行病学研究提示，暴露于百草枯是 PD 发病的危险因素，而且它的结构与 MPP⁺ 极其相似。氧化应激可能是它的损伤机制，但确切的致病机制还有待于阐明。与鱼藤酮类似，现阶段不同研究组的造模结果存在不一致性，因此在成为常规造模毒物之前仍有许多工作有待完成。

显然，动物模型只有在一定程度上忠实地反映人类的疾病状态才有价值，理想的模型应当精确模拟疾病的病理学、组织学和生化改变以及所引发的功能紊乱。就理想的 PD 动物模型而言，它应该复制出人类 PD 的主要特征：即随着时间的推移，DA 能神经元选择性地损伤和丢失；纹状体 DA 进行性耗竭；现存 DA 能神经元胞质内出现路易小体；不仅表现出运动不能、肌强直和静止性震颤等经典的运动症状，而且还应该能模拟它的非运动症状。模型越是接近理想状态，在此平台上获得的研究成果越是接近疾病真实状态，其价值也就越大。目前无论是 MPTP 模型还是鱼藤酮和百草枯模型都存在明显的缺陷，因此动物模型的制备仍是未来 PD 研究的重心。

随着遗传基因的逐步揭秘，除了各种毒物模型外，PD 的转基因模型也得到迅猛发展，包括过表达基因模型、基因敲除模型以及基因突变模型等，为探讨 PD 复杂的发病机制提供了又一重要工具。

四、遗传因素在帕金森病中的定位——一条曲折的探索之路

遗传因素在 PD 发病中的肯定地位现已毋庸置疑，但在 1997 年第一个致病基因 α- 突触核蛋白（α-synuclein）确定之前却是备受争议。"历经厚积终薄发"，1997 年之前的一百多年研究探索史是应该被致敬的，它为后续遗传工作的开花结果作了深厚的铺垫。Gowers 是第一个需要被感谢的人，他在 1888 年通过遗传流行病学调查首次提出了 PD 患者的家族史背景。自此以后，PD 的

遗传研究火热上演，但情节却是跌宕起伏。遵循孟德尔遗传方式的多个 PD 家系的发现似乎验证了遗传因素的存在，但对于基因易感性研究意义重大的双生子研究却显示单卵双生子和双卵双生子同时患 PD 的概率都较低，且两者间无统计学差异，这几乎等于否定了 PD 的遗传易感性。更令人沮丧的是，几乎在同一时期又发现了 MPTP 诱导的帕金森综合征，而遗传显然与它毫不相干，这一理论再一次面临严峻挑战。但之后有学者提出了"多因素理论"，例如"基因环境相互作用"可能是 PD 发病的真正病因，由此推进了单基因相关性研究即候选基因相关性研究。当时的热点集中在参与 MPTP 代谢的酶如 CYP2D6、MAO-B 等基因多态性的研究上，但结果间的不一致让研究再一次陷入了困境。所幸遗传研究的另一重要分支——病例对照研究在"高潮"来临之前为它争取了一方领地。研究发现，有 10%~15% 的 PD 患者，其第一代亲属也患 PD。1996 年 Marder 研究组进行的大规模社区模式病例对照研究进一步验证 PD 患者的第一代亲属患 PD 的风险较正常对照增加。

经历一百多年的"黯淡"，遗传理论终于在 1996 年迎来了期待已久的曙光。1996 年 Polymeropoulos 研究组对 Golbe 研究组报道的一个来自意大利南部村庄 Contursi 的 PD 大家系进行基因连锁分析，并成功地将相关基因定位在 4q21.3-22（PARK1）。添加了 3 个希腊籍的常染色体显性遗传的早发性 PD 家系后，终于在 1997 年克隆出了 PD 遗传史上第一个致病基因 α-synuclein 基因，这一铁证为这场争议最终划上了休止符。也是 1997 年，Matsumine 研究组通过连锁分析，将常染色体隐性遗传性少年帕金森病（ARJP）的相关基因定位在 6q25.2-27（PARK2）。继之，Kitada 利用定位克隆技术于 1998 年克隆出该病的致病基因 Parkin 基因。遗传硕果接踵而来，1996—2012 年定位了 10 余个不同的 PD 遗传位点，确定了 9 个 PD 致病基因，包括 α-synuclein（PARK1 和 PARK4）、parkin（PARK2）、PINK1（PARK6）、DJ-1（PARK7）、LRRK2（PARK8）、ATP13A2（PARK9）、PLA2G6（PARK14）、FBX07（PARK15）和 VPS35（PARK17）（表 3-14-1）。可以说，遗传理论进入了它的黄金时代。

表 3-14-1 家族性 PD 相关位点和基因

位点	染色体定位	基因	遗传形式
PARK1/4	4q21.3–22	SNCA	常染色体显性
PARK2	6q25.2–27	Parkin	常染色体隐性
PARK3	2p13	未知	常染色体显性
PARK5	4p13	UCHL–1	常染色体显性
PARK6	1p35–p36	PINK1	常染色体隐性
PARK7	1p36	DJ1	常染色体隐性
PARK8	12q12	LRRK2	常染色体显性
PARK9	1p36	ATP13A2	常染色体隐性
PARK10	1p32	未知	未知
PARK11	2q36–27	未知	常染色体显性
PARK12	Xq21–q25	未知	危险因子
PARK13	2p13.1	HTRA2	常染色体显性或危险因子
PARK14	22q13.1	PLA2G6	常染色体隐性
PARK15	22q12–q13	FBXO7	常染色体隐性
PARK16	1q32	未知	危险因子
PARK17	16q11.2	VPS35	常染色体显性
PARK18	3q27.1	EIF4G1	常染色体显性

遗传在家族性 PD 中的作用已得到充分肯定，但在散发性 PD 中的作用又是怎样？虽然家族性 PD 只占整个 PD 的 5%~10%，而且其临床特征和病理学表现与散发性 PD 都有些许出入，但它们之间存在的许多共同之处，如帕金森症状和黑质纹状体 DA 能变性，提示它们之间很可能存在共同的致病原因和/或致病机制。但现有的结果离理想还很遥远，这些基因突变即便是在家族性 PD 中也只占很少一部分，就目前最普遍的 LRRK2 突变而言，也只在家族性 PD 中占5.1%~18.7%，而在散发性 PD 中的比例则更低，为 1.5%~6.1%。因此不得不考虑用另一条途径来解密散发性 PD 的遗传易感性。

这条遗传研究途径即是将 PD 人群作为一个整体来评估，运用关联研究和非参数连锁分析来确定散发性 PD 的易感等位基因。这种方法允许在不知道潜在遗传参数如遗传方式和疾病基因频率的情况下定位基因。然而不幸的是，这些努力成效甚微。在 5 个全长基因组扫描研究中（其范围涉及将近 200~400 个患病双生子家族），虽然每个研究都提供了几个有连锁提示的区域，但至今没能确定一个真正的致病基因。原因之一可能是人群的异质性比原先设想的更加突出和重要。另外，一些连锁区域仍很大，甚至大于 100cM，其中包含数百个基因，这加大了确定致病突变体的难度。

高通量基因分型技术的发展还实现了在散发性 PD 患者和正常对照这样庞大的人群中运用关联研究方案和庞大的单核苷酸多态性（single nucleotide polymorphism，SNP）控制板进行全基因组扫描的可能。第一个该类型的研究是 Maraganore 研究组进行的，他们在几百个样本中基因分型了将近 200 000 个 SNP，产生了大量的可能的相关基因变异体，但其后的随访研究没能证实最可能的 13 个相关 SNP。另一个类似研究用了将近 500 000 个 SNP，同样没有得到确切的证据。尽管如此，这些结果还不能全然否定遗传成分的存在，因为阴性结果可能是研究设计的内在局限性造成的，譬如研究人群的异质性过大或仍不能充分涵盖基因组等。

候选基因的关联研究同样收效甚微，绝大多数的关联都未能被重复出来。这可能是因为研究的样本太小而没有充分的统计学效力，或是因为没有正确地配对对照，也可能因为遗传特性确实在人群中变异很大。为了克服小样本研究的局限性，最近一个大范围的国际间合作研究对 2 692 名 PD 患者和 2 652 名正常对照进行了 α–synuclein 基因启动子的双核苷酸重复序列（REP1）等位基因的长度变异分析。结果发现 REP1 的长度变异与 PD 相关，但与其发病年龄无关。

在经历了家族性致病基因发掘的巅峰后，遗传因素在散发性 PD 中的研究又遭遇了障碍。如何确定未来遗传研究的方向，需要我们重新梳理思路。

无论如何，家族性 PD 的致病基因的功能解密以及它们在 DA 能神经元变性过程中的作用都将对散发性 PD 发病机制的揭示有重要的提示作用，这些基因所编码的蛋白很可能也是散发性 PD 发病进程中的关键蛋白。由于一种未知的方式（与遗传变异有关）影响了它们正常功能的发挥（哪怕只是蛋白稳态的微小改变），最终启动了 PD 的整个进程。典型例子如 α-synuclein 多倍体所致正常氨基酸序列的蛋白水平升高导致 PD 发生。因此，影响主要病理蛋白表达方式的调节蛋白的编码基因可能是未来研究的候选。另一个问题，现阶段 PD 人群基因变异研究的受挫很可能是因为遗传危险因素在人群中的变异相当大。如果确实如此，在将来的研究中采用几个小范围的但遗传学特征明确的人群来进行遗传关联研究可能会更有成效。因此将来在患病人群的特征记录方面可能要付出更多的努力。

五、祖国医学与帕金森病——"颤振"早于"震颤"数百年

历数 PD 研究史上的一座座丰碑，在欣然受益的同时，也不无遗憾地感慨其中缺乏国人的骄傲。然而翻阅数千年的祖国医学史，我们会发现其实早于詹姆士·帕金森提出"震颤麻痹"约六百年，祖国医学便已有了一例临床症状极似 PD 的病例报道。这是金代大医学家张子和（公元 1151—1231 年）在其著作《儒门事亲》中的记载："马氏男性，59 岁，颤抖史 3 年。颤抖出现在他的下颌、手和脚，发作时就像被线牵引的木偶。他不能持物也不能自行进食。他张着嘴，瞪着眼。他企图自杀，但因为手颤抖之故未能上吊成功。他的病情在不断进展，他的家人为此遍寻名医，最后寻得张子和。张子和综合应用'防风通圣散'来发汗、诱导呕吐、疏风、促进气的循环以及食物营养等治疗数月后，患者症状改善，脚不再像以前那样沉重，颤抖也减少了，不但能行走，也能握梳子、毛巾、勺子和筷子。"虽然张子和将这一病症诊断为"风颤"，但病案表现出来的震颤、肌强直、日常活动不能自理、手指灵活性下降、面部表情呆滞以及抑郁情绪和自杀倾向，都与 PD 极其相似。

明朝的孙一奎（1522—1619 年）对运动障碍的病症作了更深入、全面的研究，在《赤水玄珠》一书中首次把以震颤为主要临床表现的疾病统一命名为"颤振"，指出："颤振者，人病手足摇动，如抖擞之状，筋脉约束不住，而莫能任持，风之象也。"并进一步指出："此病壮年鲜有，中年以后，乃有之，老年尤多。夫年老阴血不足，少水不能制盛火，极为难治。"由此可见，祖国医学在早于西方医学数百年便已经有了对 PD 的最初研究。遗憾的是，古代医家没有将这些症状归结为一种疾病，更无严格对应的诊断名称。而且这些古代的研究资料也只是在最近才昭示于世界医学。西医诚然是源于西方的医学，然而有着数千年深厚医学积淀的我们，应该有智慧也有能力在世界医学的舞台上炫出我们应有的精彩。

第二节　诊　断

一、临床诊断——貌似简单的复杂

帕金森病（PD）作为一个独立的疾病已有近 200 年的历史，虽然在最初的一个世纪里发展缓慢，但之后的迅速发展已毫无悬疑地使之成为神经科学和神经病学领域的研究重心。它是继阿尔茨海默病（AD）之后的最常见的神经变性疾病，在 65 岁以上的老年人群中患病率高达 2% 左右，成为许多发达和发展中国家公共卫生关注的重点。从病因到治疗手段，PD 研究的各个方面都有了很大的进展，尤其是 DA 替代治疗的进展为它在"运动障碍性疾病"中赢得了最醒目的地位。而处在这样的一种汹涌蓬勃的发展态势中，我们却来探讨 PD 的诊断问题，确实有些不可思议。很难设想，没有诊断，怎么会有独立的疾病实体，更何况于一系列切切实实的研究和治疗进展。但其实稍加冷静思索，我们就不难理解，作为一个疾病"根基"的诊断其实也是个动态发展的过程。有了诊断，就有了对疾病研究的可能；而随着研究的进展、认识的深入，在某个"结点"上反过来评估或修正原有的诊断标准，使其更精确，从而更有利于后续的基础和临床研究；如此螺旋式进展。

任何一位训练有素的内科医生都知晓 PD 的三大核心临床特征，即静止性震颤、肌强直和运动迟缓。如果患者出现上述典型的临床特征，又没有小脑、锥体系损害等体征，PD 的诊断很容易确立。但临床实践中的诊断是不是确实如此直截了当，PD 的诊断准确率又是如何？这个答案目前只能从临床病理研究中寻找。

最早的一项临床病理研究（1990 年）发现，具备 3 个核心特征中至少 2 个特征的患者也只有 69%~75% 被尸检证实为 PD。而 20%~25%

具备2个核心特征的患者病理诊断为其他疾病——帕金森叠加综合征。更值得关注的是,有13%~19%的患者即使具备所有的3个特征,病理诊断仍否定了PD的诊断。

接着,在1991年,Rajput和他的同事报道了59例"帕金森病"患者的尸检结果。所有的患者都由一个神经内科医生长期随访诊治,其诊断标准是至少具备上述3个特征中的2个,并排除任何可识别的导致帕金森病的原因或其他中枢神经系统病灶。经过长期随访,其中41例被诊断为PD。但最终尸检证实为PD的只有31例,临床诊断的准确率为76%。

尔后,英国PD协会脑研究中心(UKPDSBRC)的Hughes研究组先后报道了3项临床病理研究结果,并在其中检验了英国PD协会脑库(UKPDSBB)临床诊断标准的特异性和敏感性。1992年的研究结果显示了与上述2项研究相似的准确率(76%):在由不同神经内科医生诊断的100例PD患者中,只有76例尸检诊断为PD(这些患者的生前诊断没有依据一个很好的标准,从症状发生到尸检的间隔时间平均为11.9年)。研究者复习了这些患者的病例记录,并用UKPDSBB临床诊断标准重新作出诊断,结果其中89例符合PD临床诊断,但遗憾的是,也只有82%的患者尸检证实为PD。而如果应用具备所有3个核心特征这一标准,则只有65%尸检诊断为PD的患者适用于这一临床分类。这些研究者此后又收集了100例临床诊断为PD的患者,神经病理检查的结果显示,其中的90例患者病理符合PD诊断,这与近10年前的上一项研究相比,PD临床诊断的准确率提高了14%。而被临床误诊为PD的10例患者尸检证实为多系统萎缩(MSA)6例、进行性核上性麻痹(PSP)2例、脑炎后帕金森综合征(PEP)和血管性帕金森综合征(VPD)各1例。该研究中,作者同时评估了3种常用的PD临床诊断标准,即UKPDSBB标准、Calne等提出的标准和Gelb等建议的标准,发现这些标准并没有进一步提高诊断的准确性,反而降低了灵敏性。与10年前相比,临床诊断准确率的显著提高反映了神经内科医生在诊断过程中更加善于识别陷阱,这与对PD和其他"帕金森症"认识的提高密切相关;而严格的诊断标准没有进一步提高

准确率可能是因为90%的准确率已经是临床诊断的极限。然而这一结论很快被推翻,当他们回顾了在一个运动障碍专科诊治的143例"帕金森症"患者的临床和病理特征后,惊讶地发现PD临床诊断的阳性预测值竟高达98.6%。在73例临床诊断为PD的患者中只有1例被病理诊断为其他疾病——PSP。这项研究提示,应用严格的诊断标准能够提高PD临床诊断的正确性。但对这些诊断标准有效性的评估力度仍非常有限,因为在这些研究中非PD患者只占少数,而且目前所有的临床病理研究都只是回顾性研究。2016年,Rizzo等对25年来PD临床诊断的准确性研究进行了系统回顾和荟萃分析,包括最新的Adler等(2014年)的研究,仍然遗憾地发现PD的临床诊断的准确性在20多年的实践中并没有得到根本上的提高,尤其对处在早期阶段的PD。因此临床急需可靠的生物学标志物来帮助提高诊断的准确性。

在评价临床诊断准确性的同时,我们默认了病理诊断的权威性,视之为"金标准"。然而这个"金标准"已经是个毫无争议的定论吗?

PD的病理通常被定义为以黑质脱色素和残存神经元内路易小体(LB)形成为特征。然而随着研究的进展,这一标准显现了它过于简单化的弊端。作为PD病理鉴别诊断标志之一的路易小体同样出现在其他神经变性疾病中,例如路易小体变异型是AD最常见的亚型,而在路易小体痴呆(DLB)中,为数众多的皮质路易小体的存在本身就是它的一个病理特征。事实上,随着年龄的老化,临床无症状个体出现路易小体的概率也随之增加,而这些个体并没有发生神经元丢失,如此提出一个问题,路易小体究竟是无症状PD的标记,还是正常老化的特征?尤其当发现parkin突变导致的常染色体隐性遗传性青少年帕金森综合征(ARJP)患者,其黑质变性并不伴随路易小体的形成时,路易小体在PD神经病理中的重要意义更是受到了极大的挑战。由于这些尚未阐明的因素,PD的神经病理特征至今没有一个广为接受的标准。而一直以病理诊断为"金标准"的临床病理研究自然也就有了这一难以克服的弱点。

尽管存在不少的障碍,继续前进仍是必然的趋势。临床诊断标准需要在未来的临床病理研究

中被进一步评估和认证,前瞻性研究是最为期待的。另外,诊断标准的设计也可能需要某些修正,例如把某些特征的分量加重,或者应该量化一些特征的严重性,而不仅仅限于它的存在与否。随着更尖端的以计算机为基础的检测技术的到来,临床特征如肌强直、震颤、运动迟缓和异动症的定量将成为可能。结构和功能神经影像学的进展在将来有可能进一步增加这些诊断标准的敏感性和特异性。当然,继续努力寻找一个恰当的生物学标记对PD早期诊断这一诊断的终极目标来说仍是个重中之重。

二、临床前诊断的期待——寻找理想的生物学标记

帕金森病(PD)的治疗目前仍停留在对症阶段,而有可能从根本上治疗这一疾病的神经保护剂在临床应用中都未能得到证实。其中一个重要的原因可能是临床应用时机的不恰当。临床病理研究显示,当患者的症状明显到能作出临床诊断时,中脑黑质DA能神经元的丢失已达60%~70%,而纹状体中DA的含量已下降80%以上,在这种情况下,神经保护治疗可能已经回天乏术。因此必须在神经变性的早期阶段实行神经保护治疗,才有可能延缓或阻止病变的进一步发展。但这个时期没有典型的运动症状可作为依据,所以想要实现早期诊断只有寻找其他的生物学标记(biomarker)。所谓生物学标记,是指能反映生理过程、病理过程或干预治疗的药理过程的指示剂,而且能被客观地测量和评估。很显然,要寻找到这样一个生物学标记,必须首先了解PD发展的病理生理过程。

通过大量的临床病理研究,Braak提出了PD发展的病理分期假说。他将PD的整个病程发展分为6个病理阶段。第一阶段的病灶只局限于低位延髓和嗅前脑结构,即同时累及迷走神经背侧运动核和嗅前脑结构。第二阶段的病变则扩展至脑桥,除原有的病灶进一步加重外,还累及低位的中缝核(lower raphe nuclei),尤其是大的中缝核,以及毗邻的网状结构的大细胞部分。并首次累及去甲肾上腺素能蓝斑结构,但这一阶段的蓝斑病变并不引人注目。病情进展至第三阶段时,病灶超越脑桥,病理改变出现在中脑基底部和前脑,但

此时大脑皮层未受累。杏仁体、桥脚间核背盖和基底前脑的大胆碱能核团包括Meynert核都出现了病理改变。蓝斑病变在这个阶段变得突出,有相当多的神经元丢失。同样低位中缝核和网状结构的病变也进一步加重。由基底前脑发出的、经外囊投射至大脑皮层的胆碱能轴突在这一阶段也出现了病变。PD核心的病变部位——黑质致密部的含色素神经元在这一阶段开始出现病变。进入第四阶段后,位于颞叶的中间皮层开始受累,而新皮质尚保持完好,直至第五阶段和第六阶段。研究发现处于第三阶段的某些患者和处于第四阶段的绝大部分患者都出现了明显的PD相关的运动症状,提示PD患者从无症状期到症状期的跨越。虽然也有学者对Braak的病理分期提出质疑,但不能否认这种分期不仅为已有的临床前诊断候选生物学标记提供了理论依据,也为将来寻找到更理想的临床前诊断生物学标记提供了宝贵线索。

目前PD的生物学标志物被大致分为以下几类:①临床和生理学生物学标志物;②影像学生物学标志物;③基因组学和转录组学生物学标志物;④蛋白质组学和代谢组学生物学标志物;⑤外周组织病理生物学标志物。

(一)临床生物学标志物

1. **嗅觉障碍** 被认为可能是PD病理最早期的一个生物学标记。确实Braak的病理研究表明嗅前脑在PD发展的第一阶段就已经受累,远早于黑质的受累。1975年PD患者的嗅觉障碍首次被报道,自此以后大量的研究证实,73%~90%的PD患者都存在嗅觉障碍,包括嗅觉阈值的增高、气味确认或鉴别的缺陷。临床研究也提示嗅觉障碍的发生早于运动症状,例如一项研究显示,在常染色体显性遗传的PD家族中,41%的易患亲属存在嗅觉缺陷。而另一项研究发现,散发性PD患者的第一代亲属也存在嗅觉缺陷,这很可能提示亚临床期的黑质纹状体功能紊乱,因为纹状体单光子发射计算机断层扫描(SPECT)显像证实这些个体的多巴胺转运体(DAT)结合率下降,而且其中的2名亲属最终发展为临床PD。

2. **快动眼睡眠行为障碍** 作为可能的临床前诊断生物学标记的理论依据是:在Braak病理分期的第二阶段,脑桥和延髓区域出现了路易小

体,而这些区域主要负责睡眠控制和眼球运动。据报道,15%~33% 的 PD 患者存在快动眼睡眠行为障碍(REM sleep behaviour disorder, RBD),并且还发现 RBD 可能发生在 PD 的运动症状出现之前。Schenk 研究组进行的一个纵向调查研究显示,初诊为特发性 RBD 的年长患者,有 38% 在平均发病 12.7 年后发展为 PD,继续 7 年的随访发现,最终有 65.4% 发展为 PD。而且特发性 RBD 患者的 SPECT 研究显示其 DAT 结合率下降,提示 RBD 可能是 PD 某个亚群的运动前症状。

3. **运动能力测验**　可以成为一个早期诊断的生物学标记。前文已述及,当临床表现出典型的 PD 运动症状时,60%~70% 的黑质 DA 能神经元已经退变,那么依据 PD 是个缓慢进展的疾病,我们可以推测在小于 60% 甚至更少的神经元退变时可能已经出现运动症状,只是因为比较轻微或者只在需要更多 DA 能传递的应激时出现而未引起重视。事实上,经常有患者或其家属回忆,在临床诊断明确之前,患者已经存在轻度的动作缓慢、僵硬、书写困难和轻度的屈曲姿势。这些症状通常间断性出现,有时只发生在应激时。静止性震颤也可在其他运动症状出现前作为单一症状存在。书写、视觉指导的运动或连续性任务等复杂任务的执行是高级运动控制参与的动作,这些高级运动控制系统能掌控运动的方向和速度。研究发现,在运动执行功能受累之前,PD 患者已经出现视觉运动配合障碍,例如偏侧 PD 患者受累和未受累的手在控制运动方向和速度方面都出现了障碍。但在得出结论之前必须考虑这些检测可能会受到情绪和动机的影响。

4. **神经心理障碍**　在早期非痴呆 PD 患者中常见。日常生活中,由于受到外界信号和信息的引导,这些缺陷表现并不明显。但排除了外在暗示或指导的神经心理测验却有可能揭示潜在的工作记忆障碍或执行功能障碍。而且在 PD 早期阶段,神经心理障碍的类型或程度与运动症状不相关,提示认知障碍很大程度上不依赖于额叶纹状体的 DA 能缺陷。在病情进展缓慢的 PD 猴模型研究中发现,认知缺陷甚至有可能早于运动症状的发生。双生子中未患病的同胞也显示有认知功能改变。Dujardin 研究组对 41 例家族性 PD 患者的第一代亲属进行研究,发现 15 例表现出执行功能异常,其中 9 例为全面性执行功能障碍。但同样,这些受累个体是否最后都将发展为 PD,还需要进一步的随访评估。

5. **抑郁**　常用的生物学标记。大约 20% 的 PD 患者回忆起在患病之前数年即有情绪障碍。Beck 抑郁量表评估也显示在疾病的早期阶段,40% 的 PD 患者测验结果为阳性。抑郁与腹侧被盖区、中缝核(尤其是 5- 羟色胺能中缝核)和蓝斑的病灶相关,而这些部位的病变在第二阶段已经开始,因此抑郁有可能发生在运动症状之前是存在病理依据的。但目前的临床资料显示这一症状的检测结果在各研究组间变异较大,可能的原因是 PD 的早期症状和前驱抑郁症状间有重叠,也有人认为抑郁症状是对 PD 运动症状的反应,但研究发现抑郁症状与运动症状的严重性不相关,而且在 PD 中的患病率远比其他造成类似运动残障的疾病高,这至少部分强调了抑郁存在的独立性。现有抑郁评估量表本身的局限性也可能是原因之一,因为它们并非为捕捉 PD 相关的早期抑郁症状而特异设计的,因此设计侧重于 PD 特异的某些抑郁特征如自责或焦虑性抑郁等的量表可能是未来的探索方向之一。

(二)影像学生物学标志物

1. **经颅超声**(transcranial sonography, TCS)　是近年来兴起的一项技术,它通过耳前的听骨窗探测黑质回声,在 PD 临床前诊断上可能具有很大潜力。正常情况下,黑质显示为一个小的斑片或领带结形的结构,回声比围绕其外的脑干组织轻度增高。TCS 的几项研究显示,90% 以上的 PD 患者其黑质回声区域显著扩展,而且结果的重复性很高。原发性震颤(ET)患者黑质回声不增强,在极少数非典型 PD 如多系统萎缩(MSA)或进行性核上性麻痹(PSP)患者中可见黑质回声增强,提示黑质高回声确实反映黑质纹状体功能障碍。有证据提示这一技术有可能检测出临床前患者。对健康、无症状但黑质显著高回声的个体进行正电子发射断层扫描(PET)研究,发现 60% 个体的纹状体 ^{18}F-dopa 摄取减少。对精神安定剂治疗出现锥体外系副作用的精神病患者进行检测,发现有黑质高回声的患者其症状更严重。对于临床尚不能诊断为 PD 的年长患者,有黑质高回声的与正常回声的对照相比,其出现锥体外系体征如运动迟缓的概率更高。PD患者的第一代亲属中将近50%显示黑质高回声,且和PET显示的 ^{18}F-dopa摄取下降相关。但这些检出异常的个体有多少会发展为PD?这显然还需要大数据的纵向随访研究。但这一技术的无创性、简易性和经济性显然是它的优势所在。

2. 心脏MIBG闪烁照相术 最近被列为候选生物学标记之一。放射性标志的间碘苯甲胍(metaiodobenzylguanidine,MIBG)闪烁照相术可用于显示心脏交感神经元的功能。初步研究发现,早期PD患者的心脏交感神经元总的MIBG摄取量减少。但是否在无症状期也同样能检测出异常还未见报道,因此要成为可能的临床前生物学标记还有许多工作要做。但理论上仍有支持点,因为临床上经常有患者抱怨早在运动症状明显之前就已经存在便秘、膀胱失调、出汗或脂溢性皮炎等自主神经症状。而病理研究也发现在PD病理的第一阶段,迷走神经背核和延髓背盖等脊髓以上重要的自主神经中枢和脊髓的自主神经中枢已经出现神经变性和病理标志路易小体。甚至在生平未发展为PD的某些个体的自主神经节中也发现了路易小体,因此有理由推测自主神经可能在运动症状出现之前已经受累。

3. 神经功能显像 被用于神经保护治疗的生物学标记,也是临床前诊断生物学标记的候选之一。PET应用放射性配体 ^{18}F-dopa成像, ^{18}F-dopa通过血-脑屏障被DA能神经元摄取转化为 ^{18}F-DA。研究显示,纹状体 ^{18}F-dopa的摄取与黑质细胞数目成正相关。SPECT主要应用放射性配体 ^{131}I-β-CIT和 ^{123}I-FP-CIT来显像DAT的密度。目前已有几项研究显示这种功能显像能检测到黑质纹状体系统的临床前受损状况。例如在偏侧PD患者中,除了临床受累的对侧,其同侧也出现放射性示踪剂摄取减少。双生子研究发现,临床尚未受累的患者同胞,其示踪剂结合能力已显著下降,而且随访研究发现其中部分个体最后确实发展为典型的PD。但由于PET和SPECT显像在正常个体中的变异范围比较大,因此少于50%的DA能细胞丢失可能很难被检测到。所以将来需要在提高检测特异性上努力,措施包括细化DA能缺陷的分布状况,或者只在PD易患人群中进行检测,如PD患者的家族成员或parkin突

变的携带者。而对于一般人群目前还无法确定适宜对象,价格昂贵并可能让健康个体暴露于放射线也是这一生物学标记的局限所在。

但对于神经保护治疗的研究,神经功能显像相对于其他候选生物学标记具有一个突出的优势,也就是它能动态地反映病理生理过程。临床前诊断并不需要一个能反映动态病理变化的指标,但考虑到临床前诊断的终极目标是神经保护治疗,那么最为理想的生物学标记应该是既能反映早期的病理改变,又能随着疾病的进展发生相应的改变。神经功能显像已被多次应用在神经保护剂的临床试验中,但目前应用的PET和SPECT方法会受到抗PD药物的干扰,因此尚不能很可靠客观地反映疾病的进展。但随着新配体的研发,神经功能显像在将来有可能实现客观地、动态地反映病情的目标。

(三)基因组学和转录组学、蛋白质组学和代谢组学生物学标志物

基因检测似乎应该是最理想的最早期的生物学标记了。正如第一章第四节所提到的,遗传因素在家族性PD中的作用是显著的,对于这些家族中的易患成员进行基因检测能确立症状前诊断。但问题是仍有不少家族性PD的致病基因没有确定,而且目前确定的致病基因中除parkin基因和LRRK2基因外,大多数属于少见突变。而另一个难题是,绝大多数PD为散发性,遗传在其中的作用不是那么直截了当。现认为散发性PD在遗传上可能涉及几个轻度危险的易感基因,这些易感基因与其他遗传因素或内源性或外源性毒物相互作用才最终导致PD发生。因此即便确立了易感基因,我们仍很难预测PD的最终发生。除了DNA标志物,RNA标志物以及从多种生物体液(包括血浆和脑脊液)中获得的各种蛋白和代谢物也为PD的诊断提供帮助。

(四)外周组织病理生物学标志物

多巴胺神经元的死亡及残存神经元胞体内LB的形成是PD诊断的病理金标准。显然,如果能在患病前或患病早期找到类似的病理标志物,将大大提高疾病诊断的精准性。Braak等不仅提出了脑内的病理演变阶段理论,也提出了外周到中枢的神经退行性变演变过程。肠道神经系统的退行性变证据可能能为我们提供早期诊断的依

据。确实有研究证实了胃肠道系统存在弥漫的α-synuclein蛋白沉积，而且不仅限于胃肠道，其他外周系统包括下颌下腺、皮肤自主神经及周围神经中都可以发现α-synuclein蛋白的异常沉积。外周组织病理标志物的研究为PD的早期诊断开启了又一个充满希望的方向。

但无论如何，对于临床前的诊断只依赖于一个生物学标记似乎是不可能的。现有的生物学标记都并非只特异性地出现在PD患者，小部分健康或其他疾患的人群也能检测到阳性结果。嗅觉障碍、RBD和抑郁既可以是独立的疾病，也可以是其他疾病的一种表现。自主神经功能紊乱、轻微的神经心理异常和轻度运动症状都是非特异性症状，也只能与其他症状相结合才能作出诊断。即使在单基因遗传的PD，也不能确定携带者是否或到什么时候会发展为PD。因此联合应用生物学标记作为早期诊断的标准可能是个必然。但在联合应用之前，必须首先清楚各生物学标记之间的关系以及它们与PD发病之间的关系。一项联合应用嗅觉功能和SPECT检测的大型研究显示，在对PD患者的第一代亲属的2年随访中，发现只有既存在特发性嗅觉功能减退又显示显著DAT结合下降的亲属才发展为PD；其余嗅觉减退的亲属与正常嗅觉的亲属比较，DAT结合减低更明显。这些提示特发性嗅觉障碍确实预测了PD发生的高危性，而且嗅觉障碍早于功能显像异常。进一步的纵向随访研究是至关重要的，只有这样才能确定生物学标记异常的个体最终发展为PD的比例，也才能确定该生物学标记的特异性。

第三节 多巴胺受体激动剂对左旋多巴的挑战——首选治疗，谁来问鼎

左旋多巴（L-dopa）的应用是帕金森病（PD）治疗史上的一个里程碑。它革命性地改变了PD患者的命运，创造了辉煌的"左旋多巴时代"。然而随着时间的推移，弊端也日渐显露，经过3~5年的"蜜月期"，部分患者出现运动并发症，造成新的残障。寻找能避免运动并发症发生的治疗措施成为一个急待解决的问题。原先一直处于辅助

地位的DA受体激动剂由于其长半衰期的特性一跃成为最佳的候选对象，但它是否可作为PD治疗的首选药物却一直存在争议。

一、争端的起源——运动并发症

运动并发症最初特指长期应用L-dopa产生的副作用，正是它的出现迫使L-dopa从"神坛"上走下来。它有两种表现形式，分别称为异动症（dyskinesia）和症状波动（motor fluctuation）。异动症为不自主运动，典型表现为舞蹈病样运动障碍，也可有类似肌张力障碍、肌阵挛或其他运动障碍的表现。据统计，30%~50%的PD患者在L-dopa治疗5年或更长的时间内会出现异动症。尤其是早发型PD患者几乎无一幸免，而且往往是严重的异动症。症状波动表现为疗效减退，即每剂药效维持时间缩短，使得下一次用药前疗效减退。L-dopa治疗2~5年内，高达50%的患者会发生疗效减退。严重时表现为"开关"现象："开期"对药物反应，但可能并发异动症，"关期"对药物不反应或反应极小。

而一旦出现运动并发症，处理将非常棘手。重新调整L-dopa用药方案，或增加DA受体激动剂、单胺氧化酶B（MAO-B）抑制剂、儿茶酚-氧位-甲基转移酶（COMT）抑制剂、金刚烷胺等药物只对部分患者有帮助。功能神经外科治疗可以作为另一种可能有效的选择，但总体效果也并不理想。因此应对运动并发症更明智的举措应该是从治疗之初即考虑初始治疗的长远效果，选择一个能降低或至少是推迟运动并发症发生的方案。而要达到此目的，首先必须明确运动并发症的发生机制。

经典的基底节环路模型认为，L-dopa诱导的异动症是由于基底节输出神经元放电频率降低使得丘脑皮层神经元失抑制，进而皮层运动区失控性兴奋所致。这确实得到了动物实验和临床研究的支持：研究发现，异动症动物模型的苍白球内侧部（Gpi）神经元放电频率降低；对实施丘脑损毁术的PD患者进行术中GPi神经元放电频率记录，也发现同样的现象。然而经典模型不能解释为什么丘脑损毁术（该术会严重降低GPi的输出）能始终如一地改善而不是诱发异动症。

现在已经明确，基底节其实比经典模型所描

绘的要复杂得多。基底节内存在广泛的轴突旁支，而且大部分纹状体神经元共表达 D1 受体和 D2 受体，因此直接通路和间接通路不像原先设想的有一个清晰的界限。研究还认为黑质致密部（SNc）的 DA 能神经元实际上是为整个基底节区域提供 DA 能神经支配，而不是仅针对纹状体；而且 DA 能神经元是以一种持续性低频放电模式（紧张性放电）对 DA 受体进行持续性刺激。DA 能神经元也有高频放电（周期性放电）的短时脉冲，但强大的神经末梢再摄取系统能很快消除周期性放电释放的 DA，从而保证相对稳定的突触间隙 DA 浓度和相对稳定的 DA 受体激活水平。这些发现一致提示：基底节可能更趋向于以一种由 DA 调节的动态的反馈网络形式运行功能，而不是以一种如经典模式设想的依赖放电率的线性模式工作。

这些新发现使人们推测运动并发症的发生可能与纹状体突触后膜 DA 受体的波动性刺激有关，因为这种非生理性刺激可能破坏了基底节的功能网络。PD 患者由于纹状体 DA 神经末梢丢失，对纹状体 DA 浓度波动的缓冲能力下降，因此对纹状体 DA 受体容易产生"脉冲"样刺激。而且随着病情的进展、黑质神经元的进一步死亡，纹状体的 DA 水平将越来越依赖于外周左旋多巴的有效浓度。这种情况下，短效 L-dopa 血浆浓度的波动可能被直接传输到纹状体，于是纹状体 DA 受体暴露在忽高忽低的纹状体 DA 水平下，而这种"脉冲"样刺激改变了基底节细胞内的基因和蛋白表达以及基底节输出神经元的放电模式，最终产生运动并发症。动物实验支持这一设想。PD 猴模型中，短效的 DA 能制剂如 L-dopa 或 DA 受体激动剂 quinpirole、PHNO 和 SKF82958 能很快诱导出严重的异动症，但长效的 DA 受体激动剂如溴隐亭（bromocriptine）、罗匹尼罗（ropinirole）和卡麦角林（cabergoline）则不会。更具说服力的是，当短效 DA 受体激动剂以持续方式而非间断方式供给时不会诱发异动症。于是推测，若采取更持续的而非"脉冲"样的方式来刺激纹状体的 DA 受体是有可能起到预防或延缓运动并发症发生的。

在运动并发症病理生理机制的揭示过程中，已经清楚地显露了 L-dopa 的短处和 DA 受体激动剂的长处，似乎暗示着 DA 受体激动剂将取代 L-dopa 成为初诊早期 PD 患者用药的第一选择。

二、难决雌雄——鱼与熊掌不可兼得

基于持续性 DA 能刺激这一理念，考虑到长半衰期药物可能更趋近于这一目标，于是长效 DA 受体激动剂受到广泛关注，越来越多的临床医生将其作为初诊早期 PD 患者的首选药物。

几项临床试验也确实显示 DA 受体激动剂较 L-dopa 发生运动并发症的概率低。在这些前瞻性双盲临床试验中，早期 PD 患者被随机分配到标准 L-dopa 初始治疗组和 DA 受体激动剂初始治疗组。如果病情需要，两组患者除服用试验药物外，还可得到公开标明的 L-dopa 制剂。研究结果显示：不论是否服用公开标明的 L-dopa 制剂，随机服用 DA 受体激动剂的患者组其运动并发症的发生率都低于服用 L-dopa 的患者组。对坚持单药治疗的患者进行比较，发现 L-dopa 组异动症的发生率是 DA 受体激动剂组的 15 倍。若 DA 受体激动剂与 L-dopa 合用，则运动并发症的发生概率增加，但仍然比单用 L-dopa 的患者组发生概率低。这些临床试验结果与在 MPTP 诱发的 PD 猴模型实验中观察到的结果相一致，进一步证实 L-dopa 诱导的运动并发症与其短半衰期有关。

答案似乎很明显，DA 受体激动剂应该成为首选药物，但我们不能忽略另一个更重要的问题——缓解 PD 运动症状的效果。UPDRS 评分显示，L-dopa 治疗组患者的症状和体征都有更好的改善。而且除了运动并发症外，L-dopa 治疗组其他副作用发生率比 DA 受体激动剂组都低，所以综合的结果是两组在生活质量评估上没有显著差异。

而重新审视这些临床试验研究，难免会产生一个疑问：两者应用的剂量是否等效？由于 DA 受体激动剂容易出现恶心、幻觉等副作用，因此临床上应用的剂量自然受到限制（这也是 DA 受体激动剂抗 PD 效果较 L-dopa 差的待排原因之一）。而如果两者剂量不等效，那么对长期应用产生运动并发症概率的比较就有了难以解释的疑点。我们可以这样推测，也许减小 L-dopa 的剂量也会减少运动并发症的发生率。我们国内学者和 Olanow CW 等近期提出了 L-dopa 的剂量不超过

400mg/d 不易产生运动并发症。显然起跑线的不同干扰了对最终结果的科学解释,尽管 DA 受体激动剂减少运动并发症发生的机制是立足于长半衰期理论之上的。

最后从临床应用的现实角度去考虑,DA 受体激动剂的昂贵价格以及更多的非运动副作用,也是一些患者所较难接受的。而 L-dopa 制剂相对廉价、显著抗 PD 效果以及普遍适用性的特点,自然成为它得以广泛应用的资本。因此综合所有因素,我们很难肯定 DA 受体激动剂作为首选药物的绝对优越性。

然而 DA 受体激动剂在抗争首选地位的过程中还研制了另一个"秘密武器"——神经保护作用,这一特性引发了"更高层次"的探讨。

三、风云再起——神经保护?

PD 是一缓慢进展的神经变性病,疾病早期阶段应用 L-dopa 或 DA 受体激动剂等药物能较好地改善症状、提高生活质量。然而随着疾病进入晚期阶段,许多目前药物无法有效对症处理的运动症状如冻结、跌跤、姿势不稳和非运动症状如自主神经障碍、睡眠障碍、抑郁和痴呆等都将出现。因此对 PD 根本性的治疗应是干预疾病的病理进程,阻止疾病进展,而这正是神经保护治疗的目标。可想而知,神经保护治疗对 PD 患者的意义是极其重大的。

虽然在体外和动物实验中,DA 受体激动剂都显示出显著的神经保护作用,但检验的金标准仍是临床试验。

由于临床终点不能区分症状性治疗效果和神经保护效果,所以在 DA 受体激动剂的神经保护临床研究中均采用神经功能显像技术测定黑质纹状体功能来作为替代临床终点。一项有关普拉克索的前瞻性双盲试验应用 SPECT 检测纹状体 β-CIT 摄取的下降速率(即 DAT 密度的检测)来比较疾病进展速率。另一项研究罗匹尼罗的相似试验则应用 PET 技术比较不同组之间纹状体荧光多巴(^{18}F-dopa)摄取的下降速率。两项研究都显示,以 DA 受体激动剂为初始治疗的 PD 患者其黑质纹状体功能下降的速率均较接受 L-dopa 治疗的患者要慢。

这似乎证实了 DA 受体激动剂具有神经保护作用。然而这些临床试验存在一个致命的弱点,就是作为替代终点的神经影像指标能否真实地反映疾病的病理特点?与 L-dopa 相比,长期应用 DA 受体激动剂治疗是否有可能差异性地调节这些被测定的标志物,包括 DAT 位点、囊泡 DAT 位点、外周或中枢的芳香族氨基酸脱羧酶(AADC)活性以及 COMT 活性。如果 DA 受体激动剂能上调或下调其中的任一蛋白,那么该蛋白将不再是 DA 能神经元完整性的可靠标志物,那么影像学的结果可能是在说明另外的问题,而不是神经保护作用。而且如果 DA 受体激动剂确实有神经保护作用,那么随着治疗时间的推移,β-CIT 和 ^{18}F-dopa 信号绘制的曲线不应该在初始的离散后保持平行,而是应该继续离散。综上,我们可以得出这样的结论:目前的影像学手段没有证明 DA 受体激动剂治疗相对于 L-dopa 起到了保护 DA 能神经元的作用(由于研究未设置安慰剂对照组,所以 DA 受体激动剂治疗的效果只能相对于 L-dopa 而言)。

而与 DA 受体激动剂相反,对于 L-dopa,人们似乎更顾虑它是否有神经毒性作用。虽然体外试验提示 L-dopa 可能对 DA 能神经元有毒性作用,但体内试验并无此发现,相反却提示 L-dopa 可能有抗氧化或神经营养作用。一项探讨 L-dopa 对疾病进程影响的多中心双盲随机对照临床试验(ELLDOPA)显示,虽然 β-CIT 在 L-dopa 组下降较快,但临床终点 UPDRS 评分却显示 L-dopa 非但没有加速疾病的进程,反而可能减慢了速度。两个结果之间的矛盾很可能也是与影像标记物不能真实反映病理特征的缘故有关。

因此就目前而言,无论是 DA 受体激动剂的神经保护作用,还是 L-dopa 的神经毒性作用都没有获得定论。

四、中庸之道——取长补短

重新回顾 DA 受体激动剂和 L-dopa 作为初诊早期 PD 患者首选治疗之争的焦点,可以归纳为以下两点:①相对于 L-dopa,DA 受体激动剂有症状改善的优势吗?②DA 受体激动剂有神经保护作用吗?显然目前的答案都是"没有"。因此目前在实际的临床实践中,首选用药主要还是遵循个体化治疗原则,根据患者的具体病情以及主观意愿选择最恰当最适宜的药物。

事实上，DA 受体激动剂和 L-dopa 相互取长补短、完善自身才是对 PD 患者最有利的方式。例如通过改善 L-dopa 制剂的短半衰期特性，实现稳定刺激纹状体 DA 受体，不仅能保证 L-dopa 的最佳对症治疗效果，而且能避免运动并发症的发生。将复方 L-dopa 制剂与 COMT 抑制剂如恩他卡朋（entacapone）或托卡朋（tolcapone）合用，L-dopa 的半衰期可延长至 2.5 小时，增加和稳定了其血浆浓度，最终提升了脑内的有效浓度，从而有可能达到对纹状体突触后 DA 受体持续稳定的"非脉冲"样刺激。对 MPTP 诱导的 PD 猴模型进行实验研究发现：同时频繁地给予复方 L-dopa 和恩他卡朋可产生稳定的 L-dopa 血浆浓度，并降低异动症发生的概率。然而遗憾的是，相应的临床试验（STRIDE-PD）却未能显示预期的效果，L-dopa、卡比多巴（carbidopa，一种 AADC 抑制剂）和恩他卡朋的复方制剂——Stalevo 不仅没有降低异动症的发生率，反而缩短了发生异动症的时间和增加了异动症的发生频率。分析其原因，可能是试验设计存在缺陷，应用恩他卡朋组的 L-dopa 等效剂量超过了对照组。因此未来寻找 L-dopa 的最佳给药方式仍是研究探索的重点。

第四节 帕金森病的脑深部电刺激——如何量身定制？

在帕金森病的治疗史上，除了左旋多巴，脑深部电刺激（deep brain stimulation，DBS）的应用也可谓是一个里程碑式的进步，目前已被证实是一种有效控制 PD 运动症状的治疗方式。在药物治疗"黔驴技穷"之时，DBS 可能给予"柳暗花明"的希望。

DBS 的临床应用始于 1948 年，最初用于治疗抑郁症和焦虑症。直到 70 年代，DBS 才被用于治疗运动障碍性疾病。1987 年，Benabid 开创了 DBS 治疗 PD 的新纪元，他发现对丘脑腹中间核（VIM）进行长期高频电刺激能有效控制震颤。1997 年美国 FDA 批准丘脑 DBS 治疗特发性震颤（ET）和 PD 相关的震颤。1998 年 Limousin 等研究证明了双侧丘脑底核（STN）DBS 治疗的安全

性和有效性，并且能减少晚期 PD 患者的多巴胺能用药剂量。2003 年 STN 和内侧苍白球（GPi）DBS 被批准用于治疗 PD。在近 10 余年的临床应用中，DBS 的疗效得到了进一步的肯定，越来越多的患者从中获益。然而随着应用的推广，许多重要的细则问题也随之凸显出来，这些问题也将是 DBS 未来应用研究中的重点。

一、靶点的选择——VIM、STN、GPi、PPN 还是其他？

靶点的选择也是随着研究的进展而变更的。VIM 是第一个被成功应用的靶点，但由于其疗效过于局限性（对上肢震颤最有效，但对于其他核心症状如运动迟缓、肌强直等效果不佳），逐渐被其他靶点所取代。然而对于以上肢震颤为主要致残症状的个别患者，VIM 仍可以作为候选靶点。GPi 是第二个被发掘的潜在靶点，然而这一靶点很快被 STN 抢占上风。这不仅因为 STN 的 DBS 治疗效果显著，并且在某些患者中，它还能显著减少药物的用量。然而最近的临床试验显示，GPi DBS 刺激能获得与 STN DBS 刺激同样的效果。那么这两个靶点究竟如何抉择？有研究提示，GPi DBS 刺激在语言、认知和情感障碍方面的副作用小于 STN DBS 刺激，而且单侧 GPi DBS 较单侧 STN DBS 能获得更好的生活质量，提示对于这类患者 GPi 可能是更恰当的靶点。

无论是 GPi DBS 还是 STN DBS，现阶段都是针对 PD 的运动症状和左旋多巴诱发的运动波动或异动症。然而对于 PD 患者而言，其致残和影响生活质量的症状还包括其他方面，如认知障碍等非运动症状，左旋多巴无反应性的步态障碍和平衡障碍等。DBS 能否在这些方面提供新的治疗希望？近期兴起的脑桥核（PPN）DBS 研究旨在攻克左旋多巴无反应性的步态和平衡障碍，但目前仍缺乏有效证据。其他如丘脑中央中核和未定区作为潜在的靶点也在研究之中。

二、手术时机的选择——多晚是过晚？多早是过早？

传统上，许多 DBS 专业中心会尽可能地推迟这类侵入性手术治疗。原因是现阶段 DBS 没能证实其具有疾病修饰作用，因此需要手术治疗

的症状至少应该是难以用药物控制的且对患者生活质量产生重要影响的。然而推迟多久会过久？研究发现，如果患者已到晚期阶段而且对左旋多巴反应较差时，其 DBS 治疗效果也会很差。目前大部分临床医生认为，当药物间隔时间缩短至 2~3 小时，患者出现药物难以控制的开关现象、异动症或震颤时，至少可以考虑 DBS 治疗。

目前有许多中心已经开始转向更早地进行 DBS 治疗。然而随之而来的问题是：多早是过早的干预？这些可能存在有争议的早期干预的情况包括，从未接受左旋多巴或正规药物治疗的患者；病程少于 5 年的患者；没有或刚出现运动并发症的患者；病程少于 5 年但希望减少或停止药物治疗的患者；病程少于 5 年并发非致残性异动症的患者；病程少于 5 年但期望改善非运动症状的患者。未来是否有可能在这些患者中证实早期 DBS 干预的可行性和有效性，还有待于更多更严谨的临床试验研究结果。

三、患者的选择——谁应该进行手术

这个问题似乎不是问题，凡是出现药物难以控制的症状以及出现开关现象、异动症的患者都是最佳选择。其中严重的"关"、异动症、震颤是最常见的适应证。然而问题是，DBS 同样具有副作用，手术的病灶或刺激效应都可能导致患者的行走、交流和思考能力恶化；而且目前为止，对于 DBS 手术导致的认知和情绪后遗症知之甚少。最常见的认知问题是语言流畅性降低，患者会抱怨找词困难，而且这一现象是 DBS 特异性的。常见的情绪问题是愤怒，这可能是 DBS 的病灶效应导致的。DBS 患者还可能出现冲动和强迫行为，而重新梳理解决这些问题可能需要更严谨的方法，包括更复杂的神经心理测试。

上述问题都直接影响了 DBS 的治疗效果，增加了选择患者的难度。因此进行更全面地术前评估至关重要，这需要多学科人员的参与，包括神经科、神经外科、神经心理科、康复科医生的参与。

针对每个不同的患者量身定制其特定的手术方式，包括靶点的选择、单侧或是双侧的植入、手术时机的确定等，最大化其受益，最小化其风险是保证 DBS 成功的关键。

第五节　解读帕金森病
治疗指南

自 1967 年左旋多巴（L-dopa）在临床应用上取得巨大成功以后，PD 的治疗有了翻天覆地的变化。如果不是运动并发症的出现，L-dopa 极可能成为 PD 治疗的唯一对症用药。然而长期应用伴发的运动并发症以及随着疾病进展所出现的许多 L-dopa 治疗效果不佳的症状如冻结发作、自主神经功能紊乱、跌跤、痴呆等都迫使研究者探索更有效治疗 PD 的各种可能，从而呈现出了多种治疗措施的复杂局面。针对每一位 PD 患者，如何选择一个最佳的治疗模式是始终缠绕于临床医生脑海中的一个问题。为了能为患者提供一个科学的治疗保障，也为临床医生提供一个科学的治疗方案的建议，美国、欧盟、中国等都制定了 PD 治疗指南。然而指南并不是一成不变的，随着研究的进展，几乎三四年就需更新一次。如此快速的步伐，我们如何预知其更新的脉搏，更好地指导我们的临床工作，这就需要我们科学地解析指南，做到不仅"知其然"，而且"知其所以然"。

一、指南的循证性

循证是指南的命脉和灵魂所在。比较美国、欧盟和我国的 PD 治疗指南就会发现，越是研究证据充足，其建议就越趋于一致。

在众多的抗 PD 药物中，L-dopa 被铁定地认为是"当今最有效的对症药物"，这不仅是临床实践的真实反映，更有大量令人信服的临床试验的科学证据。无论是老一代的 DA 受体激动剂如溴隐亭（Ⅱ级证据，证据划分的标准表 3-14-2）、培高利特（Ⅲ级证据）、麦角乙脲（Ⅲ级证据），还是新一代的 DA 受体激动剂如罗匹尼罗（Ⅰ级证据）、普拉克索（Ⅰ级证据）和卡麦角林（Ⅰ级证据），临床研究的结果都提示其对症效果不如 L-dopa。而对这些单个研究结果进行的系统性回顾（荟萃分析）进一步证实了 L-dopa 的优越性。

"与 L-dopa 相比，DA 受体激动剂能减少运动并发症的发生。"这一结论同样得到高级别临床试验研究的证实。在作为早期 PD 患者初始

表 3-14-2 证据分类标准

推荐分级	证据与推荐间的关系	证据分级
A 级:在特定人群中,既定状况下,确立有效、无效或有害	A 级要求至少具备 1 项有说服力的Ⅰ级研究或至少 2 项一致的有说服力的Ⅱ级研究	Ⅰ级:在具有代表性的人群中进行的前瞻性、随机、对照盲法临床试验;还需具备以下条件: 1. 明确定义初级结果; 2. 明确定义排除和包含标准; 3. 充分考虑了中途退出和交叉人员,保证最小程度的偏差; 4. 相关的基线特征在治疗组之间的一致程度高或有恰当的统计方法可以校正差异
B 级:在特定人群中,既定状况下,很可能有效、无效或有害	B 级要求至少具备 1 项有说服力的Ⅱ级研究或至少 3 项一致的Ⅲ级研究	Ⅱ级:在代表性人群中进行的前瞻性配对队列研究,盲法评估结果,符合 1~4 要求或是在代表性人群中进行的随机对照研究但缺乏 4 项中的一个标准
C 级:在特定人群中,既定状况下,可能有效、无效或有害	C 级要求至少具备 2 项有说服力的一致的Ⅲ级研究	Ⅲ级:在代表性人群中进行的所有其他的对照试验
U 级:证据不充分或有冲突,未能证明有效、无效或有害		Ⅳ级:证据来源于非对照研究、病案系列、病例报道或专家观点

治疗药物的随机对照试验(Ⅰ级证据)中,与 L-dopa 相比,普拉克索、罗匹尼罗和卡麦角林都明显减少了运动并发症的发生概率。与溴隐亭(Ⅱ级证据)和培高利特(Ⅱ级证据)比较的临床试验虽然级别稍低,但结论是相同的。目前只有对麦角乙脲的研究结果存在不一致,有待于进一步的研究(这里的Ⅱ级证据是指对运动并发症的预防方面,而上面的是指帕金森病症状改善方面,二者不矛盾)。

临床试验的结果也常有"事与愿违"的时候。L-dopa 由于半衰期短,最终会导致短效反应,表现为疗效减退或剂末现象。其控释型的问世就是为了延长单剂 L-dopa 的效果,减少服用次数。与标准片相比,控释片无论是对病程 5 年的新发 PD 患者,还是对病程持续约 10 年但尚未出现症状波动的、更为严重的 PD 患者都能保证相同的控制效果(Ⅰ级证据)。但对于运动并发症的预防,无论是症状波动还是异动症,控释片都没能达到预期的效果(Ⅰ级证据)。同样,MAO-B 抑制剂司来吉兰在最近的研究中也被证实不能预防异动症的发生(Ⅰ和Ⅱ级证据)。

除了对症治疗和预防运动并发症,预防疾病进展也是早期 PD 治疗的重要目标。然而到目前为止,尽管进行了众多的神经保护剂的高级别

(Ⅰ和Ⅱ级证据)临床试验研究,但由于对临床终点可信度的质疑至今没能确定其中任何一个作为常规的神经保护剂。

晚期 PD 的治疗策略主要针对运动并发症和神经精神并发症的治疗以及自主神经功能紊乱的治疗。由于该方面的研究存在诸多困难,目前高级别的临床试验研究相对贫乏,因此各国的统一建议相对较少,个别治疗甚至出现意见分歧。例如,对 L-dopa 控释片是否能治疗症状波动这一问题,欧盟的指南认为它能改善疗效减退,而美国的指南则采取了相反的建议(C 级推荐,推荐的划分标准详见表 3-14-2)。

由于对症状波动的临床试验研究相对较多,结论也相对趋于一致。各国一致认为,增加 MAO-B 抑制剂、COMT 抑制剂或 DA 受体激动剂都能减少关期。其中恩他卡朋(2 个Ⅰ级证据)和雷沙吉兰(2 个Ⅰ级证据)被作为 A 级推荐,而 DA 受体激动剂由于目前的临床研究级别稍低被次要推荐。而实际上,恩他卡朋、雷沙吉兰和 DA 受体激动剂之间直接比较的临床试验为数不多,并且没有显示出任何一方的优越性(1 个Ⅰ级、4 个Ⅱ级和 1 个Ⅲ级证据)。

由于研究异动症的临床试验还不够完善,各国对各治疗药物效果的级别评判也很不一致。例

如,对金刚烷胺的治疗效果,欧盟推荐级别为 A 级,而美国只是认为可能有效,临床推荐级别为 C 级。对非典型抗精神病药氯氮平,欧盟推荐级别为 A 级,而美国指南认为没有足够的证据支持或反对氯氮平的应用,因此临床推荐级别为 U 级。对 DBS 刺激 STN 来治疗症状波动和异动症,欧盟推荐级别为 B 级,而美国推荐级别为 C 级。

同样在胆碱酯酶抑制剂治疗 PD 伴发的痴呆这一问题上,欧盟对利斯的明的推荐级别为 A 级,多奈哌齐和加兰他敏为 C 级,而美国对多奈哌齐和利斯的明的推荐级别均为 B 级。对精神病的治疗,欧盟将氯氮平推荐为 A 级水平,而美国为 B 级水平。

二、指南的经验性

由于临床证据的缺乏,目前指南中相当一部分建议是依据该领域权威人士的临床实践经验制定的。例如,对近期争论激烈的"初诊 PD 患者首选 L-dopa 治疗还是 DA 受体激动剂治疗"这一问题,最后的抉择其实是个经验性建议。因为老年患者对神经精神副作用更敏感,且不易并发运动并发症,因此首选推荐 L-dopa。而年轻患者正好与之相反,因此推荐 DA 受体激动剂为首选治疗。我国对老年的划分界线为 65 岁,而美国为 70 岁,这是考虑到了我国人均期望寿命没有美国长这一缘故。但无论美国还是我国的最新指南都将明确的年龄界限更改为早发型和晚发型,因为单纯以年龄划界可能存在一定的机械化,然而相同年龄患者之间的差异性很大,所以应该从个体化特点综合考虑而做出合理选择。

对正在应用 DA 能治疗、尚未出现运动并发症、但运动症状进一步恶化而不得不调整药物的患者,目前药物调整的方案也仍属经验性。例如,对正在进行 DA 受体激动剂治疗的患者,首先考虑的一般是增加 DA 受体激动剂的剂量,但它的效果是否肯定比优先添加 L-dopa 好并没有得到临床研究的证实。而且已经有学者提出早期小剂量联合应用 L-dopa 和 DA 受体激动剂可能会是更好的选择。

正如前文已经提到的,特别是对晚期 PD 患者的治疗方案,目前指南的建议更多的是经验性的。例如,对剂末现象的治疗,增加 L-dopa 的用药次数并没有得到令人信服的临床研究证实,更没有循证的证据。而对不可预知的"开关现象"和双相异动症的治疗、"关期"和"清晨肌张力障碍"的治疗、精神症状的处理原则、抑郁的治疗、自主神经功能紊乱的治疗则更是如此。

三、指南的动态性

也正是指南的循证性决定了它的另一个特性,即动态性和时效性。临床研究证据的进一步积累不仅会进一步巩固原有的结论,还有可能获得新的结论和新的临床推荐。指南的不断更新就是因为出现了许多新的研究进展,获得了许多新的研究证据,进而有了更好的临床实践建议。例如,对早期 PD 患者首选药物的选择就经历了一个演变更新的过程:从最初的 L-dopa 主导,转向 DA 受体激动剂风靡,直到如今这场风波基本平息,二者不分胜负。而 L-dopa 的神经毒性问题,也是直到最近的 ELLDOPA 试验完成才被充分地否定。同样,MAO-B 抑制剂的新药雷沙吉兰也是最近被临床试验证实作为单药治疗 PD 有效。而新近的两项 I 级临床试验研究将人胚胎黑质移植对 PD 运动症状、症状波动和异动症的治疗作用从原先的模棱两可、证据不充足确定为如今的无效。司来吉兰也是由于新的临床试验才被确认为预防运动并发症无效。文拉法辛也因为更多证据的积累被认为对 PD 抑郁治疗有效,而其他抗抑郁药的效果尚未得到充分证实。这些最新的研究结果必然地影响了指南的治疗建议。PD 治疗是个研究活跃的领域,更新势在必行。目前治疗中存在的诸多证据不充分的临床推荐必将成为未来研究中的热点。尤其是神经保护治疗领域,充满了基础研究者和临床研究者的研究热情,毕竟它寄托着 PD 治愈的梦想。对真实反映黑质纹状体 DA 能神经元丢失的替代终点的探索、正确的早期诊断以及对疾病进展的进一步认识都将促进神经保护剂的临床试验研究。

（陈生弟 周海燕）

参 考 文 献

[1] Dale RC, Church AJ, Surtees RA, et al. Encephalitis lethargica syndrome: 20 new cases and evidence of basal ganglia autoimmunity. Brain, 2004, 127 (Pt 1): 21-33.

[2] Hornykiewicz O. Dopamine miracle: from brain homogenate to dopamine replacement. Mov Disord, 2002, 17 (3): 501-508.

[3] Hornykiewicz O. L-DOPA: from a biologically inactive amino acid to a successful therapeutic agent. Amino Acids, 2002, 23 (1-3): 65-70.

[4] Betarbet R, Sherer TB, MacKenzie G, et al. Chronic systemic pesticide exposure reproduces features of Parkinson's disease. Nat Neurosci, 2000, 3: 1301-1306.

[5] Klein C Westenberger A. Genetics of Parkinson's disease. Cold Spring Harb Perspect Med, 2012, 2: a008888.

[6] Przedborski S, Vila M. The 1-methyl-4-phenyl-1, 2, 3, 6-tetrahydropyridine mouse model: a tool to explore the pathogenesis of Parkinson's disease. Ann NY Acad Sci, 2003, 991: 189-198.

[7] 陈生弟, 徐德隆, 余慧贞, 等. 应用 1- 甲基 -4- 苯基 -1, 2, 3, 6- 四氢吡啶建立帕金森病动物模型的实验研究. 中华医学杂志, 1990, 70: 252-254.

[8] Chen SD, Zhou XD, Xu DL, et al. Hemiparkinsonism in monkeys following unilateral common carotid artery infusion of MPTP: behavior, biochemistry and histology. Chinese Medical Journal, 1991, 104: 758.

[9] 陈生弟, 周孝达, 徐德隆, 等. 多巴诱发由 MPTP 制备的偏侧帕金森病猴产生运动障碍. 中华神经精神科杂志, 1992, 15 (1): 50.

[10] Dawson TM, Dawson VL. Rare genetic mutations shed light on the pathogenesis of Parkinson disease. J Clin Invest, 2003, 111: 145-151.

[11] DeStefano AL, Lew MF, Golbe LI, et al. PARK3 influences age at onset in Parkinson disease: A genome scan in the GenePD study. Am J Hum Genet, 2002, 70 (5): 1089-1095.

[12] Elbaz A, Nelson LM, Payami H, et al. Lack of replication of thirteen single-nucleotide polymorphisms implicated in Parkinson's disease: A large-scale international study. Lancet Neurol, 2006, 5: 917-923.

[13] Fung HC, Scholz S, Matarin M, et al. Genome-wide genotyping in Parkinson's disease and neurologically normal controls: First stage analysis and public release

of data. Lancet Neurol, 2006, 5: 911-916.

[14] Maraganore DM, de Andrade M, Lesnick TG, et al. High-resolution whole-genome association study of Parkinson disease. Am J Hum Genet, 2005, 77: 685-693.

[15] Martinez M, Brice A, Vaughan JR, et al. Genome-wide scan linkage analysis for Parkinson's disease: The European genetic study of Parkinson's disease. J Med Genet, 2004, 41: 900-907.

[16] Pankratz N, Nichols WC, Uniacke SK, et al. Genome screen to identify susceptibility genes for Parkinson disease in a sample without parkin mutations. Am J Hum Genet, 2002, 71: 124-135.

[17] Pankratz N, Nichols WC, Uniacke SK, et al. Genome-wide linkage analysis and evidence of gene-by-gene interactions in a sample of 362 multiplex Parkinson disease families. Hum Mol Genet, 2003, 12: 2599-2608.

[18] Scott WK, Nance MA, Watts RL, et al. Complete genomic screen in Parkinson disease: Evidence for multiple genes. JAMA, 2001, 286: 2239-2244.

[19] Sveinbjornsdottir S, Hicks AA, Jonsson T, et al. Familial aggregation of Parkinson's disease in Iceland. N Engl J Med, 2000, 343: 1765-1770.

[20] Blandini F, Armentero MT. Animal models of Parkinson's disease. FEBS J, 2012, 279 (7): 1156-1166.

[21] Alberio T, Lopiano L & Fasano M. Cellular models to investigate biochemical pathways in Parkinson's disease. FEBS J, 2012, 279: 1146-1155.

[22] Zhang ZX, Dong ZH, Gustavo C Román. Early descriptions of Parkinson disease in ancient China. Arch Neurol, 2006, 63 (5): 782-784.

[23] Postuma RB, Berg D, Stern M, et al. MDS clinical diagnostic criteria for Parkinson's disease. Mov Disord, 2015, 30 (12): 1591-601.

[24] Gelb DJ, Oliver E, Gilman S. Diagnostic criteria for Parkinson disease. Arch Neurol, 1999, 56: 33-39.

[25] Hughes AJ, Daniel SE, Ben-Shlomo Y, et al. The accuracy of diagnosis of parkinsonian syndromes in a specialist movement disorder service. Brain, 2002, 125: 861-870.

[26] Mizuno Y, Hattori N, Mori H, et al. Parkin and Parkinson's disease. Curr Opin Neurol, 2001,

14：477-482.

[27] Van de Warrenburg BP, Lammens M, Lucking CB, et al. Clinical and pathologic abnormalities in a family with parkinsonism and parkin gene mutations. Neurology, 2001, 56：555-557.

[28] Wenning GK, Ben-Shlomo Y, Hughes A, et al. What clinical features are most useful to distinguish definite multiple system atrophy from Parkinson's disease? J Neurol Neurosurg Psychiatry, 2000, 68：434-440.

[29] Michell AW, Lewis SJ, Foltynie T, et al. Biomarkers and Parkinson's disease. Brain, 2004, 127（Pt 8）：1693-1705.

[30] Lee PH, Yeo SH, Kim HJ, et al. Correlation between cardiac 123I-MIBG and odor identification in patients with Parkinson's disease and multiple system atrophy. Mov Disord, 2006, 21（11）：1975-1977.

[31] Müller A, Reichmann H, Livermore A, et al. Olfactory function in idiopathic Parkinson's disease（IPD）: results from cross-sectional studies in IPD patients and long-term follow-up of de-novo IPD patients. J Neural Transm, 2002, 109（5-6）：805-811.

[32] Chen W, Tan YY, Hu YY, et al. Combination of olfactory test and substantia nigra transcranial sonopraphy in the differential diagnosis of Parkinson's disease: a pilot study from China. Transl Neurodegener, 2012, 1（1）：25.

[33] Antonini A, DeNotaris R. PET and SPECT functional imaging in Parkinson's disease. Sleep Med, 2004, 5（2）：201-206.

[34] Behnke S, Double KL, Duma S, et al. Substantia nigra echomorphology in the healthy very old: Correlation with motor slowing. Neuroimage, 2007, 34（3）：1054-1059.

[35] Ravina B, Eidelberg D, Ahlskog JE, et al. The role of radiotracer imaging in Parkinson disease. Neurology, 2005, 64（2）：208-215.

[36] Adler CH, Beach TG, Hentz JG, et al. Low clinical diagnostic accuracy of early vs advanced Parkinson disease: clinicopathologic study. Neurology, 2014, 83：406-412.

[37] Rizzo G, Copetti M, Arcuti S, et al. Accuracy of clinical diagnosis of Parkinson disease: A systematic review and meta-analysis. Neurology, 2016, 86（6）：566-576.

[38] Klingelhoefer L, Reichmann H. Pathogenesis of Parkinson disease--the gut-brain axis and environmental factors. Nat Rev Neurol, 2015, 11（11）：625-636.

[39] Zange L, Noack C, Hahn K, et al. Phosphorylated α-synuclein in skin nerve fibres differentiates Parkinson's disease from multiple system atrophy.

Brain, 2015, 138（Pt 8）：2310-2321.

[40] Ahlskog JE. Slowing Parkinson's disease progression: recent dopamine agonist trials. Neurology, 2003, 60（3）：381-389.

[41] Bonuccelli U. Comparing dopamine agonists in Parkinson's disease. Curr Opin Neurol, 2004, 16（suppl 1）：S13-S19.

[42] Camp GV, Flamez A, Cosyns B, et al. Treatment of Parkinson's disease with pergolide and relation to restrictive valvular heart disease. Lancet, 2004, 363：1179-1183.

[43] Fahn S, Parkinson Study Group. Does levodopa slow or hasten the rate of progression of Parkinson's disease？ J Neurol, 2005, 252（Suppl 4）：Ⅳ 37- Ⅳ 42.

[44] Guldenpfennig WM, Poole KH, Sommerville KW, et al. Safety, tolerability, and efficacy of continuous transdermal dopaminergic stimulation with rotigotine patch in early-stage idiopathic Parkinson disease. Clin Neuropharmacol, 2005, 28（3）：106-110.

[45] HauserRA. Levodopa/carbidopa/entacapone（Stalevo）. Neurology, 2004, 62（Suppl 1）：S64-S71.

[46] LeWitt PA, Nyholm D. New developments in levodopa therapy. Neurology, 2004, 62（Suppl 1）：S9-S16.

[47] Mytilineou C, Walker RH, Jno Baptiste R, et al. Levodopa is toxic to dopamine neurons in an in vitro but not in an in vivo model of oxidative stress. J Pharmacol Exp Ther, 2003, 304：792-800.

[48] Olanow CW, Stocchi F. COMT inhibitors in Parkinson's disease Can they prevent and/or reverse levodopa-induced motor complications？ Neurology, 2004, 62（Suppl 1）：S72-S81.

[49] Olanow CW, Obeso JA, Stocchi F. Drug insight: Continuous dopaminergic stimulation in the treatment of Parkinson's disease. Nat Clin Pract Neurol, 2006, 2（7）：382-392.

[50] Olanow W, Schapira AH, Rascol O. Continuous dopamine-receptor stimulation in early Parkinson's disease. Trends Neurosci, 2000, 23（10 suppl）：S117-S126.

[51] Parkinson Study Group. Dopamine transporter brain imaging to assess the effects of pramipexole vs levodopa on Parkinson disease progression. JAMA, 2002, 287（13）：1653-1661.

[52] Schapira AHV, Olanow CW. Rationale for the use of dopamine agonists as neuroprotective agents in Parkinson's disease. Ann Neurol, 2003, 53（Suppl 3）：149-159.

[53] Schrag A, Quinn N. Dyskinesias and motor fluctuations in Parkinson's disease. A community-based study.

Brain, 2000, 123 (pt 11): 2297–2305.

[54] Schwarz J. Rationale for dopamine agonist use as monotherapy in Parkinson's disease. Curr Opin Neurol, 2003, 6 (suppl 1): S27–S33.

[55] Whone AL, Watts RL, Stoessl AJ, et al. REAL–PET Study Group. Slower progression of Parkinson's disease with ropinirole versus levodopa: The REAL–PET study. Ann Neurol, 2003, 54 (1): 93–101.

[56] Wooten GF. Agonists vs levodopa in PD: the thrilla of whitha. Neurology, 2003, 60 (3): 360–362.

[57] Stocchi F, Rascol O, Kieburtz K, et al. Initiating levodopa/carbidopa therapy with and without entacapone in early Parkinson disease: the STRIDE–PD study. Ann Neurol, 2010, 68: 18–27.

[58] Zhang ZX, Chen H, Chen SD, et al. Chinese culture permeation in the treatment of Parkinson disease: a cross–sectional study in four regions of China. BMC Res Notes, 2014, 7: 65.

[59] Chen S, Chan P, Sun S, et al. The recommendations of Chinese Parkinson's disease and movement disorder society consensus on therapeutic management of Parkinson's disease. Transl Neurodegener, 2016, 5: 12.

[60] Deuschl G, Schade–Brittinger C, Krack P, et al. A randomized trial of deep–brain stimulation for Parkinson's disease. N Engl J Med, 2006, 355 (9): 896–908.

[61] Follett KA, Weaver FM, Stern M, et al. Pallidal versus subthalamic deep–brain stimulation for Parkinson's disease. N Engl J Med, 2010, 362 (22): 2077–2091.

[62] Weaver FM, Follett K, Stern M, et al. Bilateral deep brain stimulation vs best medical therapy for patients with advanced Parkinson disease: a randomized controlled trial. JAMA, 2009, 301 (1): 63–73.

[63] Williams A, Gill S, Varma T, et al. Deep brain stimulation plus best medical therapy versus best medical therapy alone for advanced Parkinson's disease (PD SURG trial): a randomised, open–label trial. Lancet Neurol, 2010, 9 (6): 581–591.

[64] Okun MS, Fernandez HH, Wu SS, et al. Cognition and mood in Parkinson's disease in subthalamic nucleus versus globus pallidus interna deep brain stimulation: the COMPARE trial. Ann Neurol, 2009, 65 (5): 586–595.

[65] Olanow CW, Watts RL, Koller WC. An algorithm (decision tree) for the management of Parkinson's disease (2001): treatment guidelines. Neurology, 2001, 56 (11 Suppl 5): S1–S88.

[66] Olanow CW, Koller WC. An algorithm (decision tree) for the management of Parkinson's disease:

treatment guidelines. American Academy of Neurology. Neurology, 1998, 50 (3 Suppl 3): S1–S57.

[67] Horstink M, Tolosa E, Bonuccelli U, et al. European Federation of Neurological Societies; Movement Disorder Society–European Section. Review of the therapeutic management of Parkinson's disease. Report of a joint task force of the European Federation of Neurological Societies (EFNS) and the Movement Disorder Society–European Section (MDS–ES). Part II: late (complicated) Parkinson's disease. Eur J Neurol, 2006, 13 (11): 1186–1202.

[68] Horstink M, Tolosa E, Bonuccelli U, et al. European Federation of Neurological Societies; Movement Disorder Society–European Section. Review of the therapeutic management of Parkinson's disease. Report of a joint task force of the European Federation of Neurological Societies and the Movement Disorder Society–European Section. Part I: early (uncomplicated) Parkinson's disease. Eur J Neurol, 2006, 13 (11): 1170–1185.

[69] Miyasaki JM, Martin W, Suchowersky O, et al. Practice parameter: initiation of treatment for Parkinson's disease: an evidence–based review: report of the Quality Standards Subcommittee of the American Academy of Neurology. Neurology, 2002, 58 (1): 11–17.

[70] Practice parameters: initial therapy of Parkinson's disease (summary statement). Report of the Quality Standards Subcommittee of the American Academy of Neurology. Neurology, 1993, 43 (7): 1296–1297.

[71] Miyasaki JM, Shannon K, Voon V, et al. Quality Standards Subcommittee of the American Academy of Neurology. Practice Parameter: evaluation and treatment of depression, psychosis, and dementia in Parkinson disease (an evidence–based review): report of the Quality Standards Subcommittee of the American Academy of Neurology. Neurology, 2006, 66 (7): 996–1002.

[72] Pahwa R, Factor SA, Lyons KE, et al. Quality Standards Subcommittee of the American Academy of Neurology. Practice Parameter: treatment of Parkinson disease with motor fluctuations and dyskinesia (an evidence–based review): report of the Quality Standards Subcommittee of the American Academy of Neurology. Neurology, 2006, 66 (7): 983–995.

[73] Postuma RB, Berg D, Stern M, et al. MDS clinical diagnostic criteria for Parkinson's disease. Mov Disord, 2015, 30 (12): 1591–601.

[74] Suchowersky O, Gronseth G, Perlmutter J, et al. Quality

Standards Subcommittee of the American Academy of Neurology. Practice Parameter: neuroprotective strategies and alternative therapies for Parkinson disease (an evidence-based review): report of the Quality Standards Subcommittee of the American Academy of Neurology. Neurology, 2006, 66 (7): 976-982.

[75] Suchowersky O, Reich S, Perlmutter J, et al. Quality Standards Subcommittee of the American Academy of Neurology. Practice Parameter: diagnosis and prognosis of new onset Parkinson disease (an evidence-based review): report of the Quality Standards Subcommittee of the American Academy of Neurology. Neurology, 2006, 66 (7): 968-975.

[76] 中华医学会神经病学分会帕金森病及运动障碍学组. 中国帕金森病治疗指南(第2版). 中华神经科杂志, 2009, 42 (5): 352-355.

[77] 中华医学会神经病学分会帕金森病及运动障碍学组. 中国帕金森病治疗指南(第3版). 中华神经科杂志, 2014, 47 (6): 428-433.

[78] Seppi K, Ray Chaudhuri K, Coelho M, et al. Evidence-Based Medicine Committee. Update on treatments for nonmotor symptoms of Parkinson's disease-an evidence-based medicine review. Mov Disord, 2019, 34 (2): 180-198.

第十五章　肌张力障碍

第一节　诊断要点

肌张力障碍（dystonia）是一种以持续性或间断性肌肉收缩导致通常是重复的异常的运动、姿势或两者兼具为特征的运动障碍疾病。肌张力障碍性运动典型表现为模式化、扭转的特征，可以伴有震颤。它通常由自主运动触发或恶化，可伴有肌肉活动的溢出。虽然在运动障碍疾病中的地位不如帕金森病（PD）显赫，然而其千变万化的临床表现和数以万种的潜在病因却最能挑战运动障碍疾病专家的观察力和临床经验。也正是这种难度使得它经常被误诊。然而对于疾病的预后、遗传咨询和个体化治疗而言，快速而准确的诊断却又极为重要。因此本章将重点探讨肌张力障碍的诊断过程，以及简述近期手术治疗的进展。

一、识别肌张力障碍

诊断的第一步，也是非常有难度的一步，就是识别肌张力障碍。尽管何谓肌张力障碍有着明确的定义，然而一个缺乏经验的神经内科医生却很难准确地识别肌张力障碍。什么叫模式化的，什么叫定向性的，怎样才能称得上是持续性的肌肉收缩？对初涉临床的医生来讲，一切都如云山雾罩。尽管如此，我们仍需努力地记住这些特征的描述，只有这样我们才有可能在实践中逐步积累经验，真正掌握和识别肌张力障碍。肌张力障碍动作的模式化可以与亨廷顿病（HD）的舞蹈样运动形成鲜明对比，它的产生是由于固定肌肉群的重复收缩形成特定的模式，而舞蹈病则是不可预知的肌肉参与运动，因而没有一种固定的模式。虽然重复的肌张力障碍式的肌肉收缩产生的急速运动有时类似于震颤，但肌张力障碍性震颤具备

定向性优势，如一个方向的急速运动为主导而反方向的运动相对缓慢，如此交替运动，因此有别于真正震颤的正弦样震荡方式。肌张力障碍最引人注目的一个特征是它造成了异常姿势，它可以使受累的躯体部分发生扭转，而且通常更持久，如持续的时间比肌阵挛更长。但即便依据这些标准，仍有某些疾病难以辨别，例如像原发性书写震颤这种罕见疾病同时具备局灶性肌张力障碍和震颤的特征。而肌张力障碍与抽动的不同在于它预先没有实行这一运动的冲动，而且也不会因运动执行获得缓解。

通常自主运动会加重肌张力障碍，尤其是运动诱发性肌张力障碍，肌张力障碍只在随意运动时诱发。如果肌张力障碍只在特定的动作时出现，那么称之为任务特异性肌张力障碍，例如书写痉挛和管乐器吹奏性肌张力障碍。而运动诱发性肌张力障碍如果是激活了远处的躯体部分则称为溢出（overflow），如书写时出现下肢肌张力障碍，讲话时诱发躯干肌张力障碍。偶尔，自主运动也会抑制肌张力障碍，这种反常的肌张力障碍多见于影响面部和口下颌肌肉的肌张力障碍。例如，眼睑痉挛的患者，讲话或咀嚼可能会抑制眼睑闭合，张嘴可能会抑制口下颌肌张力障碍。还有许多患者通过一种触觉或本体感觉的诡计减轻肌张力障碍。如触摸下巴可能使一个颈项倾斜的颈部肌张力障碍（痉挛性斜颈）患者保持头的直立方向。另外，像许多其他的运动障碍疾病一样，疲劳和精神压力会加重肌张力障碍，而放松或睡眠通常会减轻症状。

在识别肌张力障碍的过程中要注意鉴别和排除"假性肌张力障碍"。许多疾病能产生异常姿势而类似于肌张力障碍。这些假性肌张力障碍的病因包括中枢和外周神经系统的疾病以及非神经系统疾病。例如，强直发作（tonic seizures）会产

生持久的扭转运动,因此当扭转运动是阵发性发作时需要鉴别此病。而头倾斜除了颈肌张力障碍外,还可能是由于前庭疾病、滑车神经麻痹或者后颅凹或咽后间隙占位造成。僵人综合征也会导致躯干和近端肢体肌肉的持续收缩。神经肌肉疾病如神经性肌强直(艾萨克综合征)、强直性肌病、炎性肌病和糖原累积病都会产生持续性肌肉收缩。低钙血症、低镁血症、碱中毒产生手足搐搦所表现的手足痉挛也需要排除。累及骨、韧带或关节的矫形和风湿性疾病同样会导致异常姿势。在Sandifer综合征中,食管裂孔疝的患者会出现与胃食管反流有关的头倾斜。

二、肌张力障碍的分类诊断

识别肌张力障碍后的分类诊断对于肌张力障碍的鉴别诊断、预后、遗传咨询和治疗至关重要。一个重要的特点是肌张力障碍的分类是多层面的,这其实也是因为对这类疾病仍处于认识过程之中的缘故,还没有获得一个统一的、一致认可的分类方式。早期最常用的分类包括受累肌肉的解剖分布、发病年龄和病因。但随着研究的进展,这种分类方式不能满足临床的需求。2013年提出了新的分类方式,主要包括两个分类轴,一个是临床特征,一个是病因学。

1. 以临床特征为依据的分类 有5项描述可以用于确定临床特征,包括发病年龄、受累肌肉的解剖分布、时间模式、其他运动障碍疾病的共存和其他神经系统表现。其中后3项临床表现是既往分类诊断中没有体现的。

发病年龄是重要的预后估计因素:绝大多数儿童期发病的肌张力障碍患者,其异常运动会进展累及一个以上肢体,其中约50%的患者最终进展为全身性肌张力障碍。与之对照的,成年晚期(>50岁)发病的肌张力障碍则趋于保持局灶性或节段性状态。

按受累肌肉分布状况,肌张力障碍可以分为局灶性、节段性、多灶性、偏侧性和全身性。局灶性肌张力障碍的异常运动只累及单个躯体部分;节段性肌张力障碍累及两个或更多的临近部位;多灶性肌张力障碍则是两个或更多非邻近部位的肌肉受累。偏侧肌张力障碍影响一侧身体,而全身性肌张力障碍是影响躯干和至少两个其他部位。

肌张力障碍的解剖分布也有一定的预后估计价值:颈部肌张力障碍患者有可能获得完全缓解,而全身性肌张力障碍很少获得缓解。

时间模式有助于诊断和治疗的选择,可以区分静态的、进展性的和不同类型的变异性。昼夜波动的变异,发作性的变异有助于迅速缩小鉴别诊断的范围。根据是否合并其他运动障碍,如肌阵挛、帕金森症等,又将肌张力障碍分类为单纯型肌张力障碍或复合型肌张力障碍。而有无其他神经系统或系统性受累的特征对于肌张力障碍综合征的诊断也提供重要的价值。

2. 以病因为依据的分类 虽然在目前的状况下,并不是每个患者都能明确其肌张力障碍的病因,但病因的明确有助于特异性治疗和遗传咨询,因此必须尽可能地明确病因。2013年新的指南提出了两大特征有助于分类,包括可确定的解剖改变和遗传模式两种分类方式。

(1)神经系统病理:根据是否存在退行性变的证据,可以将肌张力障碍区分为退行性变型、静态病灶型和无退行性变或结构病灶证据的类型。既往的"原发性"肌张力障碍是指肌张力障碍是临床唯一表现且不存在病理改变。但近期的神经影像学研究却提示了单纯型肌张力障碍几个脑区存在轻微的异常改变,提示结构缺陷存在的可能。DYT1肌张力障碍患者和动物模型研究也发现了一些异常结构。因此既往的"原发性"这一概念已经不适合作为分类的标准。

(2)遗传性或获得性:2013年的指南根据遗传模式将肌张力障碍分为遗传性、获得性和特发性。遗传性的包括常染色体显性遗传、常染色体隐性遗传、X性连锁隐性遗传,以及线粒体遗传。获得性肌张力障碍有明确的获得性病因,包括围产期脑损伤、感染、药物、中毒、血管性、肿瘤、脑外伤以及功能性。特发性肌张力障碍是指目前未找到病因的,包括散发性和家族性。随着研究的进展,一些被发现遗传基因的特发性肌张力障碍又将重新归类入遗传性肌张力障碍。这一分类方式明显优于既往的"原发性"和"继发性"两大类型的分类方式。既往的继发性肌张力障碍包括肌张力障碍叠加综合征、遗传变性疾病相关的肌张力障碍、发作性肌张力障碍和外因获得性肌张力障碍。

准确诊断的最终目标是提供最佳的治疗选择。目前绝大多数肌张力障碍属于对症性治疗,如口服药物、肉毒杆菌毒素(包括 A 型和 B 型)的化学去神经法和外科治疗,而不是高度特异的病因性治疗。但这并不是意味着我们可以进行模糊的诊断,因为只有更准确的诊断才能进行更好地遗传咨询、更可靠地估计预后,才能使临床试验更具同质性,使临床试验中的患者群体更接近一致,如此才更有利于我们研究的进展。而随着我们对这一复杂并具有挑战性疾病了解的不断增加,针对特异的肌张力障碍症状的个体化治疗终将出现。

第二节　肉毒杆菌毒素在治疗中的"成功纪事"

肌张力障碍(dystonia)是一组由于主动肌和拮抗肌不自主的、持续的或反复的收缩导致扭转运动和异常姿势的综合征,是致残性最强的运动障碍疾病之一。由于对它的病因和发病机制知之甚少,除了多巴反应性肌张力障碍(DRD)和肝豆状核变性(WD)外,其余的肌张力障碍都没有特异的药物治疗。但 20 世纪 80 年代以来,由于肉毒杆菌毒素(botulinum toxin, BTX)的应用,肌张力障碍的症状性治疗尤其是局灶性肌张力障碍得到显著改善。在许多临床试验证据支持下,美国FDA 已批准 BTX 治疗眼睑痉挛、偏侧面肌痉挛和颈部肌张力障碍。

一、肉毒杆菌毒素的应用简史

对 BTX 的研究起源于 1795 年至 1813 年拿破仑战争期间的食物中毒事件。德国内科医生和诗人 Justinus Kerner 通过细致的病例观察,在 1817 年至 1822 年期间陆续发表文章,第一次正确并完整地描述了由 BTX 引起的临床症状,当时称之为"腊肠毒素",并作出大胆推测,认为这种毒素物质有可能成为一种治疗制剂。但这一设想直至一个半世纪后才被 Alan B.Scott 在猴模型上首次实现(1973),并于 1980 年成功治疗人类斜视。1989 年 12 月在广泛的实验研究和临床试验基础上,美国 FDA 批准了 A 型 BTX(Botox)作为斜视、眼睑痉挛和偏侧面肌痉挛的治疗药物。2000 年 12 月,FDA 批准不同免疫原性的 B 型BTX(Myobloc)治疗颈部肌张力障碍,很快 Botox也获得了批准。除了能改善眼睑痉挛、偏侧面肌痉挛和颈部肌张力障碍外,肉毒杆菌毒素还能缓解其他局灶性肌张力障碍,包括口下颌肌张力障碍、肌张力障碍性书写痉挛和其他任务特异性肌张力障碍如音乐家肌张力障碍。由于它在肌张力障碍和其他不自主骨骼肌运动疾病(包括痉挛)中的有效应用,加上令人满意的安全度,现在它的应用已迅速扩展到多个学科领域,包括眼科、消化科、泌尿外科、整形外科、皮肤科、内分泌科、疼痛和美容等,但由于尚缺乏足够的临床试验证据,这些领域的应用仍属于经验性应用,或称标签外(off-label)应用。

二、肉毒杆菌毒素的成功背后——十年磨一剑

很显然,BTX 作为药物获得了很大的成功,两次获得了 FDA 的批准,被评价为革命性地改变了肌张力障碍的治疗。但同时也应该清楚地看到,FDA 的批准是建立在将近 10 年、甚至超过10 年的临床研究基础上的。尤其对颈部肌张力障碍这一主要适应证,进行了大量的符合循证医学标准的研究,探讨了 BTX 在颈部肌张力障碍治疗中的各种问题,包括疗效、副作用、安全性以及中和抗体问题。

为了证明 BTX 对颈部肌张力障碍的治疗效果,从 1984 年至 2000 年进行了 10 多项前瞻性安慰剂对照临床试验。除了其中一项试验的研究者知道注射内容物外,其余的试验都为双盲试验。研究结果显示,至少 85% 颈部肌张力障碍患者对 BTX 治疗有效。而临床实践中出现的新情况,如患者出现对 A 型 BTX 治疗无反应,使得较近期的研究主要集中在一些特殊问题上:如同步肌电图(EMG)指导下进行 BTX 注射、B 型BTX 的治疗效果、在 A 型 BTX 抵抗的患者中应用 B 型 BTX、不同剂量 BTX 的效果以及不同剂型 BTX 间的生物等效性等。为了进一步改善BTX 的治疗效果,一项双盲安慰剂对照试验应用一种定量 EMG 作为指导进行 BTX 治疗。结果显

示,EMG 是一种有用的工具,它能精准定位到过度活跃的肌肉,并引导注射针管放置到最佳位置以及能毫无偏差地控制治疗效果。另一项非盲法研究也显示用 EMG 指导 BTX 注射能使症状得到更大幅度改善,以及使更多的患者获得显著改善。

另一项随机双盲平行研究进行了 A 型 BTX 和 B 型 BTX 治疗效果的直接比较。139 例颈部肌张力障碍患者分别在治疗的基线、4 周、8 周和此后以 2 周为间隔直到 80% 的效果丧失或完成 20 周等不同的时间点进行评估。症状的严重程度由 TWSTRS 评分量表进行评定,副作用由结构性访谈(structured interview)评价。结果显示在注射后 4 周,TWSTRS 评分的改善在两组间没有差别,但在吞咽困难和口干方面,A 型 BTX 组的发生率低于 B 型 BTX 组(吞咽困难发生率分别为 19% 和 48%,$p=0.000\,5$;口干发生率分别为 41% 和 80%,$p<0.000\,1$)。

三、期待下一个“十年”

尽管 BTX 已经获得了广泛的临床应用,但目前大量的研究还是集中在颈部肌张力障碍,而其他形式的局灶性肌张力障碍研究资料甚少。人群中的患病率较低可能是其中的原因之一,但肌张力障碍严重程度的评估困难显然是最大的研究障碍。例如,口下颌肌张力障碍症状的个体间变异很大,而且评价下颌、咽和舌的肌张力障碍非常复杂,极难量化。临床上 BTX 治疗书写痉挛的效果优于药物治疗,然而对此目前也只有开放性研究和病例报道。由于临床变异很大,对照研究的实施必须有一个大的患病群体,而这点对于一个低患病率的疾病而言颇有难度。因此为了下一个“十年”,还有许多艰巨的任务需要完成。收集更多更详尽的病例资料、设计更为合理的评分量表都是将来努力的方向。

第三节　脑深部电刺激在肌张力障碍中的应用

在肌张力障碍的治疗史上,脑深部电刺激(DBS)和肉毒杆菌毒素一样,是对症治疗的革命

性进步。它在肌张力障碍中的应用是受到 PD 的 GPi 毁损术的启发,因为研究发现 GPi 毁损术能改善 PD 伴发的肌张力障碍。当 DBS 在 PD 中得到应用后,很快它也被用于尝试治疗原发性全身性肌张力障碍。

一、DBS 在肌张力障碍应用中的现状

自 1999 年第一例成功报道以来,DBS 在肌张力障碍治疗中的作用已得到充分肯定。GPi DBS 不论是对 DYT1 突变的还是非 DYT1 突变的原发性全身型肌张力障碍都具有很好的疗效,而且 2004 年的一项小型研究显示,GPi DBS 对于这两种类型的肌张力障碍疗效相等。2006 年的随机双盲对照试验进一步肯定了 GPi DBS 在原发性节段性或全身性肌张力障碍患者中的疗效。然而对于局灶性肌张力障碍,DBS 的疗效尚缺乏足够的证据,但 2007 年的一项关于颈部肌张力障碍的 GPi DBS 治疗的单盲临床试验显示,DBS 可以达到约 40% 的症状改善。继发性肌张力障碍是一组高度异质性疾病群,临床上的复杂性也导致了治疗效果的高度变异性。例如,迟发型肌张力障碍的 DBS 治疗效果良好,而脑炎和产伤造成的肌张力障碍的 DBS 治疗效果不佳。

二、DBS 在肌张力障碍应用中有待解决的问题

与其在 PD 中的情况不同,DBS 在肌张力障碍应用中的最佳靶点目前公认的是 GPi。然而考虑到仍存在众多 DBS 效果不佳的状况,未来对其他潜在靶点的深入研究势在必行,包括丘脑、丘脑底核和运动前区皮层。已有研究在比较 GPi 和 STN 对肌张力障碍的改善效果。通过多个电极的靶向以及对效果的自身对比可能有助于确定最有效的靶点。

与其在 PD 中的情况相似,手术时机的选择也存在同样的问题。DBS 能改善生活质量,因此生活质量降低和对药物治疗无效的残疾可能是考虑手术的主要因素。然而一些研究提示,原发性肌张力障碍的年轻患者如果病程较短、肌张力障碍症状不严重,DBS 的治疗效果可能更佳。对于继发性肌张力障碍,也存在同样的情况。新近研究发现,年轻脑瘫患者 DBS 的疗效与 DYT1 突变

型肌张力障碍相当,提示更早地进行手术干预可能获得更好的效果。因此未来对于手术时机的确定仍需要更多的试验来支持。

（陈生弟 周海燕）

参 考 文 献

［1］ Geyer HL, Bressman SB. The diagnosis of dystonia. Lancet Neurol, 2006, 5 (9): 780-790.

［2］ Petrucci S, Valente EM. Genetic issues in the diagnosis of dystonias. Front Neurol, 2013, 4: 34.

［3］ Albanese A, Bhatia K, Bressman SB, et al. Phenomenology and classification of dystonia: a consensus update. Mov Disord, 2013, 28 (7): 863-873.

［4］ Costa J, Espírito-Santo C, Borges A, et al. Botulinum toxin type A versus anticholinergics for cervical dystonia. Cochrane Database Syst Rev, 2005, (1): CD004312.

［5］ Costa J, Espírito-Santo C, Borges A, et al. Botulinum toxin type B for cervical dystonia. Cochrane Database Syst Rev, 2005, (1): CD004315.

［6］ Costa J, Borges A, Espírito-Santo C, et al. Botulinum toxin type A versus botulinum toxin type B for cervical dystonia. Cochrane Database Syst Rev, 2005, (1): CD004314.

［7］ Costa J, Espírito-Santo C, Borges A, et al. Botulinum toxin type A therapy for blepharospasm. Cochrane Database Syst Rev, 2005, (1): CD004900.

［8］ Costa J, Espírito-Santo C, Borges A, et al. Botulinum toxin type A therapy for cervical dystonia. Cochrane Database Syst Rev, 2005, 25, (1): CD003633.

［9］ Papapetropoulos S, Singer C. Botulinum toxin in movement disorders. Semin Neurol, 2007, 27 (2): 183-194.

［10］ Devriese PP, Devriese LA. Historical aspects of botulinum toxin. Neurology, 2001, 57 (6): 1144.

［11］ Erbguth FJ, Naumann M. Historical aspects of botulinum toxin: Justinus Kerner (1786-1862) and the "sausage poison". Neurology, 1999, 53 (8): 1850-1853.

［12］ Moro E, Gross RE, Krauss JK. What's new in surgical treatment for dystonia? Mov Disord, 2013, 28 (7): 1013-1020.

［13］ Marks W, Bailey L, Reed M, et al. Pallidal stimulation in children: comparison between cerebral palsy and DYT1 dystonia. J Child Neurol, 2013, 28 (7): 840-848.

［14］ Pavese N. Dystonia: hopes for a better diagnosis and a treatment with long-lasting effect. Brain, 2013, 136 (Pt 3): 694-695.

［15］ Baizabal-Carvallo JF, Roze E, Aya-Kombo M, et al. Combined pallidal and subthalamic nucleus deep brain stimulation in secondary dystonia-parkinsonism. Parkinsonism Relat Disord, 2013, 19 (5): 566-568.

第四篇　周围神经疾病与神经肌肉接头疾病

　　周围神经疾病是指由各种原因包括感染、中毒、营养缺乏和代谢异常、遗传、肿瘤、免疫介导以及结缔组织病等导致的脊神经（包括脊神经根）和脑神经受累的一组急性或慢性疾病。根据病理可以分为轴索变性和节段性脱髓鞘，不同原因引起的周围神经疾病通常可有不同的病理改变，对诊断非常重要。随着诊断技术的进展，如神经电生理技术、组织病理和电镜、免疫组化和分子遗传技术等的应用，使周围神经疾病的确诊率明显提高。随着一些有效治疗方法如 IVIg 的应用，诊断的准确性也更为重要。

　　周围神经疾病的诊断和其他疾病一样，需要详细的询问病史（起病形式和演变过程）、认真的体格检查（可以发现受累神经的功能状态和受累的范围）和选择最恰当的辅助检查（减少患者的痛苦和经济负担）。如果患者感冒后 1~2 周出现周围神经病变，应考虑急性炎性脱髓鞘性多发性神经病（AIDP），又称为 Guillian-Barré 综合征的可能性，电生理检查 F 波和 H 反射延迟、神经传导速度减慢和脑脊液检查可表现为蛋白 - 细胞分离，是确诊的重要依据，IVIg 是目前主要的治疗方法。如果查体发现患者为纯感觉性周围神经疾病，应注意除外癌性周围神经疾病、干燥综合征以及淀粉样变性等原因导致的周围神经疾病。如果查体发现某一神经干或神经丛的局部病变，应考虑单神经病，病因多为机械损伤、血管病变、肉芽肿、新生物或其他浸润性病变等所致。同时或先后累及两条或两条以上单独的、非邻近的神经干称为多发性单神经病，见于血管炎、结缔组织病和炎性脱髓鞘等。

　　诊断周围神经疾病最常用的辅助检查是肌电图和神经传导速度，前者反映运动神经的轴索损害；后者可以反映感觉和运动神经的轴索和髓鞘损害。腓肠神经病理检查可以进一步确定病变的原因，但并非每个患者均需要该项检查，主要是用于病因诊断有困难的患者。

　　本篇主要介绍几种有代表性的常见周围神经疾病的临床特点、热点、难点、有争议的问题等，以及临床神经电生理检测技术应用的现状、进展和局限性等，神经肌肉接头疾病主要介绍重症肌无力。

第十六章　临床神经电生理的应用价值和研究热点

临床神经电生理通常包括三方面的内容：肌电图、脑诱发电位和脑电图。本章主要介绍前两者特别是肌电图在神经肌肉病中的应用价值。

第一节　历史回顾

1929 年英国的 Adrian 和 Bronk 首先发明了同心圆针电极。1941 年 Buchthal 和 Clemmesen 报告脊髓灰质炎患者 EMG 的神经源性损害，1949 年 Kugelberg 描述了肌病的 EMG 改变。1955 年 Buchthal 首先创立了定量 EMG，全部手工测量，测定 20 个运动单位电位，虽然费时，但一直沿用至今。60 年代初 Lambert 推广普及了神经传导速度（NCV）的应用并与 EMG 相结合。

1895 年 Jolly 观察到一位 14 岁男孩在给予重复神经电刺激时可见肌肉收缩减弱（也称 Jolly 试验，也就是后来的重复神经电刺激测定）。60 年代 Stalberg 等发明 SFEMG 技术，70 年代用于临床，主要是神经肌肉接头病变的诊断，提高了诊断的敏感性。

1971 年 McComas 和他的助手们首先创立了估计 MU 数量的技术，称为运动单位计数。以后又经其他研究者不断改进，但尚未成为常规的检查方法应用于临床。

80 年代又出现了巨肌电图技术和表面 EMG 技术，后者通过不同肌肉多导同时记录分析步态、运动障碍病及肌肉疲劳的 mapping 研究，尚未成为常规检测手段应用于临床。

1997 年 Roeleveld 等将表面 EMG 用于单个 MU 的研究，希望取代针电极 EMG，但是目前临床诊断仍需要同心圆针电极 EMG。

在 20 世纪 50 年代末 60 年代初，我国个别神经病学家开始引进 EMG 技术，80 年代 EMG 在全国开始推广应用。早期的国内的学者多数来自欧洲派，在 EMG 检测的各项指标观察中包括插入电位、自发电位、运动单位电位和募集电位，强调 20 个运动单位电位时限和波幅的测定，而北美派的学者更注重的是插入电位、自发电位、运动单位电位的稳定性和发放频率的改变，特别注重运动单位发放的声音变化等。欧美相同的是针电极 EMG 的检查均由有执照的医生操作，与国内有明显的差别。80 年代末期国内开始应用 SFEMG，与国外一样至今尚未成为常规的检查手段应用于临床，主要原因是耗时和技术要求高。

第二节　我国的现状和热点

EMG 是神经系统检查的延伸，在神经肌肉病的诊断中是组织病理、免疫组化以及分子生物学不可取代的检测技术。国外神经科住院医生均有至少 3 个月的 EMG 室轮转，如果将来重点从事神经肌肉病或临床神经电生理还需要更长时间的培训，最后通过资格考试后才能独立检查和下结论。我国三级甲等医院均有 EMG 室，EMG 检查者的资格认证系统尚不完善，操作的规范化还有待进一步推广和普及。

（一）肌电图

肌电图（electromyography，EMG）通常指两个含义即广义 EMG 和狭义 EMG，前者包括常规 EMG、神经传导速度（NCV）、重复神经电刺激（RNS）、运动单位计数（MUNE）、单纤维肌电图（SFEMG）及巨肌电图（Macro-EMG）等，狭义 EMG 指同心针或常规 EMG。结合临床为患者选择最恰当的检测方法。

1. 同心圆针电极 EMG

（1）概述：同心圆针电极 EMG 也称常规 EMG，在神经肌肉病的诊断和鉴别诊断以及排除神经肌肉接头病变中具有重要的价值。脑神经核、脊髓前角细胞及其以下的病变（神经根、神经丛、周围神经和肌肉）均是 EMG 检查的适应证。临床意义除了诊断和鉴别神经源性和肌源性损害外，还可以发现临床下病灶和容易被忽略的病变。与神经传导速度结合可以补充临床上的定位诊断，特别是神经根病变的定位，对颈椎病手术的术前定位有参考意义。

（2）EMG 临床意义解读：常规 EMG 检测通过记录肌肉静息状态下的插入电位和异常自发电位、肌肉小力收缩时运动单位动作电位（MUAPs）、肌肉大力收缩时募集电位以及肌强直放电等判断神经源性损害还是肌源性损害。自发电位包括纤颤电位（fibrillation）（图 4-16-1）、正锐波（positive sharp potential）（图 4-16-1）、束颤电位（fasciculation）、复合重复放电（complex repetitive discharges，CRD）（图 4-16-2）和肌颤搐电位（myokymia）（图 4-16-3）。束颤电位和肌

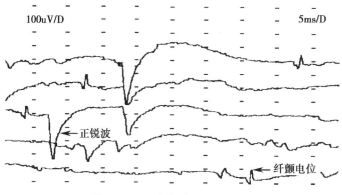

图 4-16-1 纤颤电位和正锐波

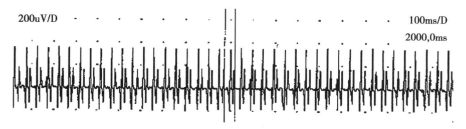

图 4-16-2 复合重复放电（CRD）

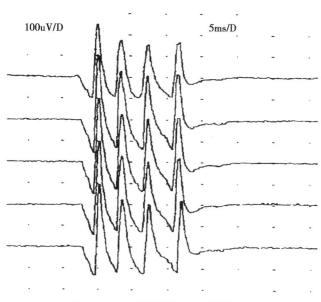

图 4-16-3 肌颤搐放电（四联放电）

颤搐电位只见于神经源性损害,以往曾认为束颤电位是前角细胞病变的特征性表现,目前认为也见于神经根、神经丛和远端周围神经损害。肌颤搐电位多见于神经丛病变,特别是放射性臂丛神经病。纤颤电位、正锐波和 CRD 见于神经源性和肌源性损害,在神经源性损害时纤颤电位和正锐波提示进行性失神经或早期病变;而在肌炎时,两者提示病变为活动性,激素导致的肌病通常没有自发电位。CRD 在以往的教科书中也称为假性肌强直放电,其机制并不是肌强直,目前已经很少用后者。肌强直放电具有特征性的意义,仅见于各种原因所致的肌强直类疾病,常见的有萎缩性肌强直、先天性肌强直、副肌强直及高钾型周期性瘫痪等(图 4-16-4)。

MUAPs 检测的各项指标中如时限、波幅及多相波百分比等,时限最重要,时限增宽提示神经源性损害。MUAPs 时限缩短提示肌源性损害。但应与年龄和性别匹配的相同肌肉正常值作对照。

肌肉大力收缩募集电位可以鉴别神经源性损害和肌源性损害(图 4-16-5),值得注意的是,由于疼痛,部分患者合作欠佳,使运动单位募集减少,但发放通常不规律而且波幅高低不等。

(3)EMG 应用进展和研究热点:尽管 EMG 已经是成熟的检查技术,但人们越来越重视在不同肌肉的诊断价值。胸段脊旁肌 EMG 的检测为肌萎缩侧索硬化症患者的早期诊断提供了更多客观依据。近年的肛门括约肌 EMG 的检查为多系统萎缩(MSA)的诊断提供了可参考的客观指标,而且发现肛门括约肌 EMG 异常与自主神经受累特别是尿便功能障碍和阳痿有明显的相关性。

(4)EMG 的局限性和面临的挑战:EMG 检查只提供定位诊断,而不能进行病因诊断。例如,肌源性损害既见于肌炎也见于进行性肌营养不良。神经源性损害也包括很多的疾病,EMG 检查的结果必须密切结合临床才有意义。脱离临床可能造成误导。另外 EMG 毕竟是有创检查,部分患者因难以忍受疼痛而导致检查失败。表面 EMG 是未来发展的方向,但目前尚无能取代针电极 EMG 的检测方法。

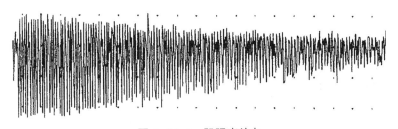

图 4-16-4　肌强直放电

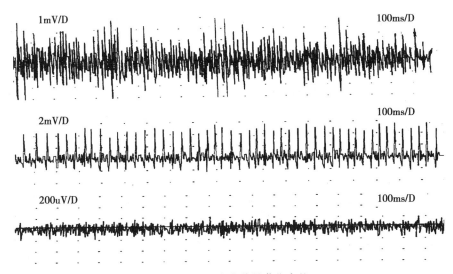

图 4-16-5　大力收缩募集电位

上图为干扰相;中图为单纯相;下图为病理干扰相

2. 单纤维肌电图

（1）概述：单纤维肌电图（SFEMG）是通过记录面积很小的特殊针电极，选择性地记录单个肌纤维的动作电位。检测中最有价值的参数是颤抖（jitter）和纤维密度（FD），前者客观地反映神经肌肉接头传导功能；FD反映同一运动单位内肌纤维的密度。

（2）SFEMG临床意义解读：该检查主要用于神经肌肉接头病变的诊断，提高MG诊断的敏感性，但并非特异性检测手段，任何原因引起的神经肌肉接头传递异常，均可导致jitter增宽。眼肌型MG患者RNS的阳性率为30%~50%，而伸指总肌SFEMG阳性率可达50%~68%；额肌或眶肌的阳性率可达75%~88%。FD反映纤维密度，重症肌无力患者，FD正常，进行性失神经时除了jitter增宽，还可见FD增高，例如肌萎缩侧索硬化症。炎性肌病也可出现FD增高，但jitter改变不明显或比较轻微。

（3）SFEMG是诊断重症肌无力的特异性手段吗？ SFEMG并非诊断重症肌无力的特异性手段，而是提高敏感性的检测手段。RNS异常的重症肌无力患者不需要该项检查。该检查还用于研究进行性失神经和慢性失神经的特点，有助于ALS的早期诊断和鉴别诊断，结果的判定要密切结合临床，否则会造成误导。

（4）SFEMG的局限性和面临的挑战：该检查技术要求高而且耗时，电极的成本明显高于同心圆针电极。检查者必须有熟练的常规EMG操作经验和经过一定的培训。由于以上原因，SFEMG尚未成为常规的检测手段应用于临床。近年来，众多研究发现采用同心针电极进行SFEMG，所获得颤抖值，与特殊单纤维肌电图针类似，也可以用于MG的辅助诊断。这对于促进SFEMG的临床使用有重要帮助。但是当采用同心针电极进行SFEMG测定时，无法计算FD。

3. 运动单位计数

（1）概述：运动单位数目估计（motor unit number estimation，MUNE）技术是从宏观的角度，定量评价某神经所支配的一块骨骼肌或肌群中总的有功能的运动单位（MU）的多少。而常规EMG和SFEMG均为从微观的角度研究单个MU的改变。

（2）MUNE临床意义解读：MUNE测定方法的优越性在于使用表面电极，记录表面电极收集范围内运动单位的数量。MUNE下降提示所测定的神经存在轴索性损害，主要用于药物治疗效果的评价和判断预后等。如腕管综合征治疗前后拇短展肌MUNE的变化，可客观评价疗效。ALS患者的随诊研究和临床药物验证等。

（3）MUNE能否取代同心圆针电极EMG？ MUNE目前尚不能取代同心圆针电极EMG用于神经肌肉病的诊断，特别是病变早期和肌肉病的诊断尚有明显的局限性；另外，该检测仅限于比较表浅的肌肉，其敏感性远不如同心圆针电极EMG。

（二）神经传导测定

神经传导测定（nerve conduction study，NCS）是用于评定周围神经传导功能的一项检测技术，包括运动神经传导速度（MCV）、F波和感觉神经传导速度（SCV）的测定。运动传导速度测定时记录到的电位称为复合肌肉动作电位（CMAPs）（图4-16-6），感觉传导速度测定时记录到的电位称为感觉神经动作电位（SNAPs）（图4-16-7）。F波测定是运动神经回返放电引起的，因最早在足部小肌肉上记录而得名。F波的观测指标主要是潜伏期和出现率。

1. NCV测定的临床意义解读　上下肢MCV和SCV的测定是EMG检查之前必须进行的常规检测。按照规范的标准上肢至少要测定两条神经，下肢至少也应测定两条神经。NCV异常主要为速度减慢和/或波幅降低，前者主要反映髓鞘损害，后者为轴索损害，严重的髓鞘脱失也可继发轴索损害。运动神经轴索损害时可伴有EMG异常，而单纯髓鞘脱失EMG应正常。单纯感觉性周围神经疾病EMG正常，为减少患者痛苦可以只做神经传导测定。SCV与EMG结合具有定位价值，特别是对颈椎间盘病变节段的定位更有意义。

F波可以反映运动神经近端的功能，是对MCV的补充。经典的格林巴利综合征神经传导应表现为速度减慢而且伴有波形离散。在进行波形离散判断时，需要注意一点，在某些神经兴奋性异常疾病，在CMAP主波后，可以出现后发放现象，这种现象在F波测定时更容易发现，可见于VGKC抗体阳性的周围神经疾病等。

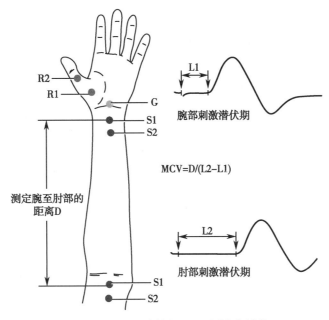

图 4-16-6　正中神经 MCV 测定和计算

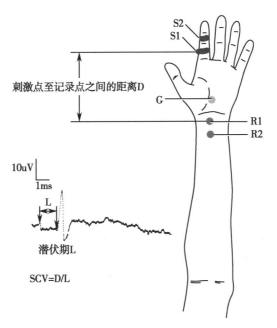

图 4-16-7　正中神经 SCV 测定和计算

2. 波幅降低或消失一定是轴索损害吗?
首先可以肯定地回答,不是。神经传导包括其他电生理检查结论必须结合临床,例如隐袭起病、有明确家族史的周围神经疾病者,如果复合肌肉动作电位或感觉神经动作电位波幅降低或消失,应考虑腓骨肌萎缩症(遗传性运动感觉性周围神经疾病)Ⅱ型。如果格林巴利综合征患者早期复合肌肉动作电位波幅明显降低或未测出,应注意是否为传导阻滞所致,2 周后复查,如果波幅持续降低同时伴有 EMG 异常,提示轴索损害,如果有所

恢复提示可能与传导阻滞有关。

3. Inching 技术的应用和研究热点　Inching技术(位移方法)指以 2cm 的距离进行位移测定神经的传导,可发现是否有局灶性传导阻滞,特别用于多灶运动神经病(MMN)的诊断。该病临床表现类似 ALS 的早期表现,两者的鉴别非常重要。MMN 是可以治疗的免疫介导的疾病,如果没有及时的诊断和治疗,严重的肌肉萎缩难以恢复,导致运动功能障碍。ALS 患者尽管运动神经远端波幅下降较近端明显,但表现为逐

渐降低,不是突然的变化,长节段 MCV 测定有时误认为是传导阻滞,选择位移方法测定非常重要。

4. Inching 技术的局限性 该检测比较费时,尚不是常规的检测手段。测定中应注意比较深部的刺激应加大刺激量,必须保证刺激量是超强刺激。

5. **重复神经电刺激**

(1)概述:神经重复频率电刺激(repetitive nerve stimulation, RNS)指超强重复刺激神经干在相应肌肉记录复合肌肉动作电位,可根据刺激的频率分为低频 RNS(≤5Hz)和高频 RNS(10~30Hz)。

(2)RNS 临床意义解读:RNS 是诊断神经肌肉接头病变的特征性检测手段,通过不同频率刺激的 RNS 可以帮助诊断和鉴别诊断突触前膜和 / 或后膜的病变。重症肌无力表现为低频或高频刺激波幅递减(图 4-16-8),Lambert-Eaton 综合征表现为低频刺激波幅递减,而高频刺激波幅递增(图 4-16-9)。神经和肌肉的选择通常是面神经支配的眼轮匝肌、副神经支配的斜方肌、腋神经支配的三角肌和尺神经支配的小指展肌等,近端肌肉阳性率高,但不易固定;远端肌肉灵敏度低,但结果稳定,伪差小。高频刺激通常选用尺神经,刺激的时间要较低频刺激长,否则看不到递增现象。高频刺激患者较痛苦,甚至难以忍受,也可用强直后易化的方法取代。肌肉用力收缩 10~20 秒后,进行刺激,结果和意义同高频刺激。

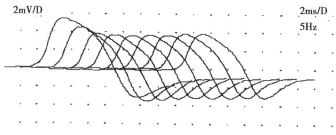

图 4-16-8 MG 患者低频刺激 RNS 波幅递减

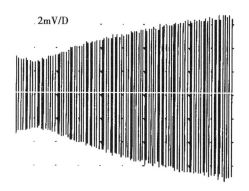

图 4-16-9 Lambert-Eaton 综合征患者
高频刺激 RNS 波幅递增

(3)RNS 正常能排除重症肌无力吗? 临床应用中值得注意的是,眼肌型重症肌无力的阳性率最低 30%~50%,阴性不能排除诊断。全身型的阳性率高,而且与病变的程度明显相关,如果患者有明显的肌肉无力或疲劳现象,而 RNS 检查正常,一般可排除重症肌无力的诊断。

(4)重复的 CMAP 波:在先天性肌无力综合征的患者,在 CMAP 主波后,也可以出现重复的 CMAP 波,这种波在重复电刺激后可以明显降低或消失,有助于先天性肌无力综合征的诊断。

(三)运动诱发试验

运动诱发试验包括长时运动诱发试验和短时运动诱发试验两种,主要用于骨骼肌离子通道病的辅助诊断。在低钾性周期性瘫痪诊断中,以长时运动诱发试验最有价值。测定时,通常在尺神经刺激,小指展肌进行记录。患者取坐位或卧位,测定肢体放松,以盘状表面电极进行记录,记录电极置于小指展肌肌腹,参考电极置于远端肌腱,腕部放置地线,在腕部采用鞍状电极进行刺激,测定小指展肌复合肌肉动作电位。然后,记录电极位置保持不变,嘱患者尽最大力量反复外展小指,检查者在小指外侧予以阻力,持续外展 45 次(约 45 秒),休息 15 秒作为一个序列,然后再重复外展小指如前,共进行 5 个序列的运动。分别在运动前和运动后 120 分钟测定 CMAP,记录 CMAP 的负相波波幅。运动后 CMAP 波幅下降的百分比计算方法为:(运动前波幅 – 运动后波幅）/ 运动前波幅 ×100%。在低钾性周期性瘫痪发作间期，长时运动诱发试验中，可见在运动后40~60 分钟 CMAP 波幅明显下降（图 4-16-10），这一技术有助于周期性瘫痪发作间期的诊断。

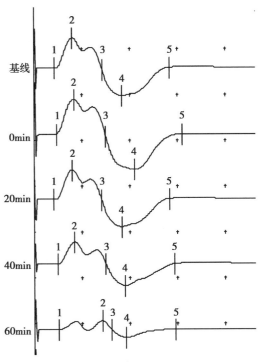

图 4-16-10　长时运动诱发试验后 60 分钟
可见运动后 CMAP 波幅较基线 CMAP 波幅下降 60%

（四）肌电图与影像学相结合的研究

肌电图可以反映神经肌肉的生理功能，影像学检测可以反映周围神经或肌肉的形态学特点。近年来有关影像学技术在神经肌肉病的使用越来越多。将肌电图和影像学技术相结合，是对肌电图技术的有力补充，也有利于对于肌电图结果的理解。比如，多灶性运动神经病的患者，肌电图测定寻找运动神经传导阻滞，是诊断的主要条件，有些患者可能无法检测到传导阻滞现象，但神经超声检测时发现，在某些神经节段存在周围神经的明显增粗，这种形态学改变特点，与神经传导测定的结果并非完全一致，部分患者无传导阻滞但有神经增粗，部分患者无神经增粗但可见传导阻滞，部分患者也可以在某一个节段同时见到传导阻滞和神经增粗。因此，电生理和影像学可以互相补充。另外，在某些慢性肌病的患者，四肢近端明显无力，但肌电图可以完全正常，而肌肉的磁共振可以看到对称性脂肪沉积的现象，提示可能为遗传性肌病。未来肌电图与影像学的结合，无疑会进一步提高神经肌肉疾病的诊断水平。

（崔丽英　刘明生）

参 考 文 献

［1］崔丽英 . 简明肌电图学手册 . 北京：科学技术出版社，2006.

［2］Aminoff MJ. Electrodiagnosis in clinical practice. 6th ed. New York：Churchill Livingstone，2012.

［3］Tankisi H，Burke D，Cui L，et al. Standards of instrumentation of EMG. Clin Neurophysiol，2020，131（1）：243-258.

［4］Sanders DB，Arimura K，Cui L，et al. Guidelines for single fiber EMG. Clin Neurophysiol，2019，130（8）：1417-1439.

［5］Liu MS，Cui LY，Guan YZ，et al. Single fiber electromyography in amyotrophic lateral sclerosis and cervical spondylosis. Muscle Nerve，2013，48：137-139.

［6］刘明生，崔丽英，冯新红，等 . 低钾型周期性瘫痪患者运动诱发试验中肌力和肌电图改变与血钾的关系 .中华神经科杂志，2011，44：732-734.

［7］Niu J，Li Y，Liu T，et al. Serial nerve ultrasound and motor nerve conduction studies in chronic inflammatory demyelinating polyradiculoneuropathy. Muscle Nerve，2019，60（3）：254-262.

［8］刘明生，牛静雯，李亦，等 . 神经超声在 Charcot-Marie-Tooth 1 型和慢性炎性脱髓鞘性多发性神经根神经病鉴别诊断中的价值 . 中华神经科杂志，2016，49（6）：434-438.

［9］Goedee HS，van der Pol WL，Hendrikse J，et al. Nerve ultrasound and magnetic resonance imaging in the diagnosis of neuropathy. Curr Opin Neurol，2018，31（5）：526-533.

［10］Filli L，Winklhofer S，Andreisek G，et al. Imaging of Myopathies. Radiol Clin North Am，2017，55（5）：1055-1070.

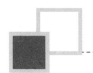

第十七章　急性炎性脱髓鞘性多发性神经病

第一节　概　　述

急性炎性脱髓鞘性多发性神经病（acute inflammatory demyelinating polyneuropathy，AIDP）又称为 Guillian-Barré 综合征（吉兰－巴雷综合征），是一种自身免疫机制介导的周围神经脱髓鞘性疾病，临床主要表现为急性对称性迟缓性瘫痪，脑脊液蛋白－细胞分离，电生理检查可见运动神经传导异常等。Guillian-Barré 综合征是急性迟缓性瘫痪最常见的病因之一，是可治的神经科急症。

一、Guillian-Barré 综合征的历史

第一次世界大战期间，法国神经科医生 Georges Guillian 和 Jean-Alexandre Barré 在做军医时收治了 2 例急性瘫痪的士兵。1916 年，他们与 AndréStrohl 共同署名发表了文章，报告了患者的情况："运动障碍累及整个上肢和下肢的肌肉，以远端明显，腱反射缺失，感觉异常，但客观的感觉障碍轻微，肌肉有压痛，神经和肌肉的电反应改变不明显，脑脊液改变具有特征，蛋白含量明显升高同时缺少细胞反应""两个月后运动功能恢复正常"。他们特别强调了该病预后良好，认为脊髓神经根、神经元和肌肉损害是该病的病理基础。在当时尚没有一种已知疾病包括以上全部特征，因此被视为一种新的综合征，称为"脑脊液无细胞反应而蛋白升高的神经根炎综合征"。1927 年在 Draganesco 和 Claudian 受 Barré 之邀所做的学术讲座中，"Guillian-Barré 综合征"的称谓被第一次使用。

当时还有一种被称为"急性上升性麻痹（acute ascending paralysis）"的疾病。早在 1859 年，

Landry 这样描述了"急性上升性麻痹"病例："无力由双脚开始，2~3 天后累及全身骨骼肌，包括面肌和舌肌也可受累，感觉障碍轻；病情严重，进展迅速"。其中 1 例患者出现感觉异常和全身无力，而后完全瘫痪并很快死亡。Landry 指出该病具有急性、严重性和致死性，强调该病"全面－进展"的特点。尽管他报告的 10 例中仅有 2 例死亡，但此后"Landry 综合征"被用于指称各种导致死亡的急性上升性麻痹。由于 Landry 没有对他的病例作出神经解剖学和病理学上的解释，导致"Landry 综合征"的定义模糊，涵盖广泛。此后数十年中，有关"Landry 综合征"或者"Landry 上升性软瘫"的病例报告逐渐增多，情况也越发复杂。

Donath（1905）报告的 Landry 综合征患者脑脊液出现 Froin 综合征（脑脊液静置后出现蛋白凝块），提示脑脊液蛋白显著升高，后来恢复正常。1909 年 Claude 报告的病例则具有脑膜症状和视盘边界模糊等特殊表现。同年，Renon 和 MoniierVinard 报告的 1 例上升性软瘫，病前有感冒症状，脑脊液纤维蛋白和白蛋白升高，细胞数正常，患者后来痊愈。

与此同时，另一种被称为"感染性多神经炎（infective polyneuritis）"的病例报告也越来越多。1892 年 Osler 报告了伴有发热的弥漫性多神经炎，可以累及面肌；1917 年 Holmes 报告了 12 例"急性发热性多神经炎"；1918 年 Bradford 等报告了 30 例"急性感染性多神经炎"。全部这些病例都有明确的前驱感染过程；其中出现肺部并发症和呼吸衰竭者预后不良。

Guillian、Barré 和 Strohl 在 1916 年的研究报告具有主要意义，通过对这些异质性病例的表现总结，概括出了具有临床共性的综合征，他们指出，脑脊液蛋白－细胞分离现象对该病的诊断有

重要意义,这得益于当时刚刚被应用于临床的诊断性腰穿,他们反对"急性发热性多神经炎",认为发热不是诊断的必要条件。1918年Neel观察了4例患者,并对其中1例进行了尸体解剖,他首先报告了该病的神经根病变特点,并提出脑脊液蛋白升高与神经根处的静脉受压有关。

在临床资料逐步积累的过程中,医生对"Guillian-Barré综合征"逐渐形成共识,将其作为一个独立的疾病。但"Guillian-Barré综合征"仍被与"Landry上升性麻痹"明确区分开来,因为当时普遍认为Guillian-Barré综合征预后良好,而Landry上升性麻痹是致死性的。

1936年Alajouanine等和Boudin的报告使Guillian-Barré综合征再次受到关注,他们阐述了Guillian-Barré综合征中死亡病例的临床特征,使学者们重新评价了该病的预后。组织学研究也显示神经损伤通常是可逆的,对于病情严重的病例,临床关键问题在于是否可以给予有效的支持使患者度过呼吸衰竭阶段。

1949年Haymaker和Kernoham系统的分析比较了两个综合征,认为两者极为相似,临床上几乎无法区分,建议合称为"Landry-Guillian-Barré-Strohl综合征"。后来病理学也证实"Landry上升性软瘫"的病变与"Guillian-Barré综合征"一致,主要累及神经根。但Guillian并不以为然,他指出"Landry上升性麻痹"中混杂了其他疾病,如脊髓灰质炎和脑脊髓炎等。

1949年我国首先在南京地区发现该病,王慰曾(1901—1966)等报告了3例患者,经尸检证实。

1956年加拿大神经病学家Charles Miller Fisher报告了3例急性眼外肌麻痹、共济失调伴腱反射消失的患者。其中2位患者没有肢体无力症状,第三例有面瘫和可疑的无力,三者均自愈。Fisher将其病例归入Guillian-Barré综合征。

Guillian和Barré分别于1961年和1967年逝世。他们在有生之年见证了呼吸支持治疗对重症Guillian-Barré综合征疗效,这一点在他们早期的研究中已经预见到了。

二、关于"中国软瘫综合征"的争论

1990年代初,"中国软瘫综合征(Chinese paralytic syndrome)"或者"急性运动轴索性神经病(acute motor axonal neuropathy,AMAN)"成为国际和我国GBS学术领域研究和讨论的热点。

1991年Mckhann和Asbury等在《柳叶刀》上发表了他们与中国学者合作研究的结果。文章如此开头:"儿童急性周围神经疾病变引起瘫痪者在欧洲和美国很少见,但在中国北方农村,每年在儿童中都会流行一种吉兰-巴雷样的综合征"。作者将这一"独特的疾病"称为"中国软瘫综合征(Chinese paralytic syndrome)",后来《柳叶刀》和Brain等期刊又发表了相关文章。当时Mckhann等特别强调"中国软瘫综合征"与GBS不同,他似乎更倾向"中国软瘫综合征"是一种独立的疾病,而不是GBS,并列出了"中国软瘫综合征"与GBS和脊髓灰质炎不同之处(表4-17-1)。

有关河北省和河南省交界地区农村GBS的研究报告在当时引起了关注。根据李春岩等(1993)报告:河北医科大学第二医院1974—1992年共收治1 871例患者,18年间,病例发生呈波动状态,其中1977年及1988年为两次发病高峰。15岁以下的青少年占64%,随年龄升高,发病趋势下降。发病季节主要为夏季,集中在7~9月,绝大多数发生在农村。229例动态电生理观察,109例运动神经传导速度在2周内无减慢或仅轻度减慢而复合肌肉动作电位(CAMP)下降小于正常下限的80%,感觉神经传导速度及波幅正常,与AIDP不符,为运动轴索损害,即急性运动轴索性神经病。Ho TW等(1995)对该地区129例GBS的电生理研究显示,AMAN占65%,AIDP占24%,未分型11%。但电生理检查在急性运动轴索性损害和脱髓鞘性损害的鉴别上有一定局限性,比如急性脱髓鞘引起神经传导阻滞时CAMP可呈明显下降,因此神经病理检查仍是鉴别轴索和髓鞘损害的主要依据。Griffin JW、Ho TW和李春岩等对河北医科大学第二医院16例进行尸检病理研究,证实了其中9例为AMAN,4例为AIDP,3例为急性运动感觉轴索性神经病(AMSAN)。国内学者倾向于AMAN作为GBS的一种特殊类型。

表 4-17-1　脊髓灰质炎、GBS 与中国软瘫综合征的比较

	脊髓灰质炎	GBS	中国软瘫综合征
流行病学			
年龄	青少年	各年龄组	青少年
发病季节	夏季	无季节性	夏季,7~9个月
地点	各地	各地	农村
临床表现			
发热	有	无	无
肌肉压痛	有	无	无
脑膜征	有	无	有
对称性	否	是	是
眼球运动障碍	无	不常见	不常见
无力	有	有	有
感觉障碍	无	有	无
腱反射消失	有	有	有
腱反射亢进	无	无	恢复期
Babinski 征	无	无	恢复期偶见
预后	各异	好	差
实验室检查			
血常规	白细胞升高	正常	正常
脑脊液蛋白	后期升高	后期升高	后期升高
脑脊液细胞	早期升高	正常	正常
电生理			
感觉动作电位	正常	异常	正常
运动远端潜伏期	正常	异常	正常
CAMP	减低	减低/正常	减低
运动传导速度	正常	减低/正常	正常
F 波	—	异常	缺失/正常
失神经电位	早期	后期	早期

此前 Feasby（1986 年）曾经报告急性重症运动感觉性轴索性神经根神经病，起病急剧，病情重，四肢软瘫和肌萎缩，需长时间呼吸机支持治疗。电生理为轴索性神经病，尸检显示前根和后根广泛瓦勒氏轴索变性，无明显炎性和脱髓鞘性改变，被称为急性运动感觉轴索性神经病（AMSAN）。Feasby 等认为存在轴索型 GBS，这对经典 GBS 概念是一个挑战，最初并未得到普遍接

受。当西方学者惊奇地发现在中国华北某些地方上流行的这种特殊类型的 GBS 时，当时一些西方学者将"中国软瘫综合征"和 AMAN 相提并论，认为 AMAN 是我国 GBS 的代表类型，这引发了深入的学术研究和讨论。

张振馨（1994 年）等对北京平谷和通县地区的 GBS 和急性软瘫进行了临床流行病学研究，发现该地区的 GBS 发生粗率为 1.3/10 万，发病年龄高峰 50~59 岁，7~9 月发病者占 54%，在流行病学特点、临床和电生理表现等方面与其他国家的脱髓鞘性 GBS 无明显区别，结论是：典型的 GBS 是中国急性软瘫的常见类型。同年，汤晓芙等对 44 例 GBS 连续的临床观察和电生理检测发现，41 例（93%）表现脱髓鞘的电生理改变。郭玉璞于 1994 年合计报告了 8 例尸检，33 例腓肠神经活检，其中 31 例（33 例中）髓鞘呈轻 – 中度减少脱失，包括原发性节段性脱髓鞘 18 例，13 例为髓鞘伴轴索变性，3 例尸检符合急性脱髓鞘病变。这些资料均说明：我国 GBS 的主要类型是经典的 AIDP，所谓"中国软瘫综合征"的 AMAN 不是中国 GBS 的主要类型。

而关于 AMAN 的研究取得了重要进展，其病因和发病机制逐渐清楚。AMAN 发病机制与空肠弯曲菌（campylobacter jejuni，Cj）感染有关。1982 年 Rhodes 和 Tattersfield 首先报告 GBS 可能与 Cj 感染有关。Cj 感染与 AMAN 和 Fisher 综合征的关系可能更为密切。在我国，Cj 引起的肠道感染在流行区域、发病季节、易感人群等流行病学特点上与 AMAN 相符。Cj 感染后诱发 GBS 的机制主要是分子拟似机制（molecular mimicry）：Cj 存在与周围神经相似的抗原成分，Cj 感染后产生的抗体与周围神经运动轴索上近似的抗原成分出现交叉反应，诱发免疫损伤。AMAN 相关致病抗体主要针对神经节苷脂成分，包括抗 GM1 抗体，阳性率 64%；GM1b 抗体，66%；GD1a 抗体，45%；GalNac-GD1a 抗体，33% 等。具有相似结构的神经节苷脂样抗原从 Cj 中都可以分离出来。

2005 年 Hughes 和 Comblath 在《柳叶刀》上撰文，总结了 GBS 方面的进展，认为 GBS 至少包括四种主要类型：AIDP、AMAN、AMSAN 和 Fisher 综合征，"中国软瘫综合征"的名称未再使用。

Hughes 和 Comblath 指出：在欧洲和美国，以 AIDP 常见，轴索型的仅占 5%（这与包括北京在内的中国大部分地区相似，作者注）。在中国北方的某些地区以及日本和中南美洲的某些地区，轴索型占到 30%~47%，甚至更高。

AMAN 已经得到普遍接受，"中国软瘫综合征"的提法已经成为历史。西方国家 GBS 以 AIDP 多见，中国近年的报告也有所不同，总体来看，中国 AMAN 的比例要高于欧美。由于病理和尸检资料的相对局限性，无法在 GBS 患者中普遍开展，进行活检或尸检患者的选择可能会存在一定偏倚，而病理和电生理并非完全一致，活检仅仅为对感觉神经进行检查，而 AMAN 的患者感觉受累相对轻微，因此确切的 AMAN 发生率仍有待明确。另外，既往仅仅根据电生理单次测定的结果所判断的轴索损害可能会存在误差，特别是在病情较重，仅仅表现为 CMAP 波幅明显下降或无法引出波形的患者，进行随访后可能会发现，其中既包含有 AIDP，也有可逆性传导阻滞的 AMAN 和轴索变性类型的 AMAN。

第二节　诊断要点

GBS 是可治的自身免疫性周围神经疾病，及时诊断和治疗有重要意义。神经电生理检查在 GBS 的诊断中具有重要的临床意义。

一、GBS 几个临床亚型的差异

根据不同的临床表现，GBS 可分为经典型的急性炎性脱髓鞘性多发性神经病（AIDP）和若干变异型，变异型包括：急性运动轴索性神经病（acute motor axonal neuropathy，AMAN）、急性运动感觉轴索性神经病（acute motor-sensory axonal neuropathy，AMSAN）、Miller Fisher 综合征、急性泛自主神经病（acute panautonomic neuropathy）和急性感觉性神经病（acute sensory neuropathy）等。

（一）AIDP

急性起病，一般在前驱感染后 5~10 天发病，1~4 周达高峰者占 90% 以上。

无力：对称性四肢无力是该病的主要表现，起病早期多为轻度无力，随病情进展，1~4 周加重达高峰。无力早期远端为著,也可见近端重于远端,随病程进展远端性无力逐渐明显,可至完全瘫痪。重症型伴有呼吸肌受累,特别见于急性轴索性感觉运动性神经病(AMSAN)。急重型软瘫者,如少数 AMSAN 病例,早期可见明显肌萎缩。

脑神经麻痹:面神经麻痹最多见,约占 30% 以上,可在肢体无力之前或之后出现,可以为单侧或双侧面神经麻痹。10%~12% 出现不同程度Ⅲ、Ⅳ、Ⅵ脑神经麻痹,以Ⅲ、Ⅵ为明显,表现为不完全性眼肌麻痹、眼睑下垂、复视、眼球运动、内收外展受限、瞳孔对光反射迟钝。Ⅸ、Ⅹ、Ⅺ亦相当常见,占 35%~40%。少数出现吞咽困难和构音障碍。

感觉障碍:90% 以上 AIDP 早期有肢体麻木疼痛的主诉,与无力同时出现或者早于无力。半数以上患者感肢体或背部和腰背下肢深在牵拉痛,约 1/3 的病例有肢体远端的麻木、灼热痛和刺痛感。但感觉检查中客观的感觉减退一般不明显,少数有远端肢体手套、袜套型感觉减退。极少数变异型以感觉障碍为主,音叉震动觉和关节活动位置觉减低,Romberg 征阳性,感觉性共济失调,见于纯感觉型 GBS。

腱反射减低或消失:是本病重要临床体征之一,腱反射减低的程度与肢体无力的程度一致。病程初期和急性期观察腱反射减弱的过程,对临床诊断有重要意义,腱反射减退可早于无力加重的过程,也早于脑脊液蛋白升高和神经电生理异常,是床旁观察的重要指标。少数病例早期可能出现一过性腱反射活跃,而后反射减低,个别病例可有一过性病理征,可见于 Fisher 综合征。

自主神经功能障碍:心血管病方面可见血压波动,一过性高血压,低血压较少见。少数重症者出现体位性低血压;心律失常多见,包括窦性心动过速、心动过缓或心律失常等。呼吸功能障碍多与迷走神经功能损伤有关。膀胱功能障碍:以尿潴留、膀胱残余尿量增多、溢出性尿失禁为主要症状,属低张型膀胱功能障碍;少数病例可有尿失禁,为阴部神经外括约肌障碍所致,多为一过性。植物性胃肠功能障碍以便秘为多见,肠梗阻罕见,主要见于急性全自主神经功能不全。

(二)急性运动性轴索性神经病

多见于儿童或青年,有地区性和季节性流行的特点,国内报道者以夏秋季多发,前驱感染以空肠弯曲菌肠炎为多。起病急,轻-中度软瘫,多在 10 天左右达高峰,不伴有感觉障碍,少数病程迁延,3~4 周达高峰,可有面神经麻痹和呼吸肌麻痹。脑脊液有蛋白细胞分离。这组患者在进行电生理测定时,可以有两种亚型,一种为运动神经传导测定时存在可逆性传导阻滞,在 IVIG 治疗或随访后,传导阻滞改善,临床明显快速好转;另一种则表现运动神经轴索变性,临床通常较重,在随访后复合肌肉动作电位波幅无明显改善,无传导阻滞特点。

(三)急性运动感觉性轴索性神经病

前驱感染以空肠弯曲菌肠炎多见,急性起病,一般 2~7 天内发展至高峰,四肢软瘫,伴有明显感觉障碍,腱反射消失,较早出现显著的肌肉萎缩,呼吸肌麻痹常见,亦可见一侧或双侧面瘫、眼肌麻痹和自主神经功能障碍。有急重病例,死亡率 5%。脑脊髓液可见蛋白细胞分离现象,不如 AIDP 明显。神经传导测定可发现复合肌肉动作电位和感觉神经动作电位波幅降低和速度减慢。发病 2~3 周后肌电图可出现纤颤波、正锐波等失神经电位和运动单位动作电位的改变。预后不佳,多遗留运动功能障碍。

(四)急性感觉性神经病

属于单纯感觉神经受累的 GBS 变异型。多有前驱呼吸道或者消化道感染病史,急性起病,以肢端麻木疼痛为主诉,可见肌张力低和乏力或轻度无力,在 1~2 周后出现明显感觉障碍。四肢腱反射减低或消失,感觉减低或消失,多有音叉震动觉和位置觉减低或消失,可有感觉性共济失调。一般 2~4 周达高峰,经免疫治疗后无力恢复较快,但反射减低,感觉障碍恢复慢。脑脊液蛋白升高,细胞数正常。电生理传导测定可发现感觉神经动作电位波幅明显减低和速度减慢,运动传导速度正常或轻度减慢。

(五)急性泛自主神经病

发病前多有上呼吸道或消化道感染前驱症状,急性起病,交感和副交感神经功能障碍或衰竭,临床表现:无汗、口干、眼干、视物不清、瞳孔散大、对光反射消失、体位性低血压、心律失常、麻痹性肠梗阻、排尿困难、尿潴留、低张力型膀胱功能障碍。电生理检查可见轻度感觉和运动传导速度减慢。脑脊液蛋白细胞分离。病程多在 2~3 周达高峰，少数病程迁延达 6~8 周。一般预后较好，部分危重病例转归不良。

（六）Miller Fisher 综合征

多有前驱的呼吸道或者消化道感染病史，与空肠弯曲菌感染关系密切。眼外肌麻痹、共济失调和腱反射消失是 Fisher 综合征的三联症。首发症状多为复视，数日后出现较全面的眼外肌麻痹，伴有或不伴上睑下垂，多有瞳孔对光反射减弱，步基宽、肢体和躯干性共济失调。虽然无肢体无力或者有轻度的无力，四肢腱反射减低或消失。部分患者可有一过性的意识模糊和病理征阳性。患者可有肢体麻木主诉，但客观感觉障碍不明显，少数患者可见远端型感觉轻度减退。电生理可见感觉神经动作电位波幅减低和传导速度轻度减慢，复合肌肉动作电位波幅、MCV 和 F 波多无异常。脑脊液可见蛋白增高，细胞数正常或轻度升高，脑脊液细胞学可见轻度淋巴细胞炎症。血清 GQ1b 抗体阳性对该病有确诊意义。有报告部分病例 MRI 可见脑干、小脑或脊髓后索异常信号。单时相病程，发病后 3~4 周达高峰，多在 4~8 周恢复，预后良好。Fisher 综合征可能存在 CNS 损害，与 Bickerstaff 脑干脑炎在病理和临床上有重叠。

二、实验室检查在 GBS 诊断中的价值和局限性

（一）GBS 不同时期脑脊液结果的动态变化

1. **细胞**　AIDP 发病早期，CSF 白细胞计数正常或轻度升高，一般 $<10\times10^6$/L，一般在 2 周内白细胞计数恢复正常，CSF 细胞学可见淋巴细胞激活或者轻度淋巴细胞性炎症，与神经根处的炎症有关，但无中性粒细胞。如果脑脊液细胞超过 50×10^6/L 应考虑其他疾病的可能，如感染性神经根炎和淋巴瘤等。

2. **蛋白**　发病一周内蛋白无明显升高，多在第 2 周蛋白逐渐升高，明显升高可达 100~1 000mg/dl，出现蛋白 - 细胞分离现象，可持续 3~4 周。虽然脑脊液蛋白 - 细胞分离现象是 AIDP 重要的诊断指征，但其出现相对滞后，可能晚于临床高峰期和电生理 F 波的改变，在急诊 AIDP 的诊断和治疗决策中，不必过分依赖。部分患者 CSF 可见寡克隆区带。

（二）神经电生理检查是辅助 GBS 诊断和分型的关键方法之一

电生理检查神经传导速度（NCV）和肌电图是诊断 GBS 主要方法之一。AIDP 电生理诊断主要是根据运动神经传导测定提示周围神经存在脱髓鞘性损害，在非嵌压部位检出传导阻滞或异常波形离散对诊断髓鞘性周围神经疾病具有价值。通常选择正中神经、尺神经、胫神经和腓总神经进行测定。电生理改变与疾病严重程度和病程的不同阶段有关。AIDP 的神经电生理诊断标准有：

1. **运动神经传导**　至少有 2 根运动神经存在下述参数中的至少 1 项异常：①远端潜伏期较正常值上限延长 25% 以上；②运动神经传导速度较正常值下限减慢 20% 以上；③F 波潜伏期较正常值延长 20% 以上和 / 或出现率下降等；④运动神经部分传导阻滞，周围神经近端与远端比较，复合肌肉动作电位（compound muscle action potential, CMAP）负相波波幅下降 20% 以上，时限增宽 <15%（图 4-17-1、图 4-17-2）；⑤异常波形离散，周围神经近端与远端比较，CMAP 负相波时限增宽 15% 以上。当 CMAP 负相波波幅不足正常值下限的 20% 时，检测传导阻滞的可靠性下降。

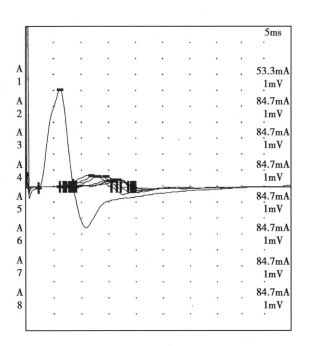

图 4-17-1　AIDP 患者发病早期检测到运动神经传导阻滞

患者，女性，41 岁，发病第 6 天测定，患者小指展肌肌力 0 级。神经传导测定可见腕部到肘部之间存在明显的运动神经传导阻滞

2. **感觉神经传导**　一般正常,但异常时不能排除诊断。

3. **针电极肌电图**　单纯脱髓鞘病变肌电图通常正常,如果继发轴索损害,在发病10天至2周后肌电图可出现异常自发电位。随着神经再生则出现运动单位电位时限增宽、高波幅、多相波增多及运动单位丢失。

AIDP一周内即可见运动和感觉传导速度减低,F波潜伏期延长等脱髓性病变的特征,2~3周可见传导阻滞,F波波幅减低或消失(图4-17-3)。重症的AMSAN早期即可见轴索变性,复合肌肉运动电位和感觉神经动作电位波幅减低或消失,肌电图早期或急性期可见大量纤颤波和正锐波等失神经电位。

AMAN主要可见运动神经传导复合肌肉动作动作电位波幅减低和消失,包括两种类型,一种为可逆性传导阻滞,一种为轴索变性;F波消失或出现率下降;运动传导速度基本正常,感觉神经传导速度和波幅通常正常;肌电图在2~3周后可出现明显纤颤电位和正锐波。(图4-17-4)

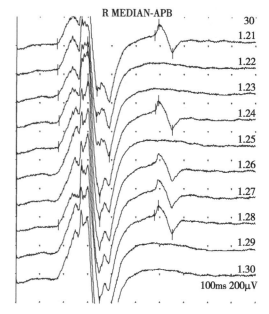

图4-17-3　AIDP F波测定

AIDP患者,女性,33岁,病程第3天,F波出现率下降为50%,传导速度下降至28m/s

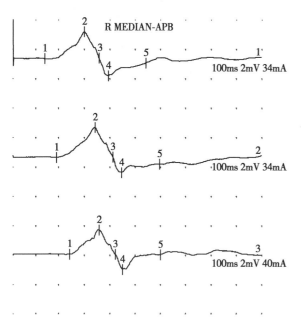

图4-17-2　AIDP 运动神经传导测定

男性,24岁,AIDP,病程第11天,可见正中神经运动传导测定时,远端潜伏期13.5ms,明显延长,传导速度下降,腕部-肘部节段为40.5m/s,肘部-腋部节段为23m/s

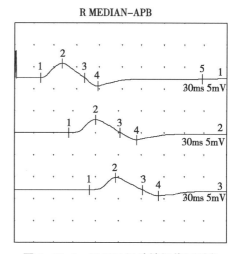

图4-17-4　AMAN 运动神经传导测定

AMAN患者,29岁,病程第5天,正中神经运动传导测定,可见复合肌肉动作电位波幅下降,腕部、肘部、腋部波幅分别为5.2mV、4.7mV、4.2mV,传导速度正常范围

肠神经活检有一定帮助。AIDP腓肠神经活检可见有髓纤维和无髓纤维轴索变性和减少脱失,并可见束间和束内小血管炎症细胞浸润,以巨噬细胞、淋巴细胞和浆细胞浸润。剥离单纤维可见节段性脱髓鞘。电镜下可见巨噬细胞、吞噬有髓纤维坏变产物。急性泛自主神经病电镜下可见小髓纤维和无髓纤维轻度脱髓和轴索变性。

(三)神经活检并非诊断GBS的常规手段

典型AIDP的确诊并不一定需要神经活检。对于临床诊断困难的不典型或变异型的GBS,腓

三、GBS 国际和国内诊断标准的比较

1. **AIDP诊断**　诊断主要根据以下临床和实

验室特征：急性前驱感染后 1~3 周，急性或亚急性起病，双下肢或四肢进行性无力，少数由双上肢发展至四肢无力。伴有或不伴有多脑神经麻痹。可见轻度的远端型感觉异常和感觉减退，四肢腱反射减低或消失。电生理提示运动神经传导速度减慢，F 波和 H 反射迟延。脑脊液蛋白细胞分离。单相病程，1~4 周达高峰。

2.《中国吉兰－巴雷综合征诊治指南 2019》建议的 AIDP 诊断标准 ①常有前驱感染史，呈急性起病，进行性加重，多在 2 周左右达高峰；②对称性肢体和延髓支配肌肉、面部肌肉无力，重症者可有呼吸肌无力，四肢腱反射减低或消失；③可伴轻度感觉异常和自主神经功能障碍；④脑脊液出现蛋白－细胞分离现象；⑤电生理检查提示远端运动神经传导潜伏期延长、传导速度减慢、F 波异常、传导阻滞、异常波形离散等；⑥病程有自限性。

3. 国际 AIDP 诊断标准（Asbury 1990）

（1）诊断必需的特征：①两下肢和两上肢进行性无力；②腱反射消失。

（2）支持诊断的临床特征：①进展病程由几天至 4 周达高峰；②相对对称性症状和体征；③轻微感觉性症状和体征；④脑神经受累（双侧或单侧面神经麻痹）；⑤进展性症状（2~4 周）停止达高峰，后开始恢复缓解；⑥自主神经功能障碍；⑦发病时不伴发热症状。

（3）实验室支持诊断的特征性：①脑脊液蛋白升高，白细胞 <10/mm^2（蛋白－细胞分离）；②电生理特征所见神经传导速度减慢或阻滞，AMAN 和 AMSAN 可见轴索性病变。

4. 主要鉴别诊断 ①急性横贯性脊髓炎；②急性脊髓灰质型炎；③血卟啉病并发周围神经疾病；④副肿瘤性周围神经疾病；⑤肉毒中毒；⑥周期性瘫痪；⑦重症肌无力；⑧某些肌病，如急性起病的多发性肌炎等。

第三节 免疫治疗的现状和争论

GBS 具有一定的自限性和自愈性，大多数患者预后良好。治疗主要包括免疫治疗、对症治疗、辅助呼吸等支持性治疗、预防和处理并发症和康复治疗。血浆交换和静脉注射免疫球蛋白是免疫治疗的主要方法。Hughes 等（2003 年）对主要免疫治疗进行系统评价的结论，在临床实践中逐渐成为共识。

一、静脉注射免疫球蛋白——GBS 治疗的首选方法

静脉注射免疫球蛋白（intravenous immunoglobulin，IVIg）是目前对 GBS 最常用的免疫治疗，总量为 2 000mg/kg，一般分 5 天静脉给药。不良反应少。尽管选择性的 IgA 缺乏被列为 IVIg 禁忌证，但因为 GBS 属于临床急症，应用 IVIg 前一般不要求具备 IgA 含量检测的结果。IVIg 治疗 GBS 的机制尚未完全清楚，可能的机制包括：大剂量外源性的免疫球蛋白饱和了吞噬细胞 Fc 受体，阻断了吞噬细胞的作用；通过与补体结合抑制其参与的免疫反应，下调了自身抗体的产生并加速 Ig 的降解等。

IVIg 疗效主要的证据来源于与血浆交换的对照研究。一项荟萃分析结果显示，两者在脱离呼吸机所需时间、死亡率和 1 年后的功能评分等方面无显著差异；比较副作用和费用等方面的因素，IVIg 更优；IVIg 组因治疗副作用而终止治疗者较血浆交换组少。由于这样的等效结论（证据级别 I 级），安慰剂对照研究不再必要。但对于轴索型 GBS 尚缺少相关研究资料。

建议：IVIg 与血浆交换的效果等同，对于行走需要辅助的患者，发病 2 周内者建议 IVIg（推荐水平 A），发病 4 周内者也建议 IVIg（推荐水平 B）。

联合治疗：无论与单独 IVIg 或者单独血浆交换治疗比较，血浆交换后 IVIg 的联合治疗方案并无进一步获益（证据级别 I 级），而且并发症较多。

在临床上，由于 IVIg 较血浆交换简便易行，损伤性小，几乎成为 GBS 的首选。重症患者在 IVIg 后 7~10 天，如病情无好转甚至进展者，可考虑再次 IVIg。

二、血浆交换——重症患者的另一个选择

血浆交换治疗的总量相当于个体全部血浆量，约 40~50ml/kg，一般在 1~2 周内分 5 次完成，用 5% 的白蛋白替代和减少血浆的使用，可以减

少并发症。

一项 Cochrane 系统评价纳入了 6 个循证医学证据级别Ⅱ级的临床研究,荟萃分析的结果显示,血浆交换组 321 人中,发病 4 周后仍需要呼吸机辅助呼吸的有 48 人,对照组 325 人中有 106 人,相对危险度(RR)为 0.56(95%CI 0.41~0.76,p=0.000 3),1 年后肌力完全恢复者血浆交换组 199 人中有 135 人,对照组 205 人中 112 人,RR 为 1.24(95%CI 1.07~1.45,p=0.005);两组严重不良事件的发生率相近。结论是:血浆交换对瘫痪患者在神经症状出现 4 周内有效,可以加速恢复(证据级别Ⅱ级);可活动的患者在 2 周内接受血浆交换可加速恢复(Ⅱ级)。建议对于发病 4 周内的瘫痪患者使用血浆交换(推荐水平 A),对于 2 周内的非瘫痪患者,也建议使用血浆交换(推荐水平 B)。

免疫吸附(immunoabsorption):优点是只清除血浆中的免疫球蛋白,不需要用人类血液制品(供体血浆)置换。但相关研究的证据级别低(Ⅳ级),不推荐(推荐水平 U)。

三、临床研究显示糖皮质激素治疗 GBS 无效——是最终结论吗?

作为一种急性自身免疫性周围神经疾病的治疗,在 GBS 的治疗中应用激素,从一般理论上讲,似乎是合理的。但临床试验证据的结论是:无论是中等剂量、大剂量,还是冲击剂量的糖皮质激素(单用),对 GBS 均无显著效果。一项 Cochrane 系统评价纳入了 6 个循证医学证据级别Ⅰ级的临床研究,包括肌内注射 ACTH,静脉大剂量甲泼尼龙(500mg/d,连续 5 天)和口服泼尼松(40mg/d,或 60mg/d,或 100mg/d),荟萃分析表明:在功能恢复、脱机周期、死亡率等方面,激素治疗与安慰剂比较均无显著差异。因此不建议对 GBS 患者应用激素(证据级别Ⅰ级)。

研究者转而注意激素与 IVIg 联合治疗的效果。2004 年 Koningwveld 等在《柳叶刀》上发表了 IVIg 与静脉大剂量甲泼尼龙(500mg/d,连续 5 天)联合治疗的研究结果(推荐水平 B,证据级别Ⅰ级):联合应用与单用 IVIg 无显著差别。但经年龄和入组功能障碍等级校正后 OR=1.89(95%CI 1.07~3.35,p=0.03),有统计学意义;这说明影响预后因素的组间不平衡可能影响了研究结果,使得联合治疗的优势没有体现出来;同时两组的副作用无显著差异,这说明联合应用大剂量甲泼尼龙至少是无害的。这样的结果似乎仍然不能使一些研究者和医生放弃对联合应用激素的期望。有学者建议对于难治或病程迁延的 GBS 试用激素。目前在 GBS 的治疗中几乎不再应用激素。激素对 AIDP 无效可能的机制在于:激素抑制了吞噬细胞对髓鞘残骸的清除过程、影响髓鞘再生或者加重了失神经支配肌肉的损伤,这些副作用可能抵消了其抗炎和神经保护效果。对于重症患者,大剂量的激素有可能增加呼吸机相关肺部感染和下肢深静脉血栓的风险。(表 4-17-2)

表 4-17-2 各种免疫治疗的证据级别和推荐水平

治疗	证据级别	推荐水平	
血浆交换	Ⅱ级	A 级	对瘫痪患者,发病 4 周内
		B 级	对非瘫痪患者,发病 2 周内
静脉注射免疫球蛋白	Ⅰ级	A 级	对发病 2 周内患者
		B 级	对发病 4 周内患者
IVIg 与血浆交换	Ⅰ级	不建议应用	
糖皮质激素	Ⅰ级	不建议应用	
IVIg 与甲泼尼龙	Ⅰ级	不建议应用(有待研究)	
免疫吸附	Ⅳ级	不推荐	
脑脊液滤过疗法	有限Ⅱ级	不推荐	

以上的临床研究均针对AIDP，而关于AMAN和Miller Fisher综合征等变异型GBS治疗则缺少高质量的对照研究，多数研究为回顾性的。

AMAN：一般认为IVIg效果好，皮质激素治疗无效，血浆置换法对危重病例早期（1~2周）治疗有效。Visser等研究认为，对CJ感染后的AMAN，IVIg效果好于血浆置换法治疗。Jacobs等观察到对于抗GM1抗体阳性和CJ感染后的GBS，血浆置换治疗的效果不及IVIg。因此对于CJ感染后、抗GM1抗体阳性的AMAN患者一般首选IVIg。

Miller Fisher综合征：对于无肢体无力的单纯Miller Fisher综合征，一般不建议免疫治疗。Mori等对92例Miller Fisher综合征的研究发现，IVIg仅能轻微加快眼肌麻痹和共济失调的好转，在临床痊愈的时间上IVIg、血浆交换与不治疗没有差别。由于IVIg安全性好，同时在一些Miller Fisher综合征个案的治疗中显示出良好的效果，因此仍有医生基于经验推荐IVIg。

（崔丽英　关鸿志）

参 考 文 献

[1] 于贤成.急性感染性多发性神经炎.济南:山东科学技术出版社,1980.

[2] 陈学诗,陈秀华.中国现代神经精神病学发展概况.北京:中国科学技术出版社,1995.

[3] GBS Support Group. The History of GBS and CIDP. www.gbs. org. uk

[4] Mckhann GM, Cornblath DR, Ho T, et al. Clinical and electrophysiological aspects of acute paralytic disease of children and young adults in northern China. Lancet, 1991, 338: 593-597.

[5] Mckhann GM, Cornblath DR, Griffen JW, et al. Acute motor axoanl neuro pathy: a freguent cause of acute flaccid paralysis in China. Ann Neurol, 1993, 33: 333-342.

[6] 李春岩.急性运动轴索性吉兰-巴雷综合征.河北医学,2002,24(5),345-346.

[7] Feasby TE, Gilbert JJ, Brown WF, et al. An acute axonal form of Guillain-Barre polyneuropathy. Brain, 1986, 109: 1115-1126.

[8] Griffin JW, Li CY, Ho TW, et al. Guillain-Barre syndrome in northern China. The spectrum of neuropathological changes in clinically defined cases. Brain, 1995, 118: 577-595.

[9] Girffin JW, Li CY, Ho TW, et al. Pathology of the motor-sensory axonal Guillain-Barre syndrome. Ann Neurol, 1996, 39: 17-28.

[10] Wu HS, Liu TC, Lu ZL, et al. A prospective clinical and electrophysiologic survey of acute flaccid paralysis in Chinese children. Neurology, 1997, 49: 1723-1725.

[11] Ho TW, Mishu B, Li CY, et al. Guillain-Barre syndrome in northern China: relationship to Campylobecterjejuni infection and anti-glycolipid antibodies. Brain, 1995, 118: 597-605.

[12] Rees JH, Gregson NA, Hughes RAC. Anti-ganglioside GM1 antibodies in Guillain-Barre syndrome and their relationship to Campylobacter jejuniinfection. Ann Neurol, 1995, 38: 809-816.

[13] Hughes RA, Wijdicks EF, Barohn R. Practice parameter: immunotherapy for Guillain-Barre syndrome: report of the Quality Standards Subcommittee of the American Academy of Neurology. Neurology, 2003, 61(6): 736-740.

[14] Visser LH, Van der MecheFG, VanDoornPA, et al. A subgroup with specific clinical, electrodiagnostic and laboratory features. Brain, 1995, 118: 841-847.

[15] Jacobs BC, Van Doorn PA, Schmitz PI, et al. Campylobacterjejuni infections and anti-GM1 antibodies in Guillain-Barre syndrome. Ann Neurol, 1996, 40: 181-187.

[16] Mori M, Kuwabara S, Fukutake T, et al. Intravenous immunoglobulin therapy for Miller Fisher syndrome. Neurology, 2007, 68(14): 1144-1146.

[17] 中华医学会神经病学分会,中华医学会神经病学分会周围神经疾病协作组,中华医学会神经病学分会肌电图与临床神经电生理学组,等.中国吉兰-巴雷综合征诊治指南2019.中华神经科杂志,2019,52(11):877-882.

[18] Goodfellow JA, Willison HJ. Guillain-Barré syndrome: a century of progress. Nat Rev Neurol, 2016, 12(12):

723-731.

[19] de Andrade da Silva R, Cremaschi RC, Rebello Pinho JR, de Oliveira JB, Coelho FM. Guillain-Barré syndrome-the challenge of unrecognized triggers.

Neurol Sci, 2019, 40 (11): 2403-2404.

[20] Uncini A, Kuwabara S. The electrodiagnosis of Guillain-Barré syndrome subtypes: Where do we stand? Clin Neurophysiol, 2018, 129 (12): 2586-2593.

第十八章 慢性炎性脱髓鞘性多发性
神经根神经病

第一节 概　述

慢性炎性脱髓鞘性多发性神经根神经病（chronic inflammatory demyelinating polyradiculoneuropathy, CIDP）是一种免疫介导的获得性周围神经疾病，有报道其发病率为 2~7.7/10 万。CIDP 是神经科临床医生最常遇到的可治性周围神经疾病之一，任何年龄均可发病，但以成人最为常见，40~60 岁为高峰。病程多表现为缓慢发展，有阶梯性加重的特点，也可呈现复发缓解的过程，发展过程至少在 2 个月以上，主要表现为四肢无力和感觉障碍，双侧大致对称。在早期，大多数患者对激素或人血丙种球蛋白治疗都会有较好的反应，然而由于其复发率较高，并且随着病情发展，药物反应的减弱以及受药物不良反应等因素影响，患者的长期预后并不容乐观。

一、历史

早在 1958 年，Austin 等就首先描述 2 例复发性周围神经疾病的患者，并发现其对激素治疗敏感。1975 年，Dyck 等报道了 53 例患者，详细描述了该组患者的临床特点，提出了慢性炎性多发性神经根神经病（CIP）的概念及诊断标准。1989 年，Barohn 等首次提出了 CIDP 这一概念及其诊断标准，之后有关 CIDP 的文献报道大幅度增加，国内最早有关 CIDP 的较完善的文献报道出现于 1988 年。这些研究详细描述了 CIDP 的临床、电生理、脑脊液、病理改变以及治疗反应。

二、诊断中需注意的问题

（一）CIDP 伴随其他疾病——将诊断思路进一步延伸是避免漏诊的关键

在临床上需要考虑 CIDP 的诊断时，临床医生还应该注意考虑到是否合并有其他问题。当

CIDP 与其他疾病伴随存在时，往往会使诊断变得较为困难。有报道显示，大约 5% 的 CIDP 患者伴有中枢神经系统受累临床表现，如腱反射活跃、肌张力增高、共济失调。当采用 MRI 或诱发电位检查时，可以发现 20% 合并中枢损害。

大约 10% 的患者伴有相关的系统性疾病，如恶性肿瘤、结缔组织病、乙肝、HIV 感染、炎性肠病、甲亢、糖尿病（DM-CIDP）等，这些疾病与 CIDP 之间的关系尚不清楚，可能是由于系统性疾病使得发生 CIDP 的易感性增加，也可能是二者具有某种共同的免疫机制。CIDP 和伴随病变均需要相应的针对治疗。

部分 CIDP 伴有意义不明的单克隆 γ- 球蛋白血症（CIDP-MGUS），这类患者和原发性 CIDP 不同，其发病年龄较 CIDP 大，发展更为缓慢，感觉受累更重，随访多年后可以发现大约 25% 的患者转化为恶性肿瘤。

另外，也有 CIDP 合并 CMT 或其他遗传性周围神经疾病的报道，此时仅靠临床往往难以区分，当患者存在明确的遗传性周围神经疾病家族史，如肢体远端受累为主的感觉运动障碍，或存在弓形足等，当在原有疾病的基础上，又急性加重出现了新的近端的无力或感觉障碍时，需要考虑有无合并 CIDP 的可能性，经过免疫治疗后患者部分症状改善，但仍会遗留明显的远端后遗症状。

（二）辅助检查在 CIDP 诊断中的价值及其局限性

1. **神经电生理检查——CIDP 诊断流程中的关键工具**　在 CIDP 诊断和鉴别诊断中神经电生理检查具有重要的价值。通过神经传导和肌电图检测，可以发现获得性脱髓鞘性电生理改变的证据，以及伴随的轴索损害。其异常表现主要有运动神经传导阻滞、异常波形离散、末端潜伏期延长、传导速度减慢、F 波传导减慢、出现率下降等（图 4-18-1~图 4-18-3）。在关于 CIDP 的电生理

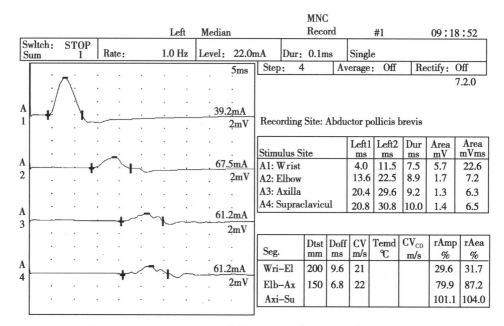

图 4-18-1 CIDP 运动神经传导测定可见传导阻滞和传导速度减慢

CIDP 患者,女性,51 岁,左侧拇短展肌肌力 2 级,左侧正中神经运动神经传导测定可见腕部到肘部之间存在运动神经传导阻滞和传导速度减慢

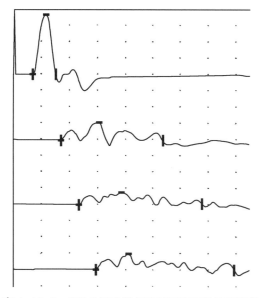

图 4-18-2 CIDP 运动神经传导测定可见波形离散

CIDP 患者的异常波形离散。可见第 2 导联肘部波形与第 1 导联腕部波形相比,复合肌肉动作电位波幅下降,但时限明显增宽,波形分散

诊断标准中,所涉及的内容不外乎上述几个方面,只是在不同标准中各个参数具体异常的界值有所差异,所要求的异常神经数目有所不同。近端神经根刺激(包括电刺激和磁刺激)有助于发现近端的运动神经传导异常。感觉传导测定表现为传导速度的减慢和波幅下降,在下肢常常不能引出肯定的波形,尽管有研究提出感觉神经传导测定诊断 CIDP 的敏感性要高于运动神经传导,国内有关 CIDP 的诊断标准中也采用了感觉传导的测定结果,但在国外多个 CIDP 诊断标准中,均未将感觉传导作为诊断指标。这可能与感觉神经传导的测定容易受到多重其他因素的影响有关,特别是当病情较重时,常常导致无法引出感觉神经动作电位波形,从而失去了识别脱髓鞘病变的价值。

2. 脑脊液特点——寻找鉴别诊断的线索 在 CIDP 患者中 95% 存在脑脊液的蛋白增高,表现为蛋白细胞分离,这一改变非常敏感,但并非特异。如果细胞数超过 10 个 /μl,则需要慎重考虑,可能为 CIDP 合并其他疾病,如 HIV;或并非 CIDP 而是其他疾病,如脊膜肿瘤浸润。大约 20% 的患者出现寡克隆区带阳性,髓鞘碱性蛋白(MBP)和 24 小时 IgG 合成率也可以阳性,但这些改变并无特异性,对于治疗和预后也无指导意义。脑脊液细胞学检查有助于进一步排除其他病变,如肿瘤的脊膜和神经根浸润。

3. 神经活检是诊断的金标准吗? CIDP 腓肠神经活的典型表现为脱髓鞘和复髓鞘的洋葱球样改变,但这种表现仅见于 60%~70% 的患者。部分患者可同时见到继发于脱髓鞘的轴索损害,在细胞浸润明显的患者,以巨噬细胞和淋巴细胞为主。束间和神经内膜毛细血管可见增生表现。

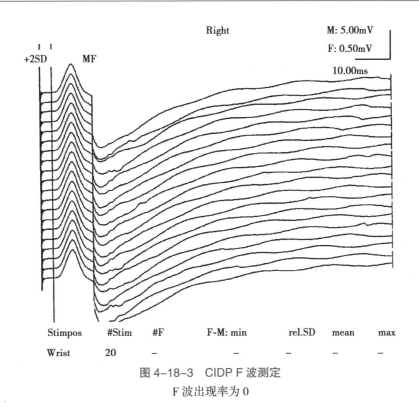

图 4-18-3 CIDP F 波测定

F 波出现率为 0

在进展较快的病例,可有神经内膜和神经束膜下水肿。在某些患者神经活检可以正常,出现这种现象的原因有多种,其中最大可能在于,CIDP 是一种多灶性的周围神经损害,病理活检所取部分正常并不能代表全部神经均正常。CIDP 神经活检异常的阳性表现并非 CIDP 所特有,阴性结果也并不能完全排除 CIDP,因此对于活检结果不应过分依赖。对于电生理结果达不到脱髓鞘诊断要求,或临床表现不典型,以及怀疑其他原因者(如血管炎或遗传性周围神经疾病),活检会有更大的帮助。

4. **其他辅助检查——排除其他疾病** 对于 CIDP 患者,当电生理证实为脱髓鞘性周围神经疾病时,应该常规检查血和尿免疫固定电泳以及轻链,排除异常蛋白血症,当患者出现 M 蛋白时,则需要进一步行骨穿等检查排除血液系统肿瘤。近年来,周围神经影像学有了较大程度的进展。神经超声可以对周围神经干和臂丛进行连续扫描,获得不同神经不同部位的神经形态学改变的信息,不同 CIDP 患者神经超声可以表现为不同的特点,典型的改变为节段性的神经增粗,神经束信号异常,也有表现为轻微的普遍增粗,甚至有表现为正常者,这种形态学改变特点,与电生理相结合,可以提高 CIDP 的诊断和鉴别诊断能力。核磁共振的周围神经的检查也可以发现臂丛或腰骶丛病变和脊神经根病变,对于临床表现不典型者,影像学检查有助于排除其他病变,如脊膜和神经根的肿瘤。另外,免疫学指标的筛查可有助于寻找结缔组织病的线索。

第二节 诊断标准及其解读

CIDP 是神经系统可治性疾病之一,正确的诊断是治疗的前提。国际上提出过多个有关 CIDP 的诊断标准,其中近年来研究中较常采用的包括 Barohn 等 1989 年提出的标准、1991 年美国神经病学会(AAN)推荐的标准、2001 年 Saperstein 诊断标准、2001 年炎性周围神经疾病病因和治疗研究组(INCAT)诊断标准、Nicolas 诊断标准、Thaisetthawatkul 诊断标准等。不同的诊断标准所提出诊断条件的侧重点有所不同,其敏感性和特异性也不同。

一、诊断标准

(一)AAN 诊断标准

1. **临床特点**

(1)必须条件:①临床呈进行性发展或复发

加重过程,病程发展大于2个月,在两个或以上的肢体出现感觉运动功能同时受累(单纯感觉或单纯运动受累非常少见);②四肢腱反射减低或消失。

(2)支持条件:大有髓纤维感觉受累症状重于小纤维感觉受累。

(3)需排除因素:①手足出现溃疡毁损、色素性视网膜炎、鱼鳞癣、有可以导致类似周围神经疾病的药物或毒物接触史、遗传性周围神经疾病的家族史;②存在感觉平面;③有明确的括约肌功能障碍。

2. 电生理特点

(1)必须条件:符合下述4项中的3项。

1)至少2条运动神经传导速度减慢:①CMAP波幅大于正常值下限的80%时,传导速度小于正常值下限的80%;②CMAP波幅小于正常值下限的80%时,传导速度小于正常值下限的70%。

2)至少1条运动神经存在部分传导阻滞或异常波形离散:①部分传导阻滞标准,近端与远端CMAP比较,时限延长小于15%,波幅(峰峰值)或面积(负相波)下降大于20%;②异常波形离散标准,近端和远端比较,时限延长大于15%,波幅(峰峰值)或面积(负相波)下降大于20%。

3)至少2条运动神经的末端潜伏期(DML)延长:①CMAP波幅大于正常值下限的80%时,DML大于正常值上限的125%;②CMAP波幅小于正常值下限的80%时,DML大于正常值上限的150%。

4)至少2条神经的F波出现率下降或潜伏期延长:①CMAP波幅大于正常值下限的80%时,DML大于正常值上限的120%;②CMAP波幅小于正常值下限的80%时,DML大于正常值上限的150%。

(2)支持条件:①感觉传导速度低于正常值下限的80%;②H反射消失。

3. 病理特点

(1)必须条件:神经活检存在明确的脱髓鞘和复髓鞘的证据,电镜下大于5根纤维存在脱髓鞘表现或撕纤维研究50根纤维中大于12%存在脱髓鞘病变。

(2)支持条件:①束周或神经内膜水肿;②单核细胞浸润;③洋葱球样改变;④神经束间脱髓鞘的程度存在明显变化。

(3)排除标准:血管炎、神经纤维皱缩肿胀、淀粉样物质沉积,施万细胞或巨噬细胞胞浆内包涵体提示肾上腺脑白质营养不良、异染性脑白质营养不良、球状细胞脑白质营养不良,或其他特殊病理改变的表现。

4. CSF特点

(1)必须条件:①HIV阴性者,白细胞数小于10/mm³,HIV阳性者白细胞数小于50/mm³;②性病实验室检测(VDRL)阴性。

(2)支持条件:脑脊液蛋白升高。

5. 用于研究时建议的诊断分级

(1)肯定:具备临床特点中(1)和(3),电生理(1),病理(1)和(3),CSF特点中的(1)。

(2)拟诊:具备临床特点中(1)和(3),电生理(1),CSF特点中的(1)。

(3)可能:具备临床特点中(1)和(3),电生理(1)。

(二)INCAT标准

1. 临床特点　①至少2个肢体出现感觉运动功能障碍,上肢或下肢功能明显受限;②病程至少2个月,临床逐渐加重或维持稳定;③腱反射消失或减低。

2. 电生理特点　符合下述之一即可:①至少2条神经出现部分传导阻滞或异常波形离散,并至少有另外1条神经出现传导速度减慢或运动末端潜伏期延长或F波消失或最短潜伏期明显延长。②当无传导阻滞或波形离散时,至少3条神经出现传导速度减慢,或运动末端潜伏期延长,或F波消失或最短潜伏期延长。③如果仅有2条神经存在上述明显的电生理异常,则必须有病理学证据表明周围神经存在脱髓鞘改变。

其中部分传导阻滞、异常波形离散、传导速度减慢、F波异常的标准与AAN相同。

3. 病理特点　腓肠神经活检并非必须检查。

4. CSF特点　并非必需,但如果存在蛋白细胞分离,则可作为支持依据。

(三)Nicolas电生理诊断标准

符合下述标准之一即可:①在至少3条不同的神经上出现传导阻滞(conduction block,CB)或时间离散(temporal dispersion,TD),并至少有1条神经(可以为存在CB或TD神经之一)存在传导速度减慢,可提示为脱髓鞘改变。②至少

2条不同的神经上出现CB或TD，并且至少在另外1条神经上发现神经传导异常，能够提示为脱髓鞘改变。③至少1条不同的神经上出现CB或TD，并且至少在另外2条神经上发现神经传导异常，能够提示为脱髓鞘改变。④没有CB或TD，但至少在3条神经上发现神经传导异常，能够提示为脱髓鞘改变。

（四）Saperstein诊断标准

1. **必需临床特点**　①主要条件为对称性肢体近端和远端的无力；次要条件为单纯的远端感觉障碍或无力。②病程至少2个月，临床逐渐加重或维持稳定。③腱反射消失或减低。

2. **电生理特点**　①至少1条运动神经出现部分传导阻滞（肯定、拟诊或可能CB），符合AAEM关于CB诊断标准。②至少2条运动神经出现传导速度减慢。③至少2条运动神经出现末端潜伏期延长。④至少2条运动神经出现F波异常。

其中运动传导速度减慢、末端潜伏期延长以及F波异常的标准与AAN相同。

3. **病理特点**　①存在明确的脱髓鞘病变的特点：节段性脱髓鞘、复髓鞘和洋葱球样结构。②炎症反应的证据（并非必需）。

4. **CSF特点**　①蛋白升高大于45mg/dl；②白细胞数小于10/mm³则可作为支持依据。

5. **诊断分级**

（1）肯定：临床条件＋电生理＋CSF（病理可作为支持证据，但并非必需）。

（2）拟诊：临床条件＋电生理或CSF＋病理。

（3）可能：临床主要条件＋电生理或CSF或病理之一；或临床次要条件＋2项辅助检查。

二、诊断标准解读

有研究显示，AAN标准特异性较高，可达90%~100%，但敏感性较差，仅为40%~60%，临床中神经病学专家诊断的CIDP患者中，仅有1/3~2/3达到AAN标准。这是因为，在AAN诊断标准中，对于脱髓鞘的电生理要求非常严格，传导速度的减慢必须达到较高的程度，该标准能够完全排除轴索损害的可能性，但由于CIDP往往存在脱髓鞘继发的轴索损害，这部分患者可能也会被排除在外。另外，对于脱髓鞘病变轻微的患者，往往难以达到AAN的电生理标准。当远端存

在明显的传导阻滞或波形离散时，也会出现波幅的明显下降，造成轴索损害的假象。再者对于近端的脱髓鞘改变，常规神经传导往往不能检测到。总之，由于上述多种因素的存在，均会导致CIDP患者达不到AAN的诊断标准。另外有研究显示，在CIDP患者中只有12%~35%活检能够达到脱髓鞘诊断标准，神经病理检查也只有50%能够符合CIDP的病理表现。AAN标准对电生理条件和病理条件的严格要求，是导致其诊断敏感性较低的主要原因。

Saperstein标准与AAN类似，其电生理标准中对于CB的定义更为严格。该标准要求CSF蛋白升高，但对于神经活检的要求并不严格。有小样本研究显示其敏感性仅41%。

INCAT标准对于电生理的要求较AAN和Saperstein更为宽松，并且对于病理和CSF结果无严格要求，对于临床、电生理和CSF均较典型的患者，无需病理检查。但是当临床仅以感觉受累为主时，病理检查则具有重要价值。该标准较ANN敏感，有研究显示，其敏感性可达83%，特异性可达97%。

Nicolas提出了一套CIDP纯电生理的诊断标准，该标准与INCAT标准相似，只是增加了更多可能的电生理异常组合形式。该标准中对于运动神经传导阻滞的标准较AAN和INCAT的要求更为严格。有报道其敏感性为61%，特异性可达97%。

Thaisetthwatkul诊断标准中采用了远端CMAP时限这一参数，来判断波形离散情况，以至少1条运动神经的末端CMAP时限大于9ms作为异常。其敏感性为78%，特异性达85%。当该标准与Nicolas标准联合应用时敏感性可达87%，特异性达到94%。

总之，较多的研究显示，INCAT标准具有更高的敏感性和特异性，并且创伤性要求较少，可推荐在临床试验研究中采用。但是在临床实践工作中，上述诊断标准均存在明显的局限性，因为这些标准均是从研究的角度着手，为保证研究纳入病例的准确性，诊断特异性均较高，但敏感性不足，如果完全照搬这些标准，往往会导致漏诊，延误治疗。因此在临床实际工作中，应该从临床、电生理、脑脊液改变以及病理检查等角度充分考虑，根据患者的特点，具体情况具体分析。一般实际工

作过程中,临床表现和脑脊液的改变更为重要,对于电生理的要求,并不一定要严格达到 AAN 诊断标准的规定,主要能够体现出脱髓鞘改变的特点即可,而病理仅仅是在某些特殊情况下用于鉴别诊断。采用较为宽松的临床诊断条件,可以避免漏诊,从而使患者尽早获得有效的治疗。

第三节　CIDP 与其他慢性获得性炎性周围神经疾病的关系

从 Austin 第一次描述 CIDP 至今已近半个世纪,一般认为经典的 CIDP 表现为慢性、对称性、脱髓鞘性、感觉运动性多发性周围神经疾病,随着临床观察和研究的深入,人们相继发现了多个与经典 CIDP 不同的慢性炎性周围神经疾病(chronic dysimmune neuropathy),这些疾病或临床表现与经典 CIDP 不同,或与经典 CIDP 症状体征相似但伴有其他异常,如何对上述疾病进行分类,以及这些疾病与 CIDP 的关系,在不同学者之间存在一定争论。

一、多灶性运动神经病是否为 CIDP 的变异型

1988 年 Pestronk 等首先提出多灶性运动神经病(multifocal motor neuropathy, MMN)这一名词,并一直沿用至今。MMN 是一种获得性、免疫介导的、慢性脱髓鞘性周围神经疾病。临床表现为缓慢进展的不对称性肢体无力,往往以单肢无力起病,上肢多见,类似单神经分布,随着病程发展,出现多发性单神经病表现,临床上这一阶段最为常见,发病数年乃至十几年之后,最终可表现为四肢均受累。而感觉并不受累。电生理检测表现为多灶性、运动神经脱髓鞘的特点,特别是持续性运动神经部分传导阻滞,也可以有其他脱髓鞘的特点,如 F 波异常、DML 延长等。40%~80% 的MMN 抗 GM1 抗体阳性。脑脊液一般正常。2001年美国电诊断协会提出了 MMN 的诊断标准,要求至少在 2 根神经或同一神经的 2 处非嵌压部位存在运动神经传导阻滞。多数患者对于静脉点滴丙种球蛋白或口服环磷酰胺有效。早期报道中认为,该病预后良好,但近期有研究显示,随着病情

的发展,尽管长期采用 IVIg 治疗,MMN 患者仍会出现轴索损害,因而出现肌肉萎缩,最终出现明显的残疾。

MMN 究竟为 CIDP 的变异型,还是一个独立的疾病实体? 在 MMN 这一疾病刚刚被认识之初,许多学者认为,单从临床并不能将 MMN 看作一个独立的疾病,而仍可能是 CIDP 的变异型。但是随着研究和观察、治疗随访的深入,越来越多的人已经倾向于将 MMN 看作是一个不同于CIDP 的疾病实体。尽管 MMN 和 CIDP 均为慢性的获得性脱髓鞘性周围神经疾病,但二者存在多种不同: ①MMN 以单肢无力起病,上肢多见,临床症状明显不对称;②临床和电生理均无感觉受累;③脑脊液常规、生化正常;④神经病理无炎症细胞浸润;⑤激素治疗无效,甚至可能加重病情,IVIg 有效。因此,不管是从临床表现,还是治疗反应,MMN 与 CIDP 均有明显的不同,在近年来出现的大部分文献中,已经将 MMN 作为一个独立的疾病实体,与 CIDP 并列提出进行介绍。

二、多灶性脱髓鞘性感觉运动性周围神经疾病和 CIDP 及 MMN 的关系

多灶性脱髓鞘性感觉运动性周围神经疾病(multifocal acquired demyelinating sensory and motor neuropathy, MADSAM),也称 Lewis-Sumner syndrome,是一种慢性隐袭起病的多发性感觉运动性单神经病,发病初主要表现为上肢远端不对称性的无力,这与 MMN 非常相似,二者不同点在于 MADSAM 临床存在明确的感觉受累,特别是电生理上可见感觉神经传导的异常,有报道其感觉异常不仅仅存在于运动受累神经支配区,还可以更为广泛,超过运动受累的范围,类似多发性的周围神经疾病。电生理检查可以见到局灶性的部分性运动神经传导阻滞、波形离散、可有末端潜伏期延长、传导速度减慢以及 F 波异常,但其传导速度并非普遍的减慢,而呈现灶性的特点。血清抗 GM1 抗体阴性。脑脊液可有蛋白升高,也可正常。神经活检病理上可见脱髓鞘和髓鞘再生表现。MADSAM 经免疫治疗可有改善,包括激素和IVIg 均有效,但不同患者对不同药物的反应可有不同。随着病情发展,后期可呈现多发性周围神经疾病表现,类似 CIDP。由于 MADSAM 临床上

明显不对称起病及其电生理上局灶性的特点,提示其发病机制与CIDP应该有所不同,但从其对治疗的反应来看,MADSAM更趋向于为CIDP的变异型。也有研究者将其看作是CIDP和MMN的过渡类型。

三、CIDP是否为一个综合征?

近年来,对于CIDP的免疫研究有较大进展,其中对于郎飞结区或结旁区抗体的认识,为CIDP的发病机制研究打开了一窗口。已经识别出的CIDP相关抗体有多种,如神经束蛋白-155(NF155)抗体、接触蛋白-1(contactin-1)抗体、神经束蛋白-186(NF186)等,这类抗体的出现,源于对难治性CIDP的筛查。NF155主要位于结旁区的髓鞘侧,与位于轴膜侧的CNTN1和接触蛋白相关蛋白1(contactin-associated protein 1,CASPR1)组成复合体,维持结旁区的正常结构和神经冲动的正常传递。在NF155抗体阳性的CIDP,多见于青壮年,可有肢体远端震颤,无力常伴有较为严重的感觉异常,神经超声和磁共振等影像学检查可见周围神经和神经根可有明显增粗,对激素和人血丙种丙球治疗反应较差,血浆置换和免疫制剂如利妥昔单抗治疗部分患者可有改善。但是,随着对于结旁抗体的筛查,有研究发现,部分存在结旁抗体的患者,也可能对激素和人血丙种球蛋白治疗有反应。

目前研究显示,CIDP患者中结旁抗体检测的阳性率不足10%,大部分CIDP患者仍未能检测到任何有意义的抗体。CIDP的发病机制多样,不同临床亚型机制可能不同,即使是相同临床表现者,对不同药物治疗也会有差异。CIDP除了经典型外,还有纯运动型、纯感觉型、局灶型、远端型以及Lewis-Sumner综合征等。对于这些不同亚型的深入研究,可能揭示出CIDP作为一个综合征,尽管均为免疫介导的周围神经疾病,但发病机制中的具体环节,很可能各有不同。

四、急性发病的CIDP与复发性吉兰-巴雷综合征的区别

部分CIDP患者,可以呈现急性起病的过程,在发病初期,需要与急性吉兰-巴雷综合征进行鉴别。而不足5%的急性吉兰-巴雷综合征可以出现复发,临床上也需要与CIDP鉴别。与急性吉兰-巴雷综合征不同,CIDP发病一般无前驱感染史,脑神经受累相对轻微,早期一般不出现呼吸困难,感觉受累更为明显,而复发性吉兰-巴雷综合征每次发病过程相似,均有前驱感染过程,发病4周内达到高峰,之后趋于好转。对于初诊为吉兰-巴雷综合征,而4周后病情仍持续进展者,需要考虑到可能为急性发病的CIDP。如果肌电图检测时,发病早期(1周内)即出现异常自发电位,传导速度明显减慢,也支持CIDP的可能性。

五、慢性炎性轴索性多发性周围神经疾病——一个有待探究的疾病实体

与急性炎性脱髓鞘性多发性神经根周围神经疾病相对应,在临床上可以看到急性运动轴索性周围神经疾病,因此多年前即有研究者提出,与CIDP相对应,是否存在慢性炎性轴索性周围神经疾病(chronic inflammatory axonal polyneuropathy)的讨论,甚至提出轴索性CIDP的概念。有关这一观点仍存在争论。但在临床上确实能够看到电生理表现为单纯轴索性损害的感觉运动性周围神经疾病患者,在激素治疗后临床症状可以有所好转,个别病例在腓肠神经活检时,还可以见到炎性细胞浸润的现象。有研究者提出,电生理证实的轴索性损害,并非完全等同于病理过程。在严重脱髓鞘性疾病的患者,由于传导阻滞也可以表现为复合肌肉动作电位波幅明显降低的现象,当继发轴索损害时,在针电极记录时可以出现大量异常自发电位以及神经源性损害的运动单位电位表现。由于早期即行神经活检的患者较少,而后期活检发现的轴索性损害,并不能排除早期存在的脱髓鞘病变。并且许多患者运动受累为主,但临床很难进行运动神经的活检。因此究竟是否存在慢性炎性轴索性多发性周围神经疾病,仍有待进一步研究。

有研究者提出慢性特发性轴索性周围神经疾病(chronic idiopathic axonal polyneuropathy),这一概念的提出,对于临床治疗的价值有待验证,其中包含了一部分可能对免疫治疗有效的患者,只是病因未明,而归于其中,随着检查方法的增加和认识的深入,有可能将其中部分患者进一步明确诊断。

第四节 治疗现状、进展和难点

到目前为止,多项前瞻性随机双盲对照试验已经证实的治疗方法包括泼尼松、血浆置换和静脉滴注人血丙种球蛋白(IVIg),后二者疗效相似,但二者与泼尼松之间疗效的差异尚不清楚,国际上 IVIg 已经成为 CIDP 治疗的一线用药。泼尼松治疗时究竟何种方案更为有效也并无定论。

一、糖皮质激素依然是 CIDP 治疗的常规药物

泼尼松用于 CIDP 治疗的时间最长,到目前为止仍是治疗 CIDP 的主要药物。较常采用的治疗方案如下:泼尼松起始用量为每天 1~1.5mg/kg,早晨单次口服,对于病情严重的患者,也可以先采用甲泼尼龙 1g,每天 1 次,静脉点滴,3~5 次,之后改为泼尼松口服。根据临床症状改善情况,调整泼尼松用量。在激素治疗后 2 个月时,大约 90% 的患者症状可有改善。当患者临床改善后,可以根据情况将泼尼松逐步减量。当患者疗效达到最佳或稳定于平台期时(50% 的患者需要 6 个月的时间,在 12 个月内 95% 的患者可达到这一阶段),可以将泼尼松进一步减量,每 2~4 周隔日减 5~10mg。对于病情反复,或维持量需要高于隔日 35mg 者,以及不能耐受激素者,需要考虑加用免疫抑制剂或 IVIg 治疗,以减少激素用量。

该药价格低廉,但长期使用时副作用较多。使用时要注意患者教育,低盐、低糖、低热量、高蛋白、高维生素饮食,适当锻炼,有助于避免肥胖、激素性肌病以及骨质疏松等,可同时补充钙剂每天 1.5g,老年患者可以同时加用维生素 D。在剂量较大时,可适当补钾,以避免电解质紊乱。加用 H_2 受体拮抗剂,如雷尼替丁等抑制胃酸分泌,预防消化道溃疡,注意定期检测血压、血糖以及骨密度等。

二、IVIg 在 CIDP 治疗中的地位

IVIg 治疗 CIDP 的疗效也已经得到公认,由于其副作用少,使用方便,临床应用越来越多,尤其是对于儿童和存在激素禁忌证的患者(如严重

高血压、糖尿病、肥胖、消化道溃疡等)以及绝经期后的女性,开始治疗时更可作为首选。一般采用 0.4g/kg 体重,每天 1 次静脉输入,共 5 次,总量达到 2g/kg。之后可根据患者的临床改善情况定期维持,因为丙种球蛋白的半衰期为 3~4 周,因此可以每 3~4 周给于 0.5g/kg 体重,静脉滴注 1 次,对于严重的患者,也有报道每周 1 次 0.2g/kg 体重,静脉滴注。但目前并无公认的 IVIg 维持方案。该药使用过程中的最重要的影响因素为价格昂贵,多数患者无法承担。治疗前应常规测定免疫球蛋白,以排除 IgA 缺乏症。常见不良反应为发热、头痛和感冒样症状等。另外,作为血液制品,仍有可能导致乙肝、丙肝、HIV 感染等。由于 CIDP 为慢性疾病,近期有研究者观察了家庭内 IVIg 治疗的安全性,CIDP 患者无需住院,家庭内由社区医生进行 IVIg 治疗同样是安全的。

三、血浆置换的应用价值

血浆置换一般仅用于病情严重的患者,可以和激素同时使用,开始每次 250ml/kg,7~10 天内共用 5 次,之后根据情况维持。也可以开始 2 周,每周 3 次,之后 3~6 周,每周 2 次维持。一般数周内起效,治疗后 2~8 周可能会复发。由于目前我国血源较为紧张,血浆置换有创,耗时,需要特殊设备及有该方面经验的医生,随着 IVIG 的广泛应用,血浆置换已经较少采用。但在难治性 CIDP,特别是 NF-155 抗体阳性者,血浆置换效果优于 IVIG。

四、免疫抑制剂及免疫调节剂的选择时机

对于经上述药物治疗症状无改善,或不能耐受上述药物的副作用,以及使用上述药物后仍复发,药物减量困难或不能耐受昂贵的治疗费用者,可以采用免疫抑制剂或免疫调节剂治疗,如硫唑嘌呤、环孢素、环磷酰胺、吗替麦考酚酯(mycophenolate mofetil, MM)、利妥昔单抗等。但这些药物治疗 CIDP 时何种更为有效、众多亚型中如何选择,目前均尚缺乏大样本循证医学的证据。在临床上,当为了减少激素或其他药物用量时,可以加用免疫抑制剂。有报道显示,当激素治疗无效时,免疫抑制剂对某些患者可能有效,但这

些研究均为小样本研究。当长期应用这类药物时,必须注意其不良反应。

五、支持疗法

适度的功能训练及辅助支持治疗对于阻止瘫痪肢体的关节挛缩,延缓患肢功能进一步恶化可起到一定作用。同时,开展专门的针对性职业方面的训练,有利于患者在现有情况下,最大可能从事一定的工作,回归社会。

(崔丽英　刘明生)

参 考 文 献

[1] Bromberg MB. Neuromuscular function and disease: basic, clinical and electrodiagnostic aspects. Philadelphia: WB Saunders, 2002.

[2] Kissel JT, Mendell JR. Diagnosis and management of peripheral nerve disorders. New York: Oxford, 2001.

[3] Peltier AC, Donofrio PD. Chronic inflammatory demyelinating polyradiculoneuropathy: from bench to bedside. Semin Neurol, 2012, 32: 187-195.

[4] Oh SJ, LaGanke C, Powers R, et al. Multifocal motor sensory demyelinating neuropathy: inflammatory demyelinating polyradiculoneuropathy. Neurology, 2005, 65: 1639-1642.

[5] Koltzenburg M, Bendszus M. Imaging of peripheral nerve lesions. Current opinion in neurology, 2004, 17: 621-626.

[6] Vucic S, Black K, Chong P, et al. Multifocal motor neuropathy with conduction block: Distribution of demyelination and axonal degeneration. Clinical Neurophysiology, 2007, 118: 124-130.

[7] Saperstein DS, Katz JS, Amato AA, et al. Clinical spectrum of chronic acquired demyelinating polyneuropathies. Muscle Nerve, 2001, 24: 311-324.

[8] Verschueren A, Azulay JP, Attarian S, et al. Lewis-Sumner syndrome and multifocal motor neuropathy. Muscle Nerve, 2005, 31: 88-94.

[9] Sander HW, Latov N. Research criteria for defining patients with CIDP. Neurology, 2003, 60(8 Suppl 3): S8-S15.

[10] Ayrignac X, Viala K, Koutlidis RM. Sensory chronic inflammatory demyelinating polyneuropathy: An under-recognized entity? Muscle Nerve, 2013, 48(5): 727-732.

[11] Katzberg HD, Rasutis V, Bril V. Home IVIG for CIDP: A Focus on Patient Centred Care. Can J Neurol Sci, 2013, 40: 384-388.

[12] Bromberg MB, Carter O. corticosteroid use in the treatment of neuromuscular disorders: empirical and evidence-based data. Muscle Nerve, 2004, 30: 20-37.

[13] Nobile-Orazio E. Treatment of dysimmune neuropathies. J Neurol, 2005, 252: 385-395.

[14] Dimachkie MM, Barohn RJ. Chronic inflammatory demyelinating polyneuropathy. Curr Treat Options Neurol, 2013, 15: 350-366.

[15] 刘明生, 崔丽英. 炎性脱髓鞘性周围神经疾病的电生理诊断. 中华神经科杂志, 2010, 43: 812-814.

[16] 中华医学会神经病学分会神经肌肉病学组, 肌电图与临床神经电生理学组, 神经免疫学组. 中国慢性炎性脱髓鞘性多发性神经根神经病诊疗指南. 中华神经科杂志, 2010, 43: 586-588.

[17] Niu J, Cui L, Liu M. Multiple Sites Ultrasonography of Peripheral Nerves in Differentiating Charcot-Marie-Tooth Type 1A from Chronic Inflammatory Demyelinating Polyradiculoneuropathy. Frontiers in neurology, 2017, 8: 181.

[18] Niu J, Li Y, Liu T, et al. Serial nerveultrasound and motor nerve conduction studies in chronic inflammatorydemyelinating polyradiculoneuropathy. Muscle Nerve, 2019, 60(3): 254-262.

[19] Querol L, Siles AM, Alba-Rovira R, et al. Antibodies against peripheral nerve antigens in chronic inflammatory demyelinating polyradiculoneuropathy. Scientific reports, 2017, 7: 14411.

[20] Allen JA, Bril V. Improving the management of chronic inflammatory demyelinating polyradiculoneuropathy. Neurodegenerative disease management, 2016, 6: 237-247.

[21] Oaklander AL, Lunn MP, Hughes RA, et al. Treatments for chronic inflammatory demyelinating polyradiculoneuropathy (CIDP): an overview of systematic reviews. The Cochrane database of systematic reviews, 2017, 1: CD010369.

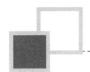

第十九章 遗传性感觉运动性周围神经疾病

第一节 概 述

遗传性感觉运动性周围神经疾病(HMSN)是一组常见的具有高度临床和遗传异质性的周围神经单基因遗传病,其发病率美国统计为1/2 500,国内尚无发病率的统计。1886年2月法国的Martin Charcot和Pierre Marie首先系统描述了5例进行性远端肌肉萎缩的患者,当时认为可能为脊髓病。同年,英国的Howard H.Tooth在剑桥大学发表文章,题目是"进行性肌肉萎缩的腓骨肌型",报道一组家族性以远端肌无力和肌萎缩为主,首先累及下肢尤其是腓骨肌,伴有轻微感觉障碍的患者。Tooth强调了这组患者的腓骨肌萎缩出现早,而且提出周围神经疾病的诊断。最初几年一般将这组患者称为Charcot-Marie病,后来鉴于Tooth对该病具有同等贡献,改称为Charcot-Marie-Tooth(CMT)病,又称为腓骨肌萎缩症。以后陆续发现了其他多种临床表现与腓骨肌萎缩症类似的家族性远端性肌无力,统称为HMSN或CMT。CMT临床易误诊为进行性肌营养不良、CIDP、进行性脊肌萎缩症等,其临床表现和遗传学特征上均有很大的异质性。CMT常在儿童或少年期发病,慢性进行性病程,致残率较高,最突出的临床表现为以下肢为主的对称性的肢体远端肌无力和肌肉萎缩,典型者呈倒立的酒瓶样,或称为"鹤腿征"。部分患者可累及上肢,严重者形成爪形手或者可累及前臂。随病情发展患者可出现弓形足、脊柱侧弯、马蹄内翻足等畸形,严重影响患者的生活质量。

第二节 临床诊断中的主要问题

一、CMT临床诊断的主要依据

CMT临床表现多样,病变的严重程度变异大,即使在同一家庭也如此,几乎从无症状到严重足下垂均存在。CMT1型最常见,为经典的腓骨肌萎缩症。多为青少年起病,10~20岁发病最多见,10岁以下或20岁以上者也不少见,男性患者多于女性。患者呈现慢性进行性病程,主要表现四肢远端肌无力和肌萎缩,以足部肌肉和腓骨肌萎缩最明显,典型者呈"鹤腿"或"倒置酒瓶"样改变,可累及手部和前臂肌肉,上肢的肌肉萎缩多局限于肘部以下,最常见的是大小鱼际肌和骨间肌的萎缩,形成爪型手,常伴有弓形足或脊柱畸形。双下肢腱反射尤其是跟腱反射减弱或消失。部分患者有手套、袜套样分布的末梢型感觉障碍,也可出现自主神经功能障碍。患者常因下肢远端肌肉无力而过高抬高膝部呈现跨阈步态。后期可累及四肢近端肌肉。但一般表现为下肢症状比上肢重,远端无力比近端重。常可触摸到肥大神经。少数病例可并发视神经萎缩和神经性耳聋。通常CMT2型的发病年龄比CMT1型晚,多在10~25岁开始,少数迟至70岁发病,症状一般较轻,感觉减退少见,腱反射相对较好,进展缓慢。本病的临床诊断主要依据青少年期隐袭出现对称性下肢远端肌无力和肌萎缩,病情缓慢进展,可出现垂足和弓形足。踝反射减弱或消失,可有感觉障碍。实验室检查:脑脊液蛋白CMT1型增高,CMT2型正常或稍高,细胞数正常。其他常规和血生化检查均无特殊。电生理检查显示CMT1型的运动神经传导速度减慢。神经活检部分病例可见洋葱球样结构。

本病根据家族遗传史、腓骨肌萎缩特征临床表现、电生理检查、基因筛查或腓肠神经活检所见,临床诊断并不困难(图 4-19-1～图 4-19-3)。

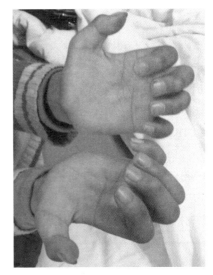

图 4-19-1　CMT 患者双手肌肉萎缩,伸指不能

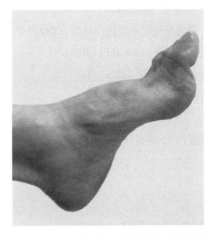

图 4-19-2　CMT 患者高足弓,足下垂

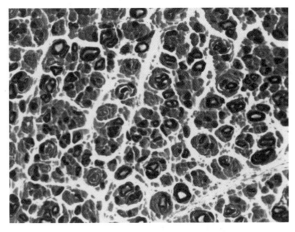

图 4-19-3　CMT1 型腓肠神经活检可见
洋葱球形成(HE×40)

二、CMT 分型的历史演变

CMT 遗传形式多样,近年来倾向于称 CMT 遗传性神经病,有常染色体显性遗传、常染色体隐性遗传,有时还有 X 染色体连锁遗传方式。CMT 最早的分型方式为 Dyck 分型。1968 年 Dyck 等根据电生理和病理学表现将 CMT 分成两型:①CMT I 型(脱髓鞘型)常称为 CMT 的肥大型或遗传性感觉运动性周围神经疾病 I 型(HMSN-I),运动和感觉神经传导速度中重度减慢,正中神经运动传导速度(MNCV)<38m/s,周围神经活检显示广泛节段性脱髓鞘和髓鞘再生,具有洋葱球样改变;②CMT II 型(轴索型)或称 HMSN-II,运动 NCV 正常或轻度减慢,MNCV>38m/s,轴索变性和丢失,没有节段性脱髓鞘,没有或很少洋葱球样改变。CMT I 较 CMT II 多见,约为 2:1。随着 HMSN 报道的增多,Dyck 等又将 Dejerine Sottas 病称为 CMT III 型。将 Refsum 定为 CMT IV 型,而将伴有痉挛性截瘫、视神经萎缩、耳聋、色素性视网膜病的 CMT 分别定为 V 型、VI 型、VII 型、VIII 型。但传统的 Dyck 分型具有很大局限性,并不能代表具体的疾病单元,比如 Refsum 病是由于植烷酸 α- 羟化酶的遗传性缺乏导致植烷酸在体内过量堆积,临床上表现为多器官受累,包括神经系统多部位受累,不单纯局限于周围神经疾病变,应归类于遗传代谢病一组。另一种比较权威的分型方式为 Harding 分型,较 Dyck 分型更简明,共分为 CMT1、CMT2、CMT3、CMTX 和复杂型(表 4-19-1)。然后再在类型内部区分亚型。目前最常用的分型是将 CMT 病分为以下几种类型:CMT1、CMT2、CMT3、CMT4、CMTX。其中 CMT1 和 CMT3 型多为常染色体显性遗传,CMTX 属于 X 连锁遗传方式,CMT4 属于常染色体隐性遗传。CMT2 可为常染色体显性或隐性遗传。除 CMT2 外,其他几种均属于脱髓鞘型。但对于 CMT3 型即 Dejerine Sottas 病是否作为独立的一型自 60 年代以来一直有争议。所以有的分型方式中未包括 CMT3,仅分为 CMT1、CMT2、CMT4、CMTX 共 4 种类型。在 CMT 的几种类型中,以 1991 年在人群中发现的 CMT1 的一种亚型 CMT1A 最多见,占 CMT1 的 80% 左右。

通过临床或结合动物模型研究,至今已知的 CMT 相关基因已有 100 多个。

表 4-19-1　CMT 基因分型和位点

基因型	基因位点	遗传方式	致病基因
CMT1A	17p11.2	AD	围神经髓鞘蛋白 22 基因（PMP22）
CMT1B	1q22-q23	AD	髓鞘蛋白零基因（MPZ/P0）
CMT1C	16p13.1-12.3	AD	脂多糖诱导的肿瘤坏死因子 α
CMT1D	10q21.1-q22.1	AD	早期生长反应蛋白 2 基因（EGR2）
CMT1E	17p11.2	AD	周围神经髓鞘蛋白 22 基因（PMP22）
CMT1F	8p21	AD	神经丝轻链基因（NEFL）
CMT2A1	1p36-35	AD	MFN2 基因
CMT2A2	1p36-35	AD	驱动蛋白超家族成员 1B 基因（KIL1B）
CMT2B	3q13-q22	AD	RAS 相关 GTP 结合蛋白 7 基因（RAB7）
CMT2C	12q23-q24	AD	?
CMT2D	7p14	AD	甘氨酰 tRNA 合成酶基因（GARS）
CMT2E	8p21	AD	神经丝轻链基因（NEFL）
CMT2F	7q11-q21	AD	小分子量热休克蛋白 B1 基因（HSPB1）
CMT2G	12q12-q13.3	AD	?
CMT2H	8q21.3	AR	?
CMT2I	1q22	AD	髓鞘蛋白零基因（MPZ/P0）
CMT2J	1q22	AD	髓鞘蛋白零基因（MPZ/P0）
CMT2K	8q13-q21.1	AR	神经节苷脂诱导分化相关蛋白基因（GDAP1）
CMT2L	12q24	AD	小分子量热休克蛋白 B8 基因（HSPB8）
CMT2M	16q22	AD	丙氨酰 tRNA 合成酶（AARS）
CMT2B1	1q21.2-21.3	AR	核纤层蛋白 A/C 基因（LMNA）
CMT2B2	19q13.3	AR	?
CMTX1	Xq13.1	XD/XR	间隙连接蛋白 32 基因（CX32/GJB1）
CMTX2	Xp22.2	XR	?
CMTX3	Xq26	XR	?
CMTX4	Xq24-26.1	XR	?
CMTX5	Xq22-24	XR	磷酸核糖焦磷酸合成酶 1（PRPS1）
CMT4A	8q13-q21.1	AR	神经节苷脂诱导分化相关蛋白基因（GDAP1）
CMT4B	11q22-23	AR	肌管相关蛋白 2 基因（MTMR2）
CMT4B2	11p15	AR	SET 结合因子（SBF2）
CMT4C	5q23-q33	AR	SH3TC2/KIA 1 985
CMT4D（1om）	8q24.3	AR	N-myc 下游区调节基因（NDRG1）
CMT4E	10q21-q22	AR	早期生长反应蛋白 2 基因（EGR2）
CMT4F	19q13.1-q13.3	AR	轴突周围蛋白基因（periaxin, PRX）
HMSNR	10q23.2	AR	?
CMTDIA	10q24.1-25.1	AD	?
CMTDIB	19p13.2-p12	AD	动力蛋白 2（DNM2）
CMTDIC	1p34	AD	酪氨酰 tRNA 合成酶（YARS）
CMTDID	1q22	AD	髓鞘蛋白零基因（MPZ/P0）
CMTDIE	8p13-p21.1	AR	神经节苷脂诱导分化相关蛋白基因（GDAP1）

CMT1 是 CMT 中最常见的类型，与其相关的基因主要有位于 17p11.2 的周围神经髓鞘蛋白 22 基因（PMP22）、位于 1q22-23 的髓鞘糖蛋白零基因（MPZ/P0）和位于 10q21.1-q22.1 区域内的早期生长应答基因 2（EGR2）。CMT1 按基因分型，分为 CMT1A、CMT1B、CMT1C、CMT1D、CMT1E、CMT1F。CMT1A 约占 CMT1 的 80%，占 CMT 的 70%。1989 年 Raeymaekers 等通过多点连锁分析将 CMT1A 的基因定位于 17 号染色体，随后又发现 CMT1A 存在 17 号染色体短臂的重复。而后发现 PMP22 基因恰好位于 17 号染色体短臂的重复序列区，此后 Valentijn 等证实了部分 CMT1A 患者正是由于 PMP22 基因重复突变所致，从而明确了 PMP22 就是 CMT1A 的致病基因。人类 PMP22 基因是 1992 年分离克隆的，基因全长 40kb，有 4 个编码外显子和 2 个组织特异性的非编码外显子，编码外周髓鞘蛋白 22。外周髓鞘蛋白 22 含 160 个氨基酸，核心分子量为 18kD，占周围神经系统髓鞘蛋白的 2%~5%，主要由 Schwann 细胞产生，在髓鞘的发育及修复过程中起决定作用。PMP22 基因的过度表达可抑制施万细胞的增殖并阻断成纤维细胞的生长，是 CMT1A 的发生的最常见原因。71%CMT1 的患者与染色体 17p11.2 区域内 1.5Mb（包括 PMP22 基因）的串联复制有关，其次是点突变。1992 年发现 PMP22 基因的点突变（脯氨酸 -16 突变为亮氨酸）与 CMT1A 表型有关。其他的点突变如缬氨酸 -165 突变为苯丙氨酸，也可造成 CMT1A 的表型出现。无论是 PMP22 基因的过度表达抑或是点突变都会造成 Schwann 细胞产生大量异常的 PMP22 蛋白，后者会影响 Schwann 细胞的功能，从而导致髓鞘变性、脱失。CMT1B 占 CMT1 的不到 10%，1982 年 Bird 等将 CMT1B 连锁定位于 1q22，1992 年 Oakay 等将 MPZ 基因定位于 1q22~1q23。Hayasakae 等明确了 MPZ 就是 CMT1B 的致病基因。MPZ 基因全长约 7kb，由 6 个外显子组成，编码膜本体糖蛋白即 MPZ，它含 249 个氨基酸，分子量约为 28kD。MPZ 是周围神经髓磷脂的主要结构蛋白，其他 3 种髓磷脂蛋白是鞘磷脂脂质蛋白（PLP）、髓磷脂碱性蛋白（MBP）和髓磷脂相关糖蛋白（MAG），其中 MPZ 占周围神经结构蛋白的 50% 以上，其表达只限于形成髓磷脂的施万细

胞。MPZ 对于髓鞘的生成和修复很重要。已经确定的导致 CMT1B 的 MPZ 基因突变类型有 100 种。MPZ 基因突变包括错义突变、无义突变、剪接位点和移码突变以及小缺失。MPZ 基因中所发生的点突变既可以引起 CMT1B，也可以引起 CMT2。位于 16p13.1-12.3 的 LITAF 基因发生点突变后引发 CMT1C。导致 CMT1D 的 EGR2 基因也是由于发生了点突变。EGR2 基因编码参与构成信号通道的早期生长应答蛋白 2（EGR2），它与细胞的生长和突变有关，是一种转录因子。EGR2 基因的突变产生突变的 EGR2 蛋白，后者不能有效地与 DNA 结合而调节与构成髓鞘相关的基因，最终导致 CMT1D 发生。CMT1E 占 CMT1 的 4%~5%，由 PMP22 基因点突变引起。CMT1F 占 CMT 的 4%~5%，由位于 8p21 的神经丝轻链多肽（neurofilament light polypeptide，NEFL）基因突变引起。

CMT2 型通常在成年发病，少数在 20 岁之前发病，现分 14 种亚型，其中许多亚型的基因位点尚未明确。CMT2A 的致病基因是位于染色体 1p35-36 区域编码驱动蛋白的基因 KIF1B。CMT2B 的致病基因 RAB7 定位于 3q13-q22，编码 Ras 相关蛋白 7。CMT2B 患者有严重的远端肢体无力，明显感觉障碍及溃疡，最终导致下肢远端截肢。CMT2C 的致病基因定位于 12q24.13。CMT2D 的基因 GARS 定位于 7p14，编码一种 tRNA 合成酶。与 CMT2E 发病相关的神经丝轻链基因 NEFL 定位于 8p21。小热休克蛋白 B1 的基因（HSPB1）所发生的错义突变可以导致 CMT2F。CMT2G 根据连锁分析定位于 12q12-q13.3，但基因未知。CMT2I/2J 与 CMT1B 的致病基因均为 MPZ，但临床表型不同。CMT2K 由位于染色体 8q13-q21.1 的神经节苷脂诱导分化相关蛋白 1（GDAP1）基因突变引起，编码 GDAP1。CMT2M 由位于染色体 16q22 的丙氨酰 -tRNA 合成酶（alanyl tRNA synthetase，AARS）基因突变引起，编码 AARS。

CMT3 是 1893 年首先由 DEJERINE 和 SOTTAS 报道的，但对于这一类型是否存在一直有争议，其诊断缺乏公认的诊断标准。CMT3 一般幼年期发病，患者表现肢体近端的肌无力，感觉减退也很明显，早期即可出现关节位置觉减退。病理所见周

围神经有严重的脱髓鞘改变,脱髓鞘和髓鞘再生同时存在,表现薄髓鞘伴以施万细胞和胶原纤维增生,形成同心圆层状葱头样肥大神经改变。可见洋葱球样结构形成。运动神经传导速度明显降低,脑脊液蛋白浓度可升高。CMT3A 与 17 号染色体上的 PMP22 基因相关,CMT3B 与 1 号染色体上的 P0 基因相关,CMT3C 与 10 号染色体上的 EGR2 基因相关。既往诊断为 DSS 的患者现可分为 CMT1A、CMT1B 或 CMT4。

CMTX 多数为 X 连锁显性遗传,少数为 X 连锁隐性遗传,占 CMT 的 7%~10%,是第二种最常见的 CMT 类型。显性遗传时男性患者较女性患者病情重,隐性遗传时,患者均为男性,女性携带者通常无症状。CMTX 患者的临床和神经病理表现与 CMT1 相似,但 CMTX 患者可出现耳聋和智能障碍,部分患者可合并脑白质病变。1985 年 Gal 等将 X 连锁型 CMT 的基因定位于 Xq13.1 的间隙连接蛋白 -32 基因(connexin 32, Cx32)。Cx32 基因大约跨越 9kb,属于间隙连接蛋白家族的 B1 类,故又名 GJB1。人类 Cx32 基因结构类似于 PMP22 基因,仅有 1 个外显子,编码的蛋白质 Connexon 含 284 个氨基酸,分子量约为 32kD。Connexon 有 4 个跨膜区、2 个胞外突起和 3 个胞内片段,在髓鞘的郎飞结和切迹有正常表达,也在肝脏、心脏和脑等组织广泛表达。Cx32 基因所编码的 Connexon 蛋白可能在 Schwann 细胞胞质的皱褶间形成细胞内缝隙连接,参与将小分子转运至 Schwann 细胞内的活动。凡由于这一基因突变所导致的 CMT 均属于 CMTX1。Cx32 基因突变类型有 30 多种,包括无义突变、错义突变、移码突变和密码子小缺失等。儿童期发病的 CMTX,基因定位于 X 染色体短臂,但突变形式不清。成年期发病且伴有痉挛性下肢截瘫的 CMT 致病基因定位于 Xq26,与间隙连接蛋白无关。

CMT4 较为罕见,属于常染色体隐性遗传。它的每一个亚型都是由于不同的突变所引起的且在不同的种族中发病,其临床特点也明显不同。病变开始于婴儿或儿童期。大约在 20 岁出现肢端肌无力、肌萎缩,以后可侵犯至近端肌肉,面部肌肉亦会波及。CMT4A 以发病年龄早(通常 2 岁之前)伴运动系统发育迟缓为特征,先出现肢体远端的肌无力和萎缩,10 岁左右累及近端肌肉,常有骨骼畸形和脊柱侧弯。运动 NCV 减慢(平均 30m/s),神经活检显示厚髓纤维丧失伴髓鞘减少,无异常的髓鞘折叠。CMT4A 首先在突尼斯人中被报道,基因为定位于 8q13-21.1 的神经节苷脂诱导分化相关蛋白 1(GDAP1)基因。GDAP1 在多种神经组织中表达,包括脑、脊髓、脊神经节、腓肠神经等,起到保护髓鞘,避免氧自由基损伤的作用;欧洲型 CMT4B 与 11q22-23 区域的肌管相关蛋白 2(MTMR2)基因突变有关,临床表现为行走困难、听力下降、面部感觉障碍等。神经活检可见髓鞘折叠形成;CMT4C 位于染色体 5q23-q33,10 岁左右好发,患者行走迟缓,下肢肌肉萎缩,感觉神经病变,脊柱侧弯。神经活检可见髓鞘增厚;CMT4D 定位于 8q24 区的 NDRG1 基因突变,患者 5~6 岁发病,下肢肌肉萎缩,听力减退,步态异常。CMT4E 位点位于 10q21-22 区的 EGR2 蛋白基因。临床症状与其他 CMT4 型相似。CMT4F 是一种运动感觉脱髓鞘神经病,伴有神经痛,定位于 19q13.1-13.3 区域的 PRX 基因,临床表现为听力丧失,神经痛,痛觉过敏。

CMT 中间型的神经传导速度(NCV)介于 CMT1 和 CMT2 之间,临床表现多样,轻重不一,是一种独立的疾病。临床表现对称性远端肌肉萎缩无力,上下肢感觉减退。重症病例膝髋屈肌无力,深反射减弱或消失,部分患者有上肢的姿势性和运动性震颤。NCV 介于 30~40m/s。当遗传方式为常染色体显性遗传时,可称为显性遗传中间型 CMT(dominant intermediate CMT,CMTDI)。神经活检可见明显的纤维脱失,节段性脱髓鞘和髓鞘再生以及轴突变性,无"洋葱球"。其中 CMTDIA 定位于 10q24.1-25.1,最早在一个意大利家庭中发现,常染色体显性遗传,几岁至十几岁发病,患者表现为肢体远端无力,轻度感觉减退,腱反射消失,进展慢。NCV 常介于 25~45m/s。CMTDIB 定位 19p13.2-p12 动力蛋白 2(DNM2)基因,为常染色体显性遗传。CMTDIC 定位 1p34 酪氨酰 tRNA 合成酶(YARS)基因,为常染色体显性遗传。CMTDID 定位于 1q22 上髓鞘蛋白零基因(MPZ/P),常染色体显性遗传。CMTDIE 定位于 8p13-p21.1 神经节苷脂诱导分化相关蛋白基因(GDAP1),为常染色体隐性遗传。

三、基因诊断在 CMT 诊断中的现状和地位

以前 CMT 的诊断主要依靠临床表现、神经传导速度和周围神经活检，但因 CMT 存在很大的遗传异质性，其亚型的诊断较困难，近年来随着 CMT 的分子遗传学研究的进展，基因诊断成为区分 CMT 亚型的可靠、准确的诊断方法。

PMP22、MZP、GJB1、MFN2 和 GDAP1 是最重要的致病基因。CMT2 最常见的突变基因是 MFN2，其次是 MZP，再次是神经原纤维素轻链（neurofilament light chain, NEFL）。编码 GDAP1 的基因是常染色体隐性遗传的 CMT2 和 CMT4 最常见的突变基因。对于常染色体显性遗传或散发的有脱髓鞘电生理证据的 CMT 患者，应首先检测有无 PMP22 重复。如果未发现突变，且无男性到男性的遗传，要考虑 GJB1 突变所致的 CMTX。如果 CMTX 检测阴性，则需要检测 MZP 和 PMP22 有无点突变。如果诊断 CMT2，分子检测应针对 MFN2 和 MZP，排除后应从 NEFL 开始检测其他与 CMT2 相关的基因。有中间型 NCV 的患者应检测 GJB1，随后检测 MZP、NEFL、启动蛋白 2（DNM2）和酪氨酰-tRNA 合成酶（YARS）基因。如果是常染色体隐性遗传病例，应首先检测 GDAP1。

由于 70% 以上 CMT1 家系及 90% 以上散发患者都与 17p11.2-p12 区的 1.5Mb 基因重复相关，因此检测该基因重复成为诊断 CMT1A 的初筛。当前诊断 CMT1A 重复的方法有多种，包括限制性片段长度多态分析（RFLP）、PCR 扩增重复区域内多态性标记物（STR）、限制性酶切片段定量分析、脉冲场凝胶电泳（PFGE）检测特异性连接片段、有丝分裂中期染色体荧光原位杂交分析（FISH）等。由于 CMT 病变程度不同，临床表现轻重不一，致残性高，产前诊断以预防 CMT 的出生具有重要意义。产前诊断最常用的方法是应用荧光原位杂交（FISH）技术检测 CMT1A 重复。Kashork 等报道应用 FISH 技术可发现 98% 以上的 CMT1A 患者有 17p12 重复，将 FISH 技术用于产前诊断，对 17 个产前标本（胎儿绒毛）进行检测，发现 7 个胎儿有 CMT1A 重复。

由于最近已将 CMT1A 的交换热点确定在 CMT1-REP 上 1.7kb 的区域，有研究者联合应用 PCR-酶切法和 STR 检测 CMT1A 型 17p11.2-p12 的基因重复，结果在 22 例 CMT1 患者中，检测出 17 例有基因重复，检出率为 77.3%，从而确定该方法为适于临床推广应用的快速、简洁、特异性检测 CMT1A 基因重复的方法。对于部分无基因重复的 CMT1A 患者以及 CMT1B、X 连锁显性遗传 CMT 和其他各型患者，则应分别检测其致病基因 PMP22、MPZ、Cx32、EGR2 等基因的点突变。检测基因点突变的方法主要有聚合酶链反应-单链构象多态性分析、PCR-双酶切法、聚合酶链反应-变性梯度凝胶电泳和 PCR 直接测序等。

日本学者 Yoshihara 等又报道了一种新的基因突变检测方法，即非同位素 RNA 酶裂解测定法，应用该方法对 70 例无 PMP22 基因重复的 CMT 散发患者进行 MPZ 和 Cx32 基因突变检测，结果分别发现了 5 种和 4 种突变，其中包括检测到 Cx32 基因的一个新突变，这种方法非常适合于对大量的 CMT 患者进行 MPZ 和 Cx32 基因突变的筛选。

近年来，二代测序技术，即高通量外显子捕获测序技术，可以通过定制感兴趣的基因组区域的探针，与基因组 DNA 进行芯片杂交（NimbleGen 序列捕获芯片）或液相杂交（Agilent Sure-SelectTM 系统），将目标区域 DNA 富集后进行高通量测序。对于 CMT 的基因诊断将会有更广阔的应用前景。

第三节 治疗的现状和前景

尚无特殊有效疗法，但本病不是致命性疾病，病程进展极其缓慢，在同一家庭中 CMT 表现的严重程度很难预测，可从无症状到完全卧床。但大部分 CMT 患者可以正常生活，可坚持工作。预后相对较好，Ⅰ型较Ⅱ型更好些。大多数患者发病后仍能存活数十年甚至活至天年。采用下列支持、对症治疗方法有一定效果，但这些治疗不能阻止长远功能损害的发展。

一、临床常规药物治疗的无奈

作为一种遗传性疾病，目前临床上尚缺乏有

效的针对 HMSN 的延缓疾病发展或逆转疾病进程的药物。临床医生只是根据个人经验和传统习惯，给予患者一些非特异的药物治疗，而缺乏循证证据，其更主要的作用可能在于对患者的安慰效应。临床常选择的药物包括：①维生素类，B 族维生素，如维生素 B_1、B_6、B_{12}（或 Bco）、菸酰胺等口服或肌注；②神经肌肉营养药，ATP、辅酶 A、辅酶 Q_{10}、肌苷、胞磷胆碱、肌生注射液等。

二、康复和对症支持治疗是改善患者生活质量的重要方法

1. 对于垂足患者，选择定制的支具或特殊的矫正鞋可改善行走功能，并能降低踝关节损伤的风险；对于跟腱挛缩严重的病例，可予手术松解或肌腱移植。

2. 勿过度劳累，以免加重患肢的负荷而加剧病情；关节扭伤时应及时休息和治疗，否则会引起韧带松弛和加重关节的不稳定；注意保暖，寒冷刺激常使症状加重。

3. **康复和理疗**　适当的康复理疗，通过对肌肉和跟腱的适当锻炼和按摩，可增强其伸缩功能。

三、治疗研究的方向和希望

在 MPM22、MPZ 和 Cx32 突变转基因动物模型中，研究表型和基因型关系有助于了解疾病发展机制，可为未来基因治疗和 / 或其他治疗手段如神经营养因子治疗提供理论基础。转基因大鼠的产生使得研究基因治疗和某些药物成为可能。基因治疗方面，设计反义 PMP-22 核苷酸合成物，可调节 CMT1A 患者重复区域的表达，而对于点突变的患者，可根据不同的类型进行治疗。

随着对 CMT 病特别是 CMT1A 的深入研究，发现某些药物可能有助于治疗 CMT。如维生素 E 可以通过减轻神经系统的过氧化损伤而改善患者的症状。动物实验发现，孕酮拮抗剂可以有效减少野生型和转 PMP22 基因大鼠（CMT1A 模型）中 PMP22 基因的过度表达，从而改善 CMT 病的症状，并且对大鼠没有明显的副作用。因此抗孕酮治疗可能成为另一种有效的方法，但对于孕期妇女应慎用。另有研究表明，在 CMT1A 的大鼠模型中用一定量维生素 C 治疗后，大鼠的运动功能明显改善而且寿命也显著增加，分子机制研究

发现，这是由于维生素 C 可以修复 CMT 病受损的神经，同时可以抑制突变基因的表达。神经营养因子 3 可以促进 CMT 大鼠模型的轴索再生和髓鞘修复。近期一项关于 PXT3003 治疗 CMT1A 研究的 III 期临床试验共纳入 323 例基因证实的 CMT1A 患者，随机分为三组，109 例为常规剂量组，113 例为 2 倍剂量组，101 例为安慰剂组。该药物常规剂量组包括巴氯芬 3mg、纳屈酮 0.35mg 和山梨醇 105mg。研究主要终点为治疗后 12 和 15 个月时，相对于基线的整体神经病学限制量表（ONLS）评分的变化。结果显示，在 2 倍剂量组，ONLS 评分较对照组降低 0.37（$p=0.008$），研究认为 PXT3003 对于治疗 CMT1A 是安全、有效的。

近来，转基因大鼠的产生使得研究基因治疗和某些药物治疗成为可能。目前一些实验室已在 PMP22 基因过度表达的小鼠试用这些药物。针对致病基因的突变性质，基因治疗 CMT 的策略主要有两种：基因置换和基因剂量消减。对常染色体隐性遗传的 CMT 来说，理论上用一份正常拷贝的基因置换突变基因即可表达部分量的正常产物，进而恢复神经纤维的功能。对常染色体显性遗传的 CMT 来说，用一份正常拷贝的基因置换突变基因可清除无功能的突变。CMT1A 是最常见的亚型，是由 PMP22 基因拷贝数增加导致的，若能降低 PMP22mRNA 和蛋白的表达水平，可能会显著改善患者的症状。设计反义 PMP22 核苷酸合成物，可调节 CMT1A 患者重复区域的表达。而对于点突变的患者，可根据不同的类型进行基因治疗。但基因治疗作为一种新型事物正处于研究阶段。有研究显示，对 CMT4J 模型小鼠，以 AAV9 为载体，携带通过密码子优化的人 FIG4 基因，经脑室注射治疗，在出生后 1 天或 4 天进行治疗，模型鼠的平均生存期可达 365 天，出生后 7 天治疗时生存期平均 100 天，未治疗者生存期仅为 35 天。采用相似方法，对 CMT2D 模型鼠的研究显示，出生时治疗，几乎可以完全防止神经病变的发生，小鼠体重、握力、坐骨神经传导速度和股神经轴索数目与野生型无明显差异，但出生 3 周症状出现后再进行治疗，则无明显价值。另有研究采用 IFB-088 治疗 CMT1A 小鼠模型，该药物可以抑制真核翻译起始因子 2 磷酸化过程，延长应激反应中的蛋白质翻译，从而恢复细胞内

稳态,研究显示,经胃管注射后,该药物可以改善模型小鼠的运动功能、神经生理和形态学指标,目前也有一项Ⅰ期临床试验正在进行。另一项研究对6个月已发病的CX32基因敲除CMT1X小鼠采用AAV9为载体的基因治疗,在随访8个月和

10个月时,可见小鼠的运动功能明显改善,周围神经组织中可见髓鞘形成改善,该研究显示,即使发病之后进行治疗,仍可有效,这一点更具有今后临床转化的可能性。

（崔丽英 魏延平）

参 考 文 献

[1] Dyck PJ, Lambert EH. Lower motor and primary sensory neuron disease with peroneal muscular atrophy Ⅱ. Neurologic, genetic and electrophysiologic findings in hereditary polyneuropathies. Arch Neurol, 1968, 114: 603–610.

[2] Laurá M, Pipis M, Rossor AM, et al. Charcot–Marie–Tooth disease andrelated disorders: an evolving landscape. CurrOpin Neurol, 2019, 32(5): 641–650.

[3] Raeymaekers P, Timmerman V, De Jonghe P, et al. Localization of the mutation in an extended family with Charcot–Marie–Tooth neuropathy(HMSN Ⅰ). Am J Hum Genet, 1989, 45(6): 953–958.

[4] Vance JM, Nicholson GA, Yamaoka LM, et al. Linkage of Charcot–Marie–Tooth neuropathy type 1A to chromosome 17. Exp Neurol, 1989, 104: 186.

[5] Birouk N, Gouider R, Le Guern E, et al. Charcot–Marie–Tooth disease type1A with 17p11.2 duplication. Clinical and electrophysiological phenotype study and factors influencing disease severity in 119 cases. Brain, 1997, 120: 813–823.

[6] Hayasaka K, Takada G, IonasescuVV. Mutation of the myelin P0 gene in Charcot–Marie–Tooth neuropathy type 1B. Hum Mol Genet, 1993, 2: 1369–1372.

[7] Chapon F, Latour P, Diraison P, et al. Axonal phenotype of Charcot–Marie–Tooth disease associated with a mutation in the myelin protein zero gene. J Neurol Neurosurg Psychiatry, 1999, 66: 779–782.

[8] Yoshimura A, Yuan JH, Hashiguchi A, et al. Genetic profile and onset featuresof 1005 patients with Charcot–Marie–Tooth disease in Japan. J Neurol Neurosurg Psychiatry, 2019, 90: 195–202.

[9] Hattori N, Yamamoto M, Yoshihara T, et al. Demyelinating and axonal features of Charcot–Marie–Tooth disease with mutations of myelin–related proteins(PMP22, MPZ and Cx32): a clinicopathological study of 205 Japanese patients. Brain, 2003, 126(ptl): 134–151.

[10] Berger P, Young P, SuterU. Molecular cell biology of Charcot–Marie–Tooth disease. Neurogenetics, 2002,

4(1): 1–15.

[11] Huehene K, Benes V, Thiel C, et al. Novel mutations in the Charcot–Marie–Tooth disease genes PMP22, MPZ, and GJB1. Hum Mutat, 2003, 21(1): 100.

[12] Wang W, Wang C, Dawson DB, et al. Target–enrichment sequencing andcopy number evaluation in inherited polyneuropathy. Neurology, 2016, 86: 1762–1771.

[13] Koutsis G, Breza M, Velonakis G, et al. X linked Charcot–Marie–tooth disease and multiple sclerosis: emerging evidence for an association. J Neurol Neurosurg Psychiatry, 2019, 90: 187–194.

[14] Zhao C, Takita J, Tanaka Y, et al. Charcot–Marie–Tooth disease type 2A caused by mutation in a microtubule motor KIF1B beta. Cell, 2001, 105(5): 587–597.

[15] Cortese A, Bugiardini E, Hughes D, et al. Targeted next generation sequencing(NGS)panels in CMT: a retrospective comparative study in UK and UStertiary referral centres. J PeripherNerv Syst, 2017, 22: 226–414.

[16] Street VA, Bennett CL, Goldy JD, et al. Mutation of a putative protein degradation gene LITAF/SEMPLE in Charcot–Marie–Tooth disease 1C. Neurology, 2003, 6(1): 22–26.

[17] Verhoeven K, De Jonghe P, Coen K, et al. Mutations in the small GTPase late endosomal protein RAB7 cause Charcot–Marie–Tooth type 2B neuropathy. Am J Hum Genet, 2003, 72(3): 722–727.

[18] Senderek J, Bergmann C, Stendel C, et al. Mutations in a gene encoding a novel SH3/TPR domain protein cause autosomal recessive Charcot–Marie–Tooth type 4C neuropathy. Am J Hum Genet, 2003, 73(5): 1106–1119.

[19] Kashork CD, Lupski JR, Shaffer LG. Prenatal diagnosis of Charcot–Marie–Tooth disease type 1A by interphase fluorescence in situ hybridization. Prenat Diagn, 1999, 19(5): 446–449.

[20] Bernard R, Boyer A, Negre P, et al. Prenatal detection of the 17p11.2 duplication in Charcot–Marie–Tooth disease type 1A: necessity of a multidisciplinary approach for heterogeneous disorders. Eur J Hum Genet, 2002, 10(5): 297–302.

[21] T Yoshihara, M Yamamoto, M Doyu, et al. Mutations in the peripheral myelin protein zero and connexin32 genes detected by non–isotopic RNase cleavage assay and their phenotypes in Japanese patients with Charcot–Marie–Tooth disease. Hum Mutat, 2000, 16(2): 177–178.

[22] Sad GM, Szigeti K, Snipes GJ, et al. Molecular mechanisms, diagnosis, and rational approaches to management of and therapy for Charcot–Marie–Tooth disease and related peripheral neuropathies. JInvestig Med, 2003, 51(5): 261–283.

[23] Sereda MW, Meyerw HG, Suter U, et al. Therapeutic administration of progesterone antagonist in a model of Charcot–Marie–Tooth disease(CMT–1A). Nat Med, 2003, 9(12): 1533–1537.

[24] Grandis M, Shy ME. Current Therapy for Charcot–Marie–Tooth disease. Curr Treat Options Neurol, 2005, 7(1): 23–31.

[25] De JongheP, TimmemmanV. Anti–steroid takes aim at neuropathy. Nat Med, 2003, 9(12): 1457–1458.

[26] Passage E, Norreel JC, Noack–F raissignes P, et al. Ascorbic acid treatment corrects the phenotype of a model of Charcot–Marie–Tooth disease. Nat Med, 2004, 10(4): 396–401.

[27] Banchs I, Casasnovas C, Alberti A, et al. Diagnosis of Charcot–Marie–Tooth disease. J Biomed Biotechnol, 2009, 9: 98–101.

[28] Ouvrier R, Geevasingha N, Ryan MM. Autosomal–recessive and x–1inked forms of hereditary motor and sensory neuropathy in childhood. Muscle Nerve, 2007, 36(2): 131–143.

[29] Dubourg O, Azzedine H, Verny C, et al. Autosomal–recessive forms of demyelinating Chareot–Marie–Tooth disease. Neuromolecular Med, 2006, 8(1–2): 75–86.

[30] Pareyson D, MarchesiC. Diagnosis, natural history, and management of Charcot–Marie–Tooth disease. Lancet Neurol, 2009, 8(7): 654–667.

[31] Znchner S, Vance JM. Molecular genetics of autosomal–dominant axonal Charcot–Marie–Tooth disease. Neuromolecular Med, 2006, 8(1–2): 63–74.

[32] Lupski JR, Reid JG, Gonzaga–JaureguiC, et al. Whole–genome sequencing in a patient with Charcot–Marie–Tooth neuropathy. NEnglJ Med, 2010, 362(13): 1181–1191.

[33] Shy ME. Therapeutic strategies for the inherited neuropathies. Neuromolecular Med, 2006, 8(1–2): 255–278.

[34] Szigeti K, Garcia CA, LupskiJR. Chareot–Marie–Tooth disease and related hereditary polyneuropathies: moleculardiagnostics determine aspects of medical management. Genet Med, 2006, 8(2): 86–92.

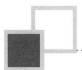

第二十章 重症肌无力

第一节 历史性回顾

重症肌无力（myasthenia gravis, MG）是自身抗体作用于神经肌肉接头突触后膜所引起的一种自身免疫性疾病，MG 常见的抗体包括 AChR 抗体、MuSK 抗体和 LRP4 抗体。其他 MG 相关的抗体包括聚集蛋白抗体、肌联蛋白抗体、KV1.4 抗体、Ryanodine 受体抗体、胶原蛋白 Q 抗体以及皮动蛋白抗体。在某些特定的横纹肌群，表现出具有波动性和易疲劳性的肌无力症状，眼外肌受累最常见，有晨轻暮重、活动后加重和休息后可缓解的特点。MG 的平均发病率约为 7.40/（10 万·a）[女性 7.14/（10 万·a），男性 7.66/（10 万·a）]。MG 在各个年龄阶段均可发病。在 40 岁之前，女性发病率高于男性，在 40~50 岁之间男女发病率相当，在 50 岁之后，男性发病率略高于女性。

英国内科医生 Thomas Willis（1672）报告了 1 例"疲劳性肌无力"患者，有肌无力症状和晨轻暮重的表现，第一次将该病作为一个独立的疾病给予报道。Myasthenia 一词是由德国医师 Friedrich Jolly（1895）在柏林学会的一次会议中提出的，他以"重症肌无力假性麻痹"（Myathenis gravis pseudo-paralytia）为题描述了 2 个病例。Myasthenia 融合了希腊词语肌肉和无力的双重含义，而拉丁语形容词 gravis 表示严重的。在其中 1 例患者，Friedrich Jolly 发现，如果刺激一组肌肉直至疲劳殆尽，未受刺激的肌肉也会出现明显的无力。这一现象在 1938 年 Mary Walker 曾作过详细的观察和描述，被称为 Mary Walker 效应。

MG 的合理疗法开始于 20 世纪 30 年代。Mary Walker（1934）认识到 MG 的症状类似于箭毒中毒，而毒扁豆碱，作为胆碱酯酶抑制剂用于治疗箭毒。她发现毒扁豆碱可以迅速缓解肌无力症状，因此胆碱酯酶抑制剂成为治疗 MG 的主要药物。她的发现不仅是对重症肌无力治疗的贡献，而且提出 MG 发病部位可能是在运动终板，是"神经肌肉接头中毒"。Blalock（1937）报告胸腺切除术对于 MG 也有治疗作用。Harvey 和 Masland（1941）通过记录神经重复频率电刺激引出的肌肉电信号，来检测神经 - 肌肉接头的传递障碍。1952 年腾喜龙试验开始用于诊断 MG。1959—1960 年，Simpson 和 Nastuck 提出 MG 是一种自身免疫性疾病，主要依据有以下几个方面：①生理状态下在神经肌肉标本中加入 MG 患者的血清，肌肉收缩力下降。②血清补体的水平与 MG 症状的严重程度成负相关。③母亲患 MG，婴儿可能会出现一过性的肌无力症状（新生儿 MG）。④MG 患者的肌肉活检病理检查出现炎性浸润，胸腺的病理性改变很常见。⑤MG 可能与其他的自身免疫病相关。Patrick 和 Lindstrom（1973）证实用纯化的肌样乙酰胆碱受体（acetylcholine receptor, AChR）免疫家兔后出现 MG 的症状，称作自身免疫性 MG（EAMG）模型。Lindstorm 等证实，在 87% 的 MG 患者体内存在作用于 AChR 的循环抗体。在 20 世纪 70 年代，发现肾上腺皮质类固醇类和其他免疫抑制剂对 MG 治疗有效，血浆置换也用于治疗危重 MG。Angela Carmen Vincent（2001）发现 70%AChR-Ab 阴性的 MG 患者体内，有结合于 MuSK（一种肌肉特异性蛋白激酶）的抗体。

综上所述，对于 MG 的认识大致经历了 4 个阶段：20 世纪初开始详细了解 MG 的临床表现；20 世纪 30 年代提出病变定位于神经 - 肌肉接头；20 世纪 60 年代初提出病变机制与自身免疫有关；20 世纪 70 年代初阐明病变位于神经 - 肌肉接头突触后膜的乙酰胆碱受体。

第二节　对发病机制的认识

一、AChR-Ab 的效应机制

Patrick 和 Lindstrom（1973）应用从电鳗电器官提取纯化的 AChR 作为抗原，与 Freund 完全佐剂免疫家兔成功地制成 MG 的动物模型实验性自身免疫性重症肌无力（EAMG），为 MG 的免疫学说提供了有力证据。EAMG 模型 Lewis 大鼠血清可测到 AChR-Ab，并证明该抗体结合部位就在突触后膜 AChR，免疫荧光法检测发现 AChR 数目大量减少，证明 MG 的发病机制可能为体内产生的 AChR-Ab，在补体参与下与 AChR 发生应答。经由补体介导的细胞膜溶解作用使 AChR 大量破坏，导致突触后膜传递障碍产生肌无力。

MG 患者血清中存在多种自身抗体，以 AChR-Ab 为主，还包括有抗横纹肌抗体、肌肉特异性激酶抗体、乙酰胆碱酯酶抗体、突触前膜抗体和抗细胞因子抗体等。AChR 由 5 个亚单位组成，成人型由 $\alpha2\beta\delta\varepsilon$ 链组成，在胎儿型 ε 链由 γ 链代替。而且 AChR 的主要免疫原区组成成分受邻近 γ/ε 和 δ 亚单位影响，所以不同的 AChR 抗原决定簇的表达，会导致 MG 患者受累肌群的多样性。AChR-Ab 在 MG 的致病机制中起关键性作用。AChR 抗体通过常规检测方法可以在 70% 的 MG 患者中检测出来。另有 5%~10% 的患者，AChR 抗体只有通过更为灵敏的基于细胞的检测分析技术检测出来。

AChR-Ab 可能通过下列机制引起 AChR 的破坏：①直接封闭作用，AChR-Ab 与 AChR 亚单位上乙酰胆碱分子特异性结合部位相结合，竞争性抑制 AChR 与乙酰胆碱的结合。②间接封闭作用，有些 AChR-Ab 通过与 AChR 亚单位上非乙酰胆碱特异性结合部位相结合，通过影响受体的空间结构而干扰 AChR 与乙酰胆碱间的特异性结合。③免疫调节作用，AChR-Ab 通过与 AChR 作用加速了肌细胞的细胞摄取（包括吞噬作用和吞饮作用）和 AChR 的降解。④补体激活作用，AChR-Ab 可引起补体依赖的 AChR 和突触后膜的溶解破坏。

针对 AChRα 亚基的抗体致病性相较于针对 β 亚基的更强；因此 AChR 的表位模式可以影响疾病的严重程度。不同患者血清 AChR-Ab 的浓度与 MG 的临床严重性不相关，这就提示抗体在导致肌无力的严重度方面有差异，MG 的肌无力严重程度依赖于抗体的功能性活动（在加速降解或阻断 AChR 方面，与补体结合的能力等）和不同患者神经-肌接头的差异，或者是同一患者的不同肌群的差别。

二、T 细胞在 MG 发病中的作用

CD4+ T 细胞亚群在 MG 的发病机制中起重要作用，MG 患者的 CD4+ T 细胞对 AChR 的刺激发生反应。患者周围血淋巴细胞包括针对 AChR 的特异性 CD4+ T 细胞和 B 细胞。通过抗原提呈细胞进行酶降解或包装的抗原，CD4+ T 细胞与之发生反应，与 MHC-Ⅱ 相关。MG 患者如同其他的自身免疫病患者一样，某些 MHC（HLA）等位基因的出现频率比正常人群高，这些 HLA 的基因产物包括 Ⅰ 类分子的 B8 和 A1，Ⅱ 类分子的 DR3/DW3 和某些 DQ 等位基因产物。激活的 CD4+ T 细胞利用表面分子和细胞因子辅助 AChR 特异性 B 细胞，导致 B 细胞增生，并分泌 AChR 特异性抗体。

目前 CD4+ T 细胞被分为以下几种亚型：Th1 细胞可分泌 IL-2、IFN-γ 和 TNF-α，主要介导细胞免疫反应；Th2 细胞可分泌 IL-4、IL-5、IL-6、IL-9、IL-10 和 IL-13，主要介导体液免疫反应；调节性 T 细胞（Treg 细胞）主要分泌转化生长因子-β（TGF-β）和 IL-10，参与免疫抑制机制；Th17 细胞以分泌 IL-17 为特征，是一群介导炎性反应的重要细胞。MG 的病理过程并非简单的由某一类 CD4+ T 细胞参与，Th1、Th2、Th17 和 Treg 细胞亚群以及细胞因子组成的复杂网络在 EAMG 的疾病发生进展中起重要作用。这些细胞亚群之间的比例失调，在很大程度上决定了免疫反应的走向，与疾病的转归密切相关。

全身型 MG 和眼肌型 MG 患者的血中 CD4+ T 细胞，在体外可与 AChR 反应。而全身型 MG 患者的 T 细胞与所有亚型的 AChR 发生反应，随着疾病的进展 T 细胞的抗原表位所有组成成分得到扩展。与全身型 MG 患者相比，眼肌型 MG 患者的 CD4+ T 细胞对 AChR 和 AChR 抗原决定簇

的反应微弱并且不稳定。即使疾病已经发展了许多年,眼肌型 MG 的 CD4+ T 细胞也极少识别所有AChR 亚单位。

三、胸腺的异常与 MG 发病机制的关系

1901 年首次描述 MG 与胸腺异常相关。胸腺在 MG 发病中有重要作用,90% 的患者有胸腺异常,其中 70% 的 MG 患者表现为胸腺淋巴滤泡增生,10%~15% 的 MG 患者合并胸腺瘤。MG 患者的胸腺生发中心内富含 T、B 两种淋巴细胞,一般认为胸腺是产生 AChR-Ab 的主要场所。有证据表明,胸腺"肌样细胞"(myoid cell)表达胎儿型 AChR 和其他肌肉蛋白,因此推测在某些特定的遗传素质个体中,由于病毒或其他非特异性因子感染胸腺导致"肌样细胞"表面的 AChR 构型发生变化,通过分子模拟机制(molecular mimicry mechanism)刺激机体的免疫系统产生 AChR-Ab。AChR 的 IgG 抗体是由周围淋巴器官、骨髓、胸腺的浆细胞产生的,CD4+ T 细胞通过与 AChR 抗原肽序列(决定簇)结合被激活。合并胸腺瘤的 MG,异常的神经微丝和 AChR 有部分相同的表位,由于分子模拟机制,在胸腺瘤中诱导选择分化,从而产生 AChR-Ab。将 MG 患者的胸腺碎片转移到严重免疫缺陷鼠体内,能诱发实验动物出现 MG 的临床表现和病理、生理改变;摘除胸腺的动物不发生实验性自身免疫性重症肌无力(EAMG)。

四、血清阴性 MG

MG 常见的抗体包括 AChR 抗体、MuSK 抗体和 LRP4 抗体。没有检测出任何针对这 3 种抗体的患者被称为血清学标志阴性。其他 MG 相关的抗体包括聚集蛋白抗体、肌联蛋白抗体、KV1.4 抗体、Ryanodine 受体抗体、胶原蛋白 Q 抗体以及皮动蛋白抗体。MG 的多种抗体可以并存,提示其自身免疫反应不局限于某种单一抗原,神经肌接头处各种分子结构均有可能同时作为靶抗原刺激机体产生免疫应答。目前认为此现象是抗原表位扩展所导致。

(一)MuSK 抗体

肌肉特异性激酶(muscle-specific kinase, MuSK)是突触后膜跨膜蛋白,在一些 MG 患者中是主要

自身抗原。MuSK 在发育中和发育成熟的肌肉均有表达,类似于 AChR。在发育成熟的肌肉,MuSK 仅在神经肌肉接头存在,是 agrin 受体的一部分。agrin 是运动神经元合成的一种蛋白,分泌后进入基底膜。由 agrin/MuSK 相互作用介导的信号,触发并保持 Rapsyn(receptor aggregating protein at the synapse,突触受体集聚蛋白)依赖性 AChR 与其他突触后蛋白的集聚。Rapsyn 是暴露于突触后膜胞质表面的外在膜蛋白,是 AChR 集聚的必要条件。在神经肌肉接头,Rapsyn 和 AChR 是等摩尔浓度,二者相互关联。除 AChR 外,Rapsyn 引起包括 MuSK 在内的神经肌肉接头蛋白聚集。缺少 agrin 或 MuSK 的小鼠不能形成神经肌肉接头正常结构,出生后因严重的肌无力而死亡,但是病理证实 AChR 和其他的突触蛋白还会沿肌纤维均匀的表达。Hoch(2001)发现 MuSK 抗体通过抑制 agrin-MuSk 信号,使神经肌肉接头传递功能不稳定,并且降低 AChR 的半衰期及聚集浓度。

(二)LRP4 抗体

低密度脂蛋白受体相关蛋白 4(LRP4)是一种膜蛋白,对 MuSK 激活、AChR 聚集和神经肌肉接头的形成非常关键。在全部类型的 MG 患者中 LRP4 抗体检出率为 1%~5%,在没有检测出 AChR 和 MuSK 抗体的 MG 患者中,其检出率则可达 7%~33%。LRP4 抗体阳性 MG 患者常伴随较轻的症状,如 LRP4-MG 可以表现为眼肌型。

(三)抗聚集蛋白抗体和抗肌动蛋白抗体

抗聚集蛋白(agrin)抗体只有在 MG 患者中可以被检测出来,提示这些抗体对于 MG 的诊断具有特异性。虽然在离体试验中,抗聚集蛋白抗体抑制 MuSK 的磷酸化和对 AChR 的聚集作用,但目前聚集蛋白抗体的直接致病效应并没有被证实。抗肌联蛋白(cortactin)抗体主要见于伴有胸腺瘤或者晚发的 MG 患者。抗肌动蛋白抗体阳性提示患者需要免疫抑制治疗。大多数抗肌联蛋白抗体的靶点位于蛋白的 30kD 区域,也称作重症肌无力肌联蛋白 -30。

(四)抗横纹肌抗体

包括肌联蛋白(titin)抗体和抗鱼尼丁受体(ryanodine receptor, RyR)抗体。titin 是一种主要的肌肉抗原,大约 95% 伴有胸腺瘤的 MG 患者和

50% 晚发型无胸腺瘤的 MG 患者,抗 titin 抗体阳性。RyR 是一种钙离子释放通道,位于骨骼肌的肌浆网。抗 RyR 抗体在伴有胸腺瘤的 AChR-MG 患者中的检出率为 70%,在晚发 AChR-MG 患者中的检出率为 14%。这种抗体的致病作用尚不明确,但抗 RyR 抗体的出现预示 MG 患者的病情严重。

(五)抗 Kv1.4 抗体

Kv1.4 为肌肉电压门控钾通道的 α 亚单位的一部分,与伴发胸腺瘤的 MG 患者心肌炎的发生关系密切。Kv1.4 通道在中枢神经系统中广泛表达,其集中于轴突膜或者轴突附近,在心内膜中也同样出现。在动物实验,已证明了抗 Kv1.4 抗体阳性的 MG 患者血清可以抑制心肌细胞功能。MG 并发心肌炎较少见,目前仅有少数研究来阐述 MG 与心肌炎的关系,但由于发生心肌炎会导致病情加重,故抗 Kv1.4 抗体应该引起重视。

(六)抗胶原蛋白 Q 抗体

胶原蛋白 Q 是一种在神经肌肉接头处集中,并且锚定于乙酰胆碱酯酶的蛋白,位于细胞外基质,并且可与 MuSK 抗体相互作用,但是如何干扰 AChR 的聚集尚不清楚。在 415 位 MG 患者中,有 12 人抗胶原蛋白 Q 抗体阳性,其中 7 人未发现其他抗体。由于抗胶原蛋白 Q 抗体在健康人中同样可以被检测出来,因此是否具有诊断或致病意义,还需要进一步被证实。

(七)抗皮动蛋白抗体

皮动蛋白是一种单体蛋白,与肌动蛋白(actin)纤维结合后促进肌动蛋白聚合。在骨骼肌细胞中,皮动蛋白的酪氨酸磷酸化可被聚集蛋白增强,其在 agrin-LRP4-MuSK 复合体下游被活化后,促进肌动蛋白聚合及突触后膜上的 AChR 簇形成。Gallardo 等利用蛋白质微阵列技术在血清学阴性 MG 患者的血清中检测出皮动蛋白,认为其可能是 MG 的一种新的靶抗原,但具体的致病机制不清楚。在某些其他自身免疫性疾病(如多发性肌炎、免疫介导的坏死性肌病和系统性红斑狼疮等)患者的血清中,可检测出抗皮动蛋白抗体。研究表明,抗皮动蛋白抗体阳性的 MG 患者,主要见于青壮年(中位年龄 34.9 岁),且不伴有胸腺瘤。

第三节 诊断与鉴别诊断的难点

一、如何根据临床症状有效地利用各种检查方法进行 MG 的诊断

(一)传统胆碱酯酶抑制剂试验的诊断地位

胆碱酯酶抑制剂试验主要是在给患者注射影响神经肌肉接头传递功能的药物后,通过观察临床反应来进行 MG 的诊断。它们包括增加神经肌肉接头传递功能而引起肌力增强的药物试验(如腾喜龙和吡啶斯的明),或者是通过阻断神经肌肉接头传递功能而使症状加重的药物试验(如箭毒)。随着敏感的电生理实验技术的发展,不再常规应用箭毒试验。

1. **腾喜龙(tensilon)试验** 已很少使用,因为其存在少见但确实存在的心血管风险。在药物注射前,可注射正常生理盐水作为对照。肌内注射腾喜龙 10mg 后症状迅速缓解为阳性。腾喜龙试验诊断眼肌型 MG 的敏感性为 60%~95%,在全身型 MG 为 71.5%~95%。腾喜龙虽起效快但维持仅数分钟,在全身型 MG 患者尚未完成各项定量疲劳试验时其作用即消失,且该药的安全性较差,如患者出现显著心动过缓,应给予阿托品。

2. **新斯的明(neostigmine)试验** 新斯的明 1~2mg 肌内注射,之后每 10 分钟检查 1 次,20 分钟后肌力改善为阳性,可持续 2 小时。注射前可参照 MG 临床绝对评分标准,记录 1 次单项肌力情况,注射后每 10 分钟记录 1 次,持续记录 60 分钟。以改善最显著时的单项绝对分数,依照公式计算相对评分作为试验结果判定值。相对评分 =(试验前该项记录评分 − 注射后每次记录评分)/试验前该项记录评分 ×100%。其中 <25% 为阴性,25%~60% 为可疑阳性,≥60% 为阳性。新斯的明虽起效慢但维持时间长,其敏感性和特异性和腾喜龙相近,安全性较好,价格便宜。

3. **溴吡斯的明** 溴吡斯的明是新斯的明的同类药物,作用时间稍长,副作用小。它是对 MG 进行症状性治疗时最常应用的胆碱酯酶抑制剂。

在禁忌使用腾喜龙和新斯的明的 MG 患者中,可用溴吡斯的明做诊断性试验。每次注射用量为 10mg,溴吡斯的明 2mg 肌内注射或静脉注射相当于口服 60mg。不良反应与新斯的明或腾喜龙类似。

(二)重复神经电刺激与单纤维肌电图在 MG 诊断中的应用价值

对怀疑 MG 的患者进行电生理实验检查可以证实是否存在有神经肌肉接头传递功能障碍,同时排除其他的运动单位病变。用于检测神经肌肉接头传递功能障碍的两个重要实验是神经重复频率电刺激(repetitive nerve stimulation, RNS)和单纤维肌电图(Single-fiber electromyography, SFEMG)。

1. RNS 用低频(≤5Hz)和高频(≥10Hz)重复刺激尺神经、腋神经或面神经,如出现动作电位波幅递减 10% 以上为阳性。低频 RNS 和 AChR-Ab 测定在发病早期和眼肌型患者的检测敏感性不如新斯的明试验,特异性也不优于药物试验。在检测近端肌肉和面肌时,RNS 阳性率高。在刺激远端肌肉时,低频 RNS 的阳性率只有 40%,通过增加刺激神经数目、活动诱发肌无力症状及增加检查部位温度等方式可使 RNS 阳性率提高到 90%。RNS 诊断全身型 MG 的敏感性为 53%~100%,对眼肌型 MG 的敏感性为 10%~17%。服用胆碱酯酶抑制剂的患者需停药 12~18 小时后行此项检查,但需要充分考虑病情。

2. SFEMG 使用特殊的单纤维针电极通过测定“颤抖”(jitter)来检测神经 - 肌肉传递功能,“颤抖”通常持续 15~35μs,超过 55μs 为“颤抖增宽”,如果针对一块肌肉记录的 20 个“颤抖”中有 2 个或 2 个以上大于 55μs 则为异常。检测过程中出现阻滞(block)也判断为异常。SFEMG 并非常规的检测手段,因其敏感性较高,主要用于眼肌型 MG、临床怀疑 MG 及 RNS 未见异常的患者。SFEMG 的特异性较低,在周围神经疾病、运动神经元病和肌肉病可出现 SFEMG 异常。

(三)AChR-Ab 和 MuSK 抗体检测对 MG 诊断的特异性解析

1. 血中 AChR-Ab ①AChR 结合抗体(AChR binding antibodies)检测:眼肌型患者 AChR-Ab 阳性率约为 50%,全身型约为 85%,检测结果的阳性率与疾病严重程度不相关。国外将 AChR-Ab 检测作为 MG 诊断性试验的首选。本试验的特异性高达 99%,敏感性为 88%,但抗体滴度正常不能除外 MG 的诊断。仅有 AChR-Ab 而无 MG 表现的情况,见于少数自身免疫性甲状腺疾病、服青霉胺者、胸腺瘤患者及家族性 MG 患者的无症状同胞。②AChR 阻断抗体(AChR blocking antibodies)检测:是针对 Ach 结合部位,即 AChR 的 α 亚单位产生的。AChR 阻断抗体的出现通常与结合抗体相关联。不到 1%MG 患者仅有 AChR 阻断抗体,故检测的敏感性很低。③AChR 调节抗体(AChR modulating antibodies):AChR 结合抗体阴性时,应该进行 AChR 调节抗体检查。伴有胸腺瘤的 MG 患者中,AChR 调节抗体水平升高。

2. MuSK 抗体检测 在部分 AChR-Ab 阴性的全身型 MG 患者,血清中可检测到 MuSK 抗体。在 AChR/MuSK 血清学双阴性患者,可能存在某些神经 - 肌肉接头未知抗原的抗体,或因抗体水平和 / 或亲和力过低而无法被现有检测手段检测到的抗体。MuSK-MG,在发病早期症状较重,对胆碱酯酶抑制剂治疗反应差,临床完全稳定缓解率低,故建议早期应用皮质类固醇和免疫抑制剂联合治疗。MuSK-MG 对血浆置换反应好,而 IVIg 似乎效果欠佳。利妥昔单抗(rituximab)作为疾病调节药物,对 MuSK-MG 的疗效明显,但是主要的副作用是严重感染。无证据表明胸腺参与 MuSK-MG 的发病过程,不建议胸腺切除治疗。

3. LRP4 抗体检测 2012 年两个独立的研究小组分别在 9% 和 46% 的血清学双阴性(AChR/MuSK 均为阴性)的 MG 患者中检测出一种针对聚集蛋白受体——低密度脂蛋白受体相关蛋白 4(LRP4)的抗体。该抗体抑制 LRP4 与聚集蛋白的相互作用,并且改变肌细胞中 AChR 的聚集,提示潜在的致病作用。对于 LRP4 抗体阳性 MG 患者,不建议胸腺切除治疗。

4. 抗横纹肌抗体 与胸腺瘤高度相关,80% 伴发胸腺瘤的 MG 患者和 24% 无 MG 的胸腺瘤患者,抗体检测为阳性,但阴性结果不能排除胸腺瘤。很多无胸腺瘤的 MG 患者,尤其是晚发型 MG,结果可为阳性。在病情严重的 MG 患者更易于检测到上述抗体,这些患者对治疗反应差,抗体在 MG 发病机制中的作用还不清楚。

(四)提上睑肌麻痹与 MG——几个简单试验及予人们的启迪

1. 冰试验 这是一项快速的床边诊断技术。对发生上睑下垂的患者,将一小块冰放在眼睑上5分钟。之后上睑下垂症状改善,提示神经肌肉接头传递功能障碍,而其他原因引起的上睑下垂对冰试验无反应。大约 80%MG 患者呈阳性反应,机制在于局部降温减慢了 AChR 的动力学变化,使神经肌肉接头的安全系数得到改善。此试验比药物试验简便,副作用少。

2. 疲劳试验 受累肌肉重复活动后使肌无力症状明显加重,如眼睑下垂诱发试验(窗帘征)。本试验需要定量评价患者的严重程度和受累范围,严重程度评价应包括患者自己和医生通过症状和体征发现的无力,以及无体征但通过疲劳试验发现的疲劳;受累范围包括无力和疲劳的肌群。如疲劳试验接近正常,应安排患者在症状较重时或运动后复查。

3. 休息试验(rest test)和睡眠试验(sleep test) 前者是将一个装满棉花的手套(安慰剂)放在受试者下垂的上睑之上,并使眼睛闭合2分钟。后者是让受试者在一个安静黑暗的房间内闭眼30分钟。眼睑下垂完全消退,或者睑裂开大超过 2mm 为阳性。

(五)各种诊断性试验的实用性比较

腾喜龙试验简便易行,在绝大多数表现为上睑下垂或眼外肌麻痹的 MG 患者试验结果为阳性,但是结果有时缺乏客观性,还需要采用更为客观的方法(电生理或血清学试验)进一步证实诊断。RNS 是一项敏感性最小的诊断技术,但它的优势在于应用广泛,并且易于操作。虽然 SFEMG 敏感性最高,但它需要特殊的设备和培训,耗时且费力。SFEMG 还可用于检测原发性神经和肌肉病变中存在的神经肌肉传导异常,所以做出 MG 的诊断前必须排除这些疾病。SFEMG 在鉴别神经肌肉接头传递异常的疾病方面有重要价值,在无力的肌肉记录到正常的"颤抖",则提示肌无力并不是神经肌肉接头传递功能异常造成的。虽然大约15%的患者 AChR 结合抗体的测定结果正常,免疫学试验仍然是目前诊断 MG 最特异的

技术。一部分 AchR-Ab 阴性的全身型 MG 患者,MuSK 抗体检测可能为阳性。

二、鉴别诊断的难点

(一)如何从症状学方面入手做好 MG 的鉴别诊断

很多患者主诉中的"波动性无力"常常指疲劳或劳累,要注意区分。真正的波动性无力才是 MG 的基本特征。其他的神经肌肉接头疾病(包括肌萎缩性侧索硬化和周期性瘫痪)可能有波动性无力,但是 MG 的波动性更为显著,发生速度更快。许多疾病表现为上睑下垂或复视,诸如先天性外斜视或内斜视、斜视、先天性上睑下垂、颅神经麻痹、肌病、进行性眼外肌麻痹、脑干病变和神经系统变性病(如进行性核上性麻痹)等,但是症状没有波动性变化,并存在相应的神经系统体征(如瞳孔异常、眼震、眩晕、感觉障碍等),可排除 MG 的诊断。值得注意的是,随着疾病的进展,MG 患者病情严重到一定程度,最初的波动性无力消失,反而出现症状稳定不变。帕金森病的"面具脸"可能会与 MG 出现的面肌无力相混淆,但是帕金森病不存在真正的面肌瘫痪,并且有相关的震颤和肌张力增高等体征。MG 引起的疲劳性无力要与转换反应(conversion reactions)相区分。转换反应的表现是在检查者手的握力下,受试者最初具有的完整的抵抗力突然消失,与之相反的是,疲劳性无力表现为肌力逐渐减弱。

(二)如何将眼肌型 MG 与其他疾病进行鉴别

1. 睑下垂的鉴别 MG 的首发症状常表现为一侧或双侧上睑下垂,但双侧常不对称,在疲劳或日光照射后睑下垂加重。以睑下垂为主要表现的 MG 需与下列疾病鉴别:①眼睑痉挛,多见于老年人,表现为眼睑刺激感、眼干和瞬目频繁,后发展为不自主眼睑闭合,多数为双眼。无复视和畏光,可伴有口、下颌不自主运动(Meige 综合征)。②动眼神经麻痹,除睑下垂外,可伴有眼外肌麻痹、瞳孔散大和光反射异常,见于糖尿病、动脉瘤和脑干病变。③Horner 综合征,睑下垂较轻,常伴有同侧瞳孔缩小、眼球内陷和同侧面部少汗,用力睁眼时下垂的眼睑可充分抬起。④先天性睑下

垂,出生时即存在,一侧或双侧,新斯的明试验阴性。⑤Marcus-Gunn 综合征(下颌瞬目综合征),多为先天性,常一侧受累,张口时上睑自动抬起,闭口时又下垂。

2. 眼外肌麻痹的鉴别 MG 可表现为一侧或双侧眼外肌麻痹,有复视和斜视等,重者眼球运动明显受限,甚至眼球固定,但瞳孔括约肌一般不受累,双侧症状不对称。发病早期有疲劳后出现的复视和交替性睑下垂,这些特点高度提示 MG。以眼外肌麻痹为主要表现的 MG 需与下列疾病鉴别:①眼咽型肌营养不良,为常染色体显性遗传,也有散发病例。眼外肌麻痹表现为双侧对称,血清肌酶水平升高,肌肉活检有助于确诊。②慢性进行性眼外肌麻痹,属于线粒体肌病,两侧的眼外肌常对称受累,部分患者有咽部肌肉和四肢无力,血乳酸水平升高,肌肉活检可进一步确诊。③甲状腺眼病(Graves 眼病),以单侧或双侧突眼为主,无波动性复视,常伴有甲状腺功能亢进或甲状腺功能减退,眼眶 CT 示眼外肌肿胀。④眼眶内占位,眼眶 CT 或超声有助于发现眶内肿瘤、脓肿或炎性假瘤等。⑤Miller-Fisher 综合征,为 Guillain-Barre 综合征的变异型,表现为眼外肌麻痹、共济失调和腱反射消失三联征。

第四节 治疗现状与展望

一、MG 的治疗现状

目前所应用的 MG 治疗方法得到广泛认可,包括胆碱酯酶抑制剂、肾上腺皮质类固醇类、免疫抑制剂、血浆置换、静脉注射免疫球蛋白、胸腺切除术和免疫吸附等。根据 MG 的血清学抗体(AChR-Ab,MuSK,LRP4 和 tinin)检测,胸腺(增生、肿瘤、萎缩),发病年龄,肌无力分布(全身型、眼肌型)和病情严重程度,可以分为以下亚型:早发型全身型 MG(易患因素包括胸腺增生、女性、合并其他自身免疫病、HLA-B8、DR3 等),晚发型全身型 MG(无胸腺瘤,抗 titin 和 RyR 抗体阳性),MG 伴发胸腺瘤,眼肌型 MG,抗 MuSK 抗体阳性 MG,抗 LRP4 抗体阳性 MG,血清学阴性 MG。MG 亚型的划分反映了可能的发病机制,对治疗具有指导意义。对于早发型全身型 MG 和

MG 伴发胸腺瘤,适宜进行胸腺切除术。对于急剧病情加重和 MG 危象,适宜静脉注射免疫球蛋白和血浆置换。年轻女性 MG 患者,治疗中要考虑对生育的影响。

总之,依赖于 MG 发病的病理生理机制,主要有两类治疗方法:一是使用胆碱酯酶抑制剂增加能与突触后膜 AChR 结合的乙酰胆碱含量;二是通过免疫抑制疗法减少 AChR-Ab 与受体的结合。应根据患者的临床特点和疾病的严重程度,做到 MG 治疗的个体化。

(一)应用胆碱酯酶抑制剂治疗 MG 的局限性

1934 年首次应用胆碱酯酶抑制剂治疗 MG,这是 MG 的第一个有效治疗方法。胆碱酯酶抑制剂是治疗所有 MG 的一线药物,用于改善临床症状。其使用剂量应个体化,但是对于大多数 MG 患者,仅仅症状性治疗是不够的,一般应配合其他免疫抑制药物联合治疗。溴吡斯的明是最常用的胆碱酯酶抑制剂,一般情况下起始剂量为 30mg,每 4~6 小时 1 次,用药剂量随着患者的临床症状和耐受性逐步调整,国内一般最大剂量为 480mg/d。长效 Mestinon("Timespan")适合那些夜晚或清晨苏醒时存在肌无力的患者晚上使用。不能吞咽的 MG 患者可能需要静脉使用抗胆碱酯酶药。平时口服溴吡斯的明的患者,通常每口服 60mg 的剂量需转换为 1mg 的新斯的明,应静脉输注。对于接受呼吸机支持治疗的患者,在准备拔管时,肠外抗胆碱酯酶药物有效。

溴吡斯的明对 AChR-Ab 几乎没有拮抗作用,MG 患者的突触后膜 AChR 密度随疾病的进展逐渐下降。溴吡斯的明通过阻断胆碱酯酶,提高 ACh 的浓度,诱导残存的 AChR 最大限度地激活。在患病初期或轻症患者,药物有效,可能是因为有足够的 AChR 存在。一般在治疗初期症状明显好转,但几个月后要达到同样的效果只能增大剂量,最后甚至达到最大剂量时疗效不佳。因此溴吡斯的明应当作为绝大多数 MG 患者初始治疗的一部分。溴吡斯的明的剂量应当根据症状进行判断。停用溴吡斯的明,也可作为患者达到治疗目标或其他治疗方法减量的标志。所有已使用足量溴吡斯的明仍未达到治疗目标的 MG 患者,应当使用糖皮质激素或免疫抑制剂。

胆碱酯酶抑制剂的副作用主要为两类：毒蕈碱样反应和烟碱样副作用。前者表现为胃肠道运动功能亢进（腹部痉挛、腹泻）、大汗、呼吸急促和心动过缓。后者表现为肌束震颤，神经肌肉接头传导阻滞加重（胆碱能危象）。胆碱酯酶抑制剂有两个严重的缺点，一个是药物引起呼吸道分泌物的黏度显著增加，导致 MG 患者出现气道黏液填塞和肺膨胀不全；另一个是大多数患者用药后会掩盖毒蕈碱型突触处的 ACh"过量"的表现，而这也说明烟碱型突触处存在 ACh"过量"，导致神经肌肉接头的传导阻滞加剧。

（二）免疫调节治疗

直接干预自身免疫反应是 MG 最有效的治疗方法，这些手段包括调节 AChR-Ab 的产生，或者通过与 AChR-Ab 结合减轻神经肌肉接头处的损伤。有两大类治疗方法，即短期疗法和长程疗法。治疗策略是初期诱导病情缓解（指完全或接近于完全的症状消失），之后是以尽可能小的成本 - 效益比维持治疗。

1. 对胸腺切除术治疗 MG 的争议 Alfred Blalock 等（1939）报道一例 21 岁女性 MG 患者在切除囊性胸腺瘤后，肌无力症状缓解。之后他们对无胸腺瘤的 MG 患者也进行胸腺切除术，有至少一半的患者病情得到改善。在 20 世纪 70 年代，胸腺切除术已经被接受作为 MG 的一种治疗方法。然而没有循证医学 I 级证据支持这种治疗方式。究竟哪些 MG 患者应该进行胸腺切除术，这种决策依靠于经治医师的选择。Linska（1990）对 56 位有 MG 治疗经验的专家进行胸腺手术适应证调查，结果表明，临床医生主要将胸腺切除术用于治疗影像学怀疑胸腺瘤的患者。2000 年由美国神经病学学会的质量标准分会发布的调查结果显示，胸腺切除术和 MG 的症状好转成正相关，但对无胸腺瘤的患者进行胸腺切除术的益处并没有得到证实。Aarli（2002）认为，在伴发胸腺瘤，或者无胸腺瘤而 MuSk-Ab 阳性的患者胸腺切除术的疗效降低。Shahrizaila 等（2005）认为仅根据胸腺肿大或者是血清 AChR-Ab 阳性而进行胸腺切除术适应证的选择是不够全面的，对所有全身型 MG 患者都应考虑进行胸腺切除术。一般认为全身型 MG 患者，年龄介于青春期与 60 岁之间，应该进行胸腺切除术，80%~85% 的患者术后

症状改善。与青年人相比，老年人术后的症状缓解率降低。许多研究表明，对所有 MG 患者而言，发病后越早进行胸腺切除术，术后的效果就越好。在术前应该尽可能地恢复身体状态，避免使用肌肉松弛剂。手术的疗效通常在术后数月或数年才能显现。

胸腺切除术的适应证包括：MG 伴胸腺瘤患者；对于伴有胸腺增生且病情较重的 MG 患者（Osserman 分型 II~IV 型），特别是全身型合并 AChR-Ab 阳性、药物治疗效果不佳的 MG 患者。手术人群为小于 65 岁，且出现全身型症状 3 年以内的 MG 患者，通常在胸腺摘除术后 2~24 个月症状逐渐改善。部分 MG 患者经胸腺摘除后可完全治愈，一般可选择手术的患者年龄为 18 岁以上。在青春前期 MG 患者中，胸腺切除的疗效不明确。但在儿童全身型 AChR 抗体阳性 MG 患者中，如果溴吡斯的明和免疫抑制剂的疗效欠佳，或者为了避免潜在的免疫抑制剂并发症时，应当考虑使用。对于老年或者有多种疾病的胸腺瘤患者，可考虑使用姑息放疗。对于较小的胸腺瘤，如果未增大或出现症状，亦可不予治疗。

术后肌无力危象是胸腺切除的常见并发症，也是导致死亡的主要因素。虽然病理机制不清楚，但是自身免疫反应异常和骨髓机能缺陷可能是最主要的原因，其导致了 T 细胞识别和成熟的免疫功能障碍。研究认为，成熟的胸腺在晚年时仍保持功能活跃，为周围免疫系统提供功能性 T 细胞。胸腺切除术后的患者血中 IgG 水平、外周血 B 淋巴细胞百分比和 CD4：CD8 比值均降低。表达 CD28 抗原的 CD4$^+$ 和 CD8$^+$T 细胞比例减少，幼稚 T 辅助淋巴细胞的比例也减低。免疫缺陷和反复发生感染，是成人胸腺切除术后最常见的免疫功能障碍表现。建议对这些患者进行常规的医学监测，防止出现严重的并发症，如不可逆性肺部损害等。

2. 静脉注射免疫球蛋白和血浆置换对危重 MG 的治疗价值

（1）静脉注射免疫球蛋白（IVIg）：所有可用的 IVIg 制品包含有与正常人血清 IgG 子类分布相同的完整 IgG 分子。健康人血清中的绝大多数自然抗体有自体反应性，因此血浆制品 IVIg 中的抗体也有自体反应性。IVIg 中的大多数抗体能

够和制品中存在的其他抗体分子的不同部位相互作用,形成不同的部位依赖性二聚体。IVIg 中二聚体的含量随供体的数目而增加。二聚体的形成使得 IVIg 具备某些效能,IVIg 还包含有微量的可溶性的 CD4、CD8 和 HLA 分子,以及某些细胞因子如 TGF-β。IVIg 在人体内的半衰期为 3 周。IVIg 包含有完整的 Fc 分子,可以通过 Fc 受体作用于 Fcγ 受体表达细胞,包括吞噬细胞和 B 细胞,IVIg 还可以与许多 Fc 结合性血浆蛋白,如补体系统的成分相互作用。IVIg 的作用机制:中和病理性自身抗体和调节自体反应性 B 细胞克隆;诱导产生抗炎症细胞因子;减轻补体介导的损伤;Fc 介导阻断 Fcγ 受体;与 B 细胞、T 细胞和抗原提呈细胞的膜分子相互作用;与树状突细胞相互作用。

IVIg 主要用于 MG 危及生命情况下的短期治疗,如呼吸肌无力或吞咽困难;有严重球麻痹症状的术前准备;当需要快速改善临床症状时;当其他治疗方法疗效欠佳时;当有必要预防或尽可能减少激素可能带来的病情加重时,在激素使用前使用。多于使用后 5~10 天起效,作用可持续 2 个月左右。IVIg 可改善 MG 患者的肌力评分,降低 AChR-Ab 的滴度。用药剂量为 0.4g/(kg·d),静脉滴注,连用 3~5 天。副作用表现为头痛、感冒样症状,1~2 天内可缓解。IVIg 在轻型 MG 或眼肌型 MG 中的疗效不确切。研究表明,如果与免疫抑制药物合用,IVIg 的有效率会增加。对于难治性 MG 或者对于免疫抑制剂相对禁忌者,可长期使用 IVIg 作为维持治疗。

(2)血浆置换:应用血浆置换治疗 MG 的历史已经超过了 30 年,它通过减少 AChR-Ab 的数量发挥作用。血浆置换的方法包括有双重过滤血浆置换、免疫吸附血浆置换和血浆交换。血浆置换的适应证与 IVIg 相同,长期重复使用并不能增加远期疗效。血浆置换主要是一个短期治疗,应隔日一次,共 5 次,患者一般迅速出现病情的改善,维持 1~2 个月。血浆置换比 IVIg 的起效快。对于 MuSK-MG 患者,血浆置换可能更有效。对免疫抑制剂治疗反应不佳的患者,可长期间断性地应用血浆置换。研究表明,如果与免疫抑制药物,如皮质类固醇、硫唑嘌呤和环磷酰胺合用,血浆置换的有效率会增加。

血浆置换与 IVIg 之间的选用依赖于患者的个体因素,如血浆置换不能用于有脓毒症的患者;IVIg 不能用于高凝状态、肾功能衰竭及免疫球蛋白高度过敏者。血浆置换与 IVIg,通常对于严重的全身性 MG 治疗疗效相等。

3. 免疫抑制治疗在 MG 的治疗中的地位

(1)肾上腺皮质类固醇:是治疗 MG 的一线药物,可以使 70%~80% 的 MG 患者得到显著改善。适用于各种类型 MG,特别是胸腺切除术前后;病情恶化又不宜或拒做胸腺切除的患者;儿童眼肌型 MG。作用机制在于减轻炎症反应,减少炎性细胞因子和黏附分子的表达,抑制炎症细胞的转运。如果治疗方式适当,肾上腺皮质类固醇类的有效率可达到 50%~80%。采用方法有:①泼尼松口服治疗,醋酸泼尼松按体质量 0.5~1mg/(kg·d)晨起顿服;或 20mg/d 晨起顿服,每 3 天增加 5mg 直至足量,通常 2 周内起效,6~8 周效果最为显著。根据病情变化调整药物剂量,如病情稳定并逐渐改善,可维持 4~16 周后逐渐减量。每 2~4 周减 5~10mg,至 20mg 后每 4~8 周减 5mg,直至隔日服用最低有效剂量,过快减量可导致病情反复加剧。减量需要根据 MG 患者病情改善情况而个体化,需要长时间较大剂量糖皮质激素治疗者应尽早联合免疫抑制剂治疗。随机双盲临床试验证实在减量期可加用硫唑嘌呤,使激素成功减量。②甲基泼尼松龙冲击疗法,适用于病情危重,在经过良好医患沟通,并做好充分机械通气准备下,可使用糖皮质激素冲击治疗。甲基泼尼松龙 1 000mg/d,连用 3 天,之后强的松逐渐减量。使用糖皮质激素期间须严密观察病情变化,在用药早期,40%~50% 的 MG 患者肌无力症状在 4~10 天内一过性加重,并有可能促发肌无力危象。同时应注意预防类固醇肌病,补充钙剂、维生素 D 和双磷酸盐类药物来预防骨质疏松,使用抗酸药物预防胃肠道并发症。

(2)非激素类免疫抑制剂:当存在激素使用禁忌或患者拒绝使用激素时,可单独使用非激素类免疫抑制剂。由于存在共病,激素的不良反应风险很高时,非激素类免疫抑制剂可在治疗初始即与激素联合使用。当存在以下情况时,非激素类免疫抑制剂应当作为添加治疗:存在很严重的激素不良反应且逐渐加重;足剂量的激素疗效变差;激素剂量减少即会症状复发。

硫唑嘌呤是治疗成年全身型 MG 的一线药物,可以使 70%~90% 的 MG 患者病情得到改善。糖皮质激素和硫唑嘌呤联合使用,是绝大多数 MG 患者进行免疫抑制治疗的首选药物,疗效较单用糖皮质激素更好,同时可以减少糖皮质激素的用量。硫唑嘌呤可以抑制嘌呤合成,从而抑制细胞增殖,影响细胞(如淋巴细胞)的快速分裂。硫唑嘌呤的起始剂量为每天 50mg,如果能够耐受,根据治疗反应可逐渐增量,一般在用药后 3~6 个月起效,1~2 年后达到全效。约 10% 的患者会出现副作用,诸如特质性流感样疾病、骨髓抑制和肝脏毒性。当硫唑嘌呤疗效确切,并且无副作用情况下,可以持续应用数年,也可终生用药。其他免疫抑制剂包括环磷酰胺、环孢霉素 A、吗替麦考酚酸酯和他克莫司。他克莫司是钙调神经磷酸酶抑制剂,还能抑制 T 细胞活化。它能减少自身抗体的产生,恢复神经肌肉接头的功能。从 2002 年开始他克莫司用于 MG 的治疗。在 MG 的治疗过程中,为减少激素的用量及预防复发,常加用非激素类免疫抑制剂,如果对传统免疫抑制剂不能耐受或无效时,可选择他克莫司。在用药初期,要定期复查血常规、肝肾功能和血糖,并监测血药浓度。他克莫司用于 MG 的治疗是安全和有效的。

对于孕期的 MG 女性患者,建议在停用免疫抑制剂时,可考虑怀孕;或者尽可能在怀孕前暂时撤掉免疫抑制剂。口服溴吡斯的明是妊娠期的一线治疗药物,也可以应用糖皮质激素。硫唑嘌呤在欧洲可作为妊娠期 MG 非激素类免疫抑制剂的选择之一,但在美国则被认为风险很高。当在妊娠期需要快速、短暂的疗效时,可选择血浆置换与 IVIg。

二、MG 的治疗展望

MG 的最终治疗目的是抑制特异性抗 AChR、MuSK 或者 LRP4 抗体的免疫反应,重建对 AChR 等的免疫耐受,但不影响免疫系统的其他功能或导致出现副作用。这就意味着对于 MG 的治疗应该在特异性的自身抗体、B 细胞或者 T 细胞水平进行,目前这些定向的免疫抑制方法还不能广泛应用于临床医疗。然而 EAMG 实验的成功,表明针对自身免疫性抗 AChR 反应等的特异性调节方法,可能会成为未来 MG 治疗方案的一部分。

1. **补体抑制**　抑制补体是 MG 一个有前途的治疗手段。研究表明,加速衰变因子 DAF(细胞表面的一种补体调节因子,可使补体 C3/C5 转化酶失活),可保护 AChR 和减轻肌无力症状。作为 DAF 下游的细胞表面调节因子 CD59,也能在一定程度上防止攻膜复合体的装配,从而发挥保护作用。2017 年,美国 FDA 批准补体抑制剂 Soliris(依库丽单抗)用于治疗难治性全身型 MG,适用于抗 AChR 抗体阳性的成年患者。

2. **免疫耐受**　主要是鼻黏膜吸入 AChR 及其 α 亚基重组片段,可能机制是通过特异性 T 细胞活化和抑制 B 细胞免疫功能而诱导了免疫耐受。

3. **清除 B 细胞的靶向治疗**　B 细胞是 MG 发病过程中的主要效应细胞(浆细胞)的前体细胞。利妥昔单抗(rituximab)是针对 B 细胞表面抗原 CD20 的人鼠嵌合型单克隆抗体,研究表明,其可以改善难治性 MG 的临床症状,而且对抗 MuSK 抗体阳性的疗效优于抗 AChR 抗体阳性的 MG 患者。

4. **T 细胞受体(TCR)及疫苗**　应用 Vβ5.1(属于 TCR β 链 V 基因亚家族)衍生肽疫苗,治疗 HLA-DR3 阳性 MG 患者。TCR 多肽疫苗可以与胸腺切除术联合应用,以清除致病性 T 细胞。

5. **阻断 MHC-Ⅱ 分子、表位肽链、T 细胞受体和 CD4$^+$ 复合体**　由致 MG 的 2 个肽段 p195-212 和 p259-271 的类似氨基酸组成二重修饰多肽配体(APL),可在体外和体内下调 MG 相关的自身免疫反应。

(张　艳　张黎明)

参 考 文 献

［1］中国免疫学会神经免疫学分会,中华医学会神经病学分会神经免疫学组.重症肌无力诊断和治疗中国专家共识.中华神经科杂志,2015,48(11):934-940.

［2］Behin A, Le Panse R. New Pathways and Therapeutic Targets in Autoimmune Myasthenia Gravis. J Neuromuscul Dis, 2018, 5(3): 265-277.

［3］Deenen JC, Horlings CG, Verschuuren JJ, et al. The Epidemiology of Neuromuscular Disorders: A Comprehensive Overview of the Literature. J Neuromuscul Dis, 2015, 2(1): 73-85.

［4］Evoli A. Myasthenia gravis: new developments in research and treatment. Curr Opin Neurol, 2017, 30(5): 464-470.

［5］Farmakidis C, Pasnoor M, Dimachkie MM, et al. Treatment of Myasthenia Gravis. Neurol Clin, 2018, 36(2): 311-337.

［6］Gilhus NE. Myasthenia Gravis. N Engl J Med, 2016, 375(26): 2570-2581.

［7］Ruff RL, Lisak RP. Nature and Action of Antibodies in Myasthenia Gravis. Neurol Clin, 2018, 36(2): 275-291.

［8］Sanders DB, Wolfe GI, Narayanaswami P. MGFA Task Force on MG Treatment Guidance. Developing treatment guidelines for myasthenia gravis. Ann N Y Acad Sci, 2018, 1412(1): 95-101.

第五篇 中枢神经系统脱髓鞘及免疫相关疾病

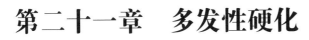

第二十一章 多发性硬化

第一节 概 述

多发性硬化（multiple sclerosis，MS）是累及中枢神经系统（central nervous system，CNS）的免疫相关性、炎性脱髓鞘疾病，多在 20~40 岁发病，青年女性多见。MS 病变主要累及白质，具有时间多发和空间多发的特点。根据临床病程，MS 可分为 4 种亚型：

（1）复发 - 缓解型 MS（relapsing-remitting MS，RRMS）：其特点是反复发作，而两次复发间期病情稳定，可以完全康复也可能残留部分功能障碍。

（2）继发 - 进展型 MS（secondary-progressive MS，SPMS）：其特点是最初为 RRMS，但之后进行性加重，伴或不伴急性复发。20% 的 RRMS 患者 10 年之后发展成 SPMS，50% 的 RRMS 患者 20 年之后发展成 SPMS，75% 的 RRMS 患者 30 年后发展成 SPMS。

（3）原发 - 进展型 MS（primary-progressive，PPMS）：占 MS 的 15%，其特点是从发病开始即缓慢进展，神经症状呈渐进性恶化。

（4）进展 - 复发型 MS（progressive-relapsing MS，PRMS）：占 MS 的 10%，其特点是发病后病情逐渐进展，有明确的急性复发，伴或不伴完全康复，两次发作间期病情持续进展。

一、病因和发病机制

尽管 MS 的病因和发病机制尚未完全阐明，但目前认为 MS 是由于遗传因素和环境因素的相互作用，启动自身免疫反应所导致。近年来，随着基因分型技术和遗传统计学方法的进步，MS 的遗传因素研究取得了较大进展。全基因组关联研究（genome-wide association studies，GWAS）是指在人类全基因组范围内同时分析多个单核苷酸多态性（single nucleotide polymorphism，SNP），从中筛选出与疾病相关的 SNP，适用于像 MS 这类复杂多基因病的研究。近年，MS 的 GWAS 研究证实了以往候选基因关联研究（candidate gene association studies）结果，即 HLA 基因和 MS 显著相关。同时，GWAS 还发现了一些与 MS 相关联的非 HLA 基因，例如白介素（interleukin，IL）-7 受体 α 链（IL-7 receptor alpha chain，IL7RA）基因、IL-2 受体 α 链基因（IL-2 receptor alpha chain，IL2RA）等。

环境因素包括众多感染和非感染因素，可能与 MS 的发生及发展相关。感染环境因素包括 EB 病毒、人类疱疹病毒 -6、水痘带状疱疹病毒等，都被认为与 MS 存在相关性。非感染因素中，日光照射和血清维生素 D 水平是目前研究最多的 MS 相关因素，血清高维生素 D 水平可以降低 MS 的年复发率，并减少磁共振（magnetic resonance imaging，MRI）上的病灶负荷。此外，吸烟可能增加 MS 的易感性及复发。

发病机制：遗传与环境因素使得自身免疫性 T 细胞及抗体更容易通过血 - 脑屏障（blood brain barrier，BBB）进入中枢神经系统（central nervous system，CNS）。在 CNS 内，局部因素如病毒感染等导致血管内黏附分子表达上调。细胞内黏附分子、血管细胞黏附分子、选择素 E 等进一步易化 T 细胞进入 CNS。蛋白水解酶，包括金属基质蛋白酶，通过降解胞外基质大分子进一步增加自身免疫性细胞的迁移能力。进入 CNS 的激活 T 细胞释放促炎症因子，如 γ 干扰素、肿瘤坏死因子，上调附近 T 淋巴细胞及抗原呈递细胞表面分子的表达。抗原 -T 细胞受体 MHC-II 三种分子组成的复合体将诱发免疫反应增强或免疫无能，这将取决于与表面协同刺激分子作用的信号类型。免疫无能将引起抗炎症反应因子的释放及 Th2 细胞增生。Th2 细胞将发送信号至激活的抗原呈递细胞,并刺激能释放修复抗体的 B 细胞。相反,如果免疫反应上调,促炎症因子将导致 Th1 细胞的增生,诱发级链反应,最终损伤髓鞘及少突胶质细胞。免疫介导的髓鞘损伤有多种可能机制,包括细胞因子介导的少突胶质细胞与髓鞘损伤、通过巨噬细胞吞噬髓鞘表面抗原(如依赖于抗体的细胞毒作用)、补体介导的损伤、CD4 及 CD8 细胞的直接损伤。对髓鞘膜的损伤将导致轴突不能有效传递动作电位。动作电位传导异常将导致神经系统症状的出现。暴露在外的轴索更加容易受到可溶性炎症介质(如细胞因子、补体等)的损伤,最终导致轴索不可逆性损伤。

二、病理学改变

(一)髓鞘损伤

MS 的特征性病理改变为中枢神经系统白质内多发性脱髓鞘斑块,多位于侧脑室周围、视神经、脊髓、脑干和小脑的白质。脑和脊髓的冠状切面肉眼可见较多分散的、大小形态各异的脱髓鞘病灶,早期病灶呈粉红色,陈旧性病灶呈灰色,多分布于脑室旁白质或灰白质交界处。急性期镜下可见病灶内髓鞘崩解和脱失。此外,髓鞘可完全或不完全再生,广泛的髓鞘再生多见于早期 MS 的活动性斑块,髓鞘再生的同时伴有少突胶质细胞前体细胞的存在。

(二)轴索损伤

轴索损伤也被认为是 MS 的特征性表现之一。轴索的损伤表现为轴索的不规则肿胀,出现串珠样或球状改变。蛋白质通过轴突运输,当蛋白质出现堆积时,说明轴索出现急性损伤。这种情况主要见于活动性脱髓鞘病灶,在慢性非活动性病灶及正常白质则较为少见。

(三)皮质损伤

MS 曾经被认为主要影响白质。然而近年来的影像学和病理学发现,MS 影响皮质,且其病变程度要远远超过我们早前的认识。对皮质病灶进行分析发现,与白质病灶一样,这些脱髓鞘病灶都有少突胶质细胞减少和轴索的损伤。然而,皮质病灶与白质病灶又有明显区别:皮质病灶的炎症相对较轻,同时以病灶处的效应性细胞增多和小胶质细胞激活为主,而非巨噬细胞和淋巴细胞浸润。

三、临床表现

MS 临床表现复杂,几乎所有神经症状均可出现,包括:

(一)视神经

单眼或双眼在 1 天或数天内视力减退或失明,以球后视神经炎最多,少数为视神经盘炎。眼底早期正常,后出现原发性视神经萎缩。眼球于运动时感到疼痛,表现为视物模糊、中心暗点、视野缺损、色觉异常等。多数患者视力可于数周后开始改善,约 50% 患者可遗留视盘苍白,持久失明少见。

(二)小脑

小脑性共济失调和眼震是 MS 常见症状。临床表现为行走不稳、头晕、恶心、呕吐、构音不清。体查发现眼球震颤、指鼻试验、跟膝胫试验及闭目难立试验阳性。

(三)脑干

复视与眼球震颤是 MS 的主要特征,见于 70% 患者,以水平性眼震最多见,亦有水平加垂直、水平加旋转及垂直加旋转等。复视而不伴客观可见的眼肌麻痹常见于 30% 患者,可有单个眼肌无力,有时也可全眼肌麻痹,以动眼神经及展神经麻痹常见,还可有核间性眼肌麻痹,为脑干内侧纵束受累所致。其他脑神经损害如面瘫、眩晕、构音障碍、吞咽困难、呛咳等也可出现。

(四)脊髓

肢体无力或瘫痪是 MS 最常见的症状之一。表现为急性或亚急性起病,不同程度的偏瘫、四肢瘫、单肢瘫或截瘫。一侧或双侧下肢无力最常见且最早出现。MS 常见不同程度感觉异常,如肢体麻木、疼痛、烧灼感、蚁走感、胸部束带感和 Lhermitte 征。如累及自主神经,则患者表现为尿急、尿失禁、排尿困难或部分尿潴留,男性可出现阳痿,晚期可出现大小便失禁或完全潴留。

(五)抑郁

接近 1/2 的 MS 患者在一生之中都伴随着临床症状明显的抑郁。与原发性抑郁一样,MS 抑郁主要包括易怒、受挫折感和失去自信。失眠、食欲下降和易疲劳也很常见。MS 因抑郁引起自杀倾向的现象较严重,抑郁也是 MS 一个重要的死亡原因。

（六）认知障碍

MS认知障碍发生率约45%~65%,其发生及严重程度与躯体残疾状况无明显相关。表现为近期记忆障碍、注意力障碍、信息处理速度减慢、视空间能力障碍、执行功能下降等,而整体智力水平和语言能力相对保存,其认知功能障碍和患者的生活能力下降有关。

（七）疲劳

疲劳是指患者主观上感到缺乏体力和精神动力,客观上难以完成普通和必要的活动,影响正常的生理功能和生活质量。50%~90%的MS患者有疲劳体验。疲劳与抑郁、睡眠障碍、环境温度升高、肌松剂、镇静催眠药物以及髓鞘脱失导致的运动传导通路等都有关。

（八）发作性症状

MS发作性症状特点为症状发生快,消失快。由于脱髓鞘神经纤维对体内的代谢变化和生理变化十分敏感,易影响神经功能的传导,如高温环境下使体温升高时出现症状。临床上常见的有三叉神经痛、痛性强直性痉挛发作,发作性瘙痒等。

四、影像及实验室检查

（一）MRI

MS典型头颅MRI表现为多发的、分布于大脑半球白质部分的病灶,大小不等,边界清楚、圆形、卵圆形或不规则形的T_2WI高信号影,也可见于内囊、皮质下、颞叶、脑桥与小脑等部位,严重者可见脑组织变性、萎缩（图5-21-1）。幕上病灶中部分呈垂直侧脑室分布,其病理基础为MS的髓鞘脱失发生在血管周围,而脑室周围白质内血管走行与侧脑室壁相垂直（Dawson fingers）,此征象有一定特征性。急性期病灶在T_1WI可为低信号,被称为黑洞（black holes）,在T_2WI为高信号,可表现为内部病灶呈高信号,周围呈环状、半环状或片状中等程度高信号。胼胝体为MS病灶好发部位,胼胝体受累的特征性表现为矢状位上与侧脑室相连的异常信号灶,呈放射状突入胼胝体内,致胼胝体边界凹凸不平。矢状位T_2WI扫描,尤其是矢状薄层扫描,是发现胼胝体受累的最佳

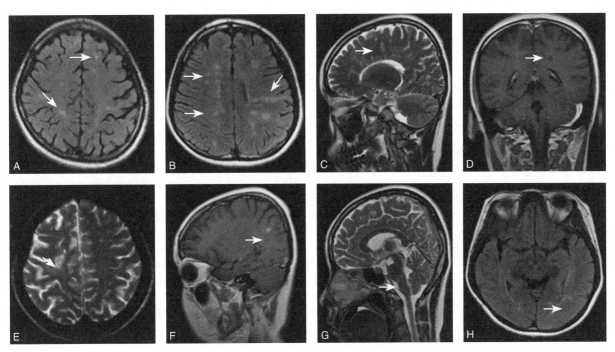

图5-21-1 MS头部MRI常见征象

A. 轴位T_2 FLAIR,近皮层病灶,相邻皮层出现大小不等的多发病灶（白箭）；B、C. 轴位T_2 FLAIR及矢状位T_2WI,脑室旁病灶,显示为多发的斑片状或卵圆形病灶,并顺延整个侧脑室旁,呈垂直侧脑室分布（白箭）；D. 冠状位T_1WI,白质病灶,呈低信号（白箭）；E. 轴位T_2WI,病灶显示为高信号,内部病灶呈高信号,周围呈半环状中等程度高信号（白箭）；F. 矢状位T_1增强相,可见病灶增强,呈环形边缘强化（白箭）；G、H. 矢状位T_2WI及轴位T_2 FLAIR,分别为幕下病灶和颞枕叶病灶（白箭）

方法。MS 典型脊髓 MRI 表现为矢状位上的短节段（少于 3 个椎体长度）病灶，边界清晰，可多发；病灶在水平位上呈偏心分布，主要累及脊髓白质（图 5-21-2）。MRI 新技术包括液体衰减反转恢复（fluid attenuated inversion recovery，FLAIR）序列、磁共振波谱（magnetic resonance spectroscopy，MRS）、磁化传递成像（magnetization transfer imaging，MTI）、弥散加权成像（diffusion-weighted magnetic resonance imaging，DWI）、功能磁共振成像（functional magnetic resonance imaging，fMRI）等，这些新技术的应用使得临床诊断 MS 及评估 MS 的病情达到了一个新的高度。

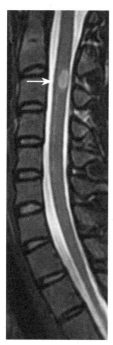
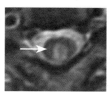

图 5-21-2　MS 脊髓 MRI 表现
矢状位 T$_2$ 上可见单个椭圆形病灶，累及 1 个节段，界线清楚，轴位 T$_2$WI 可见病灶累及脊髓白质为主，偏心分布（白箭）

（二）脑脊液

MS 患者脑脊液（cerebrospinal fluid，CSF）白细胞计数正常（$< 5 \times 10^6$/L）。尽管 MS 存在不同程度的髓鞘破坏和鞘内免疫球蛋白合成，但是

CSF 蛋白总量并无明显升高，一般认为很少超过 1g/L。IgG 指数是监测鞘内 IgG 合成的一个重要指标，而鞘内 24 小时 IgG 合成率的测定可以避免由于血清中白蛋白和 IgG 的增高对 IgG 指数产生的影响，能够较为真实地反映鞘内 IgG 合成的增加。IgG 寡克隆区带（oligoclonal bands，OCB）是指在 CSF 标本中出现而在相应的血清标本中缺如的免疫球蛋白电泳区带，是 MS 重要的辅助诊断指标。目前获得公认的最佳方法是等电位聚焦法进行电泳分离，继而使用免疫斑点法或免疫固定法显示结果。其敏感性和特异性分别达到 95% 和 86%。当 OCB 定性分析结论不明确时，可检测游离 κ 轻链作为候补方法。也有研究报道在 MS 患者可检测到脑脊液寡克隆 IgM 区带。

第二节　诊断标准的发展

MS 临床诊断主要基于发病时间（dissemination in time，DIT）和空间（dissemination in space，DIS）多发的临床证据，同时需排除其他可能的疾病。1983 年的 Poser 诊断标准曾经被广泛应用。但随着神经影像学尤其是 MRI 技术的发展，2001 年提出了 McDonald 诊断标准，并在 2005 年及 2010 年作出了部分修正。2010 年 McDonald 诊断标准中，DIS 和 DIT 的影像学诊断标准得到了简化，避免了频繁的 MRI 复查，有利于 MS 早期诊断，同时保持了较高的特异性和敏感性。患者首次发作，按 2005 年 McDonald 诊断标准不能诊断 MS，有可能诊断为临床孤立综合征（clinically isolated syndrome，CIS），而按照 2010 年 McDonald 诊断标准则可诊断为 MS。2010 年 McDonald MS 诊断标准见表 5-21-1。

一、MRI 空间多发的证据

2005 年 McDonald 标准为以下 4 项中具备 3 项：①1 个钆（gadolinium，Gd）增强病灶或 9 个 T$_2$ 高信号病灶；②至少 1 个幕下病灶；③至少 1 个近皮质病灶；④至少 3 个脑室旁病灶。2010 年 McDonald 标准：4 个典型部位（侧脑室旁、近皮质、幕下和脊髓）中，至少 2 个部位存在 ≥1 个 T$_2$ 高信号病灶。新标准较 2005 年 McDonald 标准更简单适用，不要求增强病灶，舍弃了颇受亚

表 5-21-1 2010 年 McDonald MS 诊断标准

临床表现	诊断 MS 所需附加资料
≥2 次发作 [a]；具有 ≥2 个以上客观临床证据的病变或者存在 1 个客观临床证据的病变同时伴有既往发作 [b] 合理的病史证据	无 [c]
≥2 次发作 [a]；具有 1 个病变的客观临床证据	具有以下证明病变空间多发（DIS）的证据：在 CNS 的 4 个 MS 典型区域（脑室周围、近皮质、幕下和脊髓）[d] 中至少 2 个区域有 ≥1 个 T_2 病变；或者等待以后涉及 CNS 不同部位病变的临床发作 [a]
1 次发作 [a]；具有 ≥2 个病变的客观临床证据	具有以下证明病变时间多发（DIT）的证据：在任何时间同时存在无症状的钆增强的与非增强的病变；或者在随后的 MRI 检查可见新的 T_2 和 / 或钆增强病变（1 或多个），不考虑参考基线 MRI 的时间性；或者等待第二次临床发作 [a]
有 1 次发作 [a]；存在 1 个病变的客观临床证据（临床孤立综合征）	具有以下证明病变空间及时间多发的证据：空间多发的证据：同前 DIS；时间多发的证据：同前 DIT；
提示 MS 的隐匿神经功能障碍进展（原发进展型 MS）	疾病进展 1 年（回顾性或前瞻性确定）同时具有下列三项标准的两项 [d]： 1. 脑病变的空间多发证据；根据 MS 特征性的病变区域（脑室周围、近皮质或幕下）≥1 个 T_2 病变； 2. 脊髓病变的空间多发证据：脊髓 ≥2 个 T_2 病变； 3. 脑脊液阳性（等电聚焦电泳的寡克隆带证据和 / 或 IgG 指数增高）

MS：完全符合标准，其他疾病不能更好地解释临床表现；可能 MS（possible MS）：不完全符合标准，临床表现怀疑 MS；非 MS（Not MS）：在随访和评估过程中发现其他能更好解释临床表现的疾病诊断。

a. 一次发作（复发；恶化）：系指由患者描述或客观观察到的 1 次 CNS 急性炎性脱髓鞘典型事件，现在或既往的发作，至少持续 24 小时，且无发热或感染。临床发作要有同时期客观的神经系统检查记录，这对于某些符合 MS 症状和演变的过去事件，但无客观的神经系统检查记载，能提供一个先前脱髓鞘事件的合理证据。然而，有关发作性症状（既往或现在）的报告应该由至少 24 小时以上的多次发作组成。在作出 MS 确诊前，必须至少要有 1 次发作用客观检查所证实，包括神经系统检查所证实，在自述先前有视力功能障碍的患者由视觉诱发电位反应所证实，或 MRI 检查发现 CNS 存在能够解释既往神经系统症状的脱髓鞘责任病变。

b. 临床诊断：根据 2 次发作的客观临床所见是最可靠的。1 次既往发作的合理病史证据，在缺乏客观的神经系统检查发现的情况下，可以包括症状的病史事件和先前炎性脱髓鞘事件的演变特征等证据。然而，必须至少有 1 次发作是由客观所见支持。

c. 不需要额外的检查。但是，最好任何 MS 的诊断都能在影像的协助下基于这些标准而作出。如果影像或其他检测（例如，脑脊液）已实施并呈阴性结果，在作出 MS 诊断前需要极为谨慎，并必须考虑其他诊断。客观证据必须存在并支持 MS 诊断，同时找不到更合理的疾病解释临床表现。

d. 钆增强病变并非必需，症状性病变不包括脑干或脊髓症候者（以除外早期视神经脊髓炎）。

洲神经科医生争议的"9 个 T_2 高信号病灶和至少 3 个脑室周围病灶"的标准。该标准不仅适合西方 MS 患者，对亚洲 MS 患者的诊断也具有参考意义。

二、MRI 时间多发的证据

2005 年 McDonald 标准规定：临床发作后至少 3 个月 MRI 出现新的 Gd 增强病灶，或者临床发作后 30 天以上，与基线扫描相比出现新 T_2 高信号病灶。2010 年 McDonald 标准则修订为，在任何时间同时存在 Gd 增强及非增强病灶，或者参考基线扫描，在 MRI 随访中出现 1 个新的 T_2 高信号病灶和 / 或 Gd 增强病灶即可作为时间多发的证据。

三、2010 年 McDonald 标准在儿童 MS、亚洲和拉丁美洲 MS 人群中的适用性

研究表明，对于 11 岁以下儿童，以及具有急性播散性脑脊髓炎样表现的患者使用该诊断标准仍需谨慎。2010 年 McDonald 标准还包括了亚洲和拉丁美洲患者的临床和影像学特征，然而这些地区的 MS 影像学特征可以不同于经典 MS 的特征，有时具有类似 NMO 的特征。亚洲人群中 CNS 炎性脱髓鞘疾病可表现为长节段脊髓病变和血清水通道蛋白 –4 抗体（AQP4）阳性，因此建议，对于那些可能患有 NMO 或类似疾病，特别是具有亚洲或拉丁美洲遗传背景的患者，应该检测 AQP4 抗体以鉴别，一旦排除了 NMO，亚洲和拉丁美洲 MS 患者和高加索 MS 患者没有区别，仍适用于最新的 MS 诊断标准。

第三节　鉴别诊断

因 MS 临床表现复杂多样，并且缺乏特异性影像或生物学检测指标，造成诊断及鉴别诊断困难。对于常见疾病鉴别，可总结为"VITAMINS"，即血管性疾病（vascular）、感染（infectious）、外伤（traumatic）、全身免疫（autoimmune）、代谢 / 中毒（metabolic/toxic）、特发 / 先天性疾病（idiopathic）、肿瘤（neoplasmtic）、精神性疾病（psychiatric）。而神经免疫性疾病，则需要和急性播散性脑脊髓炎（acute disseminated encephalomyelitis，ADEM）、视神经脊髓炎（neuromyelitis optica，NMO）/ 视神经脊髓炎谱系疾病（neuromyelitis optica spectrum disorder，NMOSD）、Schilder 硬化、Balo 硬化、单纯脊髓炎 / 视神经炎相鉴别，尽管 MS 与这些疾病可能在一定时间互相转化。

一、急性播散性脑脊髓炎

鉴别 MS 首次发作与 ADEM 是比较困难的。ADEM 常发生于感染或疫苗接种之后，而且大多数发生于儿童，起病常较 MS 急，病情更为凶险。常伴发热、剧烈头痛或神经根放射性痛、脑膜刺激征、抽搐、意识障碍等。球后视神经炎少见。病程比 MS 短，多无缓解复发病史。大约有 25% 最初诊断为 ADEM 的患者后来发展成为 MS。可以

说，要十分明确地区分这两种病早期是很困难的，两者病灶的病理改变也是很难区分。

二、横贯性脊髓炎

该病有时不易与早期脊髓型 MS 相鉴别。病前多有病毒感染史，急性起病，伴发热、双下肢感觉异常、痉挛性瘫痪、尿潴留或失禁。病程中无缓解复发，后遗症较重。而 MS 则起病较缓慢，病灶弥散，两侧不对称，缓解复发多见，脑脊液细胞数正常或轻度增高。

三、球后视神经炎

MS 常侵犯视神经，导致视力减退。若同时还有其他中枢神经系统白质受累的表现，倒不难鉴别诊断。若仅有视神经症状，鉴别则有难度。一般来讲，视神经炎多累及单眼，常伴中心暗点及周边视野缺损，病程中无缓解复发。MS 则常先后累及双眼，少有中心暗点，可有明显的缓解复发。

四、遗传性脊髓小脑共济失调

根据其少年起病，伴弓形足，脊柱畸形，深感觉障碍等典型临床特征，作出诊断较为容易。但如果只有小脑及锥体束的体征，诊断就较为困难。这时需依靠病程有无缓解复发的特点，脑脊液有无 IgG 的异常改变，MRI 有无小脑、脑干、脊髓的萎缩等发现来进行鉴别诊断。

五、亚急性联合变性

对于所有的脊髓型的 MS 患者都有必要检测血清维生素 B_{12} 的水平以排除亚急性联合变性。

六、莱姆病

莱姆病（Lyme disease）在莱姆病流行地区，该病也需作为鉴别诊断考虑到。这是种由伯氏疏螺旋体在中枢神经系统感染所引起的疾病，亦可见到痉挛性的截瘫、小脑体征及脑神经麻痹，相似的 MRI 和脑脊液的异常结果也可在莱姆病出现。莱姆病的诊断有赖于特征性的急性发作史，伴有脑脊液和血清中伯氏疏螺旋体抗体的滴度增高。

七、其他中枢神经系统感染

除莱姆病以外，还有些中枢神经系统感染的

表现类似 MS。因而对 HIV、HTLV-1 及梅毒的血清学检查是有必要的。另外，进行性多发性白质脑病（PLM）在一些免疫功能低下的患者也应考虑到。PLM 患者血清学检查乳头多瘤空泡病毒 SV-40 抗体的测定阳性，脑组织活检亦可发现该病毒，病程上亦无缓解复发。

八、自身免疫性疾病

诸如系统性红斑狼疮（SLE）、结节性多发性动脉炎、类肉瘤病等，均具有中枢神经系统损伤后的表现，尤其是 MRI 的改变也类似 MS。但这些疾病的非神经系统症状往往有助于临床的鉴别。再者，特异性的血清学检测，如 SLE 的抗 DNA 抗体，或适当部位的活检，如结节性多发性动脉炎，都有助于找到诊断依据而作出诊断。

九、肿瘤

颅内转移性的肿瘤也表现为多发性的病灶，从而产生多发性的症状和体征，类似 MS 的空间多发的特点，但影像学检查一般都可以协助确诊。脊髓肿瘤也是如此。伴有小脑体征的类癌综合征也有可能引起诊断上的困难，尤其是在老年患者，血清中的 Purkinje 细胞的抗体检测有助于明确诊断。

十、肾上腺脑白质营养不良

肾上腺脑白质营养不良由长链脂肪酸代谢障碍所引起，血清和培养的成纤维细胞中二十六己酸含量显著增高。其女性携带者可有轻度的痉挛性截瘫。主要病理改变为中枢神经系统中大脑白质广泛髓鞘脱失，以顶颞叶最为明显。对于出现进展性痉挛性截瘫的女性患者，有必要检测其血清中的长链脂肪酸以排除肾上腺脑白质营养不良的杂合子携带者。

十一、其他

脑血管疾病、动静脉畸形或蛛网膜囊肿也可有缓解复发的现象，但通常以 MRI 加以各病自身的特征都可以区别。Arnold-chiari 畸形的临床表现亦可类似 MS，MRI 常可明确诊断。另外，神经系统常见的疾病，如脑血管疾病、颈椎关节强直有可能与 MS 同时出现在患者身上，这时需判断是MS 的再发还是这些伴发病所引起的。

第四节　治疗与预后

一、急性发作期治疗

目前 MS 药物治疗主要针对最为常见的 RRMS。RRMS 急性期仍然首选大剂量甲泼尼龙冲击治疗，丙种球蛋白和血浆置换作为二线选择。

（一）大剂量甲泼尼龙冲击治疗

对甲泼尼龙冲击（IVMP）冲击治疗的短期观察发现它能促进急性期症状的恢复。然而缺乏足够证据证明这种治疗能长期减轻残疾症状。

IVMP 使用原则为成人 500~1 000mg MP 溶于 250~500ml 的溶剂中，静脉滴注 3~4 小时，连续 3~5 天，如临床症状明显恢复可直接停用；如临床症状恢复不明显，可改为口服泼尼松（40~60mg/d），3~4 周逐渐减量至停药；若减量过程中病情加重或出现新的体征和 / 或新的 MRI 病变，可再次给予 IVMP 或改用二线治疗。儿童起始剂量 20~30mg/（kg·d）静脉滴注 3~4 小时，共 5 天，症状完全缓解可直接停用，否则可给予口服泼尼松 1mg/（kg·d），逐渐减量至停用。

（二）口服激素治疗

在相对较轻的 MS 患者，有时治疗开始时可口服泼尼松（40~60mg/d）。然而，与激素冲击治疗获得的证据相比，口服泼尼松在判断疗效与急性期治疗时的用量及确定开始治疗的最佳时间方面证据太少。

二、预防复发

（一）疾病修饰治疗

近 20 年，针对 MS 疾病修饰治疗（disease-modifying treatments，DMT）药物迅速发展。自 1993 年第一种 DMT，即皮下注射的干扰素 β（interferon-β，IFN-β）用于 MS 治疗，随后陆续出现了众多的 MS 一线、二线 DMT 药物。应用 IFN-β 治疗 MS 开始于 1993 年 IFN-β-1b（商品名 Betaseron）治疗 MS，1996 年 IFN-β-1a（商品名 Avonex）上市治疗多发性硬化。之后上市治疗 MS 的还有另一种商品名为 Rebif 的 IFN-β-1a。IFN-β 治疗机制包括抑制 T 细胞的激活，抑制

Th1 或促进 Th2 产生细胞因子而使细胞因子网络从促进炎症作用的 Th1 反应向抑制炎症作用的 Th2 反应方向偏移,减轻血－脑屏障的破坏。虽然 IFN-β 的生物作用可能完全相同,但在抗原性和其他特性方面可能有差别。此外,在使用的剂量和途径方面的不同可以造成不同的反应。许多双盲随机对照临床试验证实,IFN-β 可以降低 MS 的复发率,减少病灶体积和数目,延迟持续进展性病残的出现,改善神经系统的功能。但是对于不同类型 MS 的治疗作用并不相同。此外,IFN-β 还可以阻止 CIS 发展成为 MS。

应用 IFN 可以诱导机体产生 IFN 的中和抗体(NAb)。由于 NAb 有影响 IFN 疗效的可能,对于一些用 IFN-β 治疗效果不好的患者,应考虑有无 NAb 的形成。除此之外,应用 IFN-β 还可以产生如:流感样症状、注射局部的反应、肌痉挛加重等副作用,并与剂量成正相关。

(二)口服药物

1. **口服激素** 口服激素治疗的效果已基本否定。有报道口服激素不能防止 MS 复发。也有证据表明中等剂量短期使用激素会增加视神经炎的复发。长期使用激素会增加复发率或使患者更加依赖于激素(即在激素减量时疾病复发)。临床上,一些患者激素一减量即出现反复发作,对这种患者必须长期使用激素。

2. **口服疾病修饰治疗药物** 在相当长的时间里,MS 的 DMT 药物都是注射或静脉滴注的。由于用药途径复杂且需要频繁注射,患者用药依从性较差,影响了药物的疗效。近年来,MS 治疗进展之一就是口服 DMT 药物的出现。一些新型口服 MS 治疗药物已经在 Ⅲ 期临床试验中显示疗效,如克拉屈滨(cladribine)、特立氟胺(teriflunomide)和二甲基富马酸(dimethyl fumarate)等。新型口服 MS 药物因为其有效性以及更便利的用药途径,提高了患者的依从性,在 MS 的治疗中显示出令人满意的疗效。

三、对症治疗

(一)强直痉挛

强直痉挛是指由于脊髓反射的抑制消失和继发腱反射增强所造成的肌肉张力增高,可分为肌强直和肌痉挛,累及大约 50% 的 MS 患者。巴氯芬和替扎尼定(tizanidine)是两个应用最广泛的治疗肌痉挛的药物。

(二)疼痛

多数 MS 患者出现疼痛,可分为急性和慢性疼痛。急性疼痛包括三叉神经痛、痛性肌痉挛、根性神经痛和 Lhermitte's 征等,常为阵发的、剧烈的、烧灼样疼痛和刺激性、痉挛性疼痛,大多数常用的抗痉挛药对这些疼痛有效,如苯妥英钠、卡马西平。慢性疼痛,如慢性肩背痛、感觉障碍性肢端疼痛、痛性痉挛等,最常用的药物为阿米替林,也可以使用非甾体抗炎药。

(三)震颤和运动障碍

在 MS 运动障碍中,震颤比较常见,有时也可能非常严重,而使肢体不能活动,并且治疗困难。MS 的震颤通常是动作性震颤,而静止性震颤罕见。手部固定器可减轻震颤的振幅。尽管药物治疗震颤经常失败,但一般而言,苯二氮䓬类药物能减轻震颤,但它的镇静作用限制了它的应用。以前报道有作用的其他药物包括:卡马西平和异烟肼。丘脑电刺激或丘脑切开术也能减轻震颤症状,可作为治疗的一种方法。

(四)疲劳

疲劳通常指一种非常劳累的、没有精神的感觉,或筋疲力尽的感觉。疲劳对于 80% 的 MS 患者来说都出现过。对于有严重 MS 相关疲劳的患者需要药物治疗。金刚烷胺被广泛地用于治疗 MS 引起的疲劳,其作用机制不清,可能与多巴胺释放有关,使用剂量是 100~200mg/d,分早、午服用。新型抗抑郁药——选择性 5- 羟色胺再摄取抑制剂对疲劳有一定的疗效。

(五)认知障碍

认知障碍可在 MS 早期出现。多奈哌齐(donepezil)可能改善 MS 认知功能障碍。

(六)精神障碍

MS 出现抑郁症状为多见。三环类抗抑郁药、选择性的 5- 羟色胺摄取抑制剂等各种抗抑郁药被经常地用于治疗 MS 患者的抑郁。对于焦虑和其他精神兴奋为主要表现的病例,应给予阿米替林和多塞平治疗。

四、治疗展望

过去,MS 治疗的目标是降低患者复发率,减缓神经系统残疾进展。现在和未来 MS 治疗的目标将不仅仅是延缓疾病进展，更重要的是停止甚至逆转患者的神经功能残疾，以达到"无病状态（freedom from disease）"，即患者无再次复发，神经系统残疾进程终止，在影像学上不再出现新发的活动性病灶。目前一些大型临床试验已经初步证实某些药物，例如那他珠单抗、阿仑珠单抗，可以达到这一目标。另一方面，目前 DMTs 药物主要作用于抑制 MS 的早期免疫应答，对于阻止和修复疾病后期的神经损伤作用有限。因此逆转 MS 患者的神经功能残疾、改善患者的长期预后，更需要神经保护和神经修复药物的发展。未来，药物临床试验将对可能有神经保护作用的药物进行研究，例如钾离子通道阻滞剂、谷氨酸盐拮抗剂等。

五、预后

MS 预后取决于 MS 分型、药物治疗是否及时、是否给予康复治疗等。一般良性型复发次数少，病情完全或基本缓解，病程可在 10 年以上，而神经功能状态仍属正常或轻残。RRMS 特点是反复发作，病情进展缓慢。SPMS 及 PPMS 病情缓慢进展，致残率高。急性型 MS 预后差，死亡率高。MS 最终多死于并发症，包括抑郁、泌尿道感染、肺炎、肺栓塞、褥疮、肢体挛缩等。

（胡学强　邱　伟）

参 考 文 献

［1］ Polman CH, Reingold SC, Banwell B, et al. Diagnostic criteria for multiple sclerosis: 2010 revisions to the McDonald criteria. Ann Neurol, 2011, 69（2）: 292-302.

［2］ Lennon VA, Wingerchuk DM, Kryzer TJ, et al. A serum autoantibody marker of neuromyelitis optica: distinction from multiple sclerosis. Lancet, 2004, 364（9451）: 2106-2112.

［3］ Wingerchuk DM, Lennon VA, Pittock SJ, et al. Revised diagnostic criteria for neuromyelitis optica. Neurology, 2006, 66（10）: 1485-1489.

［4］ Sellner J, Boggild M, Clanet M, et al. EFNS guidelines on diagnosis and management of neuromyelitis Optica. Eur J Neurol, 2010, 17: 1019-1032.

［5］ Wingerchuk DM, Lennon VA, Lucchinetti CF, et al. The spectrum of neuromyelitis optica. Lancet Neurol, 2007, 6（9）: 805-815.

［6］ Yamout B, Alroughani R, AI-Jumah M, et al. Consensus guidelines for the diagnosis and treatment of multiple sclerosis. Curr Med Res Opin, 2013, 29（6）: 611-621.

第二十二章 其他脱髓鞘疾病

第一节 视神经脊髓炎谱系疾病

一、视神经脊髓炎的归属问题

视神经脊髓炎（neuromyelitis optica, NMO），是视神经与脊髓同时或相继受累的脱髓鞘病变。该病由 Devic 于 1894 年首次描述，故又称为 Devic 病或 Devic 综合征。NMO 和多发性硬化（multiple sclerosis, MS）均为原发性炎症性脱髓鞘性疾病（idiopathic inflammatory demyelinating diseases, IIDDs）中的经典疾病，长期以来，NMO 与 MS 的关系存在争议，NMO 曾经被划分为 MS 的亚型。直至 2004 年，Lennon 等学者发现了水通道蛋白 4 抗体（aquaporin4-IgG, AQP4-IgG）后，越来越多证据支持 NMO 是一种独立于 MS 的疾病，具有不同的发病机制，需要不同的干预手段以预防复发和延缓神经功能丧失。但是否存在 NMO 向 MS 转化的过渡型仍有待进一步研究。2015 年国际 NMO 诊断小组（IPND）制定了新的视神经脊髓炎谱系疾病（neuromyelitis optica spectrum disorder, NMOSD）诊断标准，取消了 NMO 的单独定义，将 NMO 整合入更广义的 NMOSD 疾病范畴中。自此，NMO 与 NMOSD 统一命名为 NMOSD。IPND 进一步对 NMOSD 进行分层诊断，分为 AQP4-IgG 阳性组和 AQP4-IgG 阴性组，并分别制定了相应的诊断细则。

二、病因和发病机制

全球所有地区和种族都有 NMOSD 的病例报告，但种族差异明显。例如，高加索人种中 NMOSD 在 CNS 自身免疫性疾病中的发病率远低于 MS。然而，在非洲裔巴西人、东亚人和印度人等非高加索人中，NMOSD 占 CNS 炎症性脱髓鞘疾病的比例相当大，种族差异的存在提示遗传因素很关键。研究表明，HLA 基因仍然是 NMOSD 的主要易感基因。然而，东西方患者存在差异，高加索 NMOSD 可能与 HLA-DRB1*03 及 HLA-DQB1*04 基因多态性有关，而亚洲 NMOSD 与 HLA-DPB1*0501 等位基因相关。

AQP4 抗体（主要为 IgG1）在 NMOSD 发病机制中可能起到重要作用。AQP4 抗体通过血-脑屏障与星形胶质细胞足突上的 AQP4 结合，激活补体，动员中性粒细胞和嗜酸性粒细胞，造成 CNS 组织破坏。然而，目前关于 AQP4 抗体作用机制有待进一步研究：①20%~30% 的 NMOSD 患者为 AQP4-IgG 抗体阴性，这部分患者的发病机制如何；②AQP4-IgG 如何通过完整的血-脑屏障进入 CNS；③AQP4-IgG 是否破坏丰富表达 AQP4 的外周器官（如肾脏）。

NMOSD 病理表现为累及脊髓数个节段的广泛性脱髓鞘与轴索损伤，灰白质均可受累，伴有空洞及坏死。活动性病变内巨噬细胞浸润，伴随血管周围大量粒细胞、嗜酸性粒细胞，血管周围有明显的免疫球蛋白（主要为 IgM）及补体抗原沉积，支持体液免疫在 NMOSD 发病机制中的作用。免疫病理显示，急慢性 NMOSD 病灶中 AQP4 免疫反应消失，胶质纤维酸性蛋白（GFAP）染色下降，提示星形胶质细胞受损与 AQP4 缺失相关。

三、临床表现

女性多于男性，女:男比例高达 9~11∶1；急性（数小时或数日内视力丧失）或亚急性起病（1~2 个月内达到高峰）；临床上约 90% 的患者呈缓解-复发病程，10% 呈单相病程。

（一）视神经损害

一般侵犯双眼，或一先一后发病。常表现为视力迅速减退，可伴有眼球转动疼痛，瞳孔散大，光反应消失，可有中心暗点和管状视野。视力障碍在多数患者进行性加重，严重时可致全盲伴视神经萎缩。

（二）脊髓损害

脊髓炎病情表现轻重不一，表现形式多样，可表现为脊髓横贯性损害，典型或不典型的半横贯性损害，单侧或双侧的锥体束损害，脊髓休克等。典型表现是急性严重的横贯性脊髓炎，50% 可致截瘫。运动和感染障碍症状突出，有或无括约肌功能障碍。完全横贯性脊髓炎必须具备瘫痪、感觉障碍和排尿障碍三大症状；而不完全横贯性脊髓炎时，感觉障碍不完全缺失，肌力可维持 Ⅱ~Ⅲ 级，可不对称，排尿障碍较轻，通常不出现脊髓休克。若病情进展迅速，很快出现呼吸肌麻痹。

（三）其他发病表现

约 15% NMOSD 有视神经炎和脊髓炎以外症状，如脑病表现、下丘脑和脑干症状。部分 NMO 可伴有内分泌功能紊乱，如闭经、异常泌乳、尿崩症及代谢异常，如嗜睡、低血钠和低体温等，提示下丘脑病灶。此外，顽固性呃逆以及痛性强直性肌痉挛发作也不少见。

（四）合并自身免疫性疾病

部分 NMOSD 患者可伴有系统性红斑狼疮、干燥综合征、混合结缔组织病、重症肌无力、溃疡性结肠炎、原发性硬化性胆管炎、特发性血小板减少性紫癜等。NMOSD 亦可伴有血清自身抗体增高，如抗核抗体、抗 SSA 及抗 SSB 抗体、抗心磷脂抗体、抗中性粒细胞胞质抗体、抗甲状腺过氧化物酶抗体阳性等。

四、NMOSD 和 MS 的鉴别诊断

NMOSD 和 MS 在临床症状上有很多鉴别点。例如与 MS 相比，NMOSD 的视力损害更严重，可表现为双侧同时或相继快速发生的视神经炎；NMOSD 患者脑干病灶在延髓多见，可导致顽固性恶心、呃逆或呼吸衰竭；NMOSD 脑部症状包括脑病、下丘脑功能障碍；而 NMOSD 的脊髓炎常表现为严重且难以恢复的完全性横贯性脊髓炎；此外，神经根痛、痛性肌痉挛和 Lhermitte 征也常见。

影像学上，NMOSD 典型脑部病灶分布在 AQP4 表达丰富的脑室管膜周围区域，如第三脑室旁、下丘脑、脑干导水管周围（图 5-22-1）。钆增强扫描可以表现为云雾状不规则强化；脊髓 MRI 病灶主要位于颈髓和胸髓，颈髓病灶可以伸展到延髓，病灶通常超过 3 个脊椎节段，急性期病灶呈 T$_2$ 高信号及相应 T$_1$ 低信号，横断面上病灶位于灰质中央或占据整个脊髓横断面，伴有钆增强（图 5-22-2）。在严重的病例可以观察到脊髓萎缩和空洞。

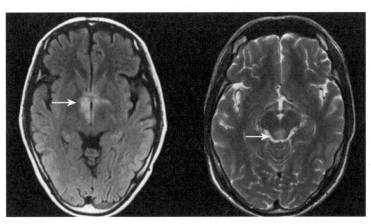

图 5-22-1　NMOSD 头颅 MRI 表现
轴位 T$_2$ FLAIR 及 T$_2$WI 分别显示第三脑室旁及中脑导水管周围病灶（白箭）

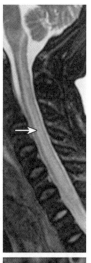
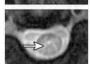

图 5-22-2　NMOSD 脊髓 MRI 表现
矢状位 T$_2$WI，显示脊髓病灶较长，通常大于 3 个椎体节段，轴位病灶位于脊髓中央（白箭）

AQP4-IgG 是鉴别 NMOSD 和 MS 的重要生物学标志物。它是 NMOSD 的特异性抗体,其靶抗原是 AQP4。血清 AQP4-IgG 的发现推进了 NMOSD 的诊断。也有学者报道了血清 AQP4-IgG 阴性而 CSF 中 NMO-IgG 阳性的 NMOSD 患者,但检测 CSF 中的 AQP4-IgG 是否有助于诊断仍有待确定。此外,NMOSD 可合并系统性自身免疫疾病(如干燥综合征),可有多种自身免疫抗体阳性。NMOSD 和 MS 的临床及实验室鉴别(表 5-22-1)。

表 5-22-1　NMOSD 和 MS 的鉴别

鉴别要点	NMOSD	MS
发病年龄	30~50	20~40
女:男	5~10:1	2~4:1
严重程度	中 – 重度	轻 – 中度
遗留残疾	严重视力障碍	不致盲
临床病程	90% 为复发型,10% 为单时相型	80% 为复发 – 缓解型,并发展为继发进展型,15% 为原发进展型
临床表现	视神经炎、脊髓炎、极后区综合征、脑干综合征、嗜睡或急性间脑综合征,伴 NMOSD 典型脑部病灶的脑部症状	视神经炎、脊髓炎、脑干或小脑症状,认知功能障碍和累及其他 MS 典型脑区的症状
血清 AQP4-IgG	70%~80% 阳性	<5%
视神经 MRI	长病灶(长于视神经 1/2),视神经后段或视交叉病灶	短节段病灶
脑 MRI	延髓最后区、第三和第四脑室周围、下丘脑、丘脑病变,皮质下或深部较大融合的白质病变,胼胝体病变较长较弥散(>1/2 胼胝体)	脑室旁(直角征)、近皮质、圆形、类圆形病变、小圆形开环样强化
脊髓 MRI	病灶 >3 个椎体节段,轴位多位于脊髓中央,可强化	病灶 <2 个椎体节段,多位于白质,可强化
脑脊液细胞	1/3 患者白细胞 >50×10^6/L	多数正常
脑脊液寡克隆区带	<20%	>70%~95% 阳性
合并自身免疫性疾病或抗体	常见	少见

五、诊断标准

NMOSD 的诊断应以病史、核心临床症状及影像特征为诊断基本依据,以 AQP4-IgG 作为诊断分层,并参考其他亚临床及免疫学证据作出诊断,还需要排除其他诊断可能。国际上应用的诊断标准主要有 2006 年 Wingerchuk 等制定的 NMO 诊断标准(表 5-22-2)和 2015 年国际 NMO 诊断小组(IPND)制定的新的 NMOSD 诊断标准(表 5-22-3),目前以后者的使用更为广泛:

六、治疗

(一)急性期治疗

目前尚缺乏大样本随机对照临床试验对治疗方案进行评估。NMOSD 急性期使用甲泼尼龙冲击治疗,通常从 1g 开始静脉滴注,1 次/d,连用 3 天,按阶梯依次减量为 500mg 静脉点滴,1 次/d,连用 3 天,240mg 静脉点滴,1 次/d,连用 3 天,120mg 静脉点滴,1 次/d,连用 3 天,之后改予口服泼尼松 60mg,1 次/d,逐步递减至中等剂量 30~40mg/d 时,结合免疫抑制剂作用时效快慢与之衔接,放缓减量速度,如每 2 周递减 5mg,至 10~15mg 口服,1 次/d,长期维持。对于激素疗效

表 5-22-2　NMO 诊断标准(Wingerchuk,2006 年)

必要标准	支持标准
(1)视神经炎 (2)急性脊髓炎	(1)脊髓病灶累及 3 个 MRI 椎体节段以上 (2)头颅 MRI 不满足多发性硬化诊断标准 (3)血清 AQP4-IgG 阳性

表 5-22-3 成人 NMOSD 诊断标准（IPND,2015 年）

AQP4-IgG 阳性的 NMOSD 诊断标准
（1）至少 1 项核心临床特征
（2）用可靠的方法检测 AQP4-IgG 阳性（推荐 CBA 法）
（3）排除其他诊断

AQP4-IgG 阴性或 AQP4-IgG 未知状态的 NMOSD 诊断标准
（1）在 1 次或多次临床发作中,至少 2 项核心临床特征并满足下列全部条件:①至少 1 项临床核心特征为 ON,急性 LETM 或延髓最后区综合征;②空间多发（2 个或以上不同的临床核心特征）;③满足 MRI 附加条件
（2）用可靠的方法检测 AQP4-IgG 阴性或未检测
（3）排除其他诊断

核心临床特征
（1）ON
（2）急性脊髓炎
（3）最后区综合征:无其他原因能解释的发作性呃逆、恶心、呕吐
（4）其他脑干综合征
（5）症状性发作性睡病、间脑综合征,脑 MRI 有 NMOSD 特征性间脑病变
（6）大脑综合征伴有 NMOSD 特征性大脑病变

AQP4-IgG 阴性或 AQP4-IgG 未知状态的 NMOSD MRI 附加条件
（1）急性 ON
需脑 MRI 有下列表现之一:①脑 MRI 正常或仅有非特异性白质病变;②视神经长 T_2 信号或 T_1 增强信号 >1/2 视神经长度,或病变累及视交叉
（2）急性脊髓炎:长脊髓病变 >3 个连续椎体节段,或有脊髓炎病史的患者相应脊髓萎缩 >3 个连续椎体节段
（3）最后区综合征:延髓背侧 / 最后区病变
（4）急性脑干综合征:脑干室管膜周围病变

NMOSD:视神经脊髓炎谱系疾病;AQP4-IgG:水通道蛋白 4 抗体;ON:视神经炎;LETM:长节段横贯性脊髓炎。

欠佳的患者可使用血浆置换,通常置换 3~5 次,每次用血浆 2~3L。在急性期不能使用激素（如合并感染）的患者,可先选择使用大剂量丙种球蛋白,但疗效不肯定。

（二）预防复发

预防复发治疗可选用硫唑嘌呤 2~3mg/(kg·d) 单用或联合口服小剂量泼尼龙 1mg/(kg·d),其他免疫抑制剂还可选用利妥昔单抗（rituximab）、米托蒽醌（mitoxantrone）、环磷酰胺等。

利妥昔单抗是一种针对 B 细胞表面 CD20 的单克隆抗体,其主要通过补体依赖的细胞毒作用和抗体依赖的细胞毒作用杀伤 B 细胞。在补体依赖的细胞毒作用中,C1 与利妥昔单抗的 Fc 片段结合,激活补体系统,导致细胞溶解。在抗体依赖的细胞作用中,利妥昔单抗的 Fc 片段与效应细胞（巨噬细胞、中性粒细胞、自然杀伤细胞）上的受体结合,激活 T 细胞的细胞毒作用。应用利妥昔单抗治疗 NMOSD 的临床试验结果显示 B 细胞消减治疗有显著疗效。常用方法为:按体表面积 375mg/m² 计算剂量,第 1 天及第 15 天分别静脉注射。

用于治疗 MS 的 β 干扰素对 NMOSD 无效,甚至可能诱发 NMOSD 复发,这可能与 β 干扰素促进体液免疫反应有关,因此不建议使用。

（三）对症治疗

若出现呼吸肌麻痹,则应及时行气管切开及呼吸机辅助呼吸。痛性强直性痉挛发作用卡马西平、巴氯芬治疗。

七、预后

总体而言,NMOSD 的预后较 MS 差。单向型病损重于复发型,但从长期预后如视力、肌力、感觉等均较复发型好;复发型预后差,多数患者呈阶梯式进展,发生全盲或截瘫等严重残疾。

第二节 急性播散性脑脊髓炎

急性播散性脑脊髓炎（acute disseminated encephalomyelitis, ADEM）是中枢神经系统特发性炎性脱髓鞘疾病（idiopathic inflammatory demyelinating diseases, IIDDs）中仅次于多发性硬化（multiple sclerosis, MS）和视神经脊髓炎（neuromyelitis optica, NMO）的第三类疾病。以往认为 ADEM 以儿童多见，但近年来成人 ADEM 也有不少报道。ADEM 的发病率为 0.4~0.8/10 万，儿童发病年龄为 5~8 岁。典型病例发生在感染后或疫苗接种后数天或数周内，但 1/3 儿童和 1/2 成人没有感染或疫苗接种史。

一、临床表现

ADEM 常见症状包括发热、头痛、身体不适感。45%~75% 的患者有脑病表现，如意识障碍和精神异常。常见体征包括意识障碍、双侧或单侧长束征、急性偏瘫及共济失调，1/3 患儿有脑膜刺激征。癫痫在儿童 ADEM 多见，以局灶性运动性癫痫为主，周围神经损伤在成人 ADEM 多见。ADEM 的脊髓受累常表现为横贯性脊髓炎，出现受损平面以下的运动、感觉和自主神经损伤。

二、诊断

ADEM 的诊断目前尚无统一标准。既往对 ADEM 诊断依据主要存在以下争议：①是否是单次发作还是多次发作；②是否可以有复发；③一次发作持续时间；④是否需要脑病表现；⑤是否需要前驱感染病史。因此既往 ADEM 的诊断标准多为描述性及排他性。临床首发的中枢神经系统脱髓鞘事件，症状多样，有脑病表现，头颅影像学可见幕上或幕下等多发较大的弥漫病灶，且不符合 MS 或 NMO 的诊断标准（图 5-22-3）。既往

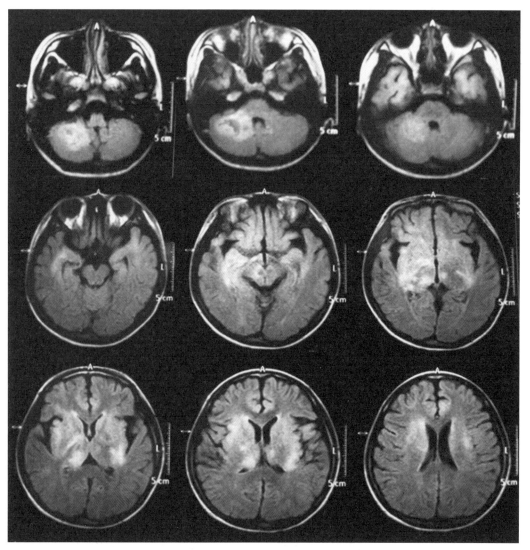

图 5-22-3　ADEM 患者头颅 MRI
轴位 T_2 FLAIR，表现为多发的、大块（直径 1~2cm 以上）的皮质下白质病变，累及大脑半球、脑干、小脑；同时病灶累及基底节灰质以及海马，呈对称分布，界限不清楚

研究多将复发型 ADEM 排除在外，因其非常少见及其诊断上是否成立或是否应诊断为 MS 仍存在争议。

国际儿童 MS 研究小组（International Pediatric MS Study Group，IPMSSG）2007 年提出了儿童 ADEM 诊断标准。该标准认为 ADEM 可以是单次发作，也可以是原有症状的复发，还可以是出现新病灶和新症状的复发。一次发作的临床病程可长达 3 个月，3 个月内病情和症状可以波动。1/3 患儿没有前驱感染史，因此没有前驱感染史不能排除 ADEM。但该诊断标准强调儿童 ADEM 诊断必须有脑病表现（如意识障碍和精神异常）和多部位损伤。ADEM 头颅 MRI 表现为多发的、较大的脱髓鞘病灶（直径大于 1~2cm），不仅位于白质，而且累及到灰质，尤其是基底节区的灰质；脊髓 MRI 显示境界清楚的髓内病变，可以有不同程度的增强。ADEM 的脑脊液蛋白和细胞数常常升高，而寡克隆区带（oligoclonal bands，OCB）常为阴性。因成人 ADEM 相对少见，目前尚无针对成人 ADEM 的诊断标准。

2007 年 IPMSSG 对各种类型的儿童 ADEM 的诊断标准简述如下：

（1）单时相 ADEM（monophasic ADEM）是指一次性急性或亚急性炎症脱髓鞘性临床事件。临床表现多样，但必须要有脑病的表现。脑病表现包括精神行为异常（如过度兴奋和易激怒）和意识改变（如意识模糊、昏睡、昏迷）。3 个月内可以有症状、体征或 MRI 的波动，或出现新的症状、体征或 MRI 改变。

（2）复发型 ADEM（recurrent ADEM，RDEM）在第一次 ADEM 事件发生 3 个月之后出现了新的 ADEM 临床事件，但是新的临床事件只是时间上的复发，没有空间的多发，因此症状和体征与第一次相同，影像学发现仅有旧病灶的扩大，而没有新病灶出现。

（3）多时相 ADEM（multiphasic ADEM，MDEM）在第一次 ADEM 事件 3 个月之后，出现了新的 ADEM 临床事件，此次临床事件也符合 ADEM 诊断标准，而且新的事件不管时间还是在空间上都与第一次不同，因此症状、体征以及影像学检查都有新的病灶发现。

三、鉴别诊断

ADEM 的发热、头痛、癫痫、脑病等症状在感染及系统性疾病中均可出现。临床上 ADEM 需要与急性病毒性脑炎（acute viral encephalitis，AVE）、MS 等疾病相鉴别。

（一）AVE

AVE 和 ADEM 均可在病毒感染后出现发热、头痛、精神及行为异常、脑膜刺激征、抽搐及意识障碍，因此两者鉴别困难。AVE 发生在任何年龄，而 ADEM 大多数发生在儿童；脑部受累仅仅是 AVE 多系统损伤的一部分，AVE 可以同时累及心脏、肝脏、肌肉系统等，而 ADEM 仅累及神经系统；双侧视神经和脊髓受累以及周围神经受累更多见于 ADEM，而 AVE 罕见；ADEM 和 AVE 都可以有脑膜刺激征和脑脊液白细胞升高，但脑脊液的病毒 PCR 阳性见于 AVE。此外，MRI 对区分两者非常重要：额叶及颞叶皮质和近皮质白质受累多见于 AVE，尤其是单纯疱疹病毒性脑炎，而基底节的灰质和脑干受损更多见于 ADEM。最后，脊髓病灶多见于 ADEM，少见于 AVE。

（二）MS

MS 和 ADEM 都可侵犯大脑半球、小脑、脑干和脊髓，特别是首次发作的 MS 与 ADEM 的鉴别非常困难。两者鉴别见表 5-22-4。ADEM 常见为单相病程，而 MS 多呈复发 - 缓解病程；ADEM 儿童多见，而 MS 青壮年多见；发热、头痛、意识障碍及精神行为异常、脑膜刺激征多见于 ADEM，少见于 MS；脑脊液寡克隆带多见于 MS，罕见于 ADEM；脑脊液白细胞升高多见于 ADEM，少见于 MS。最后，MRI 对鉴别 ADEM 和 MS 非常重要。ADEM 可表现为多发的、较大（直径 1~2cm 以上）的皮质下和脑中轴线附近的白质病变，累及大脑半球、脑干、小脑和脊髓，可以累及基底节灰质或大脑半球灰质，界限不清楚，而 MS 为侧脑室旁垂直病灶，不对称，而且界限清楚；在 T_1 增强相 ADEM 病灶强化表现出一致性（都强化或不强化），而 MS 的病灶强化表现为不一致性（部分强化，部分不强化）。然而，ADEM 中的病灶也可能发展了几周，有些病灶增强但其他病灶却无此改变，甚至根本就没有任何强化。

表 5-22-4　ADEM 和 MS 的临床鉴别要点

鉴别要点	ADEM	MS
感染或疫苗接种史	有	无
年龄	儿童（5~8 岁）	青壮年（20~40 岁）
病程	单相病程	复发 - 缓解
发热	有	无
精神症状及意识障碍	有	无
抽搐	有	无
视神经	双侧	单侧
脑膜刺激征	有	无
脑脊液寡克隆带	阴性	阳性
脑脊液白细胞	升高	正常

四、治疗

由于 ADEM 发病率低，目前还没有相关的对照试验。在疾病急性期，患者通常需在重症监护室进行治疗，并密切监测生命体征，必要时行气管切开和机械辅助通气。此外，维持水和电解质平衡以及抗感染治疗也至关重要。在有癫痫发作的情况下还需抗癫痫治疗。临床针对疾病本身的治疗方案包括：

（一）大剂量激素冲击治疗

通常成人剂量为甲泼尼龙 500mg~1g 静脉滴注，1 次 /d，连用 5 天；儿童需减量，依照体重计算甲泼尼龙 10~30mg/（kg·d），连用 5 天。之后改予口服泼尼松，成人 60mg/d，儿童 1mg/（kg·d），逐渐减量，维持 4~6 周，可以使 50%~80% 患者的症状完全恢复。使用激素治疗可以减轻脑水肿以及炎症反应，减少血 - 脑屏障的通透性。

（二）免疫球蛋白

静脉注射免疫球蛋白已经成为许多自身性免疫性疾病的治疗方案。已经有免疫球蛋白与激素联合应用治疗儿童及成人 ADEM 的报道。

（三）血浆置换

目前对于血浆置换治疗 ADEM 的褒贬不一。由于在血浆置换治疗时多数患者已经接受了激素治疗，所以缺乏对血浆置换治疗的客观评价。血浆置换通常在疗程中进行 5~7 次治疗。

五、预后

ADEM 预后不仅取决于治疗方案，还和发病年龄、疾病严重程度以及病灶累及范围等各种因素都有一定关系。

第三节　脑桥中央髓鞘溶解症

脑桥中央髓鞘溶解症（central pontine myelinolysis，CPM）是一类主要累及脑桥中央的特殊类型脱髓鞘疾病。一般认为，CPM 的发生与快速纠正低钠血症有关，因此 CPM 又被称为渗透性脱髓鞘综合征。

一、病因及发病机制

动物实验证明 CPM 是由快速纠正低钠血症[一般指纠正速度 >10mmol/（L·d）]引起的，但其具体机制至今尚不清楚。低钠血症出现早期，渗透压变化导致水由血液进入脑细胞内，造成细胞水肿，由于存在水通道蛋白，胶质细胞的水肿较神经细胞更为明显。早期脑细胞可通过减少细胞内无机物（电解质）浓度快速调节细胞内外渗透压，恢复正常细胞容积，此时如果快速纠正水电解质平衡，细胞内外电解质平衡可以快速调节至正常，一般不会对脑细胞造成损伤。但如果低钠血症持续存在，脑细胞会产生保护性适应反应，细胞内产生一些有机小分子，如肌醇、牛磺酸、谷氨酸等以维持细胞体积，由于有机小分子的移动没有无机物迅速，此时如果迅速纠正低钠血症，细胞外渗透压骤增，无机物和有机物的渗透压平衡被打破，可引起脑细胞的急速脱水、皱缩。一般认为，这一过程可直接导致少突胶质细胞损害，从而损伤髓鞘。也有观点认为，渗透压的急剧变化可造成血 - 脑屏障受损，血管内皮细胞之间的紧密连接松解，导致损伤性物质（如补体等）进入大脑，造成髓鞘溶解；血管内皮细胞也可能在渗透压改变下释放一些物质（如纤溶酶原激活物、细胞因子等）造成髓鞘损伤。

CPM 最早在慢性酒精中毒及营养不良的人

群中发现,这可能与这些患者缺乏维生素 B,影响髓鞘合成,在低钠血症的基础上更容易出现髓鞘损伤有关。随着对 CPM 的认识逐渐增多,发现 CPM 可继发于各种导致低钠血症的原因,包括肝移植术后、肾功能不全、肝功能不全、胃肠道疾病、妊娠剧吐、神经性厌食、抗利尿激素、盐皮质激素等异常分泌、肿瘤、严重烧伤、精神疾病、放疗后、化疗后等,其中最常见的原因是慢性酒精中毒和肝移植术后。

二、临床表现

CPM 的临床表现多种多样,主要包括精神心理症状(如情绪不稳定、怪异行为等)及神经系统症状(如意识障碍、认知障碍、构音障碍、吞咽困难、共济失调、偏瘫、癫痫发作等)两个方面,其严重程度各异,从没有特殊症状、仅在影像学检查或尸体解剖中无意发现,到昏迷或死亡。

CPM 症状通常在低渗透压血症纠正后 2~7 天内出现。CPM 的典型症状为突然出现的不同程度的意识障碍,快速进展的四肢瘫、眼肌麻痹、假性延髓麻痹症状等,严重者可能出现闭锁综合征;除此之外,共济失调、肌张力障碍、帕金森症状也较为常见;其他临床症状包括认知障碍、癫痫发作、精神症状等。

三、影像学表现

CPM 可能在出现临床症状数天到 2 周之后才出现头颅磁共振成像(magnetic resonance imaging, MRI)影像学改变。特征性 MRI 表现为脑桥中央的 T_1WI 低信号, T_2WI、质子密度加权成像、液体衰减翻转恢复序列(fluid-attenuated inversion recovery, FLAIR)高信号病灶。由于病变一般不累及脑桥腹外侧、脑桥被盖部及皮质脊髓束,典型病灶多呈"三叉"形或"蝙蝠翅"样(图 5-22-4),不强化或少数有边缘强化,无占位效应。弥散加权成像对 CPM 病灶的敏感性较 MRI 大,可以在症状发生的早期检测到病灶,对 CPM 的早期诊断有很大帮助。

CPM 的影像学改变与临床症状的严重程度不完全相关,随着临床症状的缓解,影像学病灶的体积和强度可能会减少,但也有可能患者已经达到临床康复,影像学病灶依然长期存在。

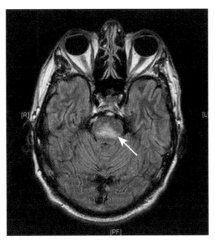

图 5-22-4　CPM 典型病灶
轴位 T_2 FLAIR,显示病灶为"蝙蝠翅"样,无占位效应

四、诊断与鉴别诊断

近期有快速升高血钠浓度的患者,出现突发的神经系统症状均应考虑 CPM 诊断;如果患者存在慢性酒精中毒、肝移植术后、营养不良及其他严重疾病则更加应该高度怀疑。头颅 MRI 上显示特征性病灶即可明确诊断。

CPM 需与脑桥肿瘤、高血压脑病、急性播散性脑脊髓炎、多发性硬化、视神经脊髓炎、脑桥梗死、可逆性后部白质脑病综合征(reversible posterior leukoencephalopathy syndrome, RPLS)、放射性损伤等相鉴别。

五、预防和治疗

当患者由于各种原因出现低钠血症(即血清钠离子浓度 <135mmol/L)时,其治疗方案应考虑患者基础情况(包括基础疾病、营养状况及水电解质异常等)、低钠血症的严重程度、急性恶化的风险,以确定短期使用高张盐水快速纠正还是使用生理盐水缓慢纠正低钠血症。为防止 CPM 形成,钠离子浓度纠正速度最好不超过 0.5mmol/h,在补液期间应密切监测血电解质水平。在纠正低钠血症的过程中可以应用抗利尿激素受体拮抗剂。

对于已经出现 CPM 的患者,治疗上首先应积极处理原发病及预防并发症的形成。血浆置换及静脉注射免疫球蛋白可以改善患者预后。其他治疗方案包括急性期使用甘露醇、呋塞米等脱水剂减轻脑水肿,糖皮质激素冲击疗法,以及针对神经系统症状及精神症状的对症治疗。

六、预后

出现症状的 CPM 患者多数预后较差,死亡率高,但也有部分患者症状可明显改善,甚至完全康复。多数患者可能长时间遗留认知功能障碍。影像学上表现的病灶大小并不能预测实际病情的严重程度。一般认为,早期低 Glasgow 评分、血钠水平低、有低钾血症表现往往提示预后较差;基础情况差、出现免疫抑制及肝移植术后的患者往往预后较差。

第四节 髓鞘少突胶质细胞糖蛋白抗体相关疾病

一、概述

髓鞘少突胶质细胞糖蛋白(myelin oligodendrocyte glycoprotein, MOG)抗体相关疾病(MOG-IgG associated diseases, MOGAD)是一种新近认识到的免疫介导的中枢神经系统(central nervous system, CNS)炎性脱髓鞘疾病。抗 MOG 自身抗体(MOG-IgG)可能是 MOGAD 的致病性抗体,因此 MOGAD 不同于多发性硬化(multiple sclerosis, MS)和视神经脊髓炎谱系疾病(neuromyelitis optica spectrum disorder, NMOSD)。2018 年,国际上两个小组分别提出了《MOG 脑脊髓炎诊断和抗体检测专家共识》和《MOG-IgG 相关疾病的拟诊断标准》,建议把 MOGAD 定义为一种独立疾病谱。

最初研究显示,MOGAD 与 MS 和急性播散性脑脊髓炎(acute disseminated encephalomyelitis, ADEM)存在一定相关性。近年研究表明,MOGAD 在血清水通道蛋白 -4 抗体(aquaporin-4 antibody, AQP4-IgG)阴性的 NMOSD 和复发性视神经炎(optic neuritis, ON)中更常见。目前没有某一种炎性脱髓鞘疾病(idiopathic inflammatory demyelinating disease, IIDDs)可以囊括 MOGAD 的所有表现。国内外学者对 MOGAD 的研究发现,MMOGAD 具有区别于其他 IIDDs 的临床特征,且 MOG-IgG 滴度与 MOGAD 病情严重程度相关。病理学研究发现,MOGAD 有独特的免疫病理改变。最后,动物实验支持 MOG-IgG 是致病性抗体,而不是髓鞘脱失继发的"旁观者效应"或免疫反应,MOGAD 与 MS、NMOSD 等存在不同的发病机制。

MOG-IgG 是 MOGAD 的特异性生物学标志物。目前国际推荐的 MOG-IgG 检测方法是细胞法(cell-based assay, CBA)。MOG 抗原必须使用全长人 MOG。同时建议使用 Fc 特异性(或 IgG1 特异性)二抗,以避免与 IgM 和 IgA 抗体发生交叉反应。血清是首选的检测样品。因 MOG-IgG 在外周血产生,脑脊液(cerebrospinal fluid, CSF)检测仅在选择性病例中提供补充信息。

二、临床表现

与其他 IIDDs 相比,MOGAD 在儿童发病较高,性别比例差别不明显,男女比例为 1:1~2。病前可有感染或疫苗接种等诱因,诱因出现后 4 天至 4 周内发病。MOGAD 可呈单相或复发病程,复发者可出现频繁发作。病灶可广泛累及 CNS,临床表现多样。MOGAD 主要临床表型包括视神经炎(optic neuritis, ON)、脊髓炎、脑干脑炎和脑炎等。其他临床症状包括发热、癫痫、恶心、呕吐等。MOGAD 可表现为单一症状或以上症状的多种组合形式,这些临床症状具有相应的影像学支持。此外,MOGAD 临床表现存在年龄相关性特征,从儿童的 ADEM 样表型(ADEM、ADEM 相关性视神经炎,多时相 ADEM 和脑炎)到成人的视 - 脊髓表型(视神经炎,脊髓炎和脑干脑炎)。

(一)视神经炎

ON 是 MOGAD 最常见的临床分型,在成年患者中视神经累及率可高达 90%。常双侧同时受累,表现为纵向广泛的视神经损伤。复发率高,部分患者以单纯复发性 ON 为临床表现。MOGAD 相关的视神经炎患者常诉有比较明显的眼痛或者眼球转动疼,常合并眼眶痛;急性期出现单眼或者双眼视力急剧下降、视野缺损、色觉改变以及对比敏感度下降。急性期眼底镜检查可发现显著视盘水肿 / 乳头炎 / 视盘肿胀。急性期视神经 MRI 显示视神经病灶长于视交叉前视神经长度的 1/2,视神经周围钆增强明显(图 5-22-5)。

(二)脊髓炎

MOGAD 出现脊髓炎约占 20%~30%,腰髓和圆锥受累常见,出现肢体乏力、感觉障碍和二便障碍等自主功能症状。急性期脊髓 MRI 可表现为纵向延伸横贯性脊髓炎(longitudinally extensive

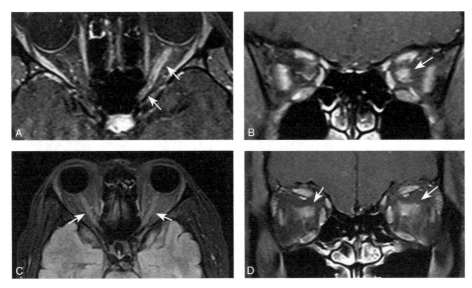

图 5-22-5　MOGAD 视神经 MRI 表现

A. 轴位 T_1WI 压脂序列增强扫描；B. 冠状位 T_1WI 压脂序列增强扫描；C. 轴位 T_2 FLAIR 压脂序列；D. 冠状位 T_1WI 压脂序列增强扫描。急性期视神经 MRI 显示视神经病灶长于视交叉前视神经长度的 1/2（白箭）；视神经周围钆增强明显（白箭）

transverse myelitis, LETM），即超过 3 个脊椎节段。也可见短节段性横贯性脊髓炎（图 5-22-6）。脊髓炎后残留永久性括约肌和 / 或勃起障碍较多见。

（三）脑膜脑炎

除脑部局灶性定位症状外，意识障碍、行为改变或癫痫发作是 MOGAD 的脑部症状，可伴随脑膜炎症状，包括发热、头痛、脑膜刺激征等。上述表现在 MS 和 NMOSD 少见。MOGAD 脑部症状需要有相应的 MRI 证据支持。MRI 常表现为大而融合的 T_2 病灶，主要累及白质，也可累及皮层和皮层下，或深部灰质等，但少见侧脑室旁的卵圆形 / 圆形病灶或与颞叶下极病灶，亦无 Dawson 指状征或沿 U 型纤维病灶。

（四）脑干脑炎

约 30% MOGAD 表现为脑干脑炎。同样，脑干脑炎必须有提示脱髓鞘病变的影像学证据。MOGAD 脑干脑炎的症状包括呼吸功能衰竭、构音障碍、吞咽困难、颅神经麻痹、听力丧失、平衡障碍等，部分患者表现为原因不明的顽固性恶心、呕吐或呃逆症状，有学者认为该症状类似 NMOSD 的最后区综合征，但部分出现该症状的患者缺乏最后区病灶的影像学证据，因此这类临床表现的受累部位尚未有定论。MOGAD 头颅 MRI 表现见图 5-22-7。

（五）实验室检查

1. 血清及脑脊液 MOG-IgG　血清及脑脊液 MOG-IgG 的检测如前所述。目前认为，MOG-IgG 阳性的临床意义应该结合患者整体临床表现进行解读。如患者临床症状不符合 MOGAD 的常见临床表型，建议使用不同的 CBA 检测方法对阳性血清样品进行重复检测，以降低检测方法产生的假阳性结果的风险。

MOG-IgG 血清滴度与疾病活动性相关，在疾病急性发作期的滴度高于缓解期；也与患者治疗状态相关，在免疫抑制或血浆置换治疗后滴度下降。部分 MOGAD 患者为单相病程，其 MOG-IgG 在临床恢复后永久消失。因此，对于高度怀疑 MOGAD 的患者，如果 MOG-IgG 首次检测结果为阴性，建议在急性发作期、未治疗的间隔期或血浆交换（或丙种球蛋白）治疗后 1~3 个月内重新检测。

MOG-IgG 滴度水平变化与临床病程相关。持续性 MOG-IgG 阳性的 MOGAD 患者更可能出现复发性病程，而 MOG 抗体滴度下降与单相病程相关。免疫调节治疗期间血清 MOG-IgG 可转化为阴性。因此确诊的 MOGAD 患者建议在 6 个月和 1 年后复查 MOG-IgG，以指导疾病治疗。

2. 脑脊液检查　MOGAD 患者 CSF 常规检查指标可正常，但高达 50% 的患者 CSF 中白细胞计数 $>5 \times 10^6$/L。CSF 蛋白质水平也可升高。10% MOGAD 患者 IgG 寡克隆区带阳性。

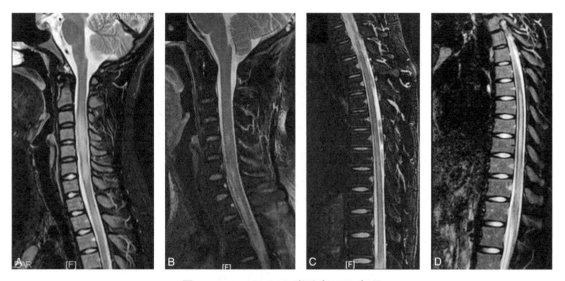

图 5-22-6 MOGAD 脊髓炎 MRI 表现

A~D. 矢状位 T$_2$WI,急性期脊髓 MRI 可表现为纵向延伸的长节段横贯性脊髓炎,即超过 3 个脊椎节段。也可见短节段性横贯性脊髓炎

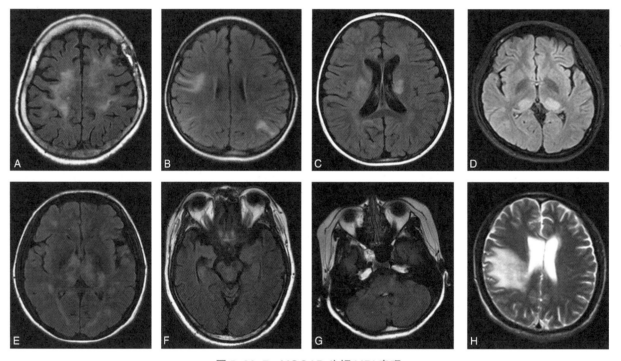

图 5-22-7 MOGAD 头颅 MRI 表现

A、B. 轴位 T$_2$ FLAIR,皮层和 / 或皮层下病灶;C~E. 轴位 T$_2$ FLAIR,大脑深部灰质及中线结构病灶;F、G. 轴位 T$_2$ FLAIR,脑干病灶;H. 轴位 T$_2$WI,白质大病灶,呈脱髓鞘假瘤样

三、诊断国际专家共识

(一)诊断原则

暂无特征性的临床症状可以直接提示 MOGAD 诊断。在血清 MOG-IgG 阳性的基础上,以客观病史和临床表现为依据,结合各种辅助检查尤其是 MRI 与 CSF 的特点,尽可能寻找其他亚临床和免疫学证据辅助诊断,并且应排除其他疾病可能。近期,两个研究组提出了初步诊断标准,分别命名为"MOG 脑脊髓炎"和"MOG-IgG 相关疾病"。

(二)Jarius 诊断标准

Jarius 等提出 MOGAD 包括单相或复发的,血清 MOG-IgG 阳性的 ON、横贯性脊髓炎、脑干脑炎或脑炎(或这些综合征的组合)的表现。同时,这些患者 MRI 或电生理检查均符合 CNS 脱髓鞘病的特征。Jarius 诊断标准见表 5-22-5。

表 5-22-5 Jarius 等提出的 MOGAD 诊断标准

符合以下所有标准
（1）单相或复发性急性视神经炎、脊髓炎、脑干脑炎或脑炎，或这些综合征的任何组合
（2）与中枢神经系统脱髓鞘相关的 MRI 或电生理（孤立性视神经炎患者的视觉诱发电位）检查结果
（3）用全长人 MOG 作为靶抗原的细胞检测法检测血清 MOG-IgG 阳性

注意：对于存在非典型表现的（详见鉴别诊断）患者，且在第二次采用不同细胞法检测后未确认 MOG-IgG 阳性的患者，应诊断为"可能 MOGAD"

（三）Lopez-Chiriboga 诊断标准

Lopez-Chiriboga 等提出，MOGAD 确诊需要血清 MOG-IgG 阳性，同时患者具备 ADEM、ON、慢性复发性炎性视神经病变、横贯性脊髓炎、脱髓鞘脑或脑干综合征的临床表现（或这些表现的任何组合），并排除其他诊断。Lopez-Chiriboga 诊断标准见表 5-22-6。

表 5-22-6 Lopez-Chiriboga 等提出的
MOGAD 诊断标准

拟议诊断标准[a]
1. 实验室发现[b]：细胞检测法检测血清 MOG-IgG 阳性[c]
2. 临床有下列表现之一：
（1）急性脱髓鞘性脑脊髓炎
（2）视神经炎，包括慢性复发性炎性视神经病变
（3）横贯性脊髓炎（即纵向长节段横贯性脊髓炎或短节横贯性脊髓炎）
（4）与脱髓鞘相关的脑或脑干综合征 以上任意组合
3. 排除其他诊断

a 必须满足所有 3 个标准；
b 短暂的血清阳性提示较低复发的可能性；
c 在没有血清的情况下，脑脊液中的阳性可符合标准 1。

（四）鉴别诊断

常见 IIDDs，如 MS 和 NMOSD，是 MOGAD 需要重点进行鉴别的疾病（表 5-22-7）。此外，MOGAD 需要鉴别神经结核、神经梅毒、脊髓亚急性联合变性、Leber 遗传性视神经病变、血管炎、中枢神经系统淋巴瘤、脑胶质瘤病、副肿瘤性神经系统疾病等。

表 5-22-7 MOGAD 与 MS 和 NMOSD 的鉴别诊断

	MS	AQP4-IgG 阳性 NMOSD	MOGAD
生物标志物	CSF 寡克隆区带阳性	血清 AQP4-IgG 阳性	血清 MOG-IgG 阳性
女：男	3：1	8~9：1	1~2：1
好发年龄	20~30 岁	20~40 岁	儿童期较成人常见
病程	复发缓解型；或慢性进展型	单相型；复发型（多见）	单相型；复发型（常表现为视神经炎）
临床表现	视神经炎、脊髓炎、脑干或小脑症状，认知功能障碍和累及其他 MS 典型脑区的症状	视神经炎、脊髓炎、极后区综合征、脑干综合征、嗜睡或急性间脑综合征，伴 NMOSD 典型脑部病灶的脑部症状	ADEM 样表型（ADEM，多时相 ADEM、ADEM-视神经炎，脑炎或脑膜脑炎，或视神经-脊髓表型（视神经炎、脊髓炎）或脑干脑炎
视神经炎	单侧多见	双侧或单侧，严重，经常复发	双侧或单侧，很少累及视交叉，经常复发
脑部 MRI	多发白质病灶（脑室旁、近皮层、幕下），6mm 左右，卵圆形，黑洞（T_1 无强化低信号）；可有皮层病灶	无脑部病灶，或病灶不符合 MS 特征	多发或单发白质病灶，斑片状，可伴有丘脑、海马、皮层/近皮层病灶，大病灶肿瘤样，可见软脑膜强化

续表

	MS	AQP4-IgG 阳性 NMOSD	MOGAD
脊髓 MRI	短节段病灶;偏侧	长节段病灶(纵向延伸超过 3 个椎体节段);中央	长或短节段病灶,横断面可见于中央或周边,腰髓/圆锥累及相对特异
视神经 MRI	短节段病灶	长病灶(长于视神经 1/2),视神经后段或视交叉病灶	长病灶(长于视神经 1/2),视神经前段病灶
脑脊液细胞增多	中度(<50% 患者)	常见(>70% 患者)	常见(>70% 患者)
治疗	免疫调节剂	免疫抑制剂	免疫抑制剂
预后	致残率高,与疾病进展相关	致残率高,与高复发率和发作时恢复不良相关	致残率低,发作后恢复较好;部分患者初次发作恢复差

四、治疗和预后

目前,MOGAD 治疗研究的数据有限,治疗推荐来自一些小样本、回顾性研究,并借助其他自身免疫性疾病的治疗经验。治疗分为急性期治疗和缓解期治疗。多数预后良好,部分患者遗留永久残疾。

(一)急性期治疗

主要药物及用法如下:

1. 糖皮质激素(以下简称激素)

(1)推荐意见:激素治疗有助于 MOGAD 患者急性期神经功能恢复,在多个回顾性病例研究中,有效率达 50%~90%。

(2)推荐用法:大剂量冲击缓慢阶梯减量小剂量长期维持。成人甲泼尼松龙 1g 静脉点滴,1 次/d,共 3 天;500mg 静脉点滴,1 次/d,共 3 天;240mg 静脉点滴 1 次/d,共 3 天;120mg 静脉点滴 1 次/d,共 3 天;泼尼松 60mg 口服,1 次/d,共 7 天;50mg 口服,1 次/d,共 7 天;顺序递减至中等剂量 30~40mg/d 时,依据序贯治疗免疫抑制剂作用时效快慢与之相衔接,逐步放缓减量速度,如每 2 周递减 5mg,至 10~15mg 口服,1 次/d,长期维持。儿童起始剂量 20~30mg/(kg·d),参考成人方案依次阶梯减量。

(3)注意事项:部分 MOGAD 患者对激素有一定依赖性,在减量过程中出现病情再次加重。对这部分患者激素减量过程要慢,并可与免疫抑制剂长期联合使用。

2. 血浆置换(plasma exchange,PE) 血浆置换可能是激素治疗失败后的一个选择。在一些小样本病例对照研究中,对激素治疗无效的 MOGAD 患者在血浆置换后似乎有较良好的预后,但一些患者的神经功能仅部分恢复。建议置换 5~7 次,每次置换血浆 1~2L。

3. 静脉注射大剂量免疫球蛋白(intravenous immunoglobulin,IVIg) 借鉴其自身免疫疾病的治疗措施,对大剂量激素冲击治疗疗效差的 MOGAD 患者,可试用 IVIg 治疗。剂量 0.4g/(kg·d),连续用 5 天为 1 个疗程。

(二)缓解期治疗

对于复发性 MOGAD 患者应进行缓解期预防治疗。但目前尚无法早期鉴别单时相和复发性 MOGAD。不同免疫药物,包括小剂量激素、硫唑嘌呤、吗替麦考酚酯、利妥昔单抗和甲氨蝶呤等,可能降低 MOGAD 患者的复发风险,特别是当治疗持续 3 个月以上时。但对 MS 有效的疾病修正治疗(disease modifying therapy,DMT),如 β 干扰素、醋酸格拉替雷和那他珠单抗等可能对 MOGAD 无效。

1. 小剂量激素维持治疗

(1)推荐意见:多个回顾性分析提示,小剂量激素维持治疗能减少 MOGAD 复发。借鉴 NMOSD 等其他免疫性疾病,小剂量激素联合其他免疫抑制药物可能获益。

(2)推荐用法:建议 10~15mg 口服 1 次/d 的泼尼松(或相等当量的其他口服激素)。治疗的持续时间也很重要,治疗时间少于 3 个月的患者复发的可能性是治疗时间更长的患者的 2 倍,因此建议小剂量激素维持治疗应坚持超过 6 个月。

2. 硫唑嘌呤

（1）推荐意见：有可能减少 MOGAD 复发，尤其与小剂量激素联合应用。

（2）推荐用法：按体重 2~3mg/（kg·d）单用或联合口服泼尼松（按体重 0.75mg/（kg·d）。通常在硫唑嘌呤起效以后（4~5 个月）将泼尼松渐减量至小剂量长期维持。

3. 吗替麦考酚酯

（1）推荐意见：MOGAD 疗效尚未明确。有研究提示，吗替麦考酚酯和激素联合治疗似乎有积极的效果；然而这种效果在激素逐渐减量后减弱。由于吗替麦考酚酯可能需要几个月才能充分起效，因此联合使用的泼尼松只能缓慢地逐渐减量。

（2）推荐用法：推荐用法为 1~1.5g/d 口服。

4. 利妥昔单抗

（1）推荐意见：有研究提示，利妥昔单抗对部分 MOGAD 有效。

（2）推荐用法：最常用是按体表面积 375mg/m² 计算剂量，第 1 天及第 15 天分别静脉注射。根据 B 淋巴细胞计数和疗效决定使用疗程和间隔时间。大部分患者治疗后可维持 B 淋巴细胞消减 6 个月，若 B 淋巴细胞再募集可进行第 2 疗程治疗。

5. 其他药物　6 例患者 MOGAD 试用甲氨蝶呤治疗，5 例保持病情稳定。甲氨蝶呤耐受性较好，价格较低，因此可能适用于不能耐受硫唑嘌呤的副作用及经济条件不能承担其他免疫抑制剂治疗的患者。推荐 15mg/周单用，或与小剂量激素合用。

（胡学强 邱伟）

参 考 文 献

[1] Wingerchuk DM, Lennon VA, Lucchinetti CF, et al. The spectrum of neuromyelitis optica. Lancet Neurol, 2007, 6: 805-815.

[2] Lennon VA, Wingerchuk DM, Kryzer TJ, et al. A serum autoantibody marker of neuromyelitis optica: distinction from multiple sclerosis. Lancet, 2004, 364: 2106-2112.

[3] Lennon VA, Kryzer TJ, Pittock SJ, et al. IgG marker of optic-spinal multiple sclerosis binds to the aquaporin-4 water channel. J Exp Med, 2005, 202: 473-477.

[4] Wingerchuk DM, Hogancamp WF, O'Brien PC, et al. The clinical course of neuromyelitis optica (Devic's syndrome). Neurology, 1999, 53: 1107-1114.

[5] Lucchinetti CF, Mandler RN, McGavern D, et al. A role for humoral mechanisms in the pathogenesis of Devic's neuromyelitis optica. Brain, 2002, 125: 1450-1461.

[6] Palace J, Leite MI, Nairne A, et al. Interferon Beta treatment in neuromyelitis optica: increase in relapses and aquaporin 4 antibody titers. Arch Neurol, 2010, 67: 1016-1017.

[7] Sellner J, Boggild M, Clanet M. EFNS guidelines on diagnosis and management of neuromyelitis Optica. Eur J Neurol, 2010, 17: 1019-1032.

[8] Wingerchuk DM, Banwell B, Bennett JL, et al. Internationa Panel for NMO diagnosis. International Consensus Diagnostic Criteria for Neuromyelitis Optica Spectrum Disorders. Neurology, 2015, 85 (2), 177-189.

[9] 中国免疫学会神经免疫学分会，中华医学会神经病学分会神经免疫学组，中国医师协会神经内科分会

神经免疫专业委员会. 中国视神经脊髓炎谱系疾病诊断与治疗指南. 中国神经免疫学和神经病学杂志, 2016, 23 (3): 155-166.

[10] Menge T, Hemmer B, Nessler S, et al. Acute disseminated encephalomyelitis: an update. Arch Neurol, 2005, 62: 1673-1680.

[11] Krupp LB, Banwell B, Tenembaum S, et al. Consensus definitions proposed for pediatric multiple sclerosis and related disorders. Neurology, 2007, 68: S7-S12.

[12] Young NP, Weinshenker BG, Lucchinetti CF. Acute disseminated encephalomyelitis: current understanding and controversies. Semin Neurol, 2008, 28 (1): 84-94.

[13] Hurley RA, Filley CM, Taber KH. Central pontine myelinolysis: a metabolic disorder of myelin. J Neuropsychiatry Clin Neurosci, 2011, 23 (4): 369-374.

[14] King JD, Rosner MH. Osmotic demyelination syndrome. Am JMed Sci, 2010, 339: 561-567.

[15] Menger H, Jorg J. Outcome of central pontine and extrapontine myelinolysis. J Neurol, 1999, 246: 700-705.

[16] Kallakatta RN, Radhakrishnan A, Fayaz RK, et al. Clinical and functional outcome and factors predicting prognosis in osmotic demyelination syndrome (central pontine and/or extra-pontine myelinolysis) in 25 patients. J Neurol Neurosurg Psy-chiatry, 2011, 82: 326-331.

[17] Reindl M, Waters P. Myelin oligodendrocyte

glycoprotein antibodies in neurological disease. Nat Rev Neurol, 2019, 15（2）: 89-102.

［18］Jarius S, Paul F, Aktas O, et al. MOG encephalomyelitis: international recommendations on diagnosis and antibody testing. J Neuroinflammation, 2018, 15（1）: 134.

［19］López-Chiriboga AS, Majed M, Fryer J, et al. Association of MOG-IgG Serostatus With Relapse After Acute Disseminated Encephalomyelitis and Proposed Diagnostic Criteria for MOG-IgG-Associated Disorders.

JAMA Neurol, 2018, 75（11）: 1355-1363.

［20］Jarius S, Ruprecht K, Kleiter I, et al. MOG-IgG in NMO and related disorders: a multicenter study of 50 patients. Part 2: Epidemiology, clinical presentation, radiological and laboratory features, treatment responses, and long-term outcome. J Neuroinflammation, 2016, 13（1）: 280.

［21］Ramanathan S, Mohammad S, Tantsis E, et al. Clinical course, therapeutic responses and outcomes in relapsing MOG antibody-associated demyelination. J Neurol Neurosurg Psychiatry, 2018, 89（2）: 127-137.

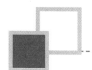

第二十三章　自身免疫性脑炎

第一节　诊断的困惑与进步

一、自免性脑炎诊断的昨日困惑

自身免疫性脑炎（autoimmune encephalitis，AE）泛指由自身免疫机制介导的，针对神经元细胞表面或细胞内抗原产生自身抗体的一类脑炎或脑病。AE 是近几年才被认识的疾病，还没有被编写至正式的教材中。此前在教科书中所讲述的脑炎主要是各种病毒感染引起的不同类型的病毒性脑炎，这类脑炎在发病前多有前驱感染史，起病急，病情重，具有明显的精神行为异常、抽搐、意识障碍及早期出现局灶性神经系统损害等特征。但在临床工作中经常会遇到具有精神异常、意识障碍及癫痫发作的患者，患者的这些症状与病毒性脑炎有相似之处，影像上有时也可以发现颞叶等部位的异常改变，但又不完全符合病毒性脑炎，如病前多数患者没有明确的前驱感染史；发热不是出现在病初或起病前，而是在病程中；不像病毒性脑炎那样急性起病，而是症状逐渐加重；有的患者面部或肢体出现反复、阵发、刻板的动作，但又不像癫痫发作，且加用抗癫痫药后症状无明显改善；有的患者按病毒性脑炎给予足疗程规范治疗，仍然无缓解甚至加重。在 2011 年以前，这样一组弥漫性脑损害的临床综合征，都被称为"非特异性脑炎""非典型性病毒脑炎""散发性脑炎"或"边缘性脑炎"，但是这些脑炎的病因到底是什么？是病毒感染还是其他原因如免疫等因素引起的？这些都困扰着临床医生。

二、自身抗体检测技术的诞生与普及

AE 抗体可分为两类：一类为抗神经元细胞内抗原抗体，多与肿瘤相关，包括抗 Hu、Yo、Ri 和 Amphiphysin 抗体等，这类肿瘤自身免疫抗体相关的神经综合征是 1980—2000 年间开始发现并报道的。另一类为抗神经元细胞表面抗原抗体，包括抗 N– 甲基 –D 天冬氨酸受体（NMDAR）、富亮氨酸胶质瘤失活蛋白 1（LGI1）、α– 氨基 –3 羟基甲 – 甲基甲 – 异唑酸受体（AMPAR）、γ– 氨基丁酸 B 型受体（GABA$_B$R）、代谢性谷氨酸受体（mGluR5）抗体等。2005 年 Dalamau 等在卵巢畸胎瘤患者海马神经元培养物中发现神经元细胞抗原受体，2007 年 Dalamau 将其称为抗 NMDAR 脑炎，此后各种类型的 AE 不断被发现。

AE 抗体的检测非常重要，目前抗体检测方法主要采用基于细胞底物的实验（cell based assay，CBA）与基于组织底物的实验（tissue based assay，TBA）。TBA 是一种筛选方法，采用动物的脑组织切片为抗原底物，利用患者的血清或脑脊液通过间接免疫荧光技术对鼠的脑组织切片，如海马和小脑切片进行染色，可以检测已知或未知抗体。CBA 采用表达神经元细胞表面抗原的转染细胞，用于检测细胞表面或突触抗体，检测特殊的自免性脑炎抗体。CBA 涉及 4 个主要步骤：①将编码靶抗原的 DNA 插入质粒；②将质粒转染到载体细胞中；③载体细胞与患者的血清或脑脊液反应；④通过间接免疫荧光法检测特定的抗体。CBA 具有较高的特异性和敏感度。应尽量对患者配对的脑脊液与血清标本进行检测。

三、自免性脑炎临床表现的异质性

（一）临床表现

不同抗体介导的 AE 有一些共同的特征，包括精神行为异常、认知障碍、近记忆力下降、癫痫发作、不自主运动、意识水平下降与昏迷、自主神经功能障碍等。其他的临床症状如睡眠障碍包括失眠、睡眠增多、快速动眼睡眠期行为异常、睡眠

觉醒周期紊乱；抗利尿激素分泌不当综合征（顽固性低钠血症）；中枢神经系统局灶性损害；周围神经和神经肌肉接头受累；肌无力综合征；自主神经受累包括腹泻等也常出现在一些自免性脑炎中。

一些 AE 患者以单一的症状起病，并在起病数周甚至数月之后才进展出现其他症状。

1. **前驱症状与前驱事件** AE 前驱症状很少，抗 NMDAR 脑炎偶尔可以发生于单纯疱疹病毒性脑炎等中枢神经系统病毒感染之后。

2. AE 因其自身抗体的不同，症状亦不相同（表 5-23-1），同一自身抗体阳性的不同患者的症状也存在差异。抗 NMDAR 脑炎在临床中最常见，约占 AE 的 70%。

表 5-23-1 自身免疫性脑炎的临床特征

抗原	症状	F/M	年龄（平均）	可能肿瘤类型
NMDAR	肌张力障碍、精神症状、舞蹈症、睡眠障碍	4：1	1~85（21）	卵巢畸胎瘤
LGI1	FBDS、边缘性脑炎、低钠血症、睡眠障碍	1：2	30~80（60）	胸腺瘤
GABA$_B$R	边缘性脑炎、癫痫	1：1	24~75（62）	小细胞肺癌
AMPAR	边缘性脑炎（精神症状）、癫痫	9：1	38~87（60）	胸腺瘤、小细胞肺癌
CASPR2	边缘性脑炎、莫旺综合征、神经性肌强直	1：4	46~77（60）	胸腺瘤
DPPX	脑炎、腹泻	—	—	淋巴瘤
IgLON5	脑病、睡眠障碍	—	—	—
GlyR	PERM、僵人综合征、脊髓病	6：5	5~69（43）	胸腺瘤、淋巴瘤
mGluR5	Ophelia 综合征（记忆障碍为主要表现）	1：2	35	霍奇金淋巴瘤
GAD（神经元胞质）	边缘性脑炎、癫痫、僵人综合征、小脑性共济失调	—	—	胸腺瘤、小细胞肺癌

GAD：谷氨酸脱羧酶；NMDAR：N- 甲基 -D- 天冬氨酸受体；LGI1：富亮氨酸胶质瘤失活蛋白 1；GABA$_B$R：γ- 氨基丁酸 B 型受体；AMPAR：α 氨基 -3- 羟基 -5- 甲基 -4- 异唑酸受体；CASPR2：接触蛋白相关蛋白 2；DPPX：二肽基肽酶样蛋白；IgLON5：神经元表面细胞黏附蛋白；GlyR：甘氨酸受体；PERM：伴有强直与肌阵挛的进行性脑脊髓炎；mGluR：代谢型谷氨酸受体；— ：无相关性或者无数据。

（1）抗 NMDAR 脑炎

临床特点：①儿童、青年多见，女性多于男性；②部分患者出现病毒感染样的前驱症状，如发热和头痛等；③症状逐渐加重，一般可在 2 周至数周内达高峰；④随病情进展可出现精神行为异常、记忆力下降、癫痫发作、言语障碍、运动障碍 / 不自主运动，意识障碍、自主神经功能障碍（心律失常及抗利尿激素分泌不当综合征引起的顽固性低钠血症等）；⑤1/3 患者可合并肿瘤，年轻女性多为卵巢畸胎瘤，老年女性多为卵巢癌。

不自主运动常见于抗 NMDAR 脑炎，表现形式多种多样，可表现为口面部不自主运动、肢体震颤、舞蹈样动作，甚至角弓反张，动作幅度可非常细小或剧烈，持续时间可较长。在 AE 被认识之前，当一些脑炎患者出现不自主运动的症状时，家属经常认为这样的动作是癫痫发作，从而惊慌失措，反复找医生，医生也心存困惑，因为一些不自主运动确实是重复刻板的，但与癫痫发作又不完全相同，脑电图也大多没有阳性发现。抗 NMDAR 脑炎被认识之后，发现这些症状在该病患者中普遍存在，但患者不自主运动的症状又各不相同。

（2）抗 LGI1 抗体相关脑炎

临床特点：①多见于中老年人，男性多于女性。②多数呈急性或者亚急性起病。③主要症状包括：近记忆力下降、癫痫发作、面 - 臂肌张力障碍发作（faciobrachial dystonic seizure，FBDS）和精神行为异常。FBDS 是该病特征性症状，表现为单侧手臂及面部乃至下肢的频繁、短暂的肌张力障碍样不自主动作，其发作时间短暂（通常 1~3 秒），发作频繁，高峰期可达每天数十次，可伴有意识改变和肌阵挛发作，对抗癫痫药物反应不好，免疫治疗效果好。癫痫发作：以各种形式的颞叶癫痫和全面强直阵挛发作常见，可伴有心慌、恐惧、胃气上升等先兆。④部分患者出现睡眠障碍和抗利尿激素分泌不当综合征（顽固性低钠血症）等。

（3）抗GABA_BR抗体相关脑炎

临床特点：①主要见于中老年人，男性多于女性；②急性起病，多在数天至数周内达高峰；③早期频繁的癫痫全面强直阵挛发作及癫痫持续状态是该病的主要特点；④少数患者存在睡眠障碍；⑤部分患者合并小细胞肺癌。

（二）辅助检查

AE患者腰穿检查压力可正常或轻度升高，脑脊液白细胞数轻度升高或正常，寡克隆区带可呈阳性，脑脊液及血清相关AE抗体可阳性。头颅MRI：可无明显异常也可有局限在单侧或双侧边缘系统病灶T_2或FLAIR异常信号或超出边缘系统的其他部位异常。脑电图可有弥漫或散在分布的慢波或颞叶起源的癫痫样放电（图5-23-1）。全身肿瘤排查（PET、CT），部分患者可有阳性发现。

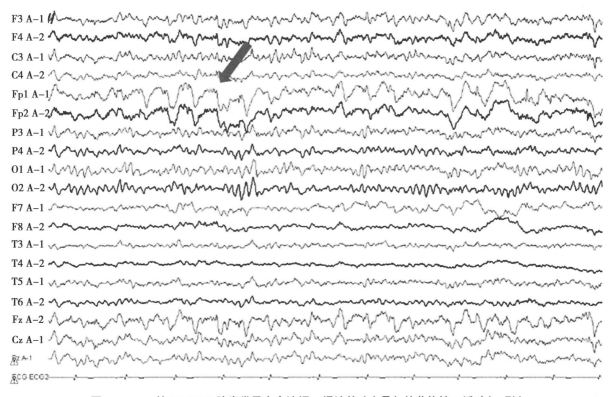

图5-23-1　抗NMDAR脑炎常见在高波幅δ慢波基础上叠加的节律性β活动（δ刷）

（三）诊断标准

1. 可能AE诊断标准　符合下列3项可诊断：

（1）亚急性起病（<3个月），具有近记忆力下降、癫痫或精神行为异常，3个症状中的1个或多个。

（2）至少具有下列其中1项：①新的局灶中枢神经系统异常发现；②脑脊液白细胞增多（>5×10^6/L）；③影像学，头MRI符合脑炎特征，或脑电图癫痫样放电成慢波活动。

（3）合理地排除其他病因。

2. 确诊AE诊断标准　符合下列4项可诊断：

（1）亚急性起病（<3个月），具有近记忆力下降，癫痫，意识改变或精神行为异常中的1项或多项。

（2）至少具有下列其中1项：①脑脊液白细胞增多（>5×10^6/L）；②脑电图，颞叶癫痫样放电或慢波活动；③影像学，头MRI提示边缘系统单侧或双侧T_2或FLAIR异常信号。

（3）确诊实验：抗神经元表面抗原的自身抗体阳性。

（4）合理地排除其他病因。

总之，AE的诊断需将患者的临床表现、影像学、脑电图和脑脊液检查结果综合判断。

第二节 治疗现状

AE 的治疗还有待进一步完善,目前主要包括免疫治疗、对癫痫发作和精神症状、低钠血症等的对症治疗及支持治疗。合并肿瘤者进行切除肿瘤等抗肿瘤治疗。

AE 免疫治疗首选激素,常用甲强龙治疗。必要时可考虑免疫球蛋白联合激素治疗,亦可辅以血浆交换。如有患者经上述治疗效果仍不好,加用免疫抑制剂,包括利妥昔单抗与静脉用环磷酰胺治疗,即 AE 的二线治疗。长程免疫治疗药物包括吗替麦考酚酯与硫唑嘌呤等主要应用于复发患者。

第三节 当前问题与研究走向

一、自免性脑炎是"独立疾病"还是"综合征"

众所周知,感染与自身免疫具有相关性,感染会引起机体的免疫应答以对抗病原体,但免疫系统也可能由此被过度地激活、"泛化",引发针对自身神经细胞的免疫反应与攻击。始于外周的感染可以启动针对 CNS 的自身免疫反应,例如有些抗 NMDAR 脑炎患者在前驱期可有上呼吸道感染等病史;而始于 CNS 的感染,特别是病毒感染也可以诱发 AE,例如单纯疱疹病毒脑炎(herpes simplex encephalitis,HSE)后的抗 NMDAR 脑炎。CNS 的自身抗原与鞘内免疫反应的相互作用,嗜神经病毒感染导致神经元的自身抗原被暴露与修饰,而感染还导致鞘内免疫反应处于激活状态,可能是 HSE 继发抗 NMDAR 脑炎的机制。乙型脑炎后也可继发抗 NMDAR 脑炎。

有些 AE 患者会同时出现 2 种或者 2 种以上抗神经抗体阳性的抗体叠加现象。抗神经抗体叠加可能导致神经免疫病的叠加,这种情况尤其见于致病性抗体阳性者,例如抗 NMDAR 抗体与抗抗水通道蛋白 4(AQP4)抗体同时阳性的病例,可以具有抗 NMDAR 脑炎与视神经脊髓炎谱系疾病(NMOSD)两种疾病的表现。抗神经元细胞表面蛋白抗体与经典的副肿瘤性抗神经元抗体叠加时,前者可能是致病性抗体,而后者提示潜在的恶性肿瘤,例如抗 $GABA_BR$ 脑炎患者如果抗 Hu 抗体阳性,则合并小细胞肺癌的可能性较大。

AE 可以继发于外周或中枢神经系统病毒感染之后;部分患者合并肿瘤;另有些患者出现与中枢神经系统脱髓鞘抗体重叠并同时存在两种疾病的情况,可以看出 AE 的发病比较复杂,到底是什么原因触发了患者产生 AE 抗体并导致发病的"开关",其确切的发病机制到底是什么? AE 是近 10 余年来才被逐步认识的一类疾病,其抗体谱系仍在不断扩展与临床转化当中,不同抗体 AE 的临床表现,具有各自不同的特点,这些分别都是独立的疾病还是综合征,尚无一致结论。我们对 AE 的认识还远远不够,还有很多疑团等待我们对其进行的研究和探索。

二、自身免疫脑炎研究的未来走向

AE 作为近 10 余年来才开始被认识的疾病,现阶段有关 AE 的研究多数还是偏临床的,包括各种临床表现、特异性检查及治疗等。那么对于 AE 的病因,目前发现与肿瘤、感染相关,但研究不透彻。如同样部位、相同类型的肿瘤为什么可以在不同患者间产生不同类型的自身抗体,从而引起不同类型的 AE,发病机制还不清楚。目前 AE 患者均为散发,未找到肿瘤的患者,是什么因素致病,是否还有其他原因,如感染因素、环境因素还是遗传因素等,目前也不清楚,还需要进行大样本研究。

在临床中还有一些患者症状符合 AE,给予激素等免疫治疗后症状确有好转,但是脑脊液及血清未查到已知的抗体,说明还有一些或更多的抗体是我们目前还不知晓的,还需要更多的对细胞表面的各种蛋白或受体的研究来发现新的未知抗体。

(王玉平　高乐虹)

参 考 文 献

［1］ Leypoldt F, Armangue T, Dalmau J. Autoimmune encephalopathies. Ann N Y Acad Sci, 2015, 1338: 94-114.

［2］ Lancaster E, Martinez-Hernandez E, Dalmau J. Encephalitis and antibodies to synaptic and neuronal cell surface proteins. Neurology, 2011, 77 (2): 179-189.

［3］ Dalmau J, Tuzun E, Wu H Y, et al. Paraneoplastic anti-N-methyl-D-aspartate receptor encephalitis associated with ovarian teratoma. Ann Neurol, 2007, 61 (1): 25-36.

［4］ Hoftberger R. Neuroimmunology: an expanding frontier in autoimmunity. Front Immunol, 2015, 6: 206.

［5］ 中华医学会神经病学分会. 中国自身免疫性脑炎诊治专家共识. 中华神经科杂志, 2017, 50 (2): 91-98.

［6］ Gao L, Liu A, Zhan S, et al. Clinical characterization of autoimmune LGI1 antibody limbic encephalitis. Epilepsy Behav, 2016, 56: 165-169.

［7］ Guan HZ, Ren HT, Yang XZ, et al. Limbic Encephalitis Associated with Anti-gamma-aminobutyric Acid B Receptor Antibodies: A Case Series from China. Chin Med J (Engl), 2015, 128 (22): 3023-3028.

［8］ Hermetter C, Fazekas F, Hochmeister S. Systematic Review: Syndromes, Early Diagnosis, and Treatment in Autoimmune Encephalitis. Front Neurol, 2018, 9: 706.

［9］ Graus F, Titulaer MJ, Balu R, et al. A clinical approach to diagnosis of autoimmune encephalitis. Lancet Neurol, 2016, 15 (4): 391-404.

［10］ Nosadini M, Mohammad SS, Ramanathan S, et al. Immune therapy in autoimmune encephalitis: a systematic review. Expert Rev Neurother, 2015, 15 (12): 1391-1419.

［11］ 关鸿志, 崔丽英. 抗体相关的中枢神经系统自身免疫性疾病: 探索与挑战. 中华神经科杂志, 2019, 52 (2): 81-84.

第六篇　中枢神经系统感染性疾病

概述

神经系统感染性疾病是指多种生物病原体（包括病毒、细菌、螺旋体、寄生虫、真菌、立克次体和朊蛋白等）侵犯神经系统，引起的一组急、慢性炎症性疾病。

一、神经系统感染性疾病的分类及疾病谱的变迁与启示

能引起神经系统感染的病原体种类繁多，包括病毒、细菌、真菌、螺旋体、寄生虫，以及新近发现的朊蛋白等。按照是否出现临床症状可分为隐匿性感染、亚临床感染和临床感染。依据病原体感染后的发病时间，可分为急性感染、亚急性感染和慢性感染。

医学科学的进步揭示了在几十年内中枢神经系统感染性疾病谱所呈现出的新变化特点。一些古老的传染病濒临灭绝，如曾困扰人类几千年的脊髓灰质炎，在 1988 年全球尚有 125 个国家流行，截至 2005 年底，流行国家数目已减少到 4 个。另一些传染病仍呈周期性、季节性和地域性流行，如我国目前乙型脑炎仍呈现一年一峰（6 月或 7 月）的季节性暴发特点。曾已控制的传染病死灰复燃并迅速蔓延，如新中国成立后在我国已销声匿迹的神经梅毒，现又有抬头趋势。

值得关注是，越来越多的新发感染性疾病（emerging infectious diseases, EID），如 SARS 和禽流感（H5N1）等在全球呈大规模流行趋势。据统计，1971 年以来，新发感染性病原体多达 40 余种。其中约一半的病原体感染人体后可出现神经系统症状，造成疾病的暴发流行，其临床表现为病情凶险、进展迅速、病死率高和预后差等特点。1998—1999 年在马来西亚半岛流行的尼帕病毒性脑炎造成 105 人死亡和 116 万头生猪被屠杀；1996 年以来共发现 106 例变异型克 - 雅病（New variant Creutzfeldt-Jakob disease, vCJD）至 2001 年仅存活 6 例。

2001 年世界卫生组织（WHO）确认了 1 100 余种影响全球的传染性疾病，其中超过 70% 来源于动物。人兽共患病一直是人类健康的最大威胁之一。在未来的研究工作中，加深对国内外新发感染性疾病和人兽共患病的认识，对疾病的防治将产生重要的指导意义。

人类对感染性病原体的认识经历了漫长的过程。19 世纪法国科学家巴斯德（Pasteur Louis）提出了细菌致病源理论；20 世纪人类又发现了螺旋体、寄生虫、真菌、立克次体和病毒等病原体；新的致病模式还将被不断发现如朊蛋白病。

美国加州大学的普鲁西纳教授（Stanley B.Prusiner）在对人克 - 雅病（Creutzfeldt-Jakob disease, CJD）的研究中发现，羊瘙痒病、发生于新几内亚土著人中 Kuru 病和人克 - 雅病三者均具有脑组织海绵状变性的病理特点。于是提出假说认为此三种疾病具有相同的传播机制，其传染物可能是一种无核酸成分的蛋白质。之后此假说被实验所证实，并在 1982 年的 *Science* 上普氏将此种蛋白质命名为朊蛋白（prion）。这一全新观点改变了过去"蛋白质不能传染疾病"的认识，拓宽了致病模式的研究，同时这一理论向传统的"中心法则"提出了强有力的挑战，引起了科技界的轰动。他也因此获得了 1997 年诺贝尔生理学或医学奖。

蛋白粒子病和艾滋病同被视为 21 世纪两大医学难题。在今后的研究工作中，围绕着这两种疾病将掀起新一轮的研究高潮。虽然对朊蛋白病发病的真正原因目前尚有争论，但我们可以预测，在神经系统感染中可能还存在着未知的致病模式。进一步研究病原体的侵入、定位、潜伏、增殖以及再激活的过程，将为中枢神经系统感染性疾病的控制与预防提供更有效的措施。

二、神经系统感染性疾病诊断标准的讨论

神经系统感染性疾病临床表现为多样性、非特异性和隐匿性。临床实践中常依据病史、临床表现和辅助检查作出初步诊断，但确诊尚需病原学检查。中枢神经系统细菌感染性疾病现已制定出相对成熟的诊断治疗指南。但由于病毒病原学检查的特殊性，目前对中枢神经系统病毒感染性疾病尚缺乏统一的诊断标准，亦缺乏统一的疾病分类与诊断指南。英国牛津大学医院 1997 年建议诊断应强调神经系统损害的症状、脑脊液的改变以及特异性病原学检查。

三、如何判读实验室检查方法与结果

脑脊液检查对于神经系统感染的诊断至关重要。病毒感染性疾病常表现为脑脊液有核细胞的增多，而脑脊液糖和氯化物正常，蛋白质轻度增高；结核感染常表现为有核细胞增高，糖和氯化物降低，蛋白质明显增高；真菌感染脑脊液涂片常可发现真菌；细菌感染通常有核细胞增高非常明显，糖和氯化物降低，蛋白质增高。

脑脊液分离鉴定病原体常作为临床病原学首选的检测项目。传统脑脊液病原体分离培养特异性强，对疾病的诊断、治疗和预后判断有重要意义，但因其耗时长、成本高、敏感度低、早期常呈阴性结果等特点，此方法的应用受到一定限制。免疫学检测也存在可用的抗原检测手段较少和特异性低等问题。

聚合酶链反应（polymerase chain reaction，PCR）技术具有特异度高、检测迅速和结果可靠等特点，一经问世就被高度重视，在神经系统感染性疾病的快速诊断中扮演了重要的角色。例如，1999 年在北美暴发的一种类似于黄病毒感染性脑炎、病因未明的神经系统感染性疾病，应用 PCR 诊断技术最终确定了病原体为原发于埃及西奈半岛的西尼罗病毒（West Nile virus）。

目前临床大规模应用 PCR 检测技术的主要困难在于采样和实验操作不规范，导致假阳性率过高。国外大量实验表明，严格规范的 PCR 技术应用，在许多病毒如轮状病毒、细小病毒 B19、巨细胞病毒等病原体的敏感性和特异性方面，目前已可与脑活组织检查相媲美。可以预计，分子生物学新技术将在神经系统感染性疾病诊断方面显示进一步的应用前景。

病原学脑活组织检查是感染性疾病诊断的金标准，但临床实践中常难以被患者及其家属所接受。

四、神经系统感染性疾病治疗中的困境

与其他神经系统疾病一样，有效的神经系统感染性疾病治疗手段相对匮乏。对已有的抗病原体的药物，由于临床抗生素的滥用与后续新药研发的不足，使临床治疗面临很大的困难。

伴随抗生素的广泛使用，细菌耐药日益引起关注。临床常见细菌对某些抗生素耐药严重，可选用的种类越来越少。据统计，2001 年我国重症监护室（ICU）患者中分离出的金黄色葡萄球菌对青霉素、庆大霉素、红霉素、环丙沙星、氯霉素和四环素的耐药率分别达 99.5%、67.7%、84.7%、76%、34% 和 64.8%。目前多种耐药结核菌的比例已达 28%~41%。氯霉素曾经由于其良好的脂溶性和高浓度特异杀菌性被广泛应用于脑膜炎的治疗，但目前由于其耐药菌株的不断出现，氯霉素已不作为脑膜炎治疗的首选用药；喹诺酮类抗生素进入我国历史不长，但其耐药率也已达 60%~70%，居全球首位；头孢类抗生素是使用最多的一类药物，现已出现越来越多的耐头孢类抗生素菌株。

抗病毒的新药极其缺乏。虽已研制出许多广谱的抗病毒药物，如 1966 年面世的金刚烷胺和紧随其后的利巴韦林，但疗效均欠佳。在特异性抗病毒药物研制方面，人类取得的成就还非常有限。阿昔洛韦被认为是广谱的抗疱疹病毒药物；更昔洛韦可特异性治疗巨细胞病毒感染。但面对自然界层出不穷的新发病毒，这些药物可谓杯水车薪。面对 SARS 病毒、西尼罗河病毒等新发病毒的肆虐，人类目前仍束手无策。各种病原体的不断变异所形成新的亚型使原有药物失去药效，也是目前面临的重要困境之一。

（谢　鹏　邹德智）

第二十四章　病毒感染

第一节　单纯疱疹病毒性脑炎

单纯疱疹病毒性脑炎（herpes simplex virus encephalitis，HSE），是由单纯疱疹病毒（herpes simplex virus，HSV）引起的急性中枢神经系统病毒感染性疾病，是散发性病毒性脑炎中最常见的类型。国外单纯疱疹病毒性脑炎的发病率为4~8/10万，患病率为10/10万，国内尚缺乏准确的流行病学资料。

一、单纯疱疹病毒性脑炎的前世与今生

单纯疱疹病毒属疱疹病毒科（herpesviridae），词根源于希腊文herpes，原有"爬虫"类含义，古代人用以描述由不同病因所致的疼痛性皮肤损害。早在20世纪20年代，单纯疱疹病毒曾被认为是甲型脑炎的病因，这种观点被否认后人们又认为该病毒不会造成任何中枢神经系统疾病。直到1941年，从脑炎患者脑组织中分离出单纯疱疹病毒才确立了本病的致病源。

20世纪70年代开始，关于单纯疱疹病毒性脑炎的病例报道逐渐增多，人们也开始探索其治疗方法。人类探索单纯疱疹病毒性脑炎的特异性治疗是一个长期、漫长的认知过程。碘苷（idoxuridine）是第一个被报道具有特异性治疗效果的药物。然而，早在1975年一个由Boston Interhospital Virus Study Group设计的随机对照临床试验研究证明，此药物毒性大、体内代谢迅速和药理作用短暂，因此被淘汰。1977年由Whitney领导的The National Institute of Allergy and Infectious Disease Collaborative Antiviral Study Group进行临床研究，通过脑活组织检查证明阿糖腺苷（vidarabine）治疗有效，人们对于单纯疱疹病毒性脑炎的治疗又迈进了一大步。

如果说阿糖腺苷的发现是单纯疱疹病毒性脑炎特异性治疗的一个里程碑，那么阿昔洛韦（acyclovir）的临床治疗可以说是一个重大突破。1975年阿糖腺苷的发现特别是1977年阿昔洛韦的问世，表明抗病毒药物才真正起步。随后在美国国立卫生院（National Institutes of Health，NIH）发起的联合研究表明，阿昔洛韦可显著降低单纯疱疹病毒性脑炎的病死率和致残率，其疗效优于阿糖腺苷。1986年由The National Institute of Allergy and Infectious Disease Collaborative Antiviral Study Group的临床试验证明，随访18个月时阿昔洛韦可降低病死率至28%，阿糖腺苷则为55%。阿昔洛韦选择性抑制病毒特异性多聚酶，较阿糖腺苷药物不良反应少，至今仍然是首选药物。

令人遗憾的是，在过去的20年里，单纯疱疹病毒性脑炎的治疗无重大突破，阿昔洛韦仍是抗病毒特异性治疗的手段。皮质激素对改善病情亦有一定的作用。

二、单纯疱疹病毒性脑炎的诊断瓶颈

单纯疱疹病毒性脑炎的诊断难点主要包括：如何认识非典型的临床表现？如何把握该病的临床诊断？确诊该病有简单可行的金标准吗？临床如何正确判读PCR的结果？以下主要围绕上述容易引起临床医师困惑的问题予以讨论与分析。

（一）单纯疱疹病毒性脑炎的非典型临床表现

单纯疱疹病毒性脑炎的非典型临床表现罕见，极易误诊，故应予重视。

1. **岛盖综合征**　单纯疱疹病毒性脑炎可表

现为岛盖综合征（Opercular syndrome）或称 Foix-Chavany-Marie syndrome。Grattan Smith 首先报道了 2 例儿童单纯疱疹病毒性脑炎确诊病例表现为岛盖损伤的症状，随后 Van der Poel 又进行了相关报道。临床表现主要为双侧岛盖损伤所引起的面肌、舌肌、咽肌、喉肌以及咀嚼肌的不自主运动，该类型主要见于儿童。当患儿出现上述症状并伴有意识障碍或出现部分运动性痫性发作时，应高度警惕本病的非典型性表现。

2. 复发型单纯疱疹病毒性脑炎（recurrent herpes simplex encephalitis） 罕见，主要见于短疗程抗病毒治疗的患儿，其原因可能与潜伏病毒的复燃有关。某些复发患者在第一次发作时 PCR 检测结果可表现为阴性，而复发时的检测多表现为阳性结果。

3. 免疫缺陷患者合并单纯疱疹病毒性脑炎
免疫缺陷患者，如 HIV 携带者，可合并单纯疱疹病毒性脑炎，其临床及影像学表现与普通单纯疱疹病毒性脑炎患者不同。2012 年英国感染协会的指南强调对于所有脑炎患者都应行 HIV 检测。免疫缺陷患者若合并单纯疱疹病毒性脑炎，局灶神经系统功能缺损比普通单纯疱疹病毒性脑炎患者少，MRI 除颞叶、海马及边缘系统受累外，还可见大脑皮质的广泛受累，部分患者可有脑干及小脑的病灶。免疫缺陷患者合并单纯疱疹病毒性脑炎的临床及影像学表现不典型，死亡率比普通单纯疱疹病毒性脑炎明显增高，在临床诊治过程中应重视。

（二）诊断单纯疱疹病毒性脑炎的方法

目前国内外尚无统一的诊断标准。诊断主要依据临床表现、脑脊液检查、脑电图改变、影像学（CT、MRI 等）检查以及病毒病原学检查结果。

1. 指南推荐检查手段 2008 年美国感染性疾病协会指南对于目前现存的检查手段进行了以下推荐：①MRI 是目前脑炎诊断最敏感的影像学检查手段；②对于不能行 MRI 检查的患者应行 CT 检查；③PET 不作为单纯疱疹病毒脑炎的常规检查手段；④EEG 对于发现脑炎患者的痫样发作有一定作用，但是对于脑炎的病因学诊断没有太大帮助；⑤所有脑炎患者若无禁忌，都应行脑脊液检查；⑥对于所有脑炎患者，都应行 PCR 等核酸检测确定病因；⑦若首次 HSV PCR 阴性，应在

3~7 天后重复 PCR 检查；⑧脑脊液病毒培养的诊断价值有限，故不推荐常规做脑脊液病毒培养；⑨不推荐常规做脑活检，但对于病因始终不明，且经阿昔洛韦治疗后病情仍然加重的患者可行脑活检。

2. 临床初步诊断 依据以下标准可作出临床初步诊断：①急性起病，表现高热、精神异常、意识及人格改变、痫性发作等症状。病情常在数天内迅速进展，早期即可出现神经系统定位体征。②脑脊液检查压力明显增高，细胞数增多，主要为淋巴细胞，可常见少量红细胞。蛋白质通常升高，糖和氯化物多正常。③脑电图检查常见弥漫性高波幅慢波的背景上出现局灶性周期性尖波。多数（经尸检证明 80% 的病例）患者有颞叶局灶性异常表现。④头颅 CT 可显示低密度异常，MRI T_1WI 可见低信号，T_2WI 高信号病灶。病灶多位于单侧或双侧颞叶、海马及边缘系统。2012 年英国感染协会指南推荐尽早行 MRI 检查，MRI 检查时必须包括 DWI 序列。⑤血清学特异性抗体检测，恢复期标本抗体滴度出现 4 倍或 4 倍以上增高可提示单纯疱疹病毒性脑炎。

3. 确定诊断依据 确诊尚需做如下检查：①脑活组织标本检查发现组织细胞内包涵体或原位杂交出现单纯疱疹病毒核酸；②脑脊液 PCR 检测发现单纯疱疹病毒 DNA；③脑脊液或脑组织标本的单纯疱疹病毒分离、培养和鉴定；④脑脊液其他病毒的 PCR 检测以排除非单纯疱疹病毒感染所致的脑炎。病毒 DNA 的 PCR 检测已成为单纯疱疹病毒性脑炎诊断的重要方法。

（三）诊断中的常见困惑

单纯疱疹病毒性脑炎病死率高，病情恶化迅速，故早期诊断具有重要的意义。然而在临床工作中，由于病情表现的多样化、无统一的诊断标准和病原学检查困难等原因，使临床医师在诊断中面临许多困惑与困难，易延误病情的诊断与治疗。临床常遇见的问题包括以下几个方面：①病毒感染可因感染部位、初发或复发以及机体免疫状况而出现不同的临床表现，加之临床症状、体征和常用辅助检查均为非特异性，致使疾病表现复杂多变，临床诊断困难重重。②病毒抗体检测曾长期作为病原学诊断应用于临床，但新近研究表明，其沿用的经典疾病诊断方法存在争议。例如，血清

和脑脊液中单纯疱疹病毒 IgG 和 IgM 的敏感性和特异性均较差。早在 1969 年 Cesario 就开始检测病毒抗体以协助诊断，但在病毒皮肤损害或伴有隐性感染时也可出现抗体滴度的升高，大多数其他脑炎患者亦可出现类似抗体滴度 4 倍或 4 倍以上增高。因此单纯疱疹病毒特异性抗体检测可用于回顾性诊断学试验，但这种诊断方法缺乏特异性和敏感性，对疾病的早期治疗没有帮助。③虽然脑组织活检阳性率较高，终因是一种创伤性检查方法而在临床工作中难以推广应用。④脑脊液分离病毒的阳性率仅为 4%，阴性结果不能排除诊断，故此方法也不实用。检测脑脊液或血清中总抗体的方法虽然简单易行，但其特异性和敏感性均较差且干扰因素多，文献报道的判断标准各异，也不宜作为诊断依据。⑤其他检查如放射免疫法、免疫荧光染色法、酶联免疫吸附法（ELISA）等，敏感性和特异性均较差，仍需进一步改进。

（四）单纯疱疹病毒性脑炎诊断金标准的讨论

脑活组织检查是单纯疱疹病毒性脑炎诊断的金标准，但其作为一种创伤性检查方法而在临床工作中难以广泛开展。

近年来，PCR 技术的广泛应用使单纯疱疹病毒性脑炎的早期诊断成为可能。早在 20 世纪 90 年代初期的西方发达国家，单纯疱疹病毒 DNA 的 PCR 检测已经成为重要的诊断方法。Lakeman 等学者比较了脑活组织检查分离病毒与 PCR 检测病毒 DNA 两种方法，结果显示其特异性和敏感性分别为 98% 和 94%。近年来在普通 PCR 的基础上开展的巢式 PCR（nested PCR）、实时 PCR（real-time PCR）等技术可以更快速准确地定量检测单纯疱疹病毒 DNA。Domingues 等通过对单纯疱疹病毒性脑炎患者脑脊液（CSF）中病毒 DNA 的定量检测发现，病毒 DNA 的拷贝数与病情严重程度、病灶大小以及预后相关，表明 PCR 技术不仅可以早期诊断单纯疱疹病毒性脑炎，而且在临床监测和预后评价中亦发挥着重要作用。

（五）PCR 结果判读

PCR 检测技术便捷易行，对诊断单纯疱疹病毒性脑炎具有重要意义，因此 PCR 结果判读尤为重要。PCR 检测结果的假阳性或假阴性可能与临床表现不一致。

为避免实验中出现假阳性，应严格操作，控制污染。污染控制是 PCR 检测操作人员必须注意的一项内容。实验室分区包括配液区、模板提取区、扩增区和电泳区并严格按分区顺序严格操作，有效防范 PCR 扩增产物的污染，避免产生假阳性结果。出现假阳性结果的另一原因可能是实验方法学的问题如仅做电泳显带，可能会有假阳性，故应同时进行 southern blotting。

出现假阴性的原因可能与实验方法学和标本采集有关（所采集的标本来源于特异性抗单纯疱疹病毒药物使用 1 周以上或病程已达 1 个月以上的患者）。

此外，患者脑脊液中发现病毒核酸是中枢神经系统存在该病毒感染的客观依据，结合临床表现大多数可初步确定此次发病的病毒病原体，但亦不排除假阳性结果。故对特异病毒 PCR 阳性的病例，诊断中尚需考虑以下问题：该病毒是否是引起该疾病的常见病因？患者的症状和体征是否符合该种病毒感染后的常见临床表现？针对使用特异性抗病毒药是否有效？脑脊液中是否存在特异性的病毒抗体？所分离的病毒能否转染动物引起类似疾病？

三、单纯疱疹病毒性脑炎治疗中的争议与难点

（一）治疗现状

由于单纯疱疹病毒性脑炎具有病情严重、发展迅速、病死率高等特点，应强调早期诊断、早期治疗和综合治疗。

1. **早期诊断** 以往单纯疱疹病毒性脑炎的诊断多根据临床表现和血清学病毒特异性抗体检查，不能达到早期诊断的目的。早期诊断可采用 PCR 病毒 DNA 的方法。若无 PCR 检测条件可结合临床表现、脑脊液检查及典型影像学检查结果作出诊断。影像学检查应选用 MRI 而非 CT，因为 CT 不能作为早期诊断的依据，在发病第一周 CT 正常的患者 MRI 检查常可显示病灶。

2. **早期治疗** 降低本病病死率的关键是实施早期治疗。由于阿昔洛韦毒性低，临床表现和实验室检查疑似单纯疱疹病毒性脑炎的患者可进行早期抗病毒治疗。

（1）治疗开始的时机：在临床工作中，对于疑似或确诊患者应立即采取阿昔洛韦等抗病毒药物治疗,不必等待单纯疱疹病毒特异性抗体检测结果阳性。有研究提示,对意识清醒患者起病4天内即用阿昔洛韦及综合治疗,其生存率可超过90%。

(2)用药疗程及停药标准:2012年英国感染协会指南推荐,对于单纯疱疹病毒性脑炎的患者,应给予阿昔洛韦静脉滴注,常用剂量10mg/kg,每8小时一次,每次静脉滴注时间在1小时以上。通常每天总剂量为30mg/kg,持续14~21天为一个疗程。治疗2~3周后应予腰椎穿刺术,检测脑脊液HSV PCR。如果脑脊液HSV PCR检测仍为阳性,应继续应用阿昔洛韦治疗,每周复查脑脊液HSV PCR,直到阴性。

(二)综合治疗方法

单纯疱疹病毒性脑炎的治疗应强调综合治疗,即以阿昔洛韦抗病毒治疗为核心,免疫治疗为辅助,强化对症支持治疗和临床护理,早期进行康复和酌情中药治疗。

1. 抗病毒药物治疗

(1)阿昔洛韦:是一种嘌呤核苷类物质,为广谱抗病毒药。体外和体内对疱疹病毒包括单纯疱疹病毒Ⅰ型和Ⅱ型、水痘－带状疱疹病毒、EB病毒和巨细胞病毒等均有抑制作用。阿昔洛韦进入单纯疱疹病毒感染的细胞,与脱氧核苷竞争病毒胸苷激酶或细胞激酶,药物被磷酸化后成为活化型阿昔洛韦三磷酸酯,然后通过两种方式抑制病毒复制:①干扰病毒DNA多聚酶,抑制病毒的复制;②在DNA多聚酶作用下,与增长的DNA链结合,引起DNA链的延伸中断。

阿昔洛韦常见以下不良反应:注射局部的炎症或静脉炎、皮肤瘙痒或荨麻疹、皮疹、发热、轻度头痛、恶心、呕吐、腹泻、蛋白尿、血液尿素氮和血清肌酐值升高、肝功能异常等。偶可引起急性肾功能不全、白细胞和红细胞下降、昏迷、意识模糊、幻觉、痫性发作等中枢神经系统罕见症状。临床使用时应缓慢静脉滴注,每次静脉滴注时间在1小时以上,并嘱患者多饮水避免药物化合物晶体在肾实质内形成结晶,减少急性肾功能不全等副作用。近年来,阿昔洛韦抗病毒治疗单纯疱疹病毒性脑炎面临着新的挑战。对阿昔洛韦耐药的单纯疱疹病毒已从复发性生殖器疱疹、癌症化疗和骨髓移植等患者中分离出来。膦甲酸(foscarnet)选择性抑制病毒特异性DNA多聚酶和逆转录酶,它不被病毒胸苷激酶磷酸化,故对阿昔洛韦耐药的单纯疱疹病毒/水痘－带状疱疹病毒均有效。这类患者可用膦甲酸钠0.18mg/(kg·d),分3次静脉滴注,连续使用14天为一个疗程。

(2)更昔洛韦(ganciclovir):是一种2′－脱氧鸟苷的核苷类似物,与阿昔洛韦不同之处在于其侧链上另有一个羟甲基,在体外对所有疱疹病毒有效。更昔洛韦可竞争性抑制DNA多聚酶,并掺入病毒及宿主细胞的DNA中,从而抑制DNA合成。常用剂量为:5mg/kg,静脉滴注,每12小时1次,每次静滴1小时以上,疗程14~21天。肾功能减退者剂量应酌减。常见的不良反应为骨髓抑制和肾功能损害,中枢神经系统症状如精神异常、紧张、震颤等发生率约为5%,偶有昏迷、抽搐等。由于更昔洛韦易被单纯疱疹病毒或水痘－带状疱疹病毒的胸苷激酶磷酸化,因此对阿昔洛韦耐药的单纯疱疹病毒对更昔洛韦亦存在交叉耐药。

2. 免疫抑制剂治疗 免疫抑制剂尽管是低质量的证据,但联合糖皮质激素治疗单纯疱疹病毒性脑炎也获得了2004年美国IDSA(Infectious Diseases Society of America)指南及2010年欧洲EFNS(European Federation of Neurological Societies)指南的推荐。然而,2012年英国感染协会的指南考虑到皮质激素在单纯疱疹病毒性脑炎的治疗价值尚不明确则不推荐常规使用皮质激素治疗单纯疱疹病毒性脑炎。部分研究结果提示,通过在常规治疗的基础上联合使用糖皮质激素和丙种球蛋白治疗能够改善患者脑内炎症,促进神经功能恢复,提高疗效,且无严重不良反应发生,必要时可在临床应用。

3. 对症支持治疗 对症支持治疗对于重症和昏迷患者至关重要。应维持内环境的稳定,及时给予静脉营养。对重症患者应收入ICU,密切监测病情变化。对高热患者应予物理降温,若患者体温在40℃以上,降温不宜过快,以免迅速大量脱水影响有效循环血量。如患者合并痫性发作,可予抗痫药物治疗。严重脑水肿患者应早期给予脱水治疗控制颅内压。头部亚低温治疗可降低脑组织对葡萄糖和氧的代谢速度,最大限度减轻细胞损伤,稳定循环系统和氧的代谢,预防继发性的神经细胞坏死或改善脑的继发性能量衰竭；而且还具有减少自由基产生、阻止细胞凋亡、降低血管渗透性、减轻脑水肿及抑制白三烯生成、炎性因子释放和中性粒细胞聚集等作用。

4. **康复治疗**　根据患者全身情况、功能状态（意识、智能、言语和肢体伤残程度）和心理状况（个性、抑郁和焦虑等），及早进行康复治疗，并非在急性期后或恢复期才开始。

5. **中药治疗**　祖国医学孕育着宝贵的资源。中药具有价格便宜、来源广泛、不良反应少等优点，故在中药中寻找抗病毒感染的药物有着十分重要的实际意义。近年来，中医药治疗在单纯疱疹病毒性脑炎的相关基础理论、药理实验及临床治疗等各领域做了大量的研究和观察，并取得了一定的进展。有报道甘草甜素可能具有抗单纯疱疹病毒的作用，其机制可能是通过抑制细胞间黏附从而达到抗单纯疱疹病毒感染的效果。然而对于中医药治疗单纯疱疹病毒性脑炎的疗效有待于进一步的探索。

6. **PCR 阴性的疑似单纯疱疹病毒性脑炎患者的治疗**　2012 年英国感染协会的指南提出，对于 PCR 阴性的疑似单纯疱疹病毒性脑炎患者，可经验性使用阿昔洛韦。在以下几种情况，若疑似病例无免疫缺陷可考虑停药：①患者诊断为其他疾病或者 2 次间隔 24~48 小时的脑脊液 HSV PCR 检测阴性，且 MRI 不符合 HSE 的典型表现；②神经系统症状起始 72 小时后脑脊液 HSV PCR 检测阴性，疑似患者 MRI 正常，无意识改变，脑脊液白细胞计数小于 5×10^6/L。

（三）耐药单纯疱疹病毒株的出现及对策

尽管阿昔洛韦在临床上已被证实治疗单纯疱疹病毒性脑炎具有良好的效果，但近年来 I 期临床试验发现，耐阿昔洛韦的单纯疱疹病毒株的耐药性随药物疗程的延长有增强的趋势。阿昔洛韦在正常人群中的耐药性约为 0.5%，免疫抑制的患者仅比正常人的耐药性高 1%。单纯疱疹病毒性脑炎治疗失败者，几乎都伴有严重免疫缺陷。发生耐药有 3 种可能性：①单纯疱疹病毒 -TK 的减少或缺乏，这是临床发生耐药最常见的原因，多见于免疫力低下且长期用药者，尚无证据表明 TK 基因缺乏的病毒能在临床上进行传递；②病毒 TK 基因的突变仅占耐药病毒株的约 10%，但病

毒仍能有效复制和保留其病毒的致病性；③单纯疱疹病毒的 DNA 多聚酶发生突变使单纯疱疹病毒 -TK 发生种特异性改变，对 3 磷酸阿昔洛韦不敏感，这种变异极罕见。目前尚未发现有耐阿昔洛韦病毒质粒的传播。用酶扩增的 ELISA 法检测单纯疱疹病毒抗原可以快速检出耐阿昔洛韦的病毒株。多数耐阿昔洛韦的病毒株在试管中对膦甲酸钠和 vidarabine 敏感。

因阿昔洛韦治疗后患者耐药性逐渐增多，因此针对该病毒感染过程的各个环节开发抗病毒新药刻不容缓。其环节包括病毒黏附、侵入、脱壳、病毒蛋白质合成或修饰、病毒复制、装配及释放等。针对耐药菌株，近年来开发了解旋酶与引发酶抑制剂、蛋白酶抑制剂、病毒黏附抑制剂、咪喹莫特与喹诺酮类免疫调节剂等可用于抗疱疹病毒的药物，但其作用机制尚不清楚，疗效也不确切，有待进一步的研究。

四、单纯疱疹病毒性脑炎的预防与病毒潜伏感染

（一）单纯疱疹病毒潜伏感染的机制

单纯疱疹病毒在体内的生存策略是建立潜伏感染，在一定条件下被激活而致病情复发。虽然近年来在分子水平对潜伏感染和再激活进行了相当的研究，但确切机制尚不十分清楚。目前受到关注的主要有潜伏相关转录体、立即早期基因、病毒蛋白 16、组蛋白修饰以及 CD8+T 细胞。进一步研究有助于寻找和发现针对性预防和治疗单纯疱疹病毒感染的新方法或药物。国内学者已经开展了大量工作，并建立起简便易行的单纯疱疹病毒 I 型潜伏感染的动物模型。

目前认为单纯疱疹病毒可从破损的皮肤和黏膜进入体内，并在表皮或真皮细胞内进行复制和增殖。病毒充分复制后并感染感觉或自主神经末梢，病毒沿神经轴索向心性移动至神经节停留或潜伏下来。在宿主抵抗力下降时，病毒在神经节及与之相接触的神经组织内复制，然后沿周围感觉神经离心性移至皮肤黏膜表面发生皮损。单纯疱疹病毒的特异之处在于具有潜伏性并在适宜时机再次复发，病毒的致病性主要也与此有关。其神经毒性和潜伏性可影响单纯疱疹病毒感染的病程，这也是单纯疱疹病毒感染的重要特征。

（二）单纯疱疹病毒性脑炎的预防

高潜伏感染是单纯疱疹病毒性脑炎的一个主要特点，也是其致病性的主要原因。所以有效预防单纯疱疹病毒性脑炎的关键在于对患者实行正确及时的规范化治疗，使之失去传染性。但是近年研究表明，患者耐药性已经明显增高，而且该类患者的治疗缺乏特异性药物，其疗效难以确定。另一方面，原发感染后，并非所有感染人群立即发病。机体免疫系统中的 T 细胞和巨噬细胞虽不能消灭单纯疱疹病毒，但可使其长时间处于低代谢或停滞状态而潜伏于体内，等待时机再活化后大量繁殖。所以一旦机体抵抗力下降，潜伏感染人群发生病毒性脑炎的可能性远高于一般人群。预防重于治疗，大批的潜伏感染人群为从源头上控制单纯疱疹病毒性脑炎的发生提供了契机。因此，应在潜伏阶段抑制单纯疱疹病毒的活化，提高机体抵抗力并开发潜伏感染的治疗药物和疫苗。

长期以来人们都在试图寻求预防单纯疱疹病毒感染的方法。到目前为止，已研发出多种疫苗。许多动物试验证明有效，但没有一个严格控制的临床试验证明对人体有效。原因可能是某些疫苗不能有效刺激机体的免疫机制。有些疫苗蛋白只能提供自然感染中靶抗原的一部分，不能提供足够强度和时间的保护作用。此外，目前尚不清楚与单纯疱疹病毒感染有关的多种因素。随着局部免疫机制和病毒潜伏感染机制的基础研究不断深入，今后可能研制出能同时激发机体细胞和体液免疫应答、控制单纯疱疹病毒感染的疫苗。

五、展望未来

（一）临床科研展望

未来科研和临床工作的重点应放在以下几个方面：

1. 单纯疱疹病毒性脑炎的早期诊断　单纯疱疹病毒 DNA 的 PCR 检测已经成为单纯疱疹病毒性脑炎诊断的金标准。在国内这项技术大多数还停留在科学研究方面，应将这项技术在临床广泛应用。从常规 PCR 到实时 PCR（real-time PCR）以及巢式 PCR（nested PCR），PCR 技术本身也经历了一个发展的过程。PCR 如何更快速准确地定量检测单纯疱疹病毒 DNA 也是一个值得关注的问题。传统 PCR 检测需要 12~24 小时，而用 PCR 产物微芯片电泳法（microchip electrophoresis of PCR products）可以在 110 秒内检测样本，而其特异性和敏感性与传统 PCR 相似。如何将快速、准确的 PCR 检测技术用于临床是目前亟待解决的问题。

2. 单纯疱疹病毒性脑炎的临床监测和治疗评价　目前还没有一个客观定量的方法评价治疗效果和指导临床合理用药，在临床工作中多根据患者的临床表现及治疗经验来判断疗效。通过 PCR 技术对单纯疱疹病毒性脑炎患者 CSF 中病毒 DNA 的定量检测以及 fMRI（functional magnetic resonance imaging）动态监测来评价疗效及判断预后将成为未来科研的热点。

3. 单纯疱疹病毒性脑炎治疗的新手段　目前阿昔洛韦是一种有效的治疗手段，但如何增加其疗效引发了人们的思考。Wintergerst 等学者使用合成的 IFN-β 联合阿昔洛韦治疗单纯疱疹病毒性脑炎取得了很大的进步。此外，在静脉用药治疗后继续治疗的有效口服药物尚待开发。

（二）基础研究展望

对单纯疱疹病毒潜伏感染和复发机制的分子生物学研究才刚刚起步，原有的问题尚未解决，新的问题又随之出现，对这些问题的继续研究无疑将会对单纯疱疹病毒潜伏感染和复发机制的阐明起到积极的推动作用。利用高度敏感和特异的分子生物学技术如 PCR、核酸序列分析、基因重组等对单纯疱疹病毒的 70 个基因结构和功能进行逐一分析研究，将会是今后工作的重点，目前研究已取得一些进展。

随着分子生物学技术在各个研究领域里日渐广泛的应用，易感宿主本身基因状况的研究也已引起了人们的关注。单纯疱疹病毒的感染是否像 AIDS、乙型肝炎等疾病也是一种选择性免疫缺陷性疾病？而有关单纯疱疹病毒感染与 HLA 基因间的关系也有所报道。随着分子遗传学的发展，对易感者 HLA 各基因区的研究也可能会成为一个新的方向。

对单纯疱疹病毒的深入研究也有助于对其他病毒感染的防治，如 HIV 感染的防治。目前生殖器单纯疱疹病毒 -Ⅱ 感染发病率不断上升，有些西方国家已跃居常见性病的第二位。研究发现，单纯疱疹病毒-Ⅱ血清阳性患者有被 HIV 感染的危险性,因此控制单纯疱疹病毒-Ⅱ性传播感染的措施将纳入防治 HIV 的战略之中。同时,对单纯疱疹病毒深入研究也将有助于肿瘤的防治,因为单纯疱疹病毒已被作为基因载体用于脑瘤的实验治疗。

不难设想将来如果单纯疱疹病毒潜伏感染和复发机制得以阐明,我们不但可以找到防止其潜伏和复发的有效方法,而且还可以利用疫苗预防其感染的发生,甚至可以发展无病毒侵袭性和潜伏性的单纯疱疹病毒人工株作为载体携带治疗基因对某些获得性或先天性疾病进行治疗。

第二节　病毒感染与其他神经系统疾病的相互联系所带来的启示

近年来,人类社会进步和生活水平逐渐提高令人类死亡率和致残率均高的脑血管疾病等神经系统疾病备受关注,无可置疑地形成了当今医学研究的热点和前沿课题。然而,近年来,一场场席卷华夏大地和全球的各种病毒性疾病的暴发流行,给我们敲响了警钟,当我们的医学科技工作者目睹许多患者和动物在发病后迅速死亡,而对此束手无策时,这些病毒感染对人类的巨大威胁所引起的恐慌和忧虑令科研人员及医务工作者进行深刻反思。认识新发感染性疾病,探索已知病毒在非感染性疾病中的联系,将会是今后临床及科研工作的又一热点。

一、病原体感染与吉兰-巴雷综合征

吉兰-巴雷综合征(Guillain-Barré syndrome, GBS),又称急性炎性脱髓鞘性多发性神经病(acute inflammatory demyelinating polyneuropathy, AIDP),是以周围神经的脱髓鞘病变为病理特点的自身免疫性周围神经疾病。GBS 发病机制尚不明确,目前认为该病是细菌或病毒感染导致机体免疫功能失常,异常激活的细胞免疫和体液免疫导致周围神经脱髓鞘而发病。目前发现的与 GBS 相关的细菌或病毒包括:空肠弯曲菌(campylobacter jejuni, CJ)、巨细胞病毒(cytomegalovirus, CMV)、EB 病毒(Epstein-Barr virus, EBV)、乙型肝炎病毒(hepatitis B virus, HBV)等。

空肠弯曲菌(campylobacter jejuni, CJ)是螺旋菌科弯曲菌属,革兰氏染色阴性。弯曲菌最早于 1909 年自流产的牛、羊体内分离出,称为胎儿弧菌,1947 年从人体首次分离。空肠弯曲菌是食物源性胃肠炎的常见病菌,可同时感染人和动物。空肠弯曲菌存在于动物的肠道内,尤以家禽带菌率高。病菌通过其粪便排出体外,当人与这些动物或被污染的食品接触时,病原体可进入人体。此外,患者也可作为传染源,尤其是一些发展中国家由于卫生条件较差,可通过粪-口途径传播致病。空肠弯曲菌通常引起空肠弯曲菌肠炎(campylobacter jejuni enteritis)。临床以发热、腹痛、血性便、粪便中有较多中性粒细胞和红细胞为特征。1982 年 Rhodes 首次报告 GBS 与空肠弯曲菌有关。近年来的研究表明,空肠弯曲菌与 GBS 的关系密切,是 GBS 主要的前驱感染病原。空肠弯曲菌细胞的脂多糖分子结构与人类周围神经的神经节苷脂表位之间具有分子模拟现象,从而通过交叉反应产生抗神经节苷脂自身抗体。空肠弯曲菌感染后,产生一种或数种抗神经节苷脂抗体,可能参与脱髓鞘型和轴索型 GBS 的发病。空肠弯曲菌感染的 GBS 患者的神经损伤以轴索为主。在空肠弯曲菌感染引起的急性运动轴索性神经病(AMAN)型患者血清中,发现多种神经节苷脂抗体滴度明显升高,提示空肠弯曲菌感染与 AMAN 的发生密切相关。

巨细胞病毒是一种疱疹病毒组 DNA 病毒。其分布十分广泛,人和动物皆可感染,主要累及生殖泌尿系统、中枢神经系统和肝脏。巨细胞病毒是 GBS 前驱感染中非常重要的病原体。GBS 前驱感染巨细胞病毒多见于欧美地区。巨细胞病毒感染患者可检测到抗周围神经 GM2 抗体增高,可能是巨细胞病毒特异性抗体和抗周围神经 GM2 抗体之间通过分子模拟产生了免疫应答。近年来,其他病毒包括 EB 病毒、带状疱疹病毒、乙型肝炎病毒、疱疹病毒和呼吸道合胞病毒等均发现与 GBS 发生密切相关,致病机制尚不清楚。

二、病毒感染与多发性硬化

多发性硬化(multiple sclerosis, MS)是以中

枢神经系统白质炎性脱髓鞘病变为主要特点的自身免疫病。主要累及脑室周围白质、视神经、脊髓、脑干和小脑，表现为中枢神经系统白质散在分布的多个脱髓鞘病灶与病程中呈现的缓解复发，其特点是症状和体征的空间多发性和病程的时间多发性。MS 的病因和发病机制至今尚未完全明确，与自身免疫、病毒感染、遗传倾向、环境因素密切相关。其中病毒感染与分子模拟学说可能参与MS 发病机制。

EB 病毒（Epstein-Barr virus，EBV）是一种嗜淋巴细胞的 DNA 病毒。研究表明 EBV 可在 B 淋巴细胞中增殖，可长期潜伏在淋巴细胞内，以环状 DNA 形式游离在胞质中，并整合在染色体内。人群对 EBV 普遍易感，婴儿期和儿童期感染 EBV 通常没有明显的临床症状，成人感染 EBV 后可表现为传染性单核细胞增多症。研究表明，儿童期感染 EBV 的患者 MS 发病率较未感染者明显增高。EBV 主要通过引发免疫反应致病，受到感染的 MS 患者对 EBV 蛋白的抗体反应明显升高，过度的抗体反应在 MS 临床症状发生前数年就会显现。因此推论 EBV 在 MS 疾病进程中扮演着重要的角色。此外，EBV 感染可引起传染性单核细胞增多症。研究表明传染性单核细胞增多症患者比正常人群更易患 MS。MS 患者中 EBV 血清抗体滴度升高，且血清 EBV 抗体滴度升高发生在 MS 发病前，说明 EBV 与 MS 发病有先后顺序。多项研究表明，EBV 患者抗体水平与发生 MS 危险性之间存在正相关。感染的病毒可能与中枢神经系统（CNS）髓鞘蛋白或少突胶质细胞存在共同抗原，即病毒氨基酸序列与 MBP 等神经髓鞘组分的某段多肽氨基酸序列相同或极为相近，推测病毒感染后体内 T 细胞激活并生成病毒抗体，可与神经髓鞘多肽片段发生交叉反应，导致脱髓鞘病变。

人类疱疹病毒 6 型（human herpes virus 6，HHV-6）是一组含包膜亲神经性的 DNA 病毒，可在神经系统来源的细胞中生长，该病毒对 T 淋巴细胞也具有高度亲嗜性。研究表明 HHV-6 感染是 MS 病因之一。已有报道在 MS 的活动性斑块中发现这种病毒。此外，MS 患者的中枢神经组织细胞中也可发现活动性感染的 HHV-6。MS 患者周围血单核细胞中 HHV-6 DNA 阳性率明显高于健康人群，且 MS 尸检脑组织切片中亦能检测到 HHV-6，证明 HHV-6 与 MS 发病密切相关。推测 T 细胞能被活化的 HHV-6 致敏，从而导致 MS 发生。

其他病毒，如人类内源性逆转录病毒、人多瘤病毒、鼠脑脊髓炎病毒、柯萨奇病毒、麻疹病毒等均发现与 MS 密切相关。

三、病毒感染与脊髓灰质炎

脊髓灰质炎（poliomyelitis）是由脊髓灰质炎病毒（poliomyelitis virus）感染引起的急性传染病。该病是一种可引起以肢体麻痹的急性肠道传染病。脊髓灰质炎病毒属于微小核糖核酸（RNA）病毒科（picornaviridae）的肠道病毒属（enterovirus），主要通过消化道传播。已知脊髓灰质炎病毒有三个血清型，三型病毒间中和试验无交叉反应。人类是脊髓灰质炎病毒的天然宿主和储存宿主，猴及猩猩均为易感动物。脊髓灰质炎病毒经口或呼吸道侵入人体，脊髓灰质炎一般多发生于五岁以下的儿童，部分患者可发生弛缓性瘫痪，以单侧下肢瘫最为常见。人群对本病普遍易感，成人亦可发病，多为隐性感染，出现麻痹的病例一般少于 1%。目前脊髓灰质炎无特效治疗方法，由于该病有一定的致死率和后遗症，曾经是严重危害人类健康的神经系统疾病。1840 年，Heine 就描述了脊髓灰质炎的临床表现，此后该病曾有流行。早在 1882 年，我国已经有脊髓灰质炎病例。自 1953 年卫生部将脊髓灰质炎列为法定报告传染病后，我国对该病引起了足够的重视。1988 年第 41 届世界卫生大会提出"到 2000 年全球消灭脊髓灰质炎"的决议。该决议得到世界各国的响应，通过大范围应用脊髓灰质炎疫苗，包括口服脊髓灰质炎减毒活疫苗（oral poliovirus vaccine，OPV）和灭活脊髓灰质炎疫苗（inactivated poliovirus vaccine，IPV），脊髓灰质炎的流行地区和发病人数明显减少。自 1999 年以来，Ⅱ 型脊髓灰质炎野毒株的传播得到了有效的控制。从 1995 年至今，我国几乎已无本土脊髓灰质炎野毒株病例发生。到 2008 年，只有尼日利亚、阿富汗、巴基斯坦和印度存在脊髓灰质炎野毒株的流行。消灭脊髓灰质炎是一项政府行为以及全社会参与的人类同病毒的伟大斗争。

四、病毒感染与精神疾病

包括抑郁症、精神分裂症在内的各种精神疾病已经成为全球性的一大公共健康问题,其病因仍不明确,可能为遗传与环境因素共同作用所致的复杂性疾病。近年来许多研究提示,病毒感染在精神疾病病因学中可能起一定作用。例如,母亲妊娠期或分娩期间的某些病毒暴露感染(主要为单纯疱疹病毒 1 型和 2 型、流感病毒、巨细胞病毒)与胎儿成年后精神分裂症发病风险增加有关,这一结论已得到大量流行病学研究证实。此外,一些研究发现情感障碍疾病(包括抑郁症和双相障碍)患者血浆中单纯疱疹病毒、EB 病毒、巨细胞病毒等病毒抗体阳性率显著高于对照组人群,提示病毒感染亦参与该类疾病的发生。但是机制仍不明确,可能与病毒感染导致发育障碍、单胺类神经递质紊乱及炎症激活有关。

一种代表性且研究最为集中的与精神疾病有关的病毒为博尔纳病病毒(Borna disease virus, BDV),该病毒曾于 19 世纪末在德国博尔纳(Borna)镇马匹中引起一种致死性脑炎的暴发流行,BDV 也因此得名。BDV 属于非分节段单股负链有包膜 RNA 病毒,具有高度的嗜神经性,为单分子负链 RNA 病毒目博尔纳病毒科博尔纳病毒属的唯一成员。BDV 自然宿主十分广泛,几乎能感染包括马、羊、鸟、恒河猴、人类在内的所有温血动物。感染后动物可以出现急性的致死性脑炎或慢性轻微的神经与精神行为异常,也可以长期携带病毒而不表现出任何症状。BDV 感染最初认为仅限于中欧(德国),随着 BDV 检测技术的发展,现发现 BDV 感染地理分布广泛,法国、英国、意大利等欧洲其他国家及日本、伊朗、以色列、澳大利亚、美国等地区均存在人或动物 BDV 自然感染。近 10 年来,国内亦开展了一些 BDV 流行病学调查,迄今为止,重庆、新疆、宁夏、贵州、黑龙江以及台湾地区已有人或动物 BDV 自然感染的报道。由于 BDV 流行病学研究在国内开展时间仍较短,更全面广泛的地理分布状况还有待今后进一步的调查。

近 30 年来,世界各国开展了大量人类疾病与 BDV 感染的相关性研究,提示 BDV 很可能为人类神经精神疾病的风险因子。例如,有许多研究报道在精神分裂症、双向情感障碍、重性抑郁等精神疾病患者血浆中发现 BDV 特异性抗体,外周血单个核细胞中检测到 BDV 抗原、核酸,且阳性率显著高于健康对照人群。此外,还在精神分裂症、双向情感障碍患者脑组织中检出 BDV 核酸,复发性抑郁和 MS 患者脑脊液中发现 BDV 抗原。近期研究还报道很大部分比例重性抑郁、双相情感障碍患者血浆中存在 BDV 循环免疫复合物,并呈慢性持续存在。迄今为止,BDV 已经从双向情感障碍、强迫症患者的外周血单个核细胞及精神分裂症患者尸检脑组织中分别被成功分离出来,从而为人类感染 BDV 提供了最直接可靠的证据。另一方面,有研究发现 BDV 血浆抗原和循环免疫复合物的含量与抑郁严重程度成正相关。还有学者开展的一项临床试验发现,对于 BDV 阳性重性抑郁和双向情感障碍患者给予金刚烷胺治疗后 HAM-D 评分显著下降,抑郁症状明显缓解(缓解率达 68%),且患者血清 BDV 含量变化与抑郁症状改善趋势一致,从而提示金刚烷胺对 BDV 感染抑郁症患者具有显著抗抑郁作用,其效果可能通过抗 BDV 而发挥作用。该研究结果从反方面为 BDV 作为抑郁症的一个可能致病因子提供了新的证据。

BDV 感染动物模型方面,由于 BDV 的一个独特特征为主要侵犯边缘系统尤其是海马,在感染新生大鼠、树鼩等动物后可引起宿主精神行为异常,例如焦虑、攻击、过度兴奋、异常游戏行为及认知缺陷等行为和发育障碍,这些症状类似于人类精神分裂症、情感障碍及孤独症等疾病。正因为 BDV 感染与人类精神疾病包括情感障碍的发生可能存在的密切关系,因此在 2008 年的国际博尔纳病病毒研究会议上 BDV 作为"情感病毒"这一概念被提出。不过,BDV 参与精神疾病的致病机制仍未完全阐明。目前认为可能与 BDV 引起多巴胺、5-羟色胺、去甲肾上腺素等单胺类神经递质紊乱、影响突触可塑性、海马齿状回小胶质细胞激活及神经元丢失、抑制星形胶质细胞谷氨酸摄取导致兴奋性中毒等方面有关。

迄今为止,关于 BDV 对人体的致病性及是否作为精神疾病的病因仍存争鸣,尚无定论。因此,进一步明确 BDV 在精神疾病发生中的作用及其致病机制,对于寻求新的治疗及预防手段具有重大意义。

五、对未来的启示与展望

病毒感染是人类最危险的敌人之一。在人类历史前进的道路上,病毒总是伴随着人类发展而变化,当旧的病原体得到认识和控制,新的病原体相继出现。1940年以前,人类认识到仅有数十种病毒能引起人患疾病,当时人类对于许多已知病毒无能为力。随着科技不断发展,人类在与病毒的斗争中取得了不小的胜利。天花(smallpox)是世界范围被人类消灭的第一个传染病。在人类历史上,天花曾经肆虐,留下了惊人的死亡数字。自从琴纳发现牛痘接种以后,人类就燃起了消灭天花的希望。1980年5月世界卫生组织宣布人类成功消灭天花。脊髓灰质炎也是一种古老的疾病。在20世纪早期,脊髓灰质炎在全球多个地区常有流行。1955年注射用脊髓灰质炎灭活疫苗的研制成功,标志着人类战胜脊髓灰质炎的开始,1961年口服脊髓灰质炎灭活疫苗问世为消灭脊髓灰质炎打下基础。现在人们所做的,就是赶在病毒之前,让疫苗占领好位置,以便灭杀脊髓灰质炎病毒。目前脊髓灰质炎得到了有效的控制。虽然科技不断在发展,我们既往的研究取得一定成果,但它的暴发仍将会是一场灾难。当SARS、尼巴病毒(NiV)、西尼罗河病毒(WNV)、H7N1禽流感病毒以及H7N9禽流感病毒等各种病毒性疾病暴发流行时,人们在反思这样一个问题:为什么不能预测这些传染病的暴发流行?为什么对疾病的流行缺乏有效的监控措施和疫情预报?为什么有些病毒通常并不致病或毒力很低,但却突然暴发流行而引起人类的死亡?除对已知能引起人类传染性疾病的病原体进行研究时,是否我们也应该对将来任何可能引起人类传染性疾病的病原体进行检测呢?对可能的新发感染性疾病是否应给予特别关注呢?除了常见的中枢神经系统感染性疾病,病毒感染在其他神经系统疾病中起怎样作用呢?这些都是值得我们医务工作者深思的问题。人与病毒间的斗争,在21世纪可能更为惨烈。遗传变异、环境改变、人类活动及气候变化可能导致大量新型病毒不断产生,人类与病毒之战任重道远。

(谢 鹏 李 琦 张 亮)

第二十五章 细菌感染

第一节 结核性脑膜炎

结核病又称痨病或"白色瘟疫"（white plague），在成人致死性传染性疾病谱中居首位，是人类最古老和最常见的传染病。结核性脑膜炎（tuberculous meningitis，TBM）是结核病中最具生命威胁的疾病，约占神经系统结核的70%。在许多发展中国家，结核性脑膜炎的发病率与病死率仍在不断上升。

一、结核性脑膜炎的历史回顾与启示

（一）结核病流行的演变及启示

结核病是一种流行于不同人种和物种的全球性传染性疾病。回顾历史，在地球上诞生人类时结核菌就已出现，例如，在德国发现石器时代的人类第4和第5胸椎就有典型的结核性病变；埃及木乃伊发现脊椎结核；我国孟轲因脊椎结核而驼背。虽然结核菌侵犯人类已有4 000~5 000年的历史，但发现有历史记载的疾病流行记录仅有200~300年。

人类与结核病斗争的历史，伴随对结核病从未知的恐惧、逐步认识到逐步征服的过程。人类近100年逐渐发展和完善了诊断方法，经历了从听诊、叩诊、X线临床应用、结核菌素试验、电子计算机扫描、磁共振成像等技术手段的不断发展，也经历了排泄疗法、运动疗法、田间疗法、休养疗法、物理疗法和规范的化学疗法等治疗方法的进步完善。事实上，每一次科学进步都极大地提高了人类征服疾病的能力。人类与结核病斗争的历程极大地推动了科学技术的进步，先后获得诺贝尔奖4次，包括：1882年德国的R. Koch发现结核菌；1895年德国W. K. Rontgen发现X线和丹麦N.Finsen制作了Finsen灯，开始了皮肤结核的紫外线疗法；1944年美国S.A Waksman发明了链霉素。

当结核病得到稳步控制，人们普遍认为该病"病因明确、防有措施、治有办法"之际，结核病疫情发生了戏剧性逆转，全球结核病卷土重来。世界卫生组织（WHO）在"全球结核病紧急状态宣言"中指出结核病卷土重来的主要原因包括：大量耐药菌株的出现造成治愈困难且费用增高，随之而产生的耐药患者不易治愈，并保持有高度的传染性，其主要原因在于结核菌与人体和药物相互斗争中发生了适应性的DNA突变；结核病与人类免疫缺陷病毒（HIV）感染的并发造成结核患者的剧增，本可以治愈的患者却因并发艾滋病而死亡；近30年来，全球公共卫生政策对结核病的相对忽视，导致了全球控制结核病经费的下降和防控体制的削弱；其他原因还包括抗结核药物研制相对滞后、激素过多应用等因素。

（二）结核病流行病学调查现状及防治的严峻形势

自1993年WHO宣布结核病成为"全球卫生危机"以来，结核病在传染病防治中的重要地位仍未改变。

WHO在2006年发布的《全球结核控制报告》中显示：①全世界人口的1/3（约20亿）潜伏感染结核分枝杆菌（mycobacterium tuberculosis，MTB）；②5%~10%的潜伏感染人群（不包括合并HIV感染）最终成为结核病患者并具有传染性；③全世界每秒新增结核感染一人，总计每年新增感染约800万；④每年全球超过300万人死于结核病；⑤过去30年，结核病研究进展缓慢，未见抗结核新药面市；⑥艾滋病（AIDS）及HIV感染增多和耐药结核病（drug resistant tuberculosis，DRTB）与多重耐药结核病（multiple drug resistant tuberculosis，MDRTB）的出现使结核病的防治举

步维艰。WHO 2006 年结核病防治计划的首要目标就是在 2015 年前使结核病发病率停止上升并出现负增长。

该报告中还指出,包括中国等众多发展中国家和贫穷落后的东南亚地区拥有全球最多的结核病患者,约占全球总数的 33%。而发达国家集中的美洲和欧洲地区分别占 4% 和 5%。随着世界旅游业的发展、国际间经济合作和文化交流的加强、跨国人口流动的增加,结核病呈现全球化流行趋势,每个国家都可能成为结核病流行的潜在受害者。中国是世界上 22 个结核病高负担国家之一,全国受感染人数约 3.3 亿,占全国总人数的约 1/5。患病人数为 450 万人,仅次于印度,居全球第二位,约 80% 的患者集中在中西部农村地区。每年新增结核病患者 145 万,至少 25 万人死于结核病,而且呈现不断上升的趋势。2005 年国家卫生部全年疫情报告显示,各类法定报告传染病中,结核病的发病率和病死率仍高居首位。所以,中国的医务工作者应义不容辞地投身于抗击结核的战斗中。

（三）结核性脑膜炎在结核病防治中的重要地位及面临挑战

潜伏结核分枝杆菌的活化是成人结核的主要发病原因,全身各个器官均可受累。1836 年首先认识到细菌可侵犯中枢神经系统引起结核性脑膜炎。未经治疗者病死率达 100%,治疗后可降至 10%,生存者中约 80% 有严重的神经系统后遗症。结核性脑膜炎是 HIV 病程中最常见的共感染(co-infection)疾病。随着 HIV 感染患者的增多,两者协同致病形成了"致命组合"(Cursed Duet),AIDS 患者中约 13% 死于结核病。由于结核性脑膜炎多累及青壮年,其引发的巨额医疗费用以及劳动力下降给个人、家庭带来沉重的经济和心理负担,也给国家、社会的稳定和发展造成不利影响。所以结核性脑膜炎在结核病防治中的地位十分重要。

目前结核性脑膜炎防治面临的主要挑战包括:①缺乏快速、客观和准确的诊断方法。②青壮年受累多,临床表现的多样化和非特异性易引起漏诊和误诊,从而导致诊断治疗延误,也导致多药耐药菌株增多和复发率高。③缺乏特异性治疗结核性脑膜炎的方法,临床主要参照肺结核的治疗方案。部分药物难以透过血－脑屏障,辅助治疗只能降低病死率,不能减少致残率。④目前的药物只对普通活动病灶有效,对为数众多的潜伏感染疗效较差。⑤潜伏感染人数众多,HIV 感染增加潜伏细菌再活化的概率。潜伏感染后细菌活化发病的危险因素和机制不明确从而导致疾病预防困难。

二、结核性脑膜炎的诊断难点所在

（一）非典型性结核性脑膜炎的诊断要点

疾病病理改变的特殊（病变部位、程度、发展阶段不同）、治疗方法的单一和患者自身免疫状况的差异可导致少见的非典型的临床特点,使之有别于常见的结核性脑膜炎。对于非典型性结核性脑膜炎的诊断应结合必要的辅助检查（CSF、CT 和 MRI 等）以及试验性治疗或预防的结果进行综合判断。回顾性研究显示,在非典型性结核性脑膜炎患者中,临床表现和实验室检查阳性率低,而头颅 MRI 检查具有较高的阳性诊断准确率,具有较高的临床应用价值。

非典型性结核性脑膜炎的临床表现包括:①发热伴轻微或无脑膜刺激征和高颅压症状,这类患者常误诊为上呼吸道感染等病。因此对下列情况应予以高度重视:原因未明持续 1 周以上的发热;未接种卡介苗而肺外结核难以解释的发热;未留卡痕或与肺结核菌阳性患者密切接触儿童的发热。必要时可行 CSF 检查。②突出表现为神经精神症状。出现精神兴奋、急躁、神经系统受损等临床表现,小儿可有哭闹和吐奶等症状。结核性脑膜炎并发皮质盲、急性视神经萎缩均已有报道。③非典型性 CSF 改变。CSF 检查是诊断结核性脑膜炎的重要方法之一,但约有 1/3 结核性脑膜炎患者 CSF 变化不典型,儿童中比例更高。主要表现为 CSF 检查正常、CSF 糖含量在正常范围、CSF 中氯化物含量不降低等。其原因可能与发病早期、合并糖尿病等其他疾病、非正规抗结核治疗有关。④结核性蛛网膜炎。以头痛、头晕、瘫痪和共济失调为主,高颅压症状突出而脑膜刺激征轻微。⑤出血性结核性脑膜炎。是一种少见特殊类型的结核性脑膜炎,多发生于病程的中晚期,约占结核性脑膜炎的 2% 左右。临床表现为发热、剧烈头痛、呕吐和血性 CSF。⑥并发缺血性脑血管病。临床经过多不典型。可表现为面瘫、偏瘫、肢体麻木无力、运动性失语、手足徐动症样运动等症状。结核性脑膜炎并发缺血性脑血管病预后较差，病死率可增加2倍。存活者常遗留永久性神经系统残损。⑦低颅压综合征。多数结核性脑膜炎患者颅内压增高，但少数患者颅压可低于正常甚至出现颅内压降至零的报道。结核性脑膜炎合并低颅压综合征的机制可能与CSF分泌减少或停止有关。若颅底蛛网膜粘连严重可致枕大孔阻塞或椎管受阻引起颅内压增高而椎管内压降低的现象，应予特别注意。⑧合并性结核性脑膜炎。脑外结核抗结核治疗过程中合并结核性脑膜炎，因症状不典型常延误诊断和治疗，其确切机制尚不清楚。肺结核特别是粟粒型肺结核在抗结核治疗中出现难以解释的神经精神症状，需考虑合并结核性脑膜炎的可能，应及时进行CSF检查。有学者强调对粟粒型肺结核患者，腰穿CSF检查应列为常规。

（二）提高病原学检查阳性率的方法

腰穿CSF病原学检查对诊断结核性脑膜炎非常重要。CSF常规细菌涂片检查仅有10%的阳性率。为提高检出率，涂片镜检目前多采用浓缩集菌法行抗酸染色。另一种常用方法为荧光显微镜染色法，如金胺–罗达明染色法等，抗酸杆菌在荧光显微镜下呈亮黄色或金黄色，此法阳性率较既往的Ziehl-Neelsen法高出10倍以上，速度也较快。应用此法应注意假阳性，如有怀疑可用Ziehl-Neelsen法复染予以验证。采取"增大标本量、长时间离心、增厚涂片以及延长观察时间（进行显微镜观察30分钟或以上时间）"等措施均可提高阳性检出率。近年来采用新一代放射性计量法培养技术检测结核菌代谢产物，解决了传统的改良罗氏和放射性计量法易被污染的问题，阳性报告时间较传统的培养方法缩短了10天左右。通常结核菌培养时间越长，其阳性率越高。近几年，世界卫生组织及国家结核病参比实验室推荐了多种结核菌快速检测技术，如：Xpert Mtb/RIF技术（结核分枝杆菌/利福平耐药实时荧光定量核酸扩增技术）、CPA技术（交叉引物恒温技术）、LAMP技术（环介导等温扩增技术）等，使得结核病的诊断更加快速、准确、简便。其中，Xpert Mtb/RIF技术对MTB的阳性检出率明显高于其他检测方法，大大提高了病原学诊断率，具有特异性强、敏感度高、快速、简便且能同时检测出MTB是否对RIF耐药等特点，在结核性脑膜炎的诊断和治疗中具有重要的应用价值。

（三）诊断性治疗

当临床疑似结核性脑膜炎时，即使CSF抗酸染色未见抗酸杆菌也应积极治疗。选择异烟肼、利福平、吡嗪酰胺等至少3种易进入CSF中的药物进行联合治疗。药物使用的同时CSF检查尚需持续3~4天以期发现病原菌。

诊断性治疗后若CSF细胞数下降、糖升高将有助于结核性脑膜炎的诊断，但蛋白水平需较长时间方可降低。由于药物并不能阻止粘连性脑膜炎所引起的病理性连锁反应，尽管诊断明确，在治疗之初疗效可不明显，即使合理用药后，病情仍可恶化。少数病例不清楚存在大脑结核球，用药后也可加重脑损伤。此外，治疗初期病情可恶化甚至出现嗜睡，这可能与人体对结核蛋白产生过敏而引发弥漫性脑水肿有关，可给予地塞米松治疗。

（四）临床及实验室诊断困难的原因

下列因素可导致结核性脑膜炎临床诊断困难：临床医师对结核性脑膜炎认识不足；临床表现类似急性脑膜炎；临床主要表现精神功能改变和难于确定的脑膜刺激征，忽视或延迟CSF检查；缺乏颈强直和/或发热以及脑膜炎的复杂临床表现被脑神经麻痹和下丘脑功能紊乱混淆；有轻微躯体前驱症状的卒中表现；神经症状和体征被一些间发性和/或合并的疾病所遮盖，如戒酒综合征或头部外伤；患者在抗结核治疗的同时出现神经综合征；常缺乏神经系统以外结核的临床和实验室证据；抗结核治疗作为诊断性治疗结果不满意时。

结核性脑膜炎实验室诊断困难可能与下列原因有关：初期CSF检查结果正常；疾病早期CSF中多核细胞增多（约15%）；初期CSF糖正常而误诊为"无菌性脑膜炎"；常规检查CSF涂片发现抗酸杆菌阳性率不到50%；CSF的抗酸杆菌培养需4~6周较长时间等。

三、结核性脑膜炎治疗中的争议与难点

影响结核性脑膜炎预后的关键环节在于能否

进行有效的早期抗结核治疗。诊断和治疗愈早则预后愈好。

（一）治疗方案与疗程的选择

抗结核药物的应用应遵循早期、联合、规律、适量、全程的抗结核治疗原则，选择具有杀菌作用、能顺利通过血-脑屏障和在 CSF 中有较高浓度的药物。

治疗推荐方案：异烟肼、利福平和吡嗪酰胺联合用药。起始治疗阶段加乙胺丁醇或链霉素。治疗 2~3 个月后若病情好转，可停用链霉素（或乙胺丁醇）和吡嗪酰胺，同时可减少异烟肼药物用量。若无利福平和吡嗪酰胺，可用现有的标准抗结核治疗方案（即异烟肼、链霉素、氨硫脲），待 2~3 个月后好转后可停用链霉素，继续使用异烟肼和氨硫脲治疗至少 1 年。为减轻脑积水引起的高颅压或防止突发性视力丧失可采用外科治疗。

结核性脑膜炎最适宜的疗程目前尚未达成共识。有研究表明，疗程可为 6~12 个月，亦有提出疗程应为 18~24 个月。统一的意见表明，正规治疗的时间至少应持续至少 6 个月以上。多数学者认为结核性脑膜炎的抗结核疗程应不同于肺结核，不论强化期还是总疗程都应长于肺结核的抗结核治疗。具体疗程长短应根据患者病情、病期、细菌耐药情况、有无合并症等因素综合考虑。一旦确诊为耐药性结核性脑膜炎，应根据药敏试验结果调整用药，及时加用二线药物，疗程也应适当延长。

（二）鞘内注射给药

结核性脑膜炎常规治疗期间是否同时合并使用鞘内注射给药，尚缺乏共识。链霉素使用初期，单一使用肌内注射治疗结核病其疗效较差，同时采用链霉素鞘内注射可以提高疗效。但由于链霉素刺激性较大并可引起粘连，此法现已废弃。

异烟肼易通过血-脑屏障，但是否鞘内注射也存在争议。近 10 余年来很多学者又重新肯定了鞘内注射异烟肼对某些结核性脑膜炎的治疗效果。认为在静脉给药无效时，加用鞘内注射能改善预后。对合并脊髓压迫症椎管阻塞时亦主张鞘内注射用药。重症及一些肝功能较差的患者由于不能耐受大剂量抗结核药物，可在减少静脉给药的同时，少量鞘内注射有可能提高疗效。

地塞米松鞘内注射可减少抗结核药物的局部刺激作用，迅速控制脑膜炎局部炎症反应，缩短结核性脑膜炎的疗程。脊髓压迫所致椎管阻塞是鞘内注射的最好适应证。地塞米松与异烟肼可交替进行鞘内注射，必要时也可腰穿与颈侧穿每周轮流交替注射。

近年来，鞘内注射联合脑脊液置换作为治疗手段之一逐渐被人们重视，多项研究显示，脑脊液置换能够防止脑血管出现痉挛，同时降低颅压、减少脑积水的情况发生，从而使患者的症状得到缓解，减少并发症的发生，使渗出物、炎性细胞及细菌等从患者体内排出。避免受到传统药物中结核菌耐药性及血-脑屏障通透性的影响。通过脑脊液置换能够对脑脊液进行稀释，将包含毒素以及结核菌的脑脊液排出，使纤维蛋白及炎性物质得以有效减少，避免患者脑膜粘连，提升脑脊液的循环功能，使鞘注药物能够更易于扩散。

（三）抗结核治疗失败的原因分析及处理

临床抗结核治疗的失败率很高，其原因包括：①抗结核治疗方案不合理。未根据病情和患者的具体情况合理设计抗结核治疗方案（包括药物的选择、药物的剂量、用法和疗程），其结果造成耐药菌的发生或因毒性反应而终止治疗。为此，必须详细询问病史，按照患者的具体病情和药物生物学机制，制订个体化的抗结核治疗方案。这是保证抗结核治疗成功的必要条件。②未能坚持规律用药或中断治疗是抗结核治疗失败最常见、最重要的原因。不规律服药通常与患者不合作、依从性差、经治医生责任心不强等因素有关。已确诊患者在开始治疗前需要进行系统认真的卫生知识宣传，做到三交底：交实际病情底、交治疗计划底、交疾病预后底（即规律治疗可以在预定时间内彻底治愈而不规律治疗则可造成严重的不良后果）。使患者对自己病情和抗结核治疗有一个正确的认识和理解，使其自觉地配合治疗。此外，按照抗结核治疗方案的原则，在采取顿服、间歇、短化用药方法的同时，推行全面督导和强化期督导或全程管理办法以确保患者坚持规律用药和完成疗程。③药物不良反应处理不当。应熟悉各种药物的毒副作用及其发生机制以设法防止发生。发生后要及时处理，采取补救办法。其他原因包括病情发现过晚、病变严重、体质差，尤其细胞免疫功能低下者均会影响抗结核治疗效果；合并其他疾病也会增加治疗难度。对此类患者除给予合理的抗结核治疗外,应采取措施积极提高患者的机体抵抗力。④耐药菌株出现。其原因众多,包括早期治疗不及时、未严格遵循抗结核治疗原则、大剂量免疫抑制药物的使用、机体自身免疫能力低下(如合并 AIDS)以及结核杆菌自身变异进化等。⑤耐药菌株的出现给抗结核治疗提出了巨大的挑战。抗结核药物的研制相对滞后,除经典的几种抗结核药物(异烟肼、利福平、吡嗪酰胺、乙胺丁醇、链霉素等)外,目前尚无针对耐药菌株有效且可替代经典药物的新型抗结核药物问世。

(四)合并 HIV 的治疗

HIV 感染是导致结核病发病率上升的主要原因之一,结核病可加速 HIV 疾病的进程,恶化预后。正如单纯 HIV 感染患者一样,结核菌合并 HIV 感染的患者可以发生所有常见的 HIV 并发症。在结核菌合并 HIV 感染的患者中,药物治疗发生的不良反应很常见,需要向患者告知并及时处理。在这类患者的治疗中,HIV 高发的国家和不能使用一次性注射器的国家,最好应用乙胺丁醇替代链霉素。无临床结核病证据的 HIV 患者可使用异烟肼。研究表明,应用现代短程疗法可以治愈 HIV 患者的结核病,使患者生命平均延长 2 年,并可显著的改善患者的生活质量。一些复发病例可能是因患者 HIV 所致的抵抗力下降而产生再感染。此外,及时有效治疗结核合并 HIV 感染的患者可预防结核病的传播,这对许多 HIV 阳性的患者非常重要,因为他们对结核病的抵抗力很差。

(五)耐药与多重耐药结核性脑膜炎的预防和处理

自 90 年代后期,耐药和多重耐药结核病在世界范围内明显增多。轻微耐药性可能会逐渐减弱以至消失,但高度耐药性常会长期存在。耐药的直接结果是近期无效和/或远期复发,是导致抗结核治疗失败的重要原因之一。为争取最好的疗效,必须尽可能防止或延缓耐药性的产生。防止耐药性产生的主要措施包括:①坚持充分有效的抗结核病治疗,落实结核病治疗五项原则。②联合用药和合理组合治疗方案。一般选用 2 种或 2 种以上的敏感药物进行联合应用,切勿单一用药。有报告建议治疗多重耐药结核病不能少于四联用药,必要时可增至 6~7 种药物联用。③足量用药,规则服用,切忌"用用停停"。④及早行

抗结核病药物敏感试验。选用敏感药物治疗或加用抗结核病新药。

(六)药敏试验的选择

初治患者进行治疗前药敏试验的必要性不大,因为目前普遍采用杀菌力很强的抗结核治疗药物可使原发耐药者获得较好疗效。由于利福平耐药株的危险性正在增加,药敏试验在流行病学调查研究中是必要的。含利福平的治疗方案失败或复发者,应做药敏试验;不含利福平方案治疗失败或复发者,若能给以利福平、异烟肼加用链霉素、吡嗪酰胺或乙胺丁醇、吡嗪酰胺或吡嗪酰胺治疗者,对已耐异烟肼或链霉素或同时耐二药者仍有良好效果,一般不须做药敏试验。经过合理抗结核治疗临床治愈后复发者仍可先沿用原方案治疗,待药敏结果报告后再适当调整。绝大多数难治病例的痰菌对各种药物可能已产生耐药性,可选用 4~5 种主要化学药物(尽可能选用过去未用或较少用的药物)治疗的同时待药敏结果报告后再作调整。

(七)预防性治疗

过去认为在发展中国家不需开展预防性治疗和化学预防,仅治疗传染性患者即可。然而这一观点正随着近年 HIV 感染和艾滋病流行而发生变化。有学者主张对未受感染的高危人群给予预防性治疗可以防止发病。异烟肼价格低廉、不良反应少、宜口服、疗效确切而被视为首选的化学预防药物。一旦应用预防性治疗则应长期坚持。异烟肼单用于预防治疗的成人剂量为每天顿服 300mg,儿童 10~15mg/(kg·d),最大量不能超过 300mg/d。已有良好的证据提示 6 个月的预防治疗可获得与 12 个月相同的效果。

预防性治疗或化学预防的适应人群包括:HIV 感染者或艾滋病患者;痰菌阳性母亲的母乳喂养儿;5 岁及 5 岁以下与结核菌素试验强阳性密切接触者,即易患结核性脑膜炎或粟粒性结核的年龄组;近期结核菌素试验阳转提示新感染者;某些易于发生结核病的临床情况如霍奇金病、长期使用泼尼松龙每天剂量超过 10mg、白血病、抗癌药物或重症糖尿病等。慢性肝脏疾病或酗酒的患者不宜使用异烟肼,因该药可致肝脏损害。

(八)抗结核病药物反应的处理

药物不良反应常可引起治疗中断,应及时给

予处理。轻度者可采取对症处理,严重者应当停用全部药物并将患者送往医院治疗。过敏反应最常见于开始治疗后的第 2~4 周。脱敏处理应在过敏反应消失后开始,最好在医院进行,多数可在 7~10 天内完成脱敏。完成一种药物的脱敏后即可立即开始正规给药,但是要确保至少和一种不过敏的其他药物联合使用以防止耐药性的产生。如有可能应在脱敏的同时给患者用两种未曾使用的抗结核药物。

所有抗结核药物均可引起肝脏损害。约 1% 的患者可发生药源性肝炎,在使用氨硫脲和吡嗪酰胺时最常见。出现轻度、无症状的血清酶类增高不是停药的指征。如果出现食欲缺乏、黄疸和肝脏肿大者应停止治疗,直至肝功能恢复正常。重症结核病患者若不采用化学疗法可能导致死亡,最安全的方法是给予链霉素和乙胺丁醇(肝毒性最小)治疗。非严重性肝炎在肝炎控制后即可重新开始标准抗结核治疗。

四、结核病和 HIV 感染与艾滋病

世界各地 HIV 感染的迅速增加已对结核病的诊断和治疗产生了重大影响,也给结核病的防控带来极大的挑战。

在结核病高流行国家 HIV 的感染增加了结核病的发病率,约 1/3 的 HIV 感染者同时感染结核杆菌。结核与 HIV 合并感染患者中痰菌阳性较少见。HIV 感染和结核病的临床症状常常相似,可能使医务工作者将 AIDS 误诊为痰菌阴性的结核病而给予抗结核治疗。在结核与 HIV 合并感染者中,常见的药物不良反应增加了患者不合作治疗的概率。在医院中,已确诊的结核病患者和可能证实有结核感染者必须与 HIV 感染者隔离,因为这些人非常易感。一旦感染,他们就更可能发展为结核病患者。鉴于同样的原因,血清 HIV 阳性的工作人员不能护理结核患者。

结核病合并 HIV 感染与单一结核病的临床表现存在诸多不同之处:肺外疾病尤其淋巴结肿大较为常见,常出现全身淋巴结肿大,除粟粒型外,其他类型的结核病罕见。结核病合并 HIV 感染患者中血培养分离结核菌的阳性率高于单一结核病患者。在 HIV 感染合并肺结核的早期患者 X 线表现与一般患者无明显差异,但在后期常出现肿大的纵隔淋巴结团块常伴有肺下叶病变(阴影可能仅限于下叶)。肺空洞出现频率相对较低,胸膜和心包渗出较常见。结核病可发生在不常见的部位如脑结核瘤、胸壁或其他部位肿瘤。虽然胸部 X 线有明显变化,肺内阴影可能变化很快,但痰涂片可能为阴性,结核菌素试验常为阴性。上述表现无疑增加了单独或合并感染诊断和治疗的难度。

五、未来研究的展望

在与结核菌斗争的过程中,人类目前面临的挑战包括:耐药和多重耐药结核分枝杆菌的迅速扩散、难治性结核病范围扩大、艾滋病泛滥加重多重耐药结核菌扩散并恶化其预后、目前唯一的预防性疫苗效果不稳定。结核病的发生和发展是结核分枝杆菌和人体之间不断相互作用的结果,影响预后的因素包括致病菌的毒力、逃避宿主免疫和耐药的机制、宿主的防御和防御失败机制等。结核病是全球研究的热点和难点,最终根除结核病很大程度上依赖于方法学的突破。

未来的工作可望在以下几个方面进一步展开:耐药与多重耐药菌发生率的增高,导致结核菌潜伏感染已经取代新发结核菌感染而成为结核菌发挥持续致病力的主要因素,治疗结核患者从而阻断疾病传播是根本的预防措施之一。所以,加强对结核菌潜伏感染的研究日益重要,蛋白组学的方法为结核菌潜伏感染的研究提供了很好的平台,目前此类研究正呈现出飞速发展的势头。结核分枝杆菌(H37Rv)全基因组序列已经测定,这是继 20 世纪发现结核致病菌后又一里程碑,利用高度敏感和特异的分子生物学技术如生物芯片、核酸序列分析、基因重组等,对结核分枝杆菌全基因组结构和功能进行逐一分析研究将成为今后的工作重点之一。随着人们对基因相关疾病的新认识,对易感宿主(即结核感染反应差异者)自身基因状况的研究也已引起了人们的关注。利用高通量生物技术发现新的抗结核药物靶点以开发针对性强且不易产生耐药性的药物,通过获得的基因和蛋白质数据进行分析计算以发现新的功能基因或蛋白质结构也会是今后重点工作的方向。基因芯片技术在结核菌耐药机制的研究以及分子生物学手段在结核病流行病学中的应用目前也已初见成效。

(谢　鹏　黄　文)

第二节 布氏杆菌病

一、布氏杆菌病的发展

布氏杆菌病是目前世界范围内最常见的人兽共患传染病。它以动物为主要宿主，人类是其第二宿主。在国内，羊是主要传染源。布氏杆菌可侵犯人体各个系统，其临床表现变化多端。如侵犯神经系统则称其为神经型布氏杆菌病，发病较罕见，但表现十分复杂，可表现为脑膜炎、脑膜脑炎、急性脑血管病、癫痫等。布氏杆菌的传染源为动物宿主，传播途径有三种：经皮肤黏膜接触传染，经消化道传染，也可在空气中形成气溶胶而发生呼吸道传染。其致病机制十分复杂，免疫抑制、免疫耐受、自身免疫、变态反应、内分泌紊乱等现象在布氏杆菌病发病或在维持其疾病状态中都有各自不同的作用。布氏杆菌侵入中枢神经系统的机制目前尚不明确，可能是布氏杆菌作为一种细胞因子或内毒素对神经组织产生作用，直接或间接影响神经系统，也可能与布氏杆菌侵犯吞噬细胞或内皮细胞有关，还可能是体内感染布氏杆菌的细胞（单核细胞或淋巴细胞）能抵抗凋亡的发生，延长了受感染细胞在体内的生存时间，从而增加了中枢神经系统感染的机会。有国外学者认为某些免疫机制导致了脑和脊髓白质的脱髓鞘病变。本病病理变化极为广泛，几乎所有器官组织均可被侵犯，损伤器官间质细胞的同时，还可损伤实质细胞。

二、布氏杆菌病的诊治困难症结所在

布氏杆菌病临床表现十分复杂，神经系统病变是其局限性损害的表现。已报道的中枢神经系统病变有脑膜脑炎、脑膜炎、脊髓炎、脑脊髓膜炎、硬脑膜外脓肿、脑脓肿（包括垂体脓肿）、脑梗死、短暂性脑缺血发作、蛛网膜下腔出血、白质脑病、颅内静脉系统血栓形成及精神异常等。部分患者主要表现为神经系统症状，而缺乏全身性症状和体征，头颅和脊髓 MRI 均未见明显异常，这为早期正确诊断带来极大困难。另外，布氏杆菌主要在细胞内生存繁殖，且普通抗生素不易通过血-脑屏障，为本病的治疗带来较大的困难。

目前的诊断标准仍是根据卫生部 2007 年规定的诊断标准：①流行病学接触史，密切接触有病的羊、牛、猪，剥牛羊皮、剪打羊毛、挤乳、屠宰病畜等均可受染，病菌从接触处的破损皮肤进入人体，进而经消化道侵入体内。②出现神经系统的相关临床表现。③脑脊液改变早期类似病毒性脑膜炎，蛋白和细胞数轻度升高，进食未熟的病畜肉及染菌的生乳也可导致脑脊液蛋白和细胞数升高，以淋巴细胞为主，葡萄糖和氯化物正常。后期类似于结核性脑膜炎，细胞数中度升高，以淋巴细胞为主，葡萄糖和氯化物降低。④从患者血、脊髓或脑脊液中分离出布氏杆菌，或者血清学凝集试验效价 >1∶100，或者脑脊液布氏杆菌抗体阳性。⑤针对布氏杆菌的有效治疗后病情好转。⑥除外其他相似疾病。虽然血液或脑脊液布氏杆菌培养发现布氏杆菌是神经型布氏杆菌病诊断的金标准，但体外培养生长繁殖十分缓慢（约需 6 周），并且阳性率较低，所以很难作为临床诊断的最佳选择。目前诊断更依赖血清凝集试验等血清标记物检测。由于布氏杆菌病患者临床表现十分复杂并且不典型，神经型布氏杆菌病患者的表现更是多变，漏诊率和误诊率一直居高不下，而特异性和敏感性高的辅助诊断方法又因为操作繁琐等原因难以向基层推广，这正是布氏杆菌病目前诊治困难的症结所在。

三、如何控制布氏杆菌病的发生与发展

布氏杆菌病是全球性疾病，在流行地区更是严重威胁人类健康。就目前来看，防治布氏杆菌病的发生和发展，预防阶段工作尤为重要。结合布氏杆菌的流行病学特点，应当对畜牧区及相关从业人员施行更严密的防控措施，加强布氏杆菌病的防治宣教，针对流行地区的高危人群可用 104M 人用布氏杆菌活菌疫苗进行皮上划痕接种预防该病。针对畜牧业的产业特点，在牲畜宰杀高峰时期应当加强防疫工作。对于已经患病的患者，最重要的是及早诊断和及时正确的治疗，这样才能避免神经型布氏杆菌病给患者造成不良预后。对来自布氏杆菌病流行地区、表现为不典型神经系统症状的患者，一定要考虑神经型布氏杆菌病的可能，并进行相关的检查，必要时进行试验性治疗。

（谢鹏 黄文）

第二十六章 其他感染

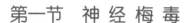

第一节 神经梅毒

一、神经梅毒的过往与启示

神经梅毒（neurosyphilis）是由于梅毒螺旋体感染所引起的一种神经系统感染性疾病，神经梅毒被发现大概已有百年。麻痹性痴呆是第一个被发现有特异性大脑病理改变的"精神障碍"。1892 年，Erb 描述了脊髓梅毒（脊髓痨）。1913 年 Noguchi 和 Moore 在大脑中确认了此微生物。

随着 20 世纪 40 年代青霉素的应用，神经梅毒的发病率下降，这主要是由于以下两个方面原因：①对梅毒感染者治疗减少了人群之间的传播；②运用青霉素治疗其他感染时，许多神经梅毒患者因此同时也得到了治疗。但近年来，来自美国和其他国家的报道显示，神经梅毒患者（通常是与 AIDS 相伴随）的数目正在增加。在我国，神经梅毒也有抬头趋势。

二、神经梅毒的诊断难点

神经梅毒主要有以下几种临床类型：

1. **无症状性神经梅毒** 是指缺乏神经系统损害的临床表现，但脑脊液有梅毒血清学证据的患者。

2. **梅毒性脑膜炎** 见于原发性梅毒感染后 1 年内，临床症状可与急性病毒性脑膜炎相似，患者可出现发热、头痛、呕吐、颈强直等。

3. **脑血管型神经梅毒** 常在原发感染后 5~30 年出现症状，症状取决于受阻塞的血管，与其他普通原因造成的脑梗死类似。

4. **麻痹性痴呆** 临床主要表现为进行性痴呆，早期表现为注意力不集中、记忆力减退、判断力减退、性格改变，病情逐渐进展，出现痴呆。在终末期，表现为严重的痴呆和四肢瘫，也可出现癫痫发作。

5. **脊髓痨** 通常在梅毒感染后 15~20 年出现，主要表现为针刺样或闪电样疼痛、进行性共济失调、括约肌功能失调和男性性功能损害。

神经梅毒的诊断主要依靠临床表现和脑脊液梅毒血清学检测。该病的漏诊主要是由于该病曾一度在我国基本消失，医务人员对该病认识不足，故医务人员要对本病提高认识，减少误诊和漏诊。

三、神经梅毒的治疗

神经梅毒的治疗首选青霉素，常用剂量为青霉素 G 400 万 U，静滴，每 4 小时一次，共 14 天。或普鲁卡因青霉素 G 每天 240 万 U，肌注，每天一次，联用丙磺舒 500mg 口服每天四次，共 14 天。头孢曲松也可用于治疗神经梅毒。对青霉素和头孢过敏者，可选用多西环素或红霉素治疗。

抗生素治疗初期，为防止大量螺旋体破坏引起的赫氏反应，可加用泼尼松 10mg 每天三次，连用 3 天预防。

治疗后应该定期对血和脑脊液作梅毒血清试验检测，一般在治疗后 1、3、6、12、18、24 个月时进行血和脑脊液复查。

（谢 鹏 邹德智）

第二节 隐球菌感染

一、新型隐球菌感染的历史过往

隐球菌属包括 17 个种和 7 个变种，其中仅新型隐球菌及其变种具有致病性。新型隐球菌早在 100 年前就被发现了。中枢神经系统真菌感染中以新型隐球菌最为常见。新型隐球菌也是 AIDS 第三位最常见的机会感染，在美国大约有 10% 的

AIDS 患者发生感染,非洲大约有 30% 发生感染。近年来,由于 AIDS 患者的增加,隐球菌感染的发病率有所增高。隐球菌广泛分布于自然界的土壤和鸽粪中,通常由呼吸道吸入引起感染。

二、新型隐球菌感染的诊断要点

神经系统新型隐球菌感染的最常见的表现是脑膜炎,通常起病隐袭,呈亚急性或慢性过程,早期可有不规则低热、头痛,逐渐出现恶心、呕吐、颈阻阳性,部分患者出现脑神经麻痹,严重者有不同程度的意识障碍。

诊断主要依据临床表现和脑脊液检查,脑脊液涂片墨汁染色常可找到新型隐球菌。

三、新型隐球菌感染的治疗

新型隐球菌感染的治疗主要包括抗真菌治疗和对症治疗。抗真菌药物常用的有两性霉素 B、5- 氟胞嘧啶和氟康唑。

（谢　鹏　邹德志）

第三节　神经莱姆病

一、神经莱姆病的来源及主要表现

莱姆病（Lyme disease）是一种伯氏疏螺旋体感染所致的自然疫源性人兽共患病,其传播媒介为硬蜱虫。该病分布范围广、传播速度快且预后不佳,临床表现无特异性,累及多器官多系统,其中神经系统损伤是该病的主要特点之一。

莱姆病发病来源与硬蜱虫的活动密切相关,硬蜱虫在世界范围内分布广泛,多生活在森林、灌木丛、开阔的牧场、草原、山地的泥土中。人群对莱姆病普遍易感,其中户外活动者和林业工作者感染率较高。莱姆病临床表现复杂,症状可分为早、中、晚三期,早期主要表现为非特异性感染症状和慢性游走性红斑,中期主要表现为神经系统损害,晚期主要表现为慢性萎缩性皮炎。伯氏疏螺旋体具有嗜神经性,神经系统损害多见于莱姆病中期,多表现为中枢神经系统和周围神经系统损害。其临床表现复杂多样且无特异性,具有复发缓解的过程。病程一般会持续数周至数月不等。神经系统多表现为脑膜炎、脑炎、舞蹈病、小脑共济失调、脑神经炎、运动和感觉神经根炎以及脊髓炎等多种病变,但以脑膜炎、脑神经炎及神经根炎多见。病变可反复发作,偶可发展为痴呆及人格障碍。脑膜（脑）炎、颅神经炎和疼痛性神经根炎常并称为神经系统损害的"三联征"。

二、神经莱姆病的诊断技巧

神经莱姆病的诊断需结合流行病学资料、临床表现和实验室检查三部分综合判断。流行病学资料显示,发病前有硬蜱虫叮咬史、疫区旅居史和接触史是诊断的重要依据。临床表现中,早期的慢性游走性红斑为特征性皮损,中期神经系统损害的症状也是重要的诊断依据。实验室检查主要依据血清学试验和分子生物学方法分离到病原体或检测到特异性抗体。

三、神经莱姆病的治疗手段

抗生素对莱姆病疗效较好,因此抗生素治疗是莱姆病最重要也是最有效的治疗措施。目前莱姆病的治疗因其临床阶段的表现不同而有所不同,在各个临床阶段因其发病机制及病理生理的不同抗生素的选择也应有所不同。最新的治疗指南也遵循这一原则,在每个临床阶段选择最佳的抗生素治疗。在疾病早期,大多数抗生素都是有效的,最常用的 3 种抗生素是 β- 内酰胺类（主要是阿莫西林和头孢曲松钠）、四环素类（主要是多西环素）和大环内酯类。在疾病中晚期特别是合并神经系统损害和心脏传导障碍的患者应静脉滴注大剂量 β- 内酰胺类（青霉素或Ⅲ代头孢类抗生素）,且治疗至少持续 1 个月。有神经系统损害的患者应选用静脉途径给药,以青霉素或Ⅲ代头孢（头孢三嗪）为首选。

（谢　鹏　黄　文）

参 考 文 献

[1] 安得仲. 神经系统感染性疾病诊断与治疗. 北京：人民卫生出版社, 2005.

[2] Ropper AH, Brown RH. Infections of the nervous system. In: Adams and Victor's Principles of Neurology. McGram-Hill, Inc, 8th, 2005.

[3] Tomas Brandt, Louis R, Caplan, et al. Neurological Disorders course and Treatment. 2th ed. New York: Academic Press, 2002.

[4] 董为伟. 神经系统疾病治疗学. 北京：科学出版社, 2007.

[5] Rowland LP, Merritt HH. Merritt's Neurology. 8th ed. Philadelphia: Lippincott Williams & Wilkins, 2005.

[6] Aksamit AJ. Herpes Simplex Encephalitis in Adults and Older Children. Curr Treat Options Neurol, 2005, 7: 145-150.

[7] Solomon T, Michael BD, Smith PE, et al. Management of suspected viral encephalitis in adults—Association of British Neurologists and British Infection Association National Guidelines. J Infect, 2012, 64: 347-373.

[8] Tunkel AR, Glaser CA, Bloch KC, et al. The management of encephalitis: clinical practice guidelines by the Infectious Diseases Society of America. Clin Infect Dis, 2008, 47: 303-327.

[9] Brown AS, Derkits EJ. Prenatal infection and schizophrenia: a review of epidemiologic and translational studies. Am J Psychiatry, 2010, 167(3): 261-280.

[10] Zhang L, Xu M, Zeng L, et al. Evidence for Borna disease virus infection in neuropsychiatric patients in three western China provinces. Eur J Clin Microbiol Infect Dis, 2014, 33(4): 621-627.

[11] Donald PR, Schoeman JF. Tuberculous meningitis. N Engl J Med, 2004, 351(17): 1741-1751.

[12] 李静, 宝福凯, 柳爱华. 神经莱姆病研究进展. 中国病原生物学杂志, 2013, 8(2): 179-181.

[13] Zhao S, Cheng Y, Liao Y, et al. Treatment efficacy and risk factors of neurobrucellosis. Medical Sci Monitor, 2016, 22: 1005-1012.

[14] 徐晓阳, 欧红萍, 彭广能, 等. 布鲁氏菌非编码小 RNA BSR1526 突变株与过表达株的构建及毒力研究. 中国人兽共患病学报, 2016, 32(12): 1083-1090.

第七篇　遗传与变性疾病

第二十七章　运动神经元疾病

第一节　概　述

一、本病认识的历史回顾

运动神经元病（motor neuron disease，MND）又称为肌萎缩侧索硬化症（amyotrophic lateral sclerosis，ALS），是四大常见的神经退行性疾病之一（其他三种为亨廷顿病、阿尔茨海默病、帕金森病）。本病发病率约 2.16/10 万，男性多于女性，多于 40~60 岁起病，与欧美国家相比，我国 MND 患者起病年龄提早 10 岁左右，平均起病年龄为 49.8 岁。其遗传方式可以是常染色体显性、隐性遗传或 X 连锁。该病最早于 1869 年，由 Jean-Martin Charcot 对其临床表现和病理改变进行的描述，在法国被称为 Charcot 病；在美国则被称为 Lou Gehrig 病，是根据罹患该病的著名的棒球运动员 Lou Gehrig 的名字命名的；在英国称为 MND。由于 ALS 在 MND 中占 80% 以上，通常用 ALS 代表 MND，也有的表示为 ALS/MND。后者分为：肌萎缩侧索硬化、进行性脊肌萎缩、进行性延髓麻痹和原发性侧索硬化，有学者认为上述四种类型可能是肌萎缩侧索硬化的不同阶段，但是争议很大。

二、从霍金的经典故事看人类诊治神经变性疾病所面临的瓶颈

随着科学的发展，人们对神经系统变性疾病的研究日益深入，但是病因依然不能明确，在诊断上仍缺少相应的金标准，多数辅助检查只能作为诊断的支持条件，从运动神经元病中就可以清楚地看到这一点。

从霍金的病程看，有人怀疑他患的不是 ALS，但是随着研究的深入，人们发现，该病的亚型很多，并各有相应的致病基因，临床表现各有不同，病程也由于诊断时间和对症干预的不同而不同。典型病例的诊断相对容易，但是早期由于起病隐袭，症状不典型容易误诊。ALS 亚型中有的是年轻起病，病程相对较长，对寿命影响较小。霍金在年轻时发病，虽然疾病发展缓慢，但病情确实在日益加重，也曾经出现过几次危机，20 世纪 80 年代霍金曾接受气管切开、呼吸机支持治疗；另一方面，霍金良好的治疗条件也延长了他的生存期。目前大概 10% 的患者病程可以超过五年，加上其他的支持治疗，特别是新的药物的出现，生存时间可能会更长。

本病可发生于 10~80 岁之间，但以 40 岁以后发病多见，发病年龄过大或过小时，应首先考虑其他疾病。截至目前，本病还不能治愈。如果有人说治好了 ALS，那么可能诊断上存在问题，而诊断上最可能出现的问题是把类 ALS 综合征诊断为 ALS。在临床上有很多原因可以引起类似运动神经元病的相关表现，如常见的甲状腺功能亢进，甲亢症状控制后，肌肉萎缩和无力也就可以得到改善。还有多灶性运动神经病，免疫治疗是有效的。目前关于 ALS 的治疗措施仅是减缓 ALS 的进展，随着研究的不断深入，原来很多被诊断为运动神经元病的最终被排除为其他疾病。

很多运动神经元病患者可以写诗、写励志性文章。比如美国社会学教授 Morris 的《相约星期二》，就是在患病过程中与其学生探讨人生的问题。所以该病最大的特点就是高级情感、高级认知活动不受影响，仅仅有一小部分患者会出现额颞叶功能受损的表现。这一点与其他的神经系统变性疾病也是截然不同的。

第二节 运动神经元损伤机制的探索 ——遗传与环境因素的共同作用

目前,关于 MND 的病因和发病机制假说主要有:遗传机制、氧化应激、兴奋性毒性、神经营养障碍、自身免疫机制、病毒感染和环境因素等。现在较为集中的结论是,在遗传背景基础上的氧化损害和兴奋性毒性作用共同损害了运动神经元,主要是影响了线粒体和细胞骨架的结构及功能。随着科学技术的进步,人们正在深入研究基因突变所致的功能改变,目前多数的研究结果也支持 MND 是多种因素共同作用的结果。

1. 遗传因素 传统上,人们将 ALS 分为散发性 ALS(sporadic amyotrophic lateral sclerosis, sALS)和家族性 ALS(familial amyotrophic lateral sclerosis, fALS),后者占所有 ALS 的 5%~10%。随着基因测序技术的迅猛发展,ALS 相关的致病或者风险基因不断被发现,fALS 目前主要分为 ALS1、ALS2、ALS3、ALS4、ALS5、ALS6、ALS7、ALS8、ALS9、ALS10、ALS11、ALS12、ALS13、ALS14、ALS15、ALS16、ALS17、ALS18、ALS19、ALS20、ALS21、ALS22、ALS23、ALS24、ALS25、ALS- 额颞痴呆综合征及 TAU 病等亚型,不同亚型各有相应的致病基因。而且,不同种族的患者,其致病基因分布也存在差异,在高加索地区,以 *C9orf72* 异常扩增、*SOD1*、*TARDBP*、*FUS* 突变最为常见,在亚洲地区,*C9orf72* 基因突变罕见,以 *SOD1*、*TARDBP*、*FUS* 突变为主。*SOD1* 是最早克隆的 ALS 致病基因,20%~50% 的 fALS 和 1%~4% 的 sALS 与该基因突变有关。*C9orf72* 基因于 2011 年被发现,位于 9p21,在其第一内含子区域存在 GGGGCC 异常扩增。研究报道,在欧美地区约 46.0% 的家族性 ALS 患者和 21.1% 的散发性 ALS 患者存在 *C9orf72* 基因突变。根据基因功能差异,目前报道的 ALS 相关基因大致可以分为 3 类:①蛋白质稳定(protein homeostasis)相关基因,如 *SOD1*、*VCP*、*OPTN*、*UBQLN2*、*MATR3*、*TBK1*、*CHCHD10* 等;②RNA 结合相关基因,如 *C9orf72*、*TARDBP*、*FUS*、*ATXN2*、*TAF15* 等;③细胞骨架相关基因,如 *DCTN1*、*TUBA4A*、*MOBP*、*PFN1* 等。

2. 兴奋性氨基酸的毒性作用 有研究发现,ALS 患者的血浆和脑脊液中谷氨酸水平升高。由于神经元去极化时间延长或过度去极化导致谷氨酸的毒性作用,使钙离子大量进入细胞内,造成细胞内钙离子超载,引发一系列瀑布反应,最终导致神经细胞变性,这可能是 ALS 发病的原因之一。

3. 环境因素 植物毒素如木薯中毒,微量元素缺乏或堆积,摄入过多的铝、锰、铜、硅等元素可能与发病有关。

4. 神经营养因子 最近的研究越来越多的证实 ALS 患者有多种神经营养因子的变化如:NT3、CNTF、NGF、GDNF、IGF 等,提示神经营养因子减少可能是致病因素。

5. 病毒感染 过去一直被认为与 MND 有关的脊髓灰质炎病毒,现已被越来越多的研究证明与 MND 无关。有报道 HIV-2、乙肝病毒感染可能与 MND 的发病有关,但目前尚未得到最终的证实。

6. 免疫因素 神经免疫机制研究目前是包括 MND 在内的许多神经系统变性疾病的研究热点,尽管从 MND 患者血清中曾检出多种抗体和免疫复合物,如 IgG、IgM 抗体、抗甲状腺原抗体、GM1 抗体、L- 型钙通道蛋白抗体等,但尚无证据表明这些抗体和免疫复合物能选择性以运动神经元为靶细胞,其为致病原因还是继发改变还不能确定。

7. 其他发病机制 吸烟、头部外伤、细胞凋亡、NO 毒性作用、儿茶酚胺代谢异常等也被认为参与了 MND 的发病。

第三节 如何解读近年来 MND 发病逐渐增多的趋势

随着对该病认识的加深,该病发病呈逐年增多的趋势。由于该病缺乏特效治疗措施,所以在利鲁唑(riluzole)出现前对该病的态度是尽量不诊断,但是随着利鲁唑的出现,诊断原则出现很大的变化,就是早期诊断、早期干预。诊断越早,残存的神经细胞越多,治疗所保护的神经细胞可能性就越大,维持患者运动功能的状态越好。同时,随着诊断标准的进一步修正,诊断也越来越规范,诊断的准确性也得到了进一步提高。但是依然还存在误诊的可能，因为该病的早期临床表现没有特异性，各种辅助检查数据也很难鉴别，所以越早诊断的时候，诊断的不确定性就越大，而且有些遗传性运动神经元疾病最初表现与 ALS 相似，如遗传性痉挛性截瘫（hereditary spastic paraplegia，HSP），还有一些运动神经元疾病临床上很难与 ALS 区别，如肯尼迪病（Kennedy's disease，KD），成年型脊髓性肌萎缩症（spinal muscular atrophy，SMA）等。因此，在诊断过程中，应长期随访，尽可能坚持每 3 个月或每半年随访一次，尤其在早期诊断不很确定的情况下，其随访意义更大。尽管如此，该病的诊断依然是一大难点，尚不能排除增多的病例中有误诊的可能。

第四节　高度的临床表型异质性
——早期识别、早期诊断的困境

ALS 由于早期临床表现的多样性，以及缺少特异性、诊断性的生物学标志物，早期诊断尤为困难，也给临床干预试验的开展带来了限制。目前常用的临床诊断客观手段是针电极肌电图。临床研究中广泛使用的诊断标准如下：

一、ALS 的 EI Escorial 诊断标准

El Escorial 诊断标准是目前世界公认的诊断标准，1998 年世界神经病学联盟运动神经元病研究委员会在弗吉尼亚 Warrenton 的空中会议中心召开会议，对该标准作了进一步的修改。其内容大体如下：

（一）ALS 诊断的必要条件

1. 临床、电生理或神经病理学检查存在下运动神经元（lower motor neuron，LMN）受累的证据。

2. 通过临床体格检查确立上运动神经元（upper motor neuron，UMN）受累的证据。

3. 通过病史或体检确定症状或体征在一个区域内或由一个区域向另一个区域进行性播散。

（二）符合诊断 ALS 条件但不应出现的情况

1. 可以解释 LMN 和/或 UMN 变性征象的其他疾病的电生理或病理证据。

2. 可以解释所见临床和电生理征象的其他

疾患的神经影像证据。

（三）ALS 诊断要求的 LMN 和 UMN 变性的临床证据

临床确诊的 ALS 定义为存在以下临床证据：UMN 体征和 LMN 体征在球部和至少 2 个脊髓区域内出现或 UMN 体征和 LMN 体征在 3 个脊髓区域内出现。

临床很可能的 ALS 定义为存在如下临床证据：UMN 体征和 LMN 体征在至少 2 个区域内出现，而且在 LMN 体征的头侧必须存在一些 UMN 体征。

实验室支持的临床很可能的 ALS 定义为 UMN 和 LMN 功能障碍的临床体征只在 1 个区域内出现，或当 UMN 体征单独在一个区域内出现，LMN 征象符合肌电图标准且至少在 2 个区域内出现，而且经适当的神经影像和临床实验室检查排除了其他病因。

临床可能的 ALS 定义为 UMN 和 LMN 功能障碍的临床体征只同时出现在一个区域内或 UMN 体征单独出现在 2 个或更多区域，或 LMN 体征出现在 UMN 体征的头侧。而且基于临床背景，结合神经电生理、神经影像或临床实验室检查不能证实实验室支持的临床很可能的 ALS 诊断。接受临床可能的 ALS 的诊断必须排除其他诊断。在 1994 年的诊断标准中尚有可疑 ALS（suspect ALS），表现为广泛的下运动神经元损害，而没有上运动神经元受损的证据，即单纯下运动神经元受损。后来研究发现，这一部分患者真正转化为 ALS 的不到 10%。于是，1998 年修订的 El Escorial 标准去掉了该等级。随着临床研究的深入，电生理损害的证据也逐渐被重视，等同于临床损害证据，故在 2006 年推出的 Awaji 诊断标准，将临床很可能和实验室支持的临床很可能诊断级别统归为临床拟诊，ALS 的诊断级别分为：临床确诊、临床拟诊和临床可能。

二、中华医学会神经病学分会 2012 年的诊断标准

1. ALS 诊断的基本条件　①病情进行性发展，通过病史、体检或电生理检查，证实临床症状或体征在一个区域内进行性发展，或从一个区域发展到其他区域；②临床、神经电生理或病理检查

证实有下运动神经元受累的证据；③临床体检证实有上运动神经元受累的证据；④排除其他疾病。

2. ALS 的诊断分级

（1）临床确诊 ALS：通过临床或神经电生理检查，证实在 4 个区域中至少有 3 个区域存在上、下运动神经元同时受累的证据。

（2）临床拟诊 ALS：通过临床或神经电生理检查，证实在 4 个区域中至少有 2 个区域存在上、下运动神经元同时受累的证据。

（3）临床可能 ALS：通过临床或神经电生理检查，证实仅有 1 个区域存在上、下运动神经元同时受累的证据，或者在 2 个或以上区域仅有上运动神经元受累的证据。已经行影像学和实验室检查排除了其他疾病。

三、电生理检查仍是目前支持 ALS 诊断最为重要的辅助检查

（一）诊断 ALS 的电生理学表现

临床上考虑可疑的、可能的、很可能的 ALS 患者应该做电生理检查发现下运动神经元损害证据。此外，通过神经传导的测定有助于排除其他临床相似的疾病。临床已经能够确诊的 ALS 不建议做肌电图检查，因为该检查毕竟有创，而且疼痛。而确定 ALS 诊断则要根据不同神经根或脊神经有两块肌肉和四个部位（球部、颈部、胸部及腰骶部）中至少有两个或更多不同脑神经或周围神经支配区下运动神经元变性的电生理学证据。确定明确的原发性下运动神经元变性的电生理学检查包括下列所有表现：①大量自发电位（纤颤电位、正锐波和束颤电位等）；②高波幅、宽时限和不稳定的运动单位电位；③募集运动单位电位减少（10Hz 降低的干扰相）（图 7-27-1）。

（二）建议完善的实验室及影像学检查

目前实验室及影像学的检查不能诊断 ALS，主要是排除与该病类似的疾病，包括：①肌酸激酶（CK），大多数 ALS 患者血浆 CK 正常，也可以升高但往往不超过正常高限的五倍；②甲状腺功能检查，排除甲状腺功能异常导致的肌肉无力、萎缩；③针对年龄大的患者，应注意排除副肿瘤相关疾病，常规进行肿瘤指标、神经元抗原谱筛查、胸部 CT、全腹彩超，必要时可完善 PET-CT 筛查肿瘤，对筛查阴性的患者，需定期随访、复查；④风湿、

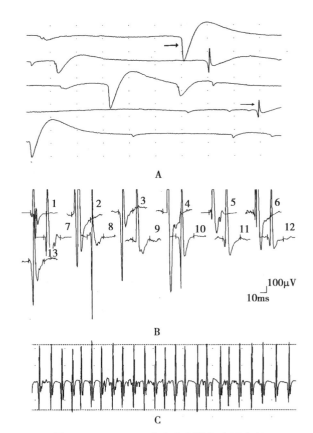

图 7-27-1　MND 患者典型的肌电图表现

A. 肱二头肌静息状态下可见自发电位，箭头所示为正锐波和纤颤电位；B. 轻收缩时可见宽大的运动单位电位；C. 大力收缩时募集呈单纯相

免疫相关抗体筛查；⑤对合并周围神经损害的患者，建议完善糖尿病筛查、神经节苷脂抗体检查；⑥感染证据寻找，包括梅毒、HIV-1、HTLV-1 等；⑦针对青年起病、以上运动神经元损害为主的患者，需排除肾上腺脑白质营养不良可能，建议完善肾上腺皮质激素水平、极长链脂肪酸代谢筛查；⑧颅脑、颈椎 MRI 检查，排除可解释临床表现的病灶，包括颅内脱髓鞘病变、脊髓压迫等；⑨基因检测，对合并性腺功能异常，考虑 KD 病患者，可以进行 *AR* 基因筛查；对单纯下运动神经元损害患者，为排除成人型 SMA，可以进行 *SMN* 基因筛查；对青年型 ALS 患者（发病年龄 25 岁以前），建议完善常见的致病基因筛查，包括 *FUS*、*SOD1*、*TDP43* 等，必要时运用新一代测序技术进行更多相关基因的筛查；⑩腰椎穿刺、病理检查，包括肌肉、周围神经及其他组织的活检，并不是诊断 ALS 所必需的，而且有一定的创伤性，应谨慎开展，但针对肌电图无法明确判断神经源性或肌源性损害的患者，经知情同意后，可以进行肌肉或者神经活

检以协助诊断。

第五节 治疗的希望与困难

ALS患者的诊治应是一个个体化的过程,目前针对疾病的治疗,只能通过药物干预来延缓疾病的进展,尽量减轻并发症,提高患者的生存质量,延长预期寿命。ALS的治疗是一种综合治疗,应当由神经科医生、呼吸科医生、消化科医生、辅助检查医生、康复医生、心理医生及其他治疗ALS的人员组成团队来从事。关于该病治疗方面的研究和措施目前主要集中在以下几个方面:神经营养治疗、清除自由基以及抗氧化、对症治疗、细胞移植治疗和基因治疗。

一、神经营养药物治疗

利鲁唑(riluzole)是一种谷氨酸拮抗剂,它通过阻断加速神经元变性过程的"谷氨酸能回路"的兴奋毒性作用,从而延缓疾病的发展或限制神经元的死亡。临床试验证明其可以延长患者平均3个月的生命,可以推迟气管切开和机械通气等辅助通气的使用,但不能改变患者身体功能的恶化趋势,这就是为什么有些患者经过一段时间的利鲁唑治疗之后,对效果不满意,症状没有明显的改善,病情依然进展。国内樊东升教授团队在一项基于真实世界的临床研究发现,利鲁唑使用时间越长(3~6个月),其延缓病情进展的效果越明显。因此建议患者一经明确诊断,即早期用药,对经济许可患者,建议每次50mg,每天2次,对经济困难患者,也可尝试每次25mg,每天2次。该药副作用包括肌萎缩、肌痉挛、转氨酶升高及血压升高等。依达拉奉(edaravone)是经日本多年临床研究,新近获批的另外一个ALS治疗药物,主要通过清除自由基,起到抑制ALS所致功能障碍的作用。但依达拉奉的使用需要专科医生评估,主要针对发病2年以内、肺功能检测FVC>80%的ALS患者,治疗剂量为60mg/d,采用给药与停药组合,每28天为1疗程,用药过程中需定期检测肾功能。

研究还报道了很多药物包括抑制或阻止细胞破坏药如抗氧化剂、加强细胞修复药物、神经生长因子、抗炎药物等都具有一定神经保护作用,这些药物目前都在进一步的研究中。Azzouz等研究发现,在过表达SOD1 G93A突变形式的转基因小鼠肌内注射表达VEGF的慢病毒载体,可以减缓疾病的进程、延长小鼠的预期寿命。然而,这些药物能否应用到临床还需要更进一步的证据证实,目前还不能轻易下结论,毕竟动物实验和临床试验是有很大差别的,即使是已经到了临床试验阶段,仍需要大宗病例的证实和长期的观察,不能忽视药物的副作用,和由此给患者带来更深的痛苦和经济负担。

二、并发症处理

由于缺乏特效的治疗方法,并发症的处理显得尤为重要。临床的处理措施主要包括呼吸机辅助治疗、营养支持、经皮胃造瘘、按摩理疗和心理治疗等。这些措施应该在患者出现终末状态之前引入并向患者及家属讲明,以获得支持和配合。医生、患者、家属等各方面互相配合的综合治疗可有效地延长患者的生命时间,提高生存质量。

(一)呼吸困难

呼吸困难是晚期患者最常见的并发症之一,一般是由呼吸肌麻痹、延髓麻痹、感染、肺栓塞或者气道被痰液阻塞等引发。建议定期检测肺功能以便早期发现患者呼吸功能的减退,每年都应注射流感疫苗以预防感冒,当出现感染应及时应用抗生素。早期给予呼吸支持可以改善临床症状并提高患者的生存期限和生活质量。无创通气是目前最有效的延长ALS患者存活的方法,它可以减少患者呼吸做功,提供高质量气体交换和高质量睡眠,随着病情的进展患者需要呼吸辅助的时间会逐渐延长。最终对于严重呼吸肌瘫痪的患者,气管切开术仍可以延长其生命。

(二)延髓麻痹

延髓麻痹是最令患者痛苦的症状之一,影响患者的社会生活,应及时给予处理,增加患者与疾病斗争的信心。如流涎可给予抗副交感神经药阿托品(0.25~0.75mg,一天3次)或阿米替林(25~50mg,一天2~3次)。药物治疗无效及不能耐受的严重流涎,近年报告有学者用肉毒毒素治疗可以减少唾液的分泌。

(三)吞咽障碍与肠内营养

吞咽障碍首要的治疗办法是改变饮食结构,

尽量高蛋白和高热量饮食。难以进食时给予流质易消化营养丰富的饮食，保证最大的能量摄入。注意预防发生吸入性肺炎。随着吞咽困难的加重，需考虑应用经皮胃造瘘术（Percutaneous Endoscoplc Gastrostomy，PEG），研究已证明 PEG 可以显著改善患者的营养状态，并可经过此通道给予药物，但是能否防止误吸和提高生活质量还需要进一步证实，并且该方法对于已经出现呼吸障碍的和急性进展期的患者要慎用，因此 ALS 患者建议在用力肺活量降到 50% 之前做手术。

（四）慢性疼痛

晚期多数患者因肌肉痉挛、关节僵硬、便秘、腹肌强直及皮肤压破等出现疼痛，长期的慢性疼痛易引发或加重患者抑郁和焦虑，因此要及时处理。可用肌松剂，如巴氯芬 5mg，3 次 /d，或盐酸乙哌立松 50mg，3 次 /d；非激素类抗炎药及阿片制剂，另外地西泮、苯妥英都有不同的疗效。

（五）心理治疗

MND 患者常合并抑郁和焦虑，可给予 5- 羟色胺再摄取抑制剂来缓解抑郁，如氟西汀 20mg/d；焦虑严重者可以短期给予苯二氮䓬类药物，要注意呼吸功能。阿米替林（25~150mg/d）对呼吸的影响会更小。晚期 ALS 患者虽延髓性麻痹、四肢肌萎缩但神志清楚，如何舒缓治疗，目前仍面临挑战。

（六）其他治疗

失眠较常见，可能由于身体不适、焦虑、呼吸窘迫感等引起，如果给予止痛药仍不能正常睡眠可以给予镇静药。

三、细胞移植

目前国际上一个关注热点是如何应用细胞移植治疗 ALS。2008 年，Kevin Eggan 教授团队成功将 fALS 患者的皮肤成纤维细胞诱导为诱导多能干细胞（induced pluripotent stem cells，iPSCs），并进一步分化为运动神经元细胞和神经胶质细胞，但亦由于 iPS 细胞的多能性，其是否有可能在受者体内形成肿瘤尚存巨大争议。自 2010 年开始，转分化研究拉开了序幕，Kevin Eggan 教授团队运用转分化技术绕过 iPS 细胞阶段，直接将成纤维细胞诱导为有功能的运动神经元细胞，这就避免了 iPS 细胞引起的争议，提高了安全性。2013 年 5 月，张素春教授成功将人和猴成纤维细胞诱导为神经祖细胞，并将进一步分化出来的运动神经元细胞移植到刚出生小鼠的前脑，部分得到了表达，此项研究结果又将细胞移植治疗向临床推进了一大步。近年来，细胞移植技术得到了长足发展，但在该治疗方法应用到临床之前，还有许多问题亟待解决，例如如何得到足够的干细胞或者祖细胞，如何防止肿瘤的发生等，这些问题需要从基础研究到临床实践，一步步逐渐解决。总之，细胞移植技术现在还不成熟，临床试验需要谨慎。

四、基因治疗

基因工程疗法，特别是新一代基因编辑技术（CRISPR/Cas9 等）的发展，为此病的治疗开辟了广阔的前景。但目前要进入临床治疗阶段尚需一段时日，因为尽管 fALS 都有其相对的基因，以 SOD1 为例，目前已发现近 200 种突变，但是突变与疾病的关系仍不完全明确，此外，对于散发性患者，仍没有特定的靶点。基因治疗是分子水平上的干预，细胞移植是细胞水平上的干预。对于治疗来说，细胞层面更复杂，所以可能带来的益处就更多。随着现代生物学技术的发展，将来可能将基因治疗和细胞治疗结合起来，对细胞进行基因修饰，从而改善患者的症状。

综上所述，虽然 ALS 的治疗仍面临挑战，但是国内外近年来对该病的重视及发病机制和治疗方面的研究进展让我们充满信心，尤其是细胞移植治疗技术和基因治疗的研究和临床试验，已经成为整个医学界乃至整个科学界追逐的尖端领域。

（王　柠）

参 考 文 献

［1］Kiernan MC, Vucic S, Cheah BC, et al. Amyotrophic lateral sclerosis. Lancet, 2011, 377: 942-955.

［2］Shaw PJ. Molecular and cellular pathways of neurodegeneration in motor neurone disease. J Neurol Neurosurg Psychiatry, 2005, 76: 1046-1057.

［3］Oosthuyse B, Moons L, Storkebaum E, et al. Deletion of the hypoxia-response element in the vascular endothelial growth factor promoter causes motor neuron degeneration. Nature Genet, 2001, 28: 131-138.

［4］Albom M. Tuesdays with Morrie: an old man, a young man, and the last great lesson. New York: Doubleday, 1997.

［5］Robberecht W, Philips T. The changing scene of amyotrophic lateral sclerosis. Nat Rev Neurosci, 2013, 14(4): 248-264.

［6］Elden AC, Kim HJ, Hart MP, et al. Ataxin-2 intermediate-length polyglutamine expansions are associated with increased risk for ALS. Nature, 2010, 466: 1069-1075.

［7］Camu W. What is the role of the genetic survey in amyotrophic lateral sclerosis？ Rev Neurol(Paris), 2006, 162(2): 4S91-4S95.

［8］Miller RG, Mitchell JD, Lyon M, et al. Riluzole for amyotrophic lateral sclerosis(ALS)/motor neuron disease(MND). Cochrane Database Syst Rev, 2007, 24,(1): CD001447.

［9］Traynor BJ, Bruijn L, Conwit R, et al. Neuroprotective agents for clinical trials in ALS: a systematic assessment. Neurology, 2006, 67(1): 20-27.

［10］Bhatt JM, Gordon PH. Current clinical trials in amyotrophic lateral sclerosis. Expert Opin Investig Drugs, 2007, 16(8): 1197-1207.

［11］Lechtzin N, Scott Y, Busse AM, et al. Early use of non-invasive ventilation prolongs survival in subjects with ALS. Amyotroph Lateral Scler, 2007, 8(3): 185-188.

［12］Peter MA, Gian DB, Reinhard D, et al. Good practice in the management of amyotrophic lateral sclerosis: clinical guidelines. An evidence-based review with good practice points. EALSC Working Group. Amyotroph Lateral Scler, 2007, 8(4): 195-213.

［13］中华医学会神经病学分会肌电图与临床神经电生理学组, 中华医学会神经病学分会神经肌肉病学组. 中国肌萎缩侧索硬化诊断和治疗指南. 中华神经科杂志, 2012, 45(7): 531-533.

［14］Azzouz M, Ralph GS, Storkebaum E, et al. VEGF delivery with retrogradely transported lentivector prolongs survival in a mouse ALS model. Nature, 2004, 429: 413-417.

［15］Brooks BR, Miller RG, Swash M. El Escorial revisited: revised criteria for the diagnosis of amyotrophic lateral sclerosis. Amyotroph Lateral Scler Other Motor Neuron Disord, 2000, 1: 293-299.

［16］Leigh PN, Abrahams S, Al-Chalabi A, et al. King's MND Care and Research Team. The management of motor neuron disease. J Neurol Neurosurg Psychiatry, 2003, 70(Suppl 4): 32-47.

［17］John T Dimos, Kit T Rodolfa, Kathy K Niakan, et al. Induced pluripotent stem cells generated from patients with ALS can be differentiated into motor neurons. Science, 2008, 321(5893): 1218-1221.

［18］Lu J, Liu H, Huang CT, et al. Generation of integration-free and region-specific neural progenitors from primate fibroblasts. Cell Rep, 2013, 3(5): 1580-1591.

［19］Desport JC, Preux PM, Truong CT, et al. Nutritional assessment and survival in ALS patients. Amyotroph Lateral Scler Other Motor Neuron Disord, 2000, 1: 91-96.

［20］Heffernan C, Jenkinson C, Holmes T, et al. Nutritional management in MND/ALS patients: an evidence based review. Amyotroph Lateral Scler Other Motor Neuron Disord, 2004, 5: 72-83.

［21］Chen L, Zhang B, Chen R, et al. Natural history and clinical features of sporadic amyotrophic lateral sclerosis in China. J Neurol Neurosurg Psychiatry, 2015, 86: 1075-1081.

［22］Renton AE, Majounie E, Waite A, et al. A hexanucleotide repeat expansion in C9ORF72 is the cause of chromosome 9p21-linked ALS-FTD. Neuron, 2011, 72(2): 257-68.

［23］Brown RH, Al-Chalabi A. Amyotrophic Lateral Sclerosis. N Engl J Med, 2017, 377(2): 162-172.

［24］Chen L, Liu X, Tang L, et al. Long-Term Use of Riluzole Could Improve the Prognosis of Sporadic Amyotrophic Lateral Sclerosis Patients: A Real-World Cohort Study in China. Front Aging Neurosci, 2016, 8: 246.

［25］Takei K, Takahashi F, Liu S, et al. Post-hoc analysis of randomised, placebo-controlled, double-blind study(MCI186-19) of edaravone(MCI-186) in amyotrophic lateral sclerosis. Amyotroph Lateral Scler Frontotemporal Degener, 2017, 18(sup1): 49-54.

第二十八章　遗传性共济失调

第一节　分型及其各类型的特点

一、概述

遗传性共济失调（hereditary ataxia，HA）是一组以慢性进行性小脑性共济失调为特征的神经系统遗传变性病，约占神经遗传病的10%~15%。其具有家族史、共济失调为主的临床表现及脊髓、小脑、脑干损害为主的病理改变，故又称为脊髓小脑性共济失调（spinocerebellar ataxia，SCA）。除脊髓、小脑、脑干受损外，其他组织如脊神经、脑神经、交感神经、基底节、丘脑、丘脑下部、大脑皮质均可受累。还可伴有其他系统异常，如骨骼畸形、眼部病症、心脏、内分泌及皮肤病变等。

大部分遗传性共济失调的病因及发病机制尚未阐明。酶缺乏、病毒感染、神经递质的失衡、三核苷酸动态突变、线粒体功能缺陷、DNA修复功能异常、离子通道基因的突变等与其发病有关或可能有关。

遗传性共济失调的临床表现有渐进性共济失调、辨距不良、构音障碍、吞咽困难、眼球震颤、双手笨拙、锥体系及锥体外系体征等表现。其各型之间的表现交错重叠，再加上各型的命名有的以传统习惯命名，有的以基因分型命名，造成遗传性共济失调的分类困难且混乱。如临床上常用的名称橄榄脑桥小脑萎缩（olivopontocerebellar atrophy，OPCA）经证实与SCA1、2及7有重叠，且OPCA、SCA与多系统萎缩（multiple system atrophy，MSA）小脑共济失调型（MSA-C）之间的鉴别也令临床医生头痛万分，再加上Friedreich型共济调、Marie型共济失调、齿状核红核苍白球路易体萎缩（dentatorubral pallidoluysian atrophy，DRPLA）、发作性（周期性）共济失调（episodic ataxia，EA）等等概念，使得遗传性共济失调至今没有统一的分类。

二、分型的历史和发展

遗传性共济失调最早分为Friedreich和Marie型共济失调。1861年Friedreich首先报告一组少年发病，以常染色体隐性遗传为主，病变主要在脊髓，小脑亦有改变的疾病，后称为Friedreich共济失调（Friedreich ataxia，FRDA），该病名一直沿用至今。1893年Marie报告的一组病例比Friedreich共济失调发病晚，呈常染色体显性遗传，以小脑共济失调为主，亦有脑干、脊髓症状，并有视力障碍，被称为Marie型共济失调。Déjèrine和Thomas于1900年引入了OPCA的概念。50年后Greenfield依据病理解剖的特点将遗传性共济失调分为三类：以脊髓型为主的遗传性共济失调、以脊髓小脑型为主的遗传性共济失调及以小脑型为主的遗传性共济失调。对于临床医生来说，对患者进行诊断才是关键的，因此这种病理分型并不实用。几经更改，Harding在1993年按照临床表现和病理特征对常染色体显性遗传性共济失调（autosomal dominat cerebeller ataxia，ADCA）进行了分类：ADCA Ⅰ，小脑性共济失调，伴其他神经系统症状，包括视力萎缩、眼肌麻痹、锥体系和锥体外系征、外周神经病、痴呆等。SCA1-4、SCA17、SCA21、DRPLA等属于此型。ADCA Ⅱ，小脑性共济失调伴视网膜病变为特征，SCA7属于此型。ADCA Ⅲ，表现为纯小脑性共济失调，肌张力反射增强、凝视眼球震颤、面部肌肉持续颤动、震动感觉下降等，很少出现眼肌麻痹、四肢痉挛等，SCA5、SCA6、SCA8、SCA10、SCA12等属于此型。

随着分子生物学技术的飞速发展，SCA 被定义成为一种单基因遗传病。1993 年 Orr 等人将 SCA1 的致病基因定位在 6p22-23 并克隆了致病基因。至此，SCA 的概念真正登上了历史舞台。从 1993 年至今，不断有新的 SCA 亚型的致病基因被定位及克隆。因此，一种以遗传学为基础的基因型分型应运而生。根据研究者对于致病基因定位的时间顺序，由国际人类基因组组织命名委员会[The Human Genome Organisation（HUGO）Gene Nomenclature Committee]进行命名。目前已经定位或克隆了将近 50 种 SCA 亚型。随着研究的深入，会不断有新的 SCA 亚型被发现，因而此种分型方法相对其他方法来说可谓顺应研究发展的潮流，充满生命力。

三、具体分型

对遗传性共济失调的分型目前国际上较为通用的是按照遗传方式分为四种：常染色体显性遗传性共济失调、常染色体隐性遗传性共济失调（autosomal recessive cerebeller ataxia）、X 连锁遗传性共济失调（X-linked hereditary ataxias）及带有线粒体异常的遗传性共济失调（ataxias with mitochondrial disorders），临床上以前二者多见（表 7-28-1）。其中常染色体显性遗传性共济失调又可分为：SCA 各亚型、DRPLA 及 EA（表 7-28-2），常染色体隐性性遗传性共济失调可分为 FRDA、共济失调毛细血管扩张（ataxia telangiectasia，AT）等（表 7-28-3）。

表 7-28-1　遗传性共济失调的分型

常染色体显性遗传性共济失调
1. 脊髓小脑性共济失调（Spinocerebellar ataxia，SCA，1~48 型）
2. 齿状核红核苍白球路易体萎缩（Dentatorubral-pallidoluysian atrophy，DRPLA）
3. 发作性（周期性）共济失调（Episodic ataxias，EA，1~7 型）

常染色体隐性遗传性共济失调
1. Friedreich 共济失调（Friedreich ataxia，FRDA）
2. 共济失调毛细血管扩张症（ataxia telangiectasia，AT）
3. 共济失调伴维生素 E 缺乏（ataxia with vitamin E deficiency，AVED）
4. 共济失调伴眼球运动不能 1 型（ataxia with oculomotor apraxia type1，AOA1）
5. 共济失调伴眼球运动不能 2 型（ataxia with oculomotor apraxia type2，AOA2）
6. 婴儿起病的脊髓小脑共济失调（Infantile-onset spinocerebellar ataxia，IOSCA）
7. Marinesco-Sjögren 综合征（Marinesco-Sjögren syndrome，MSS）
8. Charlevoix-Saguenay 型痉挛性共济失调（autosomal recessive spastic ataxia of Charlevoix-Saguenay，ARSACS）
9. 其他罕见的常染色体隐性遗传性共济失调

X- 连锁遗传性共济失调
1. 脆性 X 相关的震颤 / 共济失调综合征（the Fragile X-associated tremor/ataxia syndrome，FXTAS）
2. X 连锁铁粒幼红细胞性贫血及共济失调（X-linked sideroblastic anemia and ataxia，XLSA/A）
3. 肾上腺脑白质营养不良（Adrenoleukodystrophy）
4. 其他 X 连锁的先天性和儿童期发作的共济失调

带有线粒体异常的遗传性共济失调
1. 肌阵挛癫痫伴破碎红纤维（myoclonic epilepsy with ragged red fibers，MERRF）
2. 神经病、共济失调及色素性视网膜炎（neuropathy, ataxia and retinitis pigmentosa，NARP）

表 7-28-2　常染色体显性遗传性共济失调的基因型分型及各型临床特点

基因分型	染色体定位	致病基因	突变方式或核苷酸重复	临床特点
SCA1	6p22	ATXN1	CAG（N<39，P ≥45）	锥体束征，周围神经疾病，扫视过度
SCA2	12q24	ATXN2	CAG（N<32，P ≥32）	慢眼动，腱反射减弱，肌阵挛、帕金森综合征

续表

基因分型	染色体定位	致病基因	突变方式或核苷酸重复	临床特点
SCA3	14q32	ATXN3	CAG（N<45, P≥51）	眼震,突眼,面舌肌束颤,痉挛性截瘫
SCA4	16q22			腱反射减弱,深浅感觉减退
SCA5	11q13	SPTBN2	缺失突变或点突变	眼震,震颤,进展缓慢
SCA6	19p13	CACAN1A	CAG（N<18, P≥20）	进展缓慢,复视、有时呈发作性共济失调
SCA7	3p21	ATXN7	CAG（N<19, P≥37）	视网膜色素变性致视力下降,红绿色盲
SCA8	13q21	AXTN8	CTG（N<50, P≥80）	腱反射亢进,振动觉减退,认知缺损
SCA9	未定位			
SCA10	22q13	ATXN10	ATTCT（N<30, P≥850）	进展缓慢,常有癫痫发作
SCA11	15q14	TTBK2	缺失突变或插入突变	纯小脑共济失调,症状轻
SCA12	5q31	PPP2R2B	CAG（N<33, P≥63）	早期有震颤,晚期有痴呆,精神异常
SCA13	19q13	KCNC3	点突变	轻微精神发育迟缓,短小身材
SCA14	19q13	PRKCG	点突变	早发病例伴有肌阵挛,认知功能减退
SCA15	3p26	ITPR1	缺失突变	进展极为缓慢,震颤,腱反射亢进
SCA16	3p26	ITPR1	缺失突变	其与SCA15属同种亚型
SCA17	6q27	TBP	CAG/CAA（N<42, P≥49）	精神异常,舞蹈症,肌张力障碍,癫痫发作
SCA18	7q31			腱反射减弱,深浅感觉减退,肌肉萎缩
SCA19	1p13	KCNC3	缺失突变	认知障碍,肌阵挛,震颤
SCA20	11q12			构音障碍,腱反射亢进,运动徐缓
SCA21	1p36	TMEM240	点突变	轻微认知缺损
SCA22	1p13	KCNC3	缺失突变	其与SCA19属同种亚型
SCA23	20p13	PDYN	点突变	感觉减退,锥体束征
SCA24	1p36			感觉减退,周围神经疾病
SCA25	2p15-p21			感觉神经病,反射消失
SCA26	19p13	EEF2	点突变	纯小脑共济失调,进展缓慢
SCA27	13q33	FGF14	点突变或缺失突变	早发性震颤,运动障碍,认知缺损
SCA28	18p11	AFG3L2	点突变	眼球震颤,上睑下垂,腱反射增强
SCA29	3p26	ITPR1	缺失突变	其与SCA15及SCA16属同种亚型
SCA30	4q34-q35			纯小脑共济失调,进展缓慢
SCA31	16q22	BEAN	插入突变	纯小脑共济失调,腱反射活跃,听力下降

续表

基因分型	染色体定位	致病基因	突变方式或核苷酸重复	临床特点
SCA32	7q32-q33			智能损害,睾丸萎缩
SCA33	未定位			
SCA34	6p14	ELOVL4	点突变	纯小脑共济失调,青少年期自限性皮疹
SCA35	20p13	TGM6	点突变	震颤,腱反射亢进,进展缓慢
SCA36	20p13	NOP56	插入突变	运动神经元受损
SCA37	1p32	DAB1	插入突变	纯小脑共济失调,垂直性眼动异常
SCA38	6p12	ELOVL5	点突变	中老年起病,可合并慢眼动及周围神经疾病
SCA39	11q21			儿童期起病,垂直性眼动异常,脊髓病变
SCA40	14q32	CCDC88C	点突变	中年起病,合并锥体束受累
SCA41	4q27	TRPC3	点突变	中年起病,纯小脑共济失调
SCA42	17q21	CACNA1G	点突变	可合并上运动神经元损害表现及肌纤维颤搐
SCA43	3q25	MME	点突变	中老年起病,合并周围神经疾病,进展缓慢
SCA44	6q24	GRM1	点突变	中老年起病,进展缓慢
SCA45	5q33	FAT2	点突变	中年起病,下视性眼震,进展缓慢
SCA46	19q13	PLD3	点突变	中老年起病,感觉性周围神经疾病,进展缓慢
SCA47	1p35	PUM1	点突变	儿童或成年起病,可合并视力下降及脊柱侧弯
SCA48	16p13	STUB1	点突变	中年起病,合并情感认知障碍及尿失禁
DRPLA	12p13	ATN1	CAG(N<36, P ≥37)	舞蹈样动作,癫痫,肌阵挛
EA1	12p13	KCNA1	点突变	发作持续几秒至几分钟,受惊或运动诱发
EA2	19p13	CACNA1A	点突变	发作持续几分钟至几小时,姿势改变可诱发
EA3	1q42			发作性肌纤维抽搐,前庭性共济失调,耳鸣
EA4	未定位			平滑追随眼动受损、眼震及眩晕
EA5	2q22-q23	CACNB4	点突变	发作持续数小时,伴眩晕,眼震
EA6	5p13	SCL1A3	点突变	发作性眩晕,恶心,呕吐,偏头痛
EA7	19q13			发作可持续数天,伴眩晕,构音障碍

表 7-28-3　常见常染色体隐性遗传性共济失调的基因型分型及各型临床特点

基因分型	染色体定位	致病基因	起病年龄	临床特点
FRDA	9q13	FXN	4~40	反射减弱，Babinski 征，感觉消失，弓形足，心肌病
AT	11q22.3	ATM	0~10	共济失调，毛细血管扩张，免疫功能低下，恶性肿瘤
AVED	8q12.3	TTPA	2~52，常 <20	与 FRDA 相似，头部震动（28%）
AOA1	9p13.3	APTX	儿童期	动眼不能，手足徐动症，轻微精神发育迟缓，低白蛋白血症
AOA2	9q34	SETX	10~22	小脑萎缩，轴突感觉运动神经病，动眼不能
IOSCA	10q24	PEO1	婴儿期	周围神经疾病，手足徐动症，视神经萎缩，眼肌麻痹，耳聋
MSS	5q31	SIL1	婴儿期	精神发育迟缓，白内障，张力减弱，肌病
ARSACS	13q12	SACS	儿童期	痉挛状态，周围神经疾病，视网膜神经纤维（高度髓鞘化）

四、各型临床特点

1. 常染色体显性遗传性共济失调　具体见表 7-28-2。

2. 常染色体隐性遗传性共济失调　具体见表 7-28-3。

3. X 连锁遗传性共济失调

（1）早发作性共济失调：如 X 连锁铁粒幼红细胞性贫血及共济失调（X-linked sideroblastic anemia and ataxia，XLSA/A），其特点是早期出现共济失调、辨距不良及轮替运动障碍。共济失调或进展缓慢或不继续发展。在一些男性患者中有上运动神经元损害体征出现。贫血症状很轻微。致病基因位于 ABC7 上，编码的蛋白质参与线粒体的铁离子转运。

（2）成人发作性共济失调：如脆性 X 相关的震颤/共济失调综合征（the fragile X-associated tremor/ataxia syndrome，FXTAS），其特点是进行性震颤、步态不稳、帕金森综合征及自主神经功能紊乱。诊断主要依赖于临床症状。

4. 带有线粒体异常的遗传性共济失调　进行性的共济失调可同一些线粒体疾病相关联，如肌阵挛癫痫伴破碎红纤维（myoclonic epilepsy with ragged red fibers，MERRF）及神经性疾病，共济失调，视网膜色素病（neuropathy, ataxia and retinitis pigmentosa，NARP）。线粒体功能异常常有一些额外的临床症状，如癫痫发作、耳聋、心肌病、视网膜病或身材短小。

第二节　遗传特点

一、概述

对遗传性共济失调的遗传特点普遍有以下几点共识：①遗传方式上可分为常染色体显性遗传、常染色体隐性遗传及 X 连锁隐性遗传等等；②很大一部分属于三核苷酸重复疾病（triplet repeat disease，TRD），如由编码区内的 CAG 重复动态突变导致的 SCA1、SCA2、SCA3、SCA6、SCA7、SCA17 及 DRPLA 等等，由 5' 非翻译区内的 CAG 重复动态突变导致的 SCA12，由 3' 非翻译区内的 CTG 重复动态突变导致的 SCA8 及由内含子区内 GAA 重复动态突变导致的 FRDA。还有如 SCA10 为 ATTCT 重复动态突变所致，其他如 SCA4、SCA14、SCA27 及大部分的常染色体隐性遗传性共济失调为点突变或插入突变；③三核苷酸重复疾病大都存在遗传早现（anticipation），即在患有某种遗传性共济失调家系的连续几代中，发病年龄逐代提前，症状逐代加重，但 FRDA 例外。

二、对遗传特点新的认识

1. 临床医生很早就发现了一些遗传性共济失调如 SCA2、SCA3、SCA7 等有发病年龄逐代提前，症状逐代加重的现象并将之归纳为遗传早现，但是由于无法从生物学上得知此现象的真正原因，很多临床医生对此持有怀疑态度。直到发现CAG重复动态突变为上述疾病的致病原因，人们才真正认识到遗传早现的本质。通过基因检测发现CAG重复数目在家系的传代中逐代扩大，正是这种逐代扩大的CAG重复数目造成遗传早现。

在SCA的同种亚型中，不同的患者可表现出不同的症状和体征，甚至是在同一家系的同代患者中临床表现也不尽一样，即SCA存在明显的临床异质性。而不同患者CAG重复数不同可在一定程度上解释临床异质性问题。因此一种疾病的致病因素的揭示往往会给临床研究带来诸多积极的影响。

2. 虽然遗传早现及三核苷酸重复数逐代扩增已被大家熟知，但需注意的是，在传代过程中三核苷酸重复数也可保持稳定甚至还可有减少的现象出现。如SCA8虽然在母系传代中CTG重复数是逐代增多，但在父系遗传的传代过程中CTG重复数较稳定还可减少。

3. 在三核苷酸重复疾病被发现之初，普遍认为三核苷酸正常重复数目范围的上限和异常重复数目范围的下限没有重叠。如SCA3的CAG重复数正常上限为42，而CAG重复异常突变数的下限为61，不存在43~60个的CAG重复数。但是随着基因检测的深入进行，情况却不尽然。北京中日友好医院的顾卫红于2004年发现一个有51个CAG重复数的SCA3家系，国外也有不同学者报道还存在45、53、54个CAG重复数的携带者有共济失调的表现。这些报道提示这些处于中间位置的CAG重复数可导致疾病的发生，但也有研究显示其并不会导致疾病的发生，其具体对携带者会产生怎样的影响也未确知。

表7-28-2中列出了各种SCA亚型三核苷酸重复数的正常及异常值的范围。需说明的是，其仅为参考数值。因为首先在不同的人群中其数值是不同的，目前在这方面还没有世界各种群的荟萃性研究资料；其次就是随着研究的不断深入会不断有新的结果面世，或许原先为正常的重复数却发现也可致病，这样的话原来的数值也就需不断进行修正。

4. 一般认为SCA的外显率（penetrance）是非常高的，只要存在异常扩增，那么就难逃患病的厄运。但是有极小部分人存在异常扩增却自始至终都没有SCA的症状出现（non-penetrance）。这该如何解释，值得深入探讨。

由于遗传性共济失调遗传方式多样、致病因素复杂，有点突变、插入突变、动态突变，动态突变又有三核苷酸及五核苷酸突变，三核苷酸突变又可发生在外显子、内含子及非翻译区内，再加上不同种群奠基者效应（founder effect）的影响，造成遗传性共济失调的遗传特点纷繁复杂、不甚明了，原先得到的研究结果很容易就被后续的研究修正更新。因此，仍需更加广泛和深入的研究，不断总结研究结果，以期对遗传性共济失调的遗传特点有更正确深刻的理解。

第三节　诊　断

遗传性共济失调的诊断主要依据下列特征：①发病较慢；②进行性加重的对称性共济失调症状；③有家族遗传病史。在对遗传性共济失调的诊断过程中需排除因继发因素造成的共济失调综合征及一些散发的共济失调。一般来说诊断策略如下：

一、诊断策略

（一）确认为共济失调综合征

典型病例表现进行性步态不稳，伴四肢笨拙、言语障碍、吞咽困难或视觉障碍。眼震、吟诗样语言、辨距不良、震颤、宽基步态及直线行走困难为主要的小脑体征，指鼻试验及跟-膝-胫试验等共济运动试验多为阳性，并常伴痴呆、锥体束征、锥体外系征及周围神经病等体征。

（二）排除继发性因素引起的共济失调综合征

在进行繁琐的基因筛查前，应首先排除由常规辅助检查如影像、实验检查即可检测出的继发因素引起的共济失调综合征，对没有家族史的病例更应如此。

1. 毒性物质造成的共济失调如酒精中毒、重金属（水银、铅）中毒、农药中毒及一些抗癫痫药物卡马西平、苯妥英的储积都可造成共济失调综合征。

2. 一些内分泌障碍的疾病如甲状腺功能低

下、糖尿病等可伴有共济失调综合征。

3. 一些神经系统的疾病如多发性硬化、多发性脑梗死、酒精脑变性、小脑肿瘤、肿瘤或感染浸润基底脑膜及 MSA 等也都可合并有共济失调的症状。

4. 病程小于 6 个月的进行性共济失调要考虑排除由副肿瘤综合征引起：如原发于卵巢、前列腺、乳腺及肺部的肿瘤。

5. 对于家族史阴性的共济失调患者还要考虑 MSA 的可能：需仔细询问有无尿频、尿急及尿失禁等自主神经受累导致的泌尿系症状，并测量卧立位血压以了解有无直立性低血压。

6. 排除以上常见及其他继发因素的共济失调综合征，若其无家族史可行基因筛查（具体见基因分型诊断策略），如现有的基因筛查为阴性则可认为是散发性共济失调（sporadic ataxia）。

7. 某些有家族史的共济失调综合征（多为常染色体隐形遗传或其他罕见的遗传方式）伴特异的生化异常。通过相应的特殊实验检查可排除以下较常见的伴生化异常的共济失调综合征：①因吸收障碍导致的维生素缺乏，如 AVED、无 β 脂蛋白血症等；②共济失调伴肌阵挛或肌阵挛癫痫，包括线粒体脑肌病、蜡样脂褐质沉积症、唾液酸沉积症等；③某些 Wilson 病（WD）可伴小脑体征；④脑腱黄瘤病，特点为年轻人发病的痉挛–共济失调综合征、动脉硬化、白内障，腱黄瘤的存在和血清高胆甾烷醇水平有助于诊断，颅内可发现黄瘤。

（三）确定特异基因型

对有家族史的共济失调综合征应尽可能地详细收集家族史，根据家族遗传特点确定遗传类型后进行相应的基因筛查，如筛查出某种基因突变则可做出确切的基因分型诊断（具体见基因分型诊断策略）。

二、基因分型的诊断策略

随着遗传性共济失调的各种类型尤其是 SCA 各型的致病基因被定位及克隆，加上各种分子生物学技术的运用成熟使得遗传性共济失调的诊断多了一种强有力的武器——基因诊断。同传统的临床诊断相比，基因诊断可对遗传性共济失调作出确切的基因分型，具有极高的特异性及可信性。

近年来，随着对遗传性共济失调致病基因的研究的飞速发展，基因诊断能检测的类型越来越多，分型也越来越精确，同时也造成了在基因诊断过程中需筛查相当多的基因。因此基因诊断还需紧密结合具体的临床症状、体征及辅助检查结果，因为这些临床资料对基因筛查往往有指导作用。如明显的慢眼动常提示为 SCA2，眼震、突眼不伴痴呆可提示为 SCA3，视力下降、视网膜色素变性常见于 SCA7，舞蹈样动作、抽搐见于 DRPLA 等等。此外不同地区 SCA 各型的发病率对基因筛查也具有指导意义。湖南湘雅医院的唐北沙研究认为，在中国汉族人群中常染色体显性遗传性共济失调的发病率从高到低依次为 SCA3、SCA2 和 SCA1，未发现 SCA6、SCA7 和 DRPLA，此结果对于在我国对常染色体显性遗传性共济失调进行基因筛查具有一定的指导意义。

对于散发性共济失调，在排除了一些常见的继发因素后仍可以进行基因检测，因为有资料显示，2%~19% 的散发性共济失调存在 FRDA、SCA6 或 SCA3 的致病基因突变。故可对上述基因进行筛查，如结果阴性则可按照发病率的高低对其他基因位点进行筛查。为什么这些存在着基因突变的共济失调患者的家族史是阴性的呢？可能原因：致病基因外显率在家系各成员中的外显率不同导致家系其他成员无症状或暂无症状；父母在发病前死亡；因遗传早现先证者早于父母发病；不是亲生或收养因素导致先证与家系其他成员无血缘关系；新的自发突变等。

近年来，随着第二代及第三代等新一代测序技术的飞速发展，靶向测序、全外显子测序及全基因组测序等测序方法也越来越多的应用于遗传性共济失调的基因分型。相比传统的 DNA 直接测序方法，新一代测序技术的最大的优点在于高通量，可根据不同需要，一次性地对多种不同基因进行测序。因此，新一代测序技术可对亚型繁多的遗传性共济失调进行高通量的基因分型。但由于新一代的测序技术，尤其是第二代测序技术无法检测动态突变，故这些新一代的测序方法主要用于点突变造成的遗传性共济失调的基因分析。由于动态突变导致的遗传性共济失调的发病率远远高于点突变造成的遗传性共济失调，因此，对于遗传性共济失调的基因分析需首先应用 PCR 结合传统 DNA 直接测序或片段分析检测动态突变；在排除动态突变的情况下，方可应用新一代测序技术对非动态突变造成的遗传性共济失调进行基因分型。

基因诊断需要专门的实验设备及技术人员，且还有过程繁琐、成本高昂等缺点，加之对遗传性共济失调进行确切的基因分型并无助于治疗，那么对遗传性共济失调进行基因诊断的意义何在？除去科研价值外，确切的基因诊断对患者或其家属还是有一定益处的：首先对疾病的确诊可减少患者及其家属的心理负担，也减少患者要求确诊而继续四处求医的经济负担；其次可对患者及其家属提供遗传咨询；再次可对患者的家系成员进行症状前诊断或产前诊断。但由此又引发出新的问题：由于外显不全及完全不外显现象的存在，使得对家系成员的症状前诊断不似对先证进行基因确诊那样确定；症状前诊断时如何将会带来巨大心理冲击的阳性结果告诉尚无症状的家系成员？又如何使这一家系成员度过心理难关；产前诊断时面对有基因突变的胎儿需终止妊娠，由此产生的伦理问题又该如何应对？所有这些难题都值得我们不懈地研究，都值得我们深切地关怀、深刻地思考。

第四节 治疗方向

迄今为止还没有任何药物对遗传性共济失调有特效或可以延缓其进程。在治疗方向上，目前的干预措施都是针对遗传性共济失调的发病机制的不同环节，虽然前景诱人，但离实际的临床运用还有很长的距离。

一、治疗策略

虽然没有特效药，但对遗传性共济失调进行正确适当的干预可减轻其复杂的症候群症状并提高患者的生活质量。如下干预措施可供参考。

1. 对一些由继发因素所引起的共济失调进行有效的治疗，如补充维生素 E 对 AVED 具有良好的效果。

2. 由于 SCA6 和 EA2 的致病基因都是 CACNA1A，因此有研究将乙酰唑胺用于 SCA6，发现其对共济失调的症状也有改善作用。此外，

加巴喷丁与普加巴林的联合运用可能有相似的作用。

3. SCA2 及 SCA3 常有帕金森综合征的表现。虽然使用左旋多巴或多巴胺受体激动剂的效果不像治疗典型的帕金森病那样显著，但还是能不同程度地控制 SCA 的帕金森症状。

4. 其他常见症状的对症处理有：①震颤症状可试用抗胆碱能药、氯硝安定等，对于严重的震颤则可试用 β- 受体阻断剂，有报道称对丘脑进行刺激也有效果；②抗胆碱能药、肉毒杆菌毒素可用于肌张力不全的治疗，运动徐缓、吞咽困难造成的多涎也可用抗胆碱能药治疗；③痛性痉挛症状可服用安定类药物、镁离子等；④此外，拉莫三嗪对 SCA3 的步态异常有所裨益，艾地苯醌可以减少 FRDA 患者心脏肥厚的发生。

5. 非药物干预对遗传性共济失调的对症治疗同样也很关键：①功能锻炼对行走困难、步态不稳等症状是有帮助的；②构音障碍及吞咽困难在 SCA 中很普遍，可在专业人员的帮助下，指导患者该如何发音、如何进食及应食用何种合适的食物；③对视力下降、视物重影等视力方面的症状则可由眼科进行专门的干预。

在此需要提出的是，上述药物治疗的疗效研究大多样本量不大，试验设计或多或少存在不足，极少有能够真正符合可靠的药物疗效评价所需要的大规模的双盲、对照临床验证。究其原因可能是遗传性共济失调的病因繁多，具有高度的遗传异质性、临床异质性及种群异质性，造成临床疗效评价十分不易。共济失调评估量表可在一定程度上解决临床试验量化的问题，但由于量表的设计本身上就存在一些缺点，因此如何进行一个大规模的、试验设计严密的、能够真正反映药物疗效的临床试验是摆在研究者面前的一个难题。

目前使用较多的共济失调评估量表有两种：一是由世界神经病学联盟共济失调神经药理委员会（The Ataxia Neuropharmacology Committee of the World Federation of Neurology）建立的国际协作共济失调评估量表（International Cooperative Ataxia Rating Scale，ICARS），二是由德国波恩医学院 Klockgether 研究组联合欧洲的多个研究组建立的另一个共济失调评估量表：Scale for the

Assessment and Rating of Ataxia（SARA）。ICARS 由一套百分制的半定量标度组成,分为四个部分,分别评估姿势（22分）及步态（12分）、肢体运动功能（52分）、语言障碍（8分）、眼球运动障碍（6分）,整套量表的检测时间不超过30分钟;而 SARA 分为8个检测项目:步态、站立姿势、坐姿、言语、手指跟踪、指鼻试验、快速轮替和跟膝胫试验,平均评估时间为14.2分钟,相比 ICARS 更为简单,可操作性较好。但这两个量表都只是对共济失调进行评估,而遗传性共济失调中经常出现的非共济失调症状及体征却在这些量表中得不到体现。针对这个问题,Inventory of Non-Ataxia Signs（INAS）应运而生。INAS 共包括30个评估项目,可对以下16种症状及体征进行评估:腱反射消失、腱反射亢进、病理征、痉挛状态、肢体瘫痪、肌萎缩、肌纤颤、肌阵挛、肌强直、肌张力障碍、舞蹈症、静止性震颤、感觉异常、眼征（垂直性及水平性动眼麻痹及慢眼动）、排尿异常及认知障碍。

二、治疗方向

很多疾病的有效治疗方法都是在其发病机制研究取得重大突破的基础上所获得的。理论上在遗传性共济失调（尤其是 SCA）发病机制的不同环节给予干预,都可以达到治疗的目的。

1. 多数研究认为突变蛋白导致的蛋白质构象错误折叠在 SCA 发病的过程中起到了极为重要的作用,因此是否能通过抑制蛋白质的错误折叠来达到治疗的目的? 研究发现,分子伴侣在神经元中可促进蛋白质形成正确的折叠结构。许多研究已经证实,在细胞或动物模型中加强分子伴侣的作用可抑制疾病的进程。但在患者中是否也能起到如此的效果呢? 是否会引起许多副作用? 目前还不得而知。

2. 突变蛋白质会在细胞内聚集从而损害神经元细胞造成细胞毒性,即所谓的毒性获得。毒性获得也被认为是 SCA 发病的一个核心环节,因此将已经聚集起来的突变蛋白解聚或也可达到治疗目的。有研究显示,给亨廷顿病（Huntington's disease, HD）转基因小鼠口服海藻糖（在活体外最有效的一种双糖）,可以减少鼠大脑和肝的多聚谷氨酰胺（polyglutamine）聚合体形成、改善运动功能障碍以及增加生存期。海藻糖的无毒性和高度可溶解性以及有效的口服给药方式,使得它成为治疗 polyglutamine 病的一种有前景的药物。另外,其还可以用于治疗各种蛋白错折叠诱导的疾病。这就使得海藻糖用于遗传性共济失调的治疗成为可能。

3. 已经发现在一些 SCA 亚型及 HD 的发展进程中,线粒体功能异常及异常增强的氧化应激起着辅助作用。因此清除氧自由基及增强线粒体的功能也是很好的治疗选择。已有一临床研究对大剂量辅酶 Q_{10} 治疗 HD 的效果进行评估,如果能得到一个积极的结果,相信会促进在 SCA 中进行相关研究。

4. RNAi 机制被发现以来,其就被广泛应用于基因治疗的研究中,且成为一个研究热点。在遗传性共济失调领域中,也有研究想通过 RNAi 来抑制相关基因的表达,并且已经在 SCA1、SCA2 及 SCA3 等常见的遗传性共济失调的动物模型上进行研究,若能取得突破将使得遗传性共济失调的治疗迎来重大转机。

5. 利用反义寡核苷酸（antisense oligonucleotide, ASO）抑制突变基因的表达已经在临床上成功用于治疗脊髓性肌萎缩症患者。而针对 HD 的 ASO 药物已经进入Ⅲ期临床试验。针对遗传性共济失调的 ASO 研究也已在动物模型上紧锣密鼓的展开,相信在不久的将来可以应用于临床。

6. CRISPR/Cas9 是一种高效的基因编辑系统,近年来已被广泛应用于各种遗传病的基因编辑。在 SCA3 患者来源的诱导性多能干细胞中,研究者利用 CRISPR/Cas9 系统成功切除 ATXN3 基因的 CAG 重复序列。这种被切除了 CAG 重复序列的诱导性多能干细胞仍具有神经分化的功能,且 ATXN3 基因的主要功能也被保留。

虽然前景诱人,但上述干预措施目前都还处于研究阶段,离实际临床运用还有很长距离。遗传性共济失调的发病机制还未真正阐明,因此在治疗上要想取得像帕金森病一样的戏剧性突破还任重道远。但随着基因编辑技术的兴起,抑制突变基因的表达或进行相关基因编辑,从疾病源头上进行干预或是遗传性共济失调治疗的主流方向。

（王 柠）

参 考 文 献

［1］王国相,周永兴,刘兴洲,等. 神经系统遗传性疾病. 北京:人民军医出版社,2001.

［2］中华医学会神经病学分会神经遗传学组. 遗传性共济失调诊断与治疗专家共识. 中华神经科杂志, 2015,48:459-463.

［3］Gu WH, Ma HZ, Wang K, et al. The shortest expanded allele of the MJD1 gene in a Chinese MJD kindred with autonomic dysfunction. Eur Neurol, 2004, 52:107-111.

［4］Tang BS, Liu CY, Shen L, et al. Frequency of SCA1, SCA2, SCA3/MJD, SCA6, SCA7, and DRPLA CAG Trinucleotide Repeat Expansion in Patients With Hereditary Spinocerebellar Ataxia From Chinese Kindreds. Arch Neurol, 2000, 57:540-544.

［5］Buijsen RAM, Toonen LJA, Gardiner SL, et al. Genetics, Mechanisms, and Therapeutic Progress in Polyglutamine Spinocerebellar Ataxias. Neurotherapeutics, 2019, 16: 263-286.

［6］Szpisjak L, Zadori D, Klivenyi P, et al. Clinical Characteristics and Possible Drug Targets in Autosomal Dominant Spinocerebellar Ataxias. CNS Neurol Disord Drug Targets, 2019, 18:279-293.

［7］Sullivan R, Yau WY, O'Connor E, et al. Spinocerebellar ataxia:an update. J Neurol, 2019, 266:533-544.

［8］Klockgether T, Mariotti C, Paulson HL. Spinocerebellar ataxia. Nat Rev Dis Primers, 2019, 5:24.

［9］Fogel BL. Autosomal-recessive cerebellar ataxias. Handb Clin Neurol, 2018, 147:187-209.

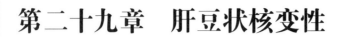

第二十九章 肝豆状核变性

第一节 肝豆状核变性的
疾病认识过程

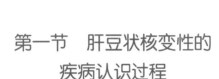

一、肝豆状核变性的过去

Kinnear Wilson 于 1912 年首次描述"进行性豆状核变性、伴肝硬化的家族性神经病变",称为肝豆状核变性(hepatolenticuler degeneration,HLD),又称为 Wilson 病(Wilson disease,WD)。在此之前,也有学者提出类似的神经系统病变,如 Westphal(1883)与 Strümpell(1898)提出假性硬化,Gower(1906)提出强直样舞蹈病,但都没有认识到神经系统病变与肝硬化的关系。Kayser(1902)和 Fleischer(1903)首先发现角膜色素异常,后人称为 K-F 角膜环,但这些学者包括 Wilson 本人都未注意到 WD 患者有 K-F 角膜环。Hall(1921)与 Spielmeyer(1920)分别对 Westphal 与 Strümpell 的病例进行临床、肝脏和脑病理组织学研究,后来的学者称为 Westphal-Strümpell 假性硬化,与 Wilson 描述的是同一种疾病。早在 1913 年 Rumpell 就证实,本病患者肝脏和脑中铜含量显著增高,一直未引起重视,直至Mandelbrote(1948)偶然发现,Wilson 病患者尿铜排出量明显增加,肌内注射金属中毒解毒螯合物二巯丙醇时尿铜排出量增高更明显。Scheinberg和 Gitilin(1952)发现本病患者血清中与铜结合的血清蛋白即铜蓝蛋白含量普遍降低。

二、肝豆状核变性的现在

经过近一个世纪的探索,人们对 WD 有了更为深刻的认识:WD 是一种与铜代谢障碍有关的常染色体隐性遗传病,发病率约为 1/3 万~10 万,携带者频率约 1/90,而我国 WD 发病率远高于欧美国家。本病在临床上主要表现为肝损害、锥体外系症状及角膜 K-F 环,少数出现精神异常、肾损害、骨骼畸形等。发病年龄通常在 5~40 岁,以肝肾损害起病者,多在儿童或青少年时期起病,早期即可因肝肾衰竭致死,WD 是引起儿童肝硬化死亡的最常见原因之一;晚发患者多表现为锥体外系症状,预后稍好,但亦可造成不同程度的病残,丧失劳动或生活能力,且最终也将累及肝脏而危及生命。由于本病累及全身多个系统,临床表现复杂多样,早期诊断较困难,临床上容易误诊、漏诊。尽管驱铜治疗有一定疗效,但有赖于早期诊断和治疗,且无法根治。对于未及早获得有效治疗的患者,病残率及病死率仍很高,给患者的家庭和社会带来沉重的负担。

第二节 致病基因以及
基因型-表型关系

一、*ATP7B* 基因结构

WD 的致病基因 *ATP7B* 基因位于13q14.3,其 cDNA 序列包括 162bp 的 5' 非翻译区,4 395bp的蛋白质编码区以及 2 084bp 的 3' 非翻译区,编码 1 465 个氨基酸。编码区含有 21 个外显子及 20 个内含子,外显子长度 77~1 355bp,多数在200~300bp,其中,1 号外显子与 2 号外显子之间有一个 20kb 的巨大内含子,因此推测 *ATP7B* 基因跨度在 80~100kb 之间。*ATP7B* 基因编码一种铜转运的 P 型 ATP 酶,其转录产物为 7.5kb,主要分布于肝、肾和胎盘,而少见于心、脑、肺、肌肉等组织。*ATP7B* 蛋白有 3 个主要的功能区:第一区为金属离子结合区,位于 N 端,有 6 个与铜结合的氨基酸保守序列,长约30个氨基酸,每一段保守序列中都带有甘–甲硫–X–半胱–X–丝–半胱(GMXCXSC,X指任一氨基酸)基序(motif);第二区为P型ATP酶功能区,也称高度保守区,包括磷酸活性区域和磷酸化区域及ATP结合区域,磷酸化区域含有ATP酶磷酸化底物天门冬氨酸残基及天门–赖–苏–甘–苏(DKTGT)结构,构成阳离子转运循环中磷酸化过程的中间物,苏–甘–谷–丙(TGEA)基序位于构象易变环中(conformationally flexible loop),苏–甘–天门–天冬(TGDN)基序位于ATP结合区域,*ATP7B*基因突变常涉及此区域;第三区为跨膜区,又称疏水区,包括6个跨膜螺旋区和1个双亲媒体区,间插于整个多肽链中。而丙–甲硫–缬–甘–天门–甘–缬–天冬–天门(AMVGDGVND)结构将ATP结合区与跨膜区片段相连结,共同参与阳离子结合与转运。*ATP7B*基因的突变,导致肝脏排铜障碍,异常蓄积的铜进入血液循环后,在基底节、角膜、肾脏等器官病理性沉积,并出现相应的临床表现,即WD。

二、*ATP7B*基因的突变特征

*ATP7B*基因突变于1993年首次报道,迄今已发现了800余种突变,其中大部分为错义或无义突变,此外还发现了剪切突变、调控区突变、小片段缺失及小片段插入突变、大片段缺失突变、缺失插入同时存在的突变。其中大量的错义突变存在于*ATP7B*基因的保守区域,对WD发病起着重要的作用。另外,统计发现许多WD患者为*ATP7B*基因的复合杂合突变。有趣的是,不同种族其突变形式和热点不尽相同,白种人以14号外显子的c.3207C>A(p.H1069Q),8号外显子的c.2299insC、c.2128G>A(p.G710S),15号外显子的c.3402delC,以及13号外显子的c.2906G>A(p.R969Q)为突变热点,而亚裔特别是中国人群主要以c.2333 G>T(p.R778L)和c.2333G>A(p.R778Q)突变为主,突变频率可高达30%。

三、*ATP7B*基因型–表型关系

1995年Thomas等提出突变类型与临床表型关系密切,突变方式不同,患者发病的年龄及受累的器官亦不同。碱基缺失常可使*ATP7B*基因表达产物截断,从而使其生物功能丧失,导致患者早期发病,并以肝脏受累严重。如一例WD患者,检测发现c.1708-1G>C纯合突变,其发病年龄为3岁,主要表现为肝脏受累,这种年龄的患者在临床上常难以诊断。若发生的突变对*ATP7B*基因表达产物及其功能影响较小,则发病年龄较迟,症状亦较轻。如6例发生p.H1069Q纯合突变的患者,虽然其临床表现及发病年龄不很一致,但平均起病年龄为16.8岁,大于发生缺失突变患者的起病年龄。同年,Thomas等还报道了在来自冰岛的两个WD家系中发现了位于7号外显子的7bp纯合缺失突变(c.2009-2015 del ATATGCT)。理论上,该缺失突变应导致*ATP7B*的生物功能极大降低甚至丧失,从而使患者早期即出现肝损害表现,但此两家系的患者均仅表现为迟发的神经症状或精神异常,提示移码突变产生的WD异构蛋白仍具有部分生物功能。同样,日本学者发现的1例发生c.1708-5T>G纯合突变的患者亦为迟发性神经症状患者,其起病年龄为29岁,以锥体外系症状为主要表现。此外,1997年,美国学者对53例检出p.H1069Q突变的WD患者进行突变类型和临床表型关系的研究,结果发现,无论在起病年龄、临床表现、铜蓝蛋白水平、肝铜水平及角膜K-F环等方面,此类患者与其他WD患者均无明显差异,即突变类型与临床表型并无显著相关。2010年,Merle等分析了59例经基因确诊的WD患者,发现*ATP7B*基因截短突变患者与错义突变患者相比,血清铜蓝蛋白氧化酶活性水平明显下降,且发病的年龄明显提前(平均13岁)。而国内吴志英等研究发现,中国WD患者基因型与表型之间存在相关性,第一热点p.R778L和第二热点p.P992L表型严重,而第三热点p.T935M则相对温和。基因型与表型关系分析结果对指导临床用药及预后判断有一定价值。

第三节 诊 断

一、临床诊断

根据患者的临床表现及病变部位,WD可分为无症状型、脑型、内脏型、骨–肌型以及混合型。

1. **神经精神系统症状** 由于铜在中枢神经系统的沉积主要在基底节区,因而临床上以锥体外系的症状最为突出。最早常见肢体的不自主震颤,单侧上肢开始,可呈静止性、意向性或姿势性震颤,幅度可为细小或粗大,随病情进展,四肢、头部、下颌均可见震颤。肌张力障碍也是常见表现,早期可以是局灶、节段性的,也可以是全身性的,呈扭转痉挛状态,晚期常并发肢体严重挛缩。还可出现头面肌张力障碍,表现为构音困难、吞咽困难和流涎等。此外,肌强直、手足徐动、舞蹈样动作、步态异常等也较常见。精神行为异常较为多见,却常常容易被忽略。精神行为异常甚至可早于肝脏损害和神经症状之前发生。在 WD 患儿中,精神行为异常可表现为学习能力下降、人格改变、情绪波动、易激惹甚至性冲动等。在年长的 WD 患者中,类偏执妄想、精神分裂症样症状、抑郁状态甚至自杀更为常见。颅脑 MRI 主要表现为壳核、尾状核头部、丘脑、中脑、脑桥及小脑 T_1 低信号 T_2 高信号(图 7-29-1)。尽管颅脑 MRI 表现不能准确反映疾病的严重程度,但 MRI 病灶可随着治疗逐渐减少,因此颅脑 MRI 可用来监测治疗效果。

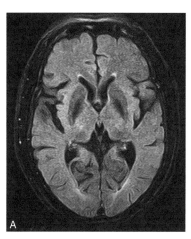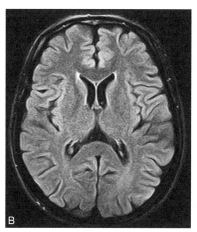

图 7-29-1 肝豆状核变性患者和正常人基底节区 MRI 的 FLAIR 序列
A. 肝豆状核变性患者的基底节区见双侧豆状核对称分布的低信号;B. 正常人的基底节区

2. **肝脏系统症状** 早期常见一些非特异性的慢性肝损害表现,如倦怠、乏力、食欲缺乏等,后渐出现肝区疼痛、肝大、脾大、黄疸。少数患者可能突发急性肝衰竭即暴发性肝衰竭,伴或不伴有溶血性贫血,这是 WD 患者最严重的肝脏损害。肝脏损害若未及时干预常常进展为慢性肝病或肝硬化。肝硬化可为代偿性或失代偿性,门脉高压性肝硬化亦可缺乏明显的临床症状而仅表现为孤立性的脾肿大或血细胞减少。血检可见持续的血清转氨酶(ALT 和 AST)升高,腹部 B 超可见肝脾肿大、脂肪肝、慢性肝硬化。肝脾 MRI 可显示肝脂质沉积、不规则结节及肝叶萎缩等。肝穿刺活检早期表现为脂肪增生和炎症,后期为肝硬化改变。*ATP7B* 基因检测目前在国内已普及且确诊价值大,故肝穿刺检查的重要性已降低,因此不常规推荐该项检查。

3. **其他** 除了神经精神症状及肝脏损害外,铜离子蓄积在其他系统亦表现出相应的功能异常或损害,如角膜 K-F 环、肾损害、软骨钙质沉着病以及骨关节病、心律失常、心肌损害、肌病等。因此,WD 患者可能首诊于相应科室,临床上应与相关的其他疾病进行鉴别。

4. **铜代谢异常的实验室检查** 低血清铜蓝蛋白(CP)是诊断 WD 的重要依据之一,CP 小于 200mg/L 或血清铜氧化酶小于 0.2OD,特别是 CP 小于 80mg/L 对本病有很强的提示意义。此外,大部分 WD 患者血清铜降低,而 24 小时尿铜排泄量大于 100μg。青霉胺负荷试验测定尿铜量对本病的诊断也有一定价值,方法是先测定 24 小时尿铜量,接着口服青霉胺 1g(青霉素皮试阴性者才能服用),再测 24 小时尿铜,超过 1 200μg 为阳性表现。

二、基因诊断

ATP7B 基因突变的检测,尤其适用于临床表现不典型的早期 WD 患者或 WD 的遗传咨询。

检测手段包括限制性片段长度多态（RFLP）、短串联重复顺序（STR）多态标记、单链构象多态性技术（SSCP）、变性高效液相色谱技术（DHPLC），以及 Sanger 测序。其中在临床上开展的主要有RFLP 和 Sanger 测序。

1. 限制性片段长度多态（RFLP）　不同种族的 WD 患者的基因结构及突变形式具有异质性，欧洲人以 p.H1069Q、2299ins C、p.G710S、c.3402delC 和 p.R969Q 突变频率最高，通过直接检测该两点基因突变的方法，至少可对 1/3 的临床可疑患者进行确诊。而对我国 WD 患者的基因突变研究发现，存在 3 个明显的突变热区，即位于 8 号外显子的 p.R778L、13 号外显子的 p.P992L 和 12 号外显子的 p.T935M，这 3 个位点的突变占所有突变的 60% 以上。因此，通过对这 3 个位点的检测，即可对 2/3 的临床可疑患者进行确诊。针对这些突变热点，应用 RFLP 技术可实现简便快速的基因诊断。

2. DNA 测序　DNA 测序是遗传工程的重要技术之一，近 20 年来取得了飞速发展，由最初的同位素标记发展到无辐射的荧光标记，由超薄片层凝胶电泳发展为全自动毛细管凝胶电泳，到现在的高通量、自动化的测序。DNA 测序的成本也在逐渐降低，使得直接通过测序来检测 ATP7B 基因突变在临床开展成为可能。可大大提高突变热区、热点以外的 WD 患者的检出率。

三、诊断原则

对于原因不明的肝病表现或神经症状患者均应考虑 WD，年龄不能作为排除 WD 诊断的独立因素。诊断标准如下：

1. 神经症状　在疑诊脑型 WD 的患者治疗前，应先做神经症状评估和脑 MRI 检查。

2. 肝病史或肝脏损害　原因未明的肝病患者同时伴有神经症状或精神症状，必须进行 WD 的相关排查。

3. 血清铜蓝蛋白 <200mg/L，24 小时尿铜 >100μg。

4. 角膜 K-F 环阳性（7 岁以下患儿少见）。

5. 经家系共分离及基因变异致病性分析确定患者的两条染色体均携带 ATP7B 基因突变。

符合（1 或 2）+（3 和 4）或（1 或 2）+5 时均可确诊 WD；符合 3+4 或 5 时，而无明显临床症状时可考虑症状前 WD 个体。符合前 4 条中任何 2 条，诊断为"可能 WD"，需进一步追踪观察，建议进行 ATP7B 基因检测，以明确诊断。

第四节　治　疗

一、饮食控制

一旦怀疑罹患 WD 即应开始低铜饮食。低铜饮食联合锌剂单药治疗 WD 症状前个体可以有效控制铜蓄积对靶器官的损害。低铜饮食应做到：

1. **避免进食下列含铜量高的食物**　如各种动物内脏和血；贝壳类（蛤蜊、蛏子、淡菜、河蚌、牡蛎）；软体动物（乌贼、鱿鱼）；螺类；虾蟹类；坚果类（花生、核桃、莲子、板栗、芝麻）；各种豆类及其制品；蕈类（香菇及其他菇菌类）；腊肉、鸭肉、鹅肉；燕麦、荞麦、小米；紫菜、蒜、芋头、山药、百合；猕猴桃；巧克力；可可、咖啡、茶叶；以及龙骨、蜈蚣、全蝎等中药。

2. **尽量少食下列含铜量较高的食物**　牛羊肉；马铃薯、糙米、黑米；海带、竹笋、芦荟、菠菜、茄子；香蕉、柠檬、荔枝、桂圆等。

3. **适宜饮食的含铜量较低的食物**　橄榄油、鱼类、鸡肉、瘦猪肉、精白米、颜色浅的蔬菜、苹果、桃子、梨、银耳、葱等。

4. **建议高氨基酸或高蛋白饮食**　牛奶。

5. **勿用铜制的食具及用具。**

二、药物治疗

分两大类，一类是排铜制剂，常用的有青霉胺（PCA）、二巯丁二钠（Na-DMS）、二巯丁二酸（DMSA）、二巯丙磺钠（DMPS）、三乙烯 2 羟化四甲胺（TETA）等螯合剂。另一类是阻止铜吸收的药物，这类药物在肠道与铜竞争性吸收的制剂如锌剂、钼剂等，以锌剂最常用。青霉胺的毒副作用较大，对以神经症状为主（脑型）的患者作为起始用药，会使 10%~50% 的患者神经症状加重，因此有些专家主张锥体外系症状严重特别是明显肌张力障碍或已导致肢体畸形的患者应慎用或不用青霉胺，改用锌剂、曲恩汀（Trientine）、二巯丁二钠（Na-

DMS）或二巯丙磺钠（DMPS），青霉胺过敏或缺药时，也可考虑应用上述药物。对于孕妇、症状前患者以及各类型患者的维持治疗均主张用锌剂。

1. **青霉胺（PCA）** 首次服药前应先做青霉素皮试，皮试阴性后方可服用。常用量：成人1 000~2 000mg/d，儿童为20~30mg/（kg·d），分3~4次口服。缺点是副作用较多，长期服用可产生免疫复合体肾病、红斑狼疮等免疫性疾病和骨髓抑制等。

2. **二巯丁二酸（DMSA）和二巯丁二钠（Na-DMS）** 常用量DMSA口服成人1.5~3.0g/d，分2~3次服用。Na-DMS 1.0g溶于10%葡萄糖液中缓慢静脉推注，每天1~2次，5~7天为1个疗程，每阶段治疗可注射6~8个疗程，每2个疗程间休息2~3天。副作用：DMSA可引起恶心、呕吐、食欲缺乏；Na-DMS可引起鼻出血、牙龈出血等。

3. **二巯丙磺钠（DMPS）** 常规剂量为成人1.0~1.5g，每天1次，儿童20mg/（kg·d），溶于5%葡萄糖500ml中静脉滴注，每天1次，连续6天为1个疗程，中间休息2天，共用8~12个疗程。副作用：DMPS副作用较其他驱铜药少，如胃肠道反应、过敏反应、一过性白细胞减少等。

4. **三乙烯-羟化四甲胺（TETA）** 又名曲恩汀（trientine），有人认为曲恩汀可能通过与球蛋白竞争和铜络合，使尿排铜增加。TETA排铜效果较高，副作用相对较少，缺点是价格昂贵，目前国内极难购到此药。用法：成人400~800mg，每天3次，饭前服用。本药副作用少，少数患者可见腹痛、皮疹、狼疮性肾炎等。

5. **锌剂** 目前常用的口服锌剂有硫酸锌和葡萄糖酸锌，硫酸锌因其明显的胃肠道反应有被其他锌剂替代的趋势。锌的治疗剂量及用药时间各家报道不一。杨任民等认为每天锌量240mg（葡萄糖酸锌1.68g），分3次口服，临床疗效、尿排铜量等均明显优于其他低剂量组。锌剂的副作用主要是胃肠道反应，主要见于服用硫酸锌的患者，葡萄糖酸锌副作用轻，建议饭后服用，并与青霉胺间隔2小时以上服用。

6. **钼剂** 钼化合物种类繁多，除四硫钼酸胺（TM）外，还有二或三硫酸钼酸，但只有TM可用于治疗WD。TM的副作用较少，主要是胃肠道反应，极少数病例可发生骨髓抑制。

三、外科治疗

1. **脾切除术** WD合并脾肿大、脾功能亢进的患者宜行脾切除，但需注意以下几点：术前、术后均需加强驱铜治疗；术前给予保肝及对症处理等综合治疗，待肝功能好转并稳定后方可手术；患者多有白细胞减少，为防止术后感染，术前应常规给予抗生素。

2. **肝移植** 药物治疗无效的暴发性WD患者是肝移植的最佳指征，此时，肝移植作为最终手段，可以延长患者的生存期。随着器官移植技术的进步，近年来国内外关于肝移植治疗WD的报道日渐增多，无论是手术方式的改进还是术后生存时间的延长均获得很大提高。值得注意的是，肝移植后不能替代驱铜治疗，有些患者在肝移植后放弃了低铜饮食及驱铜治疗，结果数年后移植的肝脏又因铜沉积而致肝硬化。WD是一种遗传病，肝移植只是治标不治本的对症措施，术后免疫抑制剂的应用不仅给患者带来沉重的经济负担，而且可能发生严重的神经系统并发症。综合考虑肝移植的风险、长期疗效尚无定论以及手术所需的经济负担等因素，我们认为WD患者应在经过正规的驱铜药物治疗无效后才进行肝移植。其中，"暴发性WD患者以及慢性失代偿性WD患者突发急性肝衰竭"是肝移植的最佳指征；对于"肝脏和神经系统同时受累的WD患者"，应仔细评估预后，谨慎决定是否进行肝移植；对于"具有明显神经精神症状但肝功能正常的WD患者"不建议进行肝移植。

四、基因治疗、肝细胞移植及干细胞移植治疗

自1998年开始，陆续有学者采用腺病毒作为载体，将正常的ATP7B cDNA导入Wilson病动物模型LEC（long evans cinnamon）大鼠模型，以纠正该大鼠模型的基因缺陷，结果显示，LEC大鼠血浆中的铜蓝蛋白和铁氧化酶活性得到部分的恢复，甚至在短时间内达到正常水平。这些实验结果为WD的基因治疗带来了新的曙光。2000年，Malhi等也采用LEC大鼠模型进行肝细胞移植治疗的实验研究，结果表明，成体肝细胞移植可以纠

正 LEC 大鼠由于 *ATP7B* 基因缺陷而造成的体内铜代谢紊乱。1999 年，Theise 等最先在接受骨髓移植的受体鼠肝脏中发现了供体来源的肝细胞，从而提出骨髓干细胞可以分化为肝细胞，为干细胞移植治疗 WD 提供了新的思路。近年来关于干细胞移植治疗 WD 的报道日益增多，但离临床应用尚有相当长的距离。

（王　柠）

参 考 文 献

[1] 陈生弟,赵迎春,陶恩祥. 神经病学. 北京:人民卫生出版社,2006.

[2] 中华医学会神经病学分会帕金森病及运动障碍学组,中华医学会神经病学分会神经遗传病学组. 肝豆状核变性的诊断与治疗指南. 中华神经科杂志,2008,41:566-569.

[3] 王柠,吴志英,慕容慎行,等. 经 DNA 测序证实的肝豆状核变性基因突变热区的研究. 中华神经科杂志,1998,31:20-23.

[4] Wilson SAK. Progressive lenticular degeneration: a familial nervous disease associated with cirrhosis of the liver. Brain, 1912, 34: 295-509.

[5] Bull PC, Thomas GR, Rommens JM, et al. The Wilson disease is a putative copper transporting P-type ATPase similar to the Menkes gene. Nat Genet, 1993, 5: 327-336.

[6] Wu ZY, Wang N, Lin MT, et al. Mutation analysis and the correlation between genotype and phenotype of Arg778Leu mutation in Chinese patients with Wilson disease. Arch Neurol, 2001, 58: 971-976.

[7] Wu ZY, Zhao GX, Chen WJ, et al. Mutation analysis of 218 Chinese patients with Wilson disease revealed no correlation between the canine copper toxicosis gene MURR1 and Wilson disease. J Mol Med, 2006, 84: 438-442.

[8] Wu ZY, Lin MT, Murong SX, et al. Molecular diagnosis and prophylactic therapy for presymptomatic Chinese patients with Wilson disease. Arch Neurol, 2003, 60: 737-741.

[9] Merle U, Weiss KH, Eisenbach C, et al. Truncating mutations in the Wilson disease gene ATP7B are associated with very low serum ceruloplasmin oxidase activity and an early onset of Wilson disease. BMC Gastroenterology, 2010, 10: 8.

[10] Lo C, Bandmann O. Epidemiology and introduction to the clinical presentation of Wilson disease. Handb Clin Neurol, 2017, 142: 7-17.

[11] Bandmann O, Weiss KH, Kaler SG. Wilson's disease and other neurological copper disorders. Lancet Neurol, 2015, 14: 103-113.

[12] European Association for Study of Liver. EASL Clinical Practice Guidelines: Wilson's disease. J Hepatol, 2012, 56: 671-685.

[13] Li X, Lu Z, Lin Y, et al. Clinical features and mutational analysis in 114 young children with Wilson disease from South China. Am J Med Genet A, 2019, 179: 1451-1458.

[14] Eda K, Mizuochi T, Iwama I, et al. Zinc monotherapy for young children with presymptomatic Wilson disease: A multicenter study in Japan. J Gastroenterol Hepatol, 2018, 33: 264-269.

[15] Rupp C, Stremmel W, Weiss KH. Novel perspectives on Wilson disease treatment. Handb Clin Neurol, 2017, 142: 225-230.

第三十章 痴呆

第一节 概　述

一、浅谈痴呆历史及现状：终有拨云见日时

"痴呆（dementia）"一词最早出现18世纪20年代，当时痴呆被作为一种精神错乱、想象力与判断力缺失的精神症状的代名词。18世纪晚期，随着认识的深入，医学界对人类认知功能有了初步的了解，认为认知功能障碍包括行为异常、特殊情绪改变、记忆缺失、失认、失语等一系列特殊表现，而这些观点促使人们将痴呆从精神症状的范畴中分离出来。20世纪初痴呆概念最终定位在认知功能范畴，即痴呆是影响认知功能的不可逆疾病。在这一时期，不同病理和发病机制的痴呆如阿尔茨海默病（Alzheimer's disease，AD）、额颞叶痴呆、路易体痴呆、血管性痴呆被相继发现而命名。20世纪，伴随痴呆病因学和病理学研究的进展，痴呆概念被演绎为由多种原因引起的、以认知功能障碍为主要表现的后天获得性临床综合征。在美国精神病学会《精神障碍诊断与统计手册》第5版（the fifth edition of the diagnostic and statistical manual of mental disorders，DSM-5）中，痴呆被描述为"神经认知障碍"。

痴呆是一种以认知功能损害为核心，导致患者日常生活、社会交往和工作能力明显减退的综合征。患者认知功能损害涉及记忆、学习、定向、理解、判断、计算、语言、视空间功能、分析及解决问题等能力，在病程某一阶段常伴有精神、行为和人格异常。综合痴呆的概念，现今主要强调4个方面内容：①它是由不同病因和病理机制引发的一类以认知损害为特征的综合征，而不是一个单独的疾病；②通常表现1种及以上认知域的功能

大幅度下降，并显著影响患者的日常生活和社会交往或与个人以往相比明显降低；③这种认知功能障碍是在意识清楚的条件下存在的，而不是仅仅出现在谵妄状态中；④痴呆是后天获得性的，与先天性中枢神经系统发育异常导致的智能障碍（精神发育迟滞）不同。

轻度认知障碍（mild cognitive impairment，MCI）是介于正常衰老和痴呆之间的过渡阶段，被认为是痴呆的预测因子。最早是由Petersen等于1999年提出，但该标准仅针对记忆功能损害，称为遗忘型MCI。2003年国际工作组对这一概念进行修订，将MCI进一步延伸为一个独立的概念。现在认为，MCI是一种存在轻度的认知损害证据但日常生活能力正常的临床综合征。MCI可以由多种病因所致，如AD、脑小血管病、路易体病、额颞叶变性等缓慢起病的痴呆类型在临床症状达到痴呆前，以及脑外伤、脑炎和营养缺乏等均可引起，并因此分为多种亚型，如AD所致的MCI（MCI due to Alzheimer's disease，AD-MCI）、轻度血管性认知障碍（mild vascular cognitive impairment）和帕金森病所致MCI（MCI in Parkinson's disease，PD-MCI）等。

目前，针对AD-MCI的研究较多，理解亦较为透彻。研究者多认为这部分人群处于正常老化和AD痴呆的中间阶段，病理改变模式与AD痴呆阶段类似，且随着时间的推移具有向AD痴呆阶段转化的高风险。但研究同时也发现AD-MCI具有异质性，其转化结局具有不确定性，有可能转化为其他类型痴呆或不进展。因而寻找出AD-MCI转化为AD痴呆阶段的特征性标记物应是当前研究的重点方向之一。更令人振奋的是，近年来有学者提出主观认知减退（subjective cognitive decline，SCD）可能是AD的超早期临床表现，有较高风险向MCI和AD转化。因此对于SCD进

行深入研究,有可能将痴呆的诊疗关口前移到 MCI 之前,为临床超早期诊治 AD 打开有效的时间窗,积极探索这部分人群特征性的行为学表现和生物标记物的改变,势必对 AD 的早期诊断和治疗产生变革性影响。

理念的创新为科学研究实践开辟了新的疆域。最新的研究表明,痴呆的早期发现和早期诊断对延缓甚至逆转病理进展可能有效。至今尚无法治愈痴呆,因而目前研究的重点是发现未来有进展为痴呆的高危人群,早期给予干预措施进行预防,进而延缓或逆转其病程。因此,当下针对痴呆的研究热点是早期识别、诊断以及高危因素的干预等。

二、痴呆分型:井井兮其有理也

临床上引起痴呆的疾病种类繁多,其分类方法主要有以下几种:

(一)按是否为变性病划分

可分为变性病和非变性病痴呆,前者主要包括 AD、路易体痴呆和额颞叶痴呆等。后者包括血管性痴呆、正常颅压性脑积水、其他继发疾病,如感染、肿瘤、中毒和代谢性疾病引起的痴呆。AD 占所有类型痴呆的 50%~70%,是老年人中最常见的痴呆。路易体痴呆的发病率仅次于 AD,占痴呆的 5%~10%。额颞叶痴呆占 5%~10%,是早老性痴呆的主要病因,发病年龄主要集中在45~65 岁。

血管性痴呆(vascular dementia, VaD)是最常见的非变性病性痴呆,占痴呆患者的 15%~20%。高血压病、糖尿病、高胆固醇血症、动脉粥样硬化、冠心病、吸烟及肥胖等是常见的血管危险因素。随着研究的深入,学者们发现 VaD 的诊断存在不足和局限性,提出了血管性认知障碍(vascular cognitive impairment, VCI)的概念。VCI 是指脑血管病危险因素(如高血压、糖尿病和高脂血症等)、明显(如脑梗死和脑出血)或不明显的脑血管病(如白质疏松和慢性脑缺血)引起的从 MCI 到痴呆的一大类综合征,涵盖了血管源性认知损害从轻到重的整个发病过程,包括早期未达到痴呆的 VCI、VaD 和混合型痴呆。VCI 概念是在重新认识 VaD 概念的基础上提出的,旨在发现血管病变导致的早期认知变化,进行早期干预,以延缓

甚至阻止痴呆的发生。这部分内容在本书第十章有详细介绍。

继发性痴呆,常继发于人类免疫缺陷病毒(HIV)或单纯疱疹病毒感染、克-雅病(Creutzfeldt-Jakob disease, CJD)、脑肿瘤、亨廷顿病、维生素 B_{12} 缺乏和甲状腺疾病等疾病,在病因上分别归属于感染性、免疫和肿瘤性、遗传缺陷性、中毒和代谢性脑病引起的痴呆。

(二)按病变部位划分

可将痴呆分为皮质性痴呆、皮质下痴呆、皮质和皮质下混合型痴呆以及其他痴呆。皮质性痴呆包括 AD 和额颞叶痴呆;皮质下痴呆类型较多,包括锥体外系病变、脑积水、脑白质病变、VaD 等;皮质和皮质下混合性痴呆包括路易体痴呆、多发梗死性痴呆、皮质基底节变性、感染性痴呆、中毒和代谢性脑病;其他痴呆包括脑外伤后和硬膜下血肿痴呆等。

(三)按起病及发展缓急划分

近年来起病相对急、病情发展快的"急性进展性痴呆"(rapidly progressive dementia, RPD)备受关注。RPD 通常指在数天、数周(急性)或数月(亚急性)发展为痴呆。可能的病因归结为"VITAMINS",依次序分别代表血管性(vascular)、感染性(infectious)、中毒和代谢性(toxic-metabolic)、自身免疫性(autoimmune)、转移癌/肿瘤(metastases/neoplasm)、医源性/先天性代谢缺陷(Iatrogenic/inborn error of metabolism)、神经变性(neurodegenerative)以及系统性/癫痫(systemic/seizures)引起的痴呆。另外,HIV 和 CJD 也可引起发病较快的痴呆。

第二节 阿尔茨海默病

阿尔茨海默病(Alzheimer's disease, AD)是以进行性记忆和认知功能下降为特征的、慢性进行性中枢神经系统变性导致的痴呆,是最常见的老年期痴呆。AD 的病理改变主要为细胞外老年斑、神经纤维缠结、脑皮质神经元减少等。

一、阿尔茨海默病的历史回顾:从认知行为学到分子生物学研究

1907 年德国精神病学家 Aloi Alzheimer 首次

详细描述了 1 例女性患者的痴呆临床表现及其死后的神经病理发现。此患者生前主要表现为原因不明的进行性认知功能严重减退，死后尸检发现其海马等一些特殊皮质区域出现大量的老年斑（senile plaques，SP）、神经纤维缠结（neurofibrillary tangles，NFT）等，Aloi Alzheimer 推测正是这些病理改变导致了患者进展性认知功能衰退。1910 年，在 Emil Kraepelin 的 Textbook of Psychiatry 中，作者首次将这类疾病正式命名。

在此后几十年中，由于缺乏行之有效的客观临床评定工具以及清晰的定义，痴呆的研究进展一直停滞不前。直到第二次世界大战后 20 年，AD 研究的新时代才重新开始。1968 年，Blessed 和 Roth Dementia 量表的应用为痴呆的临床研究提供了统一、客观的诊断指标，大大推动了痴呆的研究进程。在后来的 10 年中，研究者编制了很多 AD 行为评价量表，而且应用这些行为学量表得出的 AD 临床诊断与尸检诊断的符合率较高。从此，痴呆的神经心理学研究步入新时代。

电子显微镜的使用则开启了 AD 分子生物学研究的新局面。1963 年 Terry 和 Kidd 两人分别利用电子显微镜观察到 AD 患者大脑皮质中的 NFT 是大分子的成对螺旋丝（paired helical filament，PHF），为 AD 的分子生物学研究揭开了新篇章。而 Aβ 蛋白及 tau 蛋白的发现则进一步揭示了 AD 病理改变的可能机制。针对基因的研究则发现四种致病基因，包括淀粉样蛋白前体蛋白（amyloid precursor protein，APP）基因、早老素 1（presenilin 1，PS-1）基因、早老素 2（presenilin 2，PS-2）基因、载脂蛋白 E（Apoli-poprotein E，ApoE）基因的突变。此外，基因组关联分析研究还发现了其他多个与 AD 发病相关的风险基因，如 CLU、PICALM、CR1 和 BIN1。

既往的诊断标准中，主要以临床症状为诊断的核心标准，随着 AD 分子生物学的研究深入，诸多生物标记物被发现。随着对 AD 认识的深入，发现 AD 的临床症状与病理改变间有着分离的现象。例如，在 AD 临床症状出现之前，便已出现 AD 的病理改变，甚至部分有着典型 AD 病理改变的患者却有着与 AD 临床症状不一致的表现；此外，部分有着典型临床表现的患者却缺乏病理改变的证据。因此，（美国）国家老年研究所（National Institute of Aging，NIA）和阿尔茨海默病协会（Alzheimer's Association，AA）在综合了认知功能损害演变、影像学、脑脊液检查及 Aβ-PET 病理相关性的基础上提出了 AD 的 AT（N）（C）（A：β amyloid deposition；T：pathologic tau；N：neurodegeneration/neuronal injury；C：cognitive）诊断框架。在 AT（N）（C）框架中，AD 被定义为一种病理生理改变，认知障碍是病理改变所致的临床症状，且认知和病理的改变是一个连续过程。A 和 T 表示 AD 的特定神经病理学变化的证据，其主要通过生物标记物获得，主要包括脑脊液及神经影像中的 Aβ 和磷酸化 tau 蛋白的测量及神经成像。N 是指神经变性和神经受损的证据，主要包括脑结构成像、PET 以及总 tau 蛋白定量测验。C 是认知功能障碍即 AD 的临床症状。AT（N）诊断框架的提出为基于生物学机制的 AD 研究提供了依据（图 7-30-1）。

二、阿尔茨海默病发病机制：Aβ 假说面临挑战

Alzheimer's 病的病因迄今不明，一般认为 AD 是复杂的异质性疾病，多种因素和机制可能均参与 AD 病理生理改变的进程，如遗传、免疫和环境等因素。目前主流的病因机制学说主要包括神经递质学说、β 淀粉样蛋白（β-amyloid peptide，Aβ）学说、tau 蛋白异常学说、炎症学说、基因突变学说以及神经血管学说等。在众多的发病机制假说中，Aβ 假说仍然是 AD 病因机制研究的主流方向，此外，AD 的血管性因素也十分引人注目。

（一）Aβ 假说

该假说认为，Aβ 的生成与清除失衡是导致神经元变性和痴呆发生的起始原因。Aβ 是由淀粉样蛋白前体蛋白（amyloid precursor protein，APP）剪切产生，分子量为 4kD 的 38~48 个氨基酸组成的类淀粉样多肽。APP 是体内外广泛存在的一种跨膜蛋白，α-、β- 和 γ- 分泌酶均参与 APP 的蛋白水解过程。在 α- 分泌酶的作用下，APP 会被剪切成水溶性片段，而在 β- 和 γ- 分泌酶的先后作用下，APP 会被异常剪切成不溶性的 $Aβ_{40}$ 和 $Aβ_{42}$，这些不溶性的 Aβ 片段以及异常聚合形成的 Aβ 寡聚体，随后导致下游的级联致病

生物标记	认知功能评估及分期		
	认知功能正常	轻度认知障碍（MCI）	痴呆(Dementia)
A⁻T⁻（N）⁻	AD生物标记物正常 认知功能未受损	AD生物标记物正常的MCI	AD生物标记物正常的痴呆
A⁺T⁻（N）⁻	临床前期的AD病理改变	AD病理改变伴有MCI	AD病理改变伴有痴呆
A⁺T⁺（N）⁻	临床前AD	AD所致的MCI (AD前驱期)	AD所致的痴呆
A⁺T⁺（N）⁺			
A⁺T⁻（N）⁺	AD伴有可疑非AD病理改变，认知功能未受损	AD伴有可疑非AD改变的MCI	AD伴有可疑非AD的病理改变的痴呆
A⁻T⁺（N）⁻	非AD病理改变，认知功能正常	非AD病理改变的MCI	非AD病理改变的痴呆
A⁻T⁻（N）⁺			
A⁻T⁻（N）⁻			

注：第一列前两行合并标注"AD疾病谱"，后三行合并标注"非AD"

图 7-30-1　AT（N）生物标记物分组和认知状态相互作用的分类

过程。1980 年 Master 等首次发现 Aβ 蛋白是老年斑的主要组成部分，进一步证明了这一假说。

目前已经发现 APP 基因、PS-1 基因、PS-2 基因的突变使得 Aβ 产生增多，产生常染色体显性遗传 AD 的病理改变。减少 Aβ 的产生，阻止可溶性的 Aβ 单体形成具有神经毒性作用的 Aβ 寡聚体可能成为 AD 的治疗靶点。

一般认为细胞外的寡聚体 Aβ 可以经过以下途径降解清除。一种是通过激活小胶质细胞吞噬 Aβ 后降解，另外一种是由中性内肽酶（neutral endopeptidase）和胰岛素降解酶（insulin-degrading enzyme, IDE）等特异性肽酶降解，也有研究提示 Aβ 也可由内皮素转换酶、纤溶酶和血管紧张素转换酶等降解。最近有研究探索通过 Aβ 免疫疫苗清除脑内 Aβ 沉积。

新近的研究表明，Aβ 的异常沉积，不仅在神经元细胞外，同时也发生在神经元内。最初 Aβ 假说认为，细胞外老年斑中 Aβ 沉积具有神经毒性作用，启动了 AD 发病的病理生理过程。随着研究的深入，发现不同年龄 AD 患者的小脑、大脑和脊髓神经元细胞内也有 Aβ 沉积。最近的一些研究证据表明，细胞内 Aβ 的沉积可以引起 tau 蛋白的过度磷酸化、细胞内的神经纤维丝缠结、细胞间的突触丧失和神经元死亡等。细胞内的 Aβ 可以由胞内细胞器膜中的 APP 经由 β- 和 γ- 分泌酶异常剪切产生，也可以是细胞外的 Aβ 与 α7 烟碱样乙酰胆碱受体、载脂蛋白受体相关蛋白、ApoE 以及 NMDA 受体结合进而转运到细胞内。

细胞内 Aβ 单体制装配形成寡聚体 Aβ，进而促进 tau 蛋白过度磷酸化和 NFT，引起细胞内 Ca²⁺ 超载、线粒体功能紊乱，最终导致突触功能障碍和长时程增强效应受损等神经毒性作用。对这些机制的研究，同样为 AD 治疗提供了新的视角。

然而，近些年以 Aβ 假说为依据的新药研发均以失败告终，提示 Aβ 假说有待进一步的探究，以明确细胞内、外 Aβ 的形成与 AD 病理生理间的关联。

（二）神经血管学说

神经血管功能异常可能在 AD 的病理改变中起着重要的作用。正常人大脑的毛细血管可以迅速将血液中氧和营养物质输送给神经细胞，同时清除有毒物质。如果血 - 脑屏障中毛细血管输送氧和营养物质的功能异常以及清除有害物质的能力下降，就会导致神经元细胞的功能异常。

流行病学研究发现很多血管性危险因素与 AD 发病有关，如高血压病、糖尿病、高胆固醇血症、高半胱氨酸血症、ApoE 基因型等。脑血管造影的临床研究也显示 AD 患者有显著的脑动脉硬化。最近研究还表明，AD 患者脑血管内皮细胞膜功能降低，Aβ 清除能力下降，造成细胞外的 Aβ 沉积，并引起局部的神经血管炎性反应。

2005 年，Zlokovic 首次提出神经血管假说，认为血管的异常增生以及神经血管功能的衰退可能导致了神经血管的解耦联，血管的退化，脑的低灌注以及神经组织的炎性反应，最后，出现血 - 脑屏障的功能减退，从而导致神经外围环境的化学物质失衡、Aβ 通过血 - 脑屏障清除率下降以及神经元的损伤或丢失。神经血管学说为预防 AD 的发生提供了一个潜在的干预靶点。

（三）胰岛素功能失调学说

长期以来，胰岛素的角色只是葡萄糖 / 能量代谢中的一种降糖素。最近研究表明，胰岛素是一种多功能的生物活性物质，具有细胞营养作用，对于神经细胞的信号转导起着重要作用。国外学者研究发现，AD 患者大脑中存在胰岛素功能障碍，并提出了"AD 可能是 3 型糖尿病"的观点，提示针对胰岛素及其受体的治疗可能会改善 AD 的症状。最近研究报道胰岛素缺乏会诱导产生类似于 AD 患者的病理和临床改变。另外，IDE 降解胰岛素也可清除 Aβ 沉积，IDE 缺乏可以导致胰岛素升高，也可能导致 Aβ 的清除能力下降，参与 AD 的发病机制。目前这个学说争议较多，还没有达到共识。

三、阿尔茨海默病的识别和诊断：云开雾散终有时

（一）阿尔茨海默病的识别标记

近年来的研究提示，一些生物学、认知行为学、脑结构以及功能成像、脑电生理等方面的改变可能成为 AD 的识别标记，有助于 AD 的早期识别及诊断。

1. 阿尔茨海默病的生物学标识 早期 AD 的生物学标志对 AD 的早期诊断和治疗具有重要意义。2011 年美国国家衰老研究所和阿尔茨海默病学会（NIA-AA）将脑脊液等生物标记物纳入了 AD 的诊断标准，新标准强调联合生物标记物和认知功能水平综合判断，提高 AD 发生前诊断指标的特异性。2014 年阿尔茨海默病生物标记物标准化计划（Alzheimer biomarkers standardization initiative）推荐了临床 AD 患者需要进行脑脊液分析的指征：①早发型痴呆；②最低程度或轻度认知功能障碍，患者希望明确诊断；③临床表现非典型 AD 或需要与其他类型痴呆相鉴别。目前已从 AD 患者的脑脊液和血液中发现一些具鉴别诊断意义的生化指标，如 Aβ、tau 蛋白、磷酸化 tau 蛋白，ApoE、APP、早老素（PS-1、PS-2）等。

（1）脑脊液 Aβ：目前认为，Aβ 被认为是一种 AD 的特异性病理改变且在典型临床症状出现前即存在。在 AD 早期时，Aβ 沉积增加，脑脊液中 $Aβ_{42}$ 增加；中、晚期 AD 的脑脊液中 Aβ 大量沉积为 SP，而脑脊液中 $Aβ_{42}$ 含量显著下降。当用脑脊液 $Aβ_{42}$ 鉴别 AD 和非 AD 痴呆时，其平均特异性约是 75%，敏感性约是 63%。因此，可以用于 AD 的早期识别及辅助诊断。

（2）脑脊液 tau 蛋白：脑脊液总 tau 蛋白（T-tau）包括脑脊液所有磷酸及非磷酸化 tau 蛋白总量，间接反映大脑内神经元轴索受损的严重程度。AD 患者中，脑脊液 tau 蛋白含量会显著增加 300%，其敏感性和特异性达到 80%~90%。脑脊液磷酸化 tau 蛋白（P-tau）是 AD 患者脑神经元 NFT 中成对螺旋丝（PHF）的主要成分，其升高特异提示脑实质内有神经纤维形成。P-tau 可以鉴别 AD 与额颞叶痴呆、路易体痴呆、血管性痴呆和抑郁等，可以用作此类疾病的早期标志物及诊断依据。

（3）脑脊液 Aβ、T-tau 和 P-tau 联合检测：如果 3 个经典的 AD 脑脊液生物标志物都异常，即可以认为是与 AD 诊断"神经化学相符"的，高度提示脑脊液的改变是由 AD 引起的。联合应用 $Aβ_{42}$ 和 tau 预测 MCI 患者转换为 AD 的准确率已经达到 80% 以上。

2. 阿尔茨海默病的行为学标识

（1）记忆障碍：记忆障碍几乎是所有 AD 患者最早出现的最主要的特征。情景记忆的受损一直被认为是 AD 早期的突出改变，可由 California 词汇学习测验（CVLT）、韦氏成人记忆量表（WMS-R）等评定。CVLT 延迟记忆、WMS-R 的图片即刻回忆成绩是 AD 记忆损害最有意义的预测因子。记忆有多个亚成分，AD 的起病隐袭，在明显的记忆障碍出现前，记忆的某些亚成分损害可能已有改变。研究提示，情景记忆中的源记忆、有关名人面孔的语义记忆以及基于事件的前瞻性记忆在遗忘型 MCI（amnestic MCI, aMCI）改变显著，可能成为 aMCI 转变为 AD 的预测指标。

（2）执行功能：执行功能负责对认知操作进行协调和控制，对认知活动影响广泛。AD 患者的执行功能衰退是其智能衰退的主要认知神经机制之一，在尚未达到痴呆水平的 MCI 阶段也可发现执行功能损害，执行功能检查将有助于 AD 的早

期诊断。

（3）注意障碍：注意是很多高级认知功能的基础。国外研究提示，AD患者早期即出现注意障碍，认为注意是继记忆以后AD患者第2个受损的认知功能。

（4）视空间功能：早期AD患者在视空间作业中即表现为不能临摹立体图，在一些非典型AD中更加明显。

（5）计算障碍：计算障碍在早期AD即可表现。

（6）嗅觉障碍：有研究提示早期AD的嗅觉障碍突出，但嗅觉障碍也可见于帕金森病等其他神经变性疾病，不具有特异性。

3. 阿尔茨海默病的神经影像学标识

（1）CT和MRI结构成像：CT/MRI可显示早期AD患者海马和内嗅区皮质的体积萎缩。目测法主要通过MRI冠状位，对萎缩海马进行定性分级（从正常到严重萎缩共分为0~4级）。MRI可用于对比不同时期的病变。

（2）正电子发射计算机断层显像：正电子发射计算机断层显像（positron emission computed tomography，PET）能在痴呆症状和结构改变之前显示早期AD边缘系统（海马、内侧丘脑、乳头体、后扣带回）的代谢下降，其对轻度痴呆者诊断的灵敏度和特异度分别达到84%和93%。近来，一种新的PET示踪剂[^{18}F]FDDNP能与在体脑中的Aβ结合，在Aβ沉积较多区域有显著积聚，在活体中显示AD中的SP中的Aβ，观察不同阶段活体脑中Aβ含量的改变，初步研究提示，其在AD、MCI和正常老人间逐渐降低，这种方法比MRI对海马体积的测量以及简单的FDG-PET发现的颞叶低代谢对AD的预测价值更大。

（3）功能磁共振成像：对轻度AD患者功能磁共振（function magnetic resonance imaging，fMRI）研究发现，AD患者在进行学习和回忆的任务加工时，额叶和颞叶的激活减少。最近，有fMRI研究提示，早期AD患者的后扣带回与楔前叶之间的功能连接显著减弱，提示利用fMRI研究不同脑区之间的功能连接的异常，可能为AD早期识别提供了独特的视角。

（4）神经电生理学：最近的EEG研究发现，

MCI、轻度AD患者不同频率段脑波的同步化活动出现异常，提示EEG观察脑波的同步化可能有助于预测从MCI到AD的转化。还有研究认为EEG和MRI等影像学检查在AD的早期诊断中有互补作用，二者的结合更有利于AD的早期识别。

（二）AD的临床诊断步骤与鉴别

虽然病理是确诊AD的金标准，但是在临床上难以实行。目前，AD的诊断仍主要依赖于临床表现，其中神经心理学测查（见本章第五节）和神经影像学检查，是AD临床诊断中必不可少的部分。AD的诊断必须符合以下两项基本要求：①临床症状符合痴呆的诊断标准；②病情发展符合AD特有模式。同时排除可引起痴呆的其他脑部和躯体疾病。临床需结合神经影像学、分子生物学及神经心理学的检查结果，提高AD的诊断正确率。

（三）AD的临床诊断标准及其局限性

早期的AD核心标准主要由美国神经病学、语言障碍和卒中-老年痴呆和相关疾病学会工作组（NINCDS-ADRDA，1984）、美国精神病学会（DSM-IV，1994；DSM-IV-R，2000）和世界卫生组织（ICD-10，1992）提出。其中，NINCDS-ADRDA的临床诊断准确性达85%~90%，是使用范围最为广泛的临床诊断标准。

NINCDS-ADRDA AD（1984）诊断标准将AD的诊断分为可能的AD、很可能的AD和确定的AD三种情况。

1. 确定的AD诊断标准 临床符合很可能老年性痴呆标准，且有病理学证据。

2. 很可能的AD诊断标准

（1）临床检查有痴呆，并通过神经心理测验验证；

（2）认知功能有两方面或更多的缺损；

（3）进行性恶化；

（4）意识状态无改变；

（5）在40~90岁起病，常在60岁之后；

（6）无引起记忆和认知障碍的其他躯体和脑部疾病。

3. 可能的AD诊断标准

（1）特殊认知功能的进行性衰退（如失语、失用、失认），影响日常生活能力，且有行为的

改变;

（2）家族中有类似患者;

（3）实验室检查结果:腰穿颅压正常,脑电图正常或无特异性的改变,CT或MRI证实有脑萎缩,且随诊检查有进行性加重。

4. 不支持可能AD的标准

（1）突然及卒中样起病;

（2）病程早期出现的局灶性的神经系统体征;

（3）发病或病程早期出现癫痫或步态异常。

然而,无论是NINCDS-ADRDA或是ICD诊断体系,均有一些共同特性:①诊断依赖于认知功能损害并符合痴呆的诊断标准;②诊断的金标准依赖于尸检,生前临床医生能做出的诊断仅为很可能AD;③诊断均为排他性诊断,需临床医生一一排除可能病因;④基于临床的认知损害特征或严重程度的判断标准缺乏可操作性,不利于针对AD的病因研究。

随研究不断深入,诊断标准也随之更新。2011年美国国家衰老研究所和阿尔茨海默病学会（NIA-AA）对NINCDS-ADRDA（1984）提出修订。NIA-AA诊断标准包括临床核心标准和研究标准:临床核心标准要求首先应符合痴呆诊断标准,病史和检查证实存在遗忘症状或非遗忘症状之一,排除其他疾病。研究标准强调首先应符合AD痴呆的临床核心标准,再利用生物标记物进行AD病因学诊断,以提高诊断的准确性。

（四）AD的研究性诊断标准及其提出的必要性

传统的AD诊断标准曾在临床和科研中广泛运用,但随着对AD生物学标记物研究知识的积累,MRI和PET等技术在AD早期诊断中特异性和敏感性的提高,传统的AD诊断标准在AD诊断的特异性,特别是在AD的早期识别方面均存在局限性和不足。因此,AD的新标准应该包括研究证据证实的AD生物学、神经影像学和神经心理学的指标,以提高对早期AD患者的诊断识别率。有鉴于此,Dubols等在NINCDS-ADRDA标准的基础上提出了AD的研究性诊断标准（IWG-1,2007）,这是最早的AD诊断研究标准,具体如下:

1. **可能的AD** 核心诊断标准加上一个或一个以上的支持标准。

（1）核心诊断标准:存在以下早期情景记忆损害的表现。

1）患者及其知情者提供的进行性记忆力减退病史,病程超过6个月。

2）客观的记忆功能检查存在情景记忆损害包括自由回忆和再认。

3）在AD的早期或发展阶段情景记忆损害可单独或与其他认知功能改变同时存在。

（2）支持标准

1）MRI检查提示有内侧颞叶系统的萎缩。

2）脑脊液的异常生物学改变:Aβ含量的降低或tau蛋白或磷酸化的tau蛋白含量增加。

3）PET等功能性脑功能成像示双侧颞顶叶低代谢,或新型的示踪剂显示AD的病理改变。

4）直系亲属患者,遗传特征提示AD的常染色体显性遗传。

（3）排除标准

1）病史:①突然发病;②早期出现步态异常、癫痫发作及行为的改变。

2）临床特点:①局灶的神经系统定位体症如偏瘫、偏身感觉障碍等;②早期的锥体外系征。

3）其他有记忆及认知功能障碍的疾病:①非AD型痴呆;②重度的抑郁;③脑血管病;④中毒、代谢及变性脑病;⑤MRI检查提示内侧颞叶的感染及血管病。

2. **确定的AD**

（1）同时有符合AD临床诊断及组织病理学的证据。

（2）同时有符合AD临床诊断及基因的证据。

最近,IWG和NIA-AA在IWG-1标准上修订了AD的研究标准（IWG-2,2014）,提出典型AD（typical AD）和非典型（atpical AD）诊断标准,改进了混合型AD（mixed AD）的诊断标准,并详细阐述了AD临床前状态的诊断标准。其中典型AD即海马遗忘型,与IWG-1相同。非典型AD不具备情景记忆损害的特点,包括后皮层变异型（posterior variant of AD,pvAD）、找词困难变异型（logopenic variant of AD,lvAD）、额叶变异型（frontal variant of AD,fvAD）和唐氏综合征变异型（down syndrome variant of AD,dvAD）等表型,约占 11%。

以上研究性诊断标准，不仅提高了对 AD 整个病程的认识，而且更强调了 AD 的早期诊断。同时认为早期 AD 在大脑的结构 MRI、PET 等分子神经影像学以及脑脊液的 Aβ 和 tau 等方面至少存在一个或多个生物标记的异常。此标准提高了对 AD 诊断的敏感性、特异性。

四、阿尔茨海默病的多靶点治疗：在希望的田野上

由于病因和发病机制尚不明了，目前 AD 尚无特效的病因治疗，临床以对症治疗为主。常用的对症药物主要包括改善认知功能、记忆障碍及控制其精神症状的药物。症状学治疗主要的获益应该是延缓 AD 记忆等认知功能的进一步恶化和缓解临床精神症状，但并不改变 AD 的疾病过程。随着 AD 发病机制研究的进展，发现了一些新的治疗靶点和治疗途径，但是这些新的治疗多数停留在临床试验阶段，现有的证据表明，其临床疗效也不尽如人意。应该看到，AD 治疗的真正希望在于对 AD 的早期识别和早期干预。

（一）AD 治疗的现状：症状学治疗

由于 AD 是全面的认知功能下降，目前除了对于 AD 的症状治疗以外，至今尚无有效的特殊治疗方法，治疗的手段相对匮乏，乙酰胆碱酯酶（acetyl cholinesterase, AChEI）抑制剂（多奈哌齐、卡巴拉汀和加兰他敏）及 N- 甲基 -D- 天冬氨酸（N-methyl-D-aspartic acid, NMDA）受体拮抗剂（美金刚）为 AD 的一线治疗药物。这 4 大药物虽能在一定程度上改善认知障碍，但也只是纠正递质的失平衡，并未触动其核心的病理事件，因此这些药物归根结底无法延缓或逆转 AD 进程。其他药物如抗氧化剂、改善脑血液循环和脑细胞代谢的药物及钙离子拮抗剂等可能会对 AD 的治疗有帮助。目前大多数药物主要针对患者的记忆障碍和认知改变，很难从 AD 的发病机制上给予干预，因此对于 AD 的病程和疾病进展几乎没有帮助。

由于 AD 患者常常伴有抑郁、焦虑等情绪障碍，睡眠障碍以及兴奋或攻击行为等精神症状在 AD 中也不少见。针对此类症状可以对症给予改善情绪药物，如帕罗西汀、氟西汀等治疗；睡眠障碍可以适当使用助眠药物，如艾司唑仑、唑吡坦等；如果患者精神症状明显（幻觉、妄想、攻击等），非药物治疗及抗痴呆治疗不能缓解精神症状的情况下，可谨慎给予小量非典型抗精神病药物，如喹硫平、奥氮平等治疗。

（二）AD 治疗的探索

最近，AD 早期识别的研究为 AD 早期干预带来了希望。AD 的治疗策略也由原来的对症治疗逐渐发展为针对病因的治疗，由原来以中枢胆碱能神经为靶点的药物研究发展为针对发病的相关基因、炎性因子、抗 Aβ、抗 tau 蛋白等多靶点研究。一些药物也完成了临床试验，但这些距离临床应用仍相差甚远。

1. 抗 Aβ 治疗　自 Alois Alzheimer 医师描述 AD 经典病理改变直至今日，脑部沉积的 Aβ 斑块被认为是 AD 发病的罪魁祸首。因此很多治疗试图通过减少 Aβ 达到对 AD 的治疗目标，包括通过减少 Aβ 的生成、增加 Aβ 的清除以及减少细胞内 Aβ 的聚集等。然而实际结果却不尽如人意，通过消除 Aβ 斑块，抑制 Aβ 聚集，或者抑制 γ- 分泌酶来降低脑内 Aβ 的治疗策略在临床试验中均以失败告终。大量阴性结果的发表使 Aβ 沉积的核心作用受到质疑，但 Aβ 是 AD 核心致病物质的学说仍是 AD 发病的主流观点。药物试验失败的原因也与选择受试者疾病阶段有关，当临床诊断轻度 AD 时，进行 Aβ 生成病理过程的干预对于改善病情可能为时已晚。尽管 AD 大型的抗 Aβ 药物临床试验均"败走麦城"，但不能否定 Aβ 的核心地位，同时还应认识到疾病早期应用抗 Aβ 治疗可能有效，因而 AD 早期诊断十分重要。

2. 抗 tau 蛋白治疗　细胞内 tau 蛋白的过度磷酸化形成 NFT，是 AD 重要的病理特征。抗 NFT 策略已经提出了很多作用环节和靶点，包括抑制 tau 蛋白磷酸化、促进 tau 蛋白脱磷酸化作用等，但这些均处于实验室研究阶段，且针对 tau 蛋白的新药研发不甚乐观。目前，通过抑制 tau 蛋白聚集形成神经纤维缠结的新药亚甲基蓝衍生物（LMTM）的 Ⅲ 期临床试验宣布失败。另一类抗 tau 蛋白药物是抗体，针对 tau 蛋白的抗体药物结果也不尽如人意。总之，当过度磷酸化的 tau 蛋白产生时，AD 疾病已经在进展，此时干预相对来

说比较困难。

流行病学研究表明,高胆固醇血症和 AD 的发病有一定的相关性。他汀类药物通过降低胆固醇水平,使 Aβ 的合成和聚集受到抑制,可能起到推迟 AD 的发生和延缓 AD 进程的作用。

3. 降血糖药 众多的研究表明,AD 患者的大脑中存在胰岛素功能的失调,而胰岛素抵抗和糖尿病可以增加患 AD 的风险,在 AD 患者的脑脊液中也发现胰岛素水平明显下降。最近国外学者提出 AD 是 3 型糖尿病的假说,认为 AD 是一种代谢性和神经内分泌疾病,AD 可能是由于脑中的胰岛素抵抗或胰岛素缺乏导致的。降血糖药治疗 AD 的具体机制还不清楚,可能是减轻 Aβ 沉积引起的炎症反应,保护小胶质细胞释放的毒性物质对神经细胞的损伤。虽然目前对于 AD 患者是 3 型糖尿病的假说还缺乏直接的证据,但上述的研究至少为我们治疗 AD 提供了一种新思路。

第三节 轻度认知障碍

轻度认知障碍(mild cognitive impairment, MCI)指个体与年龄和文化程度相匹配的对照组相比存在显著的记忆或 / 和其他认知功能的损害,但日常生活能力正常,尚达不到通常的痴呆诊断标准,是介于正常老化和痴呆之间的一种过渡阶段的认知障碍综合征。目前主流观点认为 MCI 处于正常老化和痴呆的中间阶段,具有与痴呆阶段类似的病理改变模式,且随着时间的推移向痴呆阶段转化风险日益增加。因此,临床和研究工作重心逐渐转向痴呆早期阶段的识别和干预,MCI 的研究日益受到重视。

一、MCI 概念演变:从模糊到清晰

长期以来,老年人的记忆、认知功能障碍一直受到广泛关注,MCI 正是在这一研究领域中逐渐形成的概念。对 MCI 进行深入研究,有助于发现和筛选出痴呆的高危人群,为痴呆的治疗提供最佳时间窗。

Kral 等在 1962 年即提出良性衰老性遗忘(benign senescent forgetfulness),主要症状是近事遗忘,患者对自己的记忆问题有自知力,常伴有抑郁,但一般不会发展为痴呆。其定义太模糊,难以在临床应用及开展研究。1986 年,美国国家心理卫生研究所(national institute of mental health)工作组提出了年龄相关的记忆损害(age-associated memory impairment, AAMI)的概念。其诊断标准为:主观有记忆力下降,记忆检查低于教育程度相匹配的年轻人至少 1 个标准差。AAMI 诊断较泛化,包括了大量的正常老人,现已少用。1994 年中期国际精神病学组织又提出了年龄相关的认知功能下降(age-associated cognitive decline),指个体存在记忆和记忆以外的多个认知功能损害,认知功能检查低于年龄及教育程度相匹配的对照组 1 个标准差。此概念仍没有明确指出其是一种病理状态。Peterson 等在 1999 年提出了 MCI 的临床特征,特指有轻度记忆或认知损害,但没有痴呆的老年人。MCI 与以上概念不同,是指客观的记忆或其他认知功能损害达到了病理程度,不同于正常老化,比正常老化更易发展为 AD。

二、MCI 的异质性及分类:从抽象到具体

MCI 患者的病因、临床表现、影像学和生物学指标以及最终的转归都存在多样性,鉴于 MCI 的异质性,根据累及的认知领域可将 MCI 分成 2 大类:遗忘型 MCI(amnestic MCI, aMCI)和非遗忘型 MCI(non-amnestic MCI, naMCI),前者存在记忆损害,后者记忆保留,其他领域损害。根据累及认知领域的多少,两者可以进一步分为单一认知领域损害(MCI single domain)和多认知领域损害型(MCI multiple domain)。

MCI 主要存在四种类型(图 7-30-2):①单认知域遗忘型 MCI,以记忆损害为主,其他认知领域相对保持完整,这种 MCI 称为遗忘型 MCI,系指个体与年龄和文化程度相匹配的对照组相比存在记忆损害(主观记忆抱怨和客观的记忆损害),伴或不伴有其他认知功能损害,但日常生活活动能力正常,且未达到通常的痴呆诊断标准,一般为发生于 AD 临床前期的一种综合征,其作为 AD 的前驱阶段已经为大量研究所共识。②单认知域非遗忘型 MCI,如单纯语言障碍或单纯注意或动作和执行功能障碍,前者可以进展成原发性进行

性失语,后者可以进展成额颞痴呆。③多认知域遗忘型MCI,包括记忆的多个认知领域的轻度损害。④多认知域非遗忘型MCI,不包括记忆的多个认知领域的轻度损害。这些类型的MCI可能进展成AD,也可能进展成血管性或其他痴呆以及其他非痴呆疾病。MCI患者认知损害特征对病因常有一定的提示作用。

另外,MCI还有其他的一些分类方法(表7-30-1),如根据病因不同MCI可分为退行性、血管性和躯体性等;根据神经影像表现MCI可分为白质病变型(MCI with white matter hyperintensities)和海马萎缩型(MCI with hippocampal atrophy);也有根据病情的变化把MCI分为进展性MCI和稳定性MCI。

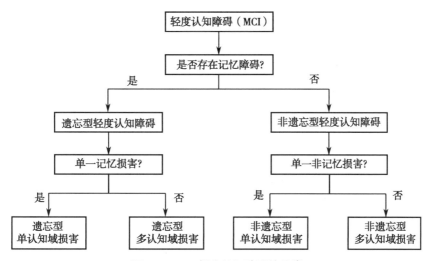

图7-30-2　轻度认知障碍的分类

表7-30-1　MCI在不同的诊疗指南中的分类

修订的MCI梅奥诊所分类	2011版NIA-AA诊疗指南分类	2013版DSM-5诊疗指南分类
单一认知域损害遗忘型MCI	核心临床标准的MCI	AD所致MCI
多认知域损害遗忘型MCI	遗忘型MCI	脑血管病所致MCI
单一认知域损害非遗忘型MCI	非遗忘型MCI	额颞叶痴呆所致MCI
多认知域损害非遗忘型MCI		路易体痴呆所致MCI
		创伤性脑损伤所致MCI
		HIV感染所致MCI
		抑郁所致MCI
		药物应用所致MCI
		朊病毒病所致MCI
		PD所致MCI

三、诊断MCI需注意的问题

神经心理评估是诊断和研究MCI的重要手段。神经心理检查可以客观反映患者的认知功能,及早发现可能转化成痴呆的患者。ICD-10和DSM-Ⅳ都曾制定了MCI的诊断标准,但因涉及的人群和疾病较广泛,难以进行有针对性的研究。1999年,Peterson提出了可操作性的MCI诊断标准,界定MCI为神经心理学证据证明的轻度记忆或认知损害但未到痴呆水平者。

目前较多采用的是Peterson的aMCI诊断标准,具体如下:①主诉有记忆减退,记忆障碍是基本和主要的主诉。②神经心理学实验或检查结果证实的记忆减退(以记忆实验成绩的下降程度低于年龄和教育程度相匹配的对照组1.5个标准差以上为客观依据)。③痴呆量表评价未达到痴呆水平:总体衰退量表(GDS)=2 或 3;临床痴呆量表(CDR)=0.5,MMSE ≥24 分。④日常生活能力保留。⑤排除痴呆和其他可引起脑功能障碍的内科或精神心理状态。

MCI 诊断标准主要包括以下 4 点:①患者或知情者报告,或有经验的临床医师发现认知的损害;②存在一个或多个认知功能域损害的客观证据(来自认知测验);③复杂的工具性日常能力可以有轻微损害,但保持独立的日常生活能力;④尚未达到痴呆的诊断。2011 年 NIA-AA 制定的阿尔茨海默病所致的 MCI 诊断标准,在上述 MCI 诊断标准的基础上增加了生物标志物的内容,包括 Aβ 沉积的生物标记物和神经元损伤的生物标记物,但是该内容仅限于临床或基础研究,并不是临床诊断所必需。

与痴呆概念相似,MCI 是一种症状性诊断,是多种原因导致的综合征。根据以上标准,询问病史,结合 MCI 起病和发展情况,认知损害特征,有或无神经系统原发疾病、精神疾病或系统性疾病的病史和体征以及必要的辅助检查,谨慎做出 MCI 的病因学诊断。

四、预防从 MCI 到 AD:一条布满荆棘的探索之路

(一)MCI 的识别:争执与统一

目前,对于 MCI 和 AD 的关系方面主要有两种观点:一种认为 MCI 概念的提出对临床十分有用,在正常老化、MCI、AD 连续的进程中,遗忘型 MCI 已经代表了 AD 的早期阶段。研究表明,遗忘型 MCI 患者发展为 AD 的危险性较正常人约高 10 倍,具有 ApoE-ε4 等位基因的遗忘型 MCI 发展为散发性 AD 的可能更大。另一种观点认为 MCI 概念的提出并无重要的临床意义,MCI 患者在病因、生物学指标、影像学表现及预后和转归上存在多样性或异质性,纵向随访研究表明,有些 MCI 认知功能长期稳定,甚至好转,因此认为并无必要提出 MCI。

尽管在 MCI 的概念、诊断标准、分类等方面尚存在一些争议,但现在普遍认为 MCI 概念的提出具有重要的研究及临床意义,研究和识别 MCI 的最重要意义在于为 AD 的预防和早期干预提供时机。

1. MCI 的神经心理学研究　神经心理评估是诊断和研究 MCI 的重要手段。神经心理检查可以实现对患者认知功能的评价,有助于 MCI 的确立;可以明确认知障碍的特征,对患者进行进一步分类和病因诊断;可以监测认知功能的变化,及早发现将来可能转化成痴呆的患者。神经心理评估包括以下 3 部分内容:认知功能、日常和社会能力、精神行为症状(详见本章第五节)。目前大量研究发现,记忆和执行功能是预示 MCI 向痴呆发展的敏感指标,以记忆改变尤为突出,在情景记忆中,aMCI 记忆损害以编码加工障碍为显著,而正常老年化记忆障碍则以提取加工障碍为主。目前主要检查方法有:听觉词语学习(auditory verbal learning test, AVLT)、逻辑记忆(logic memory)、Rey-Osterrich 复杂图形测验、言语流畅性测验(category fluency test)、波士顿命名(Boston naming test)、数字符号转换测验(symbol digit modalities test)、Stroop 色词测验(Stroop color ward test)、连线测验(trail making test)、画钟测验(clock drawing test)以及 MMSE 等。神经心理学检查或实验的客观证据有助于 MCI 诊断的确立、分型,随访其认知功能的变化有助于鉴别和发现可能转化为痴呆的 MCI 患者。

2. MCI 的神经影像学研究

(1)头颅 MRI:MRI 结构影像可以显示大脑的不同病变(梗死、白质病变、脑肿瘤、脑积水、脑萎缩等),有助于 MCI 的病因诊断和监测病情的进展。遗忘型 MCI 最常见的脑局部变化是海马和内嗅皮质的萎缩。海马体积是区分遗忘型 MCI 与健康对照的最敏感指标,敏感度达 70%~79%。海马和内嗅皮质萎缩还是预示遗忘型 MCI 向 AD 转化的可靠指标。MCI 患者大脑其他变化包括皮质灰质减少、脑室增大、MRI 白质高信号增多,但缺乏特异性,临床意义不如海马和内嗅皮质的测量。

(2)PET 和 SPECT:遗忘型 MCI 患者的 PET 和 SPECT 主要表现为海马、颞顶叶和后扣带回的灌注及代谢降低。最近 PET 研究表明,MCI 患者在进行情景记忆的提取任务时,扣带回后部代谢下降,并发现扣带回后部代谢下降与其行为学成绩受损显著相关,提示扣带回后部代谢下降也可能预期 AD。内嗅皮质、扣带回后部、颞顶叶皮

质葡萄糖代谢减低可能是预示着 MCI 容易向 AD 转化。

3. MCI 的分子生物学研究

（1）tau 蛋白和 $A\beta_{42}$：有研究表明，MCI 患者脑脊液中 tau 蛋白水平升高而 $A\beta_{42}$ 水平显著降低，两者结合有助于提高早期诊断 AD 的敏感性和特异性。

（2）ApoE-ε4 等位基因：ApoE 编码基因位于 19 号染色体，人群中存在 6 种不同的 ApoE 基因型，包括 3 种纯合型（ε2/ε2、ε3/ε3、ε4/ε4）和 3 种杂合型（ε2/ε3、ε2/ε4、ε3/ε4）。ApoE-ε4 等位基因参与调节 Aβ 的清除，从而影响 Aβ 的形成和沉积。其中 ApoE-ε4 等位基因携带者中 AD 的患病风险增加，平均发病年龄降低，其从 MCI 向 AD 转化速度也明显加快。

（3）氧化因子：异前列素是体内脂质过氧化活动的特异性指标，MCI 患者脑脊液、血浆和尿液中的异前列素的含量也高于正常对照组，提示 MCI 患者脑中存在较高的氧化损伤。4- 羟基壬烯醛（4-Hydroxy-2-nonenal，HNE）是一种高活性自由基介导的脂质过氧化反应产物。研究发现，MCI 患者海马和顶下小叶 HNE 水平明显增高。和 AD 相似，氧化应激也是 MCI 的重要病理机制。

（二）MCI 干预治疗：守得清心待月明

目前 MCI 的治疗尚存在争议，主要是 MCI 需要治疗与否、应如何治疗的问题。一般认为，对经过神经心理学、神经影像学和分子生物学等检查提示可能转化成 AD 的 MCI 患者，要进行早期干预和治疗。但是截至目前，还没有美国 FDA 批准的治疗 MCI 认知症状的药物。随着对 AD 及 MCI 发病机制理解的不断深入，终会有新的、有效的方法出现。

1. 对因治疗　应当根据 MCI 的病因进行针对性治疗，如叶酸、维生素 B_{12} 缺乏导致的 MCI 需补充叶酸和维生素 B_{12}；甲状腺功能低下导致的 MCI 应当进行激素替代治疗；脑卒中导致的 MCI 应当积极治疗脑卒中，尽量减轻认知障碍后遗症；对酒精中毒导致的 MCI 应补充维生素 B_1。对怀疑变性病导致的 MCI 目前没有对因治疗的药物。

2. 对症治疗是否需要　MCI 的治疗目标主要是提高患者的记忆和认知功能及预防和延缓痴呆。改善认知障碍的药物非常多，包括促智药、麦角生物碱类制剂、钙离子拮抗剂、银杏叶提取物、胆碱酯酶抑制剂等，但根据现有循证医学证据，尚无药物可推荐用于 MCI 患者。理论上胆碱酯酶抑制剂可能对 MCI 有效，但 MCI 存在异质性，有些 MCI 患者不一定发展为 AD，对于这部分患者长期胆碱酯酶抑制剂的运用，弊大于利。所以寻找预示 MCI 向痴呆转化的临床和实验室指标，对高危的 MCI 患者进行合理的评估和恰当的治疗，可能会推迟或预防 AD 的发生。

第四节　主观认知减退

一、主观认知减退概念与 AD 临床前期：漫漫长路，曙光再现

主观认知减退（subjective cognitive decline，SCD）、主观认知障碍（subjective cognitive impairment，SCI）、主观记忆障碍（subjective memory impairment，SMI），也有人称为轻度认知障碍前期（Pre-MCI）等均是指同一概念。SCD 是指个体主观上认为自己较之前正常状态有记忆或认知功能下降，但客观的神经心理测验可以在正常范围。SCD 是患者的主观感受，即患者自身感觉认知水平较前下降，但客观检查却没有达到 MCI 或痴呆的程度，且这种认知下降是持续的，与急性事件无关，并非焦虑抑郁，或其他神经、精神系统疾病、代谢性疾病、中毒、药物滥用、感染以及系统性疾病等导致。

2011 年，NIA-AA 将 AD 临床前期分为 3 个阶段。第一阶段：Aβ 沉积期，没有临床症状；第二阶段：Aβ 沉积和神经元变性期，也没有临床症状；第三阶段，既有 AD 相关的生物学标记物证据，又有轻微的认知减退，但却没有达到轻度认知功能障碍（MCI）的客观损害程度，即为 SCD 阶段。Jessen 等研究者提出叠加下面条件的 SCD 是 AD 临床前期 SCD 的可能性更大：①记忆下降为突出体验；②起病时间不超过 5 年；③起病年龄大于等于 60 岁；④总是担心认知下降；⑤感觉认知比同年龄组其他人表现差；⑥记忆减退得到知情者证实；⑦有 ApoE-ε4 基因型；⑧有 AD 生物标志物证据。上述 SCD 诊断需要结合纵向随访

神经心理学检查,并辅以生物标志物证据。

尽管 SCD 还有些争议,但已逐渐被接受。一些学者认为 SCD、MCI 和 AD 是一个疾病谱的系列进展过程。证据表明,SCD 人群有可能处于 AD 临床前期,且增加了日后认知下降及进展至 AD 痴呆的风险。AD 的神经病理改变多发生在痴呆出现前 10~20 年,因此早期发现敏感度高的预示指标是非常重要的。如果能在"患者已知而医生未知阶段"得到诊断与治疗,将会极大地缓解患者的痛苦,甚至可能得到治愈。SCD 是诊断 MCI 的主要依据之一,而 MCI 患者有更多的可能发展成为痴呆。SCD 提出的重要意义在于,再次将 AD 的防治关口前移,为临床超早期诊治 AD 打开有效的时间窗。此外,寻找 SCD 这部分群体中具有 AD 特异性行为学表现和生物标记物的患者将对 AD 早期识别和早期干预产生深远影响。

二、SCD 研究方法与进展:寻找理想的标记物

1. **神经心理学检查** 神经心理学检查在临床诊断 MCI 和 AD 中应用广泛,但是由于 SCD 主观症状表现突出,客观认知损害尚未达到 MCI 诊断标准,因此,使用常规标准化神经心理学量表很难检测到认知下降的证据。瑞典哥德堡大学萨尔格伦学院主观认知评价量表(Sahlgrenska academy self-reported cognitive impairment questionnaire)是区分 SCD 和正常人的量表,主要评价患者的日常认知能力。Rami 等设计的 SCD 量表(subjective cognitive decline questionaire, SCD-Q)同时涵盖患者和知情者,从患者自身和知情者两个视角能更好证实主观认知和客观认知损害的不同,能够较好的区分 SCD 和正常人。研究表明,SCD-Q 中知情者部分对识别 SCD 具有重要作用,并且与 SCD 患者脑脊液 $A\beta_{42}$ 水平相关。上述两个量表在鉴别 SCD 和健康人群中皆具有有效性。2015 年美国范德堡大学研究者从大量关于 SCD 的问题库中提炼而成的主观认知下降自测表是早期筛查 SCD 人群的有效辅助工具,其分界值根据国内调查结果提示,大于 5 分者建议进一步记忆门诊筛查。老年人认知下降知情者评价量表仅涉及知情者,可以在一定程度上区分 AD、MCI、SCD 和正常人,在 SCD 研究中作为辅助量表应用较为广泛。

上述量表尚需进行大样本多中心研究建立不同地区和人群的标准化常模,同时尚缺乏中国人的常模。所以神经心理学检查在识别 AD 临床前期的 SCD 阶段还需要进一步的研究和完善。

2. **生物标记物与神经功能显像** AD 的生物标记物主要有海马体积和脑脊液。脑脊液的改变先于磁共振成像的改变,且远远早于临床症状的出现。脑脊液包括 3 个生化指标:$A\beta_{42}$、总 tau 蛋白(T-tau)、磷酸化 tau 蛋白(P-tau),这些指标能够间接反映 AD 患者脑部病变程度。在预测 MCI 转化为 AD 时,tau 和 P-tau 蛋白准确率更高,并且脑脊液生物标志物的联合应用被证明是最佳的。而在 SCD 患者中,有研究者提出 $A\beta_{42}$ 是预测临床进展最好的脑脊液生物标志物,甚至优于生物标志物的联合应用,但对是否可用于临床前期的诊断,还需更多研究。多项研究表明,ApoE-ε4 携带者罹患 AD 的风险显著增加,且相较于 ε4 杂合子,其纯合子(双等位基因型)发病年龄更早,患病风险更高。因此 ApoE 分子分型有助于发现 SCD、MCI 等 AD 临床前期患者。AD 的生物标志物在 SCD 中较健康对照更常见。这些研究预示 SCD 是 AD 的最早阶段,或至少为 AD 的更早期诊断提供可能。

相对于其他生物标记物而言,神经功能成像具有突出的优势,可以动态反映病理生理过程。SCD 患者影像学研究显示海马较小,内嗅皮质萎缩,内侧颞叶、额顶叶和海马旁灰质密度减低。影像学纵向研究发现 SCD 与随后的海马体积变化相关,并且这种变化会随着病情的发展而发展,海马、脑脊液、灰质体积和皮质下白质部分的病变都会增加。PET-PIB 研究显示,SCI 患者可能存在大脑皮质 Aβ 滞留。这些研究预示 SCD 是 AD 早期阶段,同时有助于 AD 干预时间窗进一步提前。

三、前景与展望:巧借早期识别之力定纷争?

SCD 作为 AD 防治的重要关口,应得到充分的重视。SCD 是诊断 MCI 的主要依据之一,发展为 AD 的风险明显高于非 SCD 人群。随着 AD 临床前期 SCD 概念的提出,尤其是生物标志物的引用,为 AD 诊断提供了新思路。但不难发现,神经心理学检查匮乏是诊断的一大瓶颈,与 SCD 有关

量表的临床实用性有待更多研究进一步证实，且需要进行大样本多中心研究建立不同地区与人群的标准化常模；脑脊液检查的有创性在一定程度上限制了它的发展；PET的高成本与辐射性决定了其在临床应用中的局限性；联合多种影像学技术的多模态 MRI 研究在 AD 临床研究中的应用前景最为可观。未来的研究将根据 SCD 神经心理学检查，及与多种生物标志物、影像学检查联合应用，达到临床前期识别 AD，为临床超早期诊治 AD 打开有效的时间窗，使痴呆的预防成为可能。

第五节　常用量表的优势与局限

神经心理学测验是诊断认知功能障碍和痴呆的重要工具，也是识别早期痴呆症状的最佳方法，包括记忆、定向、注意及计算等多个方面。痴呆早期会出现哪些神经心理学症状，如何选择敏感、适当简便的量表来测定痴呆患者的认知能力损害性质和程度，是临床与科研中应该注意的问题。应用神经心理学量表进行痴呆评估的优势与局限也需要受到关注。

一、如何选择合适的量表？

认知障碍和痴呆的神经心理学表现可以分为认知功能障碍、社会和日常能力减退、精神行为症状三部分。临床和研究中，神经心理评估和量表主要针对这三部分内容进行。

（一）认知功能评估

1. 筛查量表

（1）简明精神状态检查（mini-mental state examination，MMSE）：MMSE 是最常用的综合认知评估量表。内容覆盖定向力、记忆力、注意力、计算力、语言能力和视空间能力。满分 30 分，得分越高表示认知功能越好。我国目前用的是 Folstein 的中文修订版，并根据教育程度设立不同的痴呆界定值：文盲组 ≤19 分，小学组 ≤22 分，初中或以上组 ≤26 分，需要考虑痴呆的可能性。荟萃分析发现，MMSE 区别正常老人和痴呆的敏感度多在 80%~90%，特异度为 70%~80%。所以

MMSE 对识别正常老人和痴呆有较好的价值，但对识别正常老人和 MCI 及识别 MCI 和痴呆作用有限。

各种指南强力推荐 MoCA 用于 MCI 的筛查，MMSE 用于痴呆的筛查。未经治疗的 AD 患者，每年 MMSE 总分约下降 2~4 分。MMSE 可以作为痴呆早期的筛查工具和认知损害程度的筛查量表，对认知损害的发展结局也具有预测价值，但检测结果受到年龄和教育程度的影响。

（2）蒙特利尔认知评估（Montreal cognitive assessment，MoCA）：量表覆盖注意力、执行功能、记忆、语言、视空间、结构技能、抽象思维、计算力和定向力等认知域，检查需时 10 分钟。本量表总分 30 分，≥26 分属于正常，英文原版应用结果提示信度和效度好于 MMSE。国内首都医科大学宣武医院中国认知和衰老研究组制定的痴呆诊断划界分为文盲组 ≤13、小学组 ≤19、初中及以上组 ≤24 分。国外研究发现，以 26 分为分界值，MoCA 区别正常老人和 MCI 及正常老人和轻度 AD 的敏感度分别为 90% 和 100%，明显优于 MMSE。教育程度、文化背景、检查者使用 MoCA 的技巧和经验、检查的环境及受试者的情绪及精神状态等均会对 MoCA 的分值产生影响。

2. 总体认知功能评估

（1）阿尔茨海默病评估量表（Alzheimer's disease assessment scale，ADAS）：ADAS 是评估 AD 患者常见症状较为常用的工具，对于痴呆的早期诊断及评价疾病的进展都有作用。修订版共包括 21 条项目，其中 1~11 条评定认知功能（ADAS-cog），12~21 评定非认知功能（ADAS-noncog）。ADAS-cog 部分包括记忆力、定向力、语言、构造性和行为，但没有评价执行功能和失认。评分范围 0~70 分。ADAS-cog 可评定 AD 认知症状的严重程度及治疗变化，常用于轻中度 AD 的疗效评估（通常将改善 4 分作为临床上药物显效的判断标准），是美国 FDA 认可的疗效主要评估工具之一。ADAS-cog 不适合极轻度和极重度的患者，部分项目需要受试者有一定的阅读书写能力。

（2）严重障碍量表（severe impairment battery，SIB）：包括定向、记忆、语言、运用、注意、视知觉、

结构、呼名回应和社会交往等9个部分。共57题,总分133分,耗时约20分钟。此量表目前是评价中重度到重度AD疗效的最常用量表,已有中文版本,信度和效度良好。

（3）临床痴呆量表（clinical dementia rating scale, CDR）:CDR是半结构式量表,用于对痴呆患者的总体评估。由临床医师进行评估,资料来源是患者和家属,完成评估共需要40分钟左右,它能够对痴呆进行分级从而判断痴呆的严重程度。共包括6个项目:记忆、定向、解决问题、社区事务、家庭生活、生活自理。各部分单独进行,按严重程度分为5级,即健康、可疑痴呆、轻度痴呆、中度痴呆和重度痴呆,分别记为0、0.5、1、2、3分。

3. 记忆功能评估 记忆力尤其是情景记忆损害是AD早期的核心特征。记忆力评估是痴呆诊断和鉴别诊断的重要环节,尽可能对所有患者进行记忆力评估。临床上,记忆评估主要集中于情景记忆。对情景记忆的检查主要通过学习和延迟回忆测验,如Rey听觉词语学习测验（Rey auditory verbal learning test, RAVLT）、California词语学习测验（California verbal learing test, CVLT）、韦氏记忆量表逻辑记忆分测验等,检查内容包括瞬时回忆、短时延迟回忆、长时延迟回忆、长时延迟再认等,不同指标联合能够反映记忆的编码、储存和提取3个基本过程,揭示记忆障碍的特征,为鉴别诊断提供帮助。

韦氏记忆量表（Wechsler memory scale, WMS）是国内外广泛应用的成套记忆量表。该量表由7个分测验组成,包括常识、定向、计数、逻辑记忆、数字广度、视觉记忆和成对联想学习,综合7个项目的得分,得出1个记忆商。主要反映受试者记忆功能的概况和各方面记忆能力的特点。韦氏记忆量表逻辑记忆分测验的延迟回忆区别AD和VaD的准确率达80.6%。韦氏记忆量表逻辑记忆分测验和图形拼凑分测验区别AD和路易体痴呆的敏感度和特异度为81%和76%。

抑郁患者可有反应迟缓、记忆力减退,易与痴呆混淆。荟萃分析发现,词语延迟回忆如RAVLT能够鉴别抑郁和痴呆,尤其是RAVLT延迟自由回忆提示,重度损害对AD有很高的特异性。

4. 语言功能评估 语言行为(语言理解和造句、阅读和书写)和视空间能力的不同损害与痴呆类型和疾病阶段有关。波士顿命名测试或分级命名测试在AD极早期即可受累。国内的汉语失语症成套测验（aphasia battery of Chinese, ABC）是由北京医科大学神经心理研究室参考西方失语成套测验结合国情编制,由会话、理解、复述、命名、阅读、书写、结构与视空间、运用和计算、失语症总结十大项目组成,于1988年开始用于临床。失语症检查法耗时较长,在对痴呆患者进行神经心理评估时,常选择性的对部分语言功能进行检查,如命名、复述等。

5. 执行功能和视空间能力的评估 执行功能障碍是额颞叶变性和VaD的典型表现,并且常存在于早发型AD。语言流畅性测试,威斯康星卡片分类测试、连线测试、Stroop试验均有助于检测皮质下或额叶损伤。画钟测验（clock drawing test, CDT）是广泛用于执行功能和视空间结构检查的简短测查工具。该测验可以了解受试者对测验的感知过程、视空间能力、左右识别能力和执行功能,具有很好的信度和效度。画钟测验操作简单方便,对环境要求少,受文化程度、种族等背景因素影响小。

词汇流畅性测验主要用于执行功能、思维组织和构思的流畅性评估。要求受试者选择不同种类为蔬菜、水果、动物等,分别说出他们的名称,时限为1分钟。本测验对临床上识别早期痴呆有一定帮助。

本顿视觉保持测验（Benton visual retention test）由Benton编制,测验要求受试者凭记忆临摹所看过的几何图案,测查瞬时记忆、视知觉和空间结构能力。根据临摹图正确与错误评分。可用于视知觉及瞬时记忆能力的评估。测试中的高错误率提示10年内AD发病的高风险。

6. 用于痴呆鉴别诊断的量表 Hachinski缺血指数量表（Hachinski ischemic scale, HIS）主要用于血管性痴呆和阿尔茨海默病的鉴别诊断量表。Rosen曾对量表的计分做了修改,称为"改良的局部缺血性量表"。HIS由13个项目组成,需要综合病史、症状、体征和辅助检查结果等内容进行综合评定,≥7分支持血管性痴呆诊断,≤4分制支持阿尔茨海默病,但该量表对混合型痴呆的敏感性不高。

（二）神经精神症状评估

痴呆的行为和精神症状（behavioral and psychological symptoms of dementia, BPSD）用来描述痴呆的非认知症状群（淡漠、精神异常、激越行为）。BPSD是导致患者残疾、不良应激、医护负担和成本的主要因素。多种整体评价量表用于评估BPSD和治疗后的病情改变。这些量表不仅能够发现症状的有无，还能够评价症状的频率、严重程度以及对照料者造成的负担，重复评估还能监测治疗和干预的效果。

1. 阿尔茨海默病行为病理评定量表（rating scale of the behavioral pathology in Alzheimer's disease, BEHAVE-AD） 此量表包括症状评定和总体评定两部分，对精神变化反应敏感，能比较全面有效地评定痴呆患者的行为和精神症状，适合于药物疗效的评价。症状部分含25个症状，归为7类，即偏执和妄想、幻觉、攻击、活动异常、昼夜节律紊乱、情感障碍、焦虑和惧怕。总体部分评定精神行为症状的严重程度。

2. 神经精神症状问卷（neuropsychiatric inventory, NPI） 常用于评价药物对精神症状的疗效，并有助于区别痴呆的病因。NPI评价12个常见痴呆的精神行为症状，包括妄想、幻觉、激越、抑郁、焦虑、淡漠、欣快、脱抑制行为、异常动作、夜间行为紊乱、饮食异常。NPI的评分要根据对照料者的一系列提问来评分，而且既要评定症状的发生频率，也要评定严重程度。患者得分与照料者得分分别计算，分别评定12项，12项得分相加即为总分。

3. 抑郁量表 汉密尔顿抑郁量表可用于轻度痴呆患者抑郁症状评价；轻度至中度AD患者抑郁情绪可采用痴呆情绪评价量表评估，它是在汉密尔顿抑郁量表的基础上修订而成的，剔除了过于主观的项目；而对于较重度痴呆患者，可选用Cornell评分进行评估，临床医生提问20分钟，其中10分钟问患者，10分钟问照料者，19项内容包括情绪相关体征、行为障碍、躯体体征、周期性功能、观念障碍。

（三）日常生活能力评估

日常生活能力（activity of daily living, ADL）丧失是痴呆的核心症状。日常能力包括基本日常生活能力（basic activities of daily living, BADL）和工具性日常生活能力（instrumental activities of daily living, IADL），前者指独立生活所必需的基本功能，如穿衣、吃饭、如厕等，后者包括复杂的日常或社会活动能力，如出访、工作、家务能力等，需要更多认知功能的参与。工具性日常生活能力量表是人群中痴呆筛查的有效工具，敏感度和特异度分别达87.2%~95.1%和74.7%~90.3%，荟萃后分别为90.2%和78.8%。与认知测验相比，日常生活能力评估受被试文化程度的影响较小，更适用于农村及低教育程度人群中痴呆的筛查。评价日常生活能力应用标准的量表，常用的量表包括阿尔茨海默病协作研究日常能力量表（Alzheimer's disease cooperative study ADL, ADCS-ADL）、Lawton工具性日常生活能力量表（instrumental ADL scale of Lawton）、社会功能问卷（functional activities questionnaire, FAQ）、进行性恶化评分（progressive deterioration scale, PDS）和痴呆残疾评估（disability assessment for dementia, DAD）等。这些量表都是通过医护人员对照料者或本人的半结构访谈而获得的相关信息来进行评估。

二、量表的选择：优势与局限

神经心理学量表是进行神经心理学研究与临床实践的重要手段，是研究大脑功能受损的心理行为变化的重要工具。量表在痴呆的诊断与鉴别诊断中的优势体现在以下方面：①有助于确立痴呆的诊断，受试者在认知功能量表和日常生活量表中出现缺陷时，可以有助于痴呆诊断的确立；②有助于鉴别真性与假性痴呆，如抑郁量表有助于排除"抑郁性假性痴呆"；③有助于鉴别诊断AD和血管性痴呆，可以使用Hachinski缺血量表，诊断鉴别率高；④有助于确立痴呆的严重程度，便于动态观察疾病演变过程；⑤有助于痴呆伴随症状的检测，如情感障碍、人格障碍和行为障碍常见于痴呆患者，诊断时不应忽视原发疾病的伴随症状。

但是神经心理量表测查在临床应用中仍然存在一些局限及需要注意的问题。

1. 定量的利与弊 心理测验的特点是定量化，评估结果用分数表示，如智力商数与记忆商数等。这些分数相对客观，容易理解，可以比较。但是,分数也有缺陷,分数不能完全反映出某些行为特征或代替临床描述。因此,看测验分数的同时还需结合行为观察,不应过分依靠分数。

2. 测验过程的影响因素 测验成绩的高低有时并不能完全反映脑功能的问题,而可能受教育程度、职业、社会经历以及受试者的情绪、动机与合作程度等因素影响。一般而言,受教育程度和职业层次高者,在能力测验得分往往较高;低者则相反。在分析结果时应该参考这些因素的影响。受试者与主试者的关系、合作态度、对测验的态度、努力情况等也会影响测验成绩,这些是结果分析时应予注意的。

3. 测验的特异性和准确性问题 心理测验的正常指标来自样本或某个群体,正常样本与患者样本在测验分数均值上虽然可有明显差别,但并不能概括个体变异,如有的正常人测验成绩很差,而有的患者又比较好。在临床应用中,根据测验成绩将正常人误判为患者或将患者误判为正常的情况并不少见。大脑是一个复杂的功能系统,病损引起功能改变因病变部位、大小和性质等因素影响差异很大。选择测验的一般原则是,能最大限度地发现不同脑区受损患者的行为或心理方面的缺陷,为认识大脑不同区域的功能和行为或心理的相关性提供可靠的信息。因此,具体选择测验时,应该根据病史、神经系统检查和神经心理学知识选择适当的测验。

4. 文化差异对心理量表的影响 神经心理学起源于西方,目前的很多量表多为英文版,引进时应该根据本民族的文化特点进行相应的修订。量表引进后不应使用国外的常模,应根据我国的民族、地区及文化差异建立起相应的常模,同时在分析受试者神经心理学结果时需要考虑其文化背景。

痴呆相关量表很多,量表的正确运用在疾病诊断及鉴别诊断、疗效评价方面有重要价值,但其不能代替临床医师的思维和判断,不能取代临床诊断,其意义必须结合临床才能下结论。

第六节 指南解读

痴呆的规范诊治广受重视。世界卫生组织(world health organization, WHO)、美国精神科协会(American Psychological Association, APA)、美国神经病学、语言障碍和卒中 – 老年痴呆和相关疾病学会工作组(NINCDS–ADRDA)、美国内科学会(American college of physicians, ACP)、欧洲神经病学联盟(European federation of neurological societies, EFNS)、美国国家老年研究所和阿尔茨海默病协会(National Institute of Aging & Alzheimer's Association, NIA–AA)以及国际工作组(International Working Group)等机构发布了多个痴呆及 AD 的诊疗指南,2015 年中华医学会神经学分会痴呆与认知障碍学组与中国阿尔茨海默病协会也发布了中国痴呆指南第二版。考虑到 AD 是痴呆中最为常见的病因,因此诊疗指南的重点集中在 AD,同时兼顾其他类型的痴呆。指南对临床医师指导更加具体化、层次化,对痴呆进行早期筛查和干预,提供并规范了痴呆相关疾病的诊断、治疗和预防。

一、指南的指导性: 诊断痴呆,如何着手?

目前,多根据临床表现、客观的神经心理学测试、神经影像学检查、生化检查以及生物标记物检查等,参照诊断标准,确立痴呆的临床诊断。痴呆通常需要先确定是否存在痴呆症状,进而明确痴呆的类型和病因,最后确定痴呆的严重程度;具体流程推荐如下:

1. 确立痴呆诊断 根据痴呆的定义和诊断标准,首先明确是否为痴呆。各指南均比较认可的痴呆标准是: 对于既往智能正常,之后出现获得性认知功能下降(记忆、执行、语言或视空间能力损害)或精神行为异常,影响工作能力或日常生活,且无法用谵妄或其他精神疾病来解释,可拟诊为痴呆。认知功能或精神行为损害可通过病史采集或神经心理评估客观证实,且至少具备以下 5 项中的 2 项: ①记忆及学习能力受损; ②推理、判断及处理复杂任务等执行功能受损; ③视空间能力受损; ④语言功能受损(听、说、读、写); ⑤人格、行为或举止改变。

2. 病因诊断,确定痴呆类型 引起痴呆的病因很多,不同病因,治疗效果和预后不同。诊断痴呆后,要结合患者认知障碍的起病形式、各认知域和精神行为损害的先后顺序及特征、病程发展特点以及既往史和体格检查提供的线索,对痴呆的病因做出初步判断,然后选择合适的辅助检查,最终确定痴呆综合征的可能病因,尤其注意识别可治性、可逆性痴呆(图 7-30-3)。

痴呆按病因分类主要包括神经变性性痴呆和非神经变性性痴呆两大类。神经变性性痴呆多隐匿起病,呈慢性进展性病程;非神经变性性痴呆多急性起病,呈快速进展性病程。变性性痴呆若单纯表现为认知 / 行为异常,则考虑患者是否为 AD、额颞叶痴呆等;痴呆叠加其他症状,如合并锥体外系症状则考虑是否为帕金森痴呆、路易体痴呆、进行性核上性麻痹、皮质基底节综合征等;合并运动神经元病症状则需排除额颞叶痴呆合并肌萎缩侧索硬化。非变性性痴呆中,VaD 占较大比例;其他引起急性、快速进展性痴呆病因众多,如感染性、代谢性、中毒性、自身免疫性、肿瘤、外伤等,其中以 CJD、桥本脑病、Wernicke 脑病、边缘叶脑炎等较多见。根据上述痴呆诊断步骤,可确定大多数痴呆患者的病因。

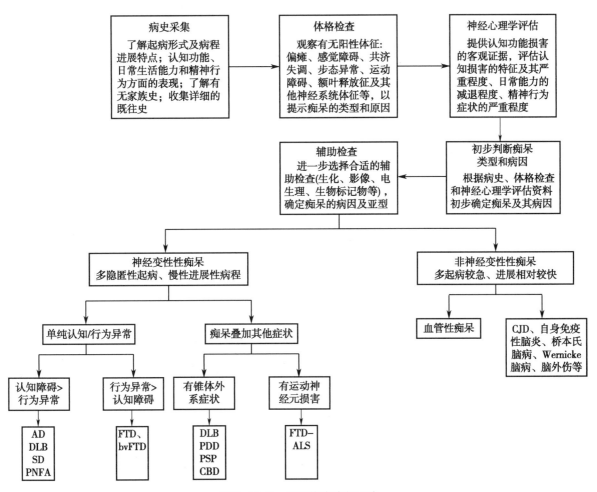

图 7-30-3 痴呆临床诊断思路

3. 确定痴呆的严重程度 根据临床表现、日常能力受损情况或认知评估等确定痴呆的严重程度。临床一般常用日常生活能力量表(ADL)、临床痴呆评定量表(CDR)或总体衰退量表(GDS)做出严重程度的诊断。日常生活能力减退是痴呆的核心症状,对于不能完成神经心理评估者,可根据以下标准判断痴呆的严重程度:①轻度,主要影响近记忆力,但患者仍能独立生活;②中度,较严重的记忆障碍,影响到患者的独立生活能力,可伴有括约肌功能障碍;③重度,严重的智能损害,不能自理,完全依赖他人照顾,有明显的括约肌功能障碍。

二、AD 指南的动态性:诊断标准,平流缓进

AD 是痴呆最主要原因,因此其诊断也是各

指南中的核心部分,不同指南间稍有不同,主要差异在生物标记物的使用及诊断分型。目前,常用的有 APA 的第四版 DSM 诊断标准和 NINCDS-ADRDA（1984）标准。两个标准均是基于临床症状的诊断,都包括 3 个方面:临床表现符合痴呆的标准;病史及临床表现符合 AD 的特征:潜隐性起病、进行性恶化;需排除其他原因导致的痴呆。其区别为:①NINCDS-ADRDA 要求痴呆的诊断必须由神经心理学检查证实,而 DSM-Ⅳ 没有这一要求;②DSM-Ⅳ 要求认知损害影响日常生活,NINCDS-ADRDA 只作为一个支持指标,而非必需条件;③NINCDS-ADRDA 从不同确定程度上规定了 AD 的诊断标准,包括很可能 AD、可能 AD、确诊 AD,还列出了支持的标准和排除的标准。

随着对 AD 神经心理学特征、影像学特征及外周生物标志物的研究深入,众多生物标记物被提出,同时也意识到生物标记物对 AD 诊断的价值,因此,推动了诊疗指南的又一轮更新。主要包括:2007 年 *Lancet Neurology* 刊载的 NINCDS-ADRDA 标准（2007 修订版）、2011 年的 NIA-AA 标准、2014 年的 IWG-2 标准以及 2018 年 NIA-AA 提出的 AT（N）（C）生物诊断框架。与之前的诊断标准不同的是,这些标准均纳入了生物标记物,且将 AD 视为一组疾病,而非某一特定的疾病。但又有差异,具体如下:

NINCDS-ADRDA 标准（2007 修订版）首次以 AD 的临床特征和客观标记物作为诊断条件。优点是有利于对 AD 的早期诊断,并提高诊断的特异性。缺点是客观标记物难以获得,如 MRI 定量、脑脊液 $A\beta_{42}$ 和 tau 蛋白检测、正电子发射计算机断层显像、基因检查在基层医院难以开展,因此适用面较窄。

2011 年 NIA-AA 发布的 AD 指南,根据疾病进程将 AD 分为临床前 AD、AD 所致轻度认知损害（MCI）及 AD 痴呆,其中临床前 AD 和 AD 所致 MCI 概念仅推荐用于研究。新标准保留 1984 年版很可能 AD（probable AD）痴呆诊断的大体框架,吸收了过去 27 年的临床应用经验,其最大亮点是将 AD 视为一个包括 MCI 在内的连续的疾病过程,并将生物标志物纳入到 AD 痴呆的诊断标准中,以便在研究中应用。NIA-AA 诊断标准将临床前 AD 分为 3 期。1 期为能够检测到淀粉样蛋白水平异常;2 期为在 1 期的基础上合并大脑神经退行性改变的证据;3 期为在 2 期的基础上合并轻微认知改变。研究提示,NIA-AA 制定的临床前 AD 标准可能帮助识别认知下降的高危人群,其中淀粉样蛋白成像与神经退行性改变成像异常者风险更高。

2014 年 IWG 再次对 AD 的诊断标准进行了修订,即 IWG-2 诊断标准。本次修订通过更好的定义临床表型以及将生物标志物整合进诊断标准中,从而全面覆盖疾病各个时期（从无症状到最严重痴呆阶段）。重点是对 AD 生物标志物的效力进行了重新评估,提出 $A\beta_{42}$ 不能单独作为诊断标记物,必须与 T-tau 或 P-tau 联合,同时首次将 AD 生物标记物分为诊断标记物和进展标记物。脑脊液 $A\beta$ 和 tau、淀粉样蛋白 PET 和 AD 致病基因携带为 AD 的诊断标记物,反映内在的病理生理过程,在疾病所有阶段,包括无症状阶段都存在,但与疾病严重程度不一定相关。脑结构 MRI 和 FDG PET 为 AD 的进展标记物,其特异性较差,在 AD 早期阶段不一定存在,但能很好地反映疾病进展程度,可用于 AD 的分期。这些标准最重要的实际应用是允许在疾病前驱便开展更早的预防手段,并且有利于临床前期 AD 二级预防的研究。

2018 年 NIA-AA 制订了 AD 生物学标志物诊断框架,从生物学标志物的角度定义 AD。其新定义的诊断系统称为 AT（N）（C）系统。该诊断框架不强调 AD 患者是否存在临床症状,而重点关注 AD 病理变化的淀粉样斑块（A）和神经纤维缠结（T）的生物标志物证据。在这个 AT（N）（C）诊断系统中,A 代表 $A\beta$ 相关标志物,包括脑脊液 $A\beta_{42}$、$A\beta_{42}/A\beta_{40}$、$A\beta$ 标记的正电子发射体层摄影（$A\beta$-PET）等;T 代表 tau 蛋白相关标志物,包括脑脊液 P-tau、tau-PET 等;N 代表神经元或脑损伤,主要指结构性 MRI 所见的萎缩、FDG-PET 低代谢等;C 代表认知功能。其中,N 和 C 不具有疾病特异性,因此加括号以示区别。A+ 定义为阿尔茨海默连续谱,A+、T+ 定义为阿尔茨海默病。这两个概念不是相互独立的,而是 AD 连续发展的早、晚期阶段,且这个定义是独立于临床证据而言的。此研究用诊断框架强调了生物标志物的早期精准诊断价值。

三、指南的前瞻性：治疗干预，路在何方？

（一）AD 的治疗有用吗？

根据国际上权威 AD 治疗指南的建议，如2010 年 EFNS 的 AD 诊疗指南、2008 年 ACP 的美国痴呆药物治疗临床操作指南、2007 年 APA 的 AD 诊疗指南及中国痴呆与认知障碍诊治指南等，AD 的治疗应注意如下原则：

1. 认知症状的治疗

（1）EFNS、ACP 及 APA 指南，一致推荐 AChEI 抑制剂（多奈哌齐、卡巴拉汀和加兰他敏）及 NMDA 受体拮抗剂（美金刚）为 AD 的一线治疗药物，无论是病理机制还是临床大量的研究，均验证了其疗效的有效性和安全性。指南推荐联合用药获益更大，联合 AChEI 和美金刚治疗比单独应用 AChEI 可让患者更有效获益。同时应交待药物治疗的受益期望，以确保长期治疗。目前临床面临的问题在于，医生未与患者和家属详尽探讨患者的受益仅限于延缓疾病的发展或轻度好转，不能完全逆转或治愈疾病，致使许多患者在用药 2~3 个月后因感觉不到治疗效果而停药，以致疾病逐渐加重。在治疗过程中应注意药物的副作用并坚持随访，对疗效作出评估。目前临床上关于治疗 AD 新药的临床试验纷纷以失败告终，让人们更加深刻地认识到 AD 发病过程的复杂性，淀粉样蛋白学说虽然仍是 AD 发病的主流，但是它和 tau 蛋白机制可能只是 AD 发病机制的冰山一角，未来探索的道路还很漫长。

（2）还有几种其他治疗药物可能对 AD 有益，包括非甾体抗炎药、抗氧化剂、促智药物、中成药物和其他药物及干预。

（3）认知康复疗法：认知疗法用于 AD 已引起人们的极大兴趣。初步的研究显示，认知刺激是有益的，这种疗法也被称作真相定位（reality orientation）。APA 指南也建议 AD 治疗应辅以康复治疗，包括刺激导向疗法（比如娱乐活动，艺术疗法，音乐疗法和宠物疗法）、情感导向疗法（予患者支持性心理治疗，以解决患者早期的功能丧失）、回忆性治疗（在改善情绪和行为症状方面有适度的研究支持）、认知导向疗法（如针对特殊认知缺陷的本体定位，认知再训练和技能训练，但尚不能让患者持久受益）。

2. 对行为和精神症状的治疗　指南推荐对于痴呆精神行为症状的治疗，推荐 AChEI 联合 NMDA 受体拮抗剂作为痴呆患者精神行为症状（BPSD）的基础用药，使用促认知药物后，若精神行为症状无改善，可酌情使用精神药物。

（二）AD 的预防和管理

1. 预防措施有那些？　AD 的初级预防是对于认知正常的个体进行可能的痴呆预防，这也是 AD 管理的最终目标。AD 的危险因素包括不可干预因素（如年龄、性别、基因型）和可干预因素两种。可干预因素包括血管性危险因素（高血压、吸烟、糖尿病、房颤、肥胖）、降压药、非甾体抗炎药、他汀类药物、激素替代疗法、高教育水平、饮食、锻炼、参与社会和智力活动等。然而，控制上述因素是否能减低痴呆风险尚不清楚。因此，目前还没有痴呆预防的明确建议。没有充足的证据支持单纯使用药物作为痴呆的一级预防。

预防 MCI 向痴呆的转化是另外一项重要的任务。目前尚无有效证据证明药物干预能够预防 MCI 向 AD 的转化。当下，利用 AChEI 治疗 MCI 的研究，多数以最终能否预防向痴呆的转化为终点指标。一个包含 8 个研究的荟萃分析涉及了全部 3 种 AChEI，疗程从 16 周到 3 年。治疗组和安慰剂组之间的 AD 转变率没有差异，多数的次要结果也是阴性。此外，有研究证明维生素 E、银杏、抗炎药无显著作用。

确诊为 AD 的患者才可开始使用 AChEI，此类药对于轻、中、重度患者的认知和非认知症状都有改善。但应与患者及照料者一起讨论使用该类药将出现的疗效和副作用。中到重度 AD 患者，可以选择美金刚治疗。美金刚对认知和非认知症状均有疗效，尤其是对激越、妄想等非认知症状。

2. 如何进行痴呆患者的管理　EFNS 指南推荐 AD 诊断应向患者及合适的看护者公开。公开诊断应根据个人情况而定，事实上这可以减少患者及其看护的抑郁和焦虑。应同时给予相关信息和咨询，并帮助其接触如 AD 患者组织等。应给患者和看护者提供教育和支持。同时定期进行患者随访，包括各种评分如 MMSE 来检测疗效和病程，应作为整体管理的一部分。

（汪　凯）

第七节 额颞叶变性

经典病例

一位 36 岁男性患者,初中文化,个体小卖店老板。家人描述他在发病之前是个"体贴、善于交往、精明的"人。在最近的 2 年里,他逐渐出现言语减少,词不达意,对家人漠不关心,注意力涣散,工作时常拖延时间,在开小卖店工作期间跑到街上闲逛,他人到其小卖店购买商品如牛奶等时,他对顾客说无该商品(但实际上有),而且不知晓商品名称及价格。他随地便溺,有时尿排在裤子上。常做重复搓手动作。症状进行性加重。病程中无发作性神志不清、肢体抽搐,无幻觉及妄想,无迷路,可认识家人。最近已无法正常经营小卖店,言语表达无法理解,情感淡漠,日常生活能力明显受损(ADL 量表评分 41 分)。神经心理检测:MMSE 26;额叶评定(FAB)中相似性和词汇能力表达受损减分(13 分 / 总分 18);词语流畅性测验显示明显减少(9 分,<25 异常)。头颅 MRI 显示:左侧额叶、双侧颞叶、双侧顶叶(左侧明显)萎缩。^{18}F-FDG 脑 PET/CT 显示患者左侧额叶、双侧顶叶、颞叶代谢明显降低、均以左侧为著。基因检测显示 MAPT 基因 exon11 纯合突变。

一、疾病名称的变化——由点到面的扩展

额颞叶变性(frontotemporal lobar degeneration, FTLD)临床表现为额颞叶痴呆(frontotemporal dementia, FTD),是一组以进行性行为异常、执行功能障碍和语言损害为主要特征的临床痴呆症候群,病理特征为选择性的额叶和 / 或颞叶进行性萎缩。病因尚未明确,在临床、病理和遗传方面具有很大的异质性。

FTLD 发病年龄在 40~80 岁,以 45~64 岁发病最为常见,患病率 15~22/10 万人。因变性导致的痴呆中 FTLD 排第 3 位,仅次于 AD 和路易体痴呆。男女患病率相当。平均生存期约6.6~11.0 年。

临床上对额颞叶变性的认识较晚。1892 年 Anold Pick 首次报道,因其发现这类病例患者脑内出现神经元胞质内的嗜银包涵体,称之为 Pick 小体或 Pick 细胞,这类疾病随之命名为皮克病(Pick disease)。1974 年其被分为典型 Pick 病型、类似皮质基底节变性型和非特异型。20 世纪80~90 年代,发现许多额颞叶萎缩的患者脑病理并无典型 Pick 小体,因而将其更名为非阿尔茨海默病额叶痴呆(frontal dementia of non-Alzheimer type)、额叶型痴呆(dementia of the frontal type)。1994 年发表的一致性临床诊断标准,统称为额颞叶痴呆(FTD)。1998 年修订标准将 FTD、进行性非流畅性失语(PNFA)、语义性痴呆(SD)统一命名额颞叶变性(FTLD)。

因此,FTLD 依据行为和语言异常表现,分为 3 种主要临床类型:行为变异型额颞叶痴呆(behavioral variant of frontotemporal dementia, bvFTD)、语义性痴呆(semantic dementia, SD)和进行性非流利性失语症(progressive non-fluent Aphasia, PNFA)。FTLD 可与进行性核上性麻痹(progressive supranuclear palsy, PSP)、皮质基底节变性(corticobasal syndrome, CBS)或运动神经元疾病 / 肌萎缩性侧索硬化(amyotrophic lateral sclerosis, ALS)等神经变性病共存,作为 FTLD 的特殊类型。

二、常见的临床亚型——病理与影像的证据

FTLD 神经病理学主要有 3 种亚型:微管相关蛋白 -tau 蛋白(FTLD-tau)、TAR DNA 结合蛋白 43(FTLD-TDP)和 FUS 蛋白(FTLD-FUS)。大多 FTLD 为散发病例,少数(10%~20%)为家族聚集性病例,为常染色体显性遗传。FTLD 相关基因变异,如微管相关蛋白 tau(microtubule-associated protein tau, MAPT)、颗粒蛋白前体(progranulin, PGRN)、TAR DNA 结合蛋白 43(TAR DNA-binding protein-43, TDP-43)、含缬酪肽蛋白(valosin-containing protein, VCP)和染色质修饰蛋白 2B(chromatin modified protein, CHMP2B)基因变异及 C9ORF72 六核苷酸重复扩增,可作为诊断的参考依据(表 7-30-2)。

1. 行为变异型额颞叶痴呆(bvFTD) bvFTD 是一种以人格、社会行为和认知功能进行性恶化为特征的临床综合征,约占 FTLD 的 70%,

在 FTLD 中最具解剖和病理学异质性，遗传性最强。临床表现为进行性加重的行为异常，人际沟通能力和/或执行能力下降，伴情感反应缺失、自主神经功能减退等。其中行为异常显著，包括脱抑制、行为动力缺失、强迫性行为、仪式性行为和刻板运动等。bvFTD 诊断主要依靠临床诊断标准。在病理方面，bvFTD 可能与 tau 蛋白、TDP-43 和 FUS 等潜在病理改变相关。在影像学方面，bvFTD 在 MRI 上可表现为额叶、颞叶、岛叶和前扣带回出现对称性或非对称性萎缩。

2. 进行性非流利性失语（PNFA） PNFA 也称非流畅性/语法错乱性变异型原发性进行性失语（Primary progressive aphasia，PPA）（nfvPPA），属于 PPA 的一种亚型。PNFA 以语言输出能力进行性下降为特点，占 FTD 患者的 25%。通常表现为言语吃力或不流利，伴有发音错误。但单词理解和命名能力相对完好。PNFA 患者难以构建有语法意义的句子，讲话时多使用缺乏连接词的简单短语，随着病情的发展，出现会话性语言理解障碍。病理表现多为大脑前外侧裂周围的皮层萎缩，以左半球为主。70% 的 PNFA 与 FTD-tau 组织病理学分型显著相关，即与 tau 蛋白的异常沉积相关。影像学上，PNFA 在 MRI 可表现为一侧或两侧额叶及岛叶的萎缩。

3. 语义性痴呆（SD） SD 也称语义变异型 PPA，是 PPA 另一种亚型。其典型表现为进行性语义障碍。患者言语流畅，但内容空洞，缺乏词汇，伴阅读障碍（可按发音读词，但不能阅读拼写不规则词）和书写障碍。重症和晚期患者视觉信息处理受损（面孔失认和物体失认）或其他非语言功能受损。SD 发病机制与选择性、非对称性颞叶前下部萎缩有关，多以左半球颞叶受累为主，而表现为非语言性语义缺陷的患者以右半球颞叶受累为主。在病理上，有研究发现 svPPA 通常与 TDP-43 包涵体相关，75% 的患者 TDP-43 为阳性，少数患者有其他病理学表现，如 tau 蛋白阳性。在影像学上，svPPA 在 MRI 脑萎缩多累及颞叶前部、下部，偶累及额叶。

SD 和 PNFA 同属 PPA。PPA 还有一类型是 logopenic 失语症（logopenic aphasia，LPA），也称为少词型失语，属于非 FTLD 分类，主要为 AD 病理学改变，临床表现以找词困难和重复困难为主，语言评估中患者的复述障碍突出。与其他 FTD 亚型不同，LPA 通常直到疾病的晚期才会改变行为或性格。影像学上脑萎缩主要累及下顶叶和颞叶。

诊断 PPA 必须有以下肯定结果：①突出的语言障碍并造成日常生活障碍；②失语症是疾病初期最显著的认知缺陷。同时排除：①其他非神经系统或内科疾病能更好地解释该缺陷；②精神疾病可更好地解释该缺陷；③早期显著的情景记忆、视觉记忆、视觉知觉障碍；④早期显著的行为障碍。

4. FTLD 重叠综合征 目前许多临床研究发现相关的运动障碍可能与 FTLD 重叠（表 7-30-2、图 7-30-4），包括：运动神经元病（MND）、进行性核上性麻痹（PSP）、皮质基底节综合征（CBS）。在重叠综合征患者中，运动症状可以发生在典型的行为或言语障碍之前、之后或与之同时发生。

三、患者管理的问题——确是艰难的选择

目前还没有有效的治疗 FTLD 的疾病干预疗法。药物学和非药物学干预都旨在改善症状，特别是 FTLD 的行为症状。

1. 药物治疗 目前尚未批准任何药物用于治疗 FTLD。FTLD 的药物治疗主要是针对行为、运动和认知障碍等的对症治疗。许多广泛用于治疗其他类型痴呆和神经变性疾病的药物常被用于 FTLD 的对症治疗，其疗效参差不齐。常用药物包括选择性 5-羟色胺再摄取抑制剂（selective serotonin reuptake inhibitors，SSRIs）、非典型抗精神病药物、天门冬氨酸（N Methyl D Aspartate，NMDA）谷氨酸受体拮抗剂。

对于有 FTLD 神经行为症状的患者，尽管进行了非药物干预，建议进行 5-羟色胺再摄取抑制剂（例如，帕罗西汀 10mg，每天一次或两次；或舍曲林 50mg 每天一次）或曲唑酮（25mg，每天一次）（2C 级）的试验治疗。临床研究对 SSRIs 治疗 FTLD 的疗效结论尚不一致。一些开放性研究和临床证据表明，SSRIs 可能改善 FTLD 患者的行为症状，如减少去抑制、冲动和重复行为。其他治疗选择包括非典型抗精神病药物，这通常作为最

表 7-30-2　FTLD 临床表型、病理特征和遗传谱

核心临床特征	行为障碍	言语障碍			锥体外系症状 + 行为障碍		运动障碍 + 行为障碍
临床综合征	行为变异性额颞叶痴呆（bvFTD）	原发性进行性失语（PPA）			皮质基底节退行性变（CBD）	进行性核上性麻痹（PSP）	FTD-MND/ALS
		非流利性/语法障碍型（nfvPPA）	语义变异型（svPPA）	Logopenic 变异型 PPA（lvPPA）			
脑萎缩受损部位	前额叶，颞叶	左后额叶，岛叶	颞叶前侧/腹侧	左后上颞叶和内侧顶叶	额、颞叶，基底节	基底节，脑干	皮质，运动神经元
生化和神经病理	FTLD-tau（Pick type，3R-tau）FTLD-TDP43	FTLD-tau 多于 FTLD-TDP43，AD 病理可见	多属 FTLD-TDP43；AD 病理罕见	AD 型病理常见；FTLD-TDP43 可见	D-tau（CBD 型，4R-tau）常见	tau（PSP 型，4R-tau）常见	FTLD-TDP43，FTLD-FUS
致病相关基因	C9ORF72 PGRN MAPT VCP CHMP2B	PGRN C9ORF72 MAPT VCP CHMP2B	C9ORF72 PGRN MAPT VCP CHMP2B	PGRN	PGRN APT C9ORF72 VCP CHMP2B	MAPT PGRN C9ORF72 VCP CHMP2B	C9ORF72 FUS VCP TBK1

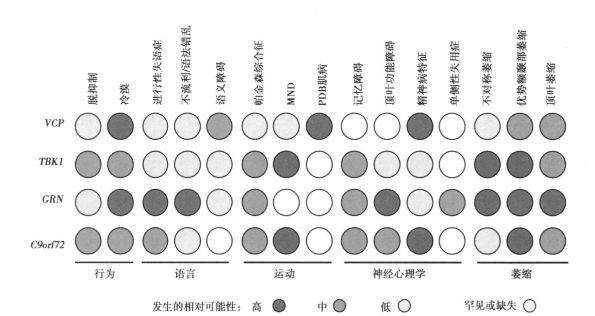

图 7-30-4　FTLD 重叠综合征表型 - 基因型相关性
颜色表明某种表型特征发生于 FTLD 的可能性。这种 FTLD 由 4 个相关基因之一突变与 TAR DNA 结合蛋白 43（TDP43）病理改变引起。MND，运动神经元疾病；PDB，骨 page 病；TBK1，TANK-binding kinase 1

后的手段，并且 FTLD 患者需要仔细监测锥体外系的副作用。

胆碱酯酶抑制剂没有令人信服的证据证明它能使 FTLD 患者受益，并且无法改善症状。

当精神行为问题出现或恶化时，临床医师应在开始药物治疗前考虑到谵妄、疼痛或不适可能是引起这些症状的原因。

FTLD 患者易受药物的不良影响，包括反常的行为反应、锥体外副作用、精神错乱和镇静。建议从最低有效剂量的药物开始，小剂量缓慢增加，

并经常监测副作用。应定期对药物进行重新评估，并考虑停药。

2. 非药物治疗 非药物学干预是FTLD患者管理的一个重要方面，可以包括运动计划、家庭环境的改变、加强监督、物理、职业和言语治疗、行为改变技术以及护理者的支持和休息。

在药物治疗的基础上，联用行为、物理和环境改善策略等非药物疗法。FTLD患者的攻击性、脱抑制和运动障碍，使得患者自身及照料者均存在受伤风险，因此需要针对患者的特定需求，采用个体化的训练，比如定期进行有氧运动可增强神经连接网络、提供神经保护作用和减缓神经退行性疾病的认知功能减退。FTLD照料者的身心健康也非常重要。由于患者存在显著的行为障碍和自知力缺失，且发病年龄较轻，其照料者经常会面临沉重的情感、经济和体力负担。与AD患者相比，FTLD患者的照料者中抑郁和应激均更常见，总体负担也更高，应通过必要的方式给予照料者更多的教育和支持。

（陈晓春 潘晓东）

第八节 路易体痴呆

经典病例

一位68岁的退休工程师，家人发现他2年前开始出现突然的意识朦胧、有时分不清上下午时间，在熟悉的家附近出现迷路，但症状消失如同症状出现时候一样神秘莫测。后来的1年多里，他逐渐出现幻觉，常常在傍晚或天黑时候告诉家人看见他的父亲在和他讲故事（实际上他父亲已去世多年），有时候看见蛇在天花板爬行，猫咪在卫生间里乱窜，因而常常感到十分恐怖。社交能力下降，并且频繁地出现近事记忆障碍。意识模糊和伴随的视幻觉间断周期出现，有时候又很清醒。他的步态发生了变化，姿势不稳，容易跌倒，行走出现后退，身体向前弯曲。曾经服用美多芭治疗，但是效果不佳。体检发现面部和手的震颤。精神智力状态检测发现延迟回忆障碍，经过提示的线索测试没有改善。头颅MRI提示明显的脑萎缩，以顶枕叶明显，而海马保留较好。目前小剂量美多芭、美金刚、卡巴拉汀贴剂、小剂量喹硫平用于控制症状。

路易体痴呆（dementia with Lewy body，DLB）占老年期痴呆的15%~20%，仅次于AD，DLB患病率在65岁以上所有痴呆中占比为3.0%~26.3%，与尸检结果15%~25%类似。基于少量的人口学调查，65岁以上老年人中，DLB患病率为0.1%~2.0%，在75岁以上人口中为5.0%。其特征性临床表现包括生动的视幻觉、帕金森综合征、波动性的认知功能障碍、自主神经功能障碍、睡眠障碍以及对神经镇定剂的高度敏感性。

一、临床表现的异质性——重新认识路易体谱系病

DLB在1961年被冈崎（Okazaki）等首先描述，与其他神经变性痴呆有共同临床和病理特征。随着病理学进展，出现了其他DLB相关疾病，如弥漫性路易体病（diffuse Lewy body disease）、皮质路易体病（cortical Lewy body disease）、老年痴呆路易体型（senile dementia of Lewy body type）、AD路易体变异型（Lewy body variant of Alzheimer's disease）。1995年第一届Lewy包涵体痴呆国际工作会议统一了该病命名，称为Lewy包涵体痴呆，即DLB。其病理特点是脑内出现了路易小体（Lewy body，LB）。LB主要存在于脑干、边缘系统及新皮层，是一种嗜酸性神经元包涵体，核心成分是α突触核蛋白。

然而，要将DLB与其他变性病痴呆完全区分开依然十分困难，故提出了"路易体谱系病"的概念，其共同病理特征是脑内出现神经细胞内突触核蛋白形成的路易包含体。原发性α-突触核蛋白病主要包括DLB、原发性帕金森病及多系统萎缩，此外，AD患者大脑、快速眼动期睡眠障碍（RBD）患者中也可以发现路易小体。路易体谱系病的临床表型涵盖了从帕金森症候群到痴呆，并交叉有精神行为异常（视幻觉）、自主神经功能障碍、睡眠障碍等几类临床症候群。

临床研究发现，出现典型的DLB症状之前，DLB存在非遗忘性认知功能损害，波动性认知损害较少见，而反复发作生动形象的视幻觉、快动眼睡眠行为障碍、抑郁、谵妄、帕金森综合征、嗅觉减退、便秘和体位性低血压等前驱症状均会出现。

随着疾病进展,典型的 DLB 特征出现,即波动性的认知下降,认知功能的波动性伴注意力和警觉性的改变,思维和推理能力的下降,一天至数天之内有多次意识模糊和清醒状态的交替,以注意力、执行功能和视空间缺陷最为严重;PD 样运动症状,约 50% 出现,包括运动迟缓、强直、躯干弓形姿势、姿势反射缺失和平衡障碍等(表 7-30-3)。

DLB 运动症状通常出现于精神障碍后一年以上,支持症状包括快速动眼(REM)睡眠行为障碍和对神经安定类药物高度敏感。对抗神经精神药物的高敏感性在本病的治疗管理中非常重要。

表 7-30-3 DLB 诊断标准

路易体痴呆诊断标准 2017 版	
必要特征	痴呆,渐进性认知功能下降影响到正常的社交和工作能力,或日常生活能力;在疾病早期可能不出现显著或持久的认知障碍,但在疾病的进展过程中通常会出现;注意力、执行功能和视空间缺陷可能早期且显著存在
核心临床特征	波动性认知障碍:注意力和觉醒功能显著的变化;反复视幻觉,常常形象且生动;快速动眼期睡眠行为障碍,可能发生在认知障碍出现以前;一个或多个自发帕金森综合征的核心症状:运动迟缓(速度或幅度的减小)、静止性震颤、肌强直
支持临床特征	对抗精神病药物高度敏感;姿势不稳;反复跌倒;晕厥或短暂发作无法解释的意识丧失;严重的自主神经功能障碍:如便秘、体位性低血压、尿失禁;过度嗜睡;嗅觉减退;其他形式的幻觉;系统性妄想;淡漠、焦虑或抑郁
提示标记物	SPECT 或 PET 显示基底节区多巴胺转运体摄取减少(图 7-30-5B);心脏 ^{123}I-MIBG 闪烁显像异常(摄取下降)(图 7-30-6);多导睡眠监测确诊的快速动眼期睡眠行为障碍(图 7-30-7)
支持标记物	CT 或 MRE 显示颞叶内侧结构相对保留(图 7-30-5A) SPECT/PET 灌注或代谢显像提示枕叶广泛摄取下降,伴或不伴 FDG-PET 显像的扣带回岛征(图 7-30-8) EEG 提示显著的后头部慢波伴周期性 pre-α/θ 节律改变(图 7-30-9)
很可能的 DLB	a. 2 个或 2 个以上核心临床特征,伴或不伴提示标记物 b. 仅有 1 个核心临床特征,伴 1 个或 1 个以上提示特征 不能仅凭生物标记物诊断很可能的 DLB
可能的 DLB	a. 仅有 1 个核心临床特征,但无提示标记物 b. 有 1 个或 1 个以上提示标记物,但无核心临床特征
不支持 DLB 特征	a. 存在任何可部分或全部解释临床症状相关的其他躯体疾病或脑部疾病包括脑血管病,虽然不能除外 DLB 或可能因混杂或多种病理改变导致临床症状 b. 帕金森综合征为唯一的核心临床特征且在严重痴呆时出现

二、鉴别诊断的重要性——运动障碍疾病的集结号

根据症状和体征的不同,路易体痴呆需要与 AD、PDD、皮质基底节变性、额颞叶痴呆、血管性痴呆、脑积水、腔隙综合征、朊病毒病、进行性核上性麻痹和多系统萎缩等多种疾病鉴别。

1. DLB 与 AD 的鉴别 DLB 症状可以突然发作,病情波动、进行性发展,常和谵妄混淆。视幻觉等精神症状是 DLB 突出特征,幻觉在 AD 通常较晚期才出现。神经心理认知量表有助于 AD 与 DLB 的鉴别。以下临床表现也有助于 DLB 与 AD 的区别:DLB 患者认知功能波动,伴有觉醒和注意变化,波动的证据为白天过度昏睡(有充分夜间睡眠条件下),或白天睡眠时间在 2 小时以上,长时间凝视远方,发作性无序语言等,视幻觉。顺行性遗忘在 AD 早期出现并突出,而 DLB 不突出。DLB 在命名、短时或中时回忆、再认等认知测试要好于 AD,而 AD 在语言流利性、视知觉及执行功能方面优于 DLB。DLB 执行功能及视空间功能受损比 AD 重,如 stroop 试验和数字广度试验。

痴呆发病的时间是帕金森病痴呆（PDD）和DLB的鉴别点。当痴呆早于帕金森综合征或与其同时发生时，则应诊断为DLB。PDD指的是明确的帕金森病症状存在1年后发生的痴呆。

2. **影像学方面的鉴别** 与AD不同的是，DLB患者内侧颞叶相对保留，而表现为皮层弥漫性萎缩，SPECT/PET显像上则表现为基底节区多巴胺转运体摄取减少（图7-30-5~图7-30-9）。

（1）MRI：DLB内侧颞叶结构包括海马萎缩较AD轻；Maynert基底核（Nucleus Basalis of Maynert, NBM）和壳核萎缩较AD显著；扣带回中、后部，颞-枕叶上部及前额叶眶面皮质萎缩，而AD在海马旁回、扣带回膝部、颞极萎缩明显（图7-30-5A）。

（2）SPECT/PET：DLB患者SPECT或PET发现枕叶血流或代谢减低，而AD枕叶相对保留；DLB与PDD相比枕叶皮层的FDG摄取下降更显著；DLB纹状体FDG摄取对称性降低，PDD的纹状体FDG摄取降低呈不对称性，首发症状

对侧纹状体FDG摄取低于同侧。多巴胺转运体（DAT）标记SPECT或PET检测突触前多巴胺能功能对于DLB诊断敏感性超过78%、特异性超过90%。[123]I-FP-CIT-SPECT检测具有更高的敏感性（88%）和特异性（100%）用于鉴别DLB和非DLB痴呆（图7-30-5B）。

（3）[123]I-MIBG心肌显像检测（图7-30-6）：心肌交感神经功能作为补充诊断和支持特征用于诊断和鉴别DLB，其有98%的敏感性和94%的特异性。

三、药物治疗的选择性——认知与运动症状的改善

DLB的治疗为对症处理、针对特定临床表现的处理。基于有限的证据，目前没有根治疾病的治疗方法。

认知与运动症状是DLB两大症候。针对DLB需要最佳治疗选择以达到最佳疗效和最大程度减少严重副作用。由于DLB患者对药物的

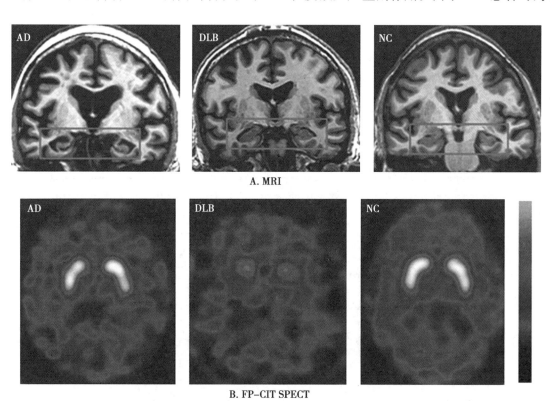

A. MRI

B. FP-CIT SPECT

图7-30-5 DLB和AD结构和分子影像的鉴别诊断

A. 磁共振结构相：DLB患者颞叶内侧体积相对保留（框内），而AD患者颞叶内侧、海马萎缩明显；

B. FP-CIT SPECT显像（DAT-SPECT）：DLB患者纹状体DAT缺失明显，仅在尾状核有少量示踪剂显像，而AD和NC双侧尾状核、壳核DAT显像正常（"逗号样"）

AD：Alzheimer's disease，阿尔茨海默病患者；DLB：dementia with Lewy body，路易体痴呆患者；NC：normal control，健康对照

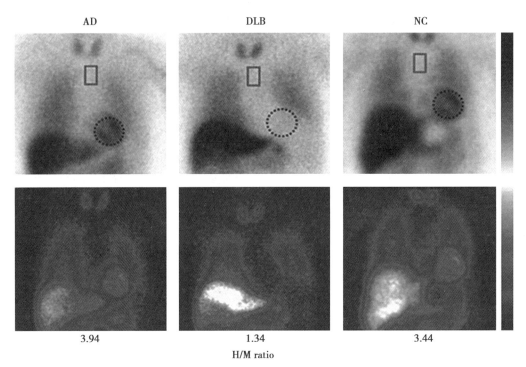

AD DLB NC

3.94 1.34 3.44

H/M ratio

图 7-30-6 心脏 ^{123}I-MIBG 闪烁显像

示踪剂注射 3 小时后显影典型的感兴趣区为心脏（曲线圆圈）和内侧上纵隔（框内）。H/M 表示 Heart-to-mediastinum, H/M 比值即为心脏 - 内侧纵隔比值

AD: Alzheimer's disease, 阿尔茨海默病患者; DLB: dementia with Lewy body, 路易体痴呆患者; NC: normal control, 健康对照

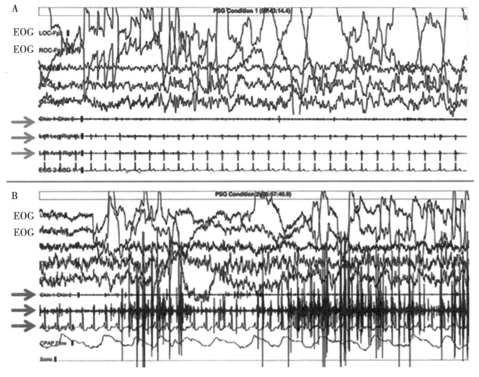

图 7-30-7 多导睡眠监测

正常 REM 睡眠（A）和 REM 睡眠期缺少肌张力消失的情况，即典型 RBD 表现（B）。（A）30 s 描记图中可以看到，REM 期眼动期表现为高波幅、突发基点偏移。（A）REM 期未见颏下、上下肢导联肌电活动（绿色箭头），而（B）中可见相同导联的肌电活动增加（红箭头），本患者中间导联（臂导联）肌电活动更为突出

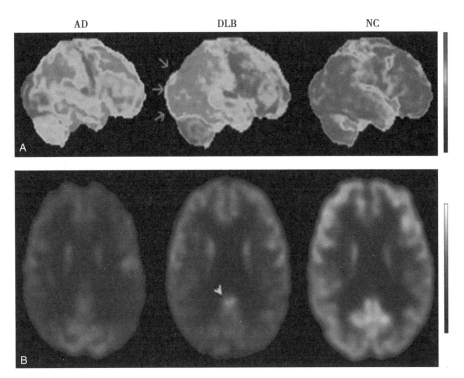

图 7-30-8 ¹⁸F-FDG PET 成像

枕叶代谢在 AD 和 NC 中相对保留,而在 DLB 中下降(蓝色剪头)。AD 显著的代谢减低区域在颞叶、顶叶和额叶。DLB 患者扣带回后部(黄色短箭头)¹⁸F-FDG 摄取相对正常,而周围枕叶皮层摄取减少,¹⁸F-FDG 摄取相对下降,而枕叶皮层 ¹⁸F-FDG 摄取相对保留

AD:Alzheimer's disease,阿尔茨海默病患者;DLB:dementia with Lewy body,路易体痴呆患者;

NC:normal control,健康对照

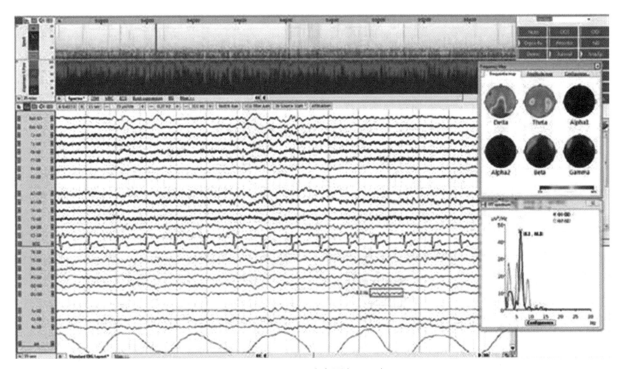

图 7-30-9 脑电图(EEG)

提示中度异常脑电图,背景节律变慢(6.3Hz),后头部 θ-δ 波散发或阵发(红色框内),支持路易体痴呆(dementia with Lewy body,DLB)

耐受性较差,尽可能实施针对改变环境中应激源的非药物行为方案。物理治疗以及助行器可能有助于帕金森综合征的处理。对患者和照料者进行有关治疗的风险、获益及局限性等教育很重要。很多情况下,治疗选择反映了帕金森综合征和精神症状之间的权衡,患者与照料者的相对偏好也起一定作用。

1. 药物治疗

（1）认知症状的改善

1）胆碱酯酶抑制剂:包括卡巴拉汀和多奈哌齐。DLB 病因及发病机制目前尚不清楚。有研究证实,DLB 患者胆碱能及单胺能神经递质损伤可能与认知障碍和锥体外系运动障碍有关。胆碱能缺乏在 DLB 中比较严重,胆碱酯酶抑制剂对认知、波动、精神症状和帕金森症状均有益处。DLB 患者使用卡巴拉汀（6~12mg/d）,患者焦虑、妄想和幻觉也显著减少。预期的胃肠道副作用以多涎、流泪和尿频发生率较高,但总体耐受性较好。使用 5mg 或 10mg 多奈哌齐治疗,患者认知和行为指标以及照料者负担有显著改善。值得注意的是,有报道显示,胆碱酯酶抑制剂会使快动眼睡眠障碍、帕金森综合征恶化,故使用这些药物时应密切监测患者对药物的反应情况。

2）NMDA 受体拮抗剂:DLB 或帕金森病痴呆患者使用美金刚后主要的认知结局评估指标表现较好,但多数其他次要结局指标并无优势。一些研究报道美金刚使 DLB 患者妄想和幻觉加重,因此,美金刚用于 DLB 患者需要监测临床表现。

（2）运动症状的改善:DLB 中帕金森症状的治疗类似于对 PD 的治疗。抗帕金森病药物可能加重 DLB 中的精神症状,应用保守方法,即小剂量以及缓慢增加剂量时,通常有效且耐受良好。精神症状和 REM 睡眠障碍恶化可能需要加用小剂量非典型抗精神病药物。

左旋多巴比多巴胺受体激动剂更有效、且副作用更少。建议初始剂量是半片卡比多巴 - 左旋多巴（Sinemet）25/100mg,一天 3 次,根据耐受和临床反应情况,数周期间逐步加量。抗胆碱能药可能会恶化认知功能,通常避免用于 DLB。

（3）神经安定剂（neuroleptics）的应用:神经安定剂指抗精神病药和强安定类药物。由于神经安定剂有严重的神经阻滞作用,包括帕金森综合

征、意识模糊或自主神经功能障碍恶化的可能性,所以限制了其在 DLB 的应用。如果患者经受严重、致残性精神病,首先考虑尝试胆碱酯酶抑制剂和 / 或降低抗帕金森药物剂量。抗精神病药物对 DLB 患者整体而言效果有限。如果需要抗精神病治疗,为了降低严重反应的风险,应仅使用极低剂量的非典型抗精神病药物,如奥氮平、喹硫平、齐拉西酮、阿立哌唑、利培酮或氯氮平。应告知患者及照料者,有发生严重副作用的可能性。除了对 DLB 特异性的神经安定剂敏感外,这些药物用于 DLB 患者时,死亡风险增加。

如果一种药物没有获得预期临床效果,应终止该药物并尝试另一种,而不是渐增第一种药物的剂量。使用氯氮平,必须经常进行血细胞计数,以监测粒细胞缺乏情况。应避免使用老一代抗精神病药物。

在抗抑郁药、抗焦虑药、苯二氮䓬类或抗癫痫药用于治疗 DLB 行为和精神病学症状方面,目前没有系统性研究。选择性 5- 羟色胺再摄取抑制剂通常用于治疗合并的抑郁。电休克治疗已成功用于合并抑郁的 DLB 患者。

（4）睡眠障碍的处理:REM 睡眠障碍通常睡前使用低剂量的氯硝西泮（0.25~1.5mg）或褪黑激素（3~12mg）治疗有效。存在认知功能障碍时,首选褪黑激素。小剂量喹硫平（12.5mg）也可以选择。苯二氮䓬类,除了治疗 REM 睡眠障碍,应避免长期使用,因为其有加重意识模糊、步态紊乱和激越的可能性。三环类药物具有抗胆碱能作用,也避免使用。

（5）直立性低血压的处理:氟氢可的松、米多君以及两者联合应用改善大多数 DLB 患者的直立性低血压症状。对于有直立性低血压的 DLB 患者,尽可能避免使用抗胆碱能药物治疗尿失禁。

2. 小结　路易体痴呆的临床特征为注意和视觉空间功能的缺陷、认知波动、反复视幻觉以及自发帕金森综合征。其他相关症状包括反复跌倒、晕厥、自主神经功能紊乱、神经阻滞剂敏感性、妄想、其他形式的幻觉、睡眠障碍和抑郁。

非药物行为治疗优于药物治疗,药物的不良反应发生率较高。

胆碱酯酶抑制剂（如卡巴拉汀透皮贴 9.5mg/d 或口服 6~12mg/d）尝试性治疗,以改善路易体痴

呆（DLB）患者的认知及行为症状。

如果胆碱酯酶抑制剂治疗开始后持续存在致残性精神症状，建议在告知患者及其照料者相关风险（包括发生严重的神经安定剂敏感反应）后，谨慎添加一种极低剂量的非典型抗精神病药（如喹硫平 12.5mg/d）。

建议开始使用左旋多巴来治疗帕金森综合征。采用低剂量和缓慢加量的方法（如，半片卡比多巴－左旋多巴 25/100mg，一天 3 次），根据耐受和临床反应情况在数周期间逐步加量，并监测精神症状是否加重。

建议快动眼睡眠相（REM）睡眠障碍患者睡前使用氯硝西泮（0.25mg）或褪黑激素（3mg）。

3. 预后　DLB 中认知功能衰退将不可避免地进展至死亡。DLB 患者往往持续存在精神症状，尤其是视幻觉。帕金森综合征也随时间推移而加重。研究显示，基线神经心理测试显示视觉空间技能障碍的患者比没有该障碍的患者临床衰退速度更快。DLB 患者生存期小于 AD。帕金森症状和精神病症状的严重程度促成患者死亡率增加。DLB 患者入住医院或机构的时间比 AD 更早，可能与其早发生帕金森综合征和白天嗜睡有关。DLB 常合并吞咽困难致营养不良；因长期卧床，易产生褥疮；吞咽困难和运动障碍导致肺部感染，患者最终死于瘫痪、营养不良及感染等并发症。

（陈晓春　潘晓东）

参 考 文 献

［1］Albert MS. Cognitive and neurobiologic markers of early Alzheimer's disease. Proc Natl Acad Sci, 1996, 93 (24): 13547-13551.

［2］Clifford R Jack Jr, David A Bennett, Kaj Blennow, et al. NIA-AA Research Framework: Toward a biological definition of Alzheimer's disease. Alzheimers Dement, 2018, 14 (4): 535-562.

［3］Bokde ALW, Lopez-Bayo P, Meindl T, et al. Functional connectivity of the fusiform gyrus during a face-matching task in subjects with mild cognitive impairmen. Brain, 2006, 129 (5): 1113-1124.

［4］Cherny RA, Atwood CS, Xilinas ME, et al. Treatment with a copper-zinc chelator markedly and rapidly inhibits beta-amyloid accumulation in Alzheimer's disease transgenic mice. Neuron, 2001, 30 (3): 665-676.

［5］Dubois B, Feldman HH, Jacova C, et al. Research criteria for the diagnosis of Alzheimer's disease: revising the NINCDS-ADRDA criteria. Lancet Neurol, 2007, 6 (9): 734-746.

［6］Dubois B, Feldman HH, Jacova C, et al. Advancing research diagnostic criteria for Alzheimer's disease: the IWG-2 criteria. Lancet Neurol, 2014, 13 (6): 614-629.

［7］Fulga TA, Elson-Schwab I, Khurana V, et al. Abnormal bundling and accumulation of F-actin mediates tau-induced neuronal degeneration in vivo. Nature Cell Biol, 2007, 9 (2): 139-148.

［8］Hardy J, Selkoe DJ. The amyloid hypothesis of Alzheimer's disease: progress and problems on the road to therapeutics. Science, 2002, 297 (5580): 353-356.

［9］He Y, Wang L, Zang Y, et al. Regional coherence changes in the early stages of Alzheimer's disease: A combined structural and resting-state functional MRI study. Neuroimage, 2007, 35 (2): 488-500.

［10］Head D, Buckner RL, Shimony JS, et al. Differential vulnerability of anterior white matter in nondemented ageing with minimal acceleration in dementia of the Alzheimer type: evidence from diffusion tensor imaging. Cereb Cortex, 2004, 14 (4): 410-423.

［11］Ihl R, Frölich L, Winblad B, et al. World Federation of Societies of Biological Psychiatry (WFSBP) Guidelines for the Biological Treatment of Alzheimer's disease and other dementias. World J Biol Psychiatry, 2011, 12 (1): 2-32.

［12］Jagust W. Positron emission tomography and magnetic resonance imaging in the diagnosis and prediction of dementia. Alzheimers Dement, 2006, 2 (1): 36-42.

［13］Jessen F, Amariglio R E, van Boxtel M, et al. A conceptual framework for research on subjective cognitive decline inpreclinical Alzheimer's disease. Alzheimers Dement, 2014, 10 (6): 844-852.

［14］Killiany RJ, Gomez-Isla T, Moss M, et al. Use of structural magnetic resonance imaging to predict who will get Alzheimer's disease. Ann Neurol, 2000, 47 (4): 430-439.

［15］Lezak MD, Howieaon DB, Lofing DW, et al. Neuropsychological assessment. 4th ed New York: Oxford University Press, 2004, 86-100.

［16］Maylor EA, Smith G, Della Sala S, et al. Prospective

and retrospective memory in normal aging and dementia: an experimental study. Mem Cognit, 2002, 30(6): 871–884.

[17] Nordahl CW, Ranganath C, Yonelinas AP, et al. Different mechanisms of episodic memory failure in mild cognitive impairment. Neuropsychologia, 2005, 43(11): 1688–1697.

[18] Oda H, Yamamoto Y, Maeda K. The neuropsychological profile in dementia with Lewy bodies and Alzheimer's disease. Int J Geriatr Psychiatry, 2009, 24(2): 125–131.

[19] Peña-Casanova J, Sánchez-Benavides G, de Sola S, et al. Neuropsychology of Alzheimer's disease. Arch Med Res, 2012, 43(8): 686–693.

[20] Petersen RC, Doody R, Kurz A, et al. Current concepts in mild cognitive impairment. Arch Neurol, 2001, 58(12): 1985–1992.

[21] Petersen RC, Smith GE, Waring SC, et al. Mild cognitive impairment: clinical characterization and outcome. Arch Neurol, 1999, 56(3): 303–308.

[22] Petersen RC. Mild cognitive impairment: Useful or not? Alzheimers Dement, 2005, 1(1): 5–10.

[23] Pilcher H. Alzheimer's disease could be "type 3 diabetes". Lancet Neurol, 2006, 5(5): 388–389.

[24] Scheltens P, Blennow K, Breteler MMB, et al. Alzheimer's disease. Lancet, 2016, 388(10043): 505–517.

[25] Sorbi S, Hort J, Erkinjuntti T, et al. EFNS-ENS Guidelines on the diagnosis and management of disorders associated with dementia. Eur J Neurol, 2012, 19(9): 1159–1179.

[26] Sperling RA, Aisen PS, Beckett LA, et al. Toward defining the preclinical stages of Alzheimer's disease: Recommendations from the National Institute on Aging-Alzheimer's Association workgroups on diagnostic guidelines for Alzheimer's disease. Alzheimers Dement, 2011, 7(3): 280–292.

[27] Tierney MC, Yao C, Kiss A, et al. Neuropsychological tests accurately predict incident Alzheimer's disease after 5 and 10 years. Neurology, 2005, 64(11): 1853–1859.

[28] 贾建平. 临床痴呆学. 北京: 北京大学医学出版社, 2008.

[29] 贾建平. 中国痴呆与认知障碍诊治指南. 北京: 人民卫生出版社, 2016.

[30] Knopman DS, Roberts RO. Estimating the number of persons with frontotemporal lobar degeneration in the US population. Journal of molecular neuroscience, 2011, 45(3): 330–335.

[31] Arvanitakis Z. Update on frontotemporal dementia. The neurologist, 2010, 16(1): 16–22.

[32] Helzner EP, Scarmeas N, Cosentino S, et al. Survival in Alzheimer's disease: a multiethnic, population-based study of incident cases. Neurology, 2008, 71(19): 1489–1495.

[33] Mackenzie IR, Neumann M, Bigio EH, et al. Nomenclature and nosology for neuropathologic subtypes of frontotemporal lobar degeneration: an update. Acta neuropathologica, 2010, 119(1): 1–4.

[34] Seltman RE, Matthews BR. Frontotemporal lobar degeneration: epidemiology, pathology, diagnosis and management. CNS drugs, 2012, 26(10): 841–870.

[35] Rohrer JD, Guerreiro R, Vandrovcova J, et al. The heritability and genetics of frontotemporal lobar degeneration. Neurology, 2009, 73(18): 1451–1456.

[36] Josephs KA, Hodges JR, Snowden JS, et al. Neuropathological background of phenotypical variability in frontotemporal dementia. Acta neuropathologica, 2011, 122(2): 137–153.

[37] DeJesus-Hernandez M, Mackenzie IR, Boeve BF, et al. Expanded GGGGCC hexanucleotide repeat in noncoding region of C9ORF72 causes chromosome 9p-linked FTD and ALS. Neuron, 2011, 72(2): 245–256.

[38] Sorbi S, Hort J, Erkinjuntti T, Fladby T, et al. EFNS-ENS Guidelines on the diagnosis and management of disorders associated with dementia. European journal of neurology, 2012, 19(9): 1159–1179.

[39] Rohrer JD, Warren JD, Modat M, et al. Patterns of cortical thinning in the language variants of frontotemporal lobar degeneration. Neurology, 2009, 72(18): 1562–1569.

[40] Gorno-Tempini ML, Hillis AE, Weintraub S, et al. Classification of primary progressive aphasia and its variants. Neurology, 2011, 76(11): 1006–1014.

[41] Rohrer JD, Lashley T, Schott JM, et al. Clinical and neuroanatomical signatures of tissue pathology in frontotemporal lobar degeneration. Brain, 2011, 134(Pt 9): 2565–2581.

[42] Snowden JS, Neary D, Mann DM. Frontotemporal dementia. The British journal of psychiatry, 2002, 180: 140–143.

[43] Rascovsky K, Hodges JR, Knopman D, et al. Sensitivity of revised diagnostic criteria for the behavioural variant of frontotemporal dementia. Brain, 2011, 134(Pt 9): 2456–2477.

[44] Van Mossevelde S, Engelborghs S, van der Zee J, et al. Genotype-phenotype links in frontotemporal lobar degeneration. Nat Rev Neurol, 2018, 14(6): 363–378.

[45] Pan XD, Chen XC. Clinic, neuropathology and molecular

genetics of frontotemporal dementia: a mini-review. Transl Neurodegener, 2013, 2 (1): 8.

[46] Bang J, Spina S, Miller BL. Frontotemporal dementia. Lancet, 2015, 386(10004): 1672-1682.

[47] Ian G McKeith, Bradley F Boeve, Dennis W Dickson, et al. Diagnosis and management of dementia with Lewy bodies: Fourth consensus report of the DLB Consortium. Neurology, 2017, 89 (1): 88-100.

[48] Hershey LA, Coleman-Jackson R. Pharmacological Management of Dementia with Lewy Bodies. Drugs Aging, 2019, 36 (4): 309-319.

[49] Outeiro TF, Koss DJ, Erskine D, et al. Dementia with Lewy bodies: an update and outlook. Mol Neurodegener, 2019, 14 (1): 5.

[50] Walker R W, Walker Z. Dopaminetransporter single photon emission computerized tomography in the diagnosis ofdementia with Lewy bodies. Mov Disord, 2009, 24 (Suppl 2): S754-S759.

[51] Mckeith I G, Dickson D W, LoweJ, et al. Diagnosis and management of dementia with Lewy bodies: third reportof the DLB Consortium. Neurology, 2005, 65 (12): 1863-1872.

[52] Emre M, Aarsland D, Albanese A, et al. Rivastigmine for dementia associated with Parkinson's disease. N EnglJ Med, 2004, 351 (24): 2509-2518.

[53] Shea C, Macknight C, RockwoodK. Donepezil for treatment of dementia with Lewy bodies: a case series of ninepatients. Int Psychogeriatr, 1998, 10(3): 229-238.

[54] Emre M, Tsolaki M, BonuccelliU, et al. Memantine for patients with Parkinson's disease dementia or dementiawith Lewy bodies: a randomised, double-blind, placebo-controlled trial. Lancet Neurol, 2010, 9 (10): 969-977.

[55] Ridha B H, Josephs K A, RossorM N. Delusions and hallucinations in dementia with Lewy bodies: worsening with memantine. Neurology, 2005, 65 (3): 481-482.

[56] Boeve B F, Silber M H, Ferman TJ. Melatonin for treatment of REM sleep behavior disorder in neurologicdisorders: results in 14 patients. Sleep Med, 2003, 4 (4): 281-284.

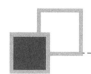

第三十一章　肌肉疾病

第一节　概　述

一、回眸肌营养不良症的研究——分子遗传学新时代的"明星"

肌营养不良症（muscular dystrophies）是一组临床表型、骨骼肌病理学、生化代谢学、分子遗传学和发病机制上存在诸多共性与异质性的遗传性疾病，病种繁多，在神经肌肉疾病中占重要地位，因病理呈肌营养不良性改变而得名。表现为慢性进行性肌无力和肌萎缩，不同程度累及四肢、躯干和面肌，部分类型累及呼吸肌、心肌和吞咽肌，个别伴发中枢神经、眼部、内耳、皮肤或性腺等多系统损害，但发病年龄、疾病进程、并发症和预后存在显著差别。遗传性肌病研究在当代分子遗传学的发展中占有特殊地位，1987年，抗肌萎缩蛋白基因——dystrophin成为第一个通过定位克隆法发现的人类致病基因，开启了肌病的分子病理时代。进入21世纪之后，新型高通量技术（第二、三代测序技术和转录组、蛋白组学、表观遗传学）的蓬勃发展，使其成为遗传性肌病探索的常规手段，多数常见肌病的致病基因被发现，发病机制日益明确。因此，对于遗传性肌病的认识，已经不局限于临床表型和病理诊断，已深入到分子确诊基础上的临床亚型归类，从分子水平融合不同肌病之间的内在本质联系，为后续治疗的突破奠定了基础。在治疗上，除了强调多学科的评估和相应的综合管理外，近年来随着RNA干扰、反义寡核苷酸封闭、腺相关病毒（adeno-associated virus，AAV）感染、基因编辑等前沿分子生物学技术的快速发展，并与干细胞、免疫治疗等相结合，基因治疗的新时代正在来临。本章节从新视角和新观念出发，重新认识和思考其中的热点、难点、焦点

问题，有利于全面掌握遗传性肌病的临床表型－基因型关系，规范分子病理分型，选择正确的诊断及治疗策略。

二、肌病的分类——从临床综合征进入分子病理为基础

传统上，肌病的分类是以发病方式和临床表型为基础，如假肥大型（Duchenne muscular dystrophy，DMD/Becker muscular dystrophy，BMD）、肢带型（limb girdle muscular dystrophy，LGMD）、面肩肱型（facioscapulohumeral muscular dystrophy，FSHD）、肌强直型（myotonic dystrophy，MD）、先天性（congenital muscular dystrophy，CMD）等。这种分类便于临床诊断，但不能满足当前研究的需要。

1. 大部分肌营养不良症的致病基因被定位或克隆，疾病的临床型－基因型关系逐步明确，表型谱不断完善，对每个病种的认识得到深化，除了常见的临床症状和体征，少见和特殊表型得到归类，即旧病种包含新表型。

2. 随着各种发病机制的揭示，肌纤维中功能密切相关的不同蛋白产生突变可以引起类似的临床综合征，从分子病理水平对肌病重新分型，可以掌握其内在本质联系。如LGMD是以骨盆带和肩胛带肌无力为主要特点的一大组常染色体显性或隐性遗传性肌病，至今亚型有30几种，由不同的基因突变导致各种肌细胞外基质蛋白、肌膜蛋白、肌节相关蛋白、核膜蛋白等缺陷，出现不同程度的发育障碍。

3. 等位基因病（allelic diseases）的发现，即同一个致病基因存在不同效应的变异，导致不同临床性状的疾病。这种遗传学现象说明一部分具有不同临床表现的肌病类型，存在共同的分子发病基础，即新病种包含旧表型。如假肥大型肌营养不良是由于dystrophin基因突变所致

的 X- 连锁隐性遗传病，不同突变形式遵循"阅读框规则"，导致蛋白功能轻度下降或完全缺损，产生 DMD/BMD 两种亚型；又如 Ullrich 先天性肌营养不良（UCMD）和 Bethlem 肌病（BM）是由 Col6A1、Col6A2、Col6A3 基因的不同突变形式引起的。

所以，遗传性肌病分类有必要结合临床表型与蛋白功能缺陷来综合考虑，从临床的宏观表型到肌纤维的微观结构和生理代谢，有利于了解肌病的本质，制订科学的诊治研究策略。本组肌病分为以下几个层次的功能缺陷：①肌细胞外基质缺陷；②肌细胞膜相关蛋白缺陷；③肌原纤维和细胞骨架蛋白缺陷；④细胞核膜和核迁移异常；⑤溶酶体肌病；⑥能量代谢障碍病。

三、临床诊断的注意事项——从共性中寻找特性

总体而言，CMD 一般出生后或新生儿期起病，多数 DMD 和部分 LGMD 在儿童期起病，青少年期丧失行走能力，部分的 LGMD 和多数的 BMD、MD、FSHD 在青少年或成人期起病。渐进性肌无力和肌萎缩是临床共性，但分布和进展有一定的特性和提示意义。

此外，一些特殊临床表现值得关注：

1. 具有提示意义的体征 肌无力和肌肥大并存，见于 DMD/BMD 及部分的 LGMD、FSHD，肌强直见于 MD，不对称性面肌 - 肩胛带肌 - 肱二三头肌联合受累见于 FSHD，肘关节、跟腱及脊柱进行性挛缩见于 Emery-Dreifuss 肌营养不良（EDMD）及 UCMD，脊柱畸形见于 UCMD 和脊柱强直型先天性肌病的早期。

2. 肌病进展特点与基因突变类型相关 多数 DMD 及 CMD 丧失行走能力，FSHD 和 MD 的发病年龄和临床严重程度存在显著家系内及家系间的异质性。

3. 骨骼肌系统以外表现

（1）呼吸系统损害：是常见的并发症，但在不同类型肌病中存在明显差异，不与运动功能损害程度直接相关，可能与病情后期全身肌肉广泛受累有关，或是选择性膈肌无力导致。这类患者处于慢性缺氧状态，可能导致呼吸功能衰竭，需要加强早期症状识别，注意肺功能的定期检查，必要时进行夜间睡眠监测。

（2）心脏损害：是常见的并发症，同样在不同类型肌病中存在明显差异，心脏受累的时期、进展及类型因病而异，可导致心源性猝死。DMD 和部分 LGMD 存在肥厚型心肌病，MD 存在心源性猝死风险，严重的心脏传导阻滞是 EDMD 的重要特点。

（3）中枢神经系统损害：结构和功能性脑损害见于部分 CMD，如结构性病变常见于 Walker-Warburg 综合征 Fukuyama 型和肌 - 眼 - 脑疾病，典型的功能性损害见于 MD 和 DMD。

（4）其他系统：眼底视网膜病变可见于 FSHD 和部分 CMD，白内障常见于 MD，听力受损见于 FSHD，皮肤病变（瘢痕和皮肤萎缩）见于 Ullrich 型 CMD，平滑肌功能障碍见于 DMD 和 MD 进展期，糖尿病和性功能障碍见于 MD。

四、诊断策略的完善和优化——寻求病理与分子诊断的互补统一

典型的临床表现结合遗传方式，为临床诊断提供线索和方向，肌肉病理活检是传统定性诊断的"金标准"，而各种分子检测技术的普及极大推动了诊断流程的完善和优化。

1. 重新定位肌肉病理检查在诊断中的应用价值 对于致病基因已经明确的疾病，即可进行基因检测，特别对于临床表型相对易于识别的肌病，如 DMD/BMD、FSHD、MD，可以直接对特定基因进行检测，但不能简单认为分子检测可以取代肌肉病理活检，其在临床诊断和分子诊断之间起重要的桥梁作用：①相当多肌病的临床表型缺乏特异性，肌酶谱和肌电图等不能定性诊断，病理形态学特点可以缩小分子检测的范围，避免大海捞针，节省成本；②基因检测存在自身局限性，基因诊断与临床诊断、病理诊断三者应该相辅相成，相互验证；③由于个体差异，基因型 - 表型关系可能存在某些不确定性，分子诊断作为静态指标，并不能直接评估肌肉病变的特点及进展程度，需要借助肌肉形态学检查，对不同类型的肌病采取分层诊断策略，针对存在突变热点的肌病，可以优选分子诊断，减少有创性，同时提高诊断效率和准确性。

2. **新兴高通量技术在遗传性肌病诊断和研究中的应用价值及存在问题**　以二代测序技术和蛋白质谱分析为代表的新一代高通量技术打破了通量对疾病研究的限制,对基因变异、RNA 表达、蛋白与 DNA 相互作用及表观遗传效应等进行以组学(omics-based)为层面的高通量检测,使疾病的研究模式进入了以数据为导向的规模化研究模式,极大提高了工作效率,在精准诊断及新基因功能研究中得到广泛应用。但在检测的必要性、最佳检测方案选择(准确、高效、经济)、结果的正确解读及遗传咨询等方面存在诸多问题需要不断完善,所以临床症状与体征、实验室检查、影像学与电生理、神经肌肉病理学及分子诊断是有机统一的整体。

3. **关注肌肉影像学在病情评估和随访的应用**　肌肉影像学(MRI 和超声)值得关注:①不同类型的肌病中,不同肌群受累的模式存在一定的特异性,对鉴别诊断有提示作用;②病情评估和随访的有效指标,无论是病理或分子检测,都是横断面和静态研究,不能提供全身和动态的评估,肌肉影像学可为病情评估、病程随访及将来的有效治疗评价提供客观指标;③可以为肌肉活检部位的选择提供参考。

五、发病机制的进展——剥丝抽茧,谜团渐解

随着多数致病基因被克隆,遗传性肌病的蛋白定位及功能研究得到深化,细胞模型(包括 induced pluripotent stem cells, iPSCs)和动物模型成为发病机制探索的重要工具,这组疾病始终处于孟德尔遗传病研究的前沿。

1. 多数为编码蛋白突变导致功能缺陷,影响肌纤维的相关结构功能与发育,或引起细胞内生理代谢与能量合成障碍,并引起相应级联反应。如肌细胞膜内外存在多种基因编码的蛋白复合物,任何基因突变均可以导致相应的肌病。

2. 某些肌病存在特殊的发病机制,成为本领域研究的难点,得到重点研究,FSHD 是其中的典型。

FSHD 基因定位于 4 号染色体长臂亚端粒区(4q35),是第一个发现的由大卫星序列缺失导致的神经肌病,与该区域一条多态性 EcoRI 片段内部 3.3kb 重复单位(D4Z4 Repeats, DRs, 正常为 10~100 个拷贝)多拷贝缺失相关,不遵循传统的致病基因突变导致编码蛋白变异的经典模式。近年研究证实 4q35-D4Z4 序列大片段缺失引起局部染色体构象改变,通过表观遗传(epigenetics)修饰方式使 CpG 岛甲基化水平下降,D4Z4 序列内部的 DUX4(double homeobox 4)基因上调表达,从而触发多个效应基因出现级联表达异常(deregulation cascade),影响了肌细胞分化和氧化应激、组织对称性发育、细胞凋亡等生理病理途径,提示 DUX4 基因的获得性表达(Gain of function)具有肌肉细胞毒作用。因此,体外调控 DUX4 的表达,以及寻找抑制 DUX4 的小分子化合物成为 FSHD 治疗研究的新方向。

六、治疗的难点与方向——曙光初现,未来已来

相对于分子诊断的快速发展,遗传性肌病的治疗进展曾经相对缓慢。随着基因治疗的研发进入了快车道,基因转导(gene transfer)和基因修复(gene-corrective)治疗等成为重要方向,包括 DMD 和 LGMD 的多项治疗研究进入临床试验阶段。尤其,有关 DMD 的研究已经进行了 I ~ III 期临床试验,取得了实质性进展(以下的章节着重介绍),其他肌病在动物模型或患者体内试验研究均取得突破,说明基因治疗正进入一个爆发性时代。但分子治疗还面临诸多问题需要解决,包括载体选择与安全性、大基因的转导路径、编辑的效率、临床的有效性、最佳干预时间窗及个体化治疗等。

由于患者可能存在多系统损害,强调多学科的评估和相应的综合管理,并发症处理也是治疗的重要方面,可以提高患者的生活质量,延长生存期,国际上已取得了一定的共识,以下两方面尤其值得关注。

1. 对于呼吸功能障碍,在国外无创通气得到广泛使用,有症状患者的支持作用已经得到证实。

2. 对于心脏损害,肌病患者需要加强心脏监护和适当干预,目前关于最佳干预方式和时机的选择未达成一致,如心脏保护药物(血管紧张素转换酶抑制剂、β 受体阻滞剂)的选择和使用指征。

七、疾病自然史与预后评估——值得重新审视

近年来，国内外不断发表 DMD、FSHD、LGMD、CMD 等遗传性肌病的大宗回顾性临床资料荟萃，包括临床病程、发病率、起病年龄、并发症和预后等，原因在于：

1. 随着肌病分类的规范、发病机制的了解、护理水平的提高、并发症的管控和新的治疗方案，许多肌病的自然病史得到延长，预后得到改善，不同于经典教科书的描述，有必要对此进行重新分析和评估。

2. 临床试验需要准确的疾病自然史。

3. 多个国家和国际研究中心的肌病登记制度，为系统性疾病自然史和长期前瞻性研究提供保障。

八、国内的研究展望与策略——机遇与挑战并存

中国的肌病临床与基础研究取得了长足进步，与国际先进水平不断接近，但在多中心临床研究、临床试验、药物研发等存在差距，今后需要整合优势资源，加强跨区域、跨科学协作，结合国家的罕见病医疗政策，实现本领域的可持续发展。

1. 加强学科建设，制定或修订各种中国版诊治指南或专家共识，借助互联网、图书等多种媒介，采用专业网站、会议交流、集中培训、巡回宣教等方式全面提高各级医生的认识及遗传咨询水平。

2. 开展规范化康复研究，根据中国患者体质特点，制定适合中国患者长期训练目标和个体化的方案，协助各省市建立肌病的医联体管理方案，带动社区康复的开展，建立多层面、多元化肌病康复系统工程。

3. 吸收美国与欧盟的经验，建立中国国家遗传性肌病登记系统，为流行病学研究奠定基础，也为临床试验和药物干预研究储备病例资源和基因样本数据。

4. 建立国家临床研究中心，通过病例对照研究与前瞻性队列研究，掌握中国肌病患者基因型–表型的关系以及病程发展规律，筛选疾病管理的关键评估指标（outcome measures），为规范诊疗行为及遗传咨询提供准确的数据，积极参与国际上的多中心研究。

5. 加强与高校科研机构合作，以临床问题为导向，争取在分子机制、基因治疗等领域的突破。

（王柠）

第二节　进行性肌营养不良症

进行性肌营养不良症是一类以进行性、对称性肌无力和肌萎缩为主要表现的遗传病。各种肌营养不良症致病基因不同、发病机制各异，但大多数患者转归不良、结局悲惨，最终多死于呼吸肌或心肌衰竭。进行性肌营养不良症的家庭也遭受着巨大的经济和精神压力，有着极大的社会危害性和家庭危害性。长期以来，科学家与医务工作者致力于肌营养不良症治疗和预防研究，并取得了可喜的成果。某些肌营养不良症如假肥大型肌营养不良症，已能够进行有效的预防，通过产前诊断可避免患儿出生；肌营养不良症的治疗研究也取得了一定的进展。进行性肌营养不良症中，假肥大型肌营养不良症（DMD/BMD）发病率最高，其在致病基因（dystrophin）、发病机制和治疗方面的研究也最为广泛、深入。以下以假肥大型肌营养不良症为例，对肌营养不良症诊断、治疗以及预防做简单介绍。

一、诊断面临的难点及应思考的问题

进行性肌营养不良症主要依据患者的发病年龄、起病方式和受累运动功能，以及血清肌酸激酶、肌电图的辅助检查，进行初步诊断与分型。患者血清肌酸激酶明显增高是疾病的特点，不同类型的进行性肌营养不良症血清激酶升高的程度不同，DMD 患者血清肌酸激酶值一般为正常值的 20~250 倍以上，LGMD 患者血清肌酸激酶值一般为正常值的 1~80 倍以上，FSHD 血清肌酸激酶值一般在正常值的 5 倍以内。但其他肌肉损害疾病同样引起肌酸激酶增高，故肌肉活检、免疫组化染色对疾病的诊断以及分型起了重要的辅助作用。而基因检测为最后的确诊一锤定音，并且为产前诊断、优生优育提供了重要的依据。DMD/

BMD 的致病基因 dystrophin,为迄今发现的人类最大的基因,具有极高的突变频率,几乎覆盖了人类所有可以出现的突变类型。而其中约 70% 为大片段的缺失(60%)或重复(10%),20% 为碱基层面的小片段及点突变(无义突变、错义突变、小片段插入/缺失、剪切位点突变等),5% 以内是其他罕见的倒位、易位等突变形式。dystrophin 基因序列庞大,总共达 220 万个碱基,检测难度较大。多重连接依赖性探针扩增(multiplex ligation dependent probe amplication, MLPA)技术能同时检测 dystrophin 基因 79 对外显子缺失以及重复情况,是目前诊断大片段突变的金标准。但 MLPA 技术仅能解决约 70%DMD 患者基因诊断问题,小片段突变能通过传统的 Sanger 测序发现,但操作烦琐,耗时多,费用高,仅能覆盖占基因总长 0.6% 的外显子区域,目前应用在对其他测序结果的验证。如前所述,二代测序技术具有高通量、耗时少等优点,广泛应用于遗传病基因克隆以及基因诊断方面,特别是外显子测序以及目标区域测序成功应用于 DMD 患者的基因诊断,但是二代测序费用较为昂贵,并会产生一定的假阳性率和假阴性率,因此 DMD 的诊断是一个临床-病理-mRNA-DNA 的诊断体系。

二、治疗面临的难点及应思考的问题

目前 DMD 的治疗策略主要包括药物及支持治疗、干细胞治疗和基因治疗三方面。

(一)药物及支持治疗

自 1898 年 Duchenne 发现 DMD 以来,对 DMD 患者的药物实验和研究就未曾间断,却收效甚微,但随着基因治疗的发展,药物治疗和支持治疗有了更积极的意义:为未来的基因治疗挽留尽可能多的靶细胞或为干细胞治疗建立基本的微环境。

糖皮质激素迄今仍是最有效和最实用的治疗手段。糖皮质激素能延缓病程,如包括改善行走功能、延缓脊柱侧弯的出现,可减轻膈肌纤维化而持续维持呼吸功能,还可维持心功能。但是长期使用激素有不良反应发生,特别是因骨质疏松导致的骨折与脊柱侧弯以及体重增加。除了糖皮质激素外,氨基糖苷类抗生素也有一定的疗效,其能在一定程度上影响核糖体的读码功能,造成终止密码子通读,恢复全长肌营养不良蛋白的表达,

改善 DMD 症状。但临床试验发现,氨基糖苷类抗生素的有效治疗量大,极易造成耳毒性和肾毒性。其他的治疗药物包括免疫抑制剂、不同的维生素及肌肉营养药物等均未能显示出明确的治疗效果。

随着 DMD 发病机制的研究,新型的针对性治疗药物不断问世。这些药物作用机制包括上调 utrophin 表达以弥补 dystrophin 蛋白不足;抑制肌肉生长抑制素(myostatin)的药物(如 myo-029),可增强肌肉生长;补充辅酶 Q_{10} 类似物,改善肌肉能量代谢;蛋白酶抑制剂(如 MLN273),可抑制肌肉退变,促进 dystrophin 蛋白及其相关蛋白在细胞膜上的稳定性。

DMD 患者在中后期均出现不同程度肌肉萎缩、关节挛缩、脊柱变形等并发症。如何开展功能锻炼、是否进行矫形手术等支持治疗,仍存在争议。因为功能锻炼虽然能提高肌肉力量,但不正确或过度的活动和拉伸运动可造成肌肉损伤,而脊柱矫形手术等确能提高患儿的短期生活质量,但不能对疾病的最终进展带来裨益。规范化支持治疗已形成了由神经内科牵头,儿科、呼吸、心内、康复、内分泌、骨科等协助的多学科管理体系。

(二)细胞治疗

1. 成肌细胞移植治疗(myoblast transplantation therapy, MTT) 1989 年 Partridge 等证实,将正常供体的成肌细胞注射入 mdx 鼠,可再生出 dystrophin 阳性的纤维。1990 年开始了临床试验,但是结果不理想:DMD 患者中,移植的成肌细胞效率很低(1%),因此在患者中没有功能上或临床上的改善。尽管人体试验结果让人失望,但是表明细胞移植是一种可能的治疗,需要研究来促进成肌细胞移植的效率。

2. 干细胞移植治疗 干细胞是能自我更新和能够分化为多个细胞谱系的细胞,分为胚胎干细胞和成体干细胞。成体干细胞的使用不涉及伦理问题,目前越来越多的证据表明成体干细胞能够参与其他组织的再生。

肌源性干细胞(muscle-derived stem cells, MDSCs)是多能的肌细胞亚群,呈现更高的增殖能力和较低水平的融合,能更有效地再生肌纤维,体外扩增 30 个周期以上,仍能保持染色体核型正

常,而且在 DMD 转基因模型 mdx 鼠中移植后没有引出特异性免疫反应。更重要的是,MDSCs 不仅能分化为生肌细胞系,还能分化为对完全再生组织所必需的神经和血管细胞。

尽管可以从成人和出生前的组织分离出肌源性干细胞和卫星细胞,但细胞数量有限,难以满足治疗需求,因此骨髓成为成体干细胞的另一个来源。骨髓干细胞(bone marrow stem cells)容易分离,迅速扩增,在细胞移植治疗中有很大的潜力。2002 年 Gussoni 等对 1 例 1 岁 DMD 患者进行同种异基因骨髓移植治疗,12 岁时该患者肌肉活检发现其中 0.5%~0.9% 肌纤维来源于供者的细胞核,提示骨髓移植后,骨髓细胞可融合入宿主的骨骼肌细胞,并可长期存在。我国张成等亦进行了干细胞治疗方面的尝试,通过异体干细胞移植,自体干细胞基因修饰移植,抑制 myostatin 表达等不同方式进行 mdx 鼠的治疗研究,结果发现移植治疗组 mdx 鼠的肌电生理、运动功能、生存时间得到了不同程度的改善。

骨髓干细胞取材方便;可静脉注射,分布范围广;具有多向分化功能,对骨骼肌、心肌、神经系统等的受损组织都可能进行修复;易于被外源性基因转染,便于基因操作,开展自体移植。但其也存在着不足:归巢现象使移植后的大部分细胞可能重新定居于骨髓,只有少部分向肌细胞方向分化;移植前需经致死量的放疗,破坏免疫排斥系统,避免强烈的排斥反应。另外,干细胞治疗的安全性需要进一步评价,其危险性包括:引起肿瘤的形成;异源性有害基因的导入;外界有害微生物的带入等。骨髓干细胞治疗的方向,应是对肌细胞分化潜能的研究,进行单系细胞移植,利用基因工程介导治疗基因进入骨髓干细胞,进行自体移植,尽可能减少免疫排斥反应。

重编程而得到诱导多能干细胞(iPSCs)的出现,在遗传病治疗领域开拓了一条新的道路。研究者运用 CRISPR/Cas9 技术对第 44 号内含子与第 55 号内含子区设计 sgRNA 进行切割,成功敲除近 500~700kb 大片段。经外显子跳跃后得到无移码突变的截短的 dystrophin 基因,具有自体移植治疗的潜在价值。由于 iPSCs 通过病毒载体诱导产生,在移植治疗方面的安全性还需考证,目前尚无法应用于临床治疗。

DMD 及部分 BMD 患者后期常因心肌细胞的坏死及纤维化而出现心功能不全,威胁生命。目前证实心肌球源细胞(allogeneic cardiosphere-derived cells,CDCs)移植是安全且可能有效的;CDCs 通过分泌含有生长因子和 microRNA 的外泌体发挥抗炎、抗纤维化及心肌再生的作用。一项名为 The Halt Cardiomyopathy Progression(HOPE)的临床试验通过 CDCs 的冠脉移植来挽救晚期 DMD 患者的心脏功能,发现除了心肌瘢痕减少、心功能恢复外,患者的上肢肌力出现了不同程度的恢复。于是开展了 HOPE-2 研究,意图通过上肢静脉注射 CDCs 来改善卧床 DMD 患者的上肢功能,值得期待。

(三) 基因治疗

由于产生 DMD 的基因突变各异,包括各种缺失、重复、微小突变、点突变等,需从不同角度开发修复或替代的方法。针对无义突变,2007 年出现化合物 PTC124($C_{15}H_9FN_2O_3$),其作用机制类似氨基糖苷类抗生素且口服有效、无类似的严重副作用。前期研究表明,PTC124 对 15% 的 DMD 患者产生治疗潜能,理论上可治疗 1 800 多种基因无义突变而造成的疾病,药物进入 III 期临床试验。

由于 dystrophin 基因突变导致不同的临床表型是遵循"阅读框规则",为外显子跳跃治疗(exon skipping)提供了理论依据。外显子跳跃治疗采用反义寡核苷酸,人为干扰前体 mRNA 上有突变的外显子的剪接位点,从 mRNA 前体直接人工移除一个或几个外显子,恢复阅读框并编码具有部分功能的缩短 dystrophin 蛋白,从而缓解或控制临床症状。如 PRO051 可跳跃 dystrophin 基因 51 号外显子,诱导产生部分有功能的蛋白。随后的改进版——磷酸二胺吗啉代寡核苷酸(phosphorodiamidate morpholino oligomer,B-MSP-PMO)问世,具有更好的效果,更低的副作用,已被 FDA 批准上市(Eteplirsen,Sarepta Therapeutics,EXONDYS 51)。由于 dystrophin 基因缺失突变类型众多,需开发针对不同外显子的反义寡核苷酸药物,其中 44、45、50、51、53 号外显子的 PMO 已在开发中。

2016 年,多组研究者利用"基因剪刀"Cas9 技术,在向导 RNA(single guide RNA,sgRNA)的

引导下,精确切除了模型鼠带有无义突变的第23号外显子,成功实现DMD外显子跳跃,dystrophin蛋白的表达大量恢复。在此基础上,研究者们开发出针对不同外显子的基因切除方案。2017年,研究者进一步开发出单碱基编辑技术(base editing),针对点突变进行精确修复。无论何种类型的基因编辑技术在DNA/RNA层面,尚存在无法回避的脱靶风险,真正用到成体治疗还有诸多技术难点。

基因替代是另一研究策略,但基因导入人体需要通过载体运输,通常使用AVV病毒,但病毒载量有限,dystrophin基因编码序列无法完整的导入。早期,研究者创造性提出dystrophin可以去掉功能较为不关键的部分,导入一个具有部分功能的小片段基因进行替代。由此诞生了micro-dystrophin,经过20多年的不懈努力,在片段优化及递送方式上做重大改进,最近完成了micro-dystrophin的Ⅰ/Ⅱ期临床试验,疾病进程得到逆转,运动评分改善,有望开展Ⅲ期临床试验。

DMD治疗在诸多领域取得突破性进展,以下问题是今后研究重点:如何实现临床转化,将前期成果应用到临床;提高治疗基因的表达率;尽量减少脱靶的情况下精准修复dystrophin基因及其蛋白的功能。

三、重在预防——携带者检测及产前诊断

无论是现在还是未来,产前诊断是避免患儿出生的最有效预防,其前提是先证者获得正确的基因诊断。明确先证者基因的致病性突变,才能选择性进行携带者检测和产前诊断。

携带者检测的难点在于需要排除正常基因的干扰。根据不同的突变形式采取相应的检测方法,如点突变采用测序、限制性酶切;大片段的缺失(重复)突变采用半定量、实时荧光定量等基因拷贝数测定等方法。另外,携带者可能存在少见的体细胞嵌合或生殖细胞嵌合的突变形式,仅通过连锁分析间接进行携带者检测,势必造成误诊的风险。因此,某些临床高度可疑的DMD患者,虽然可仅通过系谱分析结合连锁分析的方法进行携带者检测和产前诊断,但需谨慎。

DMD产前诊断存在多种方式,例如羊膜腔穿刺术、绒毛取样、羊水肌酸激酶测定、母血中胎儿细胞或游离DNA分离甚至宫内肌肉活检。其中,母血中分离胎儿细胞或游离DNA是无创性检查,但需面临胎儿细胞/DNA的识别、胎儿细胞/DNA的富集、预防结果的假阴性和假阳性等技术难题。因此,直接分析孕妇外周血中胎儿细胞/DNA进行产前基因诊断的临床实用性,尚有许多问题待解决。目前,通过羊膜腔穿刺术获得胎儿细胞的方法仍然广泛应用。

影响产前诊断准确性的因素,除了少数是由于胎儿新生突变所引起,绝大多数是由于胎儿DNA样品被母体组织或其他污染所致。因为PCR技术高度灵敏,只要存在极微量污染,就会导致错误,必须严格遵守质控流程。除此之外,双胎或多胎妊娠也是一个不容忽视的因素,如无法确定所检测DNA的标本来自哪一个胚胎或胎儿,往往导致产前基因诊断误诊或无效。因此,携带者检测和产前诊断绝不是单纯的技术应用。只有建立完善的检测平台,采用多种方法共同验证检测结果,排除假阳性、假阴性的影响,才能进行正确的基因诊断。

综上,DMD行之有效的预防策略将减少患儿出生率,降低发病率;携带者检测也避免家庭成员不必要的精神压力,或为后续优生优育作出正确指导。治疗研究历尽艰辛,一波三折,但曙光来临。DMD不愧是分子医学时代的"宠儿",其治疗和预防过程中所得到的经验和教训,为其他遗传病的防治提供了宝贵财富。

(王柠)

第三节　周期性瘫痪

一、周期性瘫痪的概念与历史回顾

(一)周期性瘫痪

周期性瘫痪(periodic paralysis)是最早被发现由于离子通道功能异常导致的疾病之一。周期性瘫痪以骨骼肌纤维细胞膜兴奋性的异常为特点,临床表现以持续不同时间的局灶或全身肌肉的发作性无力为特征,发作期出现血浆钾离子水平的改变,发作间歇期肌肉功能基本正常。周期性瘫痪具有离子通道病的常见特征:潜在的离子

通道异常在大多数时间内被很好的代偿，来自体内外的诱发因素可以导致通道、细胞以及组织的功能异常；在周期性瘫痪发作时，大多数患者表现为良性病程，部分患者可以由于呼吸功能不全而死亡，许多患者在 40 岁后发作减少或终止，但是会出现与周期性瘫痪发作的严重程度以及频率无关的慢性进行性肌病，这种肌病典型的组织学表现是肌纤维中央空泡以及 T 管系统的膨胀和增殖，主要波及骨盆肢带肌肉以及下肢近、远端肌肉。

（二）对周期性瘫痪的认识过程

1874 年，Hartwig 对低钾型周期性瘫痪（hypokalemic periodic paralysis，HoPP）的临床表现进行了首次记录。1895 年，Goldflam 发现肌纤维有空泡形成是本病的一个特征，在此之后的很长一段时间，对周期性瘫痪的认识仅停留在对患者症状的总结上。伴随实验室检查手段的发展，瘫痪发作与血清离子水平变化之间的关系引起了研究者的注意，1937 年 Aitken 发现低钾型周期性瘫痪发作时血清钾离子浓度降低，并且在补充钾离子后瘫痪可以缓解。这一发现，使研究者对低钾型周期性瘫痪的认识深入了一大步，而且为瘫痪发作期的治疗提供了一个简便易行、行之有效的方法。但是，低钾的原因以及为什么瘫痪呈发作性困惑着临床神经病学家，由于研究手段的限制，研究进展缓慢。1951 年，Tyler 及其同事发现了一种与低钾型周期性瘫痪在临床表现以及实验室检查均不相同的发作性无力综合征，5 年后 Gamstorp 报道了两个家系，称之为遗传性发作性无力症（adynamia episodica hereditaria）。后因发作时出现血清钾离子水平升高而命名为高钾型周期性瘫痪（hyperkalemic periodic paralysis），又称强直性周期性瘫痪，其发病基本局限于北欧国家，比较少见。20 世纪 60 年代，又发现了一种发作性无力，它在许多方面与高钾型周期性瘫痪相似，只是在发作时不出现血清钾浓度的升高，并且给予葡萄糖治疗无效，被命名为正常血钾型周期性瘫痪。20 世纪 70 年代，Andersen 及其合作者首先报道了一种以钾敏感性周期性瘫痪、室性节律障碍以及形态异常（面部和骨骼发育异常）为特征的常染色体显性遗传性疾病，被命名为 Andersen 综合征。

20 世纪 90 年代，伴随膜片钳技术、选择性神经毒素以及基因克隆和测序技术的应用，使我们对膜结构和离子通道有了更深入的了解，周期性瘫痪与离子通道结构和功能变化之间的关系成为研究的热点。20 世纪末，提出了离子通道病的概念，现已确定周期性瘫痪是一种离子通道病，是由于编码离子通道蛋白的基因发生突变，使其编码的通道蛋白的结构或功能发生改变，从而产生相应的临床表现。

二、如何认识钾离子在周期性瘫痪发病中的作用——源头还是最终通路

钾离子在维持细胞膜电位的稳定以及动作电位的产生中发挥重要作用。长期以来，一直认为血清中钾离子浓度的改变是周期性瘫痪的发病基础，是发病的源头。但是随着实验技术的进步，对于周期性瘫痪发病机制研究的不断深入，发现血清中钾离子浓度的改变有可能只是周期性瘫痪的一个继发表现，不是源头，而可能是最终通路。

在低钾型周期性瘫痪患者中存在三个不同的骨骼肌离子通道基因的异常：多数患者具有位于染色体 1q31 上的编码 L- 型钙通道 Cavl.1a1 亚单位的 CACNA1S 基因的点突变。正常 L- 型钙通道具有两个功能：①作为一个慢电压激活钙通道；②在兴奋收缩中与 ryanodine 受体耦联。通过 Cavl.1，横管动作电位激活钙释放通道 ryanodine 受体，钙由肌质网释放，激活收缩机制。CACNA1S 基因的点突变均导致该通道蛋白 a1 亚单位电压敏感子中带正电的精氨酸的替换。现在，对于在细胞膜兴奋性中并不起重要作用的 CACNA1S 异常如何导致瘫痪发生的机制尚不清楚。低钾型周期性瘫痪也可以由编码骨骼肌门控性钠通道 Navl.4a 亚单位的 SCN4A 基因的错义突变所致。功能表达研究显示，与低钾型周期性瘫痪相关的 SCN4A 突变导致了通道功能的丧失。

高钾型周期性瘫痪是由位于 17q23 染色体编码骨骼肌门控性钠通道 Navl.4a 亚单位的 SCN4A 基因突变所致，钠通道 Navl.4 对于肌纤维动作电位的产生是必需的。导致高钾型周期性瘫痪的多数突变位于钠通道 Navl.4 跨膜片段的内侧区或位于细胞内相互联结环内，影响了快速失活颗粒（fast inactivation particle）的三个空间锚定位点

的结构,任何的异常可以导致结合的亲和力下降,与该获得功能缺陷(gain-of-function defect)相一致。突变的通道避免了失活状态,重新开放或在失活及开放状态中间波动。这个突变导致了持续的内向钠电流,使细胞膜持续去极化,并且增加了对钾离子的电驱动力,钾离子由肌肉释放从而提高了血清钾离子水平,水分子伴随钠离子内流入肌肉纤维,导致血液浓缩从而进一步升高血清钾离子水平,这种恶性循环向四周传播并影响周围的肌肉纤维。临床症状由去极化程度决定,根据细胞膜兴奋性的不同,患者可以表现为瘫痪或肌强直。尽管肌强直和瘫痪在临床表现上是相反的,病理机制却是相同的,在发作之初,细胞膜轻度的去极化使非失活变性通道开放,产生反复的肌肉动作电位,表现为肌强直,而钠通道的开放使细胞膜进一步去极化,正常的钠通道失活,使肌肉瘫痪。

从以上研究结果可以看出,不是钾离子浓度的改变造成了通道功能的异常,而是异常的通道造成了钾离子浓度的改变,从而出现相应的临床表现。但是为什么无力呈发作性,尚待进一步研究。

三、编码通道基因的异常对传统认识的冲击

(一)依据血钾水平还是按通道异常分类

随着对周期性瘫痪发病机制认识的深入,传统的分类方法遇到了冲击。过去根据发作时血浆钾离子水平以及是否伴有心律失常将周期性瘫痪分为:低钾型周期性瘫痪、高钾型周期性瘫痪、正常血钾型周期性瘫痪以及Andersen综合征。

现在发现多数周期性瘫痪患者可以查到编码离子通道基因的异常。已经发现低钾型周期性瘫痪患者存在编码L-型钙通道Cav1.1a1亚单位的CANA1S基因的点突变(低钾型周期性瘫痪1型)、编码骨骼肌钠通道Navl.4的SCN4A基因的点突变(低钾型周期性瘫痪2型)以及编码骨骼肌钾通道的KCNE3基因的点突变。高钾型周期性瘫痪患者存在编码骨骼肌门控性钠通道Nav1.4a亚单位的SCN4A基因突变以及编码骨骼肌钾通道的KCNE3基因的点突变。而KCNJ2基因编码的内向整流钾通道Kiv2.1突变可以导致

Andersen综合征,钾通道Kiv2.1正常状态下在维持骨骼肌细胞膜静息膜电位与心肌动作电位复极化中起重要作用,也在破骨细胞发育中的迁移及融合中发挥作用,所以该通道的异常可以导致三联征的发生。正常血钾型周期性瘫痪患者也发现了存在编码钠通道Navl.4a亚单位的SCN4A基因突变。

目前周期性瘫痪已经被确认为离子通道病,可以根据相应的离子通道异常分类,这样更有利于对疾病本质的研究,所以周期性瘫痪可以相应的分为钙通道疾病、钠通道疾病、钾通道疾病以及其他未知通道疾病。可能在不久的将来,随着对疾病本质认识的进步,还会出现其他的分类,但是不论哪一种分类,都是为了更好的认识疾病及治疗疾病,这才是我们分类的最终目的。

(二)正常血钾型周期性瘫痪是否是一个独立的疾病实体

正常血钾型周期性瘫痪比较少见,多在10岁前发病,部分患者嗜盐,限制盐摄入量或给予钾后可以诱发,每次发作持续时间较长,多数在10天以上。常在夜间醒后或清晨出现,可以为四肢瘫痪或仅影响部分肌群。正常血钾型周期性瘫痪在发作时临床表现与高钾型周期性瘫痪相似,只是不出现血清钾浓度的升高,并且给予葡萄糖治疗无效。由于患正常血钾型周期性瘫痪的患者对钾离子敏感,并且在其家系中发现了在高钾型周期性瘫痪患者中最常见的T704M或M1592V突变,所以正常血钾型周期性瘫痪是否是一个单独的疾病实体尚存在疑问。但在2004年,根据家系DNA分析,Vicart等发现正常血钾型周期性瘫痪患者存在编码钠通道Navl.4a亚单位的SCN4A基因的密码子675的突变,密码子675编码该钠通道2区电压敏感器上的一个精氨酸,该位点紧邻导致低钾型周期性瘫痪2型的R672和R699突变位点,提示正常血钾型周期性瘫痪可能是一个钠通道病,具体的突变及功能还需要进一步研究。

(三)对治疗的可能影响

周期性瘫痪的研究表明,相同的临床表现可以由编码不同通道的基因突变导致,而编码同一通道基因的不同突变可以导致不同的临床表现,同一突变在不同的性别也可以有不同的外显率。

与CACNA1S点突变相关的低钾型周期性瘫

痪在男性表现为几乎完全的外显率,而在女性外显率只有50%;半数具有R528H突变的女性及1/3具有R1239H突变的女性是无症状型的,与之相反,90%具有致病突变的男性是症状型的。特定的突变与明确的临床特征相关,如常见的R528H突变与疾病的迟发以及肌痛有关。SCN4A突变的低钾型周期性瘫痪家系具有一些显著的临床特征:男性和女性均为完全的外显率,发病年龄早,发作后有肌痛;这些病例在应用乙酰唑胺时,表现为更严重的发作并伴有强烈的肌痛,发作频率增加。肌肉活检可见管状聚集物。目前已知的SCN4A基因错义突变中的一个突变,其所导致的氨基酸替换(P11585S)可以表现为特殊的表型——寒冷诱发的低钾型周期性瘫痪和肌强直。

随着对周期性瘫痪发病机制认识的深入,异常离子通道的基因突变及功能表达的研究发现对传统的治疗策略提出了新的挑战。新的基因突变不断被发现,这些研究结果能否为临床治疗提供新的出路,能否依据异常通道的类型以及不同的外显率进行个体化治疗,基因治疗是否仍遥不可及,能否对异常的通道进行功能修复,能否对异常通道功能的改变(增强或丧失)进行针对性调节,通过抑制或增强其他通道的功能来减弱该通道异常所带来的后果,这些都需要进行更多的研究。

四、周期性瘫痪诊断中的难点及对策

(一)高钾与低钾型周期性瘫痪的鉴别

高钾型与低钾型周期性瘫痪的鉴别要点见表7-31-1。

表 7-31-1　低钾型与高钾型周期性瘫痪的鉴别要点

	低钾型周期性瘫痪	高钾型周期性瘫痪
遗传方式	常染色体显性遗传	常染色体显性遗传
发病年龄	10~20岁	<10岁
发作持续时间	数分钟至数小时	数小时至数天
诱发及加重因素	运动后休息,寒冷,碳水化合物负荷,月经	运动后休息,寒冷,钾负荷,禁食,怀孕,糖皮质激素,应激,乙醇
肌强直	无	无
肌无力严重程度	中、重度	轻、中度、可在局部
血钾水平	低、很少正常	高、可为正常
肌酸激酶水平	中度升高	轻度升高
肌电图	可有动作电位降低	可有肌强直电位
心电图	可有PR间期、QRS波以及QT间期延长,T波低平以及U波	T波波幅增高
预防性治疗	低钠高钾、低碳水化合物饮食,二氯苯磺胺、乙酰唑胺	低钾、高碳水化合物饮食,乙酰唑胺、噻嗪类利尿剂
急性期治疗	口服补钾、如不能口服,可静脉补钾	静脉给与葡萄糖酸钙,葡萄糖和胰岛素
可检测致病离子通道基因	钙通道(CACNA1S),钠通道(SCN4A),钾通道(KCNE3)	钠通道(SCN4A),钾通道(KCNE3)

(二)首次发作如何判断

根据反复发作的短暂性无力,在一次发作期间检测到血清钾含量的异常,通常可以诊断周期性瘫痪。伴有轻度形态异常以及心电图异常的病例,应仔细排除Andersen综合征,无家族史的首次发作病例则需要与以下可以导致急性全身无力的疾病进行鉴别:

1. 神经系统疾病　重症肌无力、Lambert-Eaton综合征、猝倒发作、与发作性睡病相关的睡眠瘫痪、多发性硬化、短暂性脑缺血发作、过度换气综合征。

2. 代谢性或中毒性疾病　电解质紊乱、卟啉症、肉毒素中毒、酒精中毒、阿片中毒、低血糖发作。

3. 感染及炎症 脊髓灰质炎、Gullain-Barre综合征、多发性肌炎、皮肌炎。

必要时，可以进行相应的诱发试验，由于诱发试验具有潜在的危险，在采用时必须进行心电监测，现在多采用 DNA 检测来避免采用诱发试验。诱发试验具体方法如下：①低钾型周期性瘫痪的诱发试验，静脉输入葡萄糖（100g）和正规胰岛素（20U）可以诱发一次发作；②高钾型周期性瘫痪的诱发试验，可以口服氯化钾 2g，每 2 小时重复 1 次，共 4 次，在禁食，尤其是运动后进行透发试验效果最佳，但是必须注意，在瘫痪发作时、患有肾功不全时或是糖尿病患者不能采用诱发试验。也可以进行冷水诱发试验，将被检查者前臂浸入 11~13℃水中，如为高钾型周期性瘫痪，20~30 分钟后可以诱发肌无力，停止浸泡 10 分钟后可以恢复，有助于诊断。

（三）散发病例如何进行鉴别诊断

散发病例需要与以下疾病进行鉴别：

1. 导致继发性血钾降低的疾病

（1）钾经细胞转移：甲亢型周期性瘫痪、钡中毒、高胰岛素血症、碱中毒。

（2）钾经肾脏丢失：盐皮质激素过多（原发及继发醛固酮增多症）、肾小管疾病（肾小管性酸中毒，Liddle's 综合征）、肾盂肾炎。

（3）钾经肾外丢失：钾摄入过少、腹泻、直肠绒毛状腺瘤、瘘管、呕吐、输尿管结肠吻合术。

（4）药物：利尿剂（噻嗪类、速尿、利尿酸）、缓泻剂、甘草（其成分甘草酸具有类盐皮质激素样作用）。

2. 导致继发性血钾升高的疾病 醛固酮过少症、肾衰、保钾型利尿剂、ACEI 等所致的继发高钾血症。

（四）甲亢性与家族性周期性瘫痪的异同

在亚洲，尤其在我国和日本，周期性瘫痪散发病例常伴发甲状腺功能亢进，被称为甲亢性周期性瘫痪，除较易出现心律失常外，其发作同家族型周期性瘫痪具有相似的临床表现。甲亢性周期性瘫痪也具有一些与家族性不同的特征，甲亢性主要出现在男性（尽管甲状腺功能亢进在女性多见），20~40 岁成人最常见，高胰岛素血症、高碳水化合物负荷以及运动可以诱发发作，无力以近端为主，在严重病例，可以累及呼吸肌及咽喉肌，发作持续数小时至数天。甲状腺功能亢进患者患该病的概率，在国人男性为 13%，女性为 0.17%，而在白人（包括男性和女性）中为 0.1%~0.2%，提示遗传学因素可能在其中发挥了重要作用。瘫痪发作与甲状腺功能亢进的严重程度无关。当甲状腺疾病得到成功治疗后，瘫痪发作停止。补充钾离子、口服普萘洛尔或螺内酯可以控制及预防发作。

五、从乙酰唑胺对周期性瘫痪治疗的作用透视治疗的现状及展望

乙酰唑胺是一种碳酸酐酶抑制剂，作用广泛，在癫痫、躁狂症、发作性共济失调、青光眼以及神经肌肉疾病中发挥治疗作用。在周期性瘫痪的治疗中，尤其在预防性治疗中，乙酰唑胺（125~250mg，每天 2~3 次）发挥着重要的作用，但是乙酰唑胺在周期性瘫痪治疗中的作用机制目前尚不完全明确。乙酰唑胺不但可以防止大多数低钾型周期性瘫痪的发作，也能改善空泡性肌病所致的发作间期无力。其对低钾型的有益作用机制，可能是该药抑制碳酸酐酶，导致细胞内碱化，从而诱导了细胞外轻度的代谢性酸中毒，阻断了钾离子由血液向肌肉的流动。矛盾的是，乙酰唑胺可以降低血钾水平，所以在一些低钾型患者，需同时补充钾以及避免高碳水化合物饮食，而高钾型周期性瘫痪患者应用乙酰唑胺预防瘫痪发作，可能恰恰利用了其降低血钾的作用，乙酰唑胺不但可以减少高钾的发作频率，还可以减轻发作时伴发的肌强直。目前缺乏关于乙酰唑胺在周期性瘫痪中治疗作用的对照研究，但是一个关于碳酸酐酶抑制剂二氯磺酰胺的严格的临床试验显示，该药可以减少低钾以及高钾型周期性瘫痪的瘫痪发生率。研究表明，乙酰唑胺以及二氯磺酰胺可以通过造成细胞内碱化，从而激活肌肉的 BK 通道（钙激活的钾通道）来发挥治疗作用。长期应用乙酰唑胺可以出现肾结石，应注意监测。

目前为止，在周期性瘫痪的治疗药物中，乙酰唑胺是最有可能通过影响离子通道功能来发挥治疗作用的，其他药物仅能够影响通道功能异常的表象（血钾的改变），所以通过对乙酰唑胺及其类似物的研究,有可能在不久的将来发现新的作用机制或新的治疗靶点。

(张黎明 代大伟)

第四节 肌　炎

肌炎主要包括两大类,一类为病因明确的感染性肌炎;另一类为病因未明但与自身免疫有关的特发性炎性肌病(idiopathic inflammatory myopathy, IIMs),包括多发性肌炎(polymyositis, PM)、皮肌炎(dermatomyositis, DM)和包涵体肌炎(inclusion body myositis)。

一、肌炎的认识历程与启示

1887 年,Wagner 和 Unverricht 分别描述了3 个患者,这些患者都表现为急性的肌肉无力,并伴有皮肤损害,他们将这个疾病命名为多发性肌炎。但是 Unverricht 认为 Virchow 可能是第一个认识这个疾病临床表现的人。1866 年,Virchow 观察到 1 个患者身上起皮疹,而其他的症状则提示为多发性肌炎。

几年以后,Unverricht 指出几乎所有的患者均同时伴有皮肤损害,进而将疾病的名称改为皮肌炎。在之后的几十年中,多发性肌炎和皮肌炎的名称在疾病的诊断中是可以互换使用的,人们认为皮肤损害是这个疾病的一部分,仅偶然有一些学者谈及少见的不伴皮肤损害的病例。

1903 年,Steiner 综述了之前报道的所有 28 个多发性肌炎和皮肌炎的病例。他提到了 3 个患者不伴有皮肤损害,但是当时他认为皮肤损害可能是因为出现在早期而被忽略了。没有皮肤损害的多发性肌炎病例常常被诊断为其他疾病,如甲旋毛虫病、绝经后肌营养不良和迟发性进行性肌营养不良。直到 1954 年,Nattrass 提出一些绝经后肌营养不良和迟发性进行性肌营养不良的病例实际上可能是多发性肌炎。他描述了 5 名痊愈的肌营养不良患者,并且强调这些病例与典型肌营养不良病例临床和病理上的区别。这些区别包括:疾病相对急性发作,临床过程有自发缓解的趋势,伴有其他特征如吞咽困难和特殊的肌肉病理改变。

直到 20 世纪后期,多发性肌炎的临床和病理本质才逐渐被认识。1958 年,Walton 和 Adams 在他们的文章中说:"因此可从已有的工作中得出结论,虽然皮肌炎和多发性肌炎经典的临床特征已经被认识了许多年,但是最近才认识到多发性肌炎可以急性和慢性形式发生,不伴有皮肤损害。在许多病例中,仅从临床症状上区别多发性肌炎和进行性肌营养不良是非常困难的,或者说是不可能的。"此外,Walton 和 Adams 给出了多发性肌炎临床主要特征的详细描述,包括四肢近端对称性的肌无力,有时伴有疲劳、疼痛、发热和关节痛。他们强调当没有皮肤损害时,内科医师们通常不考虑多发性肌炎的诊断,因此多发性肌炎的病例可能被漏诊;他们也强调多发性肌炎可能伴发结缔组织病,比如硬皮病、系统性红斑狼疮和风湿性关节炎。在 1975 年,Walton 和 Adams 的这些观察结果被 Bohan 和 Peter 证实,他们确立了多发性肌炎和皮肌炎各自的诊断标准。Bohan 和 Peter 的标准对诊断、治疗和科学研究都非常重要,在之后几十年中被频繁使用。

虽然 Bohan 和 Peter 的诊断标准简单,易操作,具有较高的敏感性,但是特异性较差。在回顾性研究中发现,包涵体肌炎、皮肌炎、一部分结缔组织病和强的松反应性坏死性肌病被诊断为多发性肌炎。随着免疫病理学的发展,欧洲神经肌肉疾病中心(ENMC)在 2004 年提出了肌炎新的诊断标准。该诊断标准主要包括临床表现、血清肌酶水平、肌电图结果、血清肌炎特异性抗体检测和肌肉活检病理染色。2015 年中华医学会神经病学分会肌肉病学组和肌电图及临床神经生理学组共同制定并颁布了《中国多发性肌炎诊治共识》。由于血清肌炎特异性抗体检测和部分病理染色未在全国范围内广泛开展,该共识在 ENMC 诊断标准的基础上有所调整。

人们对肌炎的认识经历了一百余年的时间。最初,人们对疾病的认识是片面的、局限的。当人们的临床观察与前人所提出的观点发生矛盾的时候,有一些人对这些不同点进行了深入的研究,从而发现问题并提出新的观点,修正了前人的错误。正是由于在研究中不断的发现问题,不断的创新探索,才使我们对疾病的认识不断完善,逐渐看清了疾病的本质。尽管如此,在肌炎的发病机制、诊断和治疗中还有许多问题等待我们去解答,下面我们将逐一阐述肌炎诊治中曾经获得的宝贵经验、目前研究的热点和遇到的难题以及今后工作展望。

二、多发性肌炎和皮肌炎

（一）多发性肌炎和皮肌炎的诊断难点

多发性肌炎和皮肌炎患者常常表现为不典型的临床症状和体征，针对多发性肌炎和皮肌炎的一些无创性辅助检查特异性和敏感性不高，肌肉活检在多发性肌炎和皮肌炎诊断中的应用由于种种原因受到限制，因此临床工作者常常在多发性肌炎和皮肌炎的诊断中遇到困惑。如何诊断多发性肌炎和皮肌炎，如何选择适当的辅助检查，如何判读辅助检查结果，成为摆在临床医生面前的难题。

1. 多发性肌炎和皮肌炎的诊断

（1）早期诊断标准：1975 年，在证实并总结了 Walton 和 Adams 观察结果的基础上，Bohan 和 Peter 确立了多发性肌炎和皮肌炎的诊断标准，①数周或数月内逐渐加重的对称性肢带肌无力；②血清肌酶活性升高；③肌电图三联征：低波幅、短时程多相运动单位动作电位，纤颤电位、正锐波和插入兴奋性增加，自发的异常高频放电；④肌肉活检异常（例如肌纤维的变性和再生、坏死、吞噬作用，束周萎缩和间质内单核细胞浸润）。

依照这些标准，皮肤损害是皮肌炎和多发性肌炎的唯一区别，皮肌炎的典型皮疹为淡紫色眶周水肿性红斑和 Gottron's 丘疹，而对于 40 岁以上者需除外恶性肿瘤。Bohan 和 Peter 也建议将所有的肌炎患者分为 5 个亚型：多发性肌炎、皮肌炎、肌炎伴发恶性疾病、儿童肌炎或皮肌炎和伴有结缔组织病的肌炎或皮肌炎。

（2）肌肉病理是最重要的确诊依据：在开始认识这一疾病的时候，仅仅皮肌炎被认识，在没有皮肤损害的情况下，多发性肌炎常常被漏掉。对组织病理学标准的认识和确定是人们对肌炎认识的巨大进步。早在 1887 年，Wagner 和 Unverricht 在他们的文章中就阐述了肌炎患者骨骼肌的病理改变。1903 年，Steiner 报告了多发性肌炎患者肌肉标本的组织学异常。但是，直到 1950 年肌肉活检才成为区别多发性肌炎和其他肌肉疾病的诊断工具。目前，肌肉病理是肌炎诊断中不可替代的

方法。

肌肉活检一般是在局麻下对受累肌肉进行开放性活检。为了避免人为假象，在两周内进行过肌电图检查的肌肉不宜进行活检。超声和磁共振成像可以帮助选择受累的肌肉。多发性肌炎的病理表现为：苏木素 – 伊红染色示肌纤维大小不一、散在和 / 或灶性分布的肌纤维变性、坏死及再生，肌内膜多发散在和 / 或灶性分布的、以淋巴细胞为主的炎性细胞浸润，酸性磷酸酶红染。此外，尚可有一些非特异性改变，如核内移、变性肌纤维氧化酶［琥珀酸脱氢酶（SDH）、还原型辅酶Ⅰ四氮唑还原酶（NADH）、细胞色素氧化酶（COX）］活性局灶性减低，以及提示线粒体异常的少量破碎红纤维，但苏木素 – 伊红、改良 Gomori 染色无镶边空泡。单克隆抗体免疫组织化学染色提示炎性细胞大部分为 T 淋巴细胞，其中 CD8[+]T 细胞具有相对特异性，另外还有部分吞噬细胞。其中特征性病理改变为肌纤维膜有 MHC–Ⅰ异常表达，CD8[+]T 细胞围绕在形态正常的、表达 MHC–Ⅰ的肌纤维周围，或侵入和破坏肌纤维。而皮肌炎特异的肌肉病理改变是束周肌纤维萎缩，微血管病变和炎症细胞浸润，浸润的炎症细胞主要是 CD4[+]T 淋巴细胞和 B 细胞，它们聚集于肌束膜和血管周围。

肌肉活检不但是确诊的有效手段，也是监测治疗效果的有效方法。但是在监测治疗效果时，肌肉活检需要短期反复进行，而反复的开放性肌肉活检给患者带来不便并且花费较多，常常令患者难以接受。针对这种情况，人们进行了不断的探索，发现经皮鼻甲刀肌肉活检可以提供准确的诊断，减少患者的痛苦并且能够重复活检，而且这种半开放式的活检技术能够在门诊实施，并发症很少。虽然这种方法还没有在临床工作中普及，但是我们相信，随着肌肉活检方法的不断改进，肌肉活检将逐渐被绝大多数的患者接受，并可能在基层医院开展，这将给疾病的诊断和治疗带来非常大的益处。

（3）中国多发性肌炎诊治共识：Bohan 和 Peter 的诊断标准简单、操作性强且敏感度高，但特异度不够。欧洲神经肌肉疾病中心（ENMC）在 2004 年提出的分类诊断标准是目前较为公认的，但肌炎特异性自身抗体以及部分病理染色并

未在全国广泛开展。因此，2015年中华医学会神经病学分会神经肌肉病学组和肌电图及临床神经生理学组制定并颁布了中国多发性肌炎诊治共识，共识将ENMC诊断标准做了适当的调整，诊断要点如下：①起病年龄大于18岁；亚急性或隐匿起病；数周至数月内进展；临床主要表现为对称的肢体无力和颈肌无力，近端重于远端，颈屈肌重于伸肌。②血清肌酸激酶（creatine kinase，CK）升高。③肌电图提示活动性肌源性损害。④肌肉病理提示肌源性损害，肌内膜多发散在和/或灶性分布的、以淋巴细胞为主的炎性细胞浸润，炎性细胞大部分为T淋巴细胞，肌纤维膜有MHC-I异常表达，CD8$^+$T细胞围绕在形态正常的表达MHC-I的肌纤维周围，或侵入和破坏肌纤维。⑤无皮肌炎的皮疹，无相关药物及毒物接触史，无甲状腺功能异常等内分泌病史，无肌营养不良等家族史。⑥肌肉病理除外常见类型的代谢性肌病和肌营养不良等非炎性肌病。在临床实践中，对于年龄小于18岁、进展过缓、平卧抬头肌力好、CK正常、肌电图无异常自发电位（未经激素治疗）、激素反应过快或标准治疗后完全无效的患者，均需要审视多发性肌炎的诊断。

2. 肌酸激酶和肌炎特异性自身抗体在诊断中扮演的角色

（1）CK：多发性肌炎急性期CK水平可升高超过正常50倍，皮肌炎通常升高达正常值50倍，儿童皮肌炎中CK经常是正常的。同工酶、二磷酸果糖酶和乳酸脱氢酶等肌酶水平也可能升高，但不特异。过去认为酶释放是肌纤维损害的结果，CK血清浓度提供了肌肉损害程度和疾病活动性的最佳评价指标。但是研究发现，在有些活动的肌炎患者中，CK的水平可能是正常的，而有些患者肌酶持续升高但是没有疾病活动的征象，肌肉功能正常，甚至在观察到解剖和生化改变的情况下，血清CK仍可能在正常水平。有人认为存在活动性疾病的患者肌酶水平正常，可能反映出严重的损害——肌纤维大量损害或者严重的肌萎缩。锻炼对血清CK水平也有影响。因此，血清肌酶可能不是疾病活动的可靠指标，需要其他的方法评价疾病的活动性。

（2）肌炎特异性自身抗体：肌炎的抗体包括肌炎特异性自身抗体（myositis-specific

autoantibodies，MSAs）和肌炎相关抗体（myositis associated antibodies，MAAs）两大类，前者包括各种抗氨基酰tRNA合成酶抗体[组氨酰tRNA合成酶（Jo-1）、苏氨酰tRNA合成酶（PL-7）、丙氨酰tRNA合成酶（PL-12）、异亮氨酰tRNA合成酶（OJ）、甘氨酰tRNA合成酶（EJ）、天冬氨酰tRNA合成酶（KS）等]、Mi-2抗体、信号识别颗粒（SRP）抗体、临床无肌病性皮肌炎（CADM-140）抗体、p155/140抗体等，后者包括SS-A抗体、PM-Scl抗体、核蛋白（U1-RNP）抗体和Ku抗体等。临床上最常见的是抗合成酶抗体，其中Jo-1抗体阳性者占2/3，其临床表现为发热、间质性肺炎、关节炎、雷诺现象和"技工手"（手指的侧面、掌面皮肤过度角化、变厚、脱屑、粗糙伴皲裂，类似技术工人的手），称为抗合成酶综合征（ASS）。抗合成酶抗体在皮肌炎中也有近20%的阳性率。

（二）治疗中的难点与争论

1. 治疗现状　目前缺乏较大规模的随机双盲安慰剂对照研究，也没有确切地评价治疗结果和治疗反应的研究，肌炎的治疗仍然处在困境当中。一些回顾性研究表明，皮质类固醇激素仍然是一种有效的治疗药物。然而，皮质类固醇激素并非对所有的患者都有效，而且在使用过程中常常出现许多不良反应，这样就需要其他的药物治疗，特别是免疫抑制剂和静脉内注射免疫球蛋白。因为目前尚没有国际上认同的最佳治疗方案，所以肌炎的治疗方法应根据疾病的严重程度和临床表现、疾病持续时间、肌外的表现、先前的治疗以及需要注意的药物禁忌证，实行个体化治疗。临床观察提示，仍然有约25%的患者对治疗没有反应，并且有许多复发的病例。

肌炎的治疗是一个挑战，难治性病例的治疗相当棘手。较新的治疗方法有细胞因子调节和靶向作用于B细胞和T细胞的单克隆抗体，但仍需要更多的研究来支持临床应用。研究公认的一些预后不良的因素包括：老年、非白种人、延髓肌受累、治疗延迟、心血管和肺部受累。

（1）皮质类固醇激素：作为多发性肌炎和皮肌炎的首选药物，在急性重症病例中可应用大剂量的甲基泼尼松龙静脉注射3~5天。一般病例口服泼尼松直至达到临床缓解，再根据临床改善情况逐渐减量直到达到维持剂量，治疗的平均持续时间为 3 年。尽管一些患者在皮质类固醇减量时再发,皮质类固醇仍然需要在 2~3 年内减量直至撤掉。

如果泼尼松治疗后患者病情恶化,则要鉴别是肌炎复发还是类固醇肌病,类固醇肌病区别于肌炎复发的特征是 CK 水平正常,EMG 无异常的自发活动。肌炎复发可能在磁共振断层显像上有增强效应,但是有时需要进行反复的肌肉活检才能确诊。

(2)免疫抑制剂:下述情况可考虑使用免疫抑制剂,①皮质类固醇治疗无效;②疾病快速发展;③体内器官严重受累;④皮质类固醇减量时复发;⑤明显的皮质类固醇不良反应(糖尿病、高血压和骨质疏松等)。

常用的免疫抑制剂包括硫唑嘌呤、甲氨蝶呤和环孢素 A。可与皮质类固醇联合应用以减少皮质类固醇的用量。甲氨蝶呤能够引起间质性肺病,已经伴有间质性肺病的肌炎患者应避免使用。环孢素 A 主要用于治疗成年人难治的多发性肌炎、皮肌炎。环孢素 A 在大于 5~6mg/(kg·d)用量时可能出现剂量依赖性肾毒性,需要常规监测血药水平和肾功能。

环磷酰胺的治疗效果是有争议的。其他免疫抑制剂及静脉注射免疫球蛋白无效且肌外损害较重的病例可试用环磷酰胺。他克莫司(tacrolimus,FK506)可用于伴有间质性肺病和抗合成酶抗体阳性的难治性肌炎,其软膏剂可用于顽固的皮肤损害的治疗。麦考酚酸吗乙酯(mycophenolate mofetil)、苯丁酸氮芥和氟达拉滨(fludarabine)等有报道在一些难治的病例中可能有效。

(3)静脉注射免疫球蛋白(IVIG):免疫球蛋白来源于健康人的血清,能够提供大量的抗体,并且有免疫调节作用。IVIG 在皮肌炎治疗中是有效的,IVIG 能够封闭吞噬细胞上的 IgG 抗体,下调慢性炎症中的转化型 β 生长因子,抑制血清 SC5b-9 复合物的水平,减少纤维化并且防止免疫复合物在细胞外基质的沉积。但是在多发性肌炎患者中只有非对照性的研究。在 Dalakas 进行的随机安慰剂对照研究中,应用 IVIG 治疗难治性皮肌炎的患者,患者的肌力和皮肤损害均有改善,特别是在疾病的早期。反复肌肉活检结果显示肌纤

维直径增加,毛细血管直径和补体沉积减少,特别是 C3 和 MAC 在毛细血管上沉积减少,肌肉坏死和淋巴细胞浸润均减少。IVIG、环孢素 A 和泼尼松的联合应用对复发的和难治的多发性肌炎/皮肌炎患者也是有效的。

(4)血浆置换:在随机对照临床试验中无明显效果,一般不推荐使用。

2. 身体锻炼在治疗中的作用 肌炎的治疗中,非药物治疗没有得到足够的重视,体格锻炼在肌炎治疗中的作用是有争议的。因为人们害怕引起肌炎突然发作或者加重,所以常常建议患者避免身体锻炼。然而,有研究已经显示身体锻炼对慢性的、平稳的、经 CK 或肌肉活检或 MRI 评价无活动性炎症的多发性肌炎和皮肌炎的患者是安全的,并且在肌肉功能恢复上显示了良好的效果。在一个包括 14 名患者的对照研究中,自行车和步行有氧锻炼 6 周后,慢性非活动性多发性肌炎和皮肌炎的患者肌力明显改善。在一个包含 5 名包涵体肌炎患者的锻炼研究中,通过 12 周的进行性有抵抗力的锻炼,这 5 人均获得肌力的改善,并且研究中通过观察 CK 水平来评价疾病是否活动。是否身体锻炼应该在活动的、新近发生的肌炎患者中早期应用以减少持续的、慢性的肌无力的危险仍然不清楚,并缺少相关的研究。有研究推荐的方法是当疾病开始趋于稳定,逐渐的在治疗中加入身体锻炼,包括轻到中等强度的家庭锻炼或者低强度的有氧运动,例如自行车或游泳。

3. 难治性病例的治疗困境与新的治疗手段的发掘 虽然皮质类固醇、免疫抑制剂和静脉注射免疫球蛋白等治疗方法对许多患者有较好的疗效,但是仍然有一部分患者对治疗没有反应或者出现较严重的不良反应,所以人们不断研究寻找效果更好、不良反应更少的治疗方法。

T 淋巴细胞信号传导阻滞剂(FK506,雷帕霉素,CAMPATH),抗细胞因子单克隆抗体(TNFα 和 IL-1,可溶性 TNFα 受体和 β 干扰素),共刺激分子(CD28/CTLA4 Ig),细胞黏附分子干扰物(整联蛋白及其受体)和金属基质蛋白酶是研究的热点。

有报道 TNFα 阻滞剂(依那西普和英夫利昔单抗)对难治性炎性肌病(多发性肌炎,皮肌炎,青少年皮肌炎和肌发育不全皮肌炎)有效。有的

研究认为，B 细胞单克隆抗体利妥昔单抗对其他免疫抑制剂无效的难治性病例和合并明显肌外表现的病例有效，并且不良反应较轻。

三、包涵体肌炎

（一）包涵体肌炎诊断的难点

1967 年，Chou 首先报道了一例包涵体肌炎（inclusion-body myositis，IBM）。起初，IBM 被认为是"慢性多发性肌炎"的亚型，后来发现其肌活检所见与多发性肌炎不同，除炎性细胞浸润外，还可见镶边空泡和典型的管丝包涵体，故 IBM 被确认为是一种独立的疾病。IBM 多为散发，因而被称为"散发性包涵体肌炎"（sporadic inclusion-body myositis，sIBM），以区别于"遗传性包涵体肌病"（hereditary inclusion-body myopathies，hIBM）。

散发性包涵体肌炎（sporadic inclusion body myositis，sIBM）是一种好发于中、老年人，以缓慢进行性肌无力和肌萎缩为主要临床特点的炎性肌肉疾病，常被误诊为激素不敏感的多发性肌炎。该病发病率低，我国仅有少数病例报道，对此病缺乏足够的认识，诊断依赖肌肉活检病理染色结果（除炎性细胞浸润外可发现镶边空泡和典型的管丝包涵体）。2003 年，《中华神经科杂志》发表了我国包涵体肌炎诊断标准。2011 年，欧洲神经肌肉疾病中心（ENMC）确立的 sIBM 的诊断标准特异性高达 99% 以上，但与其他标准一样，其敏感性低至 57%。sIBM 与其他炎性肌病临床表现的区别主要有以下几点：①不对称的远端肌肉受累，常见于手腕或手指屈肌和股四头肌；②隐匿起病，进展缓慢，诊断前症状的持续时间平均为 5 年；③男性更多见，男女比例 3∶1；④肌萎缩与肌无力成比例出现；⑤30%~50% 的 sIBM 患者出现吞咽困难。

全面的采集病史和体格检查是正确诊断 IBM 的重要手段。除此之外，IBM 实验室检测的特点包括血清 CK 水平升高，一般不超过正常上限的 15 倍。其他肌肉损伤的标志物如醛缩酶、低密度脂蛋白、谷丙转氨酶和谷草转氨酶也可以升高，而红细胞沉降率（ESR）和 C 反应蛋白（CRP）可能是正常的。MUP44 抗体常见于 IBM 患者，出现率大约 20%，不合并肌肉病的系统性红斑狼疮（SLE）和干燥综合征的患者也能检测到该抗体。

肌电图符合肌源性损害的特点。肌肉核磁共振有助于观察大面积肌肉并识别炎症、脂肪浸润和萎缩，它可用于区分活动性和慢性非活动性疾病。肌电图和核磁共振都有助于确定适合做活检的肌肉。在 90% 的病例中，能观察到肌原纤维变性和再生。典型的活检表现是血管周围和内膜炎性浸润，主要由 CD8+T 细胞组成，并侵入表达 MHC-Ⅰ类抗原的非坏死肌肉纤维。电镜检查可发现胞质内或核内 15~18nm 的管丝包涵体。

包涵体肌炎可能与自身免疫性疾病有关，如干燥综合征和结节病、淋巴增殖性疾病（如慢性淋巴细胞白血病）和感染（如人类免疫缺陷病毒和乙型肝炎）。因此，确诊 IBM 的患者可以筛查抗核抗体（ANA）、抗-RO（SSA）、抗 LA（SSB）、血清免疫固定电泳、人类免疫缺陷病毒、乙型和丙型肝炎病毒。

（二）包涵体肌炎治疗的困境与出路

sIBM 没有明确有效的药物。治疗药物包括糖皮质激素、甲氨蝶呤、环磷酰胺、硫唑嘌呤、IVIG 和阿仑单抗（alemtuzumab）。有一些研究试图寻找治疗 sIBM 的有效方法。应用抗Ⅱ型激活素受体的抗体 Bimagrumab 治疗 8 周后可观察到肌肉体积增加。4 例活检诊断为 sIBM 的患者接受 IL-1 受体拮抗剂 Anakina 治疗，平均疗程 7.7 个月，结果显示无效。还有一些治疗方法的研究包括 Follistatin 基因治疗、Arimoclomol 和那他珠单抗等药物。

对免疫抑制剂和 IVIG 无反应的严重吞咽困难患者，可以考虑采用环咽扩张或切开术等方法，有时可能需要胃造瘘。物理治疗和康复是治疗的一个重要方面。运动有助于提高患者的肌肉力量和生活质量。职业治疗有助于学习适应社会和职业生活的技术。

（张黎明　周珊珊）

参 考 文 献

［1］Koenig M, Hoffman EP, Bertelson CJ, et al. Complete cloning of the Duchenne muscular dystrophy（DMD）cDNA and preliminary genomic organization of the DMD gene in normal and affected individuals. Cell, 1987, 50: 509-517.

［2］Mercuri E, Muntoni F. The ever expanding spectrum of congenital muscular dystrophies. Ann Neurol, 2012, 72: 9-17.

［3］Mercuri E, Muntoni F. Muscular dystrophies. Lancet, 2013, 81: 845-860.

［4］Clement E, Mercuri E, Godfrey C, et al. Brain involvement in muscular dystrophies with defective dystroglycan glycosylation. Ann Neurol, 2008, 64: 573-582.

［5］Taghizadeh E, Rezaee M, Barreto GE, et al. Prevalence, pathological mechanisms, and genetic basis of limb-girdle muscular dystrophies: a review. J Cell Physiol, 2019, 234: 7874-7884.

［6］王柠, 王志强. 重视高通量技术在神经分子遗传学研究中的应用. 中华神经科杂志, 2012, 45: 553-556.

［7］王柠, 赵淼, 陈万金. 神经遗传病的基因治疗策略与前景. 中华神经科杂志, 2018, 51: 857-862.

［8］Lemmers RJ, van der Vliet PJ, Klooster R, et al. A unifying genetic model for facioscapulohumeral muscular dystrophy. Science, 2010, 329（5999）: 1650-1653.

［9］DeSimone AM, Pakula A, Lek A, et al. Facioscapulohumeral Muscular Dystrophy. Compr Physiol, 2017, 7（4）: 1229-1279.

［10］Spitali P, Aartsma-Rus A. Splice modulating therapies for human disease. Cell, 2012, 148: 1085-1088.

［11］Kemaladewi DU, Bassi PS, Erwood S, et al. A mutation-independent approach for muscular dystrophy via upregulation of a modifier gene. Nature, 2019, 572（7767）: 125-130.

［12］Muntoni F, Torelli S, Ferlini A. Dystrophin and mutations: one gene, several proteins, multiple phenotypes. Lancet Neurol, 2003, 2（12）: 731-740.

［13］Schouten JP, McEIqunn CJ, Waaijer R, et al. Relative quantification of 40 nucleic acid sequences by multiplex ligation-dependent probe amplification. Nucleic Acids Res, 2002, 30: e57.

［14］Schwartz M, Duno M. Multiplex ligation-dependent probe amplification is superior for detecting deletions/duplications in Duchenne muscular dystrophy. Clin Genet, 2005, 67（2）: 189-191.

［15］Wei X, Ju X, Yi X, et al. Identification of sequence variants in genetic disease-causing genes using targeted next-generation sequencing. PLOS ONE, 2011, 6（12）: e29500.

［16］Birnkrant DJ, Bushby K, Bann CM, et al. Diagnosis and management of Duchenne muscular dystrophy, part 1: diagnosis, and neuromuscular, rehabilitation, endocrine, and gastrointestinal and nutritional management. Lancet Neurol, 2018, 17: 251-267.

［17］Barton-Davis ER, Cordier L, Shoturma DI, et al. Aminoglycoside antibiotics restore dystrophin function to skeletal muscle of mdx mice. J Clin Invest, 1999, 104（4）: 375-381.

［18］Ellen MW, Elisabeth RB, Jin Z, et al. PTC124 targets genetic disorders caused by nonsense mutations. Nature, 2007, 447: 87-91.

［19］Bogdanovich S, Krag TO, Barton ER, et al. Functional improvement of dystrophic muscle by myostatin blockade. Nature, 2002, 420（6914）: 418-421.

［20］Goemans NM, Tulinius M, van den Akker JT, et al. Systemic administration of PRO051 in Duchenne's muscular dystrophy. N Engl J Med, 2011, 364（16）: 1513-1522.

［21］Charleston JS, Schnell FJ, Dworzak J, et al. Eteplirsen treatment for Duchenne muscular dystrophy: Exon skipping and dystrophin production. Neurology, 2018, 90: e2146-e2154.

［22］Tidball JG, Spencer MJ. Skipping to new gene therapies for muscular dystrophy. Nat Med, 2003, 9（8）: 997-998.

［23］Nelson CE, Hakim CH, Ousterout DG, et al. In vivo genome editing improves muscle function in a mouse model of Duchenne muscular dystrophy. Science, 2016, 351: 403-407.

［24］Tabebordbar M, Zhu K, Chen JKW, et al. In vivo gene editing in dystrophic mouse muscle and muscle stem cells. Science, 2016, 351: 407-411.

［25］Long C, Amoasii L, Mireault AA, et al. Postnatal genome editing partially restores dystrophin expression in a mouse model of muscular dystrophy. Science, 2016, 351: 400-403.

［26］Young CS, Hicks MR, Ermolova NV, et al. A Single CRISPR-Cas9 Deletion Strategy that Targets the

Majority of DMD Patients Restores Dystrophin Function in hiPSC-DerivedMuscle Cells. Cell Stem Cell, 2016, 18: 533-540.

[27] Partridge TA, Morgan JE, Coulton GR, et al. Conversion of mdx myofibers from dystrophin-negative to-positive by injection of normal myoblasts. Nature, 1989, 337: 176-179.

[28] Gussoni E, Bennett RR, Muskiewicz KR, et al. Long-term persistence of donor nuclei in a Duchenne muscular dystrophy patient receiving bone marrow transplantation. J clin Invest, 2002, 110: 807-814.

[29] Liu XR, Zhang C, Zhang WX, et al. Experimental treatment of the model mice of Duchenne muscular dystrophy by bone marrow transplantation. Chin JPathophysiol, 2005, 21: 1462-1466.

[30] Takahashi K, Yamanaka S. Induction of pluripotent stem cells from mouse embryonic and adult fibroblast cultures by defined factors. Cell, 2006, 25: 663-676.

[31] Wang DL, Wang ZQ, Yan L, et al. Clinical and mutational characteristics of Duchenne muscular dystrophy patients based on a comprehensive database in South China. Neuromuscular disorders, 2017, 27: 715-722.

[32] 史玉泉, 周孝达. 实用神经病学. 3版. 上海: 上海科学技术出版社, 2004.

[33] 吴江, 贾建平. 神经病学. 3版. 北京: 人民卫生出版社, 2015.

[34] Jurkat RK, Lehmann HF. Paroxysmal muscle weakness-the familial periodic paralyses. J Neurol, 2006, 253: 1391-1398.

[35] Vicart S. Sternberg D, Fontaine B, et al. Human skeletal muscle sodium channelopathies. Neurol Sci, 2005, 26: 194-202.

[36] louis ED, Mayer SA, Rowland LP. Merritt's Neurology. 13th ed. New York: Lippincott Williams&Wilkins, 2015.

[37] Lundberg I, Chung YL. Treatment and investigation of idiopathic inflammatory myopathies. Rheumatology, 2000, 39: 7-17.

[38] Dalakas MC, Hohlfeld R. Polymyositis and derma-tomyositis. Lancet, 2003, 362 (9388): 971-982.

[39] Cordeiro AC, Isenberg DA. Treatment of inflammatory myopathies. Postgrad Med J, 2006, 82: 417-424.

[40] Hoogendijk JE, Amato AA, Lecky BR, et al. 119th ENMC international workshop: trial design in adult idiopathic inflammatory myopathies; with the exception of inclusion body myositis; 10-12 October 2003; Naarden; The Netherlands. Neuromuscul Disord, 2004, 14 (5): 337-345.

[41] 中华医学会神经病学分会, 中华医学会神经病学分会神经肌肉病学组, 中华医学会神经病学分会肌电图及临床神经生理学组. 中国多发性肌炎诊治共识. 中华神经科杂志, 2015, 48 (11): 946-949.

[42] Panginikkod S, Musa R. Inclusion Body Myositis. SourceStatPearls. Treasure Island (FL): StatPearls Publishing, 2019.

第八篇 脊髓疾病

概述

脊髓是源自脑的中枢神经系统延伸部分,是很细的管束状的神经结构,位于椎管内且被脊椎保护;脊髓是由含有神经细胞的灰质和含有上、下传导束的白质组成,脊髓通过后根接受由躯体和内脏感受器传入的感觉信息,然后将这些信息通过上行纤维传到脑组织,再通过下行纤维、前根将脑组织的信号传到躯体和内脏靶器官。因此,脊髓是将信息传到大脑和调节运动与自主神经功能的重要结构,具体功能包括传导功能和反射功能两大方面。正常的脊髓活动是在大脑的控制下完成的。

脊髓疾病主要产生运动、感觉和自主神经功能障碍。脊髓疾病通常分为创伤性脊髓疾病、非创伤性脊髓疾病以及非特异性/其他脊髓疾病。创伤性脊髓疾病约占65%,病因主要包括骨折、脱位、挫伤等;非创伤性脊髓疾病约占25%,病因主要包括血管性、感染及炎症性、中毒/代谢性、肿瘤性、变性脊柱疾病及先天性/发育性脊髓疾病;非特异性脊髓疾病约占10%,目前病因不明。按照脊髓损伤的程度可分为脊髓震荡、不完全性脊髓损伤和完全性脊髓损伤。脊髓震荡是指脊髓轻微损伤后出现的一种暂时性功能抑制(机制不清),表现为不全瘫痪,神经功能恢复较迅速和完全,在病理上无实质性改变;不完全性脊髓损伤可分为脊髓半侧综合征、脊髓前部损伤综合征、脊髓后部损伤综合征和中央型脊髓损伤综合征;完全性脊髓损伤又称为脊髓横贯性损伤。

脊髓疾病的诊断包括定位诊断和定性诊断,其中定位诊断又包括横向定位和纵向定位。多数脊髓疾病在脊髓横断面上通常具有特定的好发部位,因此详尽的病史和细致的体格检查以获取准确的症状和体征尤为重要,并且明确的定位诊断对定性诊断具有推测意义,再辅助影像学、神经电生理及实验室检查便可做出最后的病因诊断。神经内科所涉及的脊髓疾病通常位于脊髓内,感觉障碍的平面、运动障碍的分布、肌腱反射的变化及神经根痛的部位等对脊髓病变水平的定位具有重要意义,影像学检查能够进一步证实脊髓病变的位置及范围,结合病史及其他辅助检查来最终确定病因。脊髓是传导束相对集中的部位,很小的脊髓病灶往往就会造成多个传导束损害,导致患者出现严重的神经功能障碍,甚至危及生命。本篇主要介绍急性横贯性脊髓炎和脊髓血管病的相关诊治要点、难点和新进展及未来研究趋势;同时简要阐述MRI在脊髓疾病诊断中的作用。

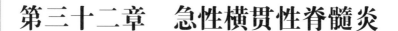

第三十二章　急性横贯性脊髓炎

第一节　急性横贯性脊髓炎概念与内涵的历史变迁

急性横贯性脊髓炎（acute transverse myelitis，ATM）既往是指感染后自身免疫反应导致的急性横贯性炎性脊髓病变，以前驱感染后急性上升性脊髓完全横贯性损害为特征。随着辅助检查技术的进步和对鉴别诊断认识的深入，ATM 的内涵更加明确，概念也越来越规范，目前比较公认的 ATM 概念是 2002 年提出的，ATM 是指包括一系列症状和体征定位于脊髓的高度异质性炎性疾病，如特发性 ATM、中枢神经系统原发性脱髓鞘疾病相关 ATM 和继发于感染、其他系统性疾病（如系统性红斑狼疮、干燥综合征等）、副肿瘤综合征等继发性 ATM，这些脊髓病变特点各异，并可伴随不同的脊髓外表现。确定 ATM 的病因对临床医生极具挑战性，因为存在与 ATM 相关的自身免疫性、炎症性和传染性等很多种疾病。ATM 可以累及多个脊髓节段，影像学或病理学也可以是不完全的脊髓横贯性损害，仍保留"横贯性"在定义中是因为绝大多数患者有脊髓感觉损害平面，该平面对诊断是否为脊髓疾病以及定位脊髓病变节段具有重要的临床意义。

ATM 各年龄组均可受累，10~19 岁、30~39 岁年龄组高发，似乎没有家族或种族倾向，也没有地理变异的证据。ATM 的临床特点为急性或亚急性起病的脊髓运动、感觉、自主神经以及传导束功能障碍的症状和体征，通常具有一个明确的感觉障碍平面，脊髓 MRI 和 CSF 检查通常具有急性炎症反应证据。当疾病进展达高峰时，约 50% 的患者出现双下肢完全瘫痪，几乎所有患者伴膀胱功能障碍，80%~94% 的患者有感觉缺失、感觉异常或条带状感觉迟钝。自主神经功能障碍包括尿急、尿便失禁及潴留。

急性脊髓炎个案报道最早见于 1882 年，病理学检查发现，其中一些病例为血管源性病灶，其他为急性炎症病灶。随后，1922—1923 年英国发生了超过 200 例的疫苗接种后脑脊髓炎，为天花或狂犬病疫苗接种的并发症，病理学检查表现为炎症细胞浸润和脱髓鞘，而非先前文献报导的血管病表现。Ropper AH 和 Poskanzer DC 于 1978 年第一次确立 ATM 的诊断标准：进展期不超过 4 周的双侧脊髓功能障碍、具有非常明确的损害平面、无前驱疾病、除外脊髓压迫症。1981 年 Berman M 等将 ATM 定义为急性进展的双下肢截瘫（无进展达高峰的时间界定），伴双侧感觉障碍、括约肌功能障碍、明确的感觉障碍平面、病程为非进行性发展（区别于进行性痉挛性截瘫），无脊髓压迫症的临床或实验室证据。患者如果具有进行性痉挛性截瘫、斑片状感觉障碍、脊髓半切断表现、梅毒、严重背部创伤、转移性肿瘤或脑炎则除外 ATM 诊断。Christensen PB 等在 1990 年将诊断标准进行更新：急性进展期不超过 14 天的运动、感觉和括约肌功能障碍，不伴随其他神经系统疾病或潜在的系统性疾病。1992 年，Ford 等人通过对 15 例脊髓疾病患者的临床研究，引入了术语"急性部分横贯性脊髓病"，他们的研究为两种脊髓疾病的鉴别提供了一个框架，即：①急性完全性横贯性脊髓炎（acute complete transverse myelitis，ACTM），被定义为脊髓的一种特发性炎症，导致了明显的脊髓相关的对称的、中或重度功能丧失；②急性部分性横贯性脊髓炎（acute partial transverse myelitis，APTM），被定义为脊髓功能的不对称或轻度丧失。为了进一步区别具有不同病因的 ATM，1993 年 Jeffery DR 等学者建议将 ATM 的诊断标准修订为：4 周内进展达到高峰,除外脊髓动静脉畸形、嗜人类T淋巴细胞病毒-1(HTLV-1)感染、结节病等其他已知疾病。该诊断标准将ATM分为感染伴随性、多发性硬化(MS)相关性、缺血性及特发性四种。感染伴随性ATM的诊断依据血清相应特异感染微生物的IgM抗体阳性或2次连续检测IgG抗体水平呈4倍以上增高;MS相关性或系统性疾病相关性ATM的表现通过相应诊断标准确定;脊髓梗死的诊断依据相应的临床及影像学表现并排除其他病因,诊断难度很大,临床中误诊情况严重,应该给予高度关注;特发性ATM的诊断确立依赖于除外其他病因。该诊断标准将脊髓梗死纳入其中不是很科学,虽然ATM病因的异质性很高,但是ATM传统上仍然是指炎症性疾病,包括特发性、疾病相关性和继发性等。

第二节 急性横贯性脊髓炎协作组诊断标准的实用性及局限性

长期以来,由于急性横贯性脊髓炎的内涵和概念不统一,其诊断标准也未得到统一。2002年由Johns Hopkins医院神经内科牵头的急性横贯性脊髓炎协作组(Transverse Myelitis Consortium Working Group,TMCWG)对先前存在的关于急性横贯性脊髓炎的许多诊断标准进行整理后形成了专家共识,成为目前最为公认的特发性ATM诊断标准(表8-32-1)。将符合全部诊断标准的病例归类为确定的特发性ATM,缺乏CSF或MRI炎症证据的病例归类为可能的特发性ATM。de Seze等研究发现,应用该诊断标准对288位疑似病例进行诊断,大多数患者都明确了病因,最后只有16%的病例符合特发性ATM的诊断;这些研究结果突显了TMCWG诊断标准的重要性和实用价值。同时,随着神经影像学的发展,如MRI及DSA的普及,神经免疫检测方法的增加,特异性生物学标记物的发现,使越来越多的所谓"特发性ATM"明确了病因,ATM这个异质性的疾病得到了进一步细化,对其诊断和治疗的认识也更加深入。尽管这个标准不能区分部分性和完全性脊髓炎性综合征,但至少证明了它对以研究为导向的病例识别是有帮助的。这个标准也涵盖了一些排除炎症性及自身免疫性脊髓炎的实验室检查。该标准包括大多数(但不是全部)特发性ACTM病例,但可能会遗漏一些门诊评估的轻度APTM病例,因为这些诊断标准要求有脑脊液或钆增强MRI扫描的炎症证据,而许多患者在其症状的初期不会接受这些检查。这些患者只能被分类为可能的横贯性ATM。

TMCWG诊断标准也具有一定的局限性。临床上常有一些病例,除了不具备脊髓的炎症反应证据外,满足其余全部的推荐诊断标准,这样,当脊髓MRI显示相应的局灶性T_2高信号病灶,但病灶无明确的钆增强,如果脑脊液检测又是正常的,按TMCWG诊断标准则无法诊断ATM。并且这些病例的临床表现与脊髓血管病也不一致。不

表8-32-1 特发性急性横贯性脊髓炎诊断标准

支持标准	排除标准
1. 归因于脊髓的进展性感觉、运动、自主神经功能障碍	1. 既往10年内脊髓放疗史
2. 双侧体征和/或症状(不是必须对称)	2. 明确的与脊髓前动脉分布区一致的临床症状
3. 明确的感觉平面	3. 海绵状静脉畸形及动静脉畸形导致的脊髓表面的异常流空信号
4. 通过神经影像学检查(MRI或脊髓造影;脊髓CT无意义)排除髓外压迫	4. 结缔组织病(结节病、白塞氏病、干燥综合征、系统性红斑狼疮、混合型结缔组织病等)的血清学或临床证据[*]
5. 脊髓内炎症反应的客观证据(脑脊液细胞数增多、IgG指数升高或钆增强阳性病灶);如果发病时无炎症证据,发病2~7天内复查MRI及脑脊液分析	5. 梅毒、莱姆病、HIV、HTLV-1、支原体、其他病毒(如HSV-1、HSV-2、EBV、CMV、HHV-6、肠道病毒)感染CNS的表现[*]
6. 发病后4小时~21天症状进展达高峰	6. 头MRI异常提示MS[*]
	7. 临床上明显的视神经炎[*]

*:不除外其他疾病相关性ATM。

过,将该类疾病界定为可能的 ATM 或许是一种最佳选择。应该注意,有些 ATM 患者发病早期 MRI 及 CSF 检查均是正常的,所以一周内再次检查是很有必要的。

同样,虽然该标准中基于发病达到高峰的时间而排除某些病例缺乏明确的客观性,但是作者的临床经验及文献回顾保证了该标准的有效性。我们认为 ATM 有别于急剧进展的血管性脊髓病(进展期小于 4 小时)、缓慢进展的遗传性脊髓病、脊髓肿瘤、硬脊膜动静脉瘘性脊髓病、慢性进展型 MS(进展期超过 21 天)。然而,某些血管性脊髓病会被误诊为 ATM,而某些具有炎症证据的 ATM 由于急剧进展而被排除诊断。此外,针对疑似 ATM 患者,为了明确是否符合诊断标准而进行等待进而延误相应的临床治疗,这种做法是不明智的;建议在开始治疗的同时安排进行检查以明确该类患者最终是否符合诊断标准。

虽然脊髓肿瘤(如胶质瘤)患者的症状进展会持续数周至数月,但某些脊髓肿瘤病例无法依赖临床病史与 ATM 相鉴别。此外,肿瘤患者由于具有脊髓增强病灶而符合炎症诊断标准,但并不是真正的炎症疾病,只是提示血 - 脑屏障受损。如此看来,有无 CSF 细胞数增多和病程长短是鉴别 ATM 与脊髓胶质瘤的唯一途径,除非考虑脊髓活检。简而言之,当鉴别困难时,开始类固醇治疗并定期复查脊髓 MRI 是合理的方案。如果脊髓强化相当明确,应考虑进行脊髓活检。

另外一种情况是视神经脊髓炎(NMO),该病按现有诊断标准可能无法完全与特发性 ATM 进行鉴别。现有诊断标准推荐,ATM 患者应进行视觉诱发电位(VEP)检查,尽管目前尚不明确该检查能否提示复发或进展的风险。但无论使用哪种标准,如果想寻找脊髓炎(感染性、血管性等)更具体的病因,MRI 扫描、CSF 检查和其他适当的实验室检查是最重要的。

第三节　抓主要矛盾——以病因为主线的诊断及鉴别

如图 8-32-1 所示,根据患者的病史及症状体征,确认为急性脊髓病变时,诊断检查的第一步是评估压迫性或结构性病因。早期脊髓 MRI 及增强扫描是首选检查手段,以明确是否存在占位性病变,例如间盘突出、椎骨骨折、肿瘤转移或脊椎滑脱等。不能紧急快速获得 MRI 结果时,CT 脊髓成像也是一种合理的选择,尤其对于出血性脊髓病变,CT 成像具有不可替代的优势。最好在发病后数小时内行脊髓 MRI 及增强扫描。ATM 在 MRI 上的典型表现为数个脊髓节段的肿胀,多个脊髓节段的中央出现异常信号,最常见于胸髓节段,常伴有钆增强的 T_2 高信号病灶,见于 50%~90% 的成年患者,ATM 脊髓损害范围与临床严重性之间没有肯定的联系。但病灶的长度和分布对于鉴别诊断以及判断预后具有重要意义。例如,急性完全性横贯性脊髓炎(ACTM)表现为受累脊髓平面以下完全或近乎完全的功能障碍,ACTM 常提示视神经脊髓炎(NMO)、系统性疾病相关性 ATM(SD-ATM)和急性播散性脑脊髓炎(ADEM);急性部分性横贯性脊髓炎(APTM)则表现为较轻的、不完全的或显著不对称的脊髓功能障碍,伴有 MRI 的非对称性病灶,该类患者可能是特发性 ATM;如病灶范围小于 2 个脊柱节段,特别是头 MRI 有阳性发现时,应该与多发性硬化进行鉴别诊断;另一方面,当脊髓 MRI 病灶范围超过 3 个脊柱节段时,被定义为长节段性横贯性脊髓炎(longitudinally extensive transverse myelitis,LETM),LETM 的病因及预后与 APTM 有很大不同,LETM 患者发展成多发性硬化的风险是最低的,但其中大部分患者血清视神经脊髓炎抗体(NMO-IgG)阳性;因此,LETM 被认为是 NMO 的一种自限型或早期表现。结缔组织病、肿瘤 / 副肿瘤综合征和 ADEM 也会引起 LETM。

神经影像学排除了脊髓压迫性病因,诊断检查的下一步就是腰椎穿刺以确定 CSF 内是否有炎症迹象。如果 CSF 是非炎症性的,那么血管性、毒性 / 代谢性、神经退行性或肿瘤性骨髓病变的可能性更大,随后的检查应集中在这些病因上。CSF 分析包括常规检查(细胞数、外观、总蛋白、免疫球蛋白、糖和氯的水平)、鞘内抗体合成情况(寡克隆带及 IgG 指数)及细胞学分析,当然还包括一些特殊的 CSF 涂片和培养(墨汁染色和结核杆菌、细菌培养)以及特殊抗体的检测。如果 CSF 显示出炎症迹象(如白细胞增多、蛋白浓度

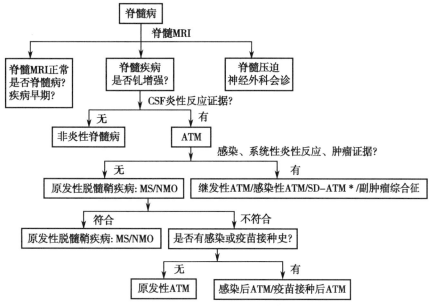

图 8-32-1　急性横贯性脊髓炎的诊断流程

升高、出现寡克隆带或 IgG 指数升高），随后的检查应集中于脱髓鞘、感染性或其他炎症原因。如果脊髓 MRI 无强化、脑脊液细胞数无增多、IgG 指数无增高，则考虑非炎症性脊髓病，但也可能是炎症性脊髓病的早期，所以要根据病情再次复查 MRI 和 CSF。非炎症性脊髓病的病因包括缺血性（动脉、静脉、分水岭及动静脉畸形）、放射性、硬膜外脂肪增多症、纤维软骨栓塞等。如果明确是炎症性脊髓病，需明确炎症累及的范围。头 MRI 及增强扫描、VEP 检查可明确中枢神经系统其他部位的脱髓鞘病变，从而确定病灶是否为多发。如果脱髓鞘仅限于视神经 / 视束，则可能为 NMO；如果脱髓鞘范围超出视神经 / 视束，则可能是 ADEM、NMOSD 或 MS；或者脱髓鞘仅局限于

脊髓，VEP 和头 MRI 未显示脱髓鞘，并符合上述诊断标准，则诊断为 ATM。

下一步需要评价 ATM 为特发性还是疾病相关性。TMCWG 标准中指出下列临床特征提示 ATM 具有感染性病因：发热、脑膜炎、皮疹、伴发的系统性感染（如肺炎或腹泻）、免疫抑制状态（如 AIDS 或免疫抑制剂）、复发性生殖器感染、伴或不伴疱疹性神经根炎样囊泡的根性烧灼痛、淋巴结肿大等（表 8-32-2）。针对这些病例，应进行血清快速血浆反应素、CSF 病毒和细菌培养、CSF 性病实验室检测、CSF 病毒 PCR 检测以及针对各种感染原的血清快速滴度检测。发病 4~8 周后应复查病毒滴度检测。如果临床特征提示可能是系统性炎症性疾病，如干燥综合征、抗心磷

表 8-32-2　急性横贯性脊髓炎病因学相关检查

症状及体征	建议检查
感染性疾病	
发热	血清快速血浆反应素
脑膜炎	脑脊液病毒和细菌培养
皮疹	脑脊液性病实验室检测
伴发的系统性感染（如肺炎或腹泻）	脑脊液病毒 PCR 检测
免疫抑制状态（如 AIDS 或免疫抑制剂）	针对各种感染原的血清快速滴度检测
复发性生殖器感染	发病 4~8 周后应复查病毒滴度检测
伴或不伴疱疹性神经根炎样囊泡的根性烧灼痛	
淋巴结肿大	

续表

症状及体征	建议检查
系统性炎症性疾病（血管炎、胶原血管病、混合型结缔组织病）	
皮疹	血管紧张素转换酶
口腔或生殖器溃疡	抗核抗体
淋巴结肿大	抗双链 DNA 抗体
网状青斑	SS-A（Ro）
浆膜炎	SS-B（La）
光敏感	抗心磷脂抗体
关节炎	狼疮抗凝血剂
结节性红斑	β_2- 糖蛋白 I
口腔干燥	补体水平
角膜炎	
结膜炎	
皮肤挛缩或增厚	
贫血 / 白细胞减少 / 血小板减少	
雷诺氏现象	
动脉或静脉血栓病史	
多发性硬化	
既往脱髓鞘事件	头 MRI
不完全损害的临床表现伴 MRI 异常小于 2 个脊柱节段并小于 50% 脊髓直径	诱发电位
脑脊液寡克隆带阳性	
视神经脊髓炎	诱发电位
视神经炎	头 MRI（通常阴性）
头 MRI 正常	多种其他器官特异性及非特异性自身抗体
特发性横贯性脊髓炎	诱发电位
无临床 / 亚临床证据提示其他疾病	肌电图 / 神经传导速度

脂抗体综合征、系统性红斑狼疮、结节病或混合型结缔组织病等，此时应进行下列血清学检测：血管紧张素转换酶、抗核抗体、抗双链 DNA 抗体、SS-A（Ro）、SS-B（La）、抗心磷脂抗体、狼疮抗凝血剂、β_2- 糖蛋白 I 以及补体水平。显微镜下血尿分析也是必要的。依据临床疑似程度进行口唇唾液腺活检、胸部 CT 及增强扫描、泪液分泌实验等检测。如果检查结果无 SD-ATM 的临床特征并符合上述 ATM 诊断标准，则确定诊断为特发性 ATM。

第四节 规范诊治——循证医学及指南推荐意见

2011 年美国神经病学学会（American Academy of Neurology, ANN）发布了急性横贯性脊髓炎的临床评估和治疗循证指南，至今未见更新。该指南总结了 ATM 的生物学特征、临床表现、影像学改变、实验室特点等，对脊髓病变的诊断、鉴别诊断、病因筛查、复发风险评估、治疗方案选择以及如何预防复发等问题进行了阐述和推荐。因缺乏高质量的大样本研究,证据不充分,该指南推荐意见级别普遍不高。这也说明了脊髓疾病的临床研究亟待引起我们的重视。该指南推荐意见摘要如下:

(1)疑诊 ATM 患者,区分属于 ACTM 或 APTM 有助于确定病因和评估复发的风险——APTM 更易复发(证据级别 C)。

(2)年龄和性别对脊髓病变患者确定病因有帮助:高龄患者更常见脊髓梗死,而女性患者更常见 MS-ATM(证据级别 C)。但是考虑到不同组间的重叠,生物学特征对于明确脊髓病变的病因无帮助。

(3)目前既无支持也无反对证据提示亚急性脊髓病变有种族差异(证据级别 U)。

(4)头 MRI 的 MS 特征性改变有助于预测首次为 APTM 患者进展为 MS 的可能性(证据级别 C)。

(5)长节段(>3 个节段)脊髓病变有助于区别 NMO 和 MS(证据级别 C)。

(6)NMO-IgG 自身抗体应作为 ACTM 患者病因学诊断的支持证据(证据级别 B)。

(7)CSF 细胞学检查、寡克隆带检测对于区分 ATM 病因可能有价值(证据级别 C)。

(8)NMO-IgG 自身抗体的检测对于预测 ATM 患者复发有帮助(证据级别 B)。

(9)血浆置换对于激素冲击治疗无效的 ATM 患者可能有效(证据级别 C)。

(10)利妥昔单抗可能会降低 NMO 的 ATM 复发(证据级别 C)。

(11)目前没有充分证据支持或反对其他治疗的有效性(证据级别 U)。

第五节 新进展及未来之路
——探索中前行

近年来发现的一些检测指标有助于特殊疾病亚型的鉴别从而确立相应治疗策略,与特发性 ATM 有关的潜在检测指标的发现支持其为一种独立疾病。

在恶性肿瘤隐匿期,神经元细胞核或细胞质特异性自身抗体的发现提示副肿瘤性脊髓炎。CRMP-5-IgG 是最常见的一种与隐匿性小细胞肺癌相关的副肿瘤性眼科炎症性疾病的生物指标;有研究认为,亚急性发病的炎症性脊髓病可能是 CRMP-5-IgG 自身免疫性疾病的一种症状表现。同样,与神经元突触前膜蛋白抗体相关的炎症性横贯性脊髓病常见于女性乳腺癌患者。这两种副肿瘤性脊髓炎的临床表现、MRI 及脑脊液表现很相似。

视神经脊髓炎(NMO)是一种以视神经炎和 LETM 为特征表现的中枢神经系统炎症性疾病。NMO 特异性生物标志物 NMO-IgG 由 Lennon 等人发现并被加入最近的诊断标准中。NMO-IgG 是针对水通道蛋白4(Aquaporin-4,AQP-4)的一种血清自身抗体,浓集于血 - 脑屏障的星形胶质细胞树突中,是第一个被发现的脱髓鞘疾病特异性血清抗体标志物。因此,NMO 可以归类为水通道病,一种新的自身免疫性通道病。NMO-IgG 也见于大多数的复发性 LETM 患者,他们具有复发及演变成 NMO 的高风险。

2007 年,有学者提出视神经脊髓炎谱系疾病(NMOSD)的概念,随着认识加深,2015 年,国际 NMO 专家组(International Panel NMO Diagnosis,IPND)诊断标准发布,将 NMO 和 NMOSD 两个名称统一起来,推出了新的 NMOSD 的概念和诊断标准。

ATM 的病因诊断是有难度且具有挑战性的工作。对临床症状和体征的有效解释、高质量的神经影像学和生物标记物有助于确定脊髓炎的原因并指导治疗。关于特发性 ATM 急性期治疗,大剂量激素冲击治疗(甲强龙 1g/d,3~5 天)是经典的急性期首选治疗方案,被认为可以促进神经功能恢复,控制病情进展,重建神经网络。但是,无充分证据显示激素可以降低 ATM 的复发;血浆置换对那些大剂量激素冲击无效的急性中枢神经系统脱髓鞘病(包括 ATM)可能有益;目前对于米托蒽醌缓解 ATM 的复发证据尚不充分;没有充分的证据表明硫唑嘌呤、环磷酰胺或静脉使用丙种球蛋白能降低 ATM 的复发;目前也有研究支持硫唑嘌呤、吗替麦考酚酯、利妥昔单抗可降低 NMOSD 的复发。我们期望随着对 ATM 认识的深入,能够开发出针对 ATM 潜在病因的治疗方法。

(张忠玲 杨珊珊)

参 考 文 献

［1］Barnes G, Benjamin S, Bowen JD, et al. Transverse Myelitis Consortium Working Group. Proposed diagnostic criteria and nosology of acute transverse myelitis. Neurology, 2002, 59（4）: 499–505.

［2］胡学强. 对急性横贯性脊髓炎的再认识. 中国神经免疫学和神经病学杂志, 2011, 18（4）: 229–231.

［3］Scott TF, Frohman EM, De Seze J, et al. Evidence-based guideline: clinical evaluation and treatment of transverse myelitis: report of the Therapeutics and Technology Assessment Subcommittee of the American Academy of Neurology. Neurology. Neurology, 2011, 77: 2128–2134.

［4］West TW, Hess C, Cree BA. Acute transverse myelitis: demyelinating, inflammatory, and infectious myelopathies. Semin Neurol, 2012, 32（2）: 97–113.

［5］Jacob A, Weinshenker BG. An approach to the diagnosis of acute transverse myelitis. Semin Neurol, 2008, 28（1）: 105–120.

［6］Robertson CE, Brown RD, Jr, Wijdicks EF, et al. Recovery after spinal cord I nfarcts: long-term outcome in 115 patients. Neurology, 2012, 78（2）: 114–121.

［7］Romi F, Naess H. Spinal Cord Infarction in Clinical Neurology: A Review of Characteristics and Long-Term Prognosis in Comparison to Cerebral Infarction. Eur Neurol, 2016, 76（3–4）: 95–98.

［8］Yadav N, Pendharkar H, Kulkarni GB. Spinal Cord Infarction: Clinical and Radiological Features. J Stroke Cerebrovasc Dis, 2018, 27（10）: 2810–2821.

［9］Agarwal A, Kanekar S, Thamburaj K, Vijay K. Radiation-induced spinal cord hemorrhage （hematomyelia）. Neurol Int, 2014, 6（4）: 5553.

第三十三章 脊髓血管病

脊髓血管病（vascular diseases of the spinal cord）是指各种原因所致的脊髓血管病变引起的脊髓功能障碍，包括缺血性、出血性和血管畸形三大类。脑是人体供血量最多的器官之一，而脊髓体积较小，侧支循环丰富，并且脊髓对于缺血、缺氧的耐受性比脑组织强，因此，脊髓血管病发病率远低于脑血管病。但是脊髓内部结构致密，较小的脊髓病变即可导致严重后果，并且脊髓血管病诊断困难，容易误诊和漏诊，所以临床上还是应该给予高度关注。随着医学影像学的进步，尤其脊髓血管造影技术的应用，人们对脊髓血管病的认识明显提高。

第一节 缺血性脊髓病

缺血性脊髓病（spinal cord ischemia）是指各种原因引起的脊髓血液供应障碍，使局部脊髓组织缺血、缺氧性坏死，出现相应的神经功能缺损的一组疾病。脊髓梗死会导致快速进展的截瘫，伴完全性感觉丧失和括约肌功能障碍等，与横贯性脊髓损伤的症状相符，但是起病急骤。与脑梗死相比，脊髓梗死是一种罕见的疾病，至今确切的发病率和患病率尚不清楚，文献报道中常常引用的数据为：脊髓梗死占急性脊髓病的 5%~8%，占缺血性卒中的 1%~2%。脊髓梗死的确切机制目前还不清楚，病因的异质性很大，部分患者见于动脉疾病或大动脉手术后，或者是严重的全身性低血压。缺血性脊髓病临床诊断比较困难，治疗上缺乏指南与共识的指导，缺乏有效的治疗手段，患者预后不佳。

一、脊髓梗死的病因及发病机制

1. **低血压性脊髓梗死** 脊髓分水岭性梗死可能是全身性低血压的结果。胸髓中段的血液供应薄弱，在灌注压降低时最容易发生缺血，故心搏骤停或大出血导致的血压骤然下降，可能会导致脊髓梗死，这可能是脊髓梗死最常见的原因。脊髓缺乏大脑强大的血流自动调节功能，因此脊髓对低血压更加敏感。在人类，产生脊髓梗死所需的低血压程度及其持续时间目前尚不清楚。

2. **主动脉手术相关的脊髓梗死** 尽管人们已经发现主动脉手术显著增加脊髓梗死风险，但是，研究并未发现脊髓梗死的发生风险与切断肋间动脉的数目或主动脉血流阻断时间之间确切相关。有学者认为，在肾动脉水平以下闭塞主动脉，脊髓梗死的发生风险显著降低。血管内治疗比切开手术发生脊髓梗死风险低。目前难以确定脊髓梗死发生的确切机制，可能与主动脉狭窄、夹层、钳闭以及全身或局部术中低血压有关。

3. **脊髓栓塞** 椎间盘来源的纤维软骨可能是脊髓栓塞最常见的栓子来源。这些栓子被认为来源于 Schmorl 结节，通过椎体中央基底静脉到达脊髓，最常累及颈髓，可能与外伤、妊娠和产褥期有关。有些病例发生在硬膜外腔注射药物后，可能是无意中椎间盘组织被吸入注射针内，然后被直接注入脊髓前动脉，从而导致脊髓纤维软骨栓塞。动脉粥样硬化栓子非常罕见，也曾有胆固醇栓子引起脊髓栓塞的报道。

4. **静脉性脊髓梗死** 脊髓静脉回流障碍也可能导致脊髓梗死，但是罕见，表现为进行性的运动和感觉障碍，可伴根痛，患者发病时背部、腹部或颈部疼痛比较常见，梗死范围通常是广泛的，甚至累及延髓。诱发脊髓静脉梗死的潜在疾病包括慢性感染、真性红细胞增多症、溃疡性结肠炎和胰腺炎等。颈部椎管狭窄导致的缺血性脊髓病与慢性静脉性脊髓梗死有关,在脊髓 MRI 横断面上可表现为典型的"蛇眼"征。

脊髓梗死与动脉粥样硬化人群的关系尚不能确定。在低血压的情况下,叠加的动脉狭窄很有可能会进一步损害脊髓的血液循环,即使在较高的血压水平下,也会增加脊髓缺血风险。

二、脊髓梗死的临床特点与诊断难点

根据受累动脉的不同,脊髓梗死可以表现为各种形式的神经功能障碍。最具破坏性的情况是脊髓完全性横贯性损害,早期表现为弛缓性截瘫或四肢瘫,损伤平面以下所有感觉丧失,大、小便功能障碍;通常突然发病,发展迅速,常伴有神经根痛。最常见和典型的脊髓梗死是脊髓前动脉综合征,病变累及脊髓前 2/3,表现为弛缓性截瘫或四肢瘫,受损平面以下分离性感觉障碍,即痛、温觉受累,深感觉相对保留。脊髓前动脉梗死早期,偶尔会出现 Brown-Sequard 综合征的部分表现,提示可能是旁正中穿通动脉的闭塞,前角往往最先受累,因为脊髓灰质对缺血比白质更敏感。脊髓后动脉梗死罕见,很难识别,最初常表现为脊柱疼痛和腿部感觉异常,体格检查可以发现深感觉及肌腱反射消失。由于梗死范围向前延伸,运动症状和括约肌功能障碍往往表现各异,但是受累程度相对较轻。脊髓中央梗死可能是脊髓灰质中央边缘带缺血所致,临床表现无特异性,只能通过影像学或病理才能做出诊断。

三、缺血性脊髓病的药物治疗

目前,对于缺血性脊髓病的治疗缺乏可供参考的指南和共识。鉴于缺血性脊髓病的罕见性和异质性,治疗决策应该基于患者个体情况,同时应该注重查找和治疗病因,并且尽量减少短期并发症和远期致残率。

治疗应侧重于相关的风险因素处理和神经康复。关于缺血性脊髓病药物治疗的研究证据很少。虽然有溶栓治疗的病例报道,但这种治疗的相关风险尚不确定。急性脊髓损伤患者早期接受皮质类固醇治疗可能在功能恢复方面受益,但是否适用于缺血性脊髓病患者尚不确定。虽然脊髓梗死病因不尽相同,但是目前有学者认为,在脊髓梗死后使用抗血小板治疗是至关重要的。如果脊髓梗死的病因是栓塞,可以应用抗凝治疗。另外,还应注意预防并发症,如深静脉血栓、褥疮及肺炎等。

第二节　出血性脊髓病

1682 年 G. J. Duverney 首次提到"脊髓卒中"这一名词,他在医学文献中第一次描述了脊髓出血的症状,并由尸检证实。Morgan 和 Tyrell 分别在 1826 年和 1827 年发表案例,描述了创伤后的脊髓血肿。Morgan 所描述的患者接受了放血、轻泻剂和间歇性导尿治疗,于发病后 6 天死亡。1869 年 Jackson 第一次做出了脊髓血肿的临床诊断。1911 年,脊髓血肿手术治疗的成功首见报道。神经放射学的进步和神经外科的发展使脊髓出血性疾病的诊断数量急剧增加。由此,人们逐渐加深了对脊髓出血的认识。

脊髓出血是一种十分罕见、但后果非常严重的脊髓血管病,如果没有适当的治疗,常导致死亡或永久性神经功能缺损。脊髓出血包括硬膜外血肿、硬膜下血肿、髓内出血和脊髓蛛网膜下腔出血,通常急性起病,常伴有颈部或背部剧烈疼痛,数分钟至数小时内迅速出现损害水平以下运动、感觉及括约肌功能障碍。

脊髓出血的病因包括:外伤,凝血机制障碍(医源性、先天性或获得性出血性疾病),脊髓血管畸形,腰椎穿刺和腰椎麻醉,脊髓肿瘤出血(如血管母细胞瘤或脊髓转移瘤),夹层动脉瘤,妊娠,免疫介导的血管炎,脊椎手术,高血压病及酗酒等。但是,临床上对脊髓出血的病因筛查是远远不够的,有高达 1/3 的病例是特发性脊髓出血,即原因不明,凝血障碍和血管畸形分别是第二和第三常见的原因。

一、脊髓蛛网膜下腔出血的诊治要点

脊髓蛛网膜下腔出血(spinal subarachnoid hematoma, SSAH)年发病率是 6/10 万,比脊髓硬膜外血肿和硬膜下血肿更常见。大约 85% 的 SSAH 继发于颅内动脉瘤破裂。原发性 SSAH 占全部蛛网膜下腔出血的 1% 以下,其病因包括:脊髓动静脉畸形、外伤、脊髓髓内动静脉瘘、硬脊膜动静脉瘘（极少）、海绵状血管瘤及血管母细胞瘤等，少见的原因有腰椎麻醉、脊髓根动脉动脉瘤和脊髓肿瘤等。

SSAH主要临床表现为：①突发起病，病灶平面或颈背部剧烈疼痛，疼痛可向下肢放射，偶尔可放射至腹部；②出血后的脊髓损伤导致损伤平面以下的感觉、运动及自主神经功能障碍；③SSAH后血液逆流入颅内蛛网膜下腔，出现脑部症状，如头痛、脑膜刺激征及意识障碍等。病变部位在脊髓全段均可发生，但以颈段最多，胸段次之，腰段最少。腰穿可见均匀一致的血性脑脊液，脊髓MRI及增强检查有助于诊断。选择性脊髓血管造影（DSA）则可进一步明确脊髓血管病变部位、范围及病因等。SSAH常会严重损害神经功能并呈现病情急剧恶化，几乎都需采取手术治疗。有条件的医院应该进行脊髓动脉造影以排查相关的血管结构异常，并进一步处理。

二、脊髓硬膜外血肿的诊治要点

脊髓硬膜外血肿（Spinal epidural hematoma，SEH）是第二常见的脊髓出血性疾病，但仍是一种罕见的疾病，发生率约为0.1/10万。SEH会引起严重的急性脊髓压迫症，通常来自硬膜外静脉丛出血，可能由轻微创伤、凝血功能障碍、感染性静脉高压或椎间盘突出引起。

SEH通常表现为脊髓受压的症状：出血部位急性剧烈疼痛，伴有相应节段的放射痛，在数小时内出现疼痛部位以下不同程度的运动和/或感觉障碍，症状迅速加重并且累及范围进行性扩大，严重者可发展为完全性瘫痪，伴有尿潴留。Lepoire等研究显示，从疼痛的出现到充分的临床表现，平均时间为3小时。然而，在某些情况下，发病18~20小时、甚至2~3天后，患者临床症状才会达到高峰，临床容易误诊，应该予以重视。偶见迟发性SEH，Hsieh等曾报道1例外伤性迟发性胸段SHE，发生在外伤后2周。

目前研究显示，SEH以颈胸部及胸腰部最常见，约占77%，但也有报道多发生于胸段及腰骶段。血肿常位于椎管后方或后外方，这与椎管内的解剖结构有关：脊髓硬脊膜外间隙主要位于脊髓背侧或外侧，而且脊髓腹侧硬脊膜与椎体接触紧密，相对活动少，不易形成血肿。

SEH的诊断依赖于神经影像学检查。MRI是首选检查，它对于SEH的定位、鉴别诊断具有很高的灵敏度。CT平扫对出血的灵敏度也较高。在超急性期，患者表现的症状，特别是感觉平面，并不能可靠地定位血肿病变的部位，常常出现"假平面"，因此我们建议做全脊髓MRI成像。硬膜外血肿需紧急手术以清除血肿，从而解除对脊髓的压迫。

三、脊髓硬膜下血肿的诊治要点

脊髓硬膜下血肿（Spinal subdural hemorrhage，SDH）比脊髓硬膜外血肿更少见，约2/3的病例报道是医源性因素导致，与其他类型的脊髓出血一样，SDH还可由外伤、凝血障碍、肿瘤或血管畸形引起。

SDH可表现为急性颈部或背部疼痛，以及神经根损伤的症状。在临床表现上，SDH与蛛网膜下腔出血很相似，并伴有头痛、脑膜刺激征、感觉障碍和肢体瘫痪。

四、脊髓髓内出血的诊治要点

脊髓髓内出血是最罕见的脊髓出血类型，在1938年首次被报道，脊髓髓内出血可能由抗凝、外伤、肿瘤或血管畸形所引起。根据病例研究，脊髓髓内出血通常表现为急性横贯性脊髓损伤。在MRI T_2WI 上，脊髓出血表现为凸透镜样低信号，周围有高信号的水肿带，出血的信号强度取决于血红蛋白降解产物所处的阶段，急性出血时以脱氧血红蛋白为主，在 T_2WI 及梯度回波序列上显示为低信号。脊髓中血液产物转化的时间与大脑中的不平行，脊髓出血区域灌注不良，脱氧血红蛋白至高铁血红蛋白的转化需要8天或以上的时间。髓内出血的位置和损伤平面与临床结局有密切关系。

第三节 脊髓血管畸形

脊髓血管畸形（spinal vascular malformations），临床少见，大多数为动静脉畸形，占所有中枢神经系统动静脉畸形的10%，年发病率是1/100万。1926年，Foix和Alajouanine描述了2例急性脊髓疾病的尸检情况,他们发现,脊髓广泛坏死,脊髓表面有大量厚壁、迂曲的血管,即硬脊膜动静脉畸形血管内血栓形成导致快速进展的脊髓损伤。因此,这种疾病后来也可称为亚急性坏死性脊髓病(即Foix-Alajouanine综合征)。根据畸形血管位置、血管结构和供血动脉及静脉回流模式的不同,脊髓血管畸形分为四种类型:Ⅰ型为硬脊膜动静脉瘘(dural arteriovenous fistula, DAVF),Ⅱ型为髓内动静脉畸形(glomus arteriovenous malformation, GAVM),Ⅲ型为青年型动静脉畸形(juvenile arteriovenous malformations, JAVM),Ⅳ型为髓周动静脉瘘(perimedullary arteriovenous fistula, PAVF)。血管畸形破裂出血可以引起急性脊髓功能障碍,血管畸形也可以导致静脉压增高,继而引起血流灌注减少,脊髓局部缺血,同时血管畸形也可以直接压迫脊髓,引起进行性脊髓压迫症或神经根病变。

一、脊髓血管畸形影像学诊断方法的比较

1. MRI是脊髓血管畸形的重要筛选工具,它能显示扩张的蚯蚓状畸形血管流空影及病灶,可明确病变的部位、有无合并出血、水肿等改变,可以初步鉴别髓内外动静脉畸形,尤其对隐匿性动静脉畸形和海绵状血管瘤的诊断优于DSA。但是对于硬脊膜动静脉畸形和髓周动静脉畸形,由于脊髓缺血严重的部位未必是畸形血管团、瘘口所在处或引流静脉经过处,其临床的节段性表现与动静脉畸形的实际位置不相符,故仅根据临床表现定位进行MRI检查可能会因为扫描的脊髓节段选择不当而漏诊,因此我们建议进行全脊髓MRI及增强扫描。

2. DSA是诊断脊髓血管畸形的金标准,DSA可直接观察到畸形血管的部位和范围,对确定供血动脉的来源、判断畸形血管与脊髓的关系、特别是和正常脊髓血液循环的关系、明确瘘口位置等具有重要价值。DSA是脊髓血管畸形分型的标准及选择治疗方案的依据,并可同时进行血管内栓塞治疗。DSA的缺点为有创性检查,不便于术后随访,并且在脊髓隐匿性血管畸形及晚期已形成血栓、血管闭塞等情况下常为阴性发现。DSA与MRI相结合可提高脊髓血管畸形诊断的阳性率,术前DSA能明确病变部位,术后行MRI有助于随访观察和疗效评估。

二、脊髓血管畸形治疗方式的选择

1. DAVF患者,目前提倡早期及时治疗,微创手术一直是传统的治疗方法。近年来,血管内栓塞也被用于治疗DAVF,虽然早期的经验只获得了有限的成功,总的成功率只有46%,但随着栓塞材料的发展及技术的进步,脊髓血管造影(DSA)的同时即可进行栓塞治疗,这使得血管内治疗成为DAVF的一线治疗手段。如果血管内治疗失败或有禁忌,再选择手术治疗。此外,对于DAVF与脊髓前、后动脉共享同一供血动脉的患者,不建议采取血管内栓塞治疗。

2. GAVM因为畸形血管团位于脊髓内,手术难度大,致残率高,宜采用单纯栓塞治疗或栓塞治疗后手术切除。

3. JAVM由于多条动脉供血,病灶多,病变范围广泛,往往需要栓塞和手术切除相结合来解决这些病变。但在不引起神经功能缺损的情况下,很难完整的切除和闭塞病灶,治疗效果往往较差。

4. PAVF分为3个亚型:Ⅰ型,只有一条动脉供血,血流量低,轻度至中度静脉高压;手术是最好的治疗选择。Ⅱ型,由1~2条动脉供血,血流较快,引流静脉迂曲扩张;应采用血管内栓塞和手术相结合的治疗。Ⅲ型最常见,病灶大,有多条扩张的动脉供血,血流量大,引流静脉明显迂曲扩张;建议先进行血管内栓塞治疗,栓塞治疗失败的患者再行手术治疗。

(张忠玲 伊 恋)

参 考 文 献

[1] Reith W. Vascular diseases of the spinal cord. Radiologe, 2012, 52 (5): 423.

[2] Rigney L, Cappelen-Smith C, Sebire D, et al. Nontraumatic spinal cord ischaemic syndrome. J Clin Neurosci, 2015, 22 (10): 1544-1549.

[3] Vargas MI, Gariani J, Sztajzel R, et al. Spinal cord ischemia: practical imaging tips, pearls, and pitfalls. AJNR Am J Neuroradiol, 2015, 36 (5): 825-830.

[4] Agarwal A, Kanekar S, Thamburaj K, et al. Radiation-induced spinal cord hemorrhage (hematomyelia). Neurol Int, 2014, 6 (4): 5553.

[5] Maimon S, Luckman Y, Strauss I. Spinal Dural Arteriovenous Fistula: A Review. Adv Tech Stand Neurosurg, 2016, (43): 111-137.

[6] Medel R, Crowley RW, Dumont AS. Endovascular management of spinal vascular malformations: history and literature review. Neurosurg Focus, 2009, 26 (1): E7.

[7] Rigney L, Cappelen-Smith C, Sebire D, et al. Nontraumatic spinal cord ischaemic syndrome. J Clin Neurosci, 2015, 22 (10): 1544-1549.

[8] Vuong SM, Jeong WJ, Morales H, et al. Vascular Diseases of the Spinal Cord: Infarction, Hemorrhage, and Venous Congestive Myelopathy. Semin Ultrasound CT MR, 2016, 37 (5): 466-481.

第三十四章　脊髓疾病的影像学

第一节　MRI 是脊髓疾病的首选检查

在脊髓疾病的诊治过程中,有多种成像技术可供选择,每种成像技术既有优点也有缺点。X 线和 CT 应用广泛,能较好地显示骨性结构。目前,DSA 仍是诊断脊髓血管疾病最可靠的方法,也是介入治疗所应用的方法。由于脊柱软组织结构有独特的信号强度特征,所以 MRI 能够为脊髓病变提供最佳的成像。MRI 对比剂(钆剂)比 CT 使用的碘对比剂具有更好的耐受性。因此,MRI 已经成为脊髓疾病的首选检查。

自从 MRI 应用之后,脊髓成像技术得到了很大的改进。MRI 可以提供脊髓病变的直观成像,可以较好地显示脊髓出血、水肿、肿胀、受压、缺血等情况。

1. **脊髓出血**　在 T_2WI 上,脊髓出血早期表现为凸透镜样低信号区,周围有高信号的水肿。出血的信号强度取决于血红蛋白降解产物所处的阶段,急性出血时以脱氧血红蛋白为主,因此在 T_2WI 及梯度回波序列(GRE)上显示为低信号。

2. **脊髓水肿**　在 T_2WI 上,水肿表现为高信号,代表液体积聚,矢状位显示最清楚。创伤后脊髓水肿往往指的是脊髓挫伤。在 T_1WI 上,水肿和出血都显示为低信号,难以区分。

3. **脊髓肿胀**　正常情况下,除了颈膨大和腰膨大略增粗外,脊髓的直径是比较一致的。脊髓肿胀指的是脊髓直径在受损水平局部增大,在 T_1WI 上可以表现为比正常实质略低的信号,也可无异常信号。

4. **脊髓梗死**　梗死数小时后,T_2WI 可发现病灶呈线状高信号,弥散加权成像(DWI)在梗死

发生 4 小时后可以很好地显示病灶,此时 T_2WI 高信号为梗死区组织坏死和细胞内水肿。DWI 比 T_2WI 显示的高信号范围更大,信号更强。脊髓梗死 2 周左右,梗死灶内大量毛细血管增生,侧支循环形成和局部充血,弥散受限消失,此时 T_2WI 显示病灶更明显。1~2 周后脊髓肿胀渐消失,梗死区内信号不均匀。3~5 周后梗死区内软化灶逐渐形成。

第二节　MRI 高级成像模式的应用前景及价值

MRI 常规成像是目前评价脊髓实质损伤最好的影像学方法,但它仍然不能区分水肿和轴索损伤。虽然 MRI 可以显示病变位置和损伤的基本特点,但是在水肿和出血时却不能反映轴突的完整性和功能。随着医学影像学的发展,先进的 MRI 技术可以显示轴突功能和完整性的信息,如 DWI、弥散张量成像(DTI)和磁共振波谱成像(MRS)等。但是这些技术的应用存在一些局限性。因为脊髓本身的直径很小,又紧邻周围的骨性组织,并且脑脊液的流动和呼吸运动也会影响成像质量。尽管如此,这些成像技术仍具有很好的应用前景和临床价值。

DWI 用于脊髓成像远远落后于其在大脑中的应用,但 DWI 在评价脊髓轴突完整性上具有潜在的优势。对于电生理检查证实为脊髓疾病的患者,DWI 提高了脊髓病变检出的灵敏度和阴性预测值,与 T_2WI 相比,ADC 对检出由颈椎病慢性压迫所致的脊髓缺血更敏感。

DTI 是通过水分子的特性对病灶进行分析的诊断方法。在临床诊断时,可通过水分子的各向异性扩散检测中枢神经系统组织结构,反映水分

子运动障碍的定向聚集,包括细胞膜、细胞骨架成分和正常脊髓的结构,探测活体组织微观结构和显示白质纤维束。由于 DTI 的特点,能够很好地避免传统 MRI 诊断过程中的限制,尤其对颈髓损伤患者有较好的诊断效果。DTI 参数的变化在损伤水平最显著,并且反映了脊髓损伤的严重程度,特别是在可能伴出血的情况下。

MRS 的原理是使用磁共振化学位移现象形成诸多光谱,并对光谱中的化合物进行检测,其目的是检测组织及器官中的能量代谢、生化变化以及化合物含量。而这些信息能够反映出脊髓当前的生化代谢状态,从而间接地分析出脊髓病变部位的受损情况。实际诊断中可通过分析脊髓中的 N- 乙酰天门冬氨酸、胆碱和肌酸等含量变化取得较好的诊断效果。

(张忠玲　伊 恋)

参 考 文 献

[1] Zalewski NL, Rabinstein AA, Krecke KN, et al. Characteristics of Spontaneous Spinal Cord Infarction and Proposed Diagnostic Criteria. JAMA Neurol, 2019, 76 (1): 56–63.

[2] Okada S, Chang C, Chang G, et al. Venous hypertensive myelopathy associated with cervical spondylosis. Spine J, 2016, 16(11): e751–e754.

[3] Vuong SM, Jeong WJ, Morales H, et al. Vascular Diseases of the Spinal Cord: Infarction, Hemorrhage, and Venous Congestive Myelopathy. Semin Ultrasound CT MR, 2016, 37(5): 466–481.

[4] Robertson CE, Brown RD, Jr., Wijdicks EF, et al. Recovery after spinal cord infarcts: long–term outcome in 115 patients. Neurology, 2012, 78(2): 114–121.

[5] Alblas CL, Bouvy WH, Lycklama ANGJ, et al. Acute spinal–cord ischemia: evolution of MRI findings. J Clin Neurol, 2012, 8(3): 218–223.

第九篇 多学科相关性神经疾病

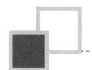

第三十五章　神经科危重症监护与处理

第一节　神经重症监护的目标和原则

一、神经重症监护的发展历史

20世纪20年代出现了重症监护的概念，神经重症监护病房（neurocritical care unit, NICU）最早的雏形正是起源于此。1922年 John Hopkins 医院的神经外科医生 Dandy 开辟了两间相邻的双床病房来照顾神经外科重症患者。1951年，波士顿 Peter Brigham 医院的神经外科医生 Harken 和护士 Heideman 筹建了首个神经重症监护室，这标志着神经重症监护室开始走上正轨。神经医学和重症医学联系在一起是20世纪50年代脊髓灰质炎流行时期，美国巴尔的摩市市立医院麻醉医师 Peter Safar 成立了世界上第一个真正的重症监护病房。20世纪60年代，重症监护引入了脑血流（cerebral blood flow, CBF）和颅内压（intracranial pressure, ICP）监测。伴随着医疗监护和复苏技术的发展，到20世纪60年代末期，美国大约95%的医院都有了重症监护室，神经麻醉和重症监护方案的进展使得重症监护模式更加完善。到了70年代，神经病学家 David Jackson 和 Alan Ropper，以及麻醉医师 Sean Kennedy 在北美率先倡导"神经重症监护"理念，得到了许多支持者的进一步拓展。2003年，Bleck 医师创建了神经重症协会并成为第一任主席。2005年美国神经亚专科联合会（the United Council for Neurologic Subspeciahies, UCNS）对神经重症这一独立专科进行了认证，负责对神经重症医师培训并进行监督。随后出现了更加复杂的神经监测技术和数字化系统，以及神经重症监护的培训指南、核心课程及培训资格认证，使得神经重症监护获得了长足的发展。

改革开放后，重症医学在中国飞速发展。1984年，协和医院的陈德昌教授建立了国内第一个综合重症监护病房，拉开了中国重症医学发展的序幕。重症医学的发展也推动了我国神经重症医学的发展，20世纪80年代末 NICU 开始出现，中国人民解放军总医院于1986年成立了国内最早的 NICU，当时的 NICU 主要是抢救颅脑损伤患者，经过神经重症监护，显著地降低了颅脑损伤的死亡率和伤残率。

1990年前后，北京、天津、上海等大型医院相继建立起了神经重症监护室。随着国内外学术交流的增多和多学科协作的加强，神经重症的理念在逐渐发展，多种先进的神经监测技术在国内相继开展。2013年重症医学和神经科学专家，成立了"中国神经外科重症管理协作组"，并发布了首部《神经外科重症管理专家共识》。2014年中华医学会神经病学分会神经重症协作组发布了《神经重症监护病房建设中国专家共识》，其中结合我国国情对 NICU 的模式、病房建设、医疗管理、人员及仪器设备的配置等给出了明确的推荐意见，极大地推动了我国神经监护病房的发展及专科建设。

二、现代神经重症监护的主要内容

（一）监测内容

神经重症监护的主要内容是脑功能监测（表9-35-1），包括无创监测和有创监测。

（二）理想的"神经监测器"存在吗？

神经监护的根本目的在于识别、预防和处理继发性脑损伤（secondary brain injury, SBI）。SBI 包括颅内压升高、脑血流减少导致的缺血缺氧、代谢紊乱以及癫痫等，这些情况均对预后产生不

表 9-35-1 脑功能监测分类

无创监测	有创监测
神经功能监测	**脑的氧合**
神经系统查体	颈静脉血氧仪
自发电活动监测：脑电图	脑组织氧分压（$PbtO_2$）
诱发电位	监测
脑血流监测	**脑血流监测**
指示剂稀释法	激光多普勒流量仪
经颅多普勒超声	热弥散流量仪
	脑灌注
氧供/氧需平衡监测	**代谢监测**
颈静脉球血氧饱和度测定	脑微透析
脑氧监测仪	
组织探头	
ICP 监测	**ICP 监测**
闪光视觉诱发电位	脑室导管 ICP 监测
经颅多普勒超声	脑实质内 ICP 监测

良影响，并可在多种神经系统疾病中出现。临床研究表明，NICU 中 90% 的神经重症患者发生了 SBI，但是目前为止仍然没有对 SBI 有效的药物。治疗的基础在于监测，监测的目标在于脑发生不可逆性损伤之前发现有害的病理生理改变，进而允许早期干预。因此，NICU 的治疗目标在于通过监测提供最理想的生理环境以减少 SBI 的发生。

监测技术发展到今天已经多种多样，每种方法各有优缺点，对于一个神经危重症患者不可能应用某一种所谓的完美的"神经监测器"来解决所有的临床问题，这就要求临床医师应根据患者具体情况采用个体化的监测方法和治疗方案。近 10 年来，神经危重症患者监测研究的热点是多模态监测体系，其综合脑代谢、ICP 及神经电生理监测等手段，监测指标互补，全面地反映了患者的病理生理状况，但其缺点是监测数据信息量庞大，同时也增加了患者医疗负担。只有把握各种监测手段的优缺点，正确合理地使用监测方法，有科学依据做指导，才能降低神经危重症患者的伤残率。

三、神经重症监护的目标和作用：为什么要进行专业神经重症监护？

作为新兴的神经病学亚专科，将神经病学与危重症医学交融一体，为患者提供全面、系统并且高质量的医学监护与救治，降低神经重症患者的伤残率和死亡率是神经重症肩负的最高使命。

任何一种监护技术都不是目的，都不能改变患者预后，其真正的目标是根据监测结果做出正确的临床决策。多项研究表明，神经重症监护综合治疗能降低神经重症患者的死亡率和致残率、减少辅助通气时间、减少并发症，进而改善患者预后。有文献报道，与综合 ICU 相比，NICU 可明显降低病死率（OR=0.78，95%CI 0.64~0.95，p=0.010）和改善神经系统功能预后（OR=1.29，95%CI 1.11~1.51，p=0.001）。关于 NICU 的不同模式研究发现，ICU 配置高强度神经重症医师后，缺血性卒中住院期间病死率下降，住院天数缩短，神经系统功能预后改善。因此，多个国家和地区神经重症监护病房建设意见中均建议：大型医院推荐封闭式 NICU 管理，神经重症医师（受过重症医学专业训练，掌握神经重症专科知识与技能，具备独立工作能力）全面负责患者监护与治疗，并采取高强度神经重症医师配备，以便实施标准化救治方案（A 级推荐）。

四、NICU VS ICU：相互竞争还是协同促进？

20 年前，作为一个专业，专门的神经危重症专业化监护还没有真正设立，而今已经发展成为当今神经病学最流行的组成部分，要正确认识这一现象，明确 NICU 和 ICU 的区别和联系，首先要了解其临床实践的医学理论以及促使其产生的医学、政治和经济原因。

神经系统知识体系繁杂、特点鲜明，神经系统疾病诊断治疗困难，预后较差，疾病谱包括脑卒中、脑和脊髓的损伤、癫痫持续状态、脑炎、神经肌肉疾病以及脑肿瘤等疾病，这些情况的处理不能简单地靠一般 ICU 配置完成。神经重症监护病房医生既要拥有处理这些疾病危重症的神经科知识，也要具备传统的危重症治疗技术。

神经重症监护作为神经病学和危重症医学的亚专科，其发挥的作用在以往的研究中已被证实。相比综合监护室，神经科危重症患者在神经重症监护室综合治疗后的死亡率、致残率和入住 ICU 时间都明显减少，预后改善的原因可能有以下三点：第一是神经重症监护室对血压监控比综合 ICU 更积极，而脑损伤后低血压常导致继发性脑损伤。第二是神经重症监护室人员对血气、体温和ICP的监测与处理较积极,并且对神经系统评估更熟悉、更准确,可以更早地发现问题。第三是神经重症监护室提倡早期神经康复治疗。同时,综合危重症医学的发展又能促进神经重症医学的提高。综上所述,神经重症监护作为新兴的亚专科,是综合重症监护的补充和延伸,二者相辅相成、互相促进、共同发展。

第二节　意识障碍的评估

一、意识障碍再认识

从意识障碍患者被送入神经重症监护室到转出或出院,评估其意识状态是基本的也是必须的,这对该类患者的管理及预后判断有重要的提示作用,同时还涉及到医学法律及伦理层面。而医学高度发展的今天,临床观察对于评估意识障碍患者仍是不可替代的,神经影像及电生理监测等技术手段并不能直接评估患者的意识状态,因此,细致观察患者仍是临床工作不可忽视的一部分。

意识的丧失远比意识的存在难于判断,意识并不简单是"全或无"的现象,而是一个连续动态变化的过程。意识状态大致包括:清醒、嗜睡、昏睡、昏迷、植物状态及最低意识状态,各种不同意识状态的分界往往并不十分明显。但不论意识状态的变化表现如何,其评估都离不开对病损部位及损害程度的判断。同样,生存与死亡的预判离不开对延髓基本生命中枢的评估。

昏迷是意识障碍最严重阶段、病情危重的信号,需要及时准确的对昏迷患者进行评估,在不能尽快完善影像学等辅助检查或病情紧急变化的情况下,通过临床表现及体征对患者进行评估显得尤为重要。临床上除需与本质不是昏迷的闭锁综合征相鉴别外,还需与两个存在争议的概念相鉴别:①意识模糊状态,也有学者称为神志不清、精神模糊、神志混沌、恍惚、昏睡,神经科和精神科常见,对其解释和理解争议颇多,一般认为在中脑网状结构轻度损害所导致的意识水平下降的基础上,患者的皮层功能紊乱,神经元兴奋、抑制交替存在,出现意识内容散乱,思维错乱,定向不全,严重妄想,梦呓连连,行为不具明确目的和意识等表

现,夜晚重于白天。神经科以往多把该症状与感染、中毒联系。事实上,除神经科、精神科外,内科、外科、妇产科等疾病亦可出现该症状,如肝肺肾性脑病、老年人全麻术后、物质滥用、戒断、肿瘤远隔效应、透析后、水电解质平衡紊乱、癫痫发作后等。②功能性精神抑制状态:见于突发强烈的精神刺激后产生的一种精神抑制状态。患者脑部并无器质性疾病。表现为僵卧、双目紧闭(可见眼球快速运动)、呼吸增快,对外界一般刺激如呼叫或疼痛刺激无反应。检查时眼睑会有抵抗性紧闭反应,强力拉开眼睑可见眼球快速活动,瞳孔对光反射正常。此类患者多因存在性格弱点并在不良事件刺激的情况下诱发。

二、意识障碍的评估

(一)意识障碍评估的技术

很多神经重症监护病房的患者处于昏迷状态,处于具有意识改变或导致意识改变的疾病过程中。意识障碍患者的监护和管理很大程度上依赖于其潜在的病因。评估意识障碍患者的主要方式是临床神经系统体检、等级量表的运用、神经影像学检查及电生理监测。评估的目的是建立病因诊断、确定损伤位置及严重程度、评估治疗效果、判定预后及排除假性昏迷。要达到上述目标首先要做到高质量的评估,意识障碍的评估是神经重症医生临床诊疗活动的主要内容,但由于神经重症患者的特殊状态,准确评价患者意识存在一定难度。意识障碍(disorder of consciousness,DOC)临床评估经历了以下几个发展阶段:

1. **量表评估**　DOC评估最常用的方法就是评分量表,通常包括评价指标(变量)、评分标准和评分数值三个部分。通过分值计算得出分数,从而进行量化评价。评价指标的选择应遵循简易、方便、直接、常规、实用、可重复的原则。

(1)Glasgow评分量表(Glasgow coma scale,GCS):GCS是评估患者昏迷和神经损伤程度运用最广泛的标准化量表。GCS评分计算简单,可对神经系统损伤进行快速评估,该评分得到了医疗急救人员的广泛采用,用来评估急救领域和急诊科的患者,以便进行分诊和初步的治疗。GCS评分还被融合进其他几个有效的评分系统用于评估危重病的严重性,并成为多种临床评分的重要组

成部分,例如 APACH Ⅱ评分、SOFA 评分、WFNS 评分等。

GCS 从睁眼动作、言语反应及运动反应三个方面对患者进行评分。睁眼动作反映了中脑水平功能状态,言语反应反映了皮层及皮层下联络通路的功能状态,运动反应反映了锥体束传导功能的状态。该量表最初仅用于评估脑外伤患者基本情况,之后被广泛应用于不同病因所致的中枢神经系统损伤和意识障碍状态的评定。随着重症医学的发展,GCS 的不足逐渐显现,如缺乏脑干功能的评估;忽略了瞳孔变化的观察在神经重症患者诊疗中的重要意义;特殊人群(儿童、老年痴呆患者、闭锁综合征患者等)的不适用性。因此,一些学者在 GCS 评分的基础上进行了修正和补充,演变出 Glasgow-Pittsberg(GCSP)

评分、Adelaide 儿科昏迷评分(Adelaide Pediatric Coma Scale, APCS)、格拉斯哥-列日评分(Glasgow-Liège Scale, GLCS)、FOUR(Full Outline of UnResponsiveness)评分、西方神经感官刺激(Western Neuro Sensory Stimulation Profile, WNSSP)、因斯布鲁克昏迷量表(Innsbruck Coma Scale, ICS)等。

(2)Glasgow-Pittsberg 昏迷评分量表及解析:Edgren 等提出 GCSP 评分(表 9-35-2),在 GCS 基础上新增①瞳孔对光反射,反映中脑水平(动眼神经)功能情况;②脑干反射,反映脑干不同平面的功能状态;③抽搐,反映皮层神经元功能状态(异常放电)及异常放电是否泛化扩散;④自主呼吸,反映延髓呼吸中枢受损程度。该量表将延髓平面、皮层、中脑平面、脑桥平面功能状

表 9-35-2 Glasgow-Pittsberg 昏迷评分量表

检查项目	临床表现	评分	检查项目	临床表现	评分
Ⅰ. 睁眼动作	自动睁眼	4分	Ⅳ. 瞳孔对光反射	正常	5分
	呼之睁眼	3分		迟钝	4分
	疼痛刺激后睁眼	2分		两侧反应不同	3分
	无睁眼	1分		大小不等	2分
				无反应	1分
Ⅱ. 语言反应	定向正常	5分	Ⅴ. 脑干反射	全部存在	5分
	应答错误	4分		睫毛反射消失	4分
	言语错乱	3分		角膜反射消失	3分
	言语难辨	2分		头眼及眼前庭反射消失	2分
	无语言	1分		上述反射均消失	1分
Ⅲ. 运动反应	能按指令发出动作	6分	Ⅵ. 抽搐	无抽搐	5分
	对刺激能定位	5分		局限性抽搐	4分
	对刺激能躲避	4分		阵发性大发作	3分
	刺激肢体屈曲反应	3分		连续性大发作	2分
	刺激肢体过伸反应	2分		松弛状态	1分
	无动作	1分			
			Ⅶ. 自主呼吸	正常	5分
				周期性	4分
				中枢过度换气	3分
				不规则/低换气	2分
				无	1分

态增加进来,修改后的量表能反映脑功能主要部位的损害情况,尤其增加了对延髓平面呼吸中枢的评估,因为它是决定患者生命是否延续的核心要素。

1）睁眼动作:提示患者的觉醒状态及脑干上行激活系统是否正常,如果患者可自发睁眼或诱发睁眼(4分、3分),可以认为患者大脑皮层仍可以处理信息,尽管如此,部分植物状态的患者也可能评到3~4分,如果仅疼痛刺激睁眼(2分),提示患者中脑功能正常。

2）言语反应:言语反应提示神经系统高级整合能力,与语言有关的大脑皮质区有 Broca 区、Wernicke 区、听觉联络区、视觉联络区、角回、缘上回;各语言中枢不是孤立存在的,有大量的神经通路将上述各中枢联系起来;反映皮层功能及联络通路的功能状态。

3）运动反应:在进行运动反应评估时,需注意疼痛刺激方式的选择,由于外周刺激(压指甲)可能会引出脊髓反射,尽量选用中轴疼痛刺激,如压眶或胸骨,但可能会造成不必要的损伤,建议使用捏胸大肌作为疼痛刺激方式。3分提示大脑半球或内囊的广泛受累引起去皮层强直,2分提示中脑上下丘间水平病损所致去大脑强直。这两种状态可能同时存在于同一患者,评估时需如实记录,但计算总分时需使用较高分值3分,可反映运动传导通路的功能状态。

4）瞳孔对光反射:该项目既要求观察瞳孔对光反射,也需要观察瞳孔大小。主要反映中脑层面动眼神经受累的情况。当发现瞳孔不对称时,瞳孔偏小侧异常,对光反射迟钝,如脑桥一侧病变更常见,这种情况一般不是神经危重症。当观察到瞳孔不等大时,该项并没有界定大的一侧有问题还是小的一侧有问题。

5）脑干反射:脑干反射存在与否,对判定脑神经功能损害或受抑制的程度及预后有重要的意义,更是判别患者病变层面及脑死亡的重要依据。GCSP 量表包含的四项脑干反射均为生理反射,正常生理状态下存在,相应脑干平面病变时消失。昏迷患者如果头眼反射存在提示大脑或间脑病变,头眼反射消失提示脑干尤其是下脑桥眼共轭中心病变,颈椎病变患者不宜做该项检查。眼前庭反射消失提示脑桥尤其是前庭神经核区病变。

睫毛反射、角膜反射消失均提示脑桥平面受损,但可以看到量表中二者得分不同。Guedel 对麻醉患者进行观察发现,随着麻醉程度的加深,睫毛反射的消失要早于角膜反射,而该观察与神经重症患者临床损害所致意识障碍动态变化的过程类似,故在该量表中,睫毛反射的分值要高于角膜反射是合理的。

6）抽搐:主要反映皮层神经元功能状态(异常放电)及异常放电是否泛化扩散。

7）自主呼吸:反映延髓呼吸中枢受损的程度。

（3）GCS 及 GCSP 量表的局限性:GCS 作为评估脑损伤患者昏迷程度的一种工具,被广泛采用,项目少,简单易行,实用性强;其运动反应所占权重较大,理论上反映运动传导通路,细化后,把运动损害的程度描述的更为确切;对预后判断有一定的指导意义。GCSP 在 GCS 基础上,增加了对瞳孔、脑干反射、抽搐、呼吸的评估,其基于解剖受累部位的评估更全面。

但在应用过程中,GCS 及 GCSP 仍有值得商榷的地方,临床工作者在使用它们时必须清楚其局限性:

1）目前临床操作和文章写作普遍使用 GCS,而 GCS 三项仅能反映皮层、中脑及运动传导通路的功能状态,延髓基本生命中枢的功能状态不能得到反映,不能作为生命是否延续的确切标准,建议加上对延髓呼吸中枢(自主呼吸)(GCSP 第七项)功能状态的评估,可更准确地预测患者是否能够存活。

2）GCS 反映皮层功能的言语反应与昏迷程度(中脑平面)、基本生命中枢(延髓平面)的关系并不密切,同时语言的评估需要满足多方面的条件,如果与之有关系的损害累及中脑网状结构引起意识障碍甚至昏迷,语言无法评估,此外,气管插管等抢救状态下无法进行言语反应评估。

3）GCSP 昏迷评分量表在 GCS 基础上增加了对呼吸中枢的功能评估,但缺乏对延髓其他中枢如心血管中枢(心跳、血压)的功能状态的评估。

4）下丘脑的受损情况对病情的进展起重要作用,脑损伤一旦累及下丘脑,可出现体温及水、电解质紊乱,通常难以纠正,容易加重脑损伤,形成恶性循环。而 GCS 和 GCSP 都不能够对下丘脑功能做出评估。

5）该量表对于同一种神经重症严重程度的判断具有较好的一致性，但对不同病因如中毒性脑病等所致的昏迷患者评估不具有绝对的可比性。GCS 更适用于脑创伤或急性脑卒中伴意识障碍的患者，而针对心肺复苏术后的患者，GCSP 对预后判断的准确性要优于 GCS。

6）对于特殊部位的病变如延髓梗死，使用该量表评估局限性明显。

（4）FOUR 评分：2005 年美国 Wijdicks 提出的全面无反应性量表——FOUR 评分，曾被誉为"新时代格拉斯哥评分"。FOUR 评分的开发是为了尝试纠正当评估不能说话（失语或气管插管）的患者出现的困难以及 GCS 不能特定地检查脑干反射的缺陷。该评分内容为四个方面：眼睛、运动、脑干和呼吸。每个方面赋值 0~4 分。由于 FOUR 评分的结构，闭锁综合征患者和持续性植物人状态患者就可以明确标识。运动方面规定"无运动反应"或"肌阵挛性癫痫持续状态"评分均为 0，这就强调了肌阵挛发作的神经系统损伤的患者长期预后极差。而且，运动检查组件考虑到了语言理解力和解答习题方面的粗略检查，最佳的运动分值应当包括像握拳或剪刀手这样的手势。最后的联合分值若为 0，即可提示脑死亡。FOUR 评分的简单性以及能够检查出闭锁综合征患者、颞叶沟回疝和脑死亡，使得它对于 GCS 来说相对有吸引力。研究证实，相对于 GCS 评分，FOUR 评分能提供更多的神经系统细节，更准确、更适合于神经重症患者的临床评估。

（5）如何面对并不"完美"的量表评估？意识障碍量表评估有着简易、方便、实用、可重复的优点，各类量表已经服务临床、科研、学术交流多年，但其"两面性"也日渐显露。遗憾的"一面"是，无论何种量表，在评估神经重症患者的意识中都存在着较高的误诊率，尤其是在评估植物状态（vegetative state，VS）、无反应觉醒综合征、微意识状态（minimally conscious state，MCS）等情况时。这是因为传统的评分量表大多是基于行为或者观察，即通过反复的检查来判定患者对于多种刺激是否具有可重复的、定向的、自主的行为能力，但是有些意识的细微征象很难通过肉眼来观察，或

是检测者执行的准确性、判断标准等原因，导致传统量表在临床意识评估上的缺陷。同时，医学的发展，尤其是影像学的发展，对既往界定的意识下限不断提出新的思考。

必须认识到，量表评定结果不能替代临床医生对神经重症患者神经系统症状和体征的准确评估。在临床工作中，各单项评分不同的患者总分可能相等，但并不意味着意识障碍程度相同。在临床工作中，我们对待量表评估要有"批判性"的态度，扬长避短，对不同的神经系统疾病应选择不同特点的量表，同时结合不断发展的客观评价技术，争取达到"完美"评估。

2. 客观评价方法　意识包括觉醒和觉知，即意识水平和意识内容。觉醒是通过检测患者能否睁开眼睛来判断。但需要强调的是，某些意识状态的存在，例如微意识状态（MCS），患者虽能睁眼，但仍存在意识障碍。觉知是指脑对任何一种刺激的感知和反应能力，临床往往是根据患者的行为能否遵循指令或对刺激的响应程度来判定，但缺乏精确而有效的方法。很多学者发现，仅基于患者的行为很难准确评估患者的意识水平。因此，探索准确客观的技术来评估意识障碍，判断患者临床预后是现实的要求。近年来，神经影像技术和脑电图是临床研究最为广泛的两个领域。

（1）神经影像

1）正电子发射型计算机断层显像（positron emission computed tomography，PET）：PET 是最早应用于意识障碍临床研究的影像技术之一。临床研究表明，觉知的损伤和一些特定脑区葡萄糖的摄取量降低有关，如一些联络皮质、两侧丘脑等。利用 PET 技术，还可以进一步区分一些意识障碍的亚型。如 MCS 临床可以细分为"MCS+"与"MCS-"。

2）功能磁共振（functional magnetic resonance，fMRI）：fMRI 是一种新的研究人脑功能的方法，具有无创、时间和空间分辨率高的特点，是一种无损和动态的探测技术，已日益成为观察大脑活动、进而揭示脑和思维关系的一种重要方法。Moritz 等首次报道了利用 fMRI 预测昏迷患者的脑功能。研究表明，人脑中存在多个脑功能的网络。fMRI 证实，意识障碍患者网络内部功能连接是受损的，且受损程度与患者意识障碍的程度相关。fMRI

的缺陷是患者必须保持不动，需要复杂的后处理技术，同时对于一些安装心脏起搏器或体内有金属植入物的患者都有限制。

（2）脑电图（electroencephalogram，EEG）：意识障碍患者应用脑电进行意识评估是指研究人员应用各种刺激后记录刺激所产生的脑电频率或频率的变化，通过了解脑干网状觉醒系统和支持丘脑皮层回路的皮层结构的互动，来评估患者意识变化。常用的方法包括脑电反应、短时诱发电位、节律改变以及经颅磁刺激术（transcranial magnetic stimulation，TMS）等。

（二）意识障碍评估的未来发展方向

意识评估是当代神经科学领域最具有挑战性的前沿领域之一。评估不当一方面会造成临床决策错误，另一方面还可能引发伦理问题和医疗保健卫生成本增加。得益于神经影像、计算机技术的发展，神经重症患者意识评估手段不断丰富。fMRI 的出现让意识第一次被赋予了"形态学"的动态特质，但是仍不够精确。

1. **扰动复杂性指数（perturbational complexity index，PCI）** PCI 指数被认为是近年来对于意识评估研究的一个重要成果。它采用 TMS 直接对皮层实施一个微"震荡"刺激，然后在 EEG 上记录到刺激后的反应信号，通过复杂的数学分析，得到的指数称为 PCI。其实质是反映大脑对于信息与整合的能力。从 0 至 1 评判人们的意识性水平。研究中完全清醒的患者 PCI 在 0.6 以上，处于轻度睡眠的患者 PCI 约为 0.4，而处于深度睡眠的患者的 PCI 大约为 0.2。被麻醉的被试者 PCI 低至 0.12，这意味着他们处于无意识的深度状态。麻醉强度越大，PCI 值越低。PCI 的测量可以区分正常觉醒、睡眠、全身麻醉以及 DOC 的不同亚组（闭锁综合征、微意识状态、无反应觉醒综合征）。PCI 为神经重症医生提供了一个在无意识到有意识图谱上可重复的度量方法，而不再依靠有或无的方式去认识意识障碍。PCI 指数的出现意味着意识的"量化"在将来会成为一种可能实现精确评估意识的方向。

2. **微观的角度** 有学者从更加微观的角度去阐述意识障碍的原因。缺血缺氧脑损伤后患者常出现不同的转归，如持续植物状态（PVS）、微意识状态（MCS）、意识恢复以及脑死亡等。有研究认为是和不同脑组织对于缺血缺氧的抵抗程度不同有关，皮层、海马、纹状体等较易受到损害，下丘脑和脑干损害较轻，导致患者处于昏迷或不同的意识状态中。通过动物实验模拟及组织切片，目前认为这种差异的存在与 Na^+/K^+ ATP 酶分子亚型的不同分布相关。如何尽可能详细地阐述这种机制对于理解不同意识障碍的产生，并由此寻找治疗的靶点去干预，可能会是将来研究的一个热点。

目前意识障碍存在的机制，尤其是患者对信息的接受、整合、响应的过程及其调控机制，仍有待于进一步的深入研究。如何更精确地判断意识、预测预后仍将是神经重症医生需要不断探索的研究内容。计算机技术的介入及大数据时代的福利使我们相信，神经重症医生对于意识障碍患者的意识评估会更加细化，亚组的区分以及相互之间的鉴别手段针对性会更强，对于患者的预后判断也更加精准。

第三节　颅内压增高的监护和治疗

一、对颅内压增高认识的困难性依然存在

随着人类社会的进步，人们对颅内高压的认识也在不断发展，新石器时代（公元前 10 000 年至公元前 1 000 年），先辈们可能已经无意中实践了后来我们可以接受的降低颅内压（intracranial pressure，ICP）的方法。在古希腊时代（公元前 460 年至公元前 370 年），据说希波克拉底已经为大多数颅脑损伤者进行了钻孔术，以"松弛头部的紧绷感"。后来 Celsus 描述了"头部受到重击"后的胆汁性呕吐。

对颅内高压动力学更现代的理解源于 Monro-Kellie（蒙罗-凯利）学说，这是我们目前许多治疗策略的基础。虽然某些综合性的治疗措施已被用于治疗颅内高压，但遗憾的是，即使是最常规的治疗方法也缺乏随机对照试验来证实其疗效到底如何。因此，我们对颅内高压的认识，仍需进行更深层次的研究。

（一）Monro-Kellie（蒙罗－凯利）原理

1783 年 Monro 提出假说，40 年后 Kellie 通过实验证实，1901 年 Cushing 经过多次修改建立了 Monro-Kellie 原理。它指出，囟门闭合后，颅腔就变为由颅骨构成的体积固定的腔，内有脑组织、血液和脑脊液，因此，一种颅内成分的体积增加必须通过另一种成分的减少来抵消，否则颅内压就会上升。

颅内容积与 ICP 之间的关系是非线性的，它取决于颅内顺应性的程度。颅内腔仅有很小的储备以容纳额外的体积。在正常情况下，颅内容量的增加可能导致 ICP 的轻微增加；然而，在体积储备耗尽的病理条件下，体积的小幅增加将导致 ICP 大幅升高（图 9-35-1）。

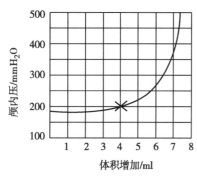

图 9-35-1　颅腔内压力与颅腔内容物体积的关系

在普通成年人中，颅骨腔的总体积为 1 475ml，包括 1 300ml 大脑，65ml 脑脊液和 110ml 血液。正常人颅内压范围为 5~13.5mmHg（75~180mmH$_2$O）（1mmHg=13.5mmH$_2$O=0.133kPa），儿童为 3~7mmHg（40~110mmH$_2$O）。在大多数情况下，ICP 值大于 20~25mmHg 需要进行处理。持续的 ICP 值大于 40mmHg 表明严重的、危及生命的颅内高压。

颅内压由多种因素决定，包括脑脊液产生率、脑脊液吸收率、静脉窦压力和动脉血流量。从数学上讲，颅内压－体积关系可表示如下：VT=Vb+Vcsf+Vvasc。在这个等式中，VT 指的是总颅内体积，约 1 475ml；Vb 指的是脑实质体积，约为 1 300ml；Vcsf 指颅内脑脊液体积，约 65ml；Vvasc 是指颅内循环血量（动脉和静脉），约 110ml。病理状态下，新的颅内容物体积（Vx）被添加到颅内区域：VT=Vb+Vcsf+Vvasc+Vx。为了适应这种新的颅内容物体积，必须相应地转移颅

内其他成分以维持恒定的 ICP。最常见的是，第一个被移位的颅内成分是脑脊液（Vcsf），它通过蛛网膜颗粒从脑室或大脑凸面出口进入硬脑膜静脉窦。但这仅仅是临时代偿。进一步增加颅内容量可能会耗尽颅内储备机制，导致 ICP 升高以及其他颅内结构（脑实质或血管）的潜在压迫，从而导致脑损伤或缺血。

（二）颅内压测定，您做对了吗？

ICP 零点定义为头部的中心或室间孔的水平，其在解剖学上接近外耳的耳屏。如果从颅骨到骶尾部结构脑脊液循环通路没有阻塞，当患者侧卧位时，若其头部的中心与脊柱穿刺针或导管的中心处于同一水平时，鞘内压力等于 ICP。这就是为什么进行腰椎穿刺术的时候要让患者侧卧位并要求头部和脊柱在同一水平的原因。坐位进行腰椎穿刺难以进行颅内压测定，其结果往往是不准确的，除非穿刺管道足够长且能到达耳屏上方，临床上大多数腰椎穿刺套件没有足够长的测压管来实现这一目标。

侧卧位测量脑脊液开放性压力（作为 ICP 的估计值）的管道压力计通常以 mmHg 和 cmH$_2$O 测量。正常 ICP 通常小于 15~20mmHg。从 cmH$_2$O 到 mmHg 的转换需要除以 1.35。例如，27cmH$_2$O 等于 20mmHg。与通过腰椎穿刺测量的 ICP 类似，腰部引流导管可以测量 ICP，只要系统的零点设置在耳朵的耳屏，类似于脑室外引流（external ventricular drain，EVD）。

（三）常见的脑疝类型有哪些

颅内有三个窝或凹陷：①后颅窝被小脑幕分开，这是一个厚硬的硬脑膜，后颅窝包含大部分脑干，后者经枕骨大孔出颅；②前颅窝是筛状板和额叶所在的位置；③中颅窝容纳颞叶，并且与小脑幕切迹在中间部位相邻。当这些窝内部发生颅内肿块效应（例如，具有占位效应的颞叶血肿）时，它会侵入并延伸到小脑幕，引起邻近颅内结构的移位，例如第三对颅神经，以及随后的同侧瞳孔扩张。如果占位效应沿对角线延伸穿过脑干以使其邻接对侧小脑幕（硬脑膜边缘），则可引起对侧第三对颅神经损伤和瞳孔扩大（Kernohan 切迹现象）。

基本的储备机制包括脑脊液进入脑室系统、压缩脑沟或脑脊液空间之间的空间。这些机制耗尽后，脑组织本身就会被压缩，并在最小颅内阻

力的路径上移动,造成脑组织的机械运动,或脑组织移动穿过硬脑膜窝的一侧进入另一个解剖空间,我们称之为脑疝。常见的脑疝有以下几种类型:

1. **小脑幕裂孔疝**　又称颞叶疝、海马疝、沟回疝,是指颞叶海马沟回从中间窝转移到小脑幕,并试图向内侧向下移动到后颅窝,严重时可压迫大脑后动脉。

2. **大脑镰下疝**　又称扣带回疝,当某侧额叶压力过高,部分额叶会在大脑镰下移动到对侧,形成大脑镰下疝,它可以造成大脑前动脉受压,进而影响血供引起脑梗死,病情严重时,可相继累及同侧和对侧。

3. **枕骨大孔疝**　又称小脑扁桃体疝,当小脑扁桃体向下疝入枕骨大孔时,可引起小脑扁桃体疝。

4. **中心疝**　当间脑向下穿过小脑幕进入后颅凹,可形成间脑疝,也称中心疝,多由弥漫性大脑半球水肿或类似的占位效应所致。

5. **外部疝**　当颅骨的一部分因手术或外伤发生缺失,邻近脑组织会疝出到颅腔之外,形成外部疝,也称切口疝。

6. **小脑幕裂孔上疝**　多见于颅后凹的占位病变,使后颅凹的压力增高,小脑蚓部和小脑前叶经小脑幕裂空向上逆行移位,形成小脑幕裂孔上疝。

二、颅内高压监测的难点

(一)脑灌注压和脑血流量:压力自动调节

在数学上,脑灌注压(cerebral perfusion pressure,CPP)值取决于ICP,CPP=MAP−ICP,MAP(平均动脉压)=1/3收缩压+2/3舒张压。另外,脑血流量(cerebral blood flow,CBF)值取决于CPP,故CBF方程对于ICP升高患者的临床管理非常重要。CBF等于CPP除以脑血管阻力(cerebrovascular resistance,CVR):CBF=CPP/CVR。在正常情况下,CBF通过脑血管自动调节机制在一系列CPP值中保持不变。随着CPP的增加,CVR增加,CBF保持不变;反之亦然。脑血管自动调节是一个需要血管壁内三磷酸腺苷(ATP)参与的能量依赖性过程,通过小动脉收缩或扩张而实现。然而,在脑梗死、脑外伤(traumatic brain injury,TBI)或脑出血等急性脑损伤中,脑血管自动调节的能力可能会丧失,CBF与CPP值呈线性关系。这对脑损伤患者提出了挑战,因为低CPP值可能低于临界CBF阈值20ml/(100g·min^{-1}),这是缺血阈值。因此,脑损伤患者可能会出现两种不同的病理生理问题:①ICP升高时CPP受损,伴或不伴有自动调节;②自动调节失效,这使得CBF被动依赖于CPP值。这两种过程都可能导致脑损伤和继发脑缺血。在这些情况下,放置ICP监测器对ICP测量和CPP计算至关重要,以防止低CPP和CBF状态对大脑造成继发性缺血。虽有用于评估是否存在自动调节的方法,但通常需要使用多模态监测,这对于大多数中心而言可能是不实际的。

(二)颅内压力波形描述及其与压力−体积关系的相关性

ICP波形是相当重要的,可反映颅腔内压力−体积关系。当ICP正常并且颅腔内压力体积关系代偿存在时,ICP波形具有三个形状不同的波,称为P1、P2和P3(图9-35-2)。随着额外的颅内体积增加,ICP急剧增加,ICP波形严重异常(图9-35-2)。ICP和颅内容积变化之间的这种数学和图形关系在文献中被称为顺应性(compliance,C),而弹性(elastance,E)是这种数学关系的术语,顺应性和弹性在数学上可相互转换(即E=1/C),因此经常使用这两个术语。顺应性可以概念化为压力变化引起的物体伸展(即,体积变化,C=dV/dP,其中dV等于体积变化,dP等于压力变化),而弹性表示压力变化(即ICP变化)与体积变化的关系(E=dP/dV)。弹性也可以被认为是抗反冲性。无论如何,在低颅内顺应性或高弹性的状态下,ICP波形从具有三个波的独

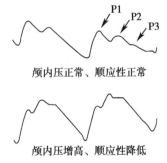

图9-35-2　正常(上)和异常(下)
颅内压−体积关系的颅内压力波形

特形状变为更三角形的穗状外观。因此,ICP波形可以深入了解颅内弹性/顺应性。

ICP波形的解读对于了解颅内顺应性/弹性状态和潜在治疗至关重要。1960年,伦德伯格(Lundberg)描述了以他的名字命名的病理性颅内压波形(A,B)(图9-35-3、图9-35-4)。Lundberg A波(亦称高原波)的出现表明颅内顺应性衰竭,如果不采取措施干预,患者很快会发生脑疝和脑死亡。Lundberg A波包含ICP从正常值急剧上升到50mmHg或更高,可持续数分钟至1小时或更长时间,随后ICP急剧下降。Lundberg B波呈节律性震荡,ICP逐渐升高至20~30mmHg,持续2~5分钟,随后急剧下降,每1~2分钟出现一次,它提示颅内代偿耗竭,可能预示着A波的出现。

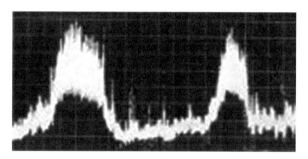

图9-35-3 A波(高原波)

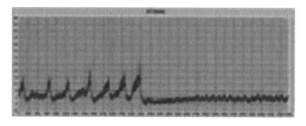

图9-35-4 B波

因此,当ICP开始上升时,必须立即进行干预以防止发生脑损伤。在出现高原波期间,脑灌注压(CPP)可能会逐渐受到损害,患者可能会出现脑疝的迹象。需要及时降低升高的ICP,以防止低CPP危机并阻止CPP逐渐下降至零。

(三)用于评估颅内顺应性和弹性的简易床旁操作

1. 颈静脉压迫(单侧或双侧) 对昏迷患者而言,这是最简单的床旁操作,它是指简单地在颈部的每侧颈静脉上施加温和的手动压力,同时在连续监测下观察ICP,仅适用于无法诉说高ICP症状(例如头痛)或无法执行主动性Valsalva操作的昏迷患者。清醒患者颈静脉受压时,ICP会随着Valsalva动作的增加而增加。颈静脉压迫停止后,ICP会降低。在高弹性/低顺应性颅内状态下,患者的ICP升高程度是惊人的,它可以为指导治疗提供有用的信息。

2. 头部平坦测试 临床工作中我们常常将患者的床头高度置于30°~40°,以减少呼吸机相关肺炎的发生。进行头部平坦测试时,首先测定床头抬高30°~40°时的ICP,然后在床头处于0°时重新评估。脑室外引流(external ventricular drain,EVD)手术后的患者,需要夹闭EVD并在头部位置改变后重新调零。脑实质内连续ICP监测器不需要重新调整头部位置的变化。床头在0°时ICP增加表明颅内顺应性差,需要引起警惕,特别是计划转运到ICU外或头部处于平坦位置(例如CT扫描)时。难治性颅内高压患者,在没有连续ICP监测的情况下,为进行CT或MRI扫描将患者平放20~30分钟,可能会导致CPP危象状态(小于60mmHg)和继发性脑损伤。

(四)常见的颅内压监测方法

用于监测ICP的颅内装置类型通常由神经科医生根据相对风险以及是否需要脑脊液外引流来决定。ICP监测器的类型基本上分为提供脑室脑脊液引流和不提供脑室脑脊液引流(如脑实质探针)两种类型。

1. 提供脑室CSF引流颅内压监测

(1)腰椎穿刺:腰椎穿刺操作方便易行,可反映颅内压的高低,但可发生神经损伤、出血、感染等并发症。当颅内炎症使蛛网膜粘连或椎管狭窄导致脑脊液循环梗阻时,腰椎穿刺所测得的压力不一定能够真实地反映ICP的变化。颅内压过高时有诱发脑疝的可能,且不能持续监测,故不能作为常规的颅内压监测项目。

(2)脑室内监测:是目前临床上最常用的方法,是ICP监测的金标准。在无菌条件下,将含有光导纤维探头的导管放置在侧脑室,外端与ICP传感器和监测仪相连。传感器固定的位置与需测量压力的部位保持在同一水平面上,常规位置包括颅顶、额及耳屏等,耳屏因代表脑室中部水平而最常采用。患者头部高度的任何改变,需要将外部传感器的位置重新调整。该方法的优点是简便、直接客观、测压准确,便于检测零点漂移。其缺点是颅内出血、感染、脑脊液漏及脑组织损伤等。

(3)蛛网膜下腔监测:颅骨钻孔后透过硬脑膜将中空的颅骨螺栓置于蛛网膜下腔。蛛网膜下腔脑脊液压力可以通过螺栓传递到压力换能器进行测压。此方法操作简便,对脑组织无明显影响,但是感染概率较大,螺栓容易松动、堵塞而影响测量结果。

2. 不提供脑室CSF引流颅内压监测

(1)脑实质内监测:脑实质内监测导管头部安装极微小显微芯片探头或光学换能器.放置在脑实质内。其位置一般选择为非优势半球额叶,测量局部的压力,与脑室内压力接近,是一种较好的替代脑室内置管的方法,感染率较低。其主要缺点是创伤较大、价格昂贵、数值容易浮动。目前仅在脑水肿明显、脑室极小的情况下作为无法实施脑室内导管监测的替补。

(2)硬膜下或硬膜外监测:硬膜下监测系统在开颅手术时置入,但是监测结果不太可靠。因为当ICP增高时,监测的ICP值往往低于实际值。硬膜外监测采用微型扣式换能器,将探头放在硬膜外。该方法不用穿透硬膜,但监测结果可能更不可靠。因为ICP和硬膜外空间压力的关系还不明确。监测中换能器能重复使用,而且可以调节零点参考位置。与脑室内监测比较,硬膜下或硬膜外监测具有感染率、癫痫和出血发生率低,放置时间长等优点。但测量的可信度低,且设备重复使用后监测质量会下降。目前使用较少。

3. 神经影像的监测 通过头颅CT及MRI观察脑组织形态改变,大脑回有无肿胀、脑裂、脑沟及脑室变化,中线移位及脑疝形成等。影像学监测具有客观、准确、能定位定性等优点,但价格较贵、不能进行床旁和连续监测。

4. 颅内压监测的趋势:无创伤的颅内压力测量 用于ICP测量的无创方法能够降低侵入性脑探针或脑室造口术监测的风险,例如出血和感染。最近,有研究通过测量ICP增加的患者的视神经鞘直径,并与标准侵入性ICP监测进行比较,来判断其对颅内压增高监测的意义。在一项前瞻性研究中,使用每只眼睛的视觉超声进行三次视神经鞘直径测量,并与65名患者的脑室造口术测量的

ICP进行比较。结果表明,通过标准方法ICP测量大于20mmHg与视神经鞘直径为0.48cm或以上比较,后者灵敏度为96%,特异性为94%。最近的一项研究也证实了CT测量的视神经鞘直径与TBI患者的ICP测量之间存在类似的相关性。在对照试验之外,有关于评估者间可靠性和外部效度的担忧,需要进一步的研究来验证这些非侵入性方法是否可以推荐用于临床实践。

三、颅内高压患者管理的要点

ICP升高的临床体征和症状包括清醒患者的头痛、恶心、呕吐和视盘水肿,随着时间的推移可能会发展为昏睡和昏迷。出现急性昏睡或昏迷的患者因为ICP迅速增高,可导致患者瞳孔散大、四肢强直,以及呼吸功能异常,甚至呼吸心跳骤停和死亡。一些患者,例如颅内动脉瘤破裂伴蛛网膜下腔出血者,ICP迅速飙升,迅即出现CPP下降和意识丧失,动脉瘤停止出血后ICP下降,CPP恢复到正常水平。这就是为什么有些患者在颅内动脉瘤破裂时会失去意识的原因。这些患者之后可能死于继发的交通性或梗阻性脑积水。虽然单纯依赖患者的临床表现或结合急诊的影像学检查,可以推断颅内高压的存在,但是颅内设备来测量ICP可以确认ICP升高。视盘水肿在检查时可能表明ICP已超过20mmHg,然而视盘水肿可能不会在急性ICP升高的最初几个小时内出现,并且可能仅在后来变得明显。视盘水肿也可见于一些慢性颅内压增高的患者,如特发性颅内高压(假性肿瘤)。此外,由于解剖学原因,一些ICP增加的患者可能永远不会出现视盘水肿。

出现急性昏睡或昏迷的患者应该急诊给予心肺支持治疗、ABCs(气道、呼吸和循环),以维持氧合(大多数情况下外周氧饱和度水平应在92%~95%以上)、稳定血压(MAP大于70mmHg)和保护气道。格拉斯哥昏迷量表(GCS)评分为8或以下的患者通常为保护气道应紧急行气管插管。这些心肺支持、ABCs应与首次的神经系统体格检查同时进行,以确保患者病情足够稳定,并可进行如神经影像学检查等其他检查。严重和难治的ICP升高通常表明原发病的严重程度,可能预示着更糟糕的结果,特别是在TBI中。

对于急性意识改变或神经系统定位体征（如急性双侧瞳孔不等大）的患者，需要进行脑 CT/MRI 检查以评估 ICP 升高的原因。通常需要行急诊 CT 平扫以帮助确定急性 ICP 升高的根本原因。如果在脑影像学检查中发现颅内出血、脑积水或颅内肿瘤，根据美国心脏协会／美国卒中协会对蛛网膜下腔出血和颅内出血患者管理指南的建议，应急诊请神经外科会诊，必要时可行外科手术减压、ICP 监测放置、脑室置管外引流术。双侧瞳孔散大固定和角膜反射消失的颅内出血患者，即使进行了急诊神经外科减压手术，其预后通常极差，往往建议姑息治疗。

在过去的一个世纪中，已经研究了许多降低 ICP 的药物，包括甘油果糖、呋塞米、20% 甘露醇、高渗盐水（3% 和更高浓度）、巴比妥酸盐、吲哚美辛、白蛋白等。这里重点讨论最常用的甘露醇和高渗盐水。其他医疗干预措施，如气管插管、镇静、机械通气和神经肌肉麻痹，通常仅适用于甘露醇或高渗盐水（即渗透疗法）治疗失败后的难治性 ICP 升高病例。

（一）甘露醇或高渗盐水

1. **甘露醇** 甘露醇是一种大分子、类似于淀粉、静脉应用的渗透性利尿剂。甘露醇造成血清渗透压升高，使得血清与颅内腔室之间的渗透梯度增加，除去脑组织中的水以降低 ICP。甘露醇在颅内通过时也会产生脑血容量（CBV）和 CBF 的增加，因为它是一种吸收水分子的渗透性利尿剂。有人使用渗透压间隙来计算血液中未测量的溶质。渗透压间隙由测量的渗透压减去计算的渗透压确定。后者通过将患者的实验室值（Na= 钠，K= 钾，BUN= 血尿素氮）输入血浆重量摩尔渗透压浓度等式{（2×（Na+K）+（BUN/2.8））+（葡萄糖 /18）}获得（单位均为 mmol/L）。大于 15 的渗透压间隙是异常的，并且表明血液中的物质（例如甘露醇，乙醇，乙二醇或亚甲醇）的量高于正常量。

甘露醇还具有 0.9 的反射系数，这意味着它存在通过血 - 脑屏障渗透到受损脑组织并且加剧脑移位的理论风险。然而，这种理论上的担忧在实践中并未见到，甘露醇仍然是处理高颅压危象最常用的药物。因其使用广泛、且易于通过外周静脉给药，甘露醇常常作为降低 ICP 的首选。但因为其渗透性利尿的作用，常常伴发高钠血症，这与其过分脱水或电解质丢失（例如，全身钠、钾、镁、钙）有关。对于脱水严重和电解质紊乱的患者，建议应用生理盐水（0.9%）补液，并通过实验室监测指导通过静脉或肠内补钾。实验室监测电解质和血清渗透压（Osm）的频率取决于甘露醇的剂量和频次。例如，肾功能正常的患者使用大剂量的甘露醇（100g i.v.）1~2 小时内可以利出高达 1~2L 的尿液。

甘露醇给药的安全性上限是多少？大多数中心将血清钠高于 155mmol/L 或 160mmol/L、血清渗透压大于 320mOsm/L 作为停止高渗治疗（如甘露醇）的阈值。甘露醇应用的并发症包括：①电解质紊乱带来的风险，如低钾血症引起的心电图改变；②血容量减少和随后的低血压，补充生理盐水（0.9%）可避免；③与患有严重充血性心力衰竭或终末期肾病的患者相关的风险。对于患有严重充血性心力衰竭的患者，甘露醇理论上可以通过增加循环血容量引起短暂的容量超负荷，但是如若肾功能正常，甘露醇有利尿作用。患有终末期肾病的血液透析患者应用甘露醇是危险的，因为这些患者不能从肾脏排出甘露醇。在这些患者中，除非有后续的血液透析，否则甘露醇是相对禁忌的。

2. **高渗盐水** 高渗盐水（氯化钠）具有各种浓度，例如 1.5%、3%、10%、14.6% 和 23.4%。通常，应通过中心静脉给予 3% 或更高浓度的高渗盐水，以防止外周静脉血栓性静脉炎。高渗盐水的机制类似于甘露醇，它在血清和颅内腔室之间产生渗透梯度以降低 ICP。事实上，在降低 ICP 方面，等渗透剂量的甘露醇和高渗盐水相当。但是，高渗盐水不是利尿剂，且增加了全身钠和氯化物含量，故血容量减少不是高渗盐水的主要不良反应。因高渗盐水可造成医源性盐和液体超负荷（例如，全身浮肿），所以只要可以监测血清钠，反复推注高渗盐水（14.6% 或 23.4%）就可以是有效的。

使用甘露醇还是高渗盐水降低 ICP 取决于几个因素。例如，患有严重蛛网膜下腔出血和血管痉挛的患者需要高血压、高血容量和血液稀释（HHH）治疗，可应用高渗盐水输注或推注以降低 ICP，而不会导致血容量减少和低血压。

高渗盐水的反射系数为 1.0,这意味着它透过血 – 脑屏障外渗进入大脑的理论风险较低,不易加重占位效应和脑组织移位。选用哪一个治疗颅内高压,目前美国心脏协会 / 美国卒中协会指南不置可否,由临床医师自行决定。

监测高渗盐水还需要频繁测量电解质和渗透压。重要的是要注意观察医源性盐(和液体)超负荷的征象以及高钠血症、高氯血症的可能,因为这可能引发非阴离子间隙性代谢性酸中毒,导致相对碳氢化合物消耗。

对于用甘露醇或高渗盐水治疗 ICP 升高的患者,不建议静脉注射低渗液,因为低渗液会加重脑水肿并进一步增加 ICP。如果高钠血症超过先前在接受高渗盐水或甘露醇的患者中描述的安全阈值,则可以使用消化道水推注或甚至水输注。在严重高钠血症(大于 165mmol/L)的情况下,可以使用 0.45% 生理盐水或 5% 葡萄糖水输注作为最后的手段。然而,应尽可能避免静脉注射这些低渗溶液,并且在绝大多数情况下,经胃肠补充水可以充分控制高钠血症。

最后,无论使用甘露醇还是高渗盐水,出现高尿量和高钠血症的患者都应该警惕尿崩症的发生,这可能是潜在的严重脑损伤的并发症。尿崩症的诊断非常重要,因为临床上有脑死亡的严重脑损伤患者通常会发生中枢性尿崩症,表现为尿量严重增加和严重的高钠血症(血钠通常超过 165~170mmol/L)。

(二)低温治疗

无论何种原因引起的脑损伤,轻中度低温(32~34℃)均可有效降低 ICP,低温可以降低脑代谢和 CBF,从而降低 ICP。然而,与其他医疗措施或外科治疗相比,即便 ICP 值降低超过 24 小时,低温并不能改善脑外伤患者的预后。此外,在脑损伤患者中,正常体温的重要性不可低估,因为发烧(体温高于 38℃)与许多不同类型脑损伤患者的不良预后相关。

(三)过度通气

过度通气有时被用作临时干预,但应该被认为是最后的努力。对于难治性 ICP 患者,通气被认为是一种桥梁疗法,而非目标疗法。联合其他干预措施,高通气可以暂时用于降低 ICP,但不应单独使用或以积极或长期的方式使用。TBI 研究表明,长时间的侵袭性过度通气(PaCO$_2$ 约为 25mmHg)导致更差的结果。二氧化碳是一种有效的血管扩张剂,通过降低大脑间质 pH 值,从而增加 ICP。相反,过度通气会降低 ICP,但由低碳酸血症引起的血管收缩可引起缺血(尽管这种风险应仅发生在血管反应性保持不变的区域)。对于 ICP 危象的插管患者,可以使用轻度过度通气(动脉血气中的 PaCO$_2$ 在 32~34mmHg),其他医疗或手术干预措施有效降低 ICP 后,可恢复至正常二氧化碳分压(PaCO$_2$ 为 35~40mmHg)。

(四)激素

激素在减少细胞毒性或间质性水肿方面无效,并且其给药与脑梗死和 TBI 相关性水肿患者的不良预后相关。但激素在减少原发性和转移性脑肿瘤引起的血管源性水肿方面具有暂时的效果。

(五)颅内压控制的外科管理选择

去骨瓣减压通常仅针对医学上难治的 ICP 升高病例和可手术的病例进行。手术对于某些肿块特别有益,特别是轴外血肿和伴有肿块效应的大的(直径大于 3 厘米)后颅窝出血。患有 TBI 的患者可以通过清除可切除的肿块(例如出血性挫伤)而受益。大面积半球脑梗死患者可通过单侧去骨瓣减压改善预后。研究表明,对基底节区脑出血(ICH),传统的开颅血肿清除手术并不总是有益的,可能跟出血位置过深、手术容易对脑组织造成二次损伤有关。

一般来说,有两种类型的去骨瓣减压术:单侧去骨瓣减压术(切除一半以上的颅骨)、双侧去骨瓣减压术(切除双侧颅骨)。通常,对于大脑中动脉闭塞引起的大面积脑梗死和恶性水肿的患者进行单侧去骨瓣减压术。多项研究表明,与保守治疗相比,对大脑中动脉闭塞引起的大面积脑梗死进行单侧去骨瓣减压术大大降低了死亡率,但神经系统后遗症水平不同,取决于缺血性梗死的严重程度和患者的年龄。

对弥漫性创伤性脑损伤患者,可进行双侧去骨瓣减压术。研究表明,与保守的非手术组相比,双侧开颅手术组的 ICP 有所改善,可减少重症监护病房的住院时间。然而,手术干预与改善功能结果无关。虽然这些手术可以挽救生命,但患者的最终预后取决于脑损伤的严重程度(通过缺血或创伤)和患者的康复潜力。因此,在选择进行这些外科手术之前,应谨慎建议患者家属或代理人考虑患者中重度残疾生存对家人生活的长期影响。

第四节 癫痫持续状态的监护和治疗

一、癫痫持续状态的定义:在争议中不断探索

癫痫持续状态(status epilepticus, SE)是一种以反复或持续的癫痫发作为特征的神经科常见危重症,具有病情复杂、进展迅速、难以预测和病死率高的特点。癫痫持续状态总体病死率高达 20%。SE 概念的界定涉及癫痫发作持续时间、发作频率、发作期临床表现及对治疗的反应等内容,其定义在过去几十年间进行了不断的修订和完善。

癫痫持续状态是一种古老的急症,早在公元前 700 至公元前 600 年的新巴比伦时期即有关于癫痫持续状态严重性的临床描述,然而直到 19 世纪人们才开始对其关注。1964 年国际抗癫痫联盟(International League Against Epilepsy, ILAE)在 Epilepsia 上发表了最早的具有广泛影响力的 SE 定义:癫痫发作持续足够长时间或频繁反复发作,从而造成不变而持久的癫痫状态。20 世纪 70 年代和 80 年代,诸多研究者进行了系列动物研究和临床观察,发现癫痫发作持续时间超过 30 分钟可引起不可逆性脑损伤。故在 1993 年,ILAE 将 SE 定义为单次癫痫发作持续 30 分钟以上或频繁反复发作且发作期间不能恢复意识。这一定义首次明确了 SE 的时间节点,故成为临床应用最为广泛的定义。

癫痫持续状态 30 分钟的时间界定在此后的临床实践中受到挑战。多项临床研究结果表明:①大多数癫痫发作临床症状或脑电图改变不超过 5 分钟;②若癫痫发作持续超过 5 分钟则难以自行停止。2012 年英国国家卫生与临床优化研究所(National Institute for Health and Clinical Excellence, NICE)率先将 SE 定义为:单次发作持续时间较长(5 分钟以上),或两次以上发作间期意识未恢复至基线水平。

2015 年,ILAE 提出一个新的癫痫持续状态概念性定义,并包含有两个可操作性的时间点(T1 和 T2),即 SE 是由于癫痫发作自行终止机制失败或由于异常持续发作机制启动(T1)所致,可以导致长期不良后果(T2),如神经元死亡、神经元损伤以及神经元网络异常等,这些取决于癫痫发作类型以及持续时间。T1 提示启动治疗的时间点,T2 提示长期不良后果可能发生的时间点,亦即强化治疗的时间点(表 9-35-3)。

表 9-35-3 ILAE 癫痫持续状态定义的 T1 和 T2

发作类型	T1(可能导致持续发作时间)	T2(可能导致长期后果时间)
强直 - 阵挛发作 SE	5min	30min
伴意识障碍的局灶性发作 SE	10min	>60min
失神持续发作	10~15min	未确定

新的定义首次将概念性与可操作性融为一体,但有关不同类型癫痫持续状态治疗时间窗仍有待于进一步研究。

近年来,对抗癫痫药物治疗的反应性也逐渐引起人们的重视。大量研究显示,23%~48% 的 SE 患者经规范的一线抗癫痫药物治疗后,仍可见发作,需予以麻醉药,这种类型为难治性癫痫持续状态(refractory status epilepticus, RSE)。此类患者病死率高达 23%~61%,为非难治性癫痫持续状态的 3 倍。因此,早期识别并进行积极的药物治疗有可能降低病残率和病死率。为规范临床诊断与治疗,2012 年美国神经重症协会将 RSE 定义为:经足量的一种苯二氮䓬类药物以及随后的一种可接受的抗癫痫药物治疗后,患者仍有临床或脑电图发作。

约 20% 的 RSE 患者经初始麻醉药治疗后仍可见发作或复发,2011 年在英国牛津郡举行的第三届伦敦 - 因斯布鲁克癫痫持续状态专题研讨会上,将此类癫痫持续状态命名为“超级难治性癫痫持续状态(super-refractory status epilepticus, SRSE)”,约占 SE 的 10%~22%。目前,对 SRSE 较一致的定义为:RSE 经麻醉药治疗 24 小时后

仍可见发作或复发（包括麻醉药减量或撤除过程中的复发）。难治性癫痫持续状态和超级难治性癫痫持续状态的治疗一直是神经重症的难题，诸多方面仍然存在争议，需要我们对其进行更深入的理论与实践探索。

二、癫痫持续状态的监测：多方面监测手段

由于 SE 持续发作时间过长，常出现多种严重并发症，如高热、脑水肿、肺水肿、低氧血症、高碳酸血症、心律失常、低血糖、代谢性酸中毒和横纹肌溶解等。同时，抗癫痫药物（antiepileptic drug，AEDs）或麻醉药物的应用也可引起多种药物不良反应，如呼吸抑制、循环抑制、肝功能受损和骨髓功能抑制等。因此，须对 SE 患者加强重要脏器功能监测，并以此指导生命支持与脏器保护。

1. 初始 AEDs 治疗期间，加强基本生命体征监测。

2. 初始 AEDs 治疗应用后予以持续脑电图监测，以调整药物治疗方案，直至脑电图痫样放电停止，并维持 24~48 小时。

3. 初始治疗失败后，尽早收入 NCU 加强监护与治疗。

4. 加强呼吸功能监测，如呼吸运动（频率、幅度和节律）、呼气末二氧化碳分压（气管插管患者）、脉搏氧饱和度和动脉血气等。

5. 对低温治疗患者进行核心体温（如膀胱或直肠）监测，以指导降温或低温治疗。

6. 有条件情况下，予以 AEDs 血药浓度监测，以指导合理用药。

三、癫痫持续状态的治疗：关键是把握时机

随着对 SE 研究的逐渐深入，SE 的定义、分类在近些年得到了更进一步的完善，针对不同类型的 SE，也提出了更适合的治疗方案，不同指南均提出了阶段性治疗的概念，为患者获得更好的预后提供了指导依据。但仍有 23%~48% 的 SE 患者将发展为 RSE，如何尽早开始针对 SE 进行治疗以及如何阻止 RSE 的发生，成为改善其预后和结局的关键。

1. 初始剂量：足量足疗程　临床医师在 SE 发生后第一时间予 AEDs 药物治疗毋庸置疑，但对于药物剂量特别是首剂负荷量通常考虑再三，大多数采取不足量的"先给点，等等看""再给点，再看看"的用药方式。其顾虑原因无不与呼吸、循环抑制等药物的不良反应的风险有关，但顾虑的结果却是终止癫痫发作的药物疗效大大下降，导致 SE 治疗的最佳时机被延误。多数 AEDs（特别是苯二氮䓬类药物）随着癫痫持续时间的延长，神经细胞突触后膜上的 γ- 氨基丁酸（GABA）受体亚单位很快因包膜内吞作用而移至细胞内，使抑制性电位产生减少；兴奋性谷氨酸受体迅速从胞质内转移至轴突附近，使兴奋性电位产生增加；结果对 AEDs 迅速耐受，SE 很快转变为 RSE，并增加了控制 RSE 的难度。

解决 AEDs 快速耐受的最好办法是首次 AEDs 足量。中国最常用的一线 SE 治疗药物是地西泮（负荷量 0.2mg/kg 静脉推注，维持量 4mg/h 静脉泵注）、丙戊酸钠［负荷量 15~45mg/kg 静脉推注，维持量 1~2mg/（kg·h）静脉泵注］、苯巴比妥（负荷量 15~20mg/kg 静脉推注，维持量 100~200mg 静脉推注，Q.6h.），但值得注意的是，如果负荷量或维持量不足，将导致初始治疗失败，使 SE 发展为 RSE。在难以抉择的药物作用与不良反应之间，建议根据患者年龄、病因、重要器官功能等，选择最为合适的药物和最为合理的用药方式，以达到尽快安全有效终止 SE 的目的。

2. 麻醉药物治疗：诊断成立，立即启动　多项研究表明，延长 SE 初始治疗时间，启动麻醉剂治疗过晚，是导致 SE 转变为 RSE 的重要因素，并可导致后续 RSE 治疗困难和不良预后。也许受环境和条件的限制，很多医师不愿意迈出这一步，并对 RSE 自行缓解抱有"幻想"。有研究证实，即便经规范的 RSE 麻醉药物治疗，无论传统的麻醉药物（戊巴比妥或硫喷妥钠）还是新型的麻醉药物（咪达唑仑，负荷量 0.2mg/kg 静脉推注，维持量 0.05~0.40mg/（kg·h）或丙泊酚，负荷量 2~3mg/kg 静脉推注，可追加 1~2mg/kg 直至发作控制，维持量 4~10mg/（kg·h），仍有 28.5%~65.2% 的 RSE 不能早期终止，18%~26% 的 RSE 不能最终终止。

其机制在于频繁癫痫发作和神经元丢失时，脑神经环路发生重构，包括突触效能改变、现有连接丢失以及新的连接生成，从而永久改变癫痫易患性，最终导致 RSE 难以控制。

避免麻醉药物治疗延误的唯一方法是加强 SE 初始治疗后癫痫发作的监测，一旦 RSE 成立，应即刻开始麻醉药物治疗。当然，在麻醉药物应用前，通常需要做好机械通气准备，并建立快速静脉输注通道，以应对麻醉药物的呼吸、循环抑制等不良反应。

3. **突破性的病因治疗：立足之本**　尽管我们为终止 SE 采取了果断的治疗措施，也在脑电图监测下麻醉药物治疗或联合其他（静脉应用氯胺酮、低温、生酮饮食等）治疗，但仍有部分 RSE 难以控制，甚至发展为 SRSE。其重要原因在于原发疾病，如病毒性脑炎、缺血缺氧性脑病、静脉窦血栓和脑肿瘤等。病因治疗更需突破，炎性反应的快速控制、脑水肿的全面消退、脑血流的迅速恢复以及病灶的彻底消除等均需快速而有效。只有原发疾病被去除或好转，癫痫发作才会逐渐减少或终止，就像"火焰"被"熄灭"一样。

解决这一问题的关键是重视原发疾病治疗，掌握疾病发生、发展过程中所需应对的关键措施与办法。

四、癫痫持续状态的进展：药物与手术，并行前进

关于抗癫痫药物，除最初的苯二氮䓬类药物、卡马西平、丙戊酸等，诸多新型抗癫痫药物如奥卡西平、拉莫三嗪、普瑞巴林、加巴喷丁、左乙拉西坦等，被越来越多地应用于临床，并取得了不错的治疗效果。而关于新型抗癫痫药物的研发时刻进行着，2016 年 2 月，布瓦西坦作为新一代治疗部分性癫痫发作的抗癫痫药物被美国食品与药物管理局批准通过。

而关于难治性癫痫持续状态及超级难治性癫痫持续状态，药物治疗的效果欠佳，必要时可采用外科手术治疗。功能神经外科的发展，病灶部位切除、脑深部电刺激等技术为 RSE、SRSE 的治疗提供了更好的支持。

第五节　气道管理和机械通气

一、神经重症患者气道管理至关重要

气道管理包括气道评估、氧疗、人工气道的建立、维护和撤除、呼吸支持治疗及人工气道并发症的防治等，是重症医学的核心，其目的是保持患者气道的通畅，维持有效的氧合和通气，以预防和纠正患者缺氧和二氧化碳潴留、痰液引流和防止误吸。气道管理不当会直接威胁患者生命，因此气道管理是危重症监护治疗的重要一环。

与其他重症医学科患者相比，神经科危重症患者突出的表现为呼吸泵衰竭（respiratory pump failure）和 / 或意识障碍，致使患者肺通气不足，气道自我保护功能受损。呼吸泵是指产生和调节呼吸频率、节律的呼吸中枢，完成呼吸运动的脊髓、周围神经、神经肌肉接头和呼吸肌。呼吸泵任何结构受损，均可因自主呼吸驱动力不足或自主呼吸调节障碍而引起肺通气不足，表现为低氧血症和高碳酸血症，即 Ⅱ 型呼吸衰竭。常见的引起呼吸泵衰竭的神经系统疾病包括脑外伤、脑卒中、脑炎、脑肿瘤、脊髓炎、运动神经元病、急性炎性多发性神经根神经病（GBS）、重症肌无力（MG）、多发性肌炎、肌营养不良和药物中毒等，其特点是通气功能衰竭，换气功能相对正常。呼吸驱动力不足可导致肺不能充分膨胀，易发生肺不张；意识障碍患者咳嗽反射、吞咽功能以及黏膜清洁功能受损，气道保护能力下降，使患者容易发生吸入性肺炎，增加肺部感染的机会。因此，为了建立和维护开放的气道、保护气道、纠正异常的气体交换（机械通气）以及在预期临床病情恶化情况下尽早确保气道通畅，及时建立人工气道，对清除气道分泌物、防止误吸和分泌物潴留是十分必要的。

二、人工气道的选择

人工气道包括上人工气道和下人工气道。上人工气道包括口咽通气道和鼻咽通气道，通常适用于舌后坠导致的上呼吸道梗阻、癫痫大发作或

阵发性抽搐,以及经口气道插管时,防止咬闭气管插管而发生部分梗阻或窒息。最常用的人工气道是指下人工气道,主要包括气管插管和气管切开。

1. **气管插管的时机**　在临床工作中,医生必须尽早做出评估以决定是否需要气管插管,建立人工气道,但在面对那些能够自主呼吸的患者时,建立气管插管常常被显著拖延,直到出现低氧血症和/或严重二氧化碳潴留时,才作为一种抢救措施,紧急气管插管,不利于患者的病情稳定,也给医疗安全带来很大的隐患。气管插管的适应证共有以下四类:①建立和维持开放的气道,神经科重症患者常由于意识水平的降低,导致软腭、舌、会厌和后咽壁肌肉紧张度的下降而松弛,引起功能性的气道梗阻,大多可通过基本生命支持(如人工开放气道)得到缓解。如果自主呼吸仍然存在,气体交换可以得到恢复。但为了维持气道通畅,有时仍然需要气管插管,特别是当引起气道梗阻的原因没有明确或病因不能迅速消除时。②改善通气功能,呼吸泵衰竭(包括呼吸停止)导致的严重低氧血症或高碳酸血症,需要长时间机械通气呼吸支持治疗时。③保护气道,正常人有完整的气道反射系统,在分泌物或其他物质刺激气道时,会通过咳嗽或吞咽保持气道的通畅,避免误吸和分泌物潴留。但当患者意识水平下降(Glasgow评分<9)、后组颅神经病变、呼吸肌受累以及癫痫持续状态时,气道防御反射受损,需要气管插管,以防止误吸和分泌物潴留。④预期病情恶化,尽早确保气道通畅临床医生还应始终预测患者的临床病程,包括评估患者的当前状态、潜在的并发症以及其他因素。如需要紧急外出检查以协助诊断或病情可能恶化需要被转运时,或者预测到如果不提前插管,当需要插管时会使插管更加困难时,如逐渐加重的呼吸道水肿。

需要指出的是,气管插管可能会导致肺炎、喉部损伤及吞咽困难等机会增加,甚至对患者的预后产生负面影响。当为了气道保护而选择气管插管时,气管插管的净获益尚不确定。一项大样本的回顾性分析研究显示,在自发性脑出血患者中,气管插管可增加医院获得性肺炎和院内死亡率,但也可能与气管插管患者的病情较重有关。

2. **气管切开适应证及时机的选择**　尽管气管切开是重症监护室常用的一种操作,但它的实用性、适应证、时机及技术仍具有争议。此外,气管切开风险虽罕见,但有时是严重的。与气管插管相比,气管切开的优势包括减少咽喉损伤,降低鼻窦炎风险,降低镇静需求,易于进行口腔卫生,提高患者的舒适度,维持吞咽和声门闭合,意外脱管时能更简单的再次插管,更容易撤掉机械通气。通常认为,在拔管失败和长时间机械通气的情况下,考虑气管切开。然而在临床实践中仍需考虑以下三点:关于拔管失败和延长机械通气的标准尚无共识;难以做到预测拔管失败和机械通气持续时间;机械通气的持续时间和拔管的成功取决于整体的 ICU 管理(特别是感染的控制,营养和镇静等)。

2018 年法国法语国家危重症病学会(SRLF)及法国麻醉与重症监护学会(SFAR)起草的《ICU 气管切开指南》推荐,在机械通气时间延长和获得性、潜在可逆性神经肌肉障碍的情况下,应行气管切开术。神经肌肉障碍是指获得性和潜在可逆性脑脊髓、运动和肌肉疾病(如 GBS、ICU 获得性肌无力、狼疮性脑脊髓炎)。在此适应证中,没有随机研究证明早期气管切开与晚期气管切开相比的特异性和实用性。回顾性研究显示,晚期气管切开会增加呼吸机相关性肺炎的风险。当机械通气脱机时间延长时,可计划气管切开,即在第一次自主呼吸试验后脱机持续超过 7 天。对 GBS 患者,在完成免疫治疗(免疫球蛋白或血浆置换)后,无法从有创机械通气脱机时,才应考虑气管切开。有几项研究探讨了气管切开在肌萎缩侧索硬化(ALS)中的有用性,结果显示其与未进行气管切开的 ALS 患者生活质量相似,且不会改变疾病的病因和预后。指南推荐,ICU 气管切开不应在机械通气前 4 天进行,一般在机械通气前 4 天行气管切开与病死率下降、呼吸机肺损伤的发生或机械通气持续时间无关。关于脑卒中患者早期还是延迟气管切开的荟萃分析显示,早期气管切开可以降低脑卒中患者呼吸机相关肺炎的发生率,缩短脑卒中患者的机械通气时间、ICU 住院时间和住院时间,但可能使一些能够撤离呼吸机,并拔除气管插管的患者,接受了气管切开。

三、机械通气的选择

明确的机械通气的生理目标和临床目标，既有助于把握指征问题，又能使机械通气治疗实现个体化，获得最佳疗效。但机械通气治疗不能替代原发病的治疗。

1. 无创机械通气　2018《呼吸泵衰竭的监测与治疗中国专家共识》推荐重症肌无力、运动神经元病、肌营养不良患者可以尝试无创正压通气（noninvasive positive pressure ventilation，NIPPV），部分患者可避免气管插管或再插管，减少机械通气时间，延长生存期和改善肺功能。无确切证据支持 GBS 患者应用 NIPPV 治疗获益。NIPPV 禁用于意识障碍、呼吸微弱或无力、咳痰明显无力的患者。

2. 有创机械通气　颅脑外伤术后或颅脑出血或颅高压患者接受机械通气时，为降低颅内压，以往常规应用较大的每分钟通气量，使二氧化碳维持在 25~30mmHg，造成控制性过度通气，使脑血管处于轻度收缩状态，以达到降低颅内压的目的，但目前认为，并非所有的颅高压患者均需采用控制性过度通气，甚至过度通气可能是有害的，因此倾向于将其作为缓解脑疝患者的临时急救措施。神经肌肉性疾病患者由于易发生肺不张，应采用较大潮气量和应用呼气末正压，以缓解患者的呼吸困难和防治肺不张。

四、机械通气的撤离与气管插管的拔除

随着机械通气时间的延长，患者的呼吸机相关性肺炎发生率和医疗费用将增加，因此如何缩短机械通气时间很重要。与经验性撤机相比，以自主呼吸试验为核心的程序化撤机方案的机械通气时间及 ICU 住院时间更短，但对死亡率和再插管率无显著影响。

ICU 内气管拔管是有风险的操作。大约 10% 的拔管失败与预后不良有关。NIPPV 可作为拔管后发生的急性呼吸衰竭的预防或治疗。对于通气超过 48 小时的 ICU 患者，推荐在拔管前进行气囊漏气试验，以预测喉头水肿的发生；进行自主呼吸试验，以降低拔管失败的风险。

第六节　神经重症监护的发展和未来

近年来，神经重症监护在借鉴重症医学发展的经验和理念的基础上，随着监护设施、器官支持技术等临床实践的快速发展，理念和设备已发生了革命性的变化，得到了长足发展，积累了丰富的经验。当前，科技手段与人工智能的应用使临床医生可迅速获得大量、深层次的患者机体信息，通过大数据分析了解到更真实的疾病发展过程，为制订实施个体化的救治方案、提供精准抢救治疗措施奠定了基础。

一、发展神经重症的多模态监测

神经重症患者的监测为治疗提供最基本资料，神经重症监护重点监测患者的心脏、血压和氧饱和度等重要生命体征，必要时也进行脑血流、脑电图、颅内压、脑组织氧分压及生化分析，探讨神经系统与多器官的关联及相互影响，以便提供全面的以疾病转归为中心的治疗方案。各种脑功能监测手段都具有各自的优点和局限性，目前任何单一监测手段都不能综合反映病情变化，任何一方面的变化都可能是致命的。在这种背景下，近年来越来越多的研究推荐，脑功能的监测应该采取多种手段、综合评价，逐渐形成了多模态监测理念（multimodal monitoring）。实际上，脑功能多模态监测包括两个概念，监测指标的有效组合和实时数据采集分析系统。如在常规监测 ICP 的基础上，整合 $PbtO_2$（脑组织氧分压）监测，对患者进行分层管理，及早发现低灌注和低氧输送情况。类似理念还有：从肺保护到脑保护，从血糖控制目标到组织糖控制目标，从营养支持到代谢调控等的实施，均应建立在良好的监测基础之上。因此，我们认为神经重症监护发展的方向应该是发展多模态监测。

二、进一步完善神经重症监护病房功能

神经监护病房的功能相比之前有了很大的完善，目前其核心工作包括：重要生命体征及脑

功能的监测、神经危重病的救治,还需要面对脑死亡、临终患者的社会及道德伦理问题(安乐死、终末状态、资源的无效消耗、有限资源的社会分配不均)等。随着各种监测治疗技术的发展和治疗理念的进步,将来的神经重症监护进一步发展方向可能包括:①兼顾生物－心理－社会医学模式的转变,更加突出重症监护治疗中的人文关怀,比如应用副作用较小的镇痛镇静药物而不是给予"约束带"约束患者,减少患者在重症监护病房的恐惧心理。②利用神经重症监护病房开展昏迷患者的高级神经功能复醒的可能性研究,神经移植与再生的研究等新生技术,使神经重症监护病房成为神经重症医学、神经急救医学的教育基地,更是临床科研及随机对照试验的优越平台。③早期神经重症患者康复锻炼,加快神经重症患者功能恢复进程,降低病残率,缩短住院时间,减少医疗费用,促进患者尽早回归家庭和社会。

三、加强神经重症医师规范化培养

神经重症医师的培养和提高是神经重症监护医学发展的重要组成部分。神经重症监护是一新兴神经学分科,它将神经学科及内科重症技术结合起来,为复杂高危神经系统患者提供全面的急救、监护及治疗。神经重症发展初期,神经内科医师及神经麻醉医师只为神经外科患者术后作监护治疗。随着经验的积累及队伍的壮大,神经重症监护医师已经成为治疗脑卒中、脑肿瘤、癫痫持续状态、中枢神经系统感染、中毒、脑复苏等神经重症的主力军。

专业神经重症医师的水平决定了救治水平,加强其规范化培养势在必行。美国神经重症学会规定神经重症医师不仅应该具备内科重症知识,还应精于神经系统疾病的诊疗。美国神经专科联合会于 2007 年 12 月举行了首次神经重症专科认证考试。我国神经重症监护治疗医学的发展尚处于初级阶段,只有少数的综合性医院的神经科建有神经重症病房,除了管理架构不统一,患者收治受多种因素影响,同时医师水平参差不齐。今后应注重神经重症医师的规范化培训及考核,设立准入制度,从基础做起,遵从国际化标准,制定出符合我国国情的神经重症医师培养模式,逐步提高我国神经重症救治水平。

四、云 ICU

随着科技的进步,许多先进的设备成为 ICU 中的常规设备,为 ICU 医生的临床决策提供了重要的可量化的依据。使医生对患者机体的状态及客观情况的评估会更加准确。同时,患者的实时情况监测产生了大量的数据,将这些数据进行科学的分析并加以利用是重要的前沿内容。例如,先进的云技术可以将众多 ICU 患者的数据汇集成数据库,依据科学的模型及算法进行分析,可以为我们预测疾病转归、提供个体化的甚至可量化的临床决策提供重要的依据,亦即所谓的"云 ICU"的概念。相信伴随着科技的不断进步,计算机技术及医疗技术的不断完善,数据库的不断壮大,一定会为越来越多的患者提供迅速而精准化的医疗服务,为改善 ICU 患者的结局提供有力的支撑。

神经重症医学是神经病学的分支,是挽救神经危重患者生命的关键时点和重要一环,是一个飞速发展又充满众多未知的交叉学科,神经重症医学的发展永远在路上,继续深入研究的空间极大,仅仅使 ICU 内的重症患者受益是远远不够的,向前应建立医院高危患者识别和筛查体系;还需向后延伸重症医学的医疗救助服务,应该对转出 ICU 患者的器官功能康复水平进行充分的考虑,对其生活质量的影响进行评估,来建立更为全面科学的 ICU 治疗和疗效评估体系。需要从事神经重症监护的医护人员以崭新的理念、接纳的态度、协作的精神、开放的思维不断努力探索。

（张杰文）

参 考 文 献

［1］中华医学会神经外科学分会.神经外科重症管理专家共识（2013版）.中华医学杂志,2013,93（23）:1765-1779.

［2］中华医学会神经病学分会神经重症协作组.神经重症监护病房建设中国专家共识.中华神经科杂志,2014,47（4）:269-273.

［3］蔡菁,施小燕.神经重症患者的意识评估.中华急诊医学杂志,2018,27（12）:1311-1314.

［4］中华医学会神经病学分会神经重症协作组,中国医师协会神经内科医师分会神经重症专业委员会.难治性颅内压增高的监测与治疗中国专家共识.中华医学杂志,2018,98（45）:3643-3652.

［5］吕传真,周良辅.实用神经病学.3版.上海科学技术出版社,2014:347-355.

［6］中国医师协会神经内科分会癫痫专业委员会.成人全面性惊厥性癫痫持续状态治疗专家共识.国际神经病学神经外科学杂志,2018,45（1）:1-4.

［7］宿英英.难治性癫痫持续状态治疗策略.中华神经科杂志,2015,48（3）:161-163.

［8］中华医学会神经外科学分会,中国神经外科重症管理协助组.中国神经外科重症患者气道管理专家共识（2016）.中华医学杂志,2016,96（21）:1639-1642.

［9］中华医学会神经病学分会神经重症协作组,中国医师协会神经内科医师分会神经重症专业委员会.呼吸泵衰竭监测与治疗中国专家共识.中华医学杂志,2018,98（43）:3467-3472.

［10］Kramer AH, Zygun DA. Do neurocritical care units save lives？Measuring the impact of specialized ICUs. Neurocrit Care, 2011, 14: 329-333.

［11］Wijdicks EF, Bamlet WR, Maramattom BV, et al. Validation of a new coma scale: The FOUR score. Ann Neurol, 2005, 58（4）: 585-593.

［12］Yamaki T, Suzuki K, Sudo Y, et al. Association between uncooperativeness and the glucose metabolism of patients with chronic behavioral disorders after severe traumatic brain injury: a cross-sectional retrospective study. Biopsychosoc Med, 2018, 12: 6.

［13］Ojaghihaghighi S, Vahdati SS, Mikaeilpour A, et al. Comparison of neurological clinical manifestation in patients with hemorrhagic and ischemic stroke. World J Emerg Med, 2017, 8（1）: 34-38.

［14］Casali AG, Gosseries O, Rosanova M, et al. A theoretically based index of consciousness independent of sensory processing and behavior. Sci Transl Med,

2013, 5（198）: 198ra105.

［15］Morgenstern LB, Hemphill JC 3rd, Anderson C, et al. Guidelines for the management of spontaneous intracerebral hemorrhage: a guideline for healthcare professionals from the American Heart Association/American Stroke Association. Stroke, 2010, 41（9）: 2108-2129.

［16］Carney N, Totten AM, O'Reilly C, et al. Guidelines for the Management ofSevere Traumatic Brain Injury, Fourth Edition. Neurosurgery, 2017, 80（1）: 6-15.

［17］Le Roux P, Menon DK, Citerio G, et al. Consensus Summary Statement of the International Multidisciplinary Consensus Conference on Multimodality Monitoring in Neurocritical Care: a statement for healthcare professionals from the Neurocritical Care Society and the European Society of Intensive Care Medicine. Neurocrit Care, 2014, 21（suppl 2）: 1-26.

［18］Holloway RG, Arnold RM, Creutzfeldt CJ, et al. Palliative and end-of-life care in stroke: a statement for healthcare professionals from the American Heart Association/American Stroke Association. Stroke, 2014, 45（6）: 1887-1916.

［19］Bershad EM, Humphreis WE, Suarez JI. Intracranial hypertension. Seminars in neurology, 2008, 28（5）: 690-702.

［20］W. David Freeman. Management of Intracranial Pressure. Continuum（Minneap Minn）, 2015, 21（5）: 1299-1323.

［21］Trinka E, Cock H, Hesdorffer D, et al. A definition and classification of status epilepticus-Report of the ILAE Task Force on Classification of Status Epilepticus. Epilepsia, 2015, 56（10）: 1515-1523.

［22］Glauser T, Shinnar S, Gloss D, et al. Evidence-Based Guideline: Treatment of Convulsive Status Epilepticus in Children and Adults: Report of the Guideline Committee of the American Epilepsy Society. Epilepsy Curr, 2016, 16（1）: 48-61.

［23］Mundlamuri RC, Sinha S, Subbakrishna DK, et al. Managementof generalised convulsive status epilepticus（SE）: A prospectiverandomised controlled study of combined treatment with intravenouslorazepam with either phenytoin, sodium valproate or levetiracetam Pilot study. Epilepsy Res, 2015, 114: 52-58.

［24］Krishna V, King NK, Sammartino F, et al. Anterior

nucleus deep brainstimulation for refractory epilepsy: insights into patterns ofseizure control and efficacious target. Neurosurgery, 2016, 78: 802.

[25] Wijdicks EFM. The neurology of acutely failing respiratory mechanics. Ann Neurology, 2017, 81: 485–494.

[26] Julian Bösel, Petra Schiller, Werner Hacke, et al. Benefits of early tracheostomy in ventilated stroke patients？ Current evidence and study protocol of the randomized pilot trial SETPOINT (Stroke–related Early Tracheostomy vs. Prolonged Orotracheal Intubation in

Neurocritical care Trial). Int J Stroke, 2012, 7: 173–182.

[27] Bosel J. Use and timing of tracheostomy after severe stroke. Stroke, 2017, 48: 2638–2643.

[28] Quintard H, l'Her E, Pottecher J, et al. Experts' guidelines of intubation and extubation of the ICU patient of French Society of Anaesthesia and Intensive Care Medicine (SFAR) and French–speaking Intensive Care Society (SRLF). Annals of Intensive Care, 2019, 9: 13.

第三十六章　神经系统中毒性疾病

第一节　神经系统中毒事件的时代变迁

我国 80 年代神经系统中毒事件主要以食物（亚硝酸盐）、农药、老鼠药中毒为主。食物中毒和老鼠药中毒的比例近 10 年来有所下降，但农药中毒仍然较多，农药比过去用量更大，种类更多，除了常见的杀虫剂，还包括除草剂等。进入 21 世纪以来，随着我国房地产产业的兴起，家庭和工作场所装修引起的中毒事件成为新的神经系统中毒原因，造成了极大的社会危害，例如油漆、木材，包括家具。

神经系统中毒事件时有发生，特别是群死、群伤事件每年呈递增趋势出现，因此神经系统中毒性疾病已成为一个不容忽视的问题。作为神经科临床医师，对难以解释、不明原因的神经系统症状，在诊断时要考虑各种中毒的可能性，应进行有关病史极为详细的询问。神经系统中毒事件有时可能是食物中毒，也可能是药物中毒，有时甚至可能是谋杀或自杀，可能涉及到刑事案件。病因诊断、特异性药物的选择和有效的全身支持治疗是神经系统中毒疾病救治的关键。

掌握常见的中毒类型及实验室检查是诊断神经系统中毒性疾病的关键。急性中毒应常规留取剩余的毒物或可能含毒的标本，如呕吐物、尿、粪、血标本等。必要时进行毒物分析或细菌培养。实验室检查包括特异性指标和非特异性指标的检测。特异性指标的检测，即中毒后机体生物化学或细胞形态学等方面特异改变的指标检测：如一氧化碳中毒，测定血中碳氧血红蛋白浓度；急性有机磷农药中毒测定全血胆碱酯酶活性；亚硝酸盐中毒测定高铁血红蛋白浓度；巴比妥药物中毒测定血液中巴比妥盐的浓度。肉毒中毒应对食物进行肉毒杆菌分离或毒素鉴定，可将样品注射到小鼠腹腔，有外毒素则动物四肢麻痹死亡，用各型抗毒血清在动物体内进行中和试验判定毒素的类型。非特异性检查指标为一般内科常用的化验检查项目，如三大常规、肝肾功能、血电解质检查等，其结果对判断某脏器、某系统有无疾病及严重程度，具有参考意义，但对病因诊断则缺乏特异性。

熟练运用特异性解毒药物是治疗的关键，如亚甲蓝是亚硝酸盐中毒的特效解毒剂，阿托品是有机磷中毒的特效解毒剂，乙酰胺是有机氟类农药（主要是灭鼠剂）的特效解毒剂，普鲁士蓝是铊中毒的特效解毒剂。目前还有很多中毒性疾病尚没有特异性的解毒药，需要深入研究。多数经验证明血液透析和血液灌流对于中毒严重、昏迷时间长、有并发症的患者治疗效果较好，严重病例应尽早使用。

第二节　食物中毒

食物中毒常见的有以下几种：①沙门菌属食物中毒、变形杆菌食物中毒、致病性大肠杆菌食物中毒等。②误食有毒物质或食入被其污染的食物引起的食物中毒，如某些重金属污染（铅、镉、汞等）、亚硝酸盐和农药。③有毒动物食物中毒：食入某些有毒动物或动物有毒脏器而引起的食物中毒，如河豚鱼。④有毒植物中毒：误食有毒植物或因加工不当的某些植物而引起的食物中毒，如毒蕈、发芽马铃薯、四季豆、苦杏仁等中毒。⑤霉变食品中毒：食用被某些真菌毒素污染的食物而引起的中毒。污染的食物有两种情况，一是谷物在生长、收获、贮存过程中受到真菌污染，真菌在谷物中繁殖并产生毒素；另一种是食物在制作、贮存过程中受到真菌及其毒素的污染。

一、食物中毒病因诊断的重要性

食物中毒病因多种多样，常见的有毒蕈中毒、河豚中毒、亚硝酸盐中毒、细菌或霉菌毒素性食物中毒等。近年来各地发生有毒有害食品的报道惊心动魄，涉及面广，社会危害大，特别是涉及中小学生和婴幼儿。2010年7月，河南省洛阳地区发生了自行采食蘑菇中毒事件，14人中毒，2人死亡。北京某学院因水污染，10余天内陆续109人群体腹泻。2018年2月1日，富顺县赵化镇培村社区发生一起家庭误食亚硝酸盐中毒事件，在吃完饭后，家人均出现不同程度的头昏、发绀，系硝酸盐中毒，1人死亡，3人受伤。因此，鉴别复杂多样的病因是食物中毒面临的临床难题，有赖于检验医学的发展。仔细询问病史，检查所用食物、饮料残留物显得特别重要。

二、易与普通腹泻混淆是食物中毒抢救的难点

若胃肠道不适后出现神经系统症状和体征，不能用其他原因解释，应考虑食物中毒的可能性。食物中毒后早期临床多表现为上腹不适、恶心、呕吐、腹痛和腹泻等消化道症状，容易与普通腹泻混淆，延误治疗时机。河豚中毒后在0.5~3小时迅速发病，最早出现胃肠炎症状，很快出现神经症状，如四肢无力，重者出现吞咽困难、言语不清、呼吸困难、血压下降、心搏骤停而死亡，死亡通常发生于病后4~6小时。肉毒中毒后潜伏期6~36小时，潜伏期越短，病情越重，初期表现为急性胃肠炎症状，继而出现神经系统症状，脑神经受损可见视物不清、瞳孔散大、光反应迟钝、吞咽、发音困难等，运动障碍可表现为瘫痪，严重者可因呼吸肌麻痹死亡。毒蕈中毒后引起急性胃肠炎，潜伏期10分钟至6小时，表现为恶心、呕吐、腹痛、腹泻，重者出现脱水、血压低、尿少，可伴神经精神症状，如幻视、幻听、妄想、精神错乱、无故苦笑、惊厥和昏迷等。

三、特异性解毒药物和对症支持治疗

有条件时应及时使用特异性解毒药。抗毒素治疗不需等待实验室检查结果，只要临床诊断明确，应立即使用。在起病24小时之内或瘫痪发生前使用最有效，未确定中毒类型的时候采用A、B、E三型抗毒素血清联合足量应用，实验室鉴定出毒素类型后再改用单价抗毒素，必须在神经受损症状全部恢复、肌力全部正常后才能停药。对这种使用方法虽然尚存在着较大的争议，但是在实际工作中有较大的必要性。全身对症支持治疗在抢救中也十分重要，特别是在无特异性解毒药的情况下尤其重要，这是临床经常容易忽视的问题。

第三节 药物中毒

药物中毒的发病率逐年上升，病情日趋复杂，给临床医师的及时诊断和治疗工作带来困难，若抢救不及时，致残致死率很高。近年来，因服药中毒死亡的人数不断增加，其中最容易导致中毒死亡的药物是神经精神类药物、洋地黄类、止痛和麻醉药。

一、药物中毒临床诊断的复杂性

安眠药中毒，在老年人中有相当一部分人长期依赖安眠药，而且量越用越大，因此安眠药中毒时有发生。苯巴比妥类中毒的患者初期兴奋、狂躁、惊厥，随后转为抑制性症状，神志模糊至深度昏迷。晚期四肢瘫软、反射消失、瞳孔缩小以至呼吸衰竭。曼陀罗中毒，曼陀罗又称疯茄儿，其花称洋金花，是常用的中药之一。误食茄科曼陀罗属植物的种子、浆果或幼苗易引起中毒。洋地黄类药物主要用于治疗充血性心力衰竭，但其治疗剂量与中毒剂量十分接近，老年人耐量差，极易发生中毒。洋地黄中毒时，患者有头痛、头晕、恶心、呕吐、腹泻及各种心律异常如室性期前收缩、阵发性房性心动过速，原有心房纤颤突然变得心律整齐，心电图呈典型的洋地黄中毒图形。

二、综合治疗是药物中毒抢救的关键

目前对药物中毒的诊断，还只能依据家属或见证人提供的药物接触史和相应的临床表现，而缺乏特异性诊断指标。因此，早发现、多种措施综合治疗是药物中毒抢救成功的关键。

急性巴比妥类药物中毒，应及早进行彻底洗胃、导泻、补液、利尿，促进体内毒素排出，使用纳

洛酮解除呼吸抑制，必要时使用血液透析和血液灌流。甘露醇或硫酸钠能加速已与活性炭结合或未与活性炭结合药物的排泄，防止药物的沉积和结合物形成结块。在严重中毒病例中，可用血液透析和血液灌流的方法。在没有明确何种药物中毒的情况下，给予大量补液、大量维生素 C 促进代谢是十分重要的措施。

纳洛酮可阻断内阿片肽对呼吸中枢的抑制作用，促进自主呼吸恢复，拮抗炎性介质的生成，减轻脑水肿，改善呼吸功能，可提高复苏的成功率，是抢救镇静催眠药急性中毒的首选药。纳洛酮可使患者清醒时间明显缩短，心率加快，血压升高，轻度中毒用纳洛酮 0.4~0.8mg 静注后可迅速改善症状，中度中毒用纳洛酮 0.8~1.2mg，重度中毒可给予纳洛酮 1.2~2mg 静注，1 小时后重复，一般可在用药后 6~8 小时内逐渐转醒。在纳洛酮的使用中，由于剂量较大，要特别注意毒副作用，例如心率加快、血压升高。

第四节 农药中毒

农药中毒是一种非常凶险的急重症。据统计，我国农村和城镇有机磷农药中毒占急诊中毒的 49.1%，居各种中毒之首。中毒死亡患者中因有机磷农药中毒致死者占 83.6%。农药分为剧毒、重毒、中毒、低毒。临床较常见的农药中毒是有机磷农药中毒。百草枯是一种剧毒类的药物，目前在农村普遍应用，可能在使用过程中会导致急性中毒，有时也可能会被用于服药自杀，医生必须掌握好诊断和抢救方法。另外，有机磷农药中毒死亡率高，故怎样提高有机磷农药中毒识别和抢救成功率，使病死率降至最低，仍是我国急诊医学面临的艰巨任务。溴氰菊酯是菊酯类杀虫剂中毒力最高的一种，如敌杀死，对害虫的毒效可达滴滴涕的 100 倍，在高浓度下对一些害虫有驱避作用，持效期长（7~12 天），为中等毒性杀虫剂，杀虫谱广，多种害虫有效，但对螨类、介壳虫、盲蝽象等防效很低或基本无效，还会刺激螨类繁殖。溴氰菊酯属于中毒毒类。皮肤接触可引起刺激症状，出现红色丘疹。急性中毒时，轻者有头痛、头晕、恶心、呕吐、食欲不振、乏力，重者还可出现肌束震颤和抽搐。

一、农药中毒病因诊断的复杂性

近年统计表明，在世界各国注册登记的农药成分达 1 200 余种，形成 35 000 余品种商品，我国常用农药约 250 种，商品 1 600 余种，许多农药尤其杀虫剂和杀鼠剂有很强的神经毒性。杀虫剂与神经组织的亲和力强，主要损害神经系统结构。急性农药中毒常引起明显的神经系统损伤，表现为头昏、头痛、烦躁不安、错觉、幻觉、言语不清、共济失调、抽搐、昏迷、中枢性呼吸、循环衰竭等。

有机磷、有机氯、有机氟、有机汞等作用最强，部分有机磷杀虫剂在急性中毒消失后 2~3 周可发生迟发性多发性神经病，中毒剂量越大，潜伏期越短，发生率越高。临床症状为四肢远端开始的感觉异常，感觉和运动障碍，患者出现肢体麻木、乏力、腕下垂、足下垂、肌萎缩等，肌电图显示神经源性损害改变。治疗在于早期发现，早期使用激素、大量维生素及神经营养药物，恢复期加强肢体功能锻炼。严重中毒患者在周围神经损害恢复之后，出现脊髓侧索损害的表现。对迟发性神经系统损害，辨认病因困难，要有足够的警惕性。

二、掌握阿托品化是有机磷中毒抢救的关键

应用阿托品抢救有机磷中毒，必须强调早期、足量、反复给药，在使用阿托品过程中，注意达到"阿托品化"。阿托品足量的可靠指标为口干、皮肤干燥和心率不低于正常值，毒蕈碱样症状消失，不能以瞳孔大小、颜面潮红和神志变化作为达到"阿托品化"的必需指标，否则常导致阿托品严重过量发生阿托品中毒或死亡。阿托品用量应个体化，因患者体质、服药种类、就诊早晚、服毒量及洗胃质量有别，其需要阿托品的量也不相同，即使中毒程度相同，用药量也不相同。在抢救有机磷中毒的过程中，开始阿托品剂量要偏大，并注意密切观察患者瞳孔是否扩大、皮肤是否潮湿、四肢皮肤温度是否转暖、意识是否苏醒、心率快慢等变化，避免超大剂量使用阿托品。具体的用法应灵活掌握，根据"病情变、用量也变"的原则。在治疗过程中，若阿托品的用法、用量不变，患者病情一度

好转继又出现高热、狂躁、谵妄等阿托品中毒表现时,必须及时停药。应根据病情随时调整用量,防止减量过快导致病情反跳,或用量过大而致阿托品中毒。目前,县级及以下医院的医生抢救有机磷农药中毒临床经验较多,大城市三级医院的医生抢救经历在减少。

三、特异性解毒药的选择

碘解磷定(PAM)、氯解磷定(PAM-CL)、双复磷(PMO4)等能夺取已与胆碱酯酶结合的有机磷的磷酰基,恢复胆碱酯酶分解乙酰胆碱的能力,又可与进入体内的有机磷直接结合,故对解除烟碱样作用和促使患者苏醒有明显效果,但对毒蕈碱样症状疗效较差。双复磷复活胆碱酯酶的作用强,较易透过血-脑屏障,并有阿托品样作用,故对有机磷农药中毒所引起的烟碱样、毒蕈碱样及中枢神经系统症状均有效果,对敌敌畏及美曲膦酯中毒,效果比解磷定好。农药中毒的救治中,现有的解毒药品仍然具有明显的毒副作用,有时需要叠加使用,更要注意毒副作用的出现,临床也需要更新、更好的特异性解毒药品。

第五节 有害气体急性中毒

目前有害气体中毒事件频发,一氧化碳中毒具有季节性、群发性的特点,在我国北方冬季较常见。如 2006 年黑龙江牡丹江四天内百余人一氧化碳中毒,有 10 余人死亡。2006 年 2 月吉林延边发生 277 人一氧化碳中毒,并有 15 人死亡。2003 年 12 月川东油田井喷,剧毒硫化氢泄漏,造成 243 人死亡,2 067 人住院。所以有害气体中毒的抢救十分重要。

一、有害气体中毒病因诊断的复杂性

有害气体中毒原因有多种,包括一氧化碳、硫化氢、氯气、甲醛等。有时在特殊的环境内病因比较容易确定,但在某些环境下病因很难确定,这就给抢救治疗带来了很大的困难。现代战争中也可能会使用有害气体,有害气体种类的辨认可能是非常困难的。一般情况下家庭煤气中毒多为一氧化碳中毒。煤矿井下中毒也多为一氧化碳中毒。大型炼钢厂也常发生一氧化碳中毒。化工厂、油田井喷多为硫化氢中毒。现代战争有时会使用氯气和芥子气作为战争毒气,对人体的近期及远期毒性作用有待研究。

二、高压氧的及时使用是抢救的关键

高压氧治疗一氧化碳中毒的疗效非常显著,约半数以上的昏迷患者仅 1 次高压氧治疗就已清醒。国内使用高压氧治疗一氧化碳中毒有效率达 92% 以上,与常规抢救相比,有下列优势:①恢复时间快;②重症病例的有效率及总治愈率高;③迟发性脑病发病率低和死亡率低。但高压氧治疗也有一些不良反应,如氧中毒、气压伤和减压病等。这些不良反应一旦发生,多数病情往往较为严重,甚至可产生致命性威胁,特别是昏迷患者。临床考虑某种疾病是否使用高压氧治疗,应对患者病情进行全面的评估,如对患者的治疗利大于弊就应该坚持高压氧治疗。

三、全身支持治疗及脑保护

全身支持治疗:①缺血低灌注后静脉给予维生素 C 和维生素 B_6,促进血液中有害物质的代谢;②适当使用脱水药物,减轻脑水肿;③冬眠疗法尤其是亚低温治疗有显著的脑保护作用。应用冬眠合剂后,即可放置冰袋、冰帽或冰毯降温,使患者体温降至 34~36℃之间。

第六节 装修引起的中毒

目前,我国市场上出售的各种装饰材料中化学材料占了很大比重,例如油漆、喷塑、胶合板、屋顶装饰板、黏合剂以及稀料等材料,其中一些装饰材料含有对人体健康有害的挥发性物质,主要以苯和甲醛为主。急性装修中毒有视物模糊、头晕、头痛、乏力等全身症状,严重者可出现昏迷甚至死亡。1999 年 4 月,由湖南农民承包的天津大通大厦地下室内外墙施工业务,因使用了自购的聚氨酯涂料,并且地下室无动力排风系统,连续作业 7 天后发生 5 人中毒,2 人死亡。另外,1999 年 7 月,北京一建筑工地发生一起 19 人急性苯及苯系物中毒事件,造成 2 人死亡、3 人重度中毒、14 人轻度中毒。当然,慢性装饰材料中毒可以导致恶性肿瘤、呼吸系统疾病、过敏性疾病等等。

一、苯中毒

苯在生产环境空气中以蒸气状态存在,主要通过呼吸道进入人体,皮肤仅能吸收少量。苯蒸气进入肺泡后,血/气分配系数为6.58~9.3。吸收的苯约50%以原形由呼吸道重新排出。40%左右在体内氧化,形成酚(23.5%)、对苯二酚(4.8%)、邻苯二酚(2.2%)等,这些代谢物与硫酸和葡萄糖醛酸结合(约30%)随尿排出,故测定尿中硫酸盐及尿酚的量可反映近期体内吸收的情况,一部分邻苯二酚也可氧化形成粘糠酸,然后分解为CO_2和水排出体外。

急性中毒主要引起中毒性麻醉,其过程与醉酒或手术时的全身麻醉相似。轻者头昏、头胀、头痛、眩晕、意识稍模糊,或兴奋、欣快感、步态不稳等。进一步可发展为神志模糊加重,进入浅昏迷状态,呼之不应,再继续吸入高浓度的苯,则进入深昏迷状态。长期接触一定量的苯,可损害造血系统,出现血象及骨髓象异常,甚至发生再生障碍性贫血或白血病。

急性苯中毒的救治

急性中毒最主要的抢救措施是将患者尽快脱离中毒现场,移到新鲜空气中,脱去污染衣服,以温肥皂水清洗皮肤。清醒患者嘱其深呼气,使苯从呼气中迅速大量排出,症状可逐渐消失。如为昏迷患者,则应保持其气道通畅并辅助其增加呼吸力度。如心搏、呼吸停止,首先应进行心肺复苏术。注意保护气道,防止呕吐物误吸。昏迷时间长者,监测血氧分压、血清电解质和末梢血,防止并发症。昏迷者应积极防治脑水肿,可用20%甘露醇静脉注射,每天2~3次。休克者在补足血容量基础上,可适当使用血管活性药物以维持血压。苯中毒目前无特效解毒剂,血液透析无效,毒物大量进入体内者可尝试使用血浆置换。

二、甲醛中毒

甲醛在体内可转变为甲醇,引起较弱的麻醉作用,对脑视丘有强烈的作用。甲醛在呼吸道及消化道黏膜中很快反应,与不同的功能基团结合,并很快在各种组织,特别在肝及红细胞中氧化成甲酸。在啮齿动物中,很多甲酸盐氧化成二氧化碳和水,相当数量的甲酸盐从尿中排出,部分转化成不稳定的甲基。短期内接触高浓度甲醛蒸气可引起以眼、呼吸系统损害为主的全身性疾病。轻度中毒有视物模糊、头晕、头痛、乏力等症状,检查可见结膜、咽部明显充血。中度中毒持续咳嗽、声音嘶哑、胸痛、呼吸困难。可伴有体温增高和白细胞增多。重度中毒时可出现喉水肿及窒息、肺水肿、昏迷、休克。

甲醛的浓度在每立方米空气中达到0.08~0.09mg/m³时,儿童就会发生轻微的气喘。当室内空气中达到0.1mg/m³时,就有异味和不适感;达到0.5mg/m³时,可刺激眼睛,引起流泪;达到0.6mg/m³,可引起咽喉不适或疼痛。浓度更高时,可引起恶心呕吐、咳嗽胸闷、气喘甚至肺水肿;达到30mg/m³时,会立即致人死亡。

急性甲醛中毒的救治

迅速脱离现场,及时脱去被污染的衣物,对受污染的皮肤使用大量的清水彻底冲洗,再使用肥皂水或2%碳酸氢钠溶液清洗。溅入眼内须立即使用大量的清水冲洗。静卧、保温、必要时吸氧。短期内吸入大量甲醛蒸气后,出现上呼吸道刺激反应者至少观察48小时,避免活动后加重病情。注意观察,防止肺水肿。保持呼吸道通畅,给予支气管解痉剂、去泡沫剂,必要时行气管切开术。必要时可早期应用糖皮质激素。对症处理,治疗并发症,预防感染。

第七节 精神活性物质所致精神障碍

精神活性物质是指能够影响人类情绪、行为、改变意识状态,并有致依赖作用的一类化学物质,人们使用这些物质的目的在于取得或保持某些特殊的心理、生理状态。精神活性物质又称为成瘾物质、药物。毒品是社会学概念,指具有很强成瘾性并在社会上禁止使用的化学物质,我国的毒品主要指阿片类、可卡因、大麻、苯丙胺类兴奋剂等物质。毒品有使人很快成瘾的特点。人吸食毒品后,就会对毒品产生顽固的精神依赖和生理依赖,迫使其不断、反复的吸食毒品。吸食者在毒瘾发作时,头晕、耳鸣、呕吐、涕泪交加、大便失禁、浑身颤抖,严重的就会万蚁啮骨、万针刺心,求生不得,欲死不能,完全成为毒品的奴隶。毒品损坏人的大脑和中枢神经系统。吸毒的人,往往注意力不集中,反应迟钝,失眠易怒,性情粗暴,有的还会发生人格变态,道德沦丧,形成严重的心理病态,与吸毒前判若两人,最后因为日渐衰竭而死亡。

一、精神活性物质的分类

主要根据精神活性物质的药理特性,将之分为以下种类:

1. **阿片类** 包括天然、人工合成或半合成的阿片类物质,如海洛因、吗啡、鸦片、美沙酮、二氢埃托啡、哌替啶(杜冷丁)、丁苯诺啡等。

2. **中枢神经系统抑制剂** 如巴比妥类、苯二氮䓬类、酒精等。

3. **中枢神经系统兴奋剂** 如咖啡因、苯丙胺类物质、可卡因等。

4. **大麻** 是世界上最古老、最有名的致幻剂,适量吸入或食用可使人欣快,增加剂量可使人进入梦幻。

5. **致幻剂** 能改变意识状态或感知觉,如麦角酸二乙酰胺、仙人掌毒素、苯环利定、氯胺酮等。

6. **挥发性溶剂** 如丙酮、汽油、甲苯等。

7. **烟草**。

二、阿片类物质的药理作用

脑内和脊髓内都存在阿片受体,这些受体分布在痛觉传导区以及与情绪和行为相关的区域,集中分布在脑室周围灰质、中脑边缘系统和脊髓罗氏胶质区等区域。阿片类药物可通过不同途径给药,如口服、注射或吸入等。阿片类制剂以非脂溶性形式存在于血液中,这种形式的药物相对难以透过血-脑屏障。但当吗啡被乙酰化成为海洛因后,则较易透过血-脑屏障。阿片类药物可分布到机体的所有组织中,包括胎儿。阿片类药物在由肾脏排泄之前,大部分由肝脏代谢。大多数阿片类药物的代谢较为迅速,平均代谢时间是4~5小时,故依赖者必须定期给药,否则会发生戒断症状。阿片类药物具有镇痛、镇静作用,能抑制呼吸、咳嗽中枢及胃肠蠕动,同时能兴奋呕吐中枢和缩瞳作用,能够作用于中脑边缘系统,产生强烈的快感。

三、阿片类物质的戒断作用

由于所使用阿片类物质的剂量、对中枢神经系统作用的程度、使用时间的长短、使用途径、停药的速度等不同,戒断症状的强烈程度也不一致。短效药物,如海洛因、吗啡一般在停药后8~12小时出现,极期在48~72小时,持续7~10天。长效药物戒断症状出现在1~3天,性质与短效药物相似,极期在3~8天,症状持续数周。

典型的戒断症状可分为两大类:①客观体征,如血压升高、脉搏增快、体温升高、鸡皮疙瘩、瞳孔扩大、流涕、震颤、腹泻、呕吐、失眠等;②主观症状,如恶心、肌肉疼痛、骨头疼痛、腹痛、不安、食欲差、无力、疲乏、发冷、发热、渴求药物等。

四、阿片类物质的治疗

1. **脱毒治疗** 一般在封闭等环境中进行,可分为替代治疗与非替代治疗。替代治疗是利用与毒品有相似作用的药物来替代毒品,以减轻戒断症状的严重程度,使患者能够较好的耐受。然后在一定时间内将替代药物逐渐减少,原则是只减不加,先快后慢,限时减完,最后停用。非替代治疗主要有可乐定、中草药、针灸,主要用于脱毒治疗的辅助治疗。

2. **防止复吸、社会心理干预** 阿片类物质主要有纳洛酮、纳屈酮,可阻止阿片类的欣快作用,而且毒性较低,但很少有戒毒者可坚持使用此类药物。多数研究表明,心理社会干预能针对某些问题如复发等起到良好的治疗效果。包括:①认知行为治疗,目的在于改变导致不良行为的认知方式,改变导致吸毒的行为方式,帮助患者应付急性或慢性渴求,促进患者社会技能,强化不吸毒行为。②预防复吸,讨论对吸毒、戒毒的矛盾心理,找出诱发渴求、复吸的情绪及环境因素,找出应付内外不良刺激的方法,打破重新吸毒的恶性循环。③群体治疗,使患者学会正确表达自己的情感、意愿,相互督促、相互支持,制订切实可行的治疗方案。④家庭治疗,强调人际间、家庭成员间的不良关系是导致吸毒成瘾、治疗后复吸的主要原因。

典型病例举例

兰州市吸毒人员马某某,女性,37岁,与丈夫一起吸毒3年余。开始是马某某丈夫吸毒,马某某想帮丈夫戒毒又屡屡碰壁,在这种逆反心理的驱使下,她也开始吸毒。马某某屡次戒毒但未能成功,包括在戒毒所戒毒和自己在家戒毒。最后马某某因在家中注射过量毒品而死亡。

2010年7月5日,广西省灌阳县一名初中一年级学生陈某,14岁因吸食毒品而死亡。陈某表现为突然口吐白沫、跌倒在地,同时伴有四肢抽搐、神志不清。经过几个小时的抢救,患者最终死亡。灌阳县公安局民警为陈某做了尿检,证明其曾吸食毒品K粉,同时医院也认定陈某是过量吸食K粉而导致呼吸循环衰竭,最终导致死亡。

(周华东)

参 考 文 献

[1] Weaver Lindell K, Clinical practice. Carbon monoxide poisoning. N Engl J Med, 2009, 360: 1217-1225.

[2] Eddleston Michael, Buckley Nick A, Eyer Peter, et al. Management of acute organophosphorus pesticide poisoning. Lancet, 2008, 371: 597-607.

[3] Bellmann R, Joannidis M. Intoxication with psychotropic drugs. Med Klin Intensivmed Notfmed, 2017, 112: 557-575.

[4] Sharp ME, Chew JB, Heran MK, et al. Delayed restricted diffusion in carbon monoxide leukoencephalopathy. Can J Neurol Sci, 2012, 39(3): 393-394.

[5] Le Loir Y, Baron F, Gautier M. Staphylococcus aureus and food poisoning. Genet Mol Res, 2003, 2(1): 63-76.

[6] Knipstein Brittany, Huang Jiansheng, Barr Emily, et al. Dietary aflatoxin-induced stunting in a novel rat model: evidence for toxin-induced liver injury and hepatic growth hormone resistance. Pediatr Res, 2015, 78: 120-127.

[7] Nielsen Allen S, Damek Denise M. Window of opportunity: flexion myelopathy after drug overdose. J Emerg Med, 2012, 42: 36-39.

[8] McClellan Chandler B. Data quality considerations when using county-level opioid overdose death rates to inform policy and practice: A reply. Drug Alcohol Depend, 2019, 204: 107550.

第三十七章　内科疾病的神经系统并发症

第一节　概　述

脑与各器官、各系统的功能有着非常密切的联系。当人体各器官发生病变时，也可能会影响到中枢神经系统的功能状态，并引起脑的损害。由于神经系统损害后临床症状的专科性和复杂性，在系统疾病并发神经系统损害的诊疗过程中存在着许多难点。

由于种种原因，目前临床上系统性疾病并发神经系统损害常常是症状发展到很明显的时候，神经科医师才开始介入诊治。对于可能发生神经系统损害的疾病以及各种诱因，给予及时的评估及相应的治疗，目前仍缺乏这方面规范的临床指南。

系统性疾病出现神经系统损害的临床症状有两种情况，一种是系统性疾病所并发的神经症状，如慢性气管炎肺气肿、肺心病并发的肺性脑病，肝硬化并发的肝性脑病等。另一种情况为某一种病因所致的疾病既有系统性疾病的临床症状，也有神经系统的临床症状，例如心肺复苏后既存在心律失常也存在脑缺氧性损害。在进行全身疾病的神经系统表现的临床诊断和鉴别诊断时，必须抓住主要的环节，对全身疾病病情予以评估，然后对系统性疾病出现的神经症状加以仔细分析。

系统性疾病出现神经系统损害时，许多情况下系统性疾病本身已处于较严重阶段，应将整体治疗与神经系统针对性治疗相结合，需要跨科室间的有效协作。如肝性脑病、肺性脑病、尿毒症存在神经系统损害时，在积极治疗原发病的同时，如何及时有效的治疗精神症状、脑水肿以及癫痫发作等神经症状，是有待解决的难题。

第二节　常见脑病的处理

各躯体系统引起的脑病有着共性的表现，就是意识障碍和精神症状，包括强直痉挛发作。病理机制主要是脑的缺血缺氧所导致，例如手术时麻醉等各种原因导致的窒息、行胃镜检查时误吸的窒息、呼吸机使用时出现的窒息、心脏骤停导致的缺血缺氧。颅脑影像学检查可能表现为脑水肿的改变，没有特异性。脑电图有异常表现，除了强直痉挛发作，脑电图没有特异性。脑脊液可能会有改变，一定程度上能够反映脑的损害，但是这种改变可能还会受到全身水电解质和酸碱平衡紊乱的影响。当然，也要注意呼吸系统感染和颅内感染的鉴别，早期没有截然的分界。

一、缺血缺氧性脑病，临床常见且救治困难

心肺复苏中的脑损害是缺血缺氧性脑病最常见最严重的类型，还包括休克和大失血性导致的缺血缺氧性脑病。成功的心肺复苏不仅仅应恢复心跳与自主呼吸，最终目的是保护或尽可能恢复完整的脑功能，因此心肺复苏是一体的复苏，是将脑复苏贯穿于复苏全过程，以力争达到完全的复苏。相对于近年来心肺复苏技术所取的进展，脑复苏的技术进展仍不满意。很多情况下心肺复苏后所留下的神经系统损害，如智能障碍和植物状态，给患者家庭及社会带来沉重负担，仍是一个很无奈的现实。如何在心肺复苏过程中进行脑保护、及时有效的处理神经系统并发症是临床工作中十分迫切而又棘手的问题，有待更多的研究。下面介绍心肺复苏中脑保护治疗的难点。

（一）保持脑灌注压与动脉血压控制的矛盾

心脏复苏后，心排出量不足，为了使脑得到

较好的灌注,应在再灌注后尽快提升血压,提高平均动脉压,以改善脑组织的血流灌注及氧合作用。预防低血压的发生,可用血浆或血浆代用品以提高血容积。多数心搏骤停的患者可耐受增加10%左右的血容量(1%体重),除补充血容量外,还可用升压药,如多巴胺、多巴酚丁胺、间羟胺等静脉滴注以维持较高的血压。维持适当的脑灌注压,有利于中枢神经的恢复,最大限度地清洗出血液细胞成分在脑内的堆积和栓塞,有效的恢复微循环和清除脑内毒性代谢产物。平均动脉压应维持在110~130mmHg,之后再逐渐恢复稳定至100mmHg。但如果脑缺血时间较长,脑组织发生严重脑水肿,过高的灌注压会加重脑水肿,以缓解治疗矛盾。如果动脉压控制不好,会破坏颅内血管自动调节机制,诱发血管源性脑水肿。功能影像学的检查,例如CTP可以帮助诊断脑功能状态。

脑水肿的处理原则:

1. **首先要保持呼吸道通畅** 出现低氧血症与高碳酸血症时,需采用辅助呼吸,控制性通气。必要时,及时进行气管切开,充分给氧,解除脑缺氧后,病情多好转。如不及时解除缺氧,其治疗也难以发挥作用。

2. **脱水治疗** 根据病情,选用脱水药物,目前常用20%甘露醇、速尿。对老年人和肾功能不全者,可考虑使用白蛋白脱水。

3. **注意维持血压**,纠正水电解质和酸碱平衡紊乱,保持能量平衡。

4. **促进和改善脑代谢的功能** 尼莫地平作为钙离子阻断剂,有保护细胞膜、阻抑钙离子进入细胞内的作用。胞二磷胆碱是卵磷脂在脑内生物合成过程中的重要辅酶,而卵磷脂是神经细胞膜的重要组成成分。

(二)亚低温脑保护的利与弊

低温对脑组织有保护作用,可减慢或制止脑细胞损害的进展,利于脑细胞的功能恢复。复苏后何时给予低温,温度控制在什么范围,如何实施才能有效地进行脑保护而将不良反应降到最低,目前尚存争议。有实验证明,当脑组织温度降至28℃时才能控制脑水肿的发展,但如此程度的低温可使循环抑制过重,甚至可能发生心室颤动,还可诱发感染、引起出凝血障碍。临床实践显示,凡

心搏骤停时间未超过4分钟者,不一定必须降温;若超过4分钟,即应在心肺复苏成功的基础上及早进行降温。脑缺血最初10分钟内是降温的关键时刻。降温以头部为重点,可用冰帽或小冰袋将头部包埋(脸部外露),肛温控制在32~34℃可达到脑保护的效果。简言之,降温时间要"早",降温速度要"快",低温程度要"够",持续时间要"足"。但这一切都依赖医护人员丰富的临床经验以及良好的辅助设施,因此基层或不具备上述条件者要慎用此项技术。

(三)抗癫痫治疗与观察病情的矛盾

脑缺氧可出现抽搐或痉挛,主要是脑损害、特别是脑水肿所致。抽搐和痉挛可增加机体的代谢率,增加耗氧量,更重要的是影响气体交换量,甚至发生呼吸停止,进一步加重脑损伤,从而又加重了脑缺氧和脑水肿。对是否预防性用药尚有不同意见,因抗癫痫药的镇静作用可影响对患者的意识观察。但癫痫一旦发作应进行快速有效的治疗,尤其是癫痫持续状态,在抽搐或痉挛发作后1~2小时内及时治疗,则预后较好。理想的抗癫痫药物应安全、速效,且对意识影响小。这样可以尽可能的减轻对患者意识状态判断的干扰,以利病情观察。最好使用巴比妥类、地西泮等短效药物间断、短期应用,以控制发作为目的,同时加强病因的治疗。

(四)难以掌握的预后判断

虽然心肺复苏水平明显提高。但因受到原发疾病和昏迷时间等多种因素的影响,目前对大部分心跳骤停结局的研究结果差别很大。据国外几项研究报告,院外心跳骤停后心肺复苏成功率为20%~30%。严重的缺血缺氧性脑病会使患者处于昏迷状态,此类患者在ICU的存活率约30%,大部分处于植物状态或留有认知功能障碍、痫性发作和运动障碍,只有1/3有良好的神经功能。

对心肺复苏患者,判断其预后对患者、家庭和社会都十分重要,因诊断脑死亡是决定器官移植和复苏措施持续时间所必需的。早期判断患者的预后是重要的,因为复苏持续的时间愈长,脑外各器官功能愈趋于稳定,那么放弃救治患者的决定从感情上是困难的,亦即在脑以外各器官功能未稳定之前已知道脑死亡从而放弃治疗是合理的。但这种决定只能待复苏后48~72小时才能做出。

脑功能恢复的顺序大致为：心跳－呼吸－对光反射－吞咽反射－角膜反射－咳嗽反射－痛觉反射－头部转动－四肢活动－听觉反应－意识恢复－视觉恢复。首先复苏的是延髓，恢复自主呼吸。自主呼吸恢复所需的时间可反映出脑缺血缺氧的严重程度。据文献记载，完全复苏的病例，自主呼吸多在心跳恢复后 1 小时内出现。继之瞳孔对光反射恢复，表示大脑开始有功能。接着是咳嗽、吞咽、角膜和痛觉反射的恢复，随之出现四肢屈伸活动和听觉。听觉的出现是大脑皮质功能恢复的信号。最后才是共济功能和视觉的恢复。如果心跳恢复后，自主呼吸迟迟不出现，瞳孔持续扩大，肌肉无张力，对光反射、咳嗽反射均消失，循环依靠高浓度升压药维持，往往提示患者预后不良。

（五）困境与展望

2018 年美国 AHA 发表的心肺复苏与心血管急救指南指出：复苏后最初治疗的目的应包括进一步改善心肺功能和体循环灌注，特别是脑灌注以及采取措施改善远期预后，特别是神经系统的完全恢复。心肺脑复苏的主要目标是使患者有尽可能健康的大脑。然而，尽管动物实验已经发现许多能提高脑复苏效果的方法，但还没有用于临床。临床研究虽已有了很大的进展，但仍无突破性发现。因为缺血缺氧的脑病变是复杂的、多因素的，即使在大样本的随机对照试验中，仍有许多多变的、未知的、不能控制的影响效果的因素存在。因此还要不断努力钻研，完善它的每一个环节，力争使心搏骤停患者脑复苏的成功率有突破性的提高。

二、肺性脑病

近年我国人口老龄化趋势日益明显，加上环境大气污染的加重，各种呼吸道疾病尤其在老年人群中的发病率较高，预后较差，应引起临床工作者的高度重视。其发生主要与肺功能障碍引起的脑缺氧有关。

（一）肺性脑病的诊断难点——临床症状可能不典型

典型的肺性脑病的诊断标准为：慢性肺部疾病伴呼吸功能衰竭，出现皮肤青紫、明显发绀等缺氧和二氧化碳潴留的临床表现，伴有意识障碍、神经精神症状和某些神经系统定位体征，血气分析 $PaO_2<60mmHg$、$PaCO_2>50mmHg$，并排除其他原因引起的神经精神障碍，如酒精中毒、癔症等。

然而在实践中，老年肺性脑病临床症状可不典型，有时甚至缺乏原发疾病的典型表现，如仅表现为头晕、乏力、精神差、表情淡漠等；如此时没有得到及时的诊治，病情会进一步恶化，威胁患者生命。因此慢性肺心病患者，当出现神志、精神改变，用一般原因不能解释时，尽管有时血气指标未达到诊断标准，仍要考虑肺性脑病的可能，应及时做各项检查，做到早期发现、早期诊断、早期治疗。

在慢性呼吸功能衰竭的患者中，下列因素常诱发肺性脑病：①急性呼吸道感染；②大量利尿或应用大剂量糖皮质激素导致水与电解质平衡紊乱；③应用镇静剂如异丙嗪、苯巴比妥、异戊巴比妥及氯丙嗪等，镇痛剂如哌替啶、吗啡等；④痰液和血块等异物引起气道急性或慢性阻塞；⑤二氧化碳潴留时吸入高浓度氧等。上述诱发因素的存在为诊断肺性脑病提供重要依据，应注意收集病史和仔细查体。

（二）肺性脑病治疗中的矛盾

1. 中枢性呼吸兴奋剂的应用　呼吸兴奋剂的治疗价值，观点不一。多数认为，气道阻塞未解除，呼吸兴奋剂难以改善通气功能，而使呼吸肌加重疲劳和耗氧过多，应防止滥用。但对于严重通气不足伴有明显二氧化碳潴留的患者，在适当增加给氧流量的同时，给予呼吸兴奋剂，以取代呼吸中枢的缺氧刺激，可作为呼吸兴奋剂的应用指征。除常规应用的尼可刹米、洛贝林、二甲弗林或哌甲酯等呼吸兴奋剂外，近年多篇报道选用多沙普仑和阿米脱林具有增加通气量、提高 PaO_2、降低 $PaCO_2$ 以及毒副作用小等特点，但在国内尚缺乏大规模临床应用经验，临床效果有待进一步证实。

2. 酸碱失衡和电解质紊乱－难以及时纠正的常见问题　酸碱失衡与电解质紊乱既是肺性脑病的重要诱因，也是重要并发症和致死原因之一。肺性脑病加重期所产生的高磷酸血症和失代偿性呼吸性酸中毒，轻症患者经抗感染等综合治疗后一般可得到改善而不必采用碱性药物；严重的失代偿呼吸性酸中毒或合并代谢性酸中毒的患者给予补充碱剂如 5% 碳酸氢钠治疗后，虽可使 pH 暂时升高，但其后反使通气量减少，更加重二氧化碳潴留，因此补充碱性药物要适量，且不宜过快。在肺性脑病治疗中,患者常因人工呼吸应用不当,过度通气而产生呼吸性碱中毒,或因补充碱性药物和快速利尿等,促使钾、氯排出过多,易引致低钾、低氯性碱中毒。在尿量不少于 500ml/d 时,可口服氯化钾或静脉补充氯化钾。如有手足抽搐,可能为低血钙或低血镁所致,可给予 10% 葡萄糖酸钙或 10% 硫酸镁 10ml 肌内注射治疗,忌用碱性药物。

3. **抗精神药物应用问题** 肺性脑病的精神症状大多数随着高碳酸血症的纠正而逐渐缓解,再者镇静剂有抑制呼吸、诱发或加重意识障碍的问题,原则上属禁用药物。但若患者存在兴奋、躁动不安,可适量选用对呼吸中枢抑制作用微弱的镇静剂或安定剂,如 10% 水合氯醛 10~15ml 保留灌肠、地西泮 2.5~5mg 口服。

4. **糖皮质激素及脱水剂应用,需再三权衡利弊** 糖皮质激素虽对支气管痉挛有确定的治疗作用,但对脑水肿的控制作用存在争议。一般认为小剂量使用糖皮质激素无明显作用,而大剂量使用可诱发呼吸性酸中毒合并代谢性碱中毒,还不利于感染的控制,并可能引起上消化道出血。只有在以下情况才可适量选用:合并严重感染并有毒血症状或中毒性休克,全身衰竭可能有肾上腺皮质功能不全,或患者支气管痉挛明显,一般平喘药物无效,以及有顽固右心衰竭,水肿明显,而应用其他药物无效等。伴有明显高颅压症状、视盘水肿的患者需用脱水剂,常用 20% 甘露醇 125ml 快速静滴,每 6 小时 1 次。但肺性脑病的患者 25%~75% 伴有右心衰竭,因此,必须注意尽量减少甘露醇用量,以免加重心脏负荷。

三、肝性脑病

肝性脑病系由严重的急性或慢性肝病所致的神经精神障碍综合征,临床以意识障碍和行为改变为主要表现的中枢神经系统功能障碍的综合征。肝性脑病是严重的内科急症,病死率极高。主要发病机制为氨毒引起,慢性肝病患者出现诱因如上消化道出血,大量放腹水,大量排钾利尿,高蛋白饮食,服用安眠药和感染等,极易发生肝性脑病。目前对其发病机制的认识虽有所提高,但在诊断和治疗上还存在许多困难。如何做到早期诊断、早期治疗,仍是困扰临床的难题。

(一)肝性脑病早期诊断的难点

肝性脑病作为肝病引起的神经精神障碍综合征,包括认知、情感或情绪、行为方面功能异常,除了肝病的临床及生化指标外,神经精神系统检查在早期诊断肝性脑病时的重要价值还没有引起足够重视。肝性脑病发生发展过程中,亚临床肝性脑病是其早期阶段,即无明显肝性脑病的临床表现和生化异常,用智力测验和电生理检测可发现异常。如果在此阶段患者得到了及时诊断,就能够尽早得到治疗,提高救治率。

(二)肝性脑病治疗的矛盾

慢性肝病患者出现下列因素如上消化道出血、大量放腹水、大量排钾利尿、高蛋白饮食、服用安眠药和感染等,极易发生肝性脑病。这些诱因相对于肝病本身而言是可避免或可治疗的。

1. **去氨药物** 常用的去氨药物有谷氨酸、精氨酸、乙酰谷氨酰胺和门冬氨酸钾镁等。通常为谷氨酸与乙酰谷氨酰胺的联合应用,后者具有神经递质的作用,容易通过血-脑屏障,至脑内后变成谷氨酸以降低脑内高氨现象。

2. **口服支链氨基酸拮抗假性神经递质的分歧** 口服支链氨基酸用于预防和治疗慢性肝性脑病存在分歧。有学者认为,口服支链氨基酸预防和治疗肝性脑病仅用于不耐受蛋白质的进展期肝硬化患者。另有学者认为,摄入足量富含支链氨基酸的混合液对恢复患者的正氮平衡是有效和安全的。兴奋性递质多巴胺不能透过血-脑屏障,而其前体左旋多巴却能透过进入脑组织。理论上大剂量左旋多巴可补充正常神经递质,竞争性的排斥假神经递质。早期报道此药对急性和慢性肝性脑病均有效,能使患者暂时苏醒,但疗效未得充分证实。

3. **脱水治疗** 临床观察证明,不少急性肝性脑病并发脑水肿。故一旦出现脑水肿征象时,应及早使用脱水剂。可选用 20% 甘露醇或人白蛋白,同时密切检测各项生化指标。应用脱水剂后如症状好转,即应减少给药次数,并逐渐停药。应用脱水剂时应注意监测与纠正水电解质紊乱。

4. **镇静剂的谨慎应用** 肝性脑病患者烦躁不安多为昏迷的前奏,故使用镇静剂应慎重。目前多主张应用少量的地西泮、东莨菪碱或异丙嗪、苯海拉明等,而禁用氯丙嗪、水合氯醛及哌替啶等,以免影响对患者病情的观察。

四、肾性脑病

肾性脑病为肾功能衰竭的严重并发症,是由严重的急性或慢性肾病所致的神经精神障碍综合征,临床以意识障碍和行为改变为主要表现,表现为精神萎靡、疲乏、头晕、头痛、记忆力减退、失眠,可有四肢发麻、手足灼痛和皮肤瘙痒感,甚至下肢痒痛难忍,需经常移动、不能休止等,晚期可出现嗜睡、烦躁、谵语、肌肉颤动甚至抽搐、惊厥、昏迷。肾衰竭后出现的水、电解质紊乱,代谢性产物积聚以及能量代谢障碍是引起肾性脑病的主要原因。肾性脑病是严重的内科急症,病死率极高,目前对其发病机制的认识虽有所提高,但在诊断和治疗上还存在许多困难。如何做到早期诊断、早期治疗,仍是困扰临床的难题。

(一)肾性脑病早期诊断的难点

肾性脑病作为肾病引起的精神神经障碍,包括精神异常、兴奋情绪、意识障碍,还会有癫痫大发作。结合肾病的临床表现及尿素、肌酐生化指标,通过神经精神系统检查可以明确诊断肾性脑病。在肾性脑病的发生发展过程中,其早期阶段有时无明显肾病的临床表现和生化异常。

(二)肾性脑病治疗的矛盾

1. **神经精神症状的对症处理**　给予镇静药处理精神症状。对抽搐发作者可应用地西泮静脉注射,并酌情使用长效抗癫痫药以防止复发;也可应用谷维素和 B 族维生素治疗自主神经功能障碍。

2. **透析治疗**　由于肾衰竭后出现的水、电解质紊乱,代谢性产物积聚以及能量代谢障碍是引起肾性脑病的主要原因,因此采用透析疗法是治疗肾性脑病的有效措施。慢性肾功能不全患者在接受透析疗法后,多数患者的神经精神症状可渐趋稳定或逐步改善,轻者可以完全恢复。但对昏迷患者来说,因为透析可引起脑水肿或心血管功能不全,故必须慎用。另外,长期透析患者易发生透析性脑病,此时透析应缓慢进行或在透析液中加入适量尿素。

3. **肾移植**　有时肾性脑病虽经充分透析治疗仍难以恢复或恢复缓慢,此时进行肾移植常能收到良好效果,尤其是合并恶性高血压的患者。

4. **脱水治疗**　临床观察证明,癫痫大发作和癫痫持续状态可以并发脑水肿,应及早使用脱水剂。可选用 20% 甘露醇或人白蛋白,同时密切检测各项生化指标。应用脱水剂后如症状好转,即应减少给药次数,并逐渐停药。

五、酒精中毒性脑病

过量饮酒引起的急性和慢性脑功能障碍称为酒精中毒性脑病。酒精是一种亲神经物质,对人体许多系统脏器均有损伤作用,其中神经系统是其损伤的主要靶器官之一。我国男性过量饮酒群体较大,酒精中毒性脑病发病率较高,临床常见。引导老百姓饮用低度酒和减少饮酒量,是防止酒精中毒性脑病的重要举措。

(一)急性酒精中毒的救治

急性酒精中毒是指短时间内饮入过量的酒或酒类饮料,出现先兴奋后抑制的状态。中毒后主要是中枢神经系统抑制和对胃黏膜的刺激,进而造成对呼吸、循环系统的影响,重者会死亡,是内科急重症,需要及时有效的救治。

1. **纳洛酮治疗酒精中毒**　纳洛酮为羟二氢吗啡酮的衍生物,是阿片样物质的特异性拮抗剂,与阿片受体的亲和力大于吗啡和脑啡肽,能竞争性阻断并取代阿片样物质与受体的结合,而且无呼吸抑制作用,拮抗内源性阿片样物质介导的各种效应,使交感神经及肾上腺髓质分泌释放儿茶酚胺,前列腺素增加,呼吸加快,血压上升,解除阿片样物质所致的呼吸及循环功能衰竭中毒症状,促进患者清醒。但其应用的同时应加强全身水电解质酸碱平衡的治疗。

2. **血液透析——值得探讨的新方法**　血液透析能迅速将血液中的乙醇交换到透析液中而排出体外,使机体内酒精浓度迅速降低,达到有效救治的目的。血液透析减少了肝脏代谢负担,最终起到了一定的护肝作用。血液透析作为一项成熟的技术,现已在大多数医院开展,但多数用于慢性肾衰竭患者的肾脏替代治疗。如果用于治疗急性重度酒精中毒可能会收到很好的效果,但是需要临床经验的积累和循证医学证据。

(二)慢性酒精中毒性脑病的治疗挑战

慢性酒精中毒性脑病的诊断标准:患者有长期饮酒的病史,或有酒精依赖病史。12 个月内出现以下 3 项或以上：①对酒精耐受（需要摄入更大量以达到愉悦感）；②停止饮酒后出现戒断症状或反应；③过量饮酒；④无法控制、戒除；⑤耗费大量时间寻求、获得和摄入酒；⑥社会交往活动意愿减退。脑部影像学检查可以帮助作出慢性酒精中毒性脑病的诊断。MRI 平扫 T_2WI 序列可发现患者的双侧丘脑和脑干有对称性异常信号，其典型的改变为第三脑室和导水管周围有对称性长 T_2 信号，被认为是慢性酒精中毒性脑病的特征性神经影像学异常。慢性酒精中毒性脑病的患者可以出现记忆障碍、情感障碍等脑认知功能下降，需要与阿尔茨海默病、痴呆等疾病相鉴别。严重者可以出现行走困难、大小便失禁。慢性酒精中毒性脑病的治疗仅限于对症治疗，要使脑功能有可逆性的好转目前较为困难。对于大量饮酒者，戒酒也不能突然戒断，阶段性戒酒是必须的，目前尚缺乏相关指南和专家共识，急需制订一项大量饮酒者伴脑功能减退的阶段性戒酒的指南或专家共识。

典型病例举例　慢性酒精中毒

朱某某，男性，56 岁，在浙江萧山某处工地打工。朱某某干的都是体力活，平时喜欢喝酒。30 多年来，每天都离不开喝酒，中午晚上加起来约每天半斤白酒。近两年，工友们说朱某某越来越消瘦，实际朱某某从 140 多斤瘦到了 116 斤。朱某某还有一个变化，能躺着绝不坐着，能坐着绝不站着。步态变慢，有时走路一瘸一拐。"这两条腿，走路总是没有力气，有时候晚上睡觉总有双腿麻木的感觉。"朱某某说，最近腿疾好像严重了，工地上的活也干不了了，双腿有时会失去知觉。朱某某到医院就诊，检查结果显示，问题出在他的"好酒量"上，喝酒喝出了"神经病"。医院诊断报告上为"周围神经疾病"。

平时所说的喝酒喝多了会醉，其实就是急性酒精中毒，轻者会兴奋、多语、走路不稳、想睡觉，重者会进入昏迷状态。长期过量饮酒，变成慢性酒精中毒，损害神经系统功能。最初的表现就是周围神经疾病，受累的周围神经包括感觉神经、运动神经和自主神经。多表现为手脚麻木，疼痛或感觉迟钝，双腿无力，手足多汗，尿便失禁等。还会表现为脑部损害，就是酒精中毒性脑病。

（周华东）

参 考 文 献

［1］Zahr Natalie M, Kaufman Kimberley L, Harper Clive G. Clinical and pathological features of alcohol-related brain damage. Nat Rev Neurol, 2011, 7: 284-294.

［2］急性酒精中毒诊治共识专家组. 急性酒精中毒诊治共识. 中华急诊医学杂志, 2014, 23（2）: 135-138.

［3］Drenth J P H, Montagnese S. First evidence-based guidelines for the diagnosis and management of hepatic encephalopathy: A welcome development. Journal of Hepatology, 2015, 62（6）: 1457.

［4］Faden A, Encephalopathy following treatment of chronic pulmonary failure. Neurology, 1976, 26: 337-339.

［5］Wijdicks EF, Hijdra A, Young GB, et al. Practice parameter: prediction of outcome in comatose survivors after cardiopulmonary resuscitation（an evidence-based review）: report of the Quality Standards Subcommittee of the American Academy of Neurology. Neurology, 2006, 67（2）: 203-210.

［6］张海渤, 梁伟健, 孟繁荣. 慢性肺源性心脏病并低渗性脑病 52 例临床分析. 中华实用诊断与治疗杂志, 2012, 4: 408-409.

［7］Dang Katherine, Hirode Grishma, Singal Ashwani, et al. Alcoholic Liver Disease Epidemiology in the United States: A Retrospective Analysis of 3 US Databases. Am J Gastroenterol, 2020, 115（1）: 96-104.

［8］Chelluboina Bharath, Vemuganti Raghu. Chronic kidney disease in the pathogenesis of acute ischemic stroke. J Cereb Blood Flow Metab, 2019, 39（10）: 1893-1905.

［9］Simonsen Elizabeth, Komenda Paul, Lerner Blake, et al. Treatment of Uremic Pruritus: A Systematic Review. Am J Kidney Dis, 2017, 70: 638-655.

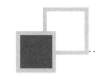

第三十八章　神经内科疾病精神障碍的认识、处理与研究

第一节　脑器质性精神障碍

脑器质性精神障碍是指各种原因（如血管疾病、感染、创伤、变性等）引起的、脑有明显病理形态变化或病理生理改变而导致的精神障碍。与躯体疾病所致的精神障碍合称器质性精神障碍。

脑器质性精神障碍有以下共同的特点：①患者有脑疾病的基础（原发病），这些疾病可以为感染性、外伤性、血管性等，而且临床表现及实验室检查证实原发病的存在；②患者的精神障碍与原发病有发生上的因果关系、时间先后关系；③精神障碍在原发病的起病阶段可以不是主要临床表现，但是在原发病病程中，精神障碍成为了患者的主要或突出的临床表现，可以影响患者的诊治及转归；④原发病与精神障碍诊治共同决定患者的转归。

脑器质性精神障碍的诊断与处理是神经科医生经常要面临的临床问题，也是困扰临床医生的常见问题之一。尽管脑器质性精神障碍的病因差异很大，临床表现也千差万别，但大多数具有相同的临床特征，即临床上表现为一些综合征。掌握这些综合征对器质性精神障碍的诊治有重要意义。这些常见的综合征有谵妄、痴呆、遗忘综合征、幻觉－妄想综合征等。

一、谵妄

谵妄（delirium）是由于各种原因引起的急性脑器质性综合征，其特征是认知、情感、注意、意识水平、自我感知与精神运动性行为等功能出现紊乱。常常急性起病，病情和病程呈波动性。

谵妄在综合医院住院患者中的发生率为5%~15%。特别是重症监护病房、烧伤病房及创伤病房的住院患者发生率更高。一项采用标准化谵妄症状检查的研究发现，谵妄在综合医院老年住院患者中的发生率为38.5%。美国55岁以上社区人群中谵妄的患病率为1.1%。

谵妄具有以下特征：①意识障碍，如对环境认识的清晰度下降，伴有注意力集中、持久或变换目标能力的下降；②认知改变，如记忆缺陷、定向障碍及言语障碍，或出现知觉障碍，不能用已有的痴呆来解释；③短时间发生，一般在数小时到数天，故又称急性脑综合征（acute brain syndrome），症状在一天内有波动，常常呈现晨轻暮重的特点。

（一）谵妄的病因及发病机制

谵妄病因复杂，常见的病因有颅内感染、脑外伤、脑血管疾病、颅内肿瘤、癫痫、各种药物过量或中毒、成瘾物质的戒断、营养代谢及内分泌疾病、内脏疾病、过敏性疾病等。

心理社会应激（如亲人丧亡或迁移到陌生环境等）对谵妄发生具有诱发作用。老年患者尤易发生谵妄，是由于高龄常伴有器质性病变、脑功能下降、视觉与听觉障碍，神经递质合成减少（如乙酰胆碱），与年龄有关的药物动力学和药效学的改变，内稳态调节机制的减弱等。

谵妄的确切发病机制不清楚。目前认为与各种原因导致的脑神经递质及结构改变有关。常见的学说有"胆碱能假说"。除与胆碱相关以外，谵妄的发生可能还与内啡肽、乙酰胆碱等神经递质异常有关；目前大家接受的是，谵妄可能是由各种原因导致脑多种神经递质代谢及功能异常引起的，但究竟是哪种神经递质起始动作用、哪种神经递质起主要作用尚不清楚。除神经递质学说以外，近年来又提出"脑氧化代谢障碍""多巴胺、GABA神经通路障碍"等学说。

（二）临床表现

谵妄的临床表现主要包括原发病的临床表现及谵妄本身的临床表现。原发病的临床表现千差万别。以下主要描述谵妄的临床表现。

1. **急性起病** 谵妄常为急性起病，这是谵妄的临床特点之一。少数患者可以有一些非特异的前驱症状，如倦怠、焦虑、恐惧、畏光畏声、失眠、睡眠障碍、注意力不集中等。

2. **意识障碍** 患者的意识障碍主要表现为对环境、人物的清晰度下降。

3. **认知障碍** 认知障碍可从轻度感知迟钝、记忆力减退、逻辑思维能力降低、理解困难，以后出现逻辑推理能力降低，或出现思维混乱，记忆能力减退或出现记忆错误。通常有定向障碍，以时间、地点定向受损为特征，罕见有自我定向不全。

4. **感知障碍** 感知觉障碍是谵妄患者突出的临床特征。主要表现为丰富、生动的错觉、幻觉（幻视多见），内容常带有恐怖性。患者的情感及行为异常是由于感知障碍导致的。如患者在恐怖的错觉、幻觉支配下出现的恐惧、躲避行为、攻击行为及伤人毁物等。情感反应早期多表现轻度抑郁、焦虑、易激惹，病情严重时，情感相对淡漠，有时表现焦虑、恐惧、激越。行为障碍可表现为抑制、反应迟钝，甚至呈现亚木僵化状态；多数呈现兴奋、躁动。

患者的临床症状常常呈昼轻夜重的波动性，即患者白天可能相对正常，但到夜间症状明显，这是谵妄的重要特征之一。一些患者的谵妄症状仅于夜间出现，白天清醒时间缩短，呈现困倦和嗜睡，而在夜间出现兴奋躁动，或激动不安。因此，患者表现为睡眠－清醒周期紊乱，甚至昼夜颠倒。

谵妄的病程为一过性，一般可持续数小时或数天，也可持续数周，一般不超过6个月。其严重程度及波动性常取决于原发疾病。若病情未予控制，则可继以昏迷，甚至死亡，或残留遗忘、痴呆。谵妄缓解后患者对病中的表现全部或大部分遗忘，轻度谵妄患者常描述就像做了场噩梦一样。

（三）诊断与鉴别诊断

谵妄是一种由器质性疾病导致的综合征，常起病急骤，同时有意识、注意、知觉、思维、记忆、情感和行为障碍，以及睡眠－觉醒周期紊乱，病程短暂易变，特别是症状呈昼轻夜重等特点，一般可以做出诊断。伴有躯体疾病或脑部疾病以及有中毒或药物依赖史者，有助诊断。

《精神疾病的诊断与统计手册》第5版（DSM-V）对谵妄的诊断包括：①注意障碍（指向、集中、保持和转移能力降低）和意识障碍（对环境的定向力降低）；②在短时间内（通常数小时至数天）发生，指在原有水平上有变化，并在一天之内有程度上的波动；③可有认知障碍（如记忆缺失、定向力障碍、语言障碍）或知觉障碍；④不能用已有的、发生或进展中的神经认知疾病解释，也不是唤醒能力严重降低（如昏迷）的结果；⑤病史、体检或实验室检查的结果提示上述障碍是其他医学情况、药物中毒或戒断、毒素暴露或多种原因的直接生理结果。

《国际疾病与相关健康问题统计分类》第十版（ICD-10）对谵妄的诊断：①意识紊乱（从意识模糊到昏迷）和注意力损害（注意力集中、维持及转移能力降低）；②认知功能全面恶化（知觉失真，错觉和幻觉，抽象思维和理解力损害，即时记忆和近期记忆障碍而远期记忆相对完好，对时间、地点、人物的定向力障碍）；③精神运动障碍（活动过少或过多及无预兆的相互转换，语速增快或变慢，惊吓反应增强）；④睡眠－觉醒周期紊乱（失眠或完全无眠或睡眠－觉醒周期颠倒，白天嗜睡，夜间症状加重，多梦或恶梦，觉醒后可出现幻觉）；⑤症状常突然发作，一日内病情有波动；⑥客观证据（病史、体检或实验室检查）显示由非脑部/全身的基础疾病所致。

目前，临床上常用的谵妄诊断工具有：①意识错乱评估法（CAM）（可由非精神专业的医生、护士快速实施，有多种语言版本，但不适合气管插管的患者，其敏感性达86%、特异性达93%）。②谵妄等级评定量表（DRS）（由接受过精神专业培训的医生实施，有10项等级评定标准。但不能区分高活动型和低活动型谵妄，敏感性95%、特异性79%，以总分≥10为诊断标准）。③NEECHAM意识错乱量表（可由护士进行快速床旁评估，但评估内容并非依据标准的谵妄定义制定。敏感性30%~95%、特异性78%~92%）。谵妄诊断确立后,重要的是应寻找病因,这样有助于对患者的治疗。

谵妄应与短暂精神病障碍、急性精神分裂症以及躁狂患者鉴别。当谵妄的幻觉、妄想等精神病性症状明显时,容易与这类精神障碍混淆。但谵妄常常起病急、常有意识、定向障碍,并有明显的视错觉和视幻觉,体格检查和实验室检查发现有躯体疾病的证据或可疑证据,均有助于鉴别。如有疑问时,可作脑电图(EEG)检查。谵妄患者常出现弥漫性慢波,并与认知障碍的严重程度度相平行,可资鉴别。谵妄与痴呆的鉴别见表 9-38-1。

表 9-38-1　谵妄与痴呆的鉴别诊断

	痴呆	谵妄
性质	慢性脑器质性综合征	急性脑器质性综合征
起病	隐袭起病,常常无明确的起病日期	常常急性起病,起病日期明确
临床演变	缓慢、进行性加重的认知障碍	急性病程,持续数天到数周
疾病转归	通常不可逆	常常为可逆

(四)治疗

谵妄的治疗是一个综合治疗过程。其治疗原则是维持患者基本的生命体征、寻找并干预病因、控制患者的躯体及精神症状(对症治疗)。

1. 维持患者的生命体征　对于谵妄的患者,首先应紧急干预、处置危及生命的疾病,维持患者重要的生命体征平稳,并严密监控生命体征。

2. 监控和保障安全　患者的行为障碍、认知缺损和其他表现可以危害患者和他人。神经精神科医生应评估患者自杀和暴力的可能性,并把这些危险因素减到最低(例如清除危险物品,加强监护,并予以药物治疗)。应该注意的是,对患者的约束本身能够增加躁动或伤害的危险,只有当其他的控制方式无效或无法实施时才考虑,同时对约束的患者应经常监控躯体状况。

3. 谵妄状态的药物治疗

(1)氟哌啶醇:氟哌啶醇是"最经典"的谵妄治疗药物。通常情况下氟哌啶醇的初期剂量为 1~2mg/2~4h(口服)。老年患者的起始剂量甚至更低 0.25~0.5mg/2~4h。持续激越的患者可以肌内注射氟哌啶醇。其他的抗精神病药物如氯丙嗪也可以选用,但由于其具有抗胆碱能作用、对心脏的副作用等,使其临床应用受到限制。与所有接受抗精神病药物治疗的患者一样,谵妄的患者在接受抗精神病药物治疗时应积极监控 ECG。如 QT 间期大于 450ms 或大于基线 25% 以上,应该考虑药物引起的心脏副作用,需考虑终止抗精神病药物治疗。

(2)非典型抗精神病药物的应用:由于经典高效的抗精神病药物的毒副作用,尤其是对心脏的毒副作用,使其在谵妄的治疗中受到限制,尤其是老年人群。近年来安全性更好的新型抗精神病药物为谵妄的治疗提供了新的、安全、有效的选择。常用的药物有利培酮、奥氮平和喹硫平等。很多临床研究表明,这些药物治疗谵妄状态的疗效与经典药物氟哌啶醇相当,但副作用明显小,安全性高,尤其是在儿童及老年人有更好的适应证。

1)喹硫平:是一种新型非典型抗精神病药物,具有多种受体亲和作用,对谵妄状态的疗效确切,且副作用少。常用的治疗方法,开始剂量为 25~100mg/d,治疗剂量通常为 100~500mg/d。不能口服者,给予鼻饲胃管注药。

2)奥氮平:也是一种新型的抗精神病药物,对多巴胺和 5-HT$_2$ 受体有双重阻断作用,对中脑-边缘和中脑-皮质神经系统有选择作用。近年来被广泛应用于谵妄状态的治疗。每晚 1 次口服,2.5~10mg,根据年龄和病情适当增减,最高剂量 20mg。不能口服者,给予鼻饲胃管注药。其新型剂型(口崩片)为治疗不合作的患者提供了选择。

3)利培酮:作为一种新型的抗精神病药物,也被广泛地用于谵妄状态的治疗。常用的剂量为 1~8mg/d。

(3)苯二氮䓬类药物:由于其会加重谵妄,不建议单独用于谵妄的治疗。但对于酒精或苯二氮䓬类药物戒断导致的谵妄,必须应用大剂量的苯二氮䓬类药物。苯二氮䓬类药物应选择作用时间较短、没有活性代谢产生的药物,常用的如罗拉。对只能耐受抗精神病药物的较低剂量或焦虑、激越突出的谵妄患者,可考虑合用抗精神病药物与苯二氮䓬类药物。苯二氮䓬类药物可以导致镇静、行为脱抑制(患者原始的行为、如冲动等更为明显)、遗忘、共济失调、呼吸抑制、精神依赖、失眠、戒断反应,老年人群更易出现这些合并症。儿童和青少年风险也可增大。

(4)其他:胆碱能药物(例如毒扁豆碱和他克林)常常用于治疗抗胆碱能药物引起的谵妄,可能有效。伴有谵妄、分解代谢过旺(即高动力性心力衰竭、成年人呼吸窘迫、甲亢症状骤增)的激越患者需要麻醉剂和机械性换气。若疼痛是谵妄的恶化因素,推荐用阿片制剂(例如吗啡)的姑息治疗。维生素 B 缺乏伴有谵妄的患者(酒瘾或营养不良)应该给予复合维生素替代。

(5)护理及患者监管:患者应该置于安静、光线充足、陈设安全的环境中,最好有亲人陪护以减少患者的恐惧、焦虑及激惹。应密切观察患者的感觉、知觉障碍,及时发现患者有感、知觉障碍导致的意外。

二、痴呆

痴呆也是常见的脑器质性精神障碍综合征之一。

痴呆(dementia)是指脑器质性原因引起的、发生在意识清晰背景上的整体智能衰退综合征,是指较严重的、持续的认知障碍。临床上以缓慢出现的智能减退为主要特征,记忆损害是最常见和最重要的症状和体征,伴有不同程度的人格、情绪改变,患者通常没有意识障碍。

尽管痴呆可以见于任何年龄的人群,但是老年人的比例明显多于年轻人,据国外资料,在 65 岁以上老人中,中、重度痴呆的患病率为 3%~5%。80 岁以上的老人中,患病率可达 20% 或更高。美国社区老年人的患病率可以高达 9.8%。

(一)病因

痴呆病因复杂,主要包括以下几类原因:

(1)神经变性:如阿尔茨海默病(AD),约占痴呆病例的 50%,其他还有额叶痴呆、路易体病、进行性核上性麻痹、皮质纹状体变性、帕金森病等。

(2)血管性痴呆(VD):约占痴呆病例的 20%,病因与血管性病变有关,尤其是脑动脉粥样硬化、脑小血管病等。

(3)AD 与 VD 两种病变共存的混合性痴呆(MD):约占 20%。近年来关于神经变性与血管病变之间关系的研究显示,二者之间存在紧密的关系。

(4)其他原因所致的痴呆:如颅内感染、脑外伤、脑肿瘤、癫痫、中毒、内分泌代谢性疾病、营养缺乏等所导致的痴呆占 10% 左右。

由于痴呆是与年龄有关的综合征,随着我国人口老年化,痴呆越来越成为公共医疗卫生的重大问题,引起医学界的高度重视。

(二)临床表现

痴呆大多缓慢起病,其临床表现主要是认知功能缺损,其他的表现还有人格障碍、精神行为症状、情绪情感障碍等。

1. 认知功能缺损 是痴呆突出的临床表现。记忆障碍尤其是近事记忆障碍是患者早期、突出的临床表现,患者很难记住新近发生的事情,学习能力明显减退,例如忘记进屋要取的物品、忘记关闭已开启的煤气灶开关、忘记刚说过的话(家人觉得患者变得如此啰唆)。患者的早期症状常常被患者乃至家人用年龄增加、疲劳、注意力不集中、挫折等原因合理化而失去早期就诊的机会。随着病情的发展,远记忆也受损。患者常常以虚构来弥补记忆的缺损,出现思维缓慢、贫乏,及理解、分析、判断能力障碍等。

患者的认知缺损在处理复杂问题或进行特定能力测查时表现特别明显。思维能力在进行目标导向行为如计划、组织、延续工作等执行功能中显现出损害。患者的职业和日常生活能力如打电话、理财、做饭、合理服药等也出现困难。

2. 人格改变 主要表现为兴趣下降、主动性差、社会性退缩、不爱清洁、不修边幅、暴躁易怒、自私多疑等,有的患者表现为冲动、幼稚行为等。

3. 精神、行为异常 可以出现烦躁、焦虑、抑郁障碍。后期患者呈现情感淡漠、幼稚、愚蠢性欣快和哭笑无常等。由于认知障碍,可引起暂时的、多变的、片段的妄想观念,如被偷窃、损失、嫉妒和被迫害妄想。也可有片段的幻觉,以幻听多见。受幻觉妄想的影响,可出现冲动攻击、自残甚至自杀行为。有些患者外出乱跑,拣拾废物垃圾藏于屋内,部分患者可出现丧失伦理道德的行为,或反社会行为、性犯罪、偷窃等。

(三)诊断与鉴别诊断

首先要确定是否存在痴呆。主要通过详细询问病史,了解患者何时出现智能减退,包括工作、学习和记忆能力等;并要进行细致的精神检查,特别是记忆、常识、计算、理解和判断等智能检查。智能检查有助于确定是否有认知功能障碍,常用的简易精神状态检查(mini mental state examination, MMSE),主要用于认知障碍的筛查,简便易行,可在短时间内了解患者的总体智能。该测验总分为30分。≤20分为痴呆,21~23分为可疑痴呆,≥24分没有痴呆。临床上为了更加完整的评定患者的智能状态,还可以采用各种成套神经心理测验、记忆测验、语言测验(如MOCA)。一些神经电生理检查也有助于患者认知的评定(如ERP等)。

ICD-10中有关阿尔兹海默病的诊断标准:①存在痴呆;②潜隐起病,缓慢衰退,通常难以指明起病时间,但他人会突然发现其症状,疾病进展过程中可能会出现一个相对稳定阶段;③无临床依据或特殊检查结果能够提示精神障碍是由其他可能引起痴呆的全身疾病或脑部疾病所致;④缺乏突然卒中样发作,在疾病早期无局灶性神经系统损害的体征,如轻瘫、感觉丧失、视野缺损及共济失调。

DSM-Ⅳ有关痴呆的诊断标准:①出现多种认知功能缺损,表现为记忆损害和至少下列表现之一,即失语、失用、失认、执行功能紊乱;②上述认知缺损导致明显的社会和职业功能损害;③认知缺损不是发生于谵妄期,而且不能用抑郁来解释。

痴呆的病因诊断应根据病史、体格及神经系统检查,实验室检查及各种辅助诊断技术,进行全面考虑和综合分析,因为引起痴呆的疾病各类繁多(表9-38-2列举了痴呆的常见病因)。应避免漏诊要治疗的任何痴呆病例。

表 9-38-2　常见导致痴呆综合征的疾病(病因)

1. 变性疾病
   皮层性的:阿尔茨海默病、额颞叶痴呆、路易体痴呆
   皮层下的:帕金森病、亨廷顿氏病、基底节钙化(肝豆状核变性、黑质纹状体变性、丘脑性痴呆)、进行性核上性麻痹、脊髓小脑变性

2. 其他
   脱髓鞘疾病(多发性硬化、其他)、肌萎缩侧索硬化、哈-斯二氏病:苍白球色素性退变综合征、Lafora 肌阵挛癫痫

3. 血管性痴呆
   多发梗死性痴呆、多发大静脉闭塞、关键性梗死性痴呆、腔隙状态、Binswanger 氏病、慢性缺血

4. 高颅压性痴呆
   交通性,正常压力,非交通性

5. 中枢神经系统感染性疾病相关痴呆
   HIV 相关痴呆、克雅氏病、神经梅毒、慢性脑膜炎、病毒性脑炎、进行性多灶性白质脑病、真菌性脑膜炎

6. 代谢性疾病
   缺氧
   冠心病、肺功能不全、贫血、其他

7. 慢性肾功不全
   尿毒症性脑病、透析性痴呆

8. 肝功能不全
   门脉性脑病、获得性肝脑变性

9. 内分泌疾病
   甲状腺功能紊乱、库欣综合征、甲状旁腺功能紊乱、复发性低/高血糖

10. 卟啉病

11. 维生素缺乏状态

    硫胺（B_1）、钴胺素（B_{12}）、叶酸、烟酸

12. 其他慢性代谢性异常

    低或高钠血症、血液学状况

13. 中毒

    酒精相关的

    药物：多药滥用、精神药物和抗惊厥药、溶剂和其他吸入剂、抗胆碱能制剂、抗肿瘤治疗、皮质激素，非类固醇抗炎药、抗高血压和冠心病药

    金属：铅、汞、砷、镍、其他

    化学品和污染物：一氧化碳、有机磷酸盐杀虫剂、有机氯杀虫剂、四氯乙烯、甲苯、三氯乙烷、烃吸入剂、其他

14. 肿瘤性痴呆

    脑膜瘤、恶性胶质瘤、肿瘤转移、副癌综合征（边缘系统脑病、其他）、其他

15. 创伤状态

    创伤后的、硬膜下血肿、拳击者痴呆

16. 慢性炎性状态

    系统性红斑狼疮、其他胶原 - 血管病

17. 精神病性障碍

    抑郁、其他

痴呆应与下列精神障碍相鉴别：

1. **谵妄** 谵妄起病急骤，病程较短，认知障碍呈现昼轻夜重的波动性，注意和感知障碍明显，有意识障碍，视幻觉和片段的妄想较痴呆多见，患者的认知障碍多在短时间恢复（通常4周以内）均有助于鉴别。但要注意痴呆患者可以出现谵妄状态，要注意鉴别，了解谵妄发生前的智能状况，认真评价谵妄缓解后的认知功能，有助于鉴别。

2. **假性痴呆** 由抑郁导致的假性痴呆应注意与痴呆鉴别见表9-38-3。抑郁症患者由于缺乏兴趣和动机而表现为认知任务完成不良，表现为假性痴呆。但是抑郁患者有典型的情感低落、思维迟缓及意志行为减退表现，此外还可表现为早醒，情绪晨重夜轻的节律改变，深入交谈可流露抑郁情绪，且使用抗抑郁剂有效，提示抑郁症可能。

表 9-38-3 痴呆与抑郁的鉴别

	痴呆	抑郁
起病及病程	隐袭起病，缓慢进行性加重	亚急性起病，发作性病程
主诉	常常为家属主诉记忆下降	心境低落
首发症状	近记忆障碍	心境低落与记忆减退同时出现
心境	情感肤浅，心境不稳定	持续性心境低落
认知操作	近记忆障碍 患者对认知缺陷不自知 常常为近似错误的回答 对同类任务完成同样的差 努力完成任务，微小成功也感到高兴 对精神障碍漠不关心	近记忆及远记忆障碍 患者强调"脑子不好使" 多以"不知道"作答 完成难度差异不大的任务时表现差异很大 意志及动力衰退，常夸大自己的失败 与人交谈常谈及自己的痛苦
预后	不可逆，进行性衰退，预后差	可逆，预后较好

（四）治疗

痴呆的治疗主要包括病因治疗及对症治疗。

病因治疗主要包括对引起痴呆的病因进行治疗（如感染、动脉粥样硬化、正常颅压脑积水等）。

对症治疗，痴呆的患者除认知障碍外，通常存在很多的躯体问题、神经精神病性症状、伴随着认知下降带来的社会需要。这些都是治疗的靶点（见第三十章）。

三、遗忘综合征

遗忘综合征（amnestic syndrome）又称柯萨可夫综合征（Korsakoff syndrome），是由多种病因导致的脑器质性病理改变，临床上表现为一种选择性局灶性认知功能障碍，以近事记忆障碍为主要特征，无意识障碍，智能相对完好。由于患者常常并发 Wernicke 脑病，所以常常称为 Wernicke-Korsakoff 综合征。

（一）病因及发病机制

Wernicke-Korsakoff 综合征的病因是维生素 B_1 缺乏。导致维生素 B_1 缺乏的常见因素有：①摄入不足，进食含维生素 B_1 的食物过少或长期呕吐；②慢性肠道疾病导致吸收障碍；③恶性疾病引起摄入不足及吸收障碍。长期大量饮酒是最常见导致维生素 B_1 缺乏的原因。

Wernicke-Korsakoff 综合征的发病机制可能是：①维生素 B_1 的缺乏可以导致糖代谢发生障碍，使以糖代谢为主要能量来源的神经细胞能量缺乏，影响神经纤维的磷脂类的合成与更新，致使脑及脊髓充血、水肿及变性，神经纤维脱髓鞘和变性；②酒精具有脂溶性，可迅速通过血-脑屏障和神经细胞膜，并可作用于膜上的某些酶类和受体而影响脑细胞的功能；③酒精代谢过程中生成的自由基和其他代谢产物也能够造成神经细胞的损害；④酒精长期致兴奋性谷氨酸（NMDA）受体的超兴奋毒性。NMDA 受体是中枢神经系统中一种重要的兴奋性谷氨酸受体，与学习记忆及神经系统有重要关系，酒精是 NMDA 受体的非竞争性拮抗剂，其作用点尚不明确，现已发现酒精与 NMDA 受体亚基、甘氨酸调节位点、磷酸化位点及疏水区有联系，长期的酒精接触可造成 NMDA 受体的超兴奋状态，这也是酒精损害神经系统的一个重要原因。

（二）病理变化

病理改变主要是丘脑、丘脑下部、乳头体和第三脑室、中脑导水管周围、第四脑室底部和小脑等部位广泛点状出血、坏死和软化，神经细胞轴索或髓鞘脱失。亚急性 Wernicke 脑病可有毛细血管增加和扩张、细胞增生和小出血灶，伴有神经细胞变性和小胶质细胞增生。慢性 Wernicke 脑病可有视盘萎缩，呈褐色海绵状，病变区实质成分丧失和星形细胞反应活跃，并有陈旧性小出血。

病理改变与临床的关系：眼运动体征是由于脑干病变引起的，即涉及到脑桥和中脑上端的动眼神经核和眼运动中枢；站立及步态的持久性共济失调与小脑上蚓部的神经元脱失有关；第三脑室及导水管周围灰质受损波及脑干网状激活结构，引起意识障碍、昏迷；记忆力障碍与间脑病变特别是丘脑的背内侧核团的损害有关；乳头体为边缘系统与脑干上行性网状结构交界处，受损后引起近记忆力减退、遗忘及虚构，导致 Korsakoff 综合征。

（三）临床特征

Wernicke 脑病由 Cerl wernicke 于 1881 年首次报道，可为急性、亚急性或慢性起病。主要表现为眼部症状、共济失调和精神症状三联征。另外有 1/3 的患者可同时伴有多发性神经病的症状，故也称为 Wernicke 四联征。眼肌麻痹最常见的是外展无力，多为双侧，并伴有水平性复视、斜视和眼球震颤；共济失调主要是影响站立和行走，个别病例可出现吟诗样语言。有的患者可以出现精神症状，以淡漠、定向障碍和嗜睡为突出，甚至发展到昏睡或死亡。

Korsakoff 综合征是一种特殊的遗忘综合征。该病主要表现为近记忆力障碍、遗忘错构、虚构及自知力丧失，并常伴有时间和空间定向障碍。临床上患者主要表现为近事记忆障碍，特别是近期接触过的人名、地名和数字最易遗忘，为了弥补这些记忆缺陷，常产生错构和虚构。患者意识清晰，其他认知功能仍可保持完好，常可伴有情感迟钝和缺乏主动性。严重记忆缺损的患者常有定向障碍，特别是对时间、地点定向不能辨别，但罕见有自我定向障碍。患者学习新知识的能力明显下降，明显影响社交和职业功能。

CT/MRI 的表现：该病具有特定的发病部位，

分布也极具特征性,第三、四脑室旁、导水管周围、乳头体、四叠体、丘脑为常见受累部位,MRI上可见上述部位病变导致的异常信号在T_1WI上呈低信号,T_2WI上呈对称性高信号,FLAIR序列上呈明显高信号,急性期增强扫描由于血-脑屏障破坏可明显强化,经治疗后复查上述强化可消失。另外,小脑齿状核、脑桥被盖、红核、中脑顶盖、尾状核及大脑皮层等少见部位也可发生,急性期病灶还可表现为出血。有观点认为乳头体缩小是Wernicke脑病的一个较特异性表现。

近年来,有关Wernicke脑病的碰共振弥散加权成像(DWI)和磁共振波谱成像(MRS)的报道也越来越多。DWI上,急性期Wernicke脑病病灶区域呈高信号,表观弥散系数(ADC)明显下降,经过治疗病灶可缩小或消失,ADC值可升高;DWI在显示神经元有无可逆性损害和鉴别细胞水肿类型方面比常规T_1WI、T_2WI更敏感,通过对DWI的动态观察和定量分析,有可能区别可逆性和不可逆性脑组织损伤,为疾病的早期诊断及预后提供帮助。MRS研究显示,Wernicke脑病患者氮-乙酰天门冬氨酸(NAA)/肌酸(Cr)比值下降,乳酸(Lac)峰值升高,胆碱(Cho)减低,Cho/Cr无明显减低;治疗后监测NAA/Cr比值有无回升,可以提示脑神经元是否发生可逆性损害,从而在确定神经细胞的存活以及对诸如Korsakoff综合征的预后判断方面有极大帮助。

MRI是Wernicke脑病首选影像学检查方法,其敏感性53%,特异性为93%。在Wernicke脑病的诊断方面,MRI明显优于CT。

(四)诊断与鉴别诊断

Wernicke-Korsakoff综合征依据典型的临床特点,诊断并不难。诊断主要根据:①记忆损害,尤以短时记忆比近事损害明显;②无即刻记忆(如数字广度测验)损害、无意识障碍及注意障碍或完全性痴呆;③眼部症状、共济失调和精神症状三联征;④躯体、神经系统及实验室检查发现有相关脑损伤或脑部疾病史(非酒精所致脑病);⑤虚构、自知力缺乏、情绪改变、意志减弱(如缺乏主动性),有助于诊断。

鉴别诊断主要排除:①心因性(癔症性)遗忘症,后者常有严重的创伤性生活事件,临床上多表现为逆行性及界限性遗忘,遗忘的内容与创伤性生活事件有关,通常没有学习和回忆困难;②癫痫发作后遗忘,一般可从病史和脑电图检查来鉴别;③谵妄,有明显的意识障碍,起病急骤,病程短暂,认知障碍具有波动性,均有助鉴别;④痴呆,除有记忆障碍外,还有明显的智能障碍,以及失语、失用、失认等认知功能缺损。

(五)治疗

主要针对病因及大剂量补充B族维生素。

病因治疗是关键,如应戒酒、止吐改善胃肠吸收等。

大剂量B族维生素治疗:早期给予大剂量维生素B_1(VitB$_1$)有一定疗效,可终止疾病的发展,临床症状可部分或完全逆转,但同时需去除病因。一般认为,眼球运动障碍1周左右开始恢复,多数患者在1~2个月内完全恢复,而共济失调则在1~4个月内逐渐好转,但大约只有40%的患者恢复到较满意的程度,精神症状取决于治疗前的疾病持续时间,多不能完全恢复。值得注意的是,部分患者的眼和共济失调症状对硫胺非常敏感,以致通过1~2餐食物就能大大减轻。在VitB$_1$用量上有人认为口服或肌注VitB$_1$不是首选的治疗方法,应对患者立即静注VitB$_1$ 100mg,每天一次,在开始治疗的12小时内静滴VitB$_1$,安全剂量可达1g,在补充VitB$_1$前禁用葡萄糖和激素,前者使丙酮酸脱氢酶反应减慢,VitB$_1$耗尽,后者可阻止丙酮酸氧化,使意识障碍加深。合并低钠血症者,宜缓慢纠正,因为VitB$_1$缺乏时,脑桥中央髓鞘对钠离子浓度改变的敏感性增高,快速纠正低钠血症,会导致脑桥中央脱髓鞘。

第二节 抑 郁 障 碍

抑郁是常见的一种负性情绪,与忧伤、不愉快感、阴郁及心境低落具有相同的含义。有人把抑郁情绪描述为丢失或丧失了一件重要东西(如贵重物品、爱情、社会或团体中的地位等)后的情绪体验或反应。作为一个疾病单元,抑郁障碍是指这种负性情绪达到一定的严重程度、持续一定的时间,并对患者的社会功能造成了影响。

一、抑郁障碍概述

抑郁障碍属于情感障碍的一个类别,是一种

"病因未明的、以显著而持久的心境改变——心境低落为基本临床特征,伴有相应的思维和行为改变,发作性的病程,并且有复发倾向"。抑郁障碍患者的心境改变是患者的核心症状,显著是指心境的改变严重影响到患者的日常生活和社交功能,持久是指这种心境改变不是境遇性的、短暂的(如刚好挨了领导的严厉批评时的心情,而数小时后又完全忘掉了此事),抑郁障碍的心境低落应持续2周以上。抑郁障碍患者的伴随症状,如思维、行为及生物学症状是诊断抑郁的充分条件。

抑郁障碍在一般人群中极为普遍。关于抑郁障碍的流行病学调查在不同的国家、不同时段所做的研究结果差异较大。

有研究表明,抑郁症的终生患病率为5.2%~16.2%,女性高达25%,全世界平均每年约有11.4%的成年人患抑郁障碍。美国国立卫生研究所1980年的调查,发现社区成年人群终身患病率分别为:重症抑郁症为4.9%,恶劣心境为3.3%,青年和成年女性抑郁障碍的患病率是同龄男性的2~3倍,45~55岁的心境恶劣的患者,这种性别差异更大,达4:1。美国高达17%的成人在其生命中至少有一次重性抑郁障碍(major depression disorder, MDD)发作,2%~4%的人现患MDD。

我国1992年对部分地区的调查发现,情感障碍的终身患病率为0.83%,时点患病率为0.52%。世界卫生组织对中国大陆地区的抑郁症患病率推测为7%~8%。2019年《柳叶刀》发表的我国最新流行病学调查数据表明,抑郁的终生患病率为7.4%,12个月患病率为4.1%。

由于诊断、临床和社会因素的影响,不同国家中抑郁障碍的患病率差异很大。在14个国家中进行的针对25 000多例初级保健患者的研究中,MDD的现患率在不同中心的差异高达15倍。

二、临床表现

抑郁的临床表现分为内在(心)体验、外在表现及生物学症状。内在(心)体验是抑郁障碍的核心的重要的表现。

1. 内在(心)体验　主要为情绪低落,与环境不相称,患者有强烈的压抑、沮丧及烦恼的感受。压抑不仅仅是伤心,同时使患者觉得难以振奋,很容易为一些小事而持续地忧伤。

2. 外在表现

(1)兴趣下降:患者对以前感兴趣的事(或人)不再感兴趣,对工作、娱乐、游戏和正常活动失去兴趣。患者不能把自己做的任何事赋予意义,所以什么事也不想做。

(2)"三无症状":表现为无望、无助及无意义感体验。

(3)"三自症状":表现为自责、自罪及自杀。自责表现为患者对过去的事总是后悔,夸大自己的过失,甚至把别人的过失归咎于自己。自罪就是患者毫无根据的或根据不足的自认为犯了大罪,应得到相应的惩罚,患者表现为过分的谦逊,认为自己的存在就是罪,干扰了别人的工作秩序等。自杀是指以有意识地结束自己的生命为目的、导致自己生命的结束,认为死亡是解决问题的唯一办法。自杀可以分为以下几个过程:①自杀观念,此时患者认为生活并不是全部没有意义,在生与死之间痛苦的抉择,没有自杀行为。②准自杀或自杀姿态,此时患者死的欲望大于生的欲望,同时采取一些试探性的自杀性行为,但通常不会选择能真正结束自己生命的方式(如从二楼上跳楼)。有人把此期称为心灵呼应阶段,仿佛在告诉人们"我不想活了,你们要注意"。③自杀未遂,此时患者主观上下定了决心要死,可是客观条件未造成死亡(如服药,购到的是假药)。④自杀,主客观条件都成熟,导致患者生命的结束。作为自杀的危机干预,最佳时期是在自杀姿态前。

(4)精力缺乏和行为减少:患者常常足不出户,整日呆坐或卧床,行动缓慢,言语减少,表情呆滞,甚至可以出现木僵状态;精力缺乏表现为明显的无原因的乏力,难以完成日常事务,休息也不能缓解。

(5)思维迟缓:患者自己形容自己的大脑像一团糨糊,应答反应迟钝,想问题不能想透彻。

(6)注意力和记忆力障碍:患者的主动记忆明显下降。

3. 生物学的症状

(1)食欲及进食的变化:主要表现为食欲下降,进食减少;有的患者可以表现为暴饮暴食。由于食欲及进食的变化,可以伴有相应的体重改变。

(2)性欲改变:性欲下降、丧失;有的患者可以表现为性欲增强或亢进。

（3）睡眠障碍：表现为睡眠的发动与维持障碍及过度睡眠障碍。患者主述入睡困难、易醒等。

抑郁患者可以伴有躯体症状，可能出现任何系统或器官的躯体表现。值得注意的是，躯体症状有时可以掩盖患者的抑郁症状，成为患者就诊的原因。

三、抑郁障碍的病因

抑郁障碍的发病原因尚不清楚。目前认为抑郁障碍的发病是心理－社会－生物学因素综合作用的结果，可能与遗传、中枢神经系统神经递质改变（如去甲肾上腺素、5-羟色胺、乙酰胆碱等异常）、内分泌异常、躯体与心理应激等有关。

四、抑郁障碍的诊断及鉴别诊断

对抑郁的诊断，根据患者的临床表现不难作出。

临床上还可以通过一些抑郁状态的自评及他评量表来协助诊断并判断抑郁的严重程度。常用的量表有：SDS、BID 量表及 HAMD、MADS 和 NDI 量表。前两种量表为患者自评量表，后三种量表为他评量表。应该注意的是，这些量表不能作为诊断工具。

抑郁的鉴别：除外由于脑器质性疾病（如脑血管病、脑炎）、慢性躯体疾病、精神分裂症、药物、精神活性物质导致的抑郁。

反应性抑郁障碍：有明显的精神应激因素，起病与精神应激因素密切相关，其临床表现常常反映精神应激因素的内容，临床持续时间短。

五、抑郁障碍的治疗

抑郁障碍的治疗目标：抑郁障碍的治疗目标是尽可能消除临床症状，提高临床治愈率；尽可能减少复发；最大限度提高患者社会功能，降低病残率、死亡率。

抑郁障碍的治疗原则：①个体化原则，应根据患者的临床表现、年龄、身体状况、经济条件等，选用合适的治疗方式；②药物治疗应采用小剂量开始，逐步递增治疗；③药物治疗应尽量采用单药治疗，在足疗程、足剂量条件下无效，才考虑换用其他药物或联合用药；④治疗应重视新的医学模式在治疗中的应用，采用社会、心理及生物因素干预相结合的综合治疗策略。

（一）药物治疗

20 世纪 30 年代抗抑郁广泛采用电休克治疗，在此之前很多中草药已经上市用于治疗抑郁。例如，使用乳香精油及圣约翰草治疗抑郁的历史已有数百年。作为可口可乐的一种早期成分，可卡因也具有抗抑郁效应。1952 年，人们发现异烟酰异丙肼可以抑制胞质内的单胺氧化酶（MAO），进而升高神经元 5-HT、NE、DA 的水平。当时异烟酰异丙肼正在用于治疗结核病，而医生也确实发现患者的心境、食欲及幸福感显著提升。1957 年，Roland Kuhn 发现抗组胺药物氯丙嗪的一种衍生物具有显著的抗抑郁疗效，尤其是对于精神运动性迟滞的患者，并成功研发了丙米嗪。这两种药物为目前所有抗抑郁药提供了机制基础。1961 年，Julius Axelrod 发现丙米嗪可在猫体内抑制 NE 再摄取。1970 年，Julius Axelrod 因该发现及相关的研究获得了诺贝尔生理学或医学奖。

鉴于单胺氧化酶抑制剂（monoamine oxidase inhibitors, MAOIs）对饮食的限制及潜在严重躯体并发症的风险，丙米嗪获批上市后，三环类抗抑郁药（tric-yclic antidepressants, TCAs）随即成为抗抑郁药的首选，并成为抗抑郁治疗的第一个里程碑。

但是这些药物的副作用极大地限制了其在临床广泛的应用，尤其是非精神病专业的医生。近 20 年来新上市的新型抗抑郁药物，尤其是 20 世纪 80 年代初期上市的选择性 5-羟色胺再摄取抑制剂（selective serotonin reuptake inhibitors, SSRIs）类药物，标志着抗抑郁治疗有了安全、有效的药物，成为了抑郁障碍药物治疗的第二个里程碑。

此后又有了 5-羟色胺和去甲肾上腺素再摄取抑制剂（serotonin-norepinephrine reuptake inhibitors, SNRI）、去甲肾上腺素和特异性 5-羟色胺能抗抑郁药物（noradrenergic and specific serotonergic antidepressant, NaSSA）、5-羟色胺 2A 受体拮抗剂 5-羟色胺再摄取抑制剂（serotonin antagonist and reuptake inhibitors, SARIs）及去甲肾上腺素及多巴胺再摄取抑制剂（norepinephrine and dopamine reuptake inhibitors, NDRIs）等新型抗抑郁药物应用于临床。常用抗抑郁药物及分类见表 9-38-4。

截至 2018 年 10 月，共有 178 个抗抑郁药物在研，进入临床后期的抗抑郁药物包括 N- 甲 -D- 天冬氨酸（NMDA）阻断剂，如艾氯胺酮（esketamine）或拉帕斯汀（rapastinel）；阿片受体部分激动 / 拮抗剂，如 alkermes 5461；GABA 受体调节剂，如别孕烯醇酮（brexanolone）。

表 9-38-4　常用抗抑郁剂

分类	代表药物
单胺氧化酶抑制剂（MAOIs）	环苯丙胺、苯乙肼和异卡波肼
三环类抗忧郁药（TCAs）	氯米帕明、阿米替林、丙咪秦、多塞平
选择性 5-HT 再摄取抑制剂（SSRIs）	氟西汀、帕罗西汀、舍曲林、氟伏沙明、西酞普兰、艾司西酞普兰
选择性去甲肾上腺素再摄取抑制剂（NARI）	马普替林、瑞波西汀、米安色林
选择性 5-HT 及去甲肾上腺素再摄取抑制剂（SNRIs）	文拉法辛、度洛西汀
去甲肾上腺素和特异性 5-HT 能抑制剂（NaSSA）	米氮平
5-HT 拮抗 / 回收抑制剂（SARI）	曲唑酮、奈法唑酮
NE 和 DA 再摄取抑制剂（NDRI）	安非他酮
选择性 5-HT 再摄取抑制和 5-HT 受体调节剂	维拉唑酮、伏硫西汀
褪黑素类药物	阿戈美拉汀
植物类	路优泰

1. 单胺氧化酶抑制剂（MAOIs）　这类药物通过抑制单胺氧化酶，使突触间隙的单胺类神经递质浓度增加而发挥抗抑郁的作用。较早有非选择性 MAOIs，常用的有苯乙肼（60~90mg/d），但是药物应用时有很多的药物及食物限制，所以限制了其临床应用。近来出现了选择性单胺氧化酶 A 抑制剂（吗路贝胺、司来吉兰）在临床上应用较多，其特点是起效较快。

该类药物应用时应注意不能与 SSRIs 合用，且在二者之间要进行替换时必须要有 2 周以上的清洗期。

2. 三环类抗抑郁药物（TCAs）　这类药物是最经典、古老的抗抑郁药物，有明显的疗效。其药物作用主要通过抑制突触前 NE 及 5-HT 的再摄取，提高突触间隙内 NE 及 5-HT 浓度达到治疗作用。但是副作用较大，缺乏一定的安全性，尤其在老年人应用时要特别注意。此外，近来 Gibbons（2005）的研究发现，TCAs 的处方量与自杀率正相关，而新型的抗抑郁药物的处方量与低自杀率相关，也说明这类药物存在安全性问题。该类药物的副作用大，临床应用时的依从性差，常导致患者不能坚持治疗。

常用的药物有多虑平、阿米替林、丙米嗪，剂量均为 50~300mg/d，分次服用。应从小剂量开始应用，缓慢递增药物用量。停药也应缓慢停药。

3. 5- 羟色胺再摄取抑制剂（SSRIs）　这类药物主要通过选择性抑制 5- 羟色胺在突触间隙被突触前摄取，提高突触间隙的 5- 羟色胺浓度而发挥治疗作用。这是近年来应用最多的抗抑郁剂。该类药物以其有效性、低副作用、安全及服用方便而在临床上大量应用。常用的药物有氟西汀（fluoxetine）、帕罗西汀（paroxetine）（20~40mg，1 次 / 早）、舍曲林（sertraline）（50~200mg/d）、氟伏沙明（fluvoxamine）及西酞普兰（citalopram），这 5 个药物在国内也被称为 SSRIs 的"五朵金花"。

这类药物共同的副作用有激越反应及消化道副作用（恶心、呕吐、厌食及腹泻）等。此外，这类药物治疗作用的起效时间慢（通常为 3~6 周）。

（1）氟西汀：是出现最早的 SSRIs 类药物，也是唯一一个被 FDA 批准用于治疗青少年抑郁的 SSRIs 类药物。

（2）帕罗西汀：是作用最强的 SSRIs 类药物，尤其适用于伴有焦虑症状的抑郁患者。

（3）舍曲林：研究发现，该类药物对心脏缺血性疾病伴发的抑郁障碍有很好的安全性。同时该药无明显的抗胆碱作用、药物相互作用少，明显优于其他 SSRIs 类药物，更适合应用于老年患者，同时可改善认知、提高生活质量。

（4）氟伏沙明：在强迫症中的治疗作用得到了很好的证实，所以常常用于伴有强迫症状的抑郁障碍患者或强迫症患者。

（5）西酞普兰：与SSRIs类药相比，有更好的选择性，同时与肝脏P450酶相互作用最小，所以更适用于其他疾病伴发的抑郁障碍或抑郁障碍伴发其他疾病患者的抗抑郁治疗。同时该药还可以应用于儿童和青少年抑郁障碍的治疗。

（6）艾司西酞普兰：艾司西酞普兰（escitalopram）包含西酞普兰两种异构体中的一种（s异构体），其对5-HT的重吸收抑制能力是西酞普兰的100倍，是目前广泛使用的6种SSRIs中抑制5-HT重吸收特异性最强的一种，并且代谢途径十分单一，药物相互作用相对较少。

4. 选择性去甲肾上腺素再摄取抑制剂（NARI） 以瑞波西汀为代表，是选择性强的去甲肾上腺素再摄取抑制剂。对5-HT亦有较弱的抑制作用，对毒蕈碱受体无明显的亲和力。由于其去甲肾上腺素能作用较强，除了改善抑郁症状外，容易诱发激越和交感亢进等症状，且药物相互作用比较复杂，临床主要用于辅助治疗难治性抑郁。

5. 5-羟色胺和去甲肾上腺素再摄取抑制剂（SNRIs） 其作用机制是通过抑制5-HT、NE两个神经递质在突触间隙被再摄取，从而提高突触间隙这两个神经递质的浓度而发挥抗抑郁作用。从机制上讲有更强的抗抑郁作用。代表药物有文拉法辛（venlafaxine）、度洛西汀（duluoxetine）及米那普仑（milnacipran）。这类药物与SSRIs类药物相比，最大的特点是抗抑郁起效较快。

此类药物的常见副作用为消化道症状。

（1）文拉法辛（venlafaxine）：一个8项研究的荟萃分析表明，文拉法辛在用药后2周就有较好的抑郁治疗疗效，治疗后8周较SSRIs类药有更好的、持续的、更高的痊愈率。

（2）度洛西汀（duluoxetine）：荟萃分析表明，该药与文拉法辛在疗效、痊愈率及不良反应等方面没有明显差异。临床上除抗抑郁以外，还用于糖尿病性周围神经痛及压迫性尿失禁。

（3）米那普仑（milnacipran）：除有与其他SNRIs及SSRIs类药物相同的优越抗抑郁作用外，该药还用于慢性疼痛综合征的治疗。

6. 去甲肾上腺素和特异性5-羟色胺能（NaSSA）抗抑郁药物 这类药物的作用机制是能同时增强5-HT和NE能神经元的传递，同时能阻断由于在两神经递质作用增强激活与副作用有关的受体（如5-HT$_2$、5-HT$_3$受体等）。

代表药物有米氮平（mirtazapine）。这类药物除良好的抗抑郁作用以外，最大的特点是抗抑郁起效快，1周左右就可以发挥抗抑郁作用。特别适用于有焦虑、失眠的抑郁障碍患者。

7. 5-羟色胺2A受体拮抗剂及5-羟色胺再摄取抑制剂（SARIs） 该类药物目前主要用于抗抑郁的辅助治疗（如抗焦虑、改善睡眠和性功能障碍等）。其中萘法唑酮由于其肝功能的影响，已被停用。曲唑酮等应用见"焦虑障碍"章节。

8. 去甲肾上腺素及多巴胺再摄取抑制剂（norepinephrine and dopamine reuptake inhibitors, NDRIs） 如安非他酮。这类药物的最大特点是没有镇静、增加体重、影响性功能的副作用。同时对于SSRIs治疗无效的患者，使用该类药物能取得很好的缓解、治愈。

9. 选择性5-HT再摄取抑制和5-HT受体调节剂 除了5-HT转运体外，近几年上市的其他新型抗抑郁药往往拥有针对5-HT受体亚型的效应，以发挥不同受体的调节作用、避免一些副作用。

（1）维拉唑酮：2011年1月美国FDA批准上市，选择性5-HT再摄取抑制剂/5-HT 1A受体部分激动剂。与现有的治疗药物相比，药物的耐受性以及性功能障碍有一些改善，还尤其适用于治疗合并高焦虑水平的抑郁患者。

（2）伏硫西汀：2013年9月美国FDA批准上市，选择性地作用于5-HT$_3$、5-HT$_7$、5-HT$_1$D、5-HT$_1$B、5-HT$_1$A、5-HT等多靶点，从而具有多重抗抑郁作用。除了能改善重性抑郁障碍（major depressive disorder, MDD）的相关症状，伏硫西汀还能改善MDD患者的认知功能，并可用于预防MDD复发。

10. 褪黑素类药物 阿戈美拉汀是一种褪黑素受体激动剂和5-HT$_2$C受体拮抗剂，具有抗抑郁疗效，性功能副作用小，且具有改善睡眠结构等优势。有研究显示，其能够重建紊乱的昼夜节律。

11. 植物类　路优泰主要为圣·约翰草的干燥提取物,可同时抑制突触前膜对 NE、5-HT 和 DA 的重吸收,同时还有轻度抑制单胺氧化酶(MAO)和儿茶酚氧位甲基转移酶(COMT)的作用,从而抑制突触间隙神经递质的降解。主要适应证为抑郁症,焦虑或烦躁不安。其毒副作用与其药物作用机制相关。

(二)心理治疗

支持性心理治疗及认知心理治疗对患者有良好的治疗作用。

对重型抑郁患者,尤其有自杀倾向的患者,应予高度的重视,做好监管工作,必要时可行无抽搐电休克治疗。

(三)物理疗法

如电疗、水疗、泥疗及针灸等。

(四)积极进行文艺与体育活动

积极参加文娱及体育活动能促进神经重塑,改善五羟色胺能及去甲肾上腺素能神经元功能。

(五)劳动疗法

积极参加社会生产实践活动,转移患者的不愉快体验,防止社会功能的退缩。

第三节　焦虑障碍

一、焦虑障碍概述

焦虑障碍(anxiety disorder)是最常见的精神障碍之一,指持续性的精神紧张或发作性的惊恐状态。

焦虑是人类的基本情感,过度的焦虑是与烦恼、害怕、担心相关的心理障碍,它是一种带不确定性的恐惧、恐怖心理反应。这种心理反应既有强烈的恐惧、恐怖和最坏的预期心理成分,也有躯体的反应成分,主要表现为交感功能亢进的表现,如心跳加快、出汗、肌肉无力、口干、头昏,有时还可能有呼吸困难。

正常人也有焦虑,当人们面对潜在的或真实的危险或威胁时,都会产生焦虑的情感反应,正常的焦虑情绪是一种提高机体应急能力的自我防御机制,是一种"心理警告信号"。正常人的"焦虑"有以下特征:①明确的指向,如考试、会晤级别比自己高的人等;②持续时间较短,在威胁或引起焦虑的因素过去以后,焦虑就随之消失;③对当事人不会造成过大的工作或生活的影响(甚至可促进其取得成功);④可以被常人理解和接受。而异常的焦虑或焦虑障碍,患者往往没有明确的指向,或者焦虑的程度与引起焦虑的对象明显的不符合,焦虑持续的时间长(在威胁或引起焦虑的因素过去以后,焦虑还持续的存在),严重影响患者的工作和生活。

在日常生活中,人们常常把焦虑与害怕混淆。焦虑与害怕有一些共同的地方,但也有许多不同。我们可以把正常人的焦虑笼统地看作是害怕,而把异常的焦虑看作焦虑障碍。

根据 1982 年全国 12 地区的流行病学调查统计,我国焦虑障碍的患病率为 1.48%。2019 年 2 月 18 日,北京大学第六医院黄悦勤教授等在 *Lancet Psychiatry* 发表研究,对中国精神卫生调查(CMHS)的患病率数据进行了报告。焦虑障碍是加权 12 个月患病率及终生患病率最高的一类精神障碍,分别为 5.0%(4.2%~5.8%)和 7.6%(6.3%~8.8%)。在美国,广泛焦虑障碍也是一种常见的精神心理问题,其终生的患病率约为 5.7%。一般人群中任一种焦虑障碍的终身发病率大约为 25%。

二、焦虑障碍的病因及发病机制

焦虑障碍的病因及发病机制目前尚不清楚。可能与遗传、社会、环境及精神因素等密切相关。遗传研究发现单卵双生的共病率为 35% 左右,在长期面临威胁及处在不利环境中容易发病。与焦虑有关的神经递质的研究发现,参与焦虑障碍的可能的神经递质有 NE、5-HT、DA、γ-GABA 等。在认知领域的研究发现,焦虑患者共同的病态认知模式是患者过高估计所面临的困境和/或过低估计了自己应对困境的能力。

三、焦虑障碍临床表现及分类

焦虑症候群主要包括 3 组症状:①心理症状,以担忧、紧张、着急、烦躁、害怕、不祥预感等负性情感为主,伴有注意力不能集中、警觉性增高、记忆障碍等;②躯体症状,主要为交感兴奋的表现,如出汗、瞳孔扩大、血压升高、心悸、气促、胸闷、尿频、排尿困难、腹泻及性功能障碍等；③运动症状，震颤、小动作增多、不能静坐、徘徊及激越等。

在目前 ICD-10 诊断体系里，焦虑障碍主要有广泛性焦虑及惊恐障碍两类。

（一）广泛性焦虑症

广泛性焦虑症（generalized anxiety disorder, GAD）是焦虑障碍中常见的类型，是一种常见的慢性精神障碍。广泛性焦虑症的特征为过度的焦虑和担忧，患者长期感到紧张与不安。广泛性焦虑症在普通人群中患病率为 1.6%~2.7%，年患病率为 3.1%~5.4%，终身患病率为 5.1%~8.9%。女性明显多于男性。广泛性焦虑可以在任何年龄起病，起病高峰年龄为 16~19 岁。

广泛性焦虑症的临床表现：

1. **外表** 眉毛紧锁、姿势紧张。患者坐卧不安，有颤抖。伴有皮肤苍白，手脚及腋窝汗多。

2. **精神症状** 表现为情感和认知方面的障碍。情感方面，患者表现为紧张和不安，伴有不愉快的警觉感和紧张不安感，易激惹，对声、光过敏。认知方面的障碍突出表现在高估危险和/或伤害因素，而同时又低估自己的应对能力。患者不停的担忧性思考，如要发生什么不幸的事、灾难降临。这种担忧性的思考主要涉及患者本人和亲人的健康、安全、事业、社交，带有灾难性、泛化性和绝对性的特点。

3. **躯体症状** 主要表现为全身肌肉紧张、坐卧不安、来回踱步（以缓解内心紧张）。植物神经功能方面主要表现为交感亢进，如心慌、出汗、腹部不适、胃下垂感、口干、尿频、耳鸣、胸部不适和紧张感、呼吸困难、头昏、食欲和性欲改变等。

4. **睡眠障碍** 主要表现为睡眠的发动与睡眠体验障碍。

近年来，焦虑共病（comorbidity）的研究显示，广泛性焦虑症的共病率很高，90% 广泛性焦虑症患者一生中至少伴有一种其他精神障碍，66% 的患者就诊时伴有另一种精神障碍。同广泛性焦虑症关系最为密切的精神障碍是抑郁障碍及惊恐发作后的恶劣心境，其次是社交焦虑障碍。广泛性焦虑症的共病现象给治疗及预后带来了困难。有其病的广泛性焦虑症患者，其危害更大、自杀率更高，疗效及预后更差，应引起医务工作者的注意。

（二）惊恐障碍

惊恐障碍最先在美国独立战争期间由 Jacob Dacosta 报道，以"急性心脏病"表现为主。主要临床表现为突发交感亢进的临床表现（部分患者有诱发因素，如特殊的环境等），多为突发的心慌、呼吸急促、伴有恐惧和/或濒死感，患者由于过度换气导致的呼吸性碱中毒可诱发四肢麻木、抖动及肢体抽搐（临床表现同低钙抽搐）。

惊恐障碍特别容易与"急性心脏病发作"混淆。1996 年 Fleet 的一项研究发现，因胸痛送进急诊室的 441 例患者中大概有 25% 存在惊恐障碍。研究者估计，胸痛且冠状动脉正常的患者中大概有 1/3 有惊恐障碍。最近的荟萃分析提示，5 个变量与急诊室或心脏科就诊的胸痛患者惊恐障碍明显相关：①无冠状动脉疾病；②不典型的胸痛；③女性；④年轻者；⑤自我报告的焦虑水平高。

惊恐障碍是很常见的精神障碍。据美国流行病学责任区研究（ECA），普通人群中有三类常见的精神障碍，焦虑障碍排在首位。惊恐障碍是焦虑障碍的常见类型。我国目前没有详细的流行病学调查资料。据美国 1984 年国立精神卫生研究院的调查表明，惊恐障碍患病率为 1.5%，发病平均年龄为 25 岁，女性多于男性（2:1~3:1）。人的一生中有两个发病的高峰年龄，15~24 岁为第一个高峰年龄，45~54 岁为第二个发病的高峰年龄。美国近年估计，终生患病率为 1.5%~5%，平均为 1.7%。

惊恐障碍的临床表现可以分为以下级别的症状描述：一级症状，也称为核心的症状，主要有心动过速、心悸、呼吸急促、出汗、眩晕、震颤和面部潮红；二级症状，也称为伴随症状，有窒息、胸疼、感觉异常、寒战和人格解体以及现实解体。

1. **典型症状** 为突然发生的强烈恐惧感，患者有不能忍受的濒死感、跌倒或失去控制感，同时伴有心悸、胸痛或不适、呼吸短促、过度通气、头晕、出汗、颤抖、手足发麻等，也称交感风暴。症状约持续 5~20 分钟，可以自发缓解。

2. 在发作间隙期，患者常有害怕再发作的恐惧感，称为预期性焦虑。由于害怕发作，绝大部分患者不敢参加社交活动、不外出旅行、不购物等，有明显的躲避行为，造成严重的社会功能退缩。

3. 惊恐障碍的常见类型有三种：①与处境密切相关的惊恐发作，常在特殊的环境中触发，如高处、广场；②与处境非密切相关的惊恐发作，发作不一定与特殊处境有关，而且在特殊的处境中也不一定发作；③不可预测的惊恐发作。近年来，把第二种及第三种类型归为一类，称为与处境非密切相关的惊恐发作。

4. **惊恐障碍共病的研究** 惊恐障碍较多伴有其他精神障碍，主要为广场恐怖症，其次为情感障碍。据报道，约 20% 患者合并其他焦虑症状，约 48% 的患者伴有抑郁，其中 41% 合并抑郁的患者有自杀意念，34% 合并酒精依赖和药物依赖。

5. **惊恐障碍的预后** 一项美国 4 年随访研究结果显示：31% 可获痊愈，50% 成为慢性复发性轻型病例，而 19% 演变为严重的慢性病例，预后并非十分乐观。此外，有无自杀企图也是预后很重要的方面，单纯的惊恐发作自杀的患病率仅 7%，合并抑郁就高达 19.7%。

四、焦虑障碍的诊断

此处介绍美国的精神障碍诊断与统计手册（The diagnostic and statistical manual of mental disorders，DSM）第五版（DSM-V）的诊断标准。

（一）广泛性焦虑症

A. 在至少 6 个月的多数日子里，对于诸多事件或活动（例如工作或学校）表现出过分的焦虑和担心（焦虑性期待）。

B. 个体难以控制这种担心。

C. 这种焦虑和担心与下列 6 种症状中至少 3 种有关（在过去 6 个月中，至少有一些症状在多数的日子里存在）。

注：儿童只需 1 项。

1. 坐立不安或感到激动或紧张。
2. 容易疲倦。
3. 注意力难以集中或头脑一片空白。
4. 易怒。
5. 肌肉紧张。
6. 睡眠障碍（难以入睡或维持睡眠状态，或休息不充分、质量不满意的睡眠）。

D. 这种焦虑、担心或躯体症状引起有临床意义的痛苦，或导致社交、职业或其他重要功能方面的损害。

E. 这种障碍不能归因于某种物质的生理效应或其他躯体疾病。

F. 这种障碍不能用其他精神障碍的症状来更好的解释。例如，像惊恐障碍中的焦虑或担心发生惊恐发作，像社交焦虑障碍中的负性评价，像强迫症中的被污染或其他强迫思维，像分离性焦虑障碍中与依恋对象的离别，像创伤后应激障碍中的创伤事件相关的提示物，像神经性厌食症中的体重增加，像躯体症状障碍中的躯体不适，像躯体变形障碍中感到外貌存在瑕疵，像疾病焦虑障碍中感到有严重的疾病，或像精神分裂症或妄想障碍中妄想信念的内容。

（二）惊恐障碍

A. 反复出现不可预期的惊恐发作。一次惊恐发作是突然发生的强烈害怕或强烈的不适感，并在几分钟内达到高峰，发作期间出现表 9-38-5 中的 4 项及以上症状。注：①这种突然发生的惊恐可以出现在平静状态或焦虑状态；②可能感觉到与特定的文化相关的症状（例如：耳鸣、颈部酸痛、头疼、无法控制的尖叫或哭喊），此类症状不可作为诊断所需的 4 个症状之一。

B. 至少在 1 次发作之后，出现下列症状中的 1~2 种，且持续 1 个月（或更长）时间：

1. 持续的担忧或担心再次的惊恐发作或其结果（例如，失去控制、心肌梗死、"发疯"）。

2. 在与惊恐发作相关的行为方面出现显著的不良变化（例如，设计某些行为以回避惊恐发作，如回避锻炼或回避不熟悉的情况）。

C. 这种障碍不能归因于某种物质（例如滥用毒品、药物）的生理效应，或其他躯体疾病（例如，甲状腺功能亢进、心肺疾病）。

D. 这种障碍不能用其他精神障碍来更好的解释。例如，像未特定的焦虑障碍中，惊恐发作不仅仅出现于对害怕的社交情况的反应；像特定恐怖症中，惊恐发作不仅仅出现于对有限的恐惧对象或情况的反应；像强迫症中，惊恐发作不仅仅出现于对强迫思维的反应；像创伤后应激障碍中，惊恐发作不仅仅出现于对创伤事件的提示物的反应；或像分离性焦虑障碍中，惊恐发作不仅仅出现于对依恋对象分离的反应。

表 9-38-5 惊恐障碍 DSM-V 诊断标准中的症状条目

躯体症状		认知症状
心悸,心跳剧烈或心率加快	现实解体(非真实感)或者人格解	
出汗	体(自我的分离)	
震颤或颤抖	害怕自我失控及发疯	
哽咽感	濒死感	
气短或者憋闷感		
胸部疼痛或不适		
恶心或腹部不适		
头晕,不稳,头重脚轻或晕厥		
感觉异常(麻木或针刺感)		
发冷或发热感		

五、治疗

焦虑障碍需综合治疗,主要包括药物治疗及心理治疗。

(一)药物治疗

焦虑障碍治疗常见有以下几类药物:①高效价苯二氮䓬类药物(BZD);②三环类抗抑郁剂(TCA);③单胺氧化酶抑制剂(MAOI);④选择性 5-羟色胺重摄取抑制剂(SSRI),如帕罗西汀、舍曲林、氟伏沙明、西酞普兰、氟西汀;⑤情感稳定剂,如卡马西平、丙戊酸钠等;⑥其他,5-羟色胺去甲肾上腺素再摄取阻断药(serotonin noradrenalin reuptake inhibitor, SNRI)文拉法新;5-羟色胺受体拮抗剂/再摄取抑制剂(serotonin receptor antagonist/ reuptake inhibitor, SARI)尼法唑酮。

1. 高效价苯二氮䓬类药物(BDZ) BDZ 药物能有效减轻焦虑症状,是最经典治疗焦虑障碍的药物。常用的药物有以下几种:

(1)阿普唑仑:阿普唑仑用量由 0.4~0.8mg 每天 3 次开始,过 4~6 天后,依病情需要和耐受状况调整用量,通常充分用量为 2~4mg。

(2)氯硝西泮:氯硝西泮同样可以控制焦虑障碍,且作用时间延长,从 0.5mg/d 开始,隔 3~5 天逐增量,平均每天用量为 2.5mg(最高用量为 6mg/d)。

(3)劳拉西泮(lorazepam):劳拉西泮也常用于焦虑障碍的治疗,直至症状不再出现,平均每天用量为 7mg。

(4)地西泮(diazpam):地西泮的疗效仅为阿普唑仑的 1/10,故日使用量 20~40mg 方可显效,而此时其镇静性过强,不为人所乐于采用。

BDZ 治疗焦虑症简便易行,疗程充分后其疗效明确。但 BDZ 治疗存在许多缺点难以克服,其中最突出的是镇静性强。BDZ 的依赖潜力高,连续服用 4~8 周后即可出现撤药反应,为此在治疗显效后,即刻拟定减药方案,但在减药中仍有近 1/3 的人发生减药症状反跳。仅有少数人难以彻底摆脱 BDZ。此外,高龄患者更难以耐受较大剂量的 BDZ,在治疗中易出现乏力、腿软、摔倒、记忆障碍等情况。表 9-38-6 总结了常见 BDZ 特征。

2. 三环类抗抑郁剂(TCA) 也是较常用的治疗焦虑障碍的药物,常用的有以下几种:

(1)丙米嗪:治疗焦虑障碍的常用剂量为 150~300mg/d。但是该药的副作用发生率较高,尤其是抗胆碱作用,可产生体位性低血压和体重增加。

(2)氯米帕明(氯丙米嗪):治疗焦虑障碍的常用剂量为 150~300mg/d。有研究指明,其抗惊恐疗效可与阿普唑仑媲美,同样可以减少发作次数。但起效迟于阿普唑仑。

TCA 本属于抗抑郁类药物,但是常常用于抗焦虑的治疗,其治疗焦虑障碍的特点是:可使用单一口服日量,服药后可产生抗抑郁效果。此类药品供应普遍,而且价格低廉。不足之处是起效迟缓,不良反应较多,如具有抗胆碱作用,可产生体位性低血压和体重增加。

3. 单胺氧化酶抑制剂(MAOI) 由于其副作用的发生率较高,与其他药物的相互作用较大(如不能与选择性 5-羟色胺重摄取抑制剂合用),服用药物期间食物的限制较多,故现很少在临床应用。

表 9-38-6　常见苯二氮䓬类药物（BDZ）的特征

药名	给药途径	剂量	清除半衰期	评价
阿普唑仑	口服	0.25～1.0mg t.i.d.	9～20 小时	迅速起效，两次给药间期可引起戒断问题，但是有缓释剂型
利眠宁	口服，肌内注射	5～25mg q.i.d.	28～100 小时（包括代谢产物）	应用于酒精戒断
氯硝西泮	口服	0.25～1mg b.i.d.～t.i.d.	19～60 小时	也用于失神小发作周期性腿动和神经性疼痛
安定	口服，静脉	2～10mg q.i.d.	30～200 小时（包括代谢产物）	也用作抗惊厥药和肌肉松弛剂
劳拉西泮	口服，肌内注射静脉	0.5～2.0mg 最多 q.i.d.	8～24 小时	有静脉用药制剂是一个优势，通过结合代谢，也被批准用于化疗相关的恶心和呕吐
咪达唑仑	肌内注射，静脉	肌内注射：一次性 5mg静脉：每小时 0.02～0.10mg/kg 体重	1～20 小时（包括代谢产物）	用于外科手术前和静脉诱导麻醉
奥沙西泮	口服	10～30mg q.i.d.	3～25 小时	通过结合代谢，也可以用于酒精戒断

4. 选择性 5- 羟色胺重摄取抑制剂（SSRI）常用的药物有 5 种，这些药物的副作用很小，较少产生心脏传导、体位性低血压等问题，因此对于躯体疾病患者十分安全。抗抑郁药需 2~6 周才能减轻焦虑，早期可以合用苯二氮䓬类药物快速改善症状。抗抑郁药剂量达到稳定的水平后苯二氮䓬类药物可以逐渐减量而不会导致焦虑的反复。焦虑症状缓解后，SSRI 需巩固治疗 3~6 个月后才考虑停药。停药时剂量应该逐渐减少以避免撤药反应。如果焦虑反复发作，SSRI 可以长期安全地使用。

SSRIs 大的缺陷是无论在男性还是在女性中都有较高的性功能障碍的发生率。

5. 5- 羟色胺去甲肾上腺素再摄取阻断药（SNRI）　文拉法辛、度洛西汀。目前这两类药物在中国都具有广泛性焦虑症的适应证。治疗焦虑障碍，文拉法辛的常用剂量为 150~225mg q.d.，度洛西汀为 60~120mg q.d.。近年来有关 SNRIs 治疗焦虑障碍的报道提示该类药物治疗作用的优越性。其中比较有代表性的药物为度洛西汀。一个多中心、随机双盲、安慰剂及阳性药物（文拉法辛）的对照研究观察度洛西汀对广泛性焦虑的治疗作用及患者的耐受性。接受度洛西汀、文拉法辛及安慰剂治疗的患者病例数分别为 162、164 及

161 名。结果发现度洛西汀、文拉法辛的疗效（改善 HAMD 评分）明显优于安慰剂。各组之间的停药率没有明显差别，但是副作用相关的停药率在度洛西汀、文拉法辛组明显高于安慰剂组。在 2 周的加量期，文拉法辛副作用的发生率明显高于度洛西汀组。此外，SNRIs 的一个大的缺陷也是无论在男性还是在女性中都有较高的性功能障碍的发生率。

6. 情感稳定剂　卡马西平或丙戊酸钠。

7. 5- 羟色胺受体拮抗剂 / 再摄取抑制剂（SARI）　奈法唑酮、曲唑酮。曲唑酮（trazodone）是一种临床常用的 SARI，临床普遍使用的 SSRIs 和 SNRIs 在阻断 5-HT 再摄取的同时可激动 5-HT$_{2A}$ 受体和 5-HT$_{2C}$ 受体，这些受体的激动可引起失眠、焦虑等不良反应。然而，曲唑酮对 5-HT$_{2A}$ 和 5-HT$_{2C}$ 受体有拮抗作用，尤其是低剂量时对 5-HT$_{2A}$ 受体即有强大的亲和力，所以常常将小剂量曲唑酮配伍 SSRIs/SNRIs 使用，以减轻失眠、焦虑等不良反应。在焦虑谱系障碍中，曲唑酮主要用于广泛性焦虑的治疗，但由于相关临床证据较少且质量较差，其确切的抗焦虑疗效需进一步验证。曲唑酮的超说明书使用，主要在焦虑伴发的失眠或慢性失眠，可单药治疗，小剂量 25~100mg。起始剂量 25~50mg，睡前服用，1 周

内滴定至 100mg。老年人起始剂量偏小（25mg），一周内逐步滴定至 50~100mg。

针对抑郁共病焦虑、失眠，或抗抑郁药物引起的焦虑、失眠，多采用曲唑酮 +SSRIs/SNRIs 的联合方案，既可以协同抗抑郁，又可以减少 SSRIs/SNRIs 引起的失眠等副作用。对于抑郁症病情较重的患者，可适当增加曲唑酮剂量。若为 BZD 依赖和戒断反应引起的失眠，在加用小剂量曲唑酮治疗的同时，需将睡前服用的 BZD 减半，睡眠达满意状态后，每 5 天将 BZD 减半 1 次，直至停用。

8. 5-HT$_1$A 受体激动剂　丁螺环酮、坦度螺酮。

（1）丁螺环酮：丁螺环酮治疗焦虑障碍主要与其选择性的激动 5-HT$_1$A 受体减少 5-HT 受体的激动作用，同时兼有增强 NE 能神经递质作用，且是 DA 受体激动剂和突触前 D$_2$ 受体拮抗剂，多种药理机制而广泛应用于治疗惊恐障碍及广泛性焦虑。丁螺环酮起始剂量每次 5mg，3 次 /d，以后酌情加量，1~2 周后加到治疗量 15~45mg/d。研究结果显示：显效率 58.8%，总有效率 73.5%，而且治疗 6 周效果显著好于 3 周。

（2）坦度螺酮：坦度螺酮是 5-HT$_1$A 部分激动剂，2003 年在中国上市。中国医药卫生文化协会心身医学研究分会，在综合近年循证证据及临床实践经验的基础上撰写了《坦度螺酮在综合医院治疗患者焦虑状态临床应用的专家建议》，全文发表于 2019 年 6 月《中国医药》。坦度螺酮常与 SSRI、SNRI 联用，对于明确焦虑诊断的患者也可单用坦度螺酮治疗。坦度螺酮的治疗剂量为 10mg/ 次，3 次 /d，可以适当增加剂量来加快控制焦虑症状，但不得超过 60mg/d。对于躯体共病的患者（如心血管病、内分泌疾病等），建议从小剂量开始，5mg/ 次，3 次 /d，3~5 天后加量至常规治疗剂量，老年和疾病相对复杂或者警觉感高的患者建议从 2.5mg/ 次起始。特殊人群如肝功能差、临床耐受差的患者应用坦度螺酮时，应在 1~2 周后再加量至常规剂量。通常疗程为 2~3 个月，之后可视症状改善程度逐渐停药。

9. 抗癫痫药物在广泛性焦虑治疗中的作用　抗癫痫药物在情感障碍情绪紊乱治疗中的有效性已被大家认识。研究结果发现：普瑞巴林（抗痉挛药、治疗神经病理性疼痛药物）在社交焦虑障碍及广泛性焦虑，拉莫三嗪（抗惊厥药、抗癫痫药）在创伤后应激障碍，加巴喷丁（抗焦虑药）在社交焦虑障碍，有明显的治疗作用。研究显示，抗癫痫药物在有些焦虑障碍的治疗中可为较好的替代选择。进一步的研究是要确认这些药物在什么条件下被选用，同时应筛选出哪些患者是对普通的抗焦虑治疗部分有反应或没反应。

10. 抗精神病药物　近年来，抗精神病药物，尤其是第二代的非典型抗精神病药物在焦虑障碍中的治疗作用越来越受到大家的重视，尤其是对那些带有精神病性症状的患者。

广泛性焦虑患者的症状在应用一线药物治疗以后症状很难完全消失。临床医生对进一步治疗的选择非常困惑。第二代的非典型抗精神病药物在治疗广泛性焦虑症患者中的作用越来越受到大家的重视，尤其是那些对传统的抗焦虑药物无效的患者。

常用的药物有利培酮、奥氮平等。

低剂量奥氮平可以明显增强 SSRI 对难治性惊恐障碍患者的疗效。在一项为期 12 周的开放研究中，对曾接受单纯 SSRI 治疗无效的惊恐障碍患者添加低剂量奥氮平治疗（5mg/d）。结果发现，低剂量奥氮平能明显增强 SSRI 治疗惊恐障碍的有效率，而且副作用低。

关于药物治疗中的若干问题：一旦药物治疗有效，通常需要维持 8~12 个月。有 30%~60% 的患者在停药后能较好地保持缓解状态。一些慢性惊恐障碍可能需要终身服药。一类药物治疗无效，换用另一类药物治疗往往会有效。常用的联合用药：抗抑郁药 + 抗焦虑药，某些患者合用抗癫痫药物也较有效。阿普唑仑、帕罗西汀、舍曲林是美国 FDA 推荐治疗惊恐障碍的三种药物。焦虑障碍与其他精神障碍共病往往会增加治疗难度。

（二）认知行为治疗

Goldberg DP 等报道了应用认知行为治疗广泛性焦虑症的疗效明显优于放松训练和生物反馈治疗。该作者同时发现，认知行为治疗在短期内的疗效较药物联合心理治疗的疗效稍好。Peter J. Norton 等总结了 108 项认知行为治疗研究发现，单独认知和暴露治疗、联合的认知暴露治疗或联合放松训练对焦虑障碍的治疗均有效。而且这些治疗对任何一种焦虑的疗效之间没有明显差异。然而,单独行为治疗对广泛焦虑症及创伤后应激障碍的疗效明显优于社交焦虑障碍。研究结果提示,单独的认知行为治疗在焦虑障碍治疗中是有效的,而且在治疗停止以后疗效仍然持续,对于联合治疗(心理治疗联合药物治疗)的疗效,尤其是对不同类别的焦虑障碍的治疗有待进一步的评价。

认知行为治疗的要点:

1. 找出躯体感受与惊恐发作之间的关系。

2. 重建正确的认知,也就是改变患者错误的对症状的解释。对广泛性焦虑症患者的认知治疗,主要抓住患者认知功能障碍的特点进行。患者认知功能障碍的特点是:高估危险和/或伤害因素,而同时又低估自己的对应能力。提高患者的应对能力,转变高估危险和/或伤害因素的思维模式。

3. 练习放松程序(控制呼吸)。

(三)动力性心理治疗

向患者解释症状及其性质,有助于切断自我强化的恶性循环,帮助患者正确面对其潜意识活动,增进患者的内省能力,使精神症状得以缓解。很多焦虑障碍的患者,通过与医生进行交谈,得到医生的解释和保证,症状可明显改善。

(四)关于药物与认知行为联合治疗

药物治疗及认知行为治疗对焦虑障碍均为有效的治疗。近年来有了将二者联合应用于焦虑障碍治疗的随机对照研究及荟萃分析的研究结果。但是研究结果并没有发现联合应用比单用有更好的疗效。其他联合治疗方式治疗焦虑障碍的研究正在进行中。

（陈康宁　黄河清）

参 考 文 献

[1] McCoy TH Jr, Hart KL, Perlis RH. Characterizing and predicting rates of delirium across general hospital settings. Gen Hosp Psychiatry, 2017, 46: 1-6.

[2] Jayaswal AK, Sampath H, Soohinda G, et al. Delirium in medical intensive care units: Incidence, subtypes, risk factors, and outcome. Indian J Psychiatry, 2019, 61(4): 352-358.

[3] Setters B, Solberg LM. Delirium. Prim Care, 2017, 44(3): 541-559.

[4] Chang HW, Hu FW, Yueh FR, et al. Evidence-Based Clinical Practice Guidelines: Delirium Management in Hospitalized Older Patients. Hu Li Za Zhi, 2019, 66(3): 72-82.

[5] Tsuruta R, Fujita M. Comparison of clinical practice guidelines for the management of pain, agitation, and delirium in critically ill adult patients. Acute Med Surg, 2018, 5(3): 207-212.

[6] Todd OM, Teale EA. Delirium: a guide for the general physician. Clin Med, 2017, 17(1): 48-53.

[7] Von Arnim CAF, Bartsch T, Jacobs AH, et al. Diagnosis and treatment of cognitive impairment. Z Gerontol Geriatr, 2019, 52(4): 309-315.

[8] Maldonado JR. Delirium pathophysiology: An updated hypothesis of the etiology of acute brain failure. Int J Geriatr Psychiatry, 2018, 33(11): 1428-1457.

[9] Maldonado JR. Acute Brain Failure: Pathophysiology, Diagnosis, Management, and Sequelae of Delirium. Crit Care Clin, 2017, 33(3): 461-519.

[10] Schrijver EJ, de Graaf K, de Vries OJ, et al. Efficacy and safety of haloperidol for in-hospital delirium prevention and treatment: A systematic review of current evidence. Eur J Intern Med, 2016, 27: 14-23.

[11] Von Arnim CAF, Bartsch T, Jacobs AH, et al. Diagnosis and treatment of cognitive impairment. Z Gerontol Geriatr, 2019, 52(4): 309-315.

[12] Van Wissen K, Blanchard D. Anti-psychotics for treatment of delirium in hospitalized non-ICU patients: A Cochrane Review Summary. Int J Nurs Pract, 2019, 25(4): e12741.

[13] Tang B, Wang XT, Chen WJ, et al. Chinese Critical Hypothermia-Sedation Therapy Study Group. Experts consensus on the management of delirium in critically ill patients. Zhonghua Nei Ke Za Zhi, 2019, 58(2): 108-118.

[14] Maschke M. Etiology and Treatment of Delirium. Dtsch Med Wochenschr, 2019, 144(2): 101-107.

[15] Grover S, Ghosh A. Delirium Tremens: Assessment and Management. J Clin Exp Hepatol, 2018, 8(4): 460-470.

[16] Girard TD, Exline MC, Carson SS, et al. Haloperidol

and Ziprasidone for Treatment of Delirium in Critical Illness. N Engl J Med, 2018, 379 (26): 2506–2525.

[17] Rivière J, van der Mast RC, Vandenberghe J, et al. Efficacy and Tolerability of Atypical Antipsychotics in the Treatment of Delirium: A Systematic Review of the Literature. Psychosomatics, 2019, 60 (1): 18–26.

[18] Sinha S, Kataria A, Kolla BP, et al. Wernicke Encephalopathy-Clinical Pearls. Mayo Clin Proc, 2019, 94 (6): 1065–1072.

[19] Chandrakumar A, Bhardwaj A, Jong GW. Review of thiamine deficiency disorders: Wernicke encephalopathy and Korsakoff psychosis. J Basic Clin Physiol Pharmacol, 2018, 30 (2): 153–162.

[20] Arts NJ, Walvoort SJ, Kessels RP. Korsakoff's syndrome: a critical review. Neuropsychiatr Dis Treat, 2017, 13: 2875–2890.

[21] Donnelly A. Wernicke-Korsakoff syndrome: recognition and treatment. Nurs Stand, 2017, 31 (31): 46–53.

[22] Dean J, Keshavan M. The neurobiology of depression: An integrated view. Asian J Psychiatr, 2017, 27: 101–111.

[23] Bennabi D, Yrondi A, Charpeaud T, et al. Clinical guidelines for the management of depression with specific comorbid psychiatric conditions French recommendations from experts (the French Association for Biological Psychiatry and Neuropsychopharmacology and the fondation FondaMental). BMC Psychiatry, 2019, 19 (1): 50–71.

[24] Driot D, Bismuth M, Maurel A, et al. Management of first depression or generalized anxiety disorder episode in adults in primary care: A systematic metareview. Presse Med, 2017, 46 (12 Pt 1): 1124–1138.

[25] Lam RW, McIntosh D, Wang J, et al. Canadian Network for Mood and Anxiety Treatments (CANMAT) 2016 Clinical Guidelines for the Management of Adults with Major Depressive Disorder: Section 1. Disease Burden and Principles of Care. Can J Psychiatry, 2016, 61 (9): 510–523.

[26] Ruscio AM, Hallion LS, Lim CCW, et al. Cross-sectional Comparison of the Epidemiology of DSM-5 Generalized Anxiety Disorder Across the Globe. JAMA Psychiatry, 2017, 74 (5): 465–475.

[27] Goldberg DP, Reed GM, Robles R, et al. Screening for anxiety, depression, and anxious depression in primary care: A field study for ICD-11 PHC. J Affect Disord, 2017, 213: 199–206.

第三十九章　睡眠障碍

第一节　概　述

一、睡眠障碍的发生仍然是一个无法解开的难题

有史以来，人类对睡眠和梦的产生就保持着浓厚的兴趣。古代著名思想家亚里士多德、希波克拉底，以及巴甫洛夫都试图对睡眠和梦进行解释。19世纪20年代，德国精神科医师Hans Berger记录到人脑电活动，并观察到人在觉醒和睡眠时脑电波的不同节律变化。随后，哈佛大学的Hobart Davis等人完成了一系列实验，对大脑睡眠的主要电活动特征进行分析。Moruzzi等人则于1949年发表了著名的论文"脑干网状组织和脑电图活动"，对睡眠和觉醒的关系进行研究。另一方面，奥地利著名精神病医师弗洛伊德1895年正式提出精神分析的概念，并在1899年出版《梦的解析》，被认为是精神分析心理学正式形成的标志。弗洛伊德将精神分析理论关于梦的解析作为治疗精神和心理问题的手段之一。1951年Nathaniel Kleitman和他的研究生发现了快速眼动相睡眠（REM sleep），并进一步地描述了人夜间睡眠周期和脑电图周期性变化特征。从19世纪60年代开始，睡眠临床医学开始形成，尤其是多导睡眠仪（polysomnography，PS）的临床应用，带来了很多新的发现，如发作性睡病患者睡眠起始期的REM周期改变等。多导睡眠仪可以同时记录脑电、眼球运动、肌电、心电、呼吸和血氧饱和度等多项睡眠生理学指标，成为睡眠医学研究的一种技术。多导睡眠仪的问世，在睡眠障碍的研究中具有里程碑的作用。目前，多导睡眠仪是国际上公认的诊断睡眠障碍的金标准。中国民间有句描述人睡眠与年龄关系的俗话："前30年睡不醒，后30年睡不着"。古代人大多只能活到60多岁，现在的人要活到80~90岁，高龄老年人的睡眠问题是现代社会产生的睡眠相关疾病。

随着现代生活节奏的加快及生活方式的改变，各种睡眠障碍性疾患日益成为一个突出的医疗及公共卫生问题，并受到人们的关注。根据2005年出版的国际睡眠疾病分类，外在或内在因素导致的睡眠疾病达90余种。过去的20余年成为国际上睡眠医学进展最快的时期。1993年在美国国立卫生研究院（NIH）的心肺血液病研究所设立了国家睡眠障碍研究中心，负责该领域的研究、教育、临床事务及与其他相关部门关系的协调。2004年成立的世界睡眠医学联合会（WASM），极大地促进了临床睡眠医学的国际交流。亚洲睡眠研究会（ASRS）于1994年成立，中国是发起国之一。经过20多年的发展，临床睡眠医学逐渐成形，发展为独立的学科。美国许多大型医院，如哈佛大学医学院、宾夕法尼亚大学医学院，均已设立独立的睡眠医学科或睡眠门诊。近20年来，我国大多数三级医院均设立了睡眠门诊，或在心身疾病科收治睡眠障碍患者。

睡眠-觉醒周期的调节涉及多系统、多中枢的高级生理活动。近几十年来，人们对睡眠的研究取得了很大进展，但关于睡眠发生的机制至今仍未完全清晰。针对各种复杂的睡眠障碍疾病，其治疗手段相对有限，并一直受到治疗药物不良反应等问题的严重困扰。这一现状赋予睡眠研究者艰巨的使命，人为何要睡眠？如何保证良好的睡眠？睡眠障碍的发生机制？睡眠障碍与其他疾病的关系，特别是肿瘤，这些仍然是21世纪生命科学中探索的难题。

二、现有睡眠障碍的分类及诊断标准

目前常用的关于睡眠障碍的分类及诊断标准

有三种：世界卫生组织——国际疾病分类（ICD-10），美国精神病学会——精神障碍诊断和统计手册第 5 版（DSM-V），美国睡眠医学研究院——国际睡眠障碍分类（ICSD-3）。这些标准大体上类似，只在一些亚型划分上有所不同。在睡眠障碍的亚型分类中，慢性失眠会严重影响患者的日常生活和工作质量，如何正确诊断慢性失眠具有重要意义。下面列出 ICSD-3 中慢性失眠的诊断标准：

诊断标准必须满足 A~F：

A. 患者主诉，或由患者家长或照护者发现，以下一项或多项症状：

1）入睡困难。

2）睡眠维持困难。

3）比期望的时间早醒。

4）在适当的作息时间拒绝就寝。

5）无父母或照护者干预时，入睡困难。

B. 患者主诉，或家长或照护者发现，存在以下一项或多项与夜间睡眠困难相关的症状：

1）疲劳 / 不适。

2）注意力、专注力、或记忆力受损。

3）社会、家庭、职业功能受损，或学业表现下降。

4）情绪不稳 / 易激惹。

5）白天嗜睡。

6）行为问题（如多动、冲动、攻击性行为）。

7）积极性、精力或动力（initiative）不足。

8）增加发生错误 / 事故的倾向。

9）对睡眠关注或不满意。

C. 睡眠 / 觉醒困难主诉不能单纯以睡眠机会不充足（如分配了充足的睡眠时间）或睡眠环境不佳（如环境安全、黑暗、安静、舒适）解释。

D. 睡眠紊乱和相关日间症状出现每周至少 3 次。

E. 睡眠紊乱和相关日间症状持续至少 3 个月。

F. 这些睡眠困难和相关的日间症状不能被其他的睡眠障碍更好地解释。

国内对睡眠障碍的分类也有不同的标准。王维治主编的《神经病学》中李舜伟教授参编的睡眠障碍一章，对睡眠障碍作如下分类描叙：①失眠；②睡眠呼吸暂停综合征；③发作性睡病；④异态睡眠；⑤夜间遗尿、夜间磨牙与夜间癫痫发作。中华精神科学会制定的《中国精神疾病分类方案与诊断标准》（CCMD-3）对睡眠障碍也进行了定义。

第二节　失　　眠

失眠是最常见的一种睡眠障碍性疾病，同时也是几十种睡眠障碍诊断亚型表现出来的共同症状。由于睡眠对很多内在因素及外在因素的影响均十分敏感，因此失眠的发生率极高，且发生的范围很广。流行病学调查显示，估计 1/3 的成年人一年中有一次以上的失眠发作。美国一项权威的调查显示，15% 的被调查者在过去一年内有严重的失眠问题。失眠随年龄的增长加重，在青年人群中，慢性失眠的发病率为 10%；而中年人群的发病率为 25% 甚至更高；失眠在老年人群中广泛存在，并被认为是衰老过程中的特征性变化之一。失眠不仅会导致夜间烦躁、疲劳、抑郁焦虑情绪、易激怒、注意力不集中、记忆力减退等精神症状，同时还会影响内分泌系统、免疫系统功能等，进而导致躯体性疾病。随着生活节奏加快及全球老龄化，失眠已经成为严重威胁人类健康的重点公众健康问题。

一、失眠的现行诊断标准

失眠（insomnia）是长时间持续睡眠质量不佳，常表述睡眠时间减少、深度变浅、精力及体力恢复不满意等，属于慢性睡眠障碍，是临床最常见的症状和主诉之一。失眠可以指入睡困难（起始失眠）、易醒（持续失眠），也可指患者感觉未得到充分的休息。

目前国际上主要采用美国精神病学会制定的《精神障碍诊断和统计手册》（第 5 版）（DSM-V）和美国睡眠医学研究院制定的《国际睡眠障碍分类》（ICSD-3）等标准。国内主要由中华精神科学会制定了《中国精神疾病分类方案与诊断标准》（CCMD-3）。本章第一节已介绍了 ICSD-3 标准，这里重点介绍 DSM-V 和 CCMD-3 标准。

（一）美国《精神障碍诊断和统计手册》（第 5 版）（DSM-V）失眠的诊断标准

A. 主诉对睡眠数量或者质量的不满，伴有下列1个（或更多）相关症状：①入睡困难（儿童可以表现为在没有照料者的干预下入睡困难）；②维持睡眠困难，其特征表现为频繁的觉醒或醒后再入睡困难（儿童可以表现为在没有照料者的干预下再入睡困难）；③早醒，且不能再入睡。

B. 睡眠紊乱引起有临床意义的痛苦，或导致社交、职业、教育、学业、行为或其他重要功能的损害。

C. 每周至少出现3晚睡眠困难。

D. 至少3个月存在睡眠困难。

E. 尽管有充足的睡眠机会，仍出现睡眠困难。

F. 失眠不能更好地用另一种睡眠－觉醒障碍来解释，也不仅仅出现在另一种睡眠－觉醒障碍的病程中（例如，发作性睡病、与呼吸相关的睡眠障碍、昼夜节律睡眠－觉醒障碍、睡眠异态）。

G. 失眠不能归因于某种物质的生理效应（例如，滥用的毒品、药物）。

H. 共存的精神障碍和躯体状况不能充分解释失眠的主诉。

（二）《中国精神疾病分类方案与诊断标准》（CCMD-3）失眠症的诊断标准

1. 原发性失眠几乎以失眠为唯一的症状；具有失眠和极度关注失眠结果的优势观念；对睡眠数量、质量的不满，引起明显的苦恼或社会功能受损；至少每周发生3次，并至今已达1个月；排除躯体疾病或精神障碍症状导致的情况。

目前公认的失眠的客观诊断标准是根据多导睡眠图的结果来判断：①睡眠潜伏期延长（长于30分钟）；②实际睡眠时间减少（每夜不足6小时）；③觉醒时间增多（每夜超过30分钟）。

2. 继发性失眠为由疼痛、焦虑、抑郁或其他可查证因素引起的失眠。

符合上述诊断标准的患者，如病程少于3个月，则诊断为短期失眠症，且该诊断没有频率的要求。失眠症的诊断流程参见图9-39-1。

二、失眠的病因——心理和社会因素值得探讨

失眠的病因可能为多因素，经典的失眠过程受精神心理因素和环境因素影响，它们常导致失眠的开始，并使失眠状况持续。常见的病因包括：

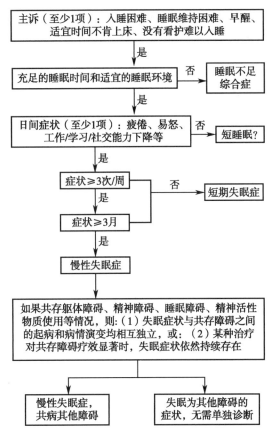

图9-39-1 失眠症的诊断流程

①社会因素，工作环境的突然变化，例如工作岗位的调整和人际关系的紧张；家庭突发不良事件；长期夜班工作，昼夜节律障碍。②精神心理因素，针对应激事件，心理耐受力不能承受。这可能与遗传因素和家庭环境有一定的关系。③药物作用及相关疾病，伴有脑、心、肝、肾等重要脏器功能障碍，特别是恶性肿瘤。④生理因素，自然衰老的过程中会伴有睡眠减少和睡眠障碍。

按照病因类型不同，将失眠分为9种类别29种亚型，包括：①一过性或暂时性因素失眠（调节性睡眠障碍）；②精神心理和/或调节因素相关失眠（精神心理性失眠、特发性失眠、睡眠知觉障碍、睡眠卫生不良）；③精神疾病相关失眠（与睡眠障碍相关的精神疾患、与睡眠障碍相关的情绪障碍、与睡眠障碍相关的焦虑障碍、与睡眠障碍相关的惊恐障碍、与睡眠障碍相关的酒精中毒）；④药物、毒品及酒精相关失眠（催眠药物依赖性睡眠障碍、刺激剂依赖性睡眠障碍、酒精依赖性睡眠障碍）；⑤昼夜节律障碍相关失眠（睡眠时相延迟综合征、睡眠时相提前综合征、倒班工作睡眠障碍、睡眠觉醒模式不规律）；⑥继发于睡眠相

关生理障碍的失眠（周期性不宁腿综合征、中枢型睡眠呼吸暂停、阻塞型睡眠呼吸暂停、发作性睡病）；⑦神经系统疾病相关失眠（脑退化性疾病、痴呆、帕金森病）；⑧其他疾病相关失眠（纤维肌炎综合征、睡眠相关的胃食管反流、慢性阻塞性肺病）；⑨环境因素相关失眠（环境性睡眠障碍）。

三、失眠的现行治疗手段

（一）睡眠卫生教育和心理治疗

让患者掌握一些睡眠卫生知识是失眠治疗的基础。安排合适的作息时间，养成良好的睡眠习惯，消除干扰白天警醒和夜间睡眠质量的日间活动。例如：睡前4~6小时停止饮用咖啡和茶叶；睡前和夜间醒后避免使用尼古丁；酒精虽可加速入睡，但可以使人在夜间醒来；睡前饮食适当；并鼓励患者日间多做些体育活动，不在睡前3~4小时内锻炼；在睡觉期间尽可能避免噪声、光线和过高的温度。对于伴有焦虑的患者，可以通过向患者说明睡眠减少是由于焦虑情绪或可治愈的躯体疾病所致，给患者提供疏泄焦虑的机会，常可使其痛苦减轻，也有助于其恢复正常睡眠。

（二）药物治疗——全国医生用药差异大，有待统一的指南和共识

据统计，慢性失眠的患者约有20%选择使用镇静催眠药物来解决失眠问题，尤其老年失眠患者使用较为普通。由于催眠镇静药物有明显的不良反应，所以怎么使用争议较多。近年来世界卫生组织及许多国内外专家对失眠的治疗提出了"按需服用"和"小剂量间断"使用催眠镇静药物的治疗原则。同时也加强对新型镇静催眠药物的研制。

1. 苯二氮䓬类（benzodiazepine，BZD） 为第二代镇静催眠药，是安全的抗焦虑和安眠药，有较宽的安全范围，自60年代起至今在临床广泛应用。根据作用时间的不同可分为四类：①超短效BZD，主要针对入睡困难，包括三唑仑；②短效BZD，对预防易醒有效，包括3-羟基西泮、去甲羟基西泮；③中效BZD，包括劳拉西泮及硝西泮；④长效BZD，包括地西泮和艾司唑仑。以上药物的不良反应包括：眩晕和共济失调、视物不清、低血压、肌无力等症状；烦躁易怒和失眠；呼吸暂停或心搏骤停等。此外，较为突出的是长期用药均有依赖性，半衰期越短越易成瘾。

2. 非苯二氮䓬类 被称为第三代镇静催眠药物，于20世纪80年代出现，该类药物药理作用是通过选择性与中枢神经系统GABAa受体的ω1体或ω2受体亚型结合，增加GABA传递，抑制神经元激活。

（1）唑吡坦（zolpidem）：自90年代以来应用逐渐增多。突出的优点是：对睡眠结构无影响；专一性强，选择性作用于与镇静有关的ω受体，小剂量即可缩短入睡时间，延长睡眠时相；不引起肌肉松弛；半衰期短，后遗作用少，对白天影响轻微。肝功能受损患者从5mg开始。肾功能受损患者药代动力学与正常人无显著差异。

（2）佐匹克隆（zopiclone）：本品为环吡咯酮类催眠药，口服吸收迅速，1.5~2.0小时后达血药浓度峰值。研究表明，晚上服用75mg可延长睡眠时间，提高睡眠质量，对次日的记忆几乎无影响，同时也有肌肉松弛作用和抗焦虑作用。佐匹克隆基本无耐药性及依赖性。缺点是：与唑吡坦比较，该药有更明显的宿醉现象，而且在服用的第2天患者常反映味蕾出现金属样异味。

（3）扎来普隆（zaleplon）：扎来普隆起效快，无宿醉和残留，是现在唯一可以避免"预防性使用"达到"按需服用"要求的安眠药，可在上床后感觉入睡困难时服用，也可在半夜惊醒时服用，只要保证使用后有4~5小时的睡眠时间，就可以避免头晕等宿醉反应出现。

3. 抗抑郁药物 当心境障碍患者有失眠症状时，可使用有镇静作用的三环类抗抑郁药物。目前越来越多的临床医师使用抗抑郁药物治疗非抑郁症性失眠，值得关注。治疗早期甚至可能加重失眠。目前对于如何正确合理地利用抗抑郁药物治疗失眠，仍需进一步的研究及观察。

单一的治疗技术就是最简化的治疗计划，而慢性睡眠障碍的因素具有复杂性，故需要多元化的治疗方案。对一个慢性失眠患者的多重诊断需引起重视，应寻找多发致病因素的根本因素。失眠的治疗要重视病因治疗的重要性，针对常见的病因，可有针对性的治疗方案（图9-39-2）。

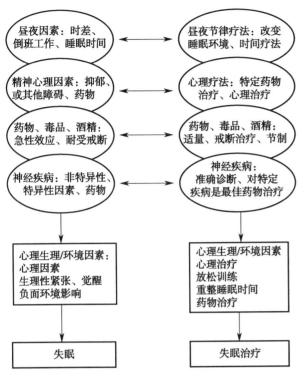

图 9-39-2 失眠常见的病因与针对性治疗

四、失眠治疗研究的难点及热点问题

（一）药物治疗的局限性

尽管大多数催眠药物在短期内使用有效，但目前大多数对照研究持续时间比较短，尚没有研究数据表明这些药物的长期效果。此外，在治疗过程中或停药后常出现睡眠阶段改变、药物残余效应、反跳性失眠和药物依赖。大多数催眠药物可以改变睡眠脑电图结构，使用催眠药物后，虽然睡眠的效率、连续性、持续时间有所改善，但睡眠质量也会降低。

耐药性是药物治疗失眠的一大难点问题。虽然耐药性有一定个体差异，但大部分药物在每晚使用后会逐渐失去疗效，需要增加剂量达到以前的疗效，从而使患者身体逐步陷入危险当中。当治疗剂量的药物不能达到催眠作用时，任何形式的停药都可引起更加严重的失眠。这样患者又会进入失眠和服用药物这样一个恶性循环中。

（二）对药物治疗的过度惧怕现象

由于催眠药物的上述不良反应问题，目前患者以及不少医务工作者都存在对服用催眠药物的惧怕、抵触情绪，认为一旦服用即可能造成成瘾性，从而终身依赖药物助眠。很多患者因此更愿意接受一些中药制剂进行治疗，认为中药制剂没有毒副作用，不会造成成瘾。然而目前的中药市场仍处于一种不太规范的状态，现有改善睡眠的中药制剂大多缺乏科学的随机对照双盲试验及毒副作用实验，且对睡眠结构的影响问题也缺乏研究。对服用催眠药物的错误认识导致了很多失眠患者不能正规接受治疗，由短期失眠转为长期失眠、顽固性失眠。因此，对催眠药物的正确理解和宣传教育也是失眠治疗的重要任务。

（三）药物滥用问题

相对于对催眠药物的过度惧怕，滥用问题同样突出。药物依赖性失眠越来越成为一种临床常见现象。这种依赖性与焦虑患者对药物的依赖性类似，心理因素多于躯体因素，并非一夜就能形成，而是缓慢发展而成。当患者遇到急性应激、住院等情况使用药物后，患者随后可能会长期自动使用药物，即使在失眠缓解后也不敢停药或不停药。如何有效避免药物滥用，减少药物成瘾及依赖，不仅是亟待解决的医学问题，同样是一个重要的社会问题。

第三节 睡眠呼吸暂停综合征

睡眠呼吸暂停综合征（sleep apnea syndrome，SAS）是一种严重威胁人类健康的常见多发病，患病率高达 1%~4%，65 岁以上人群发病率高达 20%~40%。已成为危及生命的重要隐形杀手，近 30 年来逐渐引起关注。

一、现行诊断标准及分类

睡眠呼吸暂停综合征的诊断标准已达成共识，目前国际上认同的诊断标准是每夜 7 小时睡眠中，呼吸暂停反复发作 30 次以上，每次发作 10 秒以上，或低通气次数超过 5 次以上。低通气是指呼吸气流降低超过正常气流强度 50% 以上，并有 4% 氧饱和度下降者。多导睡眠图是目前诊断睡眠呼吸暂停综合征的金标准。

睡眠呼吸暂停综合征分三类，包括阻塞性睡眠呼吸暂停综合征（obstructive sleep apnea syndrome，OSAS）、中枢型睡眠呼吸暂停综合征（central sleep apnea syndrome）及混合型睡眠呼吸暂停（sleep apnea of mixed type）。阻塞性睡眠呼吸暂停综合征是在睡眠中声门以上气道周期性完全或部分阻塞,同时呼吸过程中出现鼾声和呼吸暂停,及白天过度睡意等症状。呼吸暂停通常是口鼻气流停止 10 秒及以上时间,伴有睡眠紊乱和动脉血氧饱和度降低 4% 或以上,以呼吸道上部存在一个或两个部位狭窄为特征。中枢型睡眠暂停综合征较为罕见,是指患者的呼吸中枢对外周传入的各种信息,如低氧、高二氧化碳刺激、胸壁或肺部传入冲动的感受能力下降,不能及时有效地发放冲动来兴奋呼吸肌的活动,造成上呼吸道塌陷,呼吸运动消失,气体自然就不能被吸入或排出肺脏;主要见于各种严重低位脑干损伤及脑干功能抑制患者。混合型睡眠呼吸暂停是指阻塞性睡眠呼吸暂停综合征和中枢型睡眠呼吸暂停综合征在一个患者中并存。

二、现有治疗手段

减肥、控制体重;适当运动;戒烟酒,停用镇静催眠药物;侧卧睡眠;纠正引起 SAS 或使之加重的基础疾病,如应用甲状腺素治疗甲状腺功能减退等。

国内常用悬雍垂腭咽成形术及其改良手术治疗上呼吸道口咽部阻塞患者。

药物治疗:主要选用改变睡眠结构和呼吸的药物,如黄体酮、三环类抗抑郁剂等,但该类药物的疗效尚不肯定,且具有不同程度的副作用。此外,莫达芬尼已被美国食品和药物管理局(FDA)批准用于改善 SAS 患者嗜睡的治疗。

三、存在问题及未来发展方向

睡眠呼吸暂停综合征被称为 21 世纪致命性的睡眠障碍。虽然在近 30 年得到了较为广泛的认识,但是无论是医师还是患者对该疾病的认识及警惕仍是非常有限的,特别是在我国基层医院,往往忽视睡眠呼吸暂停综合征在心脑血管疾病中的重要作用,极少对此采取预防措施,对已出现严重并发症的患者,也仅限于对并发症的治疗而忽略了对睡眠呼吸暂停这一根本原因的诊断及积极治疗。因此,询问患者是否有睡眠中打鼾的习惯及进行睡眠呼吸监测,或许应该成为心脑血管病高危人群的必要诊疗程序。

第四节　发作性睡病

发作性睡病(narcolepsy)是一种原因不明的慢性睡眠障碍,主要表现为日间不能抗拒的短暂睡眠发作,多起病于儿童或青年期。日间不能抗拒的短暂睡眠与猝倒症、入睡前麻痹(睡眠瘫痪)及入睡前幻觉等构成发作性睡病的四联症。发作性睡病是一种具有遗传易感性、受到环境因素影响或触发的疾病。发病机制尚不明确,继发性或症状性发作性睡病多见于脑外伤后、脑干肿瘤、下丘脑的肉芽肿等。

一、诊断标准及工具

(一)诊断标准

发作性睡病现行诊断标准参照国际睡眠障碍分类标准(ICSD-3):①具有白天过度嗜睡及发作性猝倒的典型临床症状。②具有白天嗜睡及以下表现:多项睡眠潜伏期试验(MSLT)显示平均睡眠潜伏期 <5 分钟或 5 次小睡中出现≥2 次的睡眠始发的快速眼动睡眠。③无其他神经精神疾病及药物能解释的原因及有关症状者。符合标准①＋③或②＋③者可诊断发作性睡病。

(二)多项睡眠潜伏期试验

多项睡眠潜伏期试验(MSLT)是目前评估嗜睡和诊断发作性睡病的客观检查方法,专门用来测量缺乏惊觉因素情况下生理睡眠的倾向性。检查要求受试者每 2 小时躺在一个舒服、隔音和黑暗的房间里试着入睡,并接受多导睡眠脑电图观察,记录每次打盹中的入睡潜伏期时间,同时也记录快速眼动睡眠和非快速眼动睡眠的睡眠类型。该检查是诊断发作性睡病和白天过度睡意划时代的进展。

(三)量表评估

Epworth 嗜睡量表可以用来初步筛选是否有嗜睡,总分 24 分,评分高于 11 分表示过度嗜睡。此外,斯坦福嗜睡量表可以用来初步筛选患者的主观嗜睡状态,但该表对慢性病患者的可靠性还有待进一步研究。

二、药物治疗

有人认为中枢神经系统兴奋剂,如哌甲酯和

右苯丙胺,对改善觉醒有效。另外,有人认为对猝倒发作、睡眠瘫痪或睡前幻觉可以应用抗抑郁药物,如丙米嗪、氯米帕明。近年来氟西汀、文拉法辛及其他 5- 羟色胺再摄取抑制剂也在试用于临床。

三、存在问题及未来发展方向

到目前为止,发作性睡病的诊断标准仍有争议。在日本,诊断发作性睡病的最低标准是至少有阳性猝倒发作史和白天过度睡意。而有的专家认为,即使有过度睡意和 2 个以上快眼动相起始睡眠周期,诊断发作性睡病也要慎重。一般认为,如果患者有过度睡意,有阳性猝倒发作史和同时有 2 个或多个睡眠周期开始的快速眼动睡眠周期,可以考虑诊断为发作性睡病。发作性睡病是一种具有特殊表现的睡眠疾患,近年来也有不少新药上市。因所有药物均为精神科用药,特别是哌甲酯被列为一类精神药品而严格控制。在新药开发方面,莫达非尼国产制剂治疗发作性睡病的临床试验正在进行,其他药物的研发及引进工作尚待进一步努力。

第五节　异态睡眠障碍

异态睡眠障碍(parasomnia disturbances)描述了一类发生于入睡时、觉醒过程中或睡眠中以异常动作或情感体验为主要表现的睡眠障碍。下面主要介绍三种临床较为常见的异态睡眠。

一、夜间阵发性肌张力障碍

夜间阵发性肌张力障碍(nocturnal paroxysmal dystonia)以非快速眼动(NREM)期睡眠中出现阵发性全身舞蹈、手足徐动样、颤搐样发作或肌张力障碍为特征的异态睡眠障碍,表现形式较为刻板。这种肌张力障碍有两种类型,第一是短暂发作型,发作持续 60 秒或更短时间,可在白天或夜间发作。采用视频 EEG 长时间监测发现,这种夜间阵发性肌张力障碍短暂发作实际上是源于额叶的癫痫发作;第二是发作持续时间较长(2~40 分钟),EEG 无异常发现,对各种抗癫痫药物治疗均无反应。夜间阵发性肌张力障碍可使用小剂量的苯二氮䓬类药物治疗。

二、睡行症

睡行症(sleep walking),也称梦游症(somnambulism),以儿童和少年较多见,4~8 岁起病,症状发生于 NREM 睡眠的 3、4 期,属于觉醒紊乱,常有家族史。患者常在入睡后 2~3 小时突然从睡眠中坐起,做些无目的动作,或刻板地做日常习惯性动作,可无目的游走后随地而卧,次日醒来惊诧不已。有时口中喃喃自语,能与人答话,但口齿不清、答非所问。每次发作数分钟,发作时难唤醒。该病的发生机制尚不完全清楚,近来研究认为睡行症频繁发作往往与分离焦虑症有关,儿童可能随年龄增长病情好转而自愈。发作时除非有危险,否则不必唤醒孩子,但在发作前,如入睡几小时后唤醒孩子或在通常梦游发作前唤醒往往可效抑制梦游发作。目前治疗尚无统一意见,发作频繁时可试行小剂量安定类药物治疗以增加睡眠深度,同时注意抗焦虑及心理治疗。梦游主要需与颞叶癫痫自动症及半醒状态自动症鉴别。此外,频繁梦游可能是儿童偏头痛的表现之一,也可由癫痫所引发。总之,对频繁发作的患者,尤其是有其他神经系统症状时要引起重视,并给予相应治疗。

三、梦魇

梦魇(nightmares)以恐怖不安或焦虑为特征的梦境体验,引发恐惧和躁动状态。可发生于任何年龄。多导睡眠仪检查发现,梦魇发生于快速眼动睡眠期。通常不需要治疗,发作时叫醒,给予解释和安慰,清醒后再入睡,注意睡姿,避免身体不适或睡眠环境不良。但对频繁发作者应仔细查明病因,进行心理治疗和行为治疗,三环类抗抑郁剂阿米替林可缩短 REM 睡眠,有助于减少发作。但该类药物有较明显的不良反应,在儿童中的使用要注意权衡利弊,避免滥用。目前国内尚无统一确定的治疗方法。

第六节　夜间遗尿与夜间磨牙

睡眠障碍的表现形式复杂多样,部分睡眠障碍由于难以进行明确归类,例如夜间遗尿、夜间磨牙与夜间癫痫发作。目前对这类睡眠障碍的原因、机制与治疗更是有诸多的争议和无奈。

一、夜间遗尿

指超过3岁的儿童夜间睡眠中经常不能控制排尿。遗尿多发生于睡眠后3~4小时,通常见于NREM睡眠的3期和4期。发作前可见突发节律性δ波,伴全身性运动,接着睡眠转为2期或1期,发生遗尿。针对夜间遗尿(nocturnal enuresis),目前并无特异性治疗,功能性遗尿可加强训练,如有精神心理因素需做解释并消除之。不推荐药物治疗,使用丙米嗪等有较大争议。

二、夜间磨牙

夜间磨牙(bruxism)可发生于各年龄组,如不加以防护可造成严重的牙齿损害。目前对本病有许多假设的解释,但均未被证实。有专家认为,该病类似面肌痉挛或自动症。如果白天出现磨牙则可能是节段性肌张力障碍的一部分。治疗方法是去除致病因素,伴有紧张情绪的患者应去除心理因素和局部因素。由于本病的发病机制尚不明确,故尚无根本的对因治疗措施,心理治疗和抗焦虑药物在本病中的效果也有待进一步研究。

(周华东)

参 考 文 献

[1] Orgogozo JM, van Drimmelen-Krabbe J, Bradley WG, et al. The international classification of WHO diseases (ICD-10) and its application in neurology (ICD-10 NA). Rev Neurol (Paris), 1994, 150 (12): 813-822.

[2] Sateia MJ. International classification of sleep disorders-third edition: highlights and modifications. Chest, 2014, 146 (5): 1387-1394.

[3] Chung KF, Yeung WF, Ho FY, et al. Cross-cultural and comparative epidemiology of insomnia: the Diagnostic and statistical manual (DSM), International classification of diseases (ICD) and International classification of sleep disorders (ICSD). Sleep Med, 2015, 16 (4): 477-482.

[4] Buysse DJ. Insomnia. JAMA, 2013, 309 (7): 706-716.

[5] Lam Sum, Macina Lucy O. Therapy Update for Insomnia in the Elderly. Consult Pharm, 2017, 32: 610-622.

[6] Okuro M, Morimoto S. Sleep apnea in the elderly. CurrOpin Psychiatry, 2014, 27 (6): 472-477.

[7] Montagna P. Nocturnal paroxysmal dystonia and nocturnal wandering. Neurology, 1992, 42 (7 Suppl 6): 61-67.

[8] 失眠定义、诊断及药物治疗共识专家组. 失眠定义、诊断及药物治疗专家共识(草案). 中华神经科杂志, 2006, 39 (2): 141-143.

[9] Reynolds CF 3rd, O'Hara R. DSM-5 Sleep-Weak Disorders Classification: Overview for Use in Clinical Practice. Am J Psychiatry, 2013, 170 (10): 1099-1101.

[10] Terzaghi M, Zucchella C, Rustioni V, et al. Cognitive performances and mild cognitive impairment in idiopathic rapid eye movement sleep behavior disorder: results of a longitudinal follow-up study. Sleep, 2013, 36: 1527-1532.

[11] Andlauer O, Moore H, Jouhier L, et al. Nocturnal rapid eye movement sleep latency for identifying patients with narcolepsy/hypocretindeficiency. JAMA Neurol, 2013, 70 (7): 891-902.

[12] Jung Y, St Louis EK. Treatment of REM Sleep Behavior Disorder. Curr Treat Options Neurol, 2016, 18 (11): 50.

[13] Huang Wei, Johnson Theodore M, Kutner Nancy G, et al. Acupuncture for Treatment of Persistent Disturbed Sleep: A Randomized Clinical Trial in Veterans With Mild Traumatic Brain Injury and Posttraumatic Stress Disorder. J Clin Psychiatry, 2018, 80 (1): 18m12235.

[14] American Academy of Sleep Mdeicine. The International Classification of Sleep Disorders. Diagnostic and Coding Manual. Rochester MN: American Sleep disorders Association, 1997.

[15] RosenwasserAM. Circadian clock genes: non-circadian roles in sleep, addiction, and psychiatric disorders? Neurosci Biobehav Rev, 2010, 34 (8): 1249-1255.

第十篇　神经疾病治疗方法的应用与探索

随着生物化学、分子生物学、分子药理学和计算机技术的发展,极大地促进了神经科学的发展,同时也为神经疾病的诊断和治疗提供了准确有效的方法。本篇对神经疾病较为通用的治疗方法进行了阐述,主要包括神经康复的应用与研究及细胞学治疗和基因治疗等研究趋势。

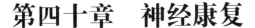

第四十章 神经康复

第一节 概 述

一、神经康复诞生：二次世界大战后康复医学发展的必然产物

人类在生存过程中，不断与自然界、伤痛和疾病作斗争，形成了一整套伤残和疾病康复方法。神经康复一直包含在一般康复中，直到近代，特别是经过20世纪两次世界大战后才逐步发展并于20世纪末成为独立的神经康复学（neurorehabilitation）。

战争中大量伤兵的涌现，是现代康复兴起的原动力。第二次世界大战期间，大批伤员需要较全面的康复。运动治疗、功能训练、作业疗法、心理治疗、假肢矫形器等的兴起，促进了现代康复医学的形成。1960年国际伤残者康复协会（international society for the rehabilitation of the disabled）成立，1969年改为康复国际（Rehabilitation International，RI）。美国 A H Rusk 等倡导了康复医学理论，促使康复医学发展成为一门独立学科。

1980年后康复医学正式传入我国，在我国生根开花，迅速得到发展。康复医学传入我国后受到政府高度重视，30年来发展突飞猛进。神经康复学是在康复医学发展背景下产生的。

随着经济社会的发展，逐渐进入老龄化时代，神经系统疾患特别是脑卒中患病率持续增高。同时，自然灾害和交通事故等增加了神经系统损伤的机会。神经系统疾病或损伤具有致残率高的特点，神经康复便有了巨大的社会需求。在神经病学快速发展的背景下，神经康复迎来了良好发展时机。1991年在中华医学会神经病学分会下成立了神经康复学组，标志着我国神经康复发展基本成型。

二、康复与神经康复的内涵：终极目标是回归家庭、回归社会

在国际上，"康复"一词用"rehabilitation"来表示。其中 re- 是重新的意思，habilis 是使之得到能力或适应的意思，action 是行为或状态的结果，因此 rehabilitation 是重新得到能力或适应正常社会生活之意。

1981年世界卫生组织医疗康复专家委员会给康复下了一个新的定义："康复是指采取一切措施，减轻残疾和因残疾带来的后果，提高才智和功能，使他们重新回到社会中去"。所以康复是使残疾者和功能障碍者恢复功能、恢复权利的过程。康复针对的是残疾或功能障碍，与疾病后的恢复（recovery）是不同的。

神经康复学是研究由神经系统疾病或损伤所致运动、言语、吞咽等功能障碍的机制、康复理论，以及预防、治疗、康复的多学科参与合作的新兴学科，是康复医学的一个分支，是神经病学与康复医学相互结合、相互渗透的一门边缘学科。

神经康复学与普通康复医学一样，与临床医学有很大的不同，仍然是一种功能医学。主要任务之一是研究患者的功能障碍和残疾，以及如何去治疗（克服）残疾给患者带来的功能障碍。这样，在工作内容上也就有了自己的特色，即康复评定、康复治疗、康复预防以及康复治疗组的工作方法。同时，神经康复与其他康复学科还有一定差别，在功能康复的同时还需要针对原发病进行治疗。如脑卒中在康复的同时需要同时进行卒中二级预防等。

三、神经康复基础——神经可塑性

尽管对神经康复的机制认识还不透彻，神经可塑性仍是目前可接受的主要理论。

近年来,众多研究证实了成年动物和人的大脑(特别是皮质)存在着化学、生理学、解剖学、免疫学、病理学等方面的可塑性(plasticity)机制变化。脑组织在结构和功能上有自身修改适应环境变化的能力,称为脑可塑性。可塑性形式呈多样化,如与学习记忆相关的正常生理可塑性,脑损伤发生的自身功能代偿的病理可塑性,有时两者相互交织出现。脑的功能重组、突触发芽、神经细胞再生、突触长期增强和抑制现象、行为代偿等可能是脑可塑性的机制表现。

同样,脊髓损伤(spinal cord injury, SCI)后,脊髓的可塑性表现为自发可塑性和训练任务依赖性可塑性。可塑性形式主要包括损伤部位周围正常轴束发芽。同时,SCI后大脑皮质、脑内血流的相应变化已被逐渐认识。

周围神经损伤后,轴突与髓鞘崩解的同时,施万细胞大量增殖,形成新的髓鞘,为轴突枝芽向一定方向生长铺路。再生神经纤维结构重建取决于近端枝芽生长是否旺盛,施万细胞铺路是否完备,再生神经纤维与靶器官是否相适应,三者不可或缺。

第二节 神经内科疾病常见功能障碍康复评定与治疗难点

一、脑卒中康复评定与治疗难点

脑卒中是常见病、多发病,以发病率高、死亡率高、致残率高为特点,是目前第一位致残因素。脑卒中后,约有75%患者留有不同程度功能障碍。随着循证医学发展,更多更新的康复治疗指南不断涌现,康复评定和治疗更具科学性。

(一)脑卒中功能障碍表现及评定方法:脑卒中有效全面康复的基础

1. 意识障碍 主要表现是不能与人进行交流,不能说话,不能遵从指令等。主要采用格拉斯哥昏迷量表(Glasgow Coma Scale, GCS)进行评定。

2. 认知障碍 主要表现在学习、记忆、计算、定向等方面,有些表现为注意力不集中、失认、解决问题能力下降等。评定方法有简易智力状态检查量表(Mini-Mental State Examination, MMSE)评分、蒙特利尔认知评估量表(Montreal cognitive assessment, MoCA),并针对认知的具体问题,如注意障碍可采用划消测验进行评定;记忆障碍可采用韦氏记忆量表(wechsler memory scale, WMS)进行评定。

3. 运动功能障碍 主要表现为偏瘫,肌力弱、痉挛、平衡障碍、共济失调、不自主运动等。评定方法包括Lovett徒手肌力检查法,关节活动范围测量,Ashworth痉挛评定,Berg平衡评定,Brunnstrom评定法,运动评分(motor assessment scale, MAS),Fugl-Meyer运动、平衡功能评分等。

4. 感觉障碍 包括温度觉、触觉、关节位置觉、运动觉和平衡觉等障碍。

5. 言语功能障碍 表现不能与人正常交流,具体可能体现在听、说、读、写和复述各方面。可分为失语症、构音障碍和言语失用。失语症可采用汉语失语症检查(China rehabilitation research center aphasia examination, CRRCAE)、汉语失语症成套测验(aphasia battery of China, ABC)、波士顿失语症检查(Boston diagnostic aphasia examination, BDAE)评定。构音障碍评定分为构音器官的测查和构音的测查。失用所致言语障碍分为言语失用和口颜面部失用。

6. 吞咽障碍 表现为饮水呛咳、咽下困难等,进而影响患者营养状况。评定方法有洼田饮水试验(water swallow test, WST)、钡餐X光透视评定(videofluoroscopic swallowing study, VFSS)、电视内镜检查法(videoendoscopy, VE)。

7. 精神障碍 可表现为精神异常,冲动、淡漠、妄想和人格障碍。

8. 植物神经障碍 主要体现在大小便功能障碍。

9. 情感障碍 可出现焦虑、抑郁问题。可分别采用焦虑自评量表(self-rating anxiety scale, SAS)和抑郁自评量表(self-rating depression scale, SDS)进行评定。

10. 继发障碍 表现有肩关节半脱位、肩手综合征、肩痛、体位性低血压、深静脉血栓、压疮、关节挛缩、骨质疏松等。

11. 日常生活能力(activity of daily living, ADL) 表现为转移、步行、进食、更衣、如厕、洗浴等基本生活活动方面。可用改良巴氏指数（Modified Barthel Index, MBI）进行评定。

12. **生活质量问题** 表现为生活质量下降。可采用生活质量综合评定问卷（Generic Quality of Life Inventory, GQOLI）进行评定。

（二）脑卒中功能障碍康复评定与治疗难点

1. **康复评定的难点** 准确全面的康复评定是高效康复的基础。

（1）某项功能障碍评定可能受到其他功能障碍的影响，如计算力检查时应注意是否有注意、记忆的障碍，应仔细甄别，反复使用多种方法综合评定。

（2）当一方面功能障碍较为突出时，可能影响到其他功能或能力的表现。如听理解严重障碍患者无法理解检查者指令，不能按要求完成指令任务而影响其他功能表现。

（3）某些功能障碍较为复杂，如失语症，需要结合多种临床资料和量表才能准确做出评估。

（4）脑卒中的功能障碍点很多，在众多的障碍点之中找出影响患者功能和能力的关键点，是提高康复效率的重点和难点。

（5）随着现代科学技术水平的提高，应用高科技手段开展康复评定，能够更准确量化患者的功能障碍，但是高科技评定方法的实施，需要更多跨学科知识和人才的积累，例如基于生物力学、运动学和动态肌电图评测的综合步态分析方法的基础研究与临床应用之间还存在巨大的鸿沟。

2. **康复治疗** 脑卒中康复是一个长期综合的过程，康复又是一种实践性、经验性很强的学科，难以像其他学科达到精准治疗的境界，如何提高康复理论，理论与实践密切结合，是提高康复治疗质量的难点。在脑卒中康复临床工作中，我们发现，足下垂内翻，手部功能，肢体痉挛，重度吞咽困难、认知障碍等是康复的难点，需要多种康复技术相互配合并长时间治疗方能取效。

（三）脑卒中康复指南解读

1. **规范化结合个体化，是提高卒中康复疗效的关键** 循证医学证实，康复是降低卒中致残率最有效的方法，也是卒中组织化管理模式中不可或缺的关键环节。现代康复理论和实践证明，有效的康复训练能够减轻患者功能上的残疾，提高患者的满意度，加速卒中的康复进程，降低潜在的护理费用，节约社会资源。2017年《中国脑卒中早期康复指南》和2019年《中国卒中康复管理指南》的制订为中国脑卒中的康复提供了循证医学证据和指导意见。

卒中康复指南最重要的目的是为康复治疗的实施和评价提供科学证据和基础，规范卒中康复的治疗行为，帮助医疗机构按照循证医学支持的治疗方案进行操作，同时，结合患者的具体情况，将规范化治疗同个体化有机结合，是提高康复疗效的关键。

2. **脑卒中康复的重要推荐意见**

（1）卒中单元：脑卒中治疗和康复结合的完美形式。

卒中单元是改善脑卒中治疗质量的有效形式，而康复是卒中单元的重要一环，注重康复训练，多专业小组共同作业，医务人员对患者及其家属的教育是其最大的特点。

（2）三级康复：脑卒中康复管理模式。

三级康复体系即综合医院神经内科、康复中心（或综合医院康复科）和社区医疗机构（或家庭）组成的三级医疗康复网络。国家"十五"科技公关课题"脑卒中的三级康复的研究"结果证实三级康复模式的实施能明显提高脑卒中康复治疗效果，是我国现阶段行之有效的脑卒中康复管理模式。

（3）早期康复：安全性和有效性是神经科医生的关注焦点。

脑卒中的早期康复属于三级康复体系中的第一级康复，早期康复可以开始于神经内科卒中病房。近年来的研究表明，早期康复是安全的，可以明显提高卒中患者康复预后，节约医疗成本。

（4）整体康复：全程康复，一个都不能少。

所谓"整体"，是指针对脑卒中所致的各种功能障碍，包括运动功能、认知、语言、情绪、吞咽、日常生活能力等方面；改变了以往只重视运动功能康复而忽视其他功能康复，大大提升了脑卒中整体康复水平，使脑卒中患者获得更好的康复结局。卒中的康复强调全程康复，从发病到出院，甚至终身康复。

（5）分期康复：脑卒中康复中的辨证论治。

所谓"分期"，是指针对卒中发病后不同阶段设计出相应的康复计划，选择康复适宜技术进行康复训练。分期康复强调卒中康复的个体化。

（6）社区康复：脑卒中康复的社会问题。

社区康复是脑卒中三级康复网络的重要一环，也是目前我国康复建设的薄弱点。社区康复的实施，要依靠残疾人自己和他们的家属、所在社区及相应的卫生部门、教育部门、劳动就业部门和社会服务部门等的共同努力。社区康复是患者维持康复疗效的有效手段，回归社会的桥梁。

（7）介入时机、训练强度、维持时间：脑卒中康复需要精工细作。

卒中急性期康复治疗的时机和强度也是影响卒中后功能转归的重要因素。中国脑卒中早期康复指南中提出，卒中患者病情稳定（生命体征稳定，症状体征不再进展）后应尽早介入康复治疗，卒中轻到中度患者发病24小时后可以进行床边康复、早期离床期的康复训练，以循序渐进的方式进行，必要时在监护条件下进行。康复训练强度要个体化，充分考虑患者的体力、耐力和心肺功能情况，在条件许可的情况下，开始阶段每天至少45分钟的康复训练，能够改善患者的功能，适当增加训练强度是有益的。

（8）二级预防：顾此失彼要不得，是卒中康复的基础。

脑卒中的二级预防起始于脑卒中救治之初，康复过程中也不能被忽视。

（9）智能康复治疗技术得到新的证据支持：现代化信息和智能控制技术的发展为康复治疗提供新的工具和手段，并在临床康复实践中逐步得到验证。康复机器人辅助上下肢运动康复训练，虚拟现实技术在运动、语言、认知等领域的应用，基于现代信息技术和康复理论相结合的远程康复等，都在临床得到应用并取得了一定的研究证据，这些技术的进一步开发及推广应用，为脑卒中康复以及其他神经康复的发展起到了巨大的促进作用。

二、帕金森病康复评定与治疗

帕金森病（Parkinson's disease, PD），也称为震颤麻痹（paralysis agitans, shaking palsy），是中老年人常见的神经系统变性疾病，也是中老年人最常见的锥体外系疾病。65岁以上人群患病率为1 000/10万，随年龄增高，男性稍多于女性。该病的主要临床特点：静止性震颤、动作迟缓及减少、肌张力增高、姿势不稳等为主要特征。在药物治疗同时，配合康复治疗，这对预防继发性功能障碍，维持一定的生活能力，提高生活质量是有效的。

（一）帕金森病康复评定：点面结合的典范

对帕金森病患者进行康复评定可分为一般单项评定和综合能力评定。

1. 单项评定

（1）运动功能障碍：主要表现为静止性震颤、运动迟缓、肌强直及姿势步态异常，易于疲劳是帕金森病运动障碍的一大特点。评定涉及肌力、肌张力、关节活动度、ADL能力等方面。

（2）高级脑功能障碍：认知功能障碍主要体现在注意力、记忆力减退，此外，可表现为精神行为异常，需要进行认知、心理评定。

（3）自主神经障碍：主要是体位性低血压、心动过速及便秘、失禁等。

（4）继发性功能障碍：肌肉萎缩无力、骨质疏松、心肺功能降低、周围循环障碍和营养不良等。

2. 综合能力评定

（1）统一帕金森病分级指数：内容包括帕金森病体征、症状和药物相关波动状况，分为三部分，即精神状态、ADL、运动指数，每部分分为5级指数，从0~4级。

（2）Yahr分期评定法：这是目前国际上较通用的帕金森病病情程度分级评定法，把功能障碍水平和能力障碍水平综合评定。

（3）韦氏帕金森病评定法：评估标准为0~3分，0分为正常，1分为轻度，2分为中度，3分为重度；总分1~9分为早期，10~18分为中度残损，19~27分为严重进展阶段。

（二）帕金森病功能障碍康复治疗

1. 帕金森病的运动疗法 针对帕金森病四大运动障碍：强直、少动、震颤和姿势反应异常，进行必要的康复训练，如松弛训练、关节训练肌肉缓慢牵伸训练、关节活动范围训练、移动训练、平衡功能训练、ADL训练、呼吸功能训练、步行训练等。

2. 帕金森病需要康复治疗吗？ 帕金森病是进展性疾病，药物治疗是公认的最有效的方法。康复训练能延缓功能障碍的发展，推迟药物介入时间和减少药物使用剂量。同时,康复治疗应给予长期维持。

3. 音乐治疗 帕金森病康复治疗的新希望。音乐治疗不仅能改善帕金森患者的抑郁等情绪,还可以通过音乐的节拍作用明显改善步态和动作。音乐对帕金森患者的神秘作用是触发神经系统将节奏转化成实际的动作。

4. 其他康复手段 对有些病例可选择外科治疗,如丘脑式苍白球切断术、胎脑移植和深部脑起搏器电刺激治疗。

自主运动能力是帕金森病生命质量的关键。由于帕金森病退行性的病理特点,所产生的功能障碍逐渐加重,不会因为用药和康复训练而逆转,但是有效的康复训练可以延缓功能障碍的衰退。所以,患者和医护人员均要有耐心坚持康复训练。研究表明,针对性的康复治疗是一种既安全、可靠又有明显疗效的方法。易疲劳性是该病的突出特点,康复训练时应注意训练的适宜强度。

三、缺氧性脑病康复评定与治疗难点

缺氧性脑病(anoxic encephalopathy, AE)是指由于机体循环系统或呼吸系统的障碍,导致脑部供氧不足,不能达到脑组织代谢所需要的最低水平,从而造成脑组织弥漫性损害。

(一)缺氧性脑病康复评定

功能评定与相关脑电、诱发电位等相结合,综合评定患者功能状态,进行严重程度分级,判断预后。

1. 对于运动、认知、言语等功能障碍可以参照脑卒中的相关评定方法进行评定。

2. 脑电、诱发电位和头颅影像学检查

(1)脑电:急性昏迷期表现为弥漫性中－高幅慢波、爆发与抑制交替放电、周期性同步放电等,少数患者可表现为 α 昏迷或 θ 昏迷。

(2)体感诱发电位:常用指标为正中神经短潜伏期体感诱发电位。

(3)脑干听觉诱发电位:其中以分别起源于脑桥上橄榄核和中脑下丘的Ⅲ、Ⅴ波消失或分化不良发生率最高,其次为起源于听神经的Ⅰ波异常,但不能除外Ⅰ波消失为周围听冲动不能传递到中枢而影响脑干功能判定。

(4)头颅 CT、MRI 检查:急性期头颅 CT 可见弥漫性脑水肿,在持续性意识障碍患者可见基底核和脑室周围低密度变化、脑室扩大、皮质萎缩等。

(二)缺氧性脑病的康复治疗

缺氧性脑病的康复治疗以综合治疗为主,包括高压氧、药物、中医药、针对大脑高级皮质功能和肢体运动、感觉功能障碍的康复训练,以及防治继发感染和废用综合征等治疗措施,同时应加强营养支持、康复护理、继发性癫痫等的对症处理。

1. 高压氧疗法 越早治疗,效果越好。

随着血氧分压的提高,大脑组织也随之得到充分氧供应而纠正了缺氧状态,有利于大脑神经细胞结构与功能的恢复。治疗压力一般为 0.20~0.25MPa(2~2.5 个大气压),1 次 /d。

2. 早期脑保护药物疗法 疗效需要进一步确定。

据报道,部分戊巴比妥类药物、神经节苷脂等神经营养药有一定的脑保护作用。

3. 中医疗法 中药、针灸在增强患者体质,改善某些症状等方面有效。

4. 康复训练

(1)促醒训练:感觉刺激,如触痛觉刺激、视听刺激和嗅觉刺激等;神经电刺激,如周围神经电刺激、脑深部电刺激和脊髓电刺激等均可采用。

(2)对于认知、言语、心理等功能障碍的康复训练参照脑卒中相关康复训练方法。

(3)运动疗法和 ADL 能力训练:对于缺氧性脑病恢复期患者非常重要,目的是维持或提高患者肢体功能状态,减缓废用发生。这种导向性训练可提高患者 ADL 能力,如学会独自进食等日常生活活动。

(三)缺氧性脑病康复治疗难点

重症缺氧性脑病患者病理特点为全脑损伤,常常伴随着较为严重的认知功能障碍、锥体外系症状、痉挛和关节挛缩等,有效缓解强直痉挛和改善认知功能是提高 ADL 能力的关键。这些障碍致使许多康复训练难于实施,康复效果不佳,治疗师更应有足够的耐心和积极的态度。

四、脊髓损伤康复评定与治疗难点

脊髓损伤(spinal cord injury, SCI)可分为两大类:外伤性和非外伤性。非外伤性主要因脊柱、

脊髓的病变引起,约占脊髓损伤的 30%。外伤性由直接或间接暴力造成,多伴随脊柱骨折、脱位,致伤原因多为高处坠落、车祸、重物砸伤、运动损伤等。

(一)SCI 的康复评定

1. 损伤平面的确定 损伤平面的确定需要从运动、感觉、自主神经三个方面来确定。

2. 损伤完全性的评定 按损伤程度,SCI 分为完全性和不完全性损伤。部分功能保留带:只适用于完全性 SCI 患者,是指在神经平面以下保留有部分神经支配的皮节或肌节。允许完全损伤的部分保留带超过 3 个节段,但 S_4~S_5 节段必须无功能残留。

ASIA 残损分级(ASIA impairment scale, AIS):是判定脊髓是否完全损伤较好工具。

3. 运动功能评定 关键肌肌力:每块关键肌均有其功能意义,均代表一定的神经阶段,如屈髋肌:髂腰肌,L_2 神经支配肌节段。

4. 感觉功能评定 感觉功能评定内容包括:轻触觉、锐 / 钝辨别觉和肛门深感觉。关键点为 28 个,均需仰卧位检查。

5. 反射的评定 球海绵体反射是判断脊髓休克消失的指征之一,但需注意正常人有 15%~30% 不出现该反射。

6. 性功能障碍的评定 检查有无神经性勃起的可能,有无触摸性勃起的可能,有无性高潮体验的可能。

7. ADL 评定 MBI 对于脊髓损伤的敏感性稍差,常使用脊髓独立性评定(spinal cord independence measure, SCIM)或四肢瘫功能指数(Quadriplegia Index of Function, QIF)。四肢瘫功能指数是专为四肢瘫特别设计的,不包括对移乘功能评定,不适于评估截瘫患者。

(二)SCI 康复治疗:目标明确,有的放矢

1. 康复目标 由于脊髓神经功能支配的阶段性特点,使得不同阶段的 SCI 患者具有不同的功能保留水平,因而具有不同的康复目标。

2. 康复治疗 康复治疗除常规不全损伤患者致力于损伤脊髓的恢复性康复训练外,还包括代偿性康复和维持性康复两个方面。代偿性康复就是利用脊髓损伤残余的功能,通过强化训练和其他措施来完成必要的躯体功能和日常生活任务;维持性康复是指通过长期适量的康复训练,来维持患者必要的功能,防止骨质疏松、褥疮、泌尿系感染、肌肉萎缩、关节挛缩等并发症。

不同时期采取不同的康复训练方法,卧床期康复治疗包括:正确的体位摆放;关节活动范围的维持与扩大;肌力维持与增强;呼吸训练;膀胱训练;肠功能训练。离床期康复训练包括:关节活动度训练;肌力的增强与维持;平衡能力训练;日常生活活动能力训练;轮椅技巧训练。根据实际情况还可以采取心理治疗、中医康复治疗、文体治疗,必要时需社会康复支持。

3. 尿便管理 是脊髓损伤患者长期生存的重要一环。当脊髓损伤小便失去控制时,这时往往容易出现泌尿感染和尿液反流而造成肾功能衰竭,间歇性导尿是可取办法。饮食调节、定时排便和直肠功能训练可能维持正常的直肠功能。

(三)SCI 康复难点

SCI 患者损伤平面以下的功能障碍难以得到真正的康复。由此继发的健康问题,如痉挛、大小便失禁、性功能障碍等问题,将伴随脊髓损伤患者的终身,需要终身管理。

五、周围神经损伤康复评定与治疗难点

由于周围神经是由运动、感觉和自主性神经纤维组成的,因此周围神经损伤后将引起该支配区的运动、感觉和自主性神经功能障碍。

(一)周围神经损伤疾病的康复评定

1. 运动功能评定 主要包括肌力和关节活动度评定。

2. 感觉功能评定 包括痛温觉、触觉、本体感觉的评定。目前临床上测定感觉神经功能多采用英国医学研究会 1954 年提出的评定标准。

3. 自主神经功能评定 神经损伤后,开始时皮肤温度升高、潮红和干燥。继而皮温降低,皮肤变得苍白。其他的营养性变化有皮肤变薄、皮纹变浅、光滑发亮,指甲增厚并出现纵形的嵴、弯曲和变脆,指(趾)腹变扁。由于皮脂分泌减少,皮肤干燥、粗糙,有时皮肤可出现水疱或溃疡。

4. 周围神经电生理学评定 对于神经损伤部位、程度和康复预后的准确判断,需要神经电生理学检查作为辅助,如肌电图检查、神经传导速度

检查等。

（二）周围神经损伤疾病的康复治疗

1. 药物，如神经生长因子，B族维生素等神经营养药物有促进神经生长作用。

2. 神经肌肉电刺激疗法（neuromuscular electrical stimulation, NES）、功能电刺激（functional electrical stimulation, FES）是近年发展起来较为理想的方法。

3. 肢体运动功能训练包括关节活动度训练、按摩；增强肌力和耐力的训练等。

4. ADL训练比复合性基本动作训练稍晚些或同时开始。下肢用支具、手杖、拐杖、轮椅，上肢用夹板、自助具等防止畸形，充分补偿其失去的功能。

六、小儿脑性瘫痪康复评定与治疗难点

小儿脑性瘫痪（cerebral palsy, CP）简称脑瘫，是指小儿从出生前到出生后的1个月内，因各种致病因素所致的非进行性脑损伤综合征。

（一）小儿脑性瘫痪的临床表现

1. **分型表现** CP的主要障碍是运动功能障碍及姿势异常，但因致病因素复杂，损伤部位及程度的不同，临床表现多种多样。根据运动障碍的性质不同可分为：痉挛型、手足徐动型、共济失调型、混合型、其他类型（如弛缓型）。由于小儿正处于发育阶段和肌张力的变化，可以从一种类型转为另一种类型。

2. **并发及继发症** 除以上主要障碍外，还经常伴有并发症及继发症。常见并发症有智力低下、语言障碍、癫痫、听力缺陷、视力障碍等。继发症主要有关节的挛缩变形；肩、髋、桡骨小头等的脱位；骨质疏松；骨折；变形性颈椎病；脊柱侧弯等。

（二）小儿脑性瘫痪的康复评定

1. **运动功能障碍的评定**

（1）体格发育及运动发育：测量标准值采用2005年《实用儿科学》第7版中正常小儿的体格发育标准。针对发育水平的评价还可采用Gesell、Bayley量表等。

20世纪90年代Prechtl提出了一种新的评价技术——全身性自发运动（general movements, GMs）评价法，其对婴儿神经发育结局的预测价值得到了研究者们广泛认可，被证明是早期识别

婴儿脑损伤行之有效的方法，我国目前已有单位采用。

（2）肌张力测定：部分患儿可采用Ashworth评定法，由于配合度低，肌张力变化等因素，需靠检查者的观察和感觉做出判断。还可根据摆动度和关节伸展度来粗略判定。

（3）此方面的评定还包括关节活动度，肌力的评定，协调功能评定以及原始反射与自动反应评定等方面。

2. **特殊感觉障碍评定**

（1）视觉评定：首先，临床粗查有无斜视、弱视、屈光不正等。进一步请眼科检查除外视觉的其他障碍，如视神经萎缩、先天畸形等，或视觉诱发电位客观检查。

（2）听觉评定：利用一般的声音反应动作来观察和检查，必要时客观测听——电反应测听或脑干听觉诱发电位检查。

3. **智能障碍的评定** 智力测验是评定智力水平的一种科学手段，是发育诊断的具体方法。智力评定所应用的是丹佛发育筛选测验（Denvor developmental sereening test, DDST）；诊断性测验可采用我国修定的格塞尔（Gesell）量表、韦氏儿童智力量表（WISC）、韦氏学龄前智力量表（WPPST）等。适应行为测试一般采用湖南医科大学附属第二医院的"适应行为量表"或婴儿-初中学生社会生活能力测试表，根据以上测试结果，结合智力低下的诊断标准，做出患儿智力水平的判断。

4. **言语功能障碍的评定** 评定时可采用根据汉语特点修定研制成的中国版S-S（sign-significance）检查法。另外，常见的障碍为"运动性构音障碍"，评定时可采用河北省人民医院康复中心修定的Frenchay构音障碍评定法。

5. **ADL能力评定** 由于儿童在各个年龄段的运动、认知等能力均不尽相同，难于用统一规定的ADL动作去评定不同年龄的日常生活活动能力。其评定方法有国际通用的"WEEFIM"和我国研制的"残疾患儿综合功能评定法"等。

（三）小儿脑瘫的康复

1. **康复的目的和原则：早期发现、早期康复治疗最重要** 小儿脑瘫康复治疗目的是针对致残因素造成的后果，除最大努力改善其躯体残疾

外,还要帮助他们获得作为家庭和社会一员而应具备的满意的心理、教育及社会环境适应能力,以达到生活自立、回归社会的目的。遵循如下原则:①早期发现、早期康复治疗,争取达到最理想效果;②康复治疗要与有效药物和必要手术相结合;③中西医结合,如中医针灸、按摩、中药等治疗;④康复治疗要与游戏玩耍相结合;⑤康复训练患儿的同时与训练家长相结合。

2. 康复的方法

（1）必要的药物和手术治疗

1）常用的药物:促进脑神经细胞代谢的药物;肌肉松弛药,如巴氯芬片;抗震颤麻痹药,如美多巴;抗胆碱能药,如苯海索;其他如抗癫药以及中药等。

2）手术治疗:发生继发障碍时,有时需做矫形手术,如常做肌腱延长、松解,选择性脊神经后根切断术,关节融合术等。手术目的主要是降低患儿的肌张力、纠正负重力线、改善四肢功能。

（2）运动疗法:小儿脑瘫主要是采用运动疗法中的易化技术,其代表方法有 Bobath 法,其次还有 Vojta 法,也称 Vojta 诱导疗法。

（3）作业疗法:训练目的是促进上肢功能的改善,加强手眼协调能力和手的精细动作,使患儿达到生活自理能力以及能接受教育的条件。具体包括:进食训练;穿脱衣训练;大小便训练;清洁等其他生活动作训练。

作业疗法除以上自理动作的训练外,还有不良姿势的改善、坐位平衡能力的训练、上肢的协调性与双手灵巧性等功能训练以及认知、语言能力提高的训练等。

（4）语言治疗:常做的治疗训练包括接受语言能力的训练,表达语言能力训练,构音障碍训练。

（5）心理治疗及教育康复:主要方法是首先对患儿心理进行评定,然后进行个别心理疗法、集体疗法、行为疗法、家庭疗法及其他文体音乐疗法等,循序渐进地、学用结合地加强正面教育,多给以鼓励,创造正常的心理环境。

（6）矫形器、拐杖、轮椅等助行器的应用:脑瘫患儿应用矫形器的目的是帮助患肢负重,保持良好肢位,起到局部稳定作用,预防和纠正肢体挛缩变形,辅助肢体功能,控制不随意运动等

作用。

（7）小儿脑瘫管理系统软件:应用于脑瘫患儿的诊断、康复测评、治疗及家庭指导,运用数据库技术对采集的数据进行定量分析,从而提供患儿主诉、功能障碍、康复目标、评价、治疗技术方法、家庭和环境因素等康复信息,辅助儿童康复治疗师进行康复决策,制订出优化的治疗方案。

（四）小儿脑性瘫痪康复评定与治疗难点

小儿脑性瘫痪是因各种致病因素所致的非进行性脑损伤综合征,这种损伤可发生在胚胎至新生儿整个过程中。主要表现为中枢性运动障碍和姿势异常,不但随年龄增长在临床症状上可有变化,短时间内症型间可发生相互转化,以至于临床表现变化多端。加之患儿年龄小,个别存在智能障碍,给康复评定造成很大困难。患儿年龄小,配合度差,肌肉痉挛、关节挛缩以及智力缺陷给康复治疗增添了很大难度。

七、运动神经元病康复评定与治疗难点

运动神经元病（motor neuron disease, MND）是指一组选择性累及脊髓前角细胞和脑干下部运动神经元及锥体束的慢性进行性神经系统疾病。临床上有两大类型:肌萎缩侧索硬化（amytrophic lateral sclerosis, ALS）；脊髓性肌萎缩症（spinal muscular atrophy, SMA）,其中还包括若干临床亚型。

（一）ALS 的康复评定和治疗

ALS 是进行性疾病,从四肢肌肉到呼吸肌出现萎缩无力,最后出现延髓麻痹症状。经过 3~5年,最后常因严重延髓麻痹而死亡。康复治疗的目的在于尽可能维持患者的日常生活能力,延长生存时间。

1. ALS 功能程度的评分包括下肢、上肢、言语、吞咽功能。

2. ALS 病程不同阶段的康复治疗　ALS 的病情发展根据 ADL 能力水平分为独立、部分独立和完全依赖 3 期。根据不同时期障碍特点,选择适宜的康复技术进行康复训练,以延缓障碍进一步发展。不同时期的心理干预以及轮椅和矫形器的使用也是必要的。

（二）SMA 的康复评定与治疗

SMA 的病变仅累及下运动神经元，以脊髓前角细胞支配的肌肉为主，也可累及脑神经运动核支配的肌肉，临床上常见的有两种类型：婴儿型进行性脊肌萎缩症和成年型进行性脊肌萎缩症。

1. SMA 的康复评定　SMA 的主要运动障碍是周围神经运动障碍。由于近端肌力下降，导致下肢的起立、步行障碍和上肢的上举动作障碍，进一步发生髋关节、膝关节和肩关节的挛缩，少数可有面肌、咬肌的肌力下降，舌肌萎缩，吞咽障碍。

2. SMA 的康复治疗　肌力下降初期可进行上下肢近端肌肉的自主运动及关节活动范围维持训练，因下肢肌力下降而步行困难，可用辅助支具或拐杖，使用拐杖必须要求肱三头肌维持一定的肌力，不然难以支撑。

（三）运动神经元病康复信念很重要

运动神经元病呈进行性发展，引发的各种障碍进行性加重，目前无特效治疗方法，即使全面康复和治疗也不能逆转病情转归。康复工作者和患者都应既对疾病性质有充分认识，又要坚定信心，坚持康复训练。

第三节　神经康复领域的研究热点

中枢神经系统损伤的高发及其产生的严重后果，给患者、家庭和社会带来了沉重的负担。近年来国内外众多学者对中枢神经系统损伤后的可塑性和神经康复技术进行了大量研究，取得了巨大的成绩。

一、中枢神经损伤康复基本理论研究

正常人的皮层代表区会因为训练和运动技巧的获得而发生修饰，类似的神经修饰同样也可由神经系统损伤所引发，同样的变化也可发生在脊髓和周围神经，神经系统这种可随环境改变而发生适应性变化的特性称为可塑性。

神经重塑主要通过以下途径：①突触的功能性改变；②神经细胞内蛋白合成和蛋白酶活性的变化；③通过改变突触形态或者特异性凋亡而产生新的解剖关联；④对于成年卒中患者，神经细胞能否再生仍不甚明确。

二、康复治疗新技术

传统康复技术如 Bobath、Brunnstrom、PNF、Vojta 等以神经生理为基础，例如易化和抑制等。诸多研究结果显示早期干预、复杂任务模式下有一定强度的训练而非针对残障本身的训练更有益于功能的恢复。

（1）减重步行训练和机器人辅助下步行训练：减重步行训练是利用悬吊装置不同程度地减少上身体重对下肢的负荷，使患者处于直立状态，可在治疗师的辅助下进行步行周期全套动作的练习。机器人辅助下步态训练：在减重步行基础上，严重偏瘫患者亦可进行训练；结合节拍器的使用更好地改善患者的异常步态。

（2）虚拟现实：虚拟现实技术为在人机交互的虚拟环境中，患者通过自主操控，可进行不同强度的运动训练并有实时反馈，可制定个性化的训练方案以促进肢体运动的恢复。

（3）强制性运动疗法：20 世纪 80 年代兴起一种新的康复治疗方法，用于改善脑卒中恢复期上肢运动功能。主要包括：限制患者健肢活动，强制性使用患肢并保证一定训练强度。

（4）镜像疗法：镜像疗法是指利用平面镜成像原理，将健侧活动的画面复制到患侧，患者双眼可在镜子中看到健侧肢体的活动，让患者想象患侧运动，通过视错觉、视觉反馈以及虚拟现实，结合康复训练项目而成的治疗手段。

（5）运动想象：指为了提高运动功能而反复进行的运动想象，没有任何运动输出，根据运动记忆在大脑中激活某一特定区域，从而达到提高运动功能的目的。

（6）音乐治疗：音乐治疗通过运用音乐艺术的感染力和震撼力，以及音乐的物理特性即频、调、振幅、强度和机械作用等，使患者接触音乐后产生一系列的心理、生理的变化，从而达到康复治疗的目的。

（7）重复经颅磁刺激 rTMS 和经颅直流电刺激 tDCS：重复经颅磁刺激（repetitive transcranial magnetic stimulation, rTMS）是在经颅磁刺激（TMS）基础上发展起来的神经科治疗技术，是指用适当频率、强度、时间刺激时，导致目标皮质兴奋性的短暂提高或降低，一般低频（≤1Hz）可降低皮质兴奋性，高频（>1Hz）可升高皮质兴奋性。目前广泛用于脑损伤后运动、语言、认知、吞咽等功能障碍，以及脑瘫的康复治疗中。

　　经颅直流电刺激（transcranial direct current stimulation, tDCS）是一种非侵入性的，利用恒定、低强度直流电（1~2mA）调节大脑皮层神经元活动的技术。目前，tDCS 技术在神经康复领域中的应用逐渐得到推广。研究发现，tDCS 对于脑卒中后肢体运动障碍、认知障碍、失语症以及老年痴呆、帕金森病及脊髓神经网络兴奋性的改变都有不同的治疗作用，是神经康复领域一项有发展前景的无创性脑刺激技术。

（张　通　赵　军　公维军）

参 考 文 献

［1］Jacobs KM, Donoghue JP.Reshaping the cortical map by unmasking latent intracortical connections.Science, 1991, 251: 944–947.

［2］纪树荣 . 康复医学 . 北京：高等教育出版社，2004.

［3］朱镛连，张浩，何静杰 . 神经康复医学 .2 版 . 北京：人民军医出版社，2010.

［4］张通 . 神经康复治疗学 . 北京：人民卫生出版社，2011.

［5］张通 . 中国脑卒中康复治疗指南 . 北京：人民卫生出版社，2012.

［6］张通，李丽林，毕胜，等 . 急性脑血管病三级康复治疗的前瞻性多中心随机对照研究 . 中华医学杂志，2004, 84（23）：1948–1954.

［7］张通，公维军 . 脑卒中早期康复的重要性 . 中国医学前沿杂志（电子版），2012, 4（4）：25–26.

［8］Barbro B, Johanss on BH.Brain plasticity and stroke rehabilitation.Stroke, 2003, 31: 223–230.

［9］Askim T, Bernhardt J, Løge AD, et al.Stroke patients do not need to be inactive in the first two–weeks after stroke: results from a stroke unit focused on early rehabilitation. Int J Stroke, 2012, 7（1）：25–31.

［10］Crizzle AM, Newhouse IJ.Is physical exercise beneficial for persons with Parkinson′s disease？ Clin J Sport Med, 2006, 16（5）：422–425.

［11］Lo CP, Chen SY, Chou MC, et al.Diffusion–tensor MR imaging for evaluation of the efficacy of hyperbaric oxygen therapy inpatients with delayed neuropsychiatric syndrome caused by carbon monoxide inhalation.Europ J Neurology, 2007, 14（7）：777–782.

［12］Bendixen RM, Senesac C, Lott DJ, et al.Participation and quality of life in children with Duchenne muscular dystrophy using the International Classification of Functioning, Disability, and Health.Health Qual Life Outcomes, 2012, 10: 43.

［13］Dietz V.Body weight supported gait training: from laboratory to clinical setting.Brain Res Bull, 2009, 78: 1–11.

［14］徐丽丽，吴毅 . 虚拟现实技术在脑卒中患者手功能康复中的应用 . 中华物理医学与康复杂志，2007, 29（2）：136–138.

［15］Miltner WH, Bauder H, Sommer M.Efects of constraint-induced movement therapy on patients with chronic motor defeits after stroke: a replieation.Stroke, 1999, 3: 586–592.

［16］Ramachandran VS, Altschuler EL.The use of visual feedback, in particular mirror visual feedback, in restoring brain function.Brain, 2009, 132（7）：1693–1710.

［17］PageSJ, LevineP, LeonardA.Mental practiceinchronicstroke: Results of a randomized placebo–contralled trial.Stroke, 2007, 38（4）：1293–1297.

［18］Kims J, Koh I.The fects of music on pain perception of stroke Patients during upper extremity joint exercises.J Music Ther, 2005, 42（1）：81–92.

［19］中华医学会神经病学分会，中华医学会神经病学分会神经康复学组，中华医学会神经病学分会脑血管病学组 . 中国脑卒中早期康复治疗指南 . 中华神经科杂志，2017, 50（6）：405–412.

［20］张通 . 中国卒中康复管理指南 –2019 中国脑血管病临床管理指南 . 北京：人民卫生出版社，2019.

第四十一章　缺血性卒中血管内治疗

第一节　脑血管狭窄：缺血性卒中的元凶之一

卒中已经成为了全世界范围内发病率、复发率、致残率及致死率最高的慢病之一，尤其是在我国。2008年《中国第三次回顾性死因抽查调查报告》（图10-41-1）显示，卒中导致的死亡超过了恶性肿瘤、呼吸系统疾病及缺血性心脏病，位居死因第一位；而且我国卒中的发病率及患病率高居世界之首。所以，缺血性卒中的防治成为了各国政府，尤其是我国政府关心的问题。

各种原因导致的脑血管狭窄，是缺血性卒中的元凶之一。在众多的脑血管狭窄病因中，动脉粥样硬化是脑血管狭窄的重要原因。

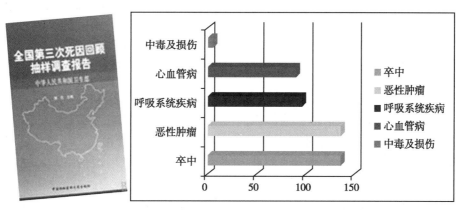

图10-41-1　中国第三次回顾性死因抽查调查报告

关于脑血管狭窄与缺血性卒中发生的关系，最著名的研究是北美症状性颈动脉狭窄颈内动脉内膜剥离术的研究（the North American Symptomatic Carotid Endarterectomy Trial, NASCET）。研究发现，颈动脉狭窄程度≥70%时，即使采取标准的内科治疗，年卒中发生率也高达20%~33%，明显高于普通人群的年卒中发生率，而且随着狭窄程度的增加年卒中发生率也明显增加（图10-41-2）。同样颅内动脉狭窄也可以导致高的卒中发生率。美国国立卫生研究院的研究证实，颅内动脉粥样硬化患者相关血管供血区梗死发病后第1年缺血性卒中的复发率至少为11%。颈内动脉颅内段动脉粥样硬化患者年同侧卒中风险为3.1%~8.1%；大脑中动脉动脉粥样硬化患者年同侧卒中率约为4.7%；而椎基底动脉系统粥样硬化的年卒中发生率为0~8.7%。上述3种动脉粥样硬化患者的卒中相关性年病死率分别为9.5%~17.5%、3.3%~7.7%和6.1%~9.7%。一项不同颅内动脉狭窄程度与卒中关系的研究发现，颅内动脉狭窄≥70%有更高的卒中复发风险（图10-41-3）。

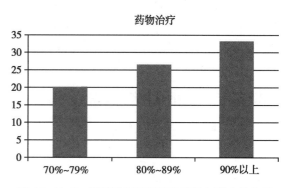

图10-41-2　颈动脉不同程度狭窄的年卒中发生率

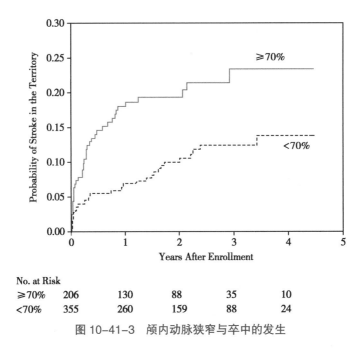

图 10-41-3 颅内动脉狭窄与卒中的发生

脑血管狭窄可以通过以下机制导致卒中的发生：①狭窄造成低灌注，当狭窄程度较高时，侧支循环代偿不良，远端血流降低，此时脑血管自动调节功能使血管反射性扩张，同时脑实质也会主动增加从血液中吸取氧气量，以维持脑正常代谢功能，一旦这种代偿不能维持脑的代谢需求就会发生卒中；②斑块破裂引起狭窄部位血栓形成，原来存在的斑块破裂，粗糙的斑块内面、大的脂质核心及斑块内出血等，都是形成血栓的促进因素；③斑块部位栓子脱落造成远端栓塞，破裂的斑块内容物或斑块部位的血栓都可脱落成为栓子栓塞远端血管；④斑块部位小的穿支动脉闭塞，尤其是在大脑中动脉及基底动脉，容易出现穿支闭塞事件。其他如 Willis 环附近发出很多中央支动脉供应脑深部结构，如丘脑、基底核等，也是穿支事件的好发部位。

脑血管狭窄有高的卒中发生及复发的风险，因此脑血管狭窄的防治成为了神经病学界研究的热点及重点问题。本章内容包括颅内动脉和颅外动脉狭窄。

第二节　如何诊断脑血管狭窄：脑血管狭窄的筛查

既然脑血管狭窄是卒中的元凶之一，及早诊断脑血管狭窄就非常重要。脑血管狭窄的诊断除

了根据患者的临床表现及体格检查以外，影像技术等辅助检查是诊断脑血管狭窄的重要手段。

一、脑实质影像学 CT/MRI 检查：颅内外动脉狭窄的间接证据

脑实质影像表现可以给我们提供颅内外动脉狭窄的间接证据，主要有以下的表现：

1. **内分水岭梗死**　可以提示颈内动脉的狭窄（含颈内动脉颅内段）或大脑中动脉的狭窄（如图 10-41-4 示的内分水岭梗死，进一步的检查发现为同侧大脑中动脉的严重狭窄）。

2. **前分水岭梗死**　提示有颈内动脉的（含颈内动脉颅内段）狭窄。

3. **后分水岭梗死**　提示有前后循环的颅内或 / 和颅外段的狭窄（图 10-41-5 示左侧大脑中动脉及同侧椎动脉起始部狭窄导致的后分水岭梗死）。

4. **皮层白质交接区的腔隙性梗死**　除了有小血管病变导致，也可以提示大血管动脉粥样硬化（狭窄）斑块脱落导致的腔隙性梗死（图 10-41-6）。

5. **大脑中动脉供血区的腔隙性梗死**（图10-41-7）除了小血管病变导致，也可以提示大脑中动脉斑块导致穿支闭塞所致。

所以在临床上要特别注意"腔隙性梗死"真正代表的血管病变的意义，临床上应该严格加以区分并进行相应的检查及处理。

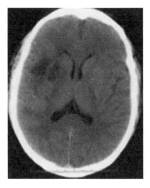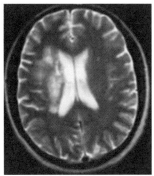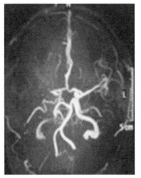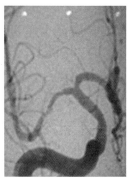

图 10-41-4 内分水岭梗死

CT/MRI 提示右侧脑梗死, MRA 提示右侧大脑中动脉闭塞, DSA 全脑血管造影提示右侧大脑中动脉 M1 段 70% 狭窄

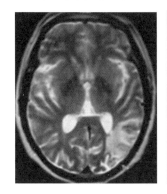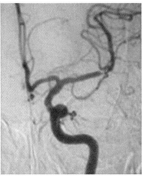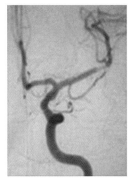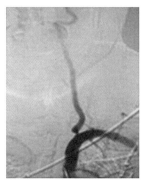

图 10-41-5 左侧后分水岭脑梗死

DSA 全脑血管造影提示左侧大脑中动脉 M2 段 85% 狭窄及左侧椎动脉起始部 90% 狭窄

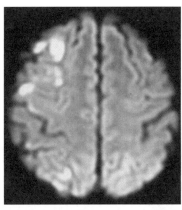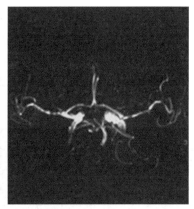

图 10-41-6 皮质、白质交接区腔隙性梗死

MRI 提示右侧皮质、白质交接区的腔隙性脑梗死, MRA 提示为同侧大脑中动脉的严重狭窄

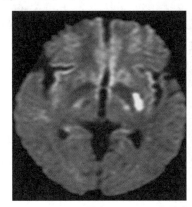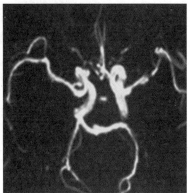

图 10-41-7 大脑中动脉供血区腔隙性梗死

MRI 左侧大脑中动脉供血区的腔隙性脑梗死, MRA 提示同侧大脑中动脉的严重狭窄

二、经颅多普勒检查

经颅多普勒（transcranial Doppler, TCD）超声波检查（2MHz探头）为颅内动脉狭窄的敏感性检查，由于其无创、操作简单且经济，被广泛应用于颅内血管狭窄的筛选，尤其对大脑中动脉狭窄的诊断有高的敏感性。

1. 狭窄段的血流速度增加，是判断动脉狭窄程度的敏感指标。

1）轻度狭窄（50%以下）：Vs 140~170cm/s（60岁以下），120~150cm/s（60岁以上）。

2）中度狭窄（50%~69%）：Vs 170~230cm/s。

3）高度狭窄（70%~99%）：Vs>230cm/s。

4）闭塞：无血流信号。

椎、基底动脉及颈内动脉颅内段目前尚缺乏敏感、特异的标准。

一些学者应用TCD检测大脑中动脉流速，对狭窄程度进行了分级：

Rother（1994）分级：①Ⅰ级，PSV 140~209cm/s；②Ⅱ级，PSV 210~280cm/s；③Ⅲ级，PSV>280cm/s

Sliwka（1997）分级：①轻度，PSV 140~180cm/s；②中度，PSV 181~220cm/s；③重度，PSV>221cm/s

2. 狭窄远端的血流速度降低　脑动脉轻度狭窄时，狭窄远端的血流速度无明显变化。当重度狭窄时，由于狭窄远端横截面积的迅速增加，血流突然减速。

3. 侧支循环的血流变化　表现为参与代偿的血管血流速度增加，或出现反向血流。

4. 频谱图形异常　有两种异常频谱。一为频谱充填伴频谱紊乱，二是位于基线两侧对称性分布的杂音频谱，即涡流或湍流。两者可同时出现。

5. 血管杂音　有明显狭窄的病例，通过扬声器可闻及血管杂音，包括噪音性杂音和乐音性杂音。杂音的强度取决于管腔狭窄的程度。

三、CT 血管成像

CT 血管成像（CT angiography, CTA）主要用于了解颈动脉系统颅内段有无狭窄、钙化斑块及其程度、范围。对于怀疑有脑血管狭窄的患者，常将TCD作为一线检查方法，如不能肯定，CTA检查是一种很好的补充。CTA可以精确地显示血管腔的直径。可以最大限度地区分血管壁、管腔和软组织或钙化斑块。CTA检查因无磁效应，常常用于支架植入术前、术后的对比。

利用CT灌注成像联合CTA（图10-41-8），根据患者血流动力学改变和血管情况评价脑血流代偿能力，能比较准确的判断脑血管狭窄导致的供血区血液供应情况，对临床治疗决策的选择有一定的指导意义，同时可以作为支架治疗前后治疗效果评价的重要指标。

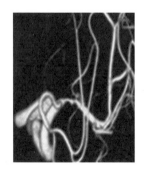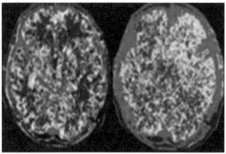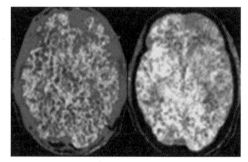

图 10-41-8　CT 灌注成像联合 CTA

CTA 提示左侧大脑中动脉狭窄 90%，CTP（CT perfusion）见左侧额叶及颞叶大脑中动脉分布区 CBF（cerebral blood flow）下降、CBV（cerebral blood volume）升高，MTT（mean transit time）和 TTP（time to peak）易见明显延长

四、磁共振血管成像

1. 磁共振血管成像（magnetic resonance angiography, MRA）　无需对比剂，主要依靠血液的流动性即可进行血管成像，是一种无创的检查方法。且观察范围明显比CTA大，可从主动脉弓至颅内脑血管。主要技术包括：①二维（2D）和三维（3D）的时间飞跃法（time of flight, TOF）；②2D 和 3D 的相位对比法（phase contrast, PC）；③"黑血"技术（black blood, BB）。最常用的方法是TOF法，3D-TOF可以从任意视角观察脑血管的走行、分布及一级分支血管的狭窄情况。此

技术成像速度快,克服了运动伪影造成的信号丢失,空间分辨率高,可以鉴别血管严重狭窄与闭塞性病变,也可以观察血管迂曲性病变。

2. 增强 MRA 的方法明显优于常规 MRA,它速度更快、清晰度更高。它的成像质量与血管造影已非常接近。

五、数字减影血管造影

数字减影血管造影(digital subtraction angiography,DSA)是一种有创检查方法,传统上是评价脑血管的"金标准"。它是有创检查、非首选检查方法。当 CDUS(color doppler ultrasound)、CTA、TCD 和 MRA 等检查怀疑脑血管有狭窄(特别是颅内脑血管狭窄)时,为明确诊断,导管造影是必需的(图 10-41-9)。此种检查有很好的时间及空间分辨率,可以动态、全面地观察脑血管的血流情况、变异情况、侧支代偿情况、Willis 环情况和计算狭窄率。

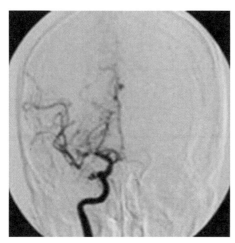
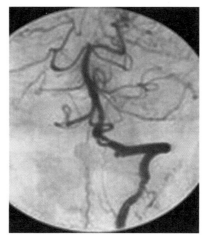

图 10-41-9 DSA 全脑血管造影
提示左侧大脑中动脉 90% 狭窄,右图提示左侧椎动脉 90% 狭窄

1. **适应证** 无创检查无法确定的脑血管狭窄,但临床高度怀疑的患者;欲行介入治疗和外科手术治疗的患者。

2. **禁忌证** 此种检查无绝对禁忌证,但对有严重出血倾向、碘过敏、严重心肺功能不全而不能平卧、肾功能不全等患者要慎重。

六、颅内动脉狭窄各种辅助检查的比较及评价

见表 10-41-1。

表 10-41-1 各种辅助检查的比较

	TCD	MRA	DSA
敏感性	86%	94%	金标准
特异性	90%	86%	金标准
花费	低	高	高
绝对及相对禁忌	无	金属植入,幽闭恐怖症	肾功能不全;路径血管条件差;严重心肺功能不全
卒中的危险性	0	0	1%

七、颅内动脉狭窄的分型

目前最为常用的是 Mori 分型,其他的还有国内天坛医院学者姜卫剑提出的 LMA 分型。

1. **Mori 分型** 最早由学者 Mori T 根据血管病变解剖特征(狭窄长度、是否偏心及成角)提出,主要分为 A、B 及 C 三型:

A 型病变:狭窄部位同心性或轻度偏心性狭窄,长度 <5mm;

B 型病变:狭窄偏心性狭窄,长度 5~10mm,或闭塞,但时间 <3 个月;

C 型病变:狭窄长度 >10mm,血管明显扭曲,或闭塞其时间≥3 个月。

Mori 分型的临床意义:有助于选择合适的患者进行血管内治疗。Mori 等的资料表明,对 A、B、C 型病变进行血管成形治疗时,卒中发生率分别为 8%、26% 和 87%,1 年再狭窄率分别为 0.33%、36% 和 87%,因此,A 型病变是血管成形最合适的类型。

2. **天坛医院的 LMA 分型** 由天坛医院姜

卫剑等提出。LMA分型包含3个方面的内容：即部位分型(location,L)、靶病变的形态学分型(morphology,M)和径路分型(access,A),简称为LMA分型。

（1）部位分型(location,L)：是否分叉处病变是部位分型关注的重点。①N型病变：非分叉处病变；②A型、B型：分别代表分叉前、后病变；③C型：为跨分叉病变,但边支动脉无狭窄；④D型：为跨分叉病变,边支动脉有狭窄；⑤E型：为边支动脉开口部狭窄；⑥F型：是分叉前狭窄合并边支狭窄。

（2）靶病变的形态学分型(morphology,M)：参照ACC/AHA(American College of Cardiology/American Heart Association)冠脉病变分型和Mori等人的颅内动脉病变分型。①A型病变：长度<5mm,同心性或适度偏心性的光滑性狭窄；②B型病变：长度5~10mm,偏心性或成角性(>45°)狭窄,或不规则性狭窄,或时间短于3个月的闭塞；③C型病变：长度>10mm,或成角性(>90°)狭窄,或狭窄周围有许多细小新生血管,或时间超过3个月的闭塞。

（3）径路分型(access,A)：对导引导管到靶病变之间的径路进行分型。①Ⅰ型径路：适度迂曲；②Ⅱ型径路：较严重的迂曲；③Ⅲ型径路：严重迂曲。

LMA分型的意义：①部位分型有助于决定内支架的放置位置和选择内支架,及是否采用边支保护技术来减少分支闭塞的并发症。对于D型、C型和F型应选择释放压较小的支架；②形态学分型有助于预测手术危险性和支架远期开通情况。C型病变的手术风险较大,远期开通率较差；③径路分型有助于预测支架成形术的成功率。Ⅰ型径路：支架几乎都能到达靶血管；Ⅲ型径路,则有一定的困难。

第三节 脑血管狭窄治疗的发展

一、颅外颈动脉狭窄治疗的发展历程：从颈内动脉内膜剥离术到颈动脉支架置入术

颈动脉狭窄的颈内动脉内膜剥离术(carotid endarterectomy,CEA)治疗最早是由前美国著名神经病学家Charles Miller Fisher在1951年提出,

他首先提出了CEA可以预防TIA/卒中的设想。1953年Michael E.DeBakey首次为颈内动脉完全闭塞的患者行CEA并成功重建了血流,从此以后颈动脉狭窄的CEA治疗迅猛发展起来,迄今CEA已经有60多年的历史。

CEA实施以后人们一直想知道是否颈动脉狭窄的患者能从CEA中获益？颈动脉狭窄CEA治疗就真的比内科治疗更好？

为了回答上述问题,国际上进行了多项多中心的随机对照研究,比较颈动脉狭窄患者内科治疗与CEA治疗的差异,其中最著名的研究是NASCET。在NASCET研究中,对于颈动脉狭窄程度为70%~99%的有症状患者,CEA将卒中复发绝对风险率降低17%,CEA术后2年累积同侧卒中复发发生率为9%,而内科治疗组为26%,提示CEA明显优于内科治疗（图10-41-10）。同样对于严重或致死性同侧卒中,CEA组和内科治疗组2年累积发生率分别为2.5%和13.1%,同样也显示出严重颈动脉狭窄CEA治疗的优越性。

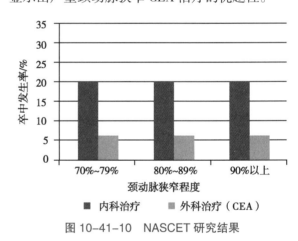

图 10-41-10 NASCET 研究结果

不同狭窄程度内科治疗与手术治疗同侧卒中的差异。在症状性重度颈动脉狭窄（70%~99%）患者,CEA将复发绝对风险率降低17%。CEA术后2年累积同侧卒中的发生率为9%,而内科治疗组为26%。

同样ECST(European Carotid Surgery Trial)的研究结果也支持颈动脉狭窄程度为70%~99%的有症状患者接受CEA治疗比内科治疗更好。CEA组3年同侧卒中事件的发生率为2.8%,单纯内科治疗组为16.8%。致残或致死性卒中以及手术死亡的3年累积发生率,手术组和内科治疗组分别为6.0%和11.0%,手术组同样明显优于内科

治疗组。正因为 CEA 的优越性,奠定了 CEA 作为治疗颈动脉狭窄治疗的"金标准"的地位,在欧美国家 CEA 大量的开展,仅美国每年就有 10 万人接受 CEA 治疗。

但是由于 CEA 治疗的高颅神经损伤、心肌梗死发生率及高危人群的相对禁忌等弊端,促使人们想到是否有比 CEA 更好或可以替代的治疗方法? 人们首先想到在 20 世纪 70 年代初就开始蓬勃发展的血管内治疗。提到血管内治疗,我们不得不提的一位先驱,一位年轻的德国人 Werner Fossmann,1929 年经过长期在尸体上试验积累的经验,应用极其原始的工具:镜子作为我们今天的显示屏,用导尿管作为今天的导管,将一根长 65cm 的导尿管经过贵要静脉插入右心房,获得了血管内介入的初步人体试验。尽管由于他的"愚蠢与鲁莽"离开了一家又一家的医院,Werner Fossmann 只要有机会就从来不放弃自己"愚蠢与鲁莽",反复进行试验,难能可贵的是这些"愚蠢与鲁莽"的试验绝大部分是在他自己身上完成的。由于他的"愚蠢与鲁莽"才有了以后心导管技术的进一步发展。他的"愚蠢与鲁莽"也使得他在 1956 年获得了诺贝尔生理学或医学奖。血管内治疗在心脏科已经是非常成熟、安全的治疗,以其微创及安全性被广大的患者及医务工作者所接受。那么神经科医生能否像心脏科医生一样用支架 / 球囊成形治疗颈动脉狭窄呢?

20 世纪 80 年代末,Mathias 等率先开展颈动脉狭窄病变支架成形术的治疗。以后随着技术的改进和新材料的不断涌现,颈动脉狭窄的颈动脉支架置入术(carotid artery stenting,CAS)治疗在 20 世纪 80 年代末、90 年代初在国外逐步发展壮大起来。但 CAS 是否就比作为颈动脉狭窄治疗的"金标准"CEA 优越呢?

2003 年,Wholey 等首先回顾性总结了全球 53 个医疗中心开展 CAS 的现状,患者总数达 11 243 例,技术成功率达到 98.9%。CAS 术中和围术期 30 天的并发症:TIA 为 3.07%,小卒中(minor stroke)为 2.14%,大卒中(major stroke)为 1.20%,与手术有关的死亡率为 0.64%,总并发症为 3.98%。与手术无关的死亡率为 0.77%,卒中 / 死亡率总发生率为 4.75%。这个结果似乎还能让人接受。

但是,此后 CEA 与 CAS 头对头的临床研究结果令人沮丧。2010 年的一项比较 CAS 与 CEA 的荟萃分析研究结果显示,CAS 除在颅神经损伤及心肌梗死发生率上优于 CEA 外,CAS 在其他终点事件(卒中预防、围手术期卒中 / 死亡)上并不优于 CEA,其 30 天的死亡及卒中比 CEA 更高。是什么导致了这样的结果?

同样在 2010 年,一个划时代的里程碑式的研究 CREST(Carotid revascula-rization endarterectomy vs stenting trial)结果公布了,该研究摒弃了既往研究的弊端,是多中心、应用盲法判断终点事件的随机对照研究,所有参与研究的医生资质有严格界定,入组患者随访 2.5 年。在转归方面:CAS 与 CEA 的主要复合终点事件(脑卒中、死亡及心肌梗死)分别为 7.20% 和 6.80%(p=0.510)(图 10-41-11)。该研究第一次证明了 CAS 是颈动脉狭窄治疗又一安全有效的选择,第一次证明了仅有 10 多年发展史的 CAS 并不比 60 多年发展史的 CEA 差。我们有理由相信,随着时间推移,CAS 仍然将进一步的发展和完善。

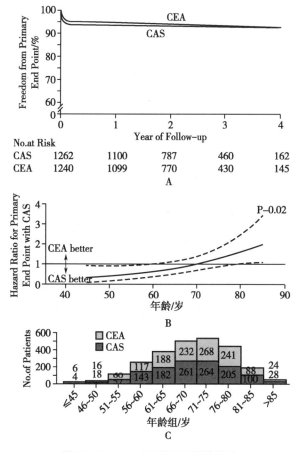

图 10-41-11 CREST 研究的结果

随后发表的无症状颈动脉 CAS 与 CEA 的随机对照试验（Randomized Trial of Stent versus Surgery for Asymptomatic carotid stenosis，ACT-I）

也证明了对无症状颈动脉狭窄患者，CAS 与 CEA 是同等安全有效的（图 10-41-12）。

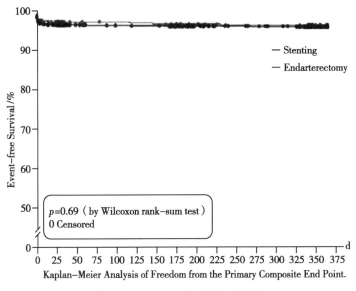

图 10-41-12 ACT-I 的主要结果

二、颅内动脉狭窄的治疗：让人欢喜让人忧的艰难选择

与颈动脉狭窄的治疗一样，颅内动脉狭窄的治疗也包括了内科治疗、外科治疗及支架治疗三种方式。

1. 外科治疗 主要是颅内外动脉搭桥手术。最早的颅内、外动脉的搭桥手术（BY-PASS）与药物对比治疗颅内动脉狭窄的研究（1985 年），由于安全性问题未被大家接受。但是随着外科手术尤其是显微外科手术的发展，颅内外动脉搭桥手术治疗颅内动脉狭窄的安全性及疗效有待进一步研究。

2. 内科治疗 颅内动脉粥样硬化狭窄的抗栓治疗研究，最著名的要算 WASID（Warfarin and aspirin for symptomatic intracranial arterial disease）研究，该研究对症状性颅内动脉狭窄的患者随机给予阿司匹林或华法林治疗。华法林治疗组在平均 14.7 个月随访期内严重卒中或病死率为 8.4%；阿司匹林治疗组在平均 19.3 个月随访期内严重卒中或病死率为 18.1%，其中 9% 的卒中发生在狭窄动脉责任供血区。首期的 WASID 研究是回顾性，而且治疗非标准化，所以在 1998 年始，进行了 WASID 的二期研究。WASID 的二期研究是在

一期研究的基础上设计的，入组患者的标准是：DSA 证明的症状性（小卒中或 TIA 的患者）颅内动脉狭窄≥50% 的患者随机分为阿司匹林治疗组及华法林治疗组。抗血小板聚集治疗使用阿司匹林 1 300mg/d，抗凝治疗使用华法林维持 INR 在 2~3 之间。主要的终点事件包括缺血性卒中、脑出血或非卒中性血管原因导致的死亡。结果发现，两个治疗组主要终点事件的发生率没有差异（阿司匹林 22.1%，华法林 21.8%，风险比值 1.04，95%CI 0.73~1.48，p=0.83）。相对阿司匹林组，华法林组不良后果发生率更高（死亡 9.7% vs 4.3%，出血 8.3% vs 3.2%，心肌梗死或猝死 7.3% vs 2.9%）。考虑到安全性问题，该研究在 2003 年提前终止。WASID 研究者总结研究结果时提到：颅内血管狭窄是一个高风险疾病，临床需要选取一种安全的治疗方法；就内科治疗而言，抗血小板聚集治疗比抗凝治疗有更好的安全性。其他的选择包括危险因素的积极控制及颅内血管成形或支架治疗。

3. 血管介入治疗 症状性颅内动脉狭窄的 PTA（percutaneous transluminal angioplasty）治疗始于 1980 年，应用冠状动脉支架治疗颅内动脉狭窄始于 1996 年。近 10 余年，作为内科药物干预无效的症状性颅内动脉狭窄的重要治疗手

段,PTA 的临床应用日渐广泛。来自欧洲 12 个中心的有症状的颅内动脉粥样硬化性狭窄 >50% 的 45 例患者接受了 Wingspan 支架血管内成形术。在这些病例中,95% 曾有卒中史,29% 曾有短暂性脑缺血发作病史。98%(44/45)成功地进行了狭窄处的血管重建和支架置入。30 天时死亡或同侧卒中的总发生率是 4.5%(2/44),6 个月时死亡或同侧卒中的总发生率是 7.1%(3/42),而 6 个月时因各种原因所致卒中的发生率是 9.5%(4/42)。2005 年,基于以上数据,美国 FDA 同意 Wingspan 支架用于治疗颅内动脉狭窄 >50% 且药物难以控制的有症状的患者。这种支架的应用在欧洲也得到了批准。Wingspan 支架系统成为第一个美国 FDA 通过的、专门应用于颅内动脉狭窄治疗的支架,而在既往的治疗中应用的支架多为冠脉支架。2008 年我国 SFDA 也通过了一个专用于颅内动脉狭窄治疗的支架(APOLLO 支架),该支架是一个球囊扩张式支架,而 Wingspan 支架是一种自膨式支架。

2007 年,一个由 4 个脑血管病治疗中心组成的协会发表了一项关于 78 例患者的研究,这 78 例患者共有 82 处症状性的腔内狭窄 ≥50% 的颅内动脉狭窄,并都接受了 Wingspan 颅内支架治疗。技术成功率 98.8%。在 30 天时同侧卒中和死亡总的发生率是 4.5%。短期随访后,10.2% 的患者在接受治疗血管的供血区出现了症状性再狭窄。研究者认为,应用 Wingspan 支架的血管成形术是一种安全、可行的治疗方法。

尽管多中心非对照研究证实颅内动脉狭窄支架治疗的安全性及疗效,但由于缺乏大型临床随机对照研究证据,支架与内科药物治疗症状性颅内动脉狭窄孰优孰劣尚无定论。在此背景之下,始于 2008 年 11 月,由美国 NIH(National Institutes of Health)资助的颅内动脉狭窄支架术与强化内科药物治疗预防卒中复发的随机对照研究(stenting versus aggressive medical management for preventing recurrent stroke in intracranial stenosis,SAMMPRIS)备受瞩目。为验证支架治疗较强化药物治疗颅内动脉狭窄有更低的卒中复发率这一假设,预期入组 764 例患者。令人意外的是,由于超乎预料的术后 30 天内卒中和死亡发生率(14.7% vs 5.8%),使得 SAMMPRIS 研

究未能验证其研究假设。该研究学术委员会出于安全性考虑,提前终止了 SAMMPRIS 研究。这一研究结果给颅内动脉狭窄的支架置入治疗的 PTA 治疗宣判了"死刑"。而几乎在同期由国内多位学者报道了单一中心使用 Wingspan 支架系统治疗颅内动脉粥样硬化性狭窄的短期疗效结果,其术后 30 天内卒中及死亡率为 5.7%,远低于 SAMMPRIS 研究结果。国内缪中荣教授组织的多中心症状性颅内动脉狭窄支架植入治疗的研究(该研究由手术者根据患者病变、路径自主选择自膨式或者球囊扩张式支架),发现 30 天卒中/死亡的发生率仅有 4.3%。2019 年新近发布的 WEAVE 研究,用 Wingspan 支架系统治疗内科治疗无效的颅内动脉粥样硬化性重度狭窄,结果 72 小时内卒中/死亡的发生率仅有 2.6%。

鉴于目前的研究,对于有卒中高发率的颅内动脉狭窄,内科治疗、外科治疗或血管内治疗都没有令人满意的效果,颅内动脉狭窄的治疗成为了人们艰难的选择。也是鉴于目前的研究及证据水平,国际指南,如美国 AHA 的指南也只能做出非常令人尴尬的推荐:对于症状性颅内动脉狭窄,在严格内科治疗无效的情况下,如中心围手术期的并发症能小于 6%,可以尝试血管内支架置入治疗。那么人们肯定要问,什么是"严格内科治疗无效"? 对于颅内动脉狭窄的患者,我们一定要等到患者发生了严重的卒中瘫痪卧病在床时才考虑进行血管内治疗吗?

SAMMPRIS 研究是否就真正宣判了颅内动脉支架在治疗颅内动脉狭窄的"死刑"呢? SAMMPRIS 的研究设计是否存在瑕疵而导致了令人失望的结果? 尤其是中国的学者对 SAMMPRIS 研究提出了质疑,主要的质疑集中在以下几个方面:

(1)研究对象的纳入标准是否合适:美国 FDA 批准 Wingspan 支架作为人道主义豁免器械可用于治疗药物干预无效的症状性颅内动脉狭窄(狭窄程度 >50%),SAMMPRIS 研究将纳入标准修订为狭窄程度 70%~99% 的症状性颅内动脉狭窄。根据推断,SAMMPRIS 研究中支架治疗组 35% 的患者在截至入组时未接受抗栓治疗,在这部分患者中可能会存在药物治疗有效者,按研究的标准不应接受支架治疗。众所周知,症状性

颅内动脉狭窄预后除与狭窄程度相关外,也与侧支代偿好坏相关,对于狭窄程度重(特别是大脑中动脉狭窄合并 Willis 环不完整的椎基底动脉狭窄)的药物治疗有效者,必定存在较好的侧支代偿,对这部分人群实施支架治疗是徒劳且增加了支架治疗的风险。此外,SAMMPRIS 研究没有为患者进行灌注成像的筛选,我们知道只有血管狭窄导致低灌注才能从支架治疗中得到最大获益,而那些栓塞甚至是穿支事件的患者也入选研究可能会致围手术期的卒中;此外,患者的血管分型,如果是 Mori C 型的患者肯定有很高的手术并发症,是不能从手术中获益的,SAMMPRIS 研究并没有将这部分患者排除。

(2)研究对象的排除标准是否合适:SAMMPRIS 研究没有将严重的治疗路径迂曲作为排除标准,支架治疗组中 15 例患者(6.7%)未能置入支架,推测与入路困难有关。而 33 例并发症患者也可能包含入路困难引发的事件,未考虑入路问题也会在一定程度上影响研究的结局。

(3)参与研究的神经介入医师是否有足够的经验实施支架治疗:根据研究流程,具备颅内动脉支架操作经验(包括使用球囊扩张式支架治疗颅内动脉狭窄和自膨式支架治疗动脉瘤)或者球囊扩张术治疗颅内动脉狭窄经验 20 例以上者(至少使用 3 例以上 Wingspan 系统),即可申请参与研究。而在颈动脉内膜剥脱术与支架术治疗随机对照研究(CREST 研究)中,参与的医师要求至少有 20 例以上颈动脉支架术的经验,还需经过进一步培训(再完成 5~20 例操作)后方可最终获得参与研究资质。此外,在 29 个月的研究时间内,50 个中心平均每年实施病例不超过 2 例,每个中心如此少的 PTA 病例数,使得前期经验就很少的神经介入医师不可能在试验后期有大幅度的经验提升。12 个高患者容量中心平均实施支架治疗病例数 9.3 例,38 个低患者容量中心平均实施支架治疗病例数 2.9 例,从这些数据推断,在高容量中心工作的医师也未必会比在低流量中心的医师有更多的治疗经验。所以看到高容量中心与低容量中心 30 天内的卒中及死亡发生率无差别(13.5% vs 14.7%,p=0.77)时也不会感到意外。鉴于颅内动脉治疗路径迂曲、血管直径细和穿支血管多,实施支架治疗颅内动脉狭窄需要更多的临床经验。不难看出 SAMMPRIS 研究对实施 PTA 的神经介入医师资质要求的门槛过低。

(4)支架治疗组至少 35% 患者接受 600mg 氯吡格雷顿服治疗是否合适:按研究设计,入选支架治疗组患者入组后 3 个工作日内须接受治疗,如术前未能服满 5 天氯吡格雷(75mg/d),需在术前 6~24 小时内顿服氯吡格雷 600mg。推断支架置入组至少 35% 患者接受了 600mg 氯吡格雷顿服治疗。在氯吡格雷 600mg 顿服法在卒中急性期人群中应用的安全性仍然不详的情况下,我们对该方案是否有增加脑实质出血可能性存在疑惑(支架治疗组术后 30 天内高灌注所致脑出血发生率为 2.3%,而既往研究为 0.4%~1.2%)。

(5)其他的质疑还有手术器械选择、手术者的手术方式等等。

所以,颅内动脉狭窄的治疗目前仍然是一个综合治疗。中国的学者在质疑 SAMMPRIS 研究结果的同时,没有放弃自己的责任,在国家科技部十二五科技支撑项目资助下,2013 年启动了我国的"SAMMPRIS 研究",我们期待着研究的结果。

三、椎动脉开口狭窄的血管内治疗:一个被忽略的问题

上面我们叙述了关于脑血管狭窄最常见部位颈动脉狭窄及颅内动脉狭窄的治疗,另外一个脑血管常见部位的狭窄:椎动脉开口狭窄(vertebral artery origin stenosis, VAOS)的治疗却成为了被人们遗忘的问题。这主要是因为脑血管后循环缺血性卒中的发生率远远低于前循环的发生率,且应用常规超声检查对 VAOS 诊断的阳性率及敏感性低。VAOS 所导致的基底动脉闭塞或者基底动脉流域区低灌注的脑梗死,有更加不良的预后。

占缺血性卒中 25%~40% 的后循环卒中很少受到人们的关注,而椎动脉起始部狭窄(VAOS)是一个常见的、被低估的后循环卒中的原因。VAOS 在接受血管评估的各种人群中非常常见。最早的后循环缺血与 VAOS 的研究发表在 1968 年,Hass WK 对 3 788 例卒中患者的血管造影评估发现,颅外椎动脉狭窄发生率(主要为椎动脉起始部狭窄)仅次于颈动脉分叉部位的狭窄发生率,颅外椎动脉狭窄可以解释至少 9% 的缺血性卒中。两项对有心血管病危险因素患者的尸

检和血管造影检查研究发现,50% 的患者有椎动脉起始部的狭窄或者闭塞。用新英格兰后循环缺血登记数据提示的年发病率测算,美国每年有 1 万~2 万的卒中患者是由椎动脉开口狭窄导致的。

VAOS 与后循环缺血明显相关,在后循环缺血性卒中或 TIA 的患者中,有近 25% 的患者有椎动脉或基底动脉≥50% 的狭窄。MC Thompson 的关于椎动脉起始部狭窄自然史研究(图 10-41-13)发现,椎动脉起始部狭窄的发生与年龄没有明显的关系,有椎动脉起始部狭窄的患者出现 VBI(vertebrobasilar insufficiency)是没有椎动脉起始

部狭窄患者的 1.6 倍,发生后循环卒中是没有椎动脉狭窄的 1.7 倍。有椎动脉起始部狭窄的患者,5 年生存率是 67%,而没有椎动脉狭窄的其他匹配的患者 5 年生存率为 89%,有椎动脉狭窄的患者发生卒中或者死亡的相对危险性是没有椎动脉起始部狭窄患者的 6 倍,研究提示,椎动脉起始部狭窄与后循环卒中的高发病率及死亡率密切相关。绝大部分后循环缺血性卒中(70%)是来源于动脉栓塞或者颅外椎动脉的动脉粥样硬化,而椎动脉起始部由于血流缓慢及血流的紊乱最容易形成动脉粥样硬化导致狭窄,因而成为了后循环缺血性卒中最重要的原因。

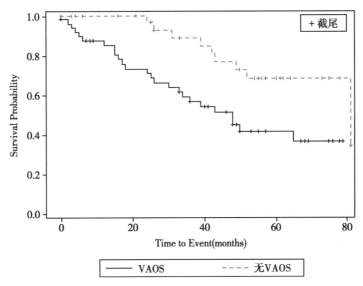

Events were defined as either recurrent stroke of death.

图 10-41-13　VAOS 生存率

VAOS 的治疗:主要包括药物治疗、外科治疗及血管内治疗。

(1)外科治疗:主要方式包括椎动脉内膜剥离术、血管成形术、椎动脉 – 颈动脉搭桥术等,围手术期的死亡率为 3%,血管闭塞的发生率为 5%。1990 年,Ausman JI 等人报道搭桥手术有 8.4% 的死亡率和 13.3% 致残率。由于致死率、致残率较高,临床已不建议对 VAOS 采取手术治疗。

(2)内科治疗:目前尚缺乏专门针对 VAOS 内科治疗的研究。从既往研究发现,症状性椎动脉起始部狭窄单独应用抗血小板聚集的疗效是很有限的,而抗凝治疗的作用并没有比抗血小板聚集更好,而且有更高的副作用。

在内科治疗及外科治疗均不理想的情况下人们自然就想到了新兴的血管内治疗。

(3)血管内治疗:1981 年,Motarjeme A 等人报告了第一例椎动脉开口球囊扩血管成形术。1993 年 Higashida RT 等人进行了 41 椎动脉开口球囊扩张血管成形术的研究,其中 31 名患者有 V1 段狭窄。术后有 2 名患者出现血管痉挛,1 名患者术后有 30 分钟的症状加重。术后 6 个月随访时再狭窄(狭窄程度 >50%)率仅为 9%。1996 年 Storey GS 等人的研究确立了 VAOS 血管内治疗的技术规范,此后该技术逐渐发展成熟起来。

2011 年 E.Broussalis 等报道了单中心椎动脉起始部支架植入的经验,22 例椎动脉起始部狭窄采用 Pharos 支架治疗,支架治疗的选择标准为:后循环卒中、TIA 或椎基底动脉供血不足的患者;椎动脉起始部狭窄≥70%,伴有对侧椎动脉发育不良(血管直径≤2mm)或对侧椎动脉有≥60%

狭窄或闭塞。随访一年,结果发现,55%的患者有平均60%的再狭窄。然而,仅有2例再狭窄率超过80%的患者伴有相关的低动力学表现,这2例患者经过再次支架内球囊扩张治疗,没有神经功能的恶化或MRI证实的新发病灶。V. Parkhutika等对29例症状性及非症状性椎动脉起始部支架植入研究中,在32个月的随访中再狭窄率仅有5.3%,随访中仅有2例患者发生卒中(1例患者在椎基底动脉供血区)。

药物包被支架在VAOS治疗中的作用:2010年,Ogilvy CS等的研究发现,药物包被的支架置入再狭窄率明显低于非药物包被的支架,尽管该研究只有35例患者。2011年Chen等报道的47例椎动脉起始部药物包被支架治疗的随访研究,结果发现支架植入成功率100%,支架植入以后残余狭窄率为8.6%(0~12%),所有患者随访的平均时间是28.3个月(12~68个月),有4.2%的患者在支架后5~17个月发生支架植入血管供血区的卒中。有38例患者在平均时间为16.3个月(6~48个月)进行DSA随访,支架内再狭窄率为5.3%,10.5%的患者出现支架断裂。研究结果提示,药物包被支架是治疗椎动脉起始部狭窄安全、有效的方法。

一项关于椎动脉开口狭窄支架治疗的综述总结了至少有10例以上病例的研究23个,共808例患者,其中83%的患者有卒中或短暂脑缺血发作的病史。椎动脉起始部支架植入的技术成功率为98.8%,技术并发症为2.4%,支架治疗30天内的卒中、TIA及死亡为2.8%,再狭窄率为20.8%(基于超声、MRA/CTA或DSA)。此后陆续有类似的报道。最近的一项系统评价对980名接受支架成形术的VAOS患者进行了研究,这些患者中56%合并有对侧椎动脉狭窄或闭塞,92%就诊前即有缺血性表现。支架术后30天内有11名患者(1.2%)出现椎基底动脉供血区卒中,8名患者(0.9%)出现椎基底区TIA。平均随访21个月内,13名患者(1.3%)出现梗死,64名患者(6.5%)出现TIA。但随访中只有50%的患者进行了DSA复查。2年的随访结果显示,药物洗脱支架的再狭窄率(11%)低于裸金属支架(30%)。该研究显示VAOS进行血管内治疗是安全的,围手术期卒中或TIA发生率低,长期随访的效果较好,且术后再狭窄率也低于预期。

尽管椎动脉起始部支架置入是潜在有益的治疗方法,但是椎动脉起始部支架置入或单纯球囊成形治疗的再狭窄率很高。单纯球囊成形治疗的再狭窄率高达75%,球括式裸支架的再狭窄率也高达48%。所以,有必要对VAOS支架治疗进行深入的研究。

第四节 脑血管狭窄血管成形治疗的前景及有待解决的问题

支架治疗脑血管狭窄无疑是一个有益、安全的选择,随着手术技术、介入器械材料的发展、神经影像学的发展,血管内治疗必将成为内科治疗一个强有力的补充。但是血管内治疗还有以下问题:

一、支架后再狭窄问题

这是目前血管内支架治疗的一个瓶颈,不管是颈动脉支架植入还是大脑中动脉支架植入。从支架植入以后导致的血管内膜、中膜和外膜的变化及机制研究,可能是解决这一问题的关键。尽管人们现在支架材料学(如药物涂层防止内膜增生的药物涂层支架)等方面进行了探索,使支架植入以后的再狭窄有所下降,但是最终解决再狭窄问题的路还很漫长。

二、支架置入治疗的适应证问题

目前脑血管支架置入的主要适应证是从两个方面考虑的,第一是血管的直径狭窄率,第二是患者有无症状。单纯用血管直径的狭窄率而不考虑动脉粥样硬化斑块的性质肯定是不全面的,因为狭窄除了血流动力学障碍可以导致卒中以外,还可以通过斑块脱落的栓塞机制、原位血栓形成甚至闭塞穿支机制等导致卒中,所以近年来又提出了"易损斑块"的概念,综合血管直径狭窄率及斑块的性质考虑是否进行支架置入治疗。但是基于目前影像学(如超声或高磁场的高分辨MRI)或其他的检查(如血中的一些生物学标记物),仍然不能界定易损斑块。此外,基于患者的症状主要考虑的是患者有无躯体运动及感觉症状,而对于血管狭窄导致的神经系统认知、精神症状还没有在考虑之列。所以如何制订更为周全的支架置入治疗的适应证是我们应该继续研究的方向之一。

三、支架植入的治疗作用研究

目前支架置入仍然主要考虑它的卒中预防作用，而对支架置入的治疗作用研究较少。支架置入可以导致置入区远端血流（血流量与血管直径的 4 次方成正比）及灌注的明显改善，这种改善是否有治疗作用，这种治疗作用主要是哪些神经功能获益等问题也有待于进一步的研究。

四、串联病变的问题

在同一条血管上有多个斑块这是临床上常见的（如在颈内动脉或椎动脉），临床常常见到每个斑块导致的血管狭窄率并没有达到目前支架置入治疗适应证的要求，这样的病变需要治疗吗？按照流体力学的原理，血流通过每一个狭窄后导致的血流及灌注的改变是非常明显的，尤其是血流量。那么对于这种串联病变应该怎样来衡量是否该进行支架置入治疗（如几个串联病变、狭窄率总和达到多少可以进行支架置入治疗？）。

五、支架材料学的研究

目前从材料学上，除了再狭窄问题外，支架的支撑力与血管通过性问题始终是一矛盾的问题，有很好的支撑力的支架相对较硬，通过血管迂曲部位的能力较差，相反通过血管迂曲部位能力较好的支架，其支撑力则欠佳，如何解决这一矛盾问题？此外，支架作为异物置入体内，需要较长时间服用抗栓药物防止支架内血栓形成，研究可降解支架也成为支架材料学上的热点问题。

总之，支架置入治疗仍然有很多悬而未决的问题，支架置入治疗为脑血管狭窄带来了巨大的希望，但仍然有很多问题需要临床医生、材料科学工作者继续努力去探索解决。

第五节　急性缺血性卒中的血管内治疗：急性血运重建

占卒中绝大部分比例的是缺血性卒中（85%）。过去 10 多年缺血性卒中预防有了很大的进展，而缺血性卒中的急性期治疗始终停留在 48 小时抗血小板治疗、少数个体患者抗凝治疗、溶栓时间窗内的静脉溶栓及入住卒中单元四种方法。无论哪种方法，急性缺血性卒中的血运重建治疗是治疗的关键。

一、血运重建的先驱及金标准：静脉溶栓

迄今，缺血性卒中急性期 rt-PA 的静脉溶栓治疗仍然是血运重建的标准治疗。但是这种标准治疗存在两大致命的短板：治疗时间窗短（≤4.5h）及血运重建率低（30% 左右），限制了其对缺血性卒中的疗效及广泛应用，如即使是在经济及科技发达的英国，2012 年静脉溶栓率也不及 5%。所以怎样提高溶栓率让更多的患者获益成为人们关注的问题，人们首先想到了通过血管内治疗办法，将微导管直接放置到血管闭塞部位后注入溶栓药物进行溶栓的方法——动脉溶栓。

二、动脉溶栓：静脉溶栓的最好补充与替代吗？

人们最早探索的延长溶栓治疗时间窗的方式是通过动脉溶栓的方法来实现血运重建。从理论上讲，与静脉溶栓比较，动脉溶栓有更少量溶栓药物的使用（可以减小溶栓药物带来的出血等副作用）、更长的治疗时间窗（如前循环可以增加到 6~8 小时，而后循环可以到 12~24 小时）及更高的血运重建率。但是遗憾的是，国际多个大型研究（如 1998 年 Proact 研究、1999 年 Proact Ⅱ 研究及 2003 年 MELT 研究）得出的结论是：动脉溶栓确实有比静脉溶栓更高的血运重建率，但是仍然有较高的溶栓后出血率及无明显的临床净效应，同时有较高的治疗费用。迄今仍然没有动脉溶栓与静脉溶栓的随机、双盲对照研究的结果来证明动脉溶栓的确切效益。

三、机械取栓

由于溶栓方法（不论是静脉还是动脉溶栓）使用的溶栓药物是血运重建后出血、血运重建率低等不可回避的弊端，人们开始想象能否不用溶栓药物，而用机械取栓的办法来替代溶栓药物实现血运重建，这就诞生了机械取栓治疗

（mechanical thrombectomy therapy）。

最早的机械取栓方法应该是"机械捣栓术"，这是人们在动脉溶栓过程中不得已采用的一种方法，即用导管或导丝破碎血栓达到血运重建，但是栓子仍然在血管里，只是破碎的栓子跑到了血管的更远段而已。同时机械捣栓术过程中有导致血管损伤而出血的风险。能否有更好的办法将栓子较为完整的从闭塞部位取出？

2003 年发明的第一个基于开葡萄酒瓶原理的螺旋状的机械取栓装置 MERCI 装置应运而生。MERCI 装置是机械取栓最经典的装置（图 10-41-14），是一种基于螺旋状的取栓装置。MERCI 取栓治疗的有效性及安全性已被证实，治疗时间窗从静脉溶栓的 4.5 小时延长到 7 小时左右，血运重建率从静脉溶栓的 30% 左右提高到 50% 左右。2005 年美国 FDA 批准其临床应用。但是 MERCI 的 50% 高血运重建率并没有满足人们追逐更高血运重建率的欲望，同时 MERCI 机械取栓的围手术期并发症，尤其是较高的出血率等仍然使人们想进一步开发安全性及血运重建率更高的取栓装置。

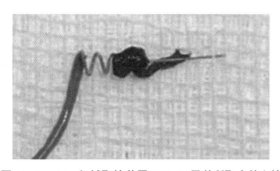

图 10-41-14　机械取栓装置 MERCI 及其所取出的血栓

近年来，应用支架取栓装置不断研发并应用于临床，其血运重建率更高及手术并发症更低，让人们看到了机械取栓的曙光。机械取栓装置先后研发了 Solitaire FR（ev3, Irvine, California）、Trevo（Concentric Medical, Mountain View, California）、Trevo Pro 4（Stryker, Kalamazoo, MI, USA）、ReVive（Codman and Shurtleff Inc., Raynham, MA, USA）、Capture（MindFrame Inc., Irvine, CA, USA）、Aperio（Acandis, Pforzheim, Germany）、3D Separator（Penumbra Inc., Alameda, CA, USA）及 pREset（Phenox, Bochum, Germany）等。

Solitaire 是第一个基于支架原理应用于临床

的机械取栓装置（图 10-41-15），2010 年的动物实验证实了其取栓的有效性及安全性。

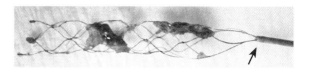

图 10-41-15　机械取栓装置 Solitaire 及其所取出的血栓

2012 年发表的关于 Solitaire Retriever 与 Merci Retriever 的头对头研究（SWIFT）提示，两种装置无症状性颅内动脉出血发生率没有明显差异，而 Solitaire Retriever 组的血运重建率明显高于 Merci Retriever 组（61% vs 24%，非劣势及优势性检验 p 均 <0.000 1）；Solitaire Retriever 治疗组有更多患者在 3 个月时有较好的神经功能恢复（mRS≤2）（58% vs 33%，非劣势检验 p<0.000 1，优势性检验 p=0.02），Solitaire Retriever 治疗组 90 天的死亡率也明显低于 Merci Retriever 治疗组。研究结果提示，对于急性缺血性卒中，应用 Solitaire Retriever 机械取栓装置是急性血运重建的安全、有效的选择。

Paolo 于 2012 年发表了单中心 Solitaire 治疗的结果，患者入院后如果 NIHSS 评分≤8 分或者 NIHSS 评分有明显好转则不作为纳入对象。56 例患者，前循环的患者是发病以后 6 小时内，后循环为 24 小时以内。早期 CT 的 ASPECT 评分 >5。机械取栓以后成功血运重建（TICI≥2b）率高达 89%，有 5 例发生取栓相关并发症（2 例为无症状性蛛网膜下腔出血，2 例为血栓栓塞事件，1 例为症状性颅内出血）。53.5% 的患者出院时 NIHSS≤1 分或者与入院时 NIHSS 评分相比减少 10 分以上，26% 的患者出院时 mRS≤2。研究结论提示 Solitaire 有很好的血管重建率及极低的取栓并发症。

Castro-Afonso 等在 2012 年报道了应用 Solitaire AB 的取栓经验及结果，有 21 例患者，平均年龄 65 岁，发病时平均 NIHSS 评分为（17±6.36）分，其中大脑中动脉闭塞占 61.9%，颈内动脉远端闭塞占 14.3%，颈动脉 T 段（颈内动脉分出大脑前及大脑中动脉处）闭塞占 14.3%，基底动脉闭塞占 9.5%。血运重建距发病的平均时间为（365.5±107.8）min。成功血运重建（TICI≥2b）率为 90.4%，症状性颅内出血率为 14.2%，患者出院时的 NIHSS 评分平均为（6.9±7）分，患者治疗后 3 月 mRS≤2 的比例达 61.9%，总体死亡率 9.5%。

GYU-SEONG BAE（2012）报道了早期利用 Solitaire AB 的取栓结果，共有 40 例患者，平均年龄 65.4 岁，发病时平均 NIHSS 评分 14.1（8~26）分，其中大脑中动脉闭塞占 27 例，颈内动脉远端闭塞占 11 例，基底动脉闭塞占 2 例。血运重建距发病的平均时间为（365.5±107.8）分钟。成功血运重建（TICI≥2b）率为 90%，取栓后 24 小时的 NIHSS 评分平均为 11.6 分，症状性颅内动脉出血率为 2.5%，由于栓子移动导致的新的血管闭塞占 2.5%，患者治疗后 3 个月 mRS≤2 的比例达 42.5%，总体死亡率 5%。

W.Kurre 等（2012）进行了机械取栓的血管损伤的长期随访研究。共有 261 例患者的 265 支闭塞血管接受了机械取栓治疗，结果发现，有 26.0% 的血管出现血管痉挛，有 1 例（0.4%）发生夹层，由于导丝及机械取栓装置的损伤导致 2 例患者颅内出血。机械取栓后平均 107 天的 DSA 检查发现，有 0.9% 的患者有治疗血管的闭塞，3.4% 患者出现再狭窄，但是均为无症状性的。治疗过程血管痉挛容易出现血管再闭塞及再狭窄。该研究提示机械取栓的长期安全性，同时血管痉挛可能是治疗后血管病变的先兆。

Trevo 是新型的机械取栓装置之一，类似于颅内动脉支架，是一个闭环的支架样的镍钛合金装置，动脉实验证实了 Trevo Retriever 的有效性及安全性，不导致闭塞血管的任何损伤（图 10-41-16）。

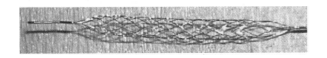

图 10-41-16　机械取栓装置 TREVO

在上市后的 Trevo 研究中，60 例患者在欧洲的 7 个中心接受了 Trevo Retriever 治疗，成功血运重建率高达 92%，90 天的 mRS≤2 分患者的比例高达 55%。在此基础上，2012 年发表了 Trevo Retriever 与 Merci Retriever 急性期机械取栓的头对头研究（Trevo2），入组患者平均年龄 67.2 岁，平均 NIHSS 评分 19（15~21），从患者起病到股动脉穿刺的中位时间是 4.4 小时，研究结果显示，Trevo Retriever 成功血运重建（TICI>2）率达 86%，明显高于 Merci retriever 的 60%（p<0.000 1）；Trevo Retriever 组血管再通取栓装置通过的中位次数 2.4 次（1~4），而 Merci retriever 为 2 次（1~3）；取栓后 24 小时两组的 NIHSS 评分分别为 12（Trevo Retriever 组）及 18（Merci retriever 组）；症状性颅内出血两组分别为 7% 和 9%（p=0.782）；24 小时内分别有 41% 和 53% 的非症状性颅内出血，两组间没有明显差异；90 天 mRS≤2 分患者的比例 Trevo Retriever 组明显优于 Merci retriever 组（40% vs 21.8%）。研究结果提示，对于不能进行静脉溶栓的患者应优先考虑应用 Trevo Retriever 装置进行血运重建治疗。

2013 年 Broussalis E 团队发表了其机械取栓装置治疗疗效及安全性的研究。121 人接受了新型的取栓装置治疗，并前瞻性的注册记录研究结果发现，支架取栓装置的血运重建率明显高于 MERCI 装置（82% vs 62%，p=0.013）。90 天 mRS≤2 分患者的比例，支架取栓组明显高于 MERCI 取栓组（65% vs 35%，p=0.002），且支架取栓的治疗时间明显短于 MERCI 取栓的治疗时间（72 vs 122min，p<0.01），颅内出血的发生也明显低于 MERCI 取栓（10% vs 28%，p<0.01），研究结果提示，支架取栓与 MERCI 取栓相比，有更高的血运重建及更好的神经功能恢复，同时并发症更低。

急性缺血性卒中血管内治疗的春天来自 2015 年的 5 个国际多中心随机对照研究结果的发布。这 5 个研究第一次证明，对于发病 6 小时以内、由于脑大血管闭塞导致的前循环缺血性卒中，静脉溶栓组与静脉溶栓 + 血管内治疗组（主要是支架取栓治疗）相比较，血管内治疗组在改善患者预后上明显优于单纯静脉溶栓治疗，而且脑出血等不良反应不高于静脉溶栓（图 10-41-17）。

并非所有的脑大血管急性闭塞的患者都能从血管内治疗获益，所以患者的选择，也就是血管内治疗的适应证是很重要的。成功的五大研究的适应证主要有以下几条：①年龄≥18 岁；②患者发病前没有严重的神经功能残疾，mRS≤2.0；③发病时间≤6.0h；④大血管闭塞部位为前循环的大血管；⑤发病后导致患者一定的神经功能障碍，NIHSS≥6.0；⑥患者大血管闭塞，但是有一定的侧枝循环代偿，ASPECT 评分≥6.0（图 10-41-18）。

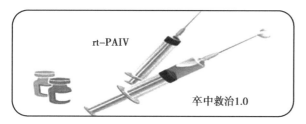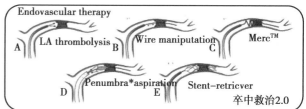

图 10-41-17 急性缺血性卒中救治的发展

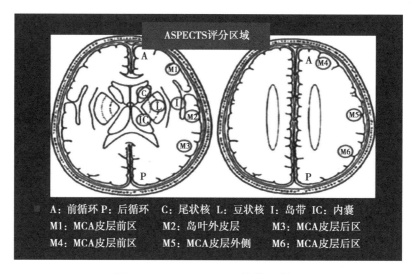

图 10-41-18 ASPECT 评分示意图

在头颅 CT 片上,选择基底节及脑室体平面,标注的 10 个点为观察点(每个观察点正常为 1 分,共 10 分),如果出现早期缺血改变则减掉 1 分

五大研究的血管内治疗与静脉溶栓治疗比较的综合结果(图 10-41-19):从图中可以看出血管内治疗,90 天后能独立生存(mRS≤2)患者的比例及几乎正常(mRS=1)患者的比例与静脉溶栓比近乎是静脉溶栓治疗的 1 倍。而在死亡、症状性颅内出血等,血管内治疗与静脉溶栓治疗没有差异。而且与静脉溶栓相比较,血管内治疗有了更长的时间窗:6.0 小时(与静脉溶栓的时间窗比较延长了 1.5 小时)。

血管内治疗支架取栓的原理(图 10-41-20)。

2015 年的血管内治疗研究将缺血性卒中救治时间窗由静脉溶栓的 4.5 小时延长到了 6.0 小时,就这短短的 1.5 小时的延长,使更多的患者有了被救治的机会。但是人们一直在思索:急性缺血性卒中的救治时间窗还能延长么?答案是肯定的,但需要开展研究提供证据。2018 年发表的两项随机对照研究证实了血管内治疗时间窗可以延长到 24.0 小时。究竟是什么导致了这样的变革呢?

从技术层面上讲,随着介入器械及技术的发展,把一根闭塞的血管弄通并不是一件困难的事情,而问题的关键在于我们是否应该将这闭塞的血管弄通?人们的注意点回归到组织窗时代:通过更为精准的评估,判定患者是否有可挽救的脑组织成为了急性缺血性卒中血管内治疗的关键。2018 年发表的两项突破传统 6.0 小时时间窗的 DWAN 及 DEFUSE Ⅲ研究,通过临床、神经影像挑选适当的患者(选择有可挽救的脑组织),血管内治疗的时间窗可以延长到发病后的 24 小时。我们有理由相信,这仍然不是最后的时间窗。只是在现有的技术条件下,我们还无法精准的知道:①什么是可挽救的脑组织?②患者残存多大的可挽救的脑组织可以从血管开通中获益?

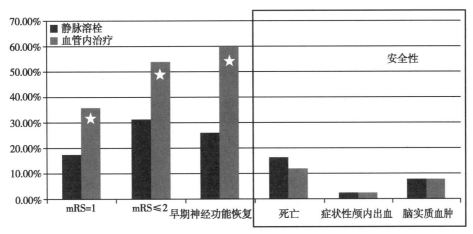

图 10-41-19　急性缺血性卒中血管内治疗与静脉溶栓治疗比较

mRS=1,患者几乎同正常人;mRS≤2,有轻度的神经功能障碍,但是不需要任何协助、可独立生活

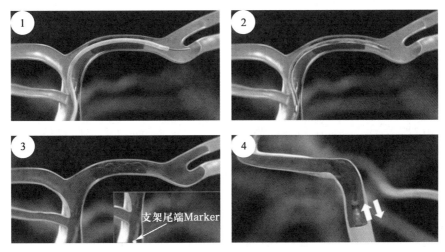

图 10-41-20　支架取栓的原理

①微导管、微导丝辅助通过血栓部位;②回撤微导丝,沿微导管将取栓支架送入;③回撤微导管使取栓支架释放并与血管充分的镶嵌;④回撤取栓支架,将血栓取出

　　所以,脑卒中的血管内治疗由预防走向了急诊治疗,同时既往的基于预防为主的血管内治疗的治疗作用也开始渐渐受到大家的重视。脑大血管闭塞急性闭塞开通的时间窗延长到了 24 小时,而心血管血管内治疗可以到更长的时间(慢性闭塞病变开通治疗),脑血管的非急性期开通治疗(类似于心血管的慢性开通治疗)的时代已经渐渐到来。

(陈康宁)

参 考 文 献

[1] Furie KL, Kasner SE, Adams RJ, et al. Guidelines for the prevention of stroke in patients with stroke or transient ischemic attack: a guideline for healthcare professionals from the american heart association/american stroke association. Stroke, 2011, 42(1): 227-276.

[2] Goldstein LB, Bushnell CD, Adams RJ, et al. Guidelines for the primary prevention of stroke: a guideline for healthcare professionals from the American Heart Association/American Stroke Association. Stroke, 2011, 42(2): 517-584.

[3] Brott TG, Hobson RW, Howard G, et al. Stenting versus endarterectomy for treatment of carotid-artery stenosis. N

Engl J Med, 2010, 363（1）: 11-23.

[4] Lal BK, Beach KW, Roubin GS, et al. Restenosis after carotid artery stenting and endarterectomy: a secondary analysis of CREST, a randomised controlled trial. Lancet Neurol, 2012, 11（9）: 755-763.

[5] Cohen DJ, Stolker JM, Wang K, et al. Health-related quality of life after carotid stenting versus carotid endarterectomy: results from CREST（Carotid Revascularization Endarterectomy Versus Stenting Trial）. J Am Coll Cardiol, 2011, 58（15）: 1557-1565.

[6] Mcdonald RJ, Cloft HJ, Kallmes DF. Intracranial hemorrhage is much more common after carotid stenting than after endarterectomy: evidence from the National Inpatient Sample. Stroke, 2011, 42（10）: 2782-2787.

[7] Vouyouka AG, Egorova NN, Sosunov EA, et al. Analysis of Florida and New York state hospital discharges suggests that carotid stenting in symptomatic women is associated with significant increase in mortality and perioperative morbidity compared with carotid endarterectomy. J Vasc Surg, 2012, 56（2）: 334-342.

[8] Warlow C. MRC European Carotid Surgery Trial: interim results for symptomatic patients with severe（70%~99%）or with mild（0~29%）carotid stenosis. Lancet, 1991, 337: 1235-1243.

[9] Chimowitz MI, Lynn MJ, Turan TN, et al. Design of the stenting and aggressive medical management for Preventing recurrurent stroke intracranial stenosis trial. J Stroke Cerebrovase Dis, 2011, 20: 357-368.

[10] Chimowitz MI, LynnMJ, Derdeyn CP, et al. Stenting versus aggressive medical management therapy for intracranial artery stenosis. N Engl J Med, 2011, 365: 993-1003.

[11] Michael J Alexander, Alois Zauner, John C Chaloupka, et al. EAVE Trial: Final Results in 152 On-Label Patients. Stroke, 2019, 50（4）, 889-894.

[12] Borhani Haghighi A, Edgell RC, Cruz-Flores S, et al. Vertebral Artery Origin Stenosis and its Treatment. J Stroke Cerebrovasc Dis, 2011, 20（4）: 369-376.

[13] Thompson MC, Issa MA, Lazzaro MA, et al. The Natural History of Vertebral Artery Origin Stenosis. J Stroke Cerebrovasc Dis, 2014, 23（1）: e1-e4.

[14] Motarjeme A, Keifer JW, Zuska AJ. Percutaneous transluminal angioplasty of the vertebral arteries. Radiology, 1981, 139（3）: 715-717.

[15] Higashida RT, Tsai RT, Halbach W, et al, Transluminal angioplasty for atherosclerotic disease of the vertebral and basilar arteries. J Neurosurg, 1993, 78（2）: 192-198.

[16] Stayman AN, Nogueira RG, Gupta R. A systematic review of stenting and angioplasty of symptomatic extracranial vertebral artery stenosis. Stroke, 2011, 42（8）: 2212-2216.

[17] Smith WS, Sung G, Saver J, et al. Mechanical thrombectomy for acute ischemic stroke: final results of the multi MERCI trial. Stroke, 2008, 39: 1205-1212.

[18] Jahan R. Solitaire flow-restoration device for treatment of acute ischemic stroke: safety and recanalization efficacy study in a swine vessel occlusion model. AJNR Am J Neuroradiol, 2010, 31: 1938-1943.

[19] Saver JL, Jahan R, Levy EI, et al. Solitaire flow restoration device versus the Merci Retriever inpatients with acute ischaemic stroke（SWIFT）: a randomised, parallel-group, non-inferiority trial. Lancet, 2012, 380: 1241-1249.

[20] Nogueira R, Lutsep H, Gupta R, et al. Trevo versus Merci retrievers for thrombectomy revascularization of large vessel occlusions inacute ischemic stroke（TREVO2）: a randomized trial. Lancet, 2012, 380: 1231-1240.

[21] Broussalis E, Trinka E, Hitzl W, et al. Comparison of Stent-Retriever Devices versus the Merci Retriever for Endovascular Treatment of Acute Stroke. AJNR Am J Neuroradiol, 2013, 34: 366-372.

[22] Saver JL, Goyal M, Bonafe A, et al. Stent-retriever thrombectomy after intravenous t-PA vs. t-PA alone in stroke. N Engl J Med, 2015, 372: 2285-2295.

[23] Berkhemer OA, Fransen PS, Beumer D, et al. A randomized trial of intraarterial treatment for acute ischemic stroke. N Engl J Med, 2015, 372: 11-20.

[24] Campbell BC, Mitchell PJ, Kleinig TJ, et al. Endovascular therapy for ischemic stroke with perfusion-imaging selection. N Engl J Med, 2015, 372: 1009-1018.

[25] Goyal M, Demchuk AM, Menon BK, et al. Randomized assessment of rapid endovascular treatment of ischemic stroke. N Engl J Med, 2015, 372: 1019-1030.

[26] Jovin TG, Chamorro A, Cobo E, et al. Thrombectomy within 8 hours after symptom onset in ischemic stroke. N Engl J Med, 2015, 372: 2296-2306.

[27] Nogueira RG, Jadhav AP, Haussen DC, et al. Thrombectomy 6 to 24 hours after stroke with a mismatch between deficit and infarct. N Engl J Med, 2018, 378: 11-21.

[28] Albers GW, Marks MP, Kemp S, et al. Thrombectomy for Stroke at 6 to 16 Hours with Selection by Perfusion Imaging. N Engl J Med, 2018, 378: 708-718.

[29] 陈康宁, 王伊龙, 王拥军, 等. 2018症状性动脉粥样硬化性非急性颅内大动脉闭塞血管内治疗中国专家共识. 中国卒中杂志, 2018, 13（11）: 1164-1179.

第四十二章　神经系统疾病治疗的探索性研究

随着对神经系统结构、功能、信号转导机制、基因表达调控等的深入研究，以及在基因工程、脑移植技术、蛋白生产纯化等技术上的进步，神经系统疾病的治疗手段也有了前所未有的创新和发展，同时许多新的问题和要求也逐渐被提出。尽管一些新的观点和治疗方法尚处于临床前研究阶段，仍需要基础研究工作者和临床医生进一步协作攻关，但是有必要让广大医学工作者，尤其是青年学者了解目前神经系统疾病新的治疗手段及研究方向。本章主要向大家介绍神经系统疾病的细胞治疗、免疫治疗、基因治疗和神经保护综合治疗新方案。

第一节　神经系统疾病的细胞治疗

一、概述

细胞治疗（cell therapy）是一种以细胞为治疗手段，以健康的、正常的细胞替代病态的、异常的细胞的技术。有研究发现，细胞直接移植在治疗神经系统变性疾病和修复神经系统损伤方面的确有一定的作用，甚至在某些条件下有传统药物和其他治疗手段所达不到的疗效。本节将重点讲述神经系统疾病细胞治疗的机制、急需解决的关键问题及国家干细胞领域的相关政策等内容。

二、细胞治疗带来生命的新契机

目前，大量的动物和临床研究提示，细胞移植治疗中枢神经损伤的机制主要有以下几方面：①移植干细胞分化的神经细胞可能与宿主细胞形成了部分有功能的突触联系，从结构上修复神经组织损伤，使受损的神经通路得以再通；②移植

物自身分泌的神经营养分子、细胞因子等改善了损伤区的微环境，参与了轴突的再生和髓鞘化，从而支持受损或即将凋亡的宿主神经元的功能恢复和存活；③中枢神经系统（central nervous system, CNS）损伤有可能促进内源性神经前体细胞在脑血管疾病组织中的自身激活，通过增殖、迁移、分化可达到修复神经功能的目的。

三、适用于细胞治疗的细胞种类及其特点

理想的用于神经系统疾病细胞治疗的细胞应该具备以下几个特点：①易于体外培养，能大量增殖；②能够体外诱导定向分化为各类神经细胞或者来源于神经系统；③免疫原性弱；④移植后能够长期存活，对受体无害，并可与受体整合而发挥作用；⑤特性稳定，连续传代和冻存后仍具有多向分化潜能；⑥能作为神经修复供体细胞和基因治疗载体。目前研究的用于神经系统治疗的细胞主要有以下几种（图 10-42-1）：

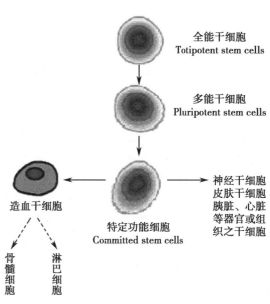

图 10-42-1　细胞治疗的细胞种类

591

（一）全能干细胞

1. 胚胎干细胞（embryonic stem cells, ESCs）ESCs 来源于囊胚的内细胞团，理论上能不断自我更新和无限扩增，在一定条件下，能被诱导分化成体内各种组织，为全能干细胞。因为 ESCs 用于细胞移植有两大特点：①具有在体外无限增殖能力，因此可以提供移植所需的大量细胞，并且易于遗传操作；②具有发育上的多潜能性，因此可以提供处于不同分化方向（即不同种类）及不同分化阶段的细胞。

2. 诱导多能干细胞（induced pluripotent stem cells, iPSCs）iPSCs 是通过向皮肤成纤维细胞或者血液 T 细胞的培养基中添加几种胚胎干细胞表达的转录因子基因，将其重新编程转化成的类胚胎干细胞，iPSCs 被诱导分化成体内各种组织，也属于全能干细胞。它回避了伦理学争议和免疫排斥问题，是干细胞研究领域的重大突破。目前，如何提高 iPSCs 的诱导效率及获得无病毒整合的细胞仍需要进一步的研究。

（二）多能干细胞

1. 神经干细胞（neural stem cells, NSCs）NSCs 是在研究神经发育基础上发现的。NSCs 的来源主要有两个：①胚胎期神经系统的多个部位。近年来，在人胚胎期 NSCs 的研究中，已先后从大脑皮质、海马、纹状体、嗅球、脑室沿线包括侧脑室、第三脑室、第四脑室、间脑、中脑、小脑、脊髓、视网膜中分离得到干细胞。②成体哺乳动物中枢神经系统。现已证实，成体哺乳动物 CNS 中存在两个神经干细胞聚集区：位于侧脑室壁的脑室下层和海马齿状回的颗粒下层，在一些非神经发生的部位如脊髓也发现有成体 NSCs 的存在。但成体神经干细胞传代次数有限，不能满足大规模生产及临床转化的需求。

2. 骨髓间充质干细胞（mesenchymal stem cells, MSCs）MSCs 是骨髓基质系统中含有的非造血干细胞，它具有多向分化的潜能，可以向多种结缔组织及部分外胚层的组织分化，形成骨、软骨、骨骼肌、腱、韧带、真皮、脂肪、骨髓基质和神经。目前更多证据表明，MSCs 治疗脑缺血主要是通过分泌活性物质来激活和促进修复来间接发挥作用，并非直接取代受损神经元。

3. 嗅神经髓鞘形成细胞（olfactory ensheathing cells, OECs）OECs 存在于嗅球和嗅固有层，其功能是为嗅神经轴突的不断再生提供支持环境。OECs 是一种特殊类型的胶质细胞，具有施万细胞和星形胶质细胞的双重性质。其优点是可通过周围 - 中枢神经移行区并存在于中枢环境，可伴随嗅神经轴突由周围神经系统进入 CNS。鼠和人 OECs 的分离和体外扩增已经具备成熟的方法，这些细胞在体外可以促进轴索生长及髓鞘再生。嗅神经细胞还能分泌大量不同种类的神经营养和支持因子，如脑源性神经生长因子、神经营养因子 -3 和神经营养因子 -4，同时也释放神经黏附因子等基质成分，为轴突的再生提供物理和生化环境。

4. 人脐带血干细胞（human umbilical cord blood stem cells, HUCBSCs）HUCBSCs 指分娩后存在于脐带和胎盘中的血液，含有造血祖细胞、内皮祖细胞、间充质祖细胞等，还产生一些细胞因子和营养因子，脐血除有丰富的干细胞外，还具有较低病毒感染率和较少发生移植后急性排斥反应（甚至在 HLA 某种程度不匹配时）的优点，故适合于移植治疗。已有实验证实 HUCBSCs 能够改善脊髓损伤动物的行为功能，主要通过分泌活性物质来间接发挥保护作用，并非直接取代受损神经元。

除上述 6 种干细胞外，施万细胞及少突胶质细胞均可充当非干细胞类移植供者细胞，多用于脊髓损伤等疾病的研究，以促进轴索生长及髓鞘再生。但施万细胞的移植会促使瘢痕形成；而少突胶质细胞作为髓鞘再生基质，在一些脱髓鞘的动物模型中虽然有成功的表现，但最近的实验证明，少突胶质细胞在损伤的急性阶段会产生一种抑制基质，有潜在的抑制轴突再生的作用，因此这两种细胞已少为人用。

四、如何选择移植物进行移植

细胞移植方案包括：①从组织分离细胞直接移植。②分离干细胞，体外诱导增殖和初步分化后植入脑组织。③利用永生化的神经干细胞系进行移植。④联合移植，联合使用细胞或细胞因子进行移植，如利用神经干细胞联合细胞因子，或神经干细胞联合嗅鞘细胞共移植。⑤转基因修饰的细胞移植，即在待移植的细胞中插入神经因子或相关基因,赋予移植细胞新的功能。例如对干细胞转染血管内皮生长因子、神经生长因子、碱性成纤维细胞生长因子、胶质细胞源性神经营养因子等营养因子基因后进行移植。⑥利用与神经组织具有良好相容性的物质作为可降解的生物材料支架,用生物凝胶作细胞外基质,以这样的复合结构作为干细胞移植的有效载体进行移植。

五、细胞移植途径初探

1. **损伤靶点途径**　即将移植细胞通过移植针直接送入靶点。其优点:被移植细胞可直接到达靶点从而提高局部的浓度,还可多靶点移植增强移植效果。缺点:局部脑组织、脊髓组织易受损,且多靶点移植时损伤更重。

2. **血液途径**　包括静脉途径和动脉途径。前者是通过静脉注入移植细胞,此方法简单易行,可使移植细胞分布在更大的范围,同时又可避免侵袭损伤,但是局部组织细胞含量较低。动脉途径即通过动脉的各级分支有选择地将所移植的细胞植入相应部位,可提高局部组织的移植细胞浓度,又避免了对脑、脊髓组织的损伤,但技术条件要求较高。经血液途径细胞移植的优点:移植细胞数多,并发症少。缺点:因受血液内成分及体内代谢因素及血-脑屏障的影响,到达局部的细胞数量很少。

3. **脑脊液途径**　即将移植的细胞植入脑室系统或蛛网膜下腔而发挥治疗作用。神经干细胞通过脑脊液运输,贴附在受伤处软膜的表面,此法可侵入神经根外,但进入脑实质的细胞量很少。

六、调控细胞移植的影响因素以达到最佳疗效

1. **移植的时间窗**　在细胞移植治疗脑梗死的研究中发现,损伤后即刻移植胚胎来源的神经干细胞,仅有少于 20% 的细胞存活,且即使存活,也没有细胞突起形成,而于伤后 14 天移植,细胞存活率达 80%。因此,移植时间的选择必须考虑到脑损伤的自然恢复过程,应延迟到缺血平台期。但过分延长移植的等待时间,会导致瘢痕组织形成,不利于移植。通常而言,CNS 创伤 24 小时内产生大量的细胞外兴奋性氨基酸、Ca^{2+}、自由基、细胞因子、炎性细胞等使得移植环境具有很强的

细胞毒性,不利于移植细胞的存活;反应性星形胶质细胞和激活的小胶质细胞沿损伤病灶分布并可在皮质下白质和同侧海马区分布,这些细胞产生的细胞因子进一步破坏了血-脑屏障并使炎症作用加强,影响移植;损伤后由于细胞崩解、溶酶体的破裂、组织水肿以及毒性物质的释放,受损组织发生变性、坏死、空洞形成等,将持续 1 周左右,故应避免伤后急性期移植。而 4 周后胶质瘢痕形成,封闭病灶,移植组织常不能存活。

2. **免疫因素**　一般而言,自体干细胞移植不会引发机体的免疫排斥反应,间充质、嗅鞘细胞等干细胞因可取自患者的自体骨髓而不存在这一问题。由于脑组织是一个相对免疫缺陷器官,有学者认为,从理论上讲干细胞移植比器官移植引发的免疫排斥反应要轻。尽管如此,对于异种或同种异体移植而言,仍然存在着宿主对移植物的排斥反应问题,同时这也是威胁移植受体生命安全的一大隐患,并影响治疗效果。因此,探索克服免疫排斥反应的有效方法是安全实施异体干细胞移植所面临的一个重大课题:①免疫抑制剂的应用,研究结果显示,在同种异体间移植时,应用适当的免疫抑制剂可延长干细胞的存活。②基因修饰,利用基因敲除干细胞表面的 MHC 抗原,或在干细胞基因组中插入免疫抑制基因等。基因修饰可以在一定程度上降低移植引起的免疫排斥反应。③体细胞核移植,即取患者的细胞作核移植和体细胞克隆,但目前还存在着技术难度太大的问题。④建立干细胞库,如建立多潜能干细胞库、脐血干细胞库,在细胞移植前进行配型,可避免排斥反应的发生。

3. **细胞的培养问题**　干细胞的体外培养是干细胞移植治疗的一个必要过程,是获得特定分化阶段及充足数量细胞的前提。根据《干细胞制剂质量控制及临床前研究指导原则(试行)》,国卫办教发【2015】46 号,干细胞制剂制备过程中,应尽量避免使用抗生素,所用的培养基成分应有足够的纯度并符合无菌、无致病微生物及内毒素的质量残存,残留的培养基对受者应无不良影响;目前商业来源的临床级别的干细胞培养液,可以避免以上问题,新获得的细胞系均需要通过严格的评估标准,包括干细胞标记物、表型、细胞遗传学分析、分化特征及成瘤性评估等。

七、亟待解决的问题

虽然干细胞移植技术在治疗 CNS 损伤和慢性退行性疾病方面具有一定的潜力和发展空间，但是目前仍然存在一些问题。

1. 伦理及法律上的争议　回顾科学发展，人类的许多科技进步在诞生时，都有人恐惧、抵触甚至咒骂。人类的第一位试管婴儿路丝布朗于 1978 年在英国出生时，曾引起了极大的伦理争议，而如今，全世界试管婴儿已经超过 30 万例。干细胞的研究因为涉及到伦理道德及法律等方面的问题，因此许多人还对其持质疑态度。然而，尽管干细胞研究还处于起步阶段，但其已在医学领域中呈现出诱人的光辉前景，其临床应用具有巨大的潜力，为目前一些难以根治的神经系统疾病带来新的希望。

2. 致瘤性　研究表明，将人类 ESCs 植入免疫缺陷小鼠体内能够形成由三个胚层组织构成的畸胎瘤。这一现象虽然是 ESCs 多向分化潜力的有力证据，但同时也对其是否适合进行临床移植提出了质疑。干细胞分化程度较低，大多具有多向分化的潜能，理论上讲都有致瘤的风险。因此，在将干细胞应用于临床之前有必要对它的致瘤性进行全面的评估，以保证其人体移植的安全性。获得恶性转化细胞的表型特征是正常细胞转化为肿瘤细胞的前提，在进行干细胞的人体移植时，建议应进行多项指标的测定，全面评估其致瘤能力。

3. 干细胞的定向分化　应用目前的技术，在体外可将 ESCs 分化并筛选得到较纯的 NSCs，NSCs 又可以分化为不同的细胞，因此如何使 ESCs 精确分化为某一细胞亚型是成功进行细胞移植的关键，也是目前干细胞研究的热点问题之一。目前的研究表明，可将 ESCs 在体外定向诱导分化为不同脑区的神经前体细胞进行移植，避免移植的 NSCs 在宿主微环境的影响下分化为胶质细胞。以后的研究不仅需要解决移植的应用问题，对于干细胞发育和分化中基因表达变化和信号的传导与调节也迫切需要进行探讨，如调控干细胞多能性、自我更新和分化的机制等。

4. 移植细胞与宿主细胞的整合程度　在将 NSCs 用于临床之前，还需做大量的前期工作，如所使用的动物模型是否完善，NSCs 移植后与宿主神经元是否建立了真正的突触联系，从而参与宿主神经网络的形成。在帕金森病和亨廷顿病领域中已有多个研究表明，ESCs 体外定向诱导分化为不同脑区的神经前体细胞可以参与宿主神经网络的形成。干细胞增殖、分化、迁移以及与组织结构融合的细胞内、外环境调节控制机制将继续成为关注的热点。

除上述几点主要问题以外，还有其他一些影响干细胞临床应用的问题，如：如何获取临床级别的高纯度的不同脑区的干细胞？在干细胞发育途径上，究竟哪一阶段的祖细胞或成体干细胞最适于移植？怎样才能延长移植细胞的存活时间？尽管细胞移植的应用还有许多问题需要解决，但是随着研究的快速进展，人类将能够探明干细胞迁移、分化、整合的分子机制，最终解决中枢神经再生这一难题。

神经系统的细胞治疗研究虽然起步较晚，但却是当前研究的热点。过去 20 多年的实验表明，CNS 的细胞移植能恢复及保护某些神经功能，可能发展成为治疗人类神经退行性疾病和神经系统损伤的一种有效手段，应用于阿尔茨海默病、帕金森病、卒中等疾病。毋庸置疑，细胞移植所具有的独特生物学特征将会使其在人类疾病的治疗中发挥巨大的应用价值。尽管细胞治疗还存在很多问题，但是，我们坚信，随着广大科学工作者的不懈努力，成功应用干细胞移植治疗 CNS 疾病离我们越来越近了。

八、干细胞领域的相关标准及政策

2017 年 6 月，国家发布了《"十三五"国家基础研究专项规划》，提出以明确我国干细胞及转化研究、增强我国干细胞转化应用的核心竞争力为目标，以我国多发的神经、血液、心血管、生殖等系统和肝、肾、胰等器官的重大疾病治疗为需求牵引，重点部署：多能干细胞建立与干性维持，组织干细胞获得、功能和调控，干细胞定向分化及细胞转分化，干细胞移植后体内功能建立与调控，基于干细胞的组织和器官功能再造，干细胞资源库，利用动物模型的干细胞进行临床前评估，干细胞的临床研究。

干细胞领域变得越来越规范和健全,2015 年7 月发布的《取消第三类医疗技术临床应用准入审批有关工作的通知》中指出,由医疗机构对本机构医疗技术临床应用和管理承担主体责任,同年《首批允许临床应用的第三类医疗技术目录》废止,而移植治疗血液系统疾病技术成为《限制临床应用的医疗技术》,名单内包括了造血干细胞(包括脐带血造血干细胞)。2015 年 7 月《干细胞制剂质量控制及临床前研究指导原则(试行)》出台,2015 年 8 月《干细胞临床研究管理办法(试行)》出台,2017 年我国首部《干细胞通用要求》出台,2019 年我国首部《人胚胎干细胞的团体标准》出台,2019 年国家卫健委发布了《体细胞治疗的临床研究和转化应用管理办法(试行)征求意见稿》,相信后续会有更多的规范干细胞领域的政策、法规出台,为干细胞的临床应用保驾护航。

第二节　神经系统疾病的免疫治疗

一、概述

神经系统自身免疫性疾病种类繁多,临床分类包含免疫 – 炎症性血管病、抗体介导的脑炎(或自身免疫性脑炎)、CNS 脱髓鞘性疾病、免疫介导的神经肌肉传递障碍性疾病、免疫介导的周围神经疾病和免疫介导的肌肉疾病等。所涉及的免疫反应过程包括淋巴细胞活化、抗体产生、细胞因子失衡、补体活化、局部炎症细胞募集和激活及血 – 脑屏障破坏等,参与损害的具体环节和机制因疾病种类而异。针对这些免疫 – 炎症损害的过程,免疫抑制 / 调节剂的应用可以在一定程度上抑制或控制病理损害及疾病进展,改善临床症状和功能残疾,预防疾病复发或进展。急性期除了使用糖皮质激素抗炎之外,还可以静脉使用大剂量丙种球蛋白(intravenous immunoglobulin, IVIG)或血浆交换(plasma exchange, PE)来改善症状。缓解期的治疗在于预防或减少复发,延缓或阻止疾病进展。

本节就神经系统免疫性疾病中常用的免疫抑制 / 调节剂的特点和应用进行总结,便于初学者在临床上进行合理选择。

二、不同免疫抑制剂的特点和合理应用

神经系统免疫性疾病中常用的免疫抑制剂包括糖皮质激素(glucocoticosteroids, GCs)、环磷酰胺(cyclophosphomide, CTX)、硫唑嘌呤(azathioprine, AZA)、甲氨蝶呤(methotrexate, MTX)、环孢霉素(cyclosporin, CSA)、他可莫司(FK506, tacrolimus, TAC)、麦考酚酯或霉酚酸酯(mycophenolate mofetil, MMF)、cladrinbine 和米托恩醌等。常用化学免疫抑制剂见表 10-42-1。

1. 糖皮质激素(GCs)　是最常用的免疫抑制剂和抗炎药。常用的种类有甲基泼尼松龙(methylprednisonlone)、强的松(prednisone)和地塞米松(dexamethasone)等,具有抗炎、抑制淋巴细胞增殖和诱导淋巴细胞凋亡的作用,往往作为一线药物使用。急性期的冲击治疗往往选用甲基泼尼松龙或地塞米松,其剂量及疗程因病种而异,急性重症免疫损害的抗炎治疗推荐使用大剂量短程甲基泼尼松龙冲击治疗,如每天 1 000mg,连用 3~5 天停用,或每 3~5 天减半,然后酌情停药或口服维持治疗,多适用于多发性硬化(multiple sclerosis, MS)、视神经脊髓炎谱系疾病(neuromyelitis optica spectrum disorder, NMOSD)或抗少突胶质细胞髓鞘糖蛋白(myelin oligodendrocyte glycoprotein, MOG)抗体相关疾病(MOG associated diseases, MOGAD)的急性期复发等。强的松适用于大多数免疫性疾病的治疗,多采用中剂量冲击 – 小剂量维持方案,症状稳定或明显好转后根据病情及个体特点进行减量,维持时间和随访方案视具体情况而定。激素治疗过程中需密切追踪监测不良反应,并进行剂量调整,必要时换药。

2. 环磷酰胺(CTX)　是早期最常用的免疫抑制剂之一。通过肝脏 P450 酶水解成为活性成分而发挥作用。可抑制 DNA 和 RNA 合成,广谱抑制增殖活跃的细胞,包括肿瘤细胞及淋巴细胞等。可静脉或口服使用。常用于重症肌无力(myasthenia gravis, MG)、炎症性肌病、血管炎和结缔组织病累及神经系统时等。主要副作用有肝功能损害、粒细胞减少、脱发及感染等。

表 10-42-1 常用化学免疫抑制剂简表

种类	机制	作用靶点	使用方法	主要适应证	注意事项
GCs	抗炎症细胞凋亡	炎症细胞、淋巴细胞	口服或静脉	几乎所有自身免疫性疾病,除外 MMN	不良反应广泛,需密切监测
CTX	抑制 DNA	T、B 细胞	口服或静脉	MG、结缔组织疾病、血管炎	骨髓抑制、肝功能损害
MTX	抑制 DNA 合成	T、B 细胞	口服、静脉或鞘内注射	同上	贫血、舌炎、肺纤维化
AZA	抑制核酸合成	T、B 细胞	口服	同上	肝功能损害、骨髓抑制、脱发
CSA	抑制钙调磷酸酶	T 细胞	口服	同上	肾功能损害、高血压、多毛
TAC	抑制钙调磷酸酶	T 细胞、IL-2	口服	T 细胞依赖性疾病以及一些体液免疫性疾病	糖代谢异常、肝肾功能损害或粒细胞减少
MMF	抑制鸟嘌呤合成	T、B 细胞	口服	大多数神经系统自身免疫性疾病	肝肾功能损害或粒细胞减少

GC:糖皮质激素;CTX:环磷酰胺;MTX:甲氨蝶呤;AZA:硫唑嘌呤;CSA:环孢霉素;TAC:他克莫司;MMF:麦考酚酯;MMN:多灶性运动神经病;MG:重症肌无力。

3. 硫唑嘌呤(AZA) 也是经典的免疫抑制剂之一。作为烷化剂抑制核酸合成和细胞增殖,并可损伤 DNA。起效往往需要数月。常用于 MG、炎症性肌病或 NMOSD 的预防复发。口服剂量 50~150mg/d,分次口服。部分患者因 TPMP 突变使 AZA 代谢减慢而导致严重药物蓄积,进而出现骨髓抑制和肝脏损害,推荐使用前检测该基因的类型。

4. 甲氨蝶呤(MTX) 作为叶酸还原酶抑制剂使四氢叶酸活性降低,使 DNA 生物合成受阻,对 RNA 和蛋白质的合成抑制作用较弱。属于细胞周期 S 期抑制剂。主要用于炎症性肌病或 MG 等。口服方法为每周 7.5~20mg,分次或一次顿服。常见副作用包括舌炎、贫血等。肺纤维化为严重不良反应,需密切观察。

5. 环孢霉素(CSA) 为钙调磷酸酶(calcineurin)抑制剂,减少 IL-2 的产生,抑制 T 细胞活化增殖。最早用于器官移植后的抗排斥反应,以后逐渐用于自身免疫性疾病。神经内科常用于 MG、NMOSD 或炎症性肌病的治疗。使用方法为 50~150mg/d,分次口服,维持血药浓度 100~150ng/ml。主要副作用为高血压、肾脏损害及毛发增多等。

6. 他可莫司(TAC) 又名 FK506,与 FKBP12 蛋白结合后抑制钙调磷酸酶活性,进而抑制 T 细胞内的信号转导,使 IL-2 的产生减少,抑制 T 细胞增殖。其强度为 CSA 的 100 倍。口服后 1~3 小时血药浓度达高峰,半衰期约 43 小时,主要由肝脏代谢。多种食物和药物可能影响其血药浓度。建议空腹口服,每天 1~2 次,成人常规剂量为 2~3mg/d。有效血药浓度为 5~10ng/ml。常见副作用为肝肾功能异常、粒细胞减少或糖代谢异常。目前神经系统的应用包括多种自身免疫性疾病,如 MG、自身免疫性脑炎、NMOSD 及炎症性肌病等。该药物与其他经过肝脏 P450 3A4 酶代谢的药物可发生相互作用,导致血药浓度的改变,使用时需注意监测。

7. 麦考酚酯或霉酚酸酯(MMF) 口服后在体内被水解为活性产物 MPA,后者抑制 IMPDH(inosine monophosphate dehydrogenase),使鸟嘌呤核苷酸的合成减少,进而抑制 T、B 细胞的增殖和功能。用于多种神经系统自身免疫性疾病的治疗,包括 MG、NMOSD 及自身免疫性脑炎等。使用方法为 0.25~0.5g 口服,每天 2 次。主要副作用为肝肾功能损害及粒细胞减少等。

三、疾病修正治疗药物的特点和合理应用

疾病修正治疗（disease-modifying treatment, DMT）指从发病机制上抑制免疫损害过程，延缓疾病进展速度，在临床上达到预防复发和延缓残疾进展，在神经影像学上达到控制或延缓病灶增加的目的。

最近对 MS 提出的治疗目标是 NEDA（no evidence of disease activity），最理想的标准是没有临床复发，没有残疾进展，MRI 上没有新发病灶，而且没有出现进一步脑组织萎缩。这一类改变疾病进展的药物统称为疾病修正药物（disease-modifying drugs, DMDs）。实际上，这一概念同样也适合于 NMOSD 和 MOGAD 等 CNS 脱髓鞘疾病的治疗。

免疫调节剂不同于传统的免疫抑制剂，不是简单地抑制免疫细胞的功能，而是对免疫过程中的一些环节进行修正或调整，如抗炎、或选择性抑制某些免疫功能而保留其抗感染或监视功能，这些药物包括 interferon-β1a 或 interferon-β1b、glatiramer acetate、fingolimod、siponimod 及 teriflunomide。

随着对自身免疫性疾病发病机制的进一步阐明，越来越多的作用在分子靶点的药物和单克隆抗体不断问世并应用于临床。可以预期，随着对疾病机制理解的深入，更多、更高效安全的靶向生物药物会大规模进入临床。免疫性神经系统疾病中已经使用的单克隆抗体药物见表 10-42-2。

1. Interferon-β1a 免疫调节剂 适用于复发缓-解型多发性硬化（relapsing-remitting multiple sclerosis, RRMS）和临床孤立综合征（clinically isolated syndrome, CIS）的治疗，在中国已经退市。

2. Interferon-β1b 重组人干扰素 免疫调节剂，中国商品名倍泰龙，获准用于 RRMS 治疗（过去 2 年内至少有 2 次复发的患者）。方法为 250μg，皮下注射，隔日一次。

3. Glatiramer acetate 免疫调节剂 是一种合成的肽类化合物，商品名 Copaxone，1996 年 FDA 批准用于成人复发型 MS 的治疗。

4. Fingolimod 为首个选择性 1-磷酸鞘氨醇（S1P）受体调节剂，抑制淋巴细胞离开淋巴结，用于 RRMS 治疗。使用方法为 0.5mg 口服，每天一次。不久后将在中国上市。

5. Siponimod 是新一代选择性 1-磷酸鞘氨醇（S1P）受体调节剂，抑制淋巴细胞离开淋巴结，同时还可以进入 CNS，与少突胶质细胞和星形胶质细胞结合促进髓鞘再生和防止炎症。2019 年 3 月 FDA 批准 Siponimod（商品名 Mayzent）用于治疗成人复发型 MS，包括继发进展型多发性硬化（secondary progressive multiple sclerosis, SPMS）、RRMS 及 CIS 的治疗。也是首个专门批准用于活动性 SPMS 的药物。

6. Tocilizumab 为全球首个人源化 IL-6 的单抗，批准用于类风湿性关节炎（RA）的治疗，也可用于颞动脉炎和难治性炎症性肌病的治疗。有皮下或静脉给药两种方式。

7. Rituximab CD20 单抗，中国商品名为美罗华，能清除 B 细胞。最早用于淋巴瘤的治疗，后发现对抗体介导的自身免疫性疾病也有疗效。也用于高度活动性的难以控制的 RRMS 的进阶治疗。给药方式没有统一标准，每周一次，100~

表 10-42-2　免疫性神经系统疾病中已经使用的单克隆抗体药物

分子靶点	单抗名称	生物靶点	适应证
CD20	Rituximab	B 细胞	抗体介导的自身免疫性疾病、复发型 MS 的进阶治疗
CD20	Ocrelizumab（人源化）	B 细胞	复发型 MS、PPMS
CD52	Alemtuzumab（人源化）	活化淋巴细胞	RRMS、炎性肌病
IL-6	Tocilizumab（人源化）	中性粒细胞	RA、颞动脉炎、炎症性肌病
VACM	Natalizumab（人源化）	血-脑屏障	RRMS
C5	Eculizumab（人源化）	补体末端	难治性全身型 MG、NMOSD

IL-6：白细胞介素-6；MS：多发性硬化；PPMS：原发进展型多发性硬化；RRMS：复发-缓解型多发性硬化；RA：类风湿关节炎；MG：重症肌无力；NMOSD：视神经脊髓炎谱系疾病。

1 000mg 不等,重点在于采用流式细胞仪监测外周血,使 CD19$^+$ 细胞数量维持在 0 附近。最大的风险在于感染。

8. Ocrelizumab 人源化抗 CD20 单抗,商品名 Ocrevus,FDA 批准用于成人复发型 MS 和原发进展型多发性硬化(primary progressive multiple sclerosis,PPMS)的治疗,也是首个批准治疗 PPMS 的药物。

9. Natalizumab 为人源化 IgG 单抗,能特异性结合 alpha4 整合素,然后阻止 T 细胞从外周进入 CNS,用于成人高度活动的复发型 MS 的进阶治疗。使用后患者发生进行性多灶性白质脑病(progressive multifocal leukoencephalopathy,PML)的风险显著增加。

10. Teriflunomide 口服免疫调节剂,可选择性、可逆性抑制 DHODH 来抑制活化淋巴细胞的增殖。优点在于淋巴细胞的免疫监视功能可通过补救途径而得以保留,不直接影响 DNA。中国商品名为奥巴捷,获批用于复发型 MS 治疗。方法为 14mg 口服,每天一次。

11. Dimethyl fumarate(DMF) 口服免疫抑制剂/调节剂,用于成人复发型 MS 的治疗。其作用机制尚未明了,有证据表明 DMF 和其代谢产物 MMF 能够抑制多种免疫细胞功能。

12. Cladribine 为口服抗代谢药,诱导双链 DNA 断裂而导致细胞凋亡,应用于高度活跃的复发型 MS。

13. Eculizumab 人源化的 IgG2/4 单抗,选择性抑制补体 C5 裂解为 C5a 和 C5b,从而阻止补体活化。商品名 Soliris,最早批准用于阵发性睡眠性血红蛋白尿的治疗。进一步研究发现对难治性全身型 MG 和 NMOSD 均有较好疗效。

14. Alemtuzumab 人源化的抗 CD52 单抗,清除活化淋巴细胞。用于 B 细胞型淋巴瘤的治疗。商品名 Lemtrada,于 2014 年被 FDA 批准用于复发型 MS 的治疗,疗效比 Inteferon-β1b 更优越,不久后将在中国上市。

15. Mitoxantrone(米托恩醌) 抗肿瘤药。属于细胞周期非特异性药物,处于 S 后期的细胞对其更敏感,用于复发型 MS 的进阶治疗。重点应关注其心脏毒性。

四、神经系统免疫治疗的注意事项

免疫性疾病需要长期管理,目的在于控制疾病进展或复发,应根据患者的治疗反应性和药物的耐受性适时进行调整。长期使用免疫抑制剂或生物制剂的风险在于增加机会性感染和肿瘤发生的机会。根据不同药物副作用特点进行肝肾功能、血常规、心脏、肺纤维化、血压和糖代谢监测非常重要。在治疗过程中,应监测和准确评价疾病的活动度。某些自身免疫性疾病有明确的生物标志物作为疗效判断标准,如 MS 的 MRI 病灶负荷、NMOSD 的 AQP4-IgG 滴度、炎症性肌病的抗体滴度等等。值得注意的是,对大部分神经系统免疫病的疾病活动度判断目前还缺少统一有效的标志物,密切动态随访是此类患者管理的关键。

第三节 神经系统疾病的基因治疗——希望与挑战并存

一、概述

早在 50 多年以前,科学家们就提出了基因治疗(gene therapy)的概念。

基因治疗是一种通过运用基因编码技术及其他相关技术手段改变或修饰机体细胞基因,以治疗或逆转疾病进程的方法。具体的治疗策略包括基因替代、基因修正、基因增强、基因抑制或基因失活。与普通药物治疗相比,基因治疗的优势在于可以使活体细胞长期持久地表达内源性蛋白,而无需重复给药。近年来,基因治疗领域的技术发展日新月异,为神经系统疾病提供了全新的治疗选择。

二、基因治疗技术的发展现状

(一)基因转运技术

根据治疗途径可将基因治疗分为活体直接转移(或称一步法,in vivo)和离体转移(或称二步法,ex vivo)。in vivo 方式是体内基因治疗的直接途径,即将外源基因以载体转运的形式导入体内,使用的基因转移载体包括病毒载体和非病毒载体两大类。ex vivo 方式即体外细胞介导法,通过移植携带靶基因的工程细胞完成,是基因转移技术和脑内移植技术的结合。

1. 常用神经系统疾病基因治疗的病毒载体 基因治疗常使用病毒作为载体。病毒载体需要满足的要求包括：能够与细胞结合、成功将靶基因转入核内、长时间表达并对人体没有毒性。常用的载体有单纯疱疹病毒载体（HSV）、腺病毒载体（AV）、腺病毒相关病毒载体（AAV）以及逆转录病毒载体（RV）等。各种病毒在包装、转染宿主、免疫反应、扩散效力等方面存在差异，病毒的种类可直接影响在体基因治疗的效果，应根据病程长短、病变性质、感染靶细胞类型和外源基因的特点进行选择。目前最常用的病毒载体为慢病毒和AAV。前者多用于 ex vivo 法，能有效将靶基因转入载体细胞；而后者多用于 in vivo 法，可以将治疗基因转入有丝分裂后细胞如神经元。AAV 是目前广泛运用于基因治疗的非致病性细小病毒，具有转染能力强，引起免疫反应小，转染效率高且稳定等诸多优势，然而，AAV 仅能允许携带长度小于 4.7kb 的外源 DNA，限制了其应用。AAV 有12 种血清型，不同的血清型具有细胞种类的转染偏好，如 AAV 1，2，5，8 型可有效转染灵长类和小鼠的皮层细胞。大部分 AAV 血清型对神经元都具有很好的趋向性，AAV5 可有效靶向星形胶质细胞，但是目前对小胶质细胞的转染面临很大的挑战，迄今为止只有一篇报道声称使用衣壳改良后的 AAV6 获得了对小胶质细胞的成功转染。近年来，研究者们将单链 AAV 基因组中右侧的包装信号删除，构建了双链 AAV，进一步提高了目的基因的表达速度和表达水平。病毒载体目前仍然存在不少缺陷：①病毒携带基因转入的过程有可能造成抑癌基因的失活，导致肿瘤发生；②进入机体的病毒本身可能造成免疫炎症或有毒有害的机体反应。新型的 AAV 载体可介导基因组中位点特异性的 DNA 整合，避免肿瘤的发生。进一步提高转染特异性、速度和效率、减少毒性并实现对于新型靶细胞（如小胶质细胞）的有效转染是未来努力的方向。

2. 神经系统疾病基因治疗的非病毒载体 非病毒载体主要依赖不同机制将大分子物质摄入细胞内，方法包括 DNA 直接注射法、电穿孔法、磷酸钙沉淀、脂质体介导的 DNA 转移法和受体介导的基因转移以及颗粒轰击技术等。非病毒载体转运的主要问题是转染效率低，进入细胞后外源DNA 存在时间短。应用于脑内时，会受到血－脑屏障的限制。值得注意的是，多种非病毒载体易于被免疫巨噬细胞吞噬，有的不能用于有血清存在的条件下，这也意味着不宜经血管导入。因此，目前非病毒载体多作为病毒载体的重要补充途径，重点应用于体外实验。如果能对运送载体的性质加以改进，获得更高的运送效率与生物相容性，将有希望实现其临床应用价值。

3. 神经系统疾病治疗基因的转运方式 病毒或非病毒载体可以直接被注射到眼部或耳蜗以治疗神经感觉器官相关性疾病。这种局部注射可以使靶细胞获得的治疗浓度和时间最大化，避免全身性的生物分布所带来的免疫源性和毒性。在麻醉条件下，采用脑部立体定向手术经脑实质注射 AAV 是目前最常用的神经系统疾病基因治疗方法，实时 MRI 引导系统的使用可进一步提高注射的准确性。脑实质内 AAV 注射已经在溶酶体贮积病、阿尔茨海默病（Alzheimer's disease，AD）、帕金森病（Parkinson's disease，PD）和亨廷顿病治疗的临床前研究中获得了成功，目前已经在 AD和 PD 中开展了以 AAV2 为载体的 I/II 期临床试验。经脑脊液（脑室、脑池、椎管内注射）或血液的转运对于多灶性疾病的治疗具有优势，AAV9携带的 SMN 基因椎管内注射治疗脊髓性肌萎缩症（spinal muscular atrophy，SMA）已经进入临床III 期研究。经血液给予的基因治疗很难通过血－脑屏障进入 CNS。人们采用了很多方法如通过输注甘露醇来提高血－脑屏障的通透性，以帮助静脉输入的 AAV 顺利进入 CNS，但是这些方法或多或少存在一定副作用。值得注意的是，单次静脉注射 AAV9 后可以在全脑发现广泛的治疗基因表达，而将双链 AAV 和 AAV9 一起从静脉注入，可以实现脊髓和 CNS 内大范围的基因转入，这给进一步的临床基因治疗研究带来了新希望。经鼻腔转运是一种可供选择的非侵入性基因转运方法，适用于溶酶体酶缺陷性疾病的治疗。此外，动物研究显示，一部分运动神经元病可以通过直接将AAV 注射到肌肉或脊髓内而获得改善。

对于神经系统基因治疗的 ex vivo 方式而言，选择合适的可用于基因修饰的靶细胞是体外细胞介导的关键。能用于基因修饰并植入 CNS 内进行基因治疗的理想靶细胞应具备以下几个要素：容易被修饰、具有表达和分泌转基因产物的能力、具有在体外及移植后在宿主内生存的能力等。目前运用于 CNS 基因治疗的靶细胞主要是施万细胞、成纤维细胞、星形胶质细胞、神经干细胞和成肌细胞等。最近研究表明，小胶质细胞也是较有前途的 *ex vivo* 治疗的靶细胞。但目前 *ex vivo* 方式尚存在一些问题：①宿主对移植细胞的免疫排斥；②移植细胞存活时间问题；③遗传修饰细胞移植后转移基因的表达可能会随着时间的延长而逐渐下降；④可能的致瘤效应。近年来发展的多聚体包裹细胞技术，运用半透膜包裹移植细胞，在允许营养物质、氧气及治疗性基因产物自由出入的同时，可以对移植细胞发挥保护作用，使之免受机体免疫系统的攻击，防止移植细胞无限制的增殖与成瘤。

（二）基因组编辑技术

近年来，包括归巢核酸内切酶（meganucleases）、多种锌指核糖核酸酶（zinc finger nucleases ZNFs）、转录激活因子样效应物核酸酶（transcription activator-like effector nucleases, TALENs）和 CRISPR（clustered regulary interspaced short palindromic repeats）-Cas9（CRISPR-associated protein 9）在内的基因组编辑技术已经广泛地应用于基因治疗中。CRISPR-Cas9 是一种由 RNA 引导、核酸酶介导的新型基因编辑技术。CRISPR 是规律成簇的短回文重复，由不连续的重复序列 R（repeat）与长度相似的间隔序列 S（spacers）排列组成，Cas 则由前导序列 L（leader）以及一系列 CRISPR 相关核酸酶组成。2007 年研究者首次发现细菌 CRISPR 系统能阻止外源质粒的转移。2013 年人们首次利用 CRISPR-Cas9 系统实现了针对人 293T 细胞 EMX1、PVALB 基因以及小鼠 Nero2A 细胞 Th 基因的定点突变，同时通过激活细胞的 DNA 修复机制，高效介导了外源基因的定点插入。CRISPR-Cas9 工作时，Cas9 和 Cpf1 核酸内切酶在一条引导 RNA（sgRNAs）的指引下与短 DNA 序列（protospacer adjacent motif, PAM）旁的靶基因序列结合，切割后产生双链 DNA 断裂，然后通过非同源末端连接或同源指导的修复达到基因敲除、特异突变的引入和定点转基因的目的。该技术的优势在于具有将三种主要生物聚合物（DNA、RNA 和蛋白质）结合在一起的特殊效力。该技术已广泛运用于神经系统疾病的基因治疗研究。

三、基因治疗在神经系统疾病中的应用

目前针对很多 CNS 疾病的基因治疗研究都取得了很大的突破和进展，尤其是单基因遗传病，如脊髓性肌萎缩症、杜兴氏肌营养不良症等。

1. **脊髓性肌萎缩症 1 型（SMA1）** 脊髓性肌萎缩症 1 型是一种 SMN1 基因突变所致的致死性运动神经元病，常在婴儿期发病，患儿 2 岁左右时常因呼吸肌无力而需使用机械通气或死亡。2017 年，Kaspar 等通过单次静脉注射携带有补充编码 SMN 蛋白基因序列的 AAV9，首次成功地在 15 名 SMA1 型患儿中证实该基因治疗的安全性和有效性。SMN1 的同源基因 SMN2 与 SMN1 在 7 号外显子上存在一个碱基的差异（C to T），导致 SMN2 转录后丧失 90% 的 7 号外显子，编码截断的蛋白 SMN7，后者在细胞内很快降解。因此利用反义核苷酸与 SMN2 外显子 7 剪切位点的结合改变后者的基因剪切，生成能替代 SMN1 基因功能的蛋白产物就可以达到治疗疾病的目的。目前反义核苷酸 SPINRAZA 已经获得 FDA 批准进入临床应用。

2. **杜兴氏肌营养不良症（DMD）** 杜兴氏肌营养不良症（DMD）是位于 X 染色体上 DMD 基因（dystrophin）突变所致的单基因遗传病。dystrophin 蛋白是重要的细胞骨架蛋白，对于维持肌肉细胞膜的完整性至关重要。DMD 患者常在 25 岁因呼吸肌无力及心肌病变而死亡。当 DMD 基因出现整码缺失时，会产生缩短的、有一定功能的 dystrophin 蛋白，临床表现为贝克型肌营养不良（BMD）。合成一段反义核苷酸与前体 mRNA 上特异的序列结合，通过 RNA 剪切将 DMD 突变基因中破坏阅读框的外显子去除，使 dystrophin 基因上的移码突变恢复到整码编码状态，将 DMD 变为 BMD，可改善患者的预后。这一技术称之为"外显子跳跃"。除 51 号外显子外，针对 45~55 号、3~9 号外显子的治疗也正在研究之中。另外，研究者也已运用 CRISPR-Cas9 体系，成功地在动物模型中修改了 DMD 的致病基因并改善了疾病过程，并已在患者离体细胞（成肌细胞或诱导分

化的多能干细胞）中成功修正了人 DMD 基因异常突变，使得该技术有望安全有效地运用于临床患者。

3. 亨廷顿病　亨廷顿病是常染色体显性遗传 HTT 基因突变的单基因遗传病，表现为进行性的运动障碍、认知功能减退以及精神症状。目前尚无有效治疗方法。小 RNA，包括小片段的 siRNA、shRNA、miRNA 等可与 HTT 的 mRNA 结合，调控 mRNA 水平，在动物模型的研究中颇具前景。此外，运用干细胞或腺病毒载体上调神经营养因子水平，如 GDNF、NTN、BDNF，也在小鼠模型中显示出显著治疗效果。

4. 帕金森病　帕金森病的临床症状与纹状体产生的多巴胺水平不足密切相关。帕金森病的基因治疗主要针对症状的改善。酪氨酸水解酶（TH）、芳香氨基酸脱羧酶（AADC）、鸟嘌呤核苷三磷酸（GCH）是生物合成多巴胺的关键酶。名为 ProSavin 的慢病毒可介导注射区域内以上三种酶的表达，从而上调局部多巴胺产量，改善疾病症状；运用 AAV2 携带 GAD 基因（合成 GABA 的限速酶基因）可显著抑制因 DA 缺失所致的丘脑底核（STN）内神经元兴奋性的异常增高；运用 AAV-GDNF 或 AAV-NTN 上调脑区局部神经营养因子水平治疗帕金森病，目前也已进入早期临床试验阶段。

5. 肌萎缩侧索硬化症　肌萎缩侧索硬化症（ALS），以进行性的上下运动神经元丢失为特征，生存期仅为 3~5 年，目前尚无有效治疗方法。近年来研究发现，SOD1、TARDBP（编码 TDP-43）及 C9ORF72 等基因突变与该病密切相关。采用 AAV9-SOD1 shRNA 下调突变 SOD1 水平，可改善 SOD1^{G93A} 大鼠的表型；以 AAV9 为载体导入 UPF1 基因，可在 TDP-43 相关的 ALS 模型中显示出治疗效果；针对 C9ORF72 基因中（GGGGCC）六核苷酸重复序列设计反义核苷酸被认为是治疗 C9ORF72 基因突变导致的肌萎缩侧索硬化 - 额颞叶变性（amyotrophic lateral sclerosis and frontotemporal lobar degeneration，ALS/FTLD）的潜在方向。

四、未来基因治疗的发展方向

目前基因治疗的临床与基础研究正在蓬勃发展，以下三个方面的技术进展有可能为该领域的研究带来助力。

1. 制备更出色的病毒载体，实现有效、长期且神经元靶向表达相应基因。

2. 寻找更高效的物质转运体系，实现透过血 - 脑屏障将细胞或遗传物质转运进入中枢神经系统。

3. 发展细胞包裹技术，有效提升移植细胞在受体组织内的存活效率。

第四节　神经保护新靶点和综合治疗方案的探索——任重而道远

一、概述

中枢神经系统（CNS）是以神经元为主体，由胶质细胞、神经血管和细胞外基质等组成的复杂而有序的神经网络结构。过去研究者大多将神经元作为研究和关注的重心，而忽略了神经系统的整体性和不同结构间的相互作用。随着神经科学研究的深入，胶质细胞等重要神经细胞组成成分在神经系统损伤后结构修复和功能重建过程中的作用越来越被重视，更多的治疗靶点被认识。针对神经元保护、胶质细胞功能调控和神经血管单元生存微环境改善的综合治疗方案，将成为未来神经保护治疗的重要方向。

二、神经胶质细胞的地位再认识

传统认为胶质细胞在神经系统中处于辅助地位，仅提供营养支持和清除等作用。然而，随着研究的深入和认识水平的提高，神经胶质细胞的地位也日渐提升。星形胶质细胞（astrocyte）、小胶质细胞（microglia）和少突胶质细胞（oligodendroglia）是 CNS 中三种主要的胶质细胞类型。大量的研究已经证实，胶质细胞不仅与 CNS 的生长发育、正常生理活动有密切关系，而且与神经元的功能活动以及机体的损伤修复过程有着千丝万缕的联系，甚至成为某些 CNS 病变的核心致病环节。

1. 星形胶质细胞　是 CNS 中主要的间质细胞，它构成神经网架，具有分裂能力，在神经损伤后形成胶质瘢痕。星形胶质细胞在多种病理生理活动中起重要作用：如维持细胞内外离子平衡，参与神经递质代谢和释放的调节，合成和释放神经活性物质，通过缝隙连接调节神经元的活动，分泌多种神经生长因子等。在各种神经病理变化中，很多因素可激活星形胶质细胞，使其发生一系列形态和功能变化。活化的星形胶质细胞通过合成和分泌细胞因子，摄取和释放不同的离子和神经递质，上调多种蛋白质的合成，产生补体，释放NO 等途径发挥保护性和损伤性作用。在损伤区域的附近，反应性的星形胶质细胞增生可能起到隔离损伤区域的作用，但过度增生形成胶质瘢痕可以阻碍轴突再生。此外，反应性星形胶质细胞还可以合成胶原蛋白和硫酸蛋白多糖，均抑制神经突起生长。

2. 小胶质细胞 属于单核巨噬系统的中枢神经髓系细胞，生理条件下仍处于高度活跃状态，负责神经活动的监管，维持内环境的稳定。一旦微环境改变或受到病理性刺激，小胶质细胞就会被激活，此时细胞体明显增大，突起回缩，迅速迁移到病变部位，增殖分化并表达一些重要的免疫分子，参与神经损伤的防护和修复过程，因此其激活被认为是 CNS 中微环境变化最敏感的标志。在脑缺血或受到损害后，小胶质细胞从静息状态快速向活化状态转变，并具有瀑布效应和相对刻板的模式：即分化、增殖，免疫分子表达上调，迁移至损伤部位，发生形态、免疫和功能改变，释放细胞毒素和炎症介质，分泌各种不同功能的细胞因子。各种病理性刺激后的细胞内外离子失衡、扩散性抑制、神经递质的紊乱、多种可溶性炎性细胞因子、NO、氧自由基等均可诱导广泛的小胶质细胞激活。活化的小胶质细胞在神经损伤的不同阶段和不同刺激状态下，可以呈现不同的功能表型：一方面释放大量促炎因子及神经毒性物质，加重损伤；另一方面通过其吞噬功能及分泌神经营养因子等，促进神经修复。

3. 少突胶质细胞 大量存在于脑的白质、灰质和脊髓中。由于少突胶质细胞是 CNS 中唯一能形成髓磷脂的细胞，其损伤对 CNS 的白质功能有深远的影响。全脑缺血、脑损伤和脊髓损伤、多发性硬化、血管性痴呆和低血糖等病理情况均可影响白质而损伤少突胶质细胞。少突胶质细胞的丢失使轴突失去营养和代谢支持，髓鞘缺失导致小节间离子通道暴露，并可能成为免疫反应的目标。此外，缺血后梗死边缘区存在少突胶质细胞前体细胞的增生，其具体作用仍待进一步研究阐明。

CNS 损伤后胶质细胞的活化增殖对神经元起着"双刃剑"的作用：一方面，胶质细胞发挥稳定内环境、释放神经营养因子、清除有害物质、促进细胞间信号传递等作用，星形胶质细胞通过缝隙连接彼此广泛耦联在一起，构建成巨大的细胞网络，形成一个功能性的合胞体，参与组织内环境稳定。另一方面，CNS 在各种损伤刺激后，早期即出现小胶质细胞的活化增殖，在吞噬和清除坏死的组织残渣之外，又通过大量分泌致炎因子加重炎性损伤；随后，星形胶质细胞明显激活，与活化增殖的小胶质细胞一起形成反应性胶质增生，最终导致致密胶质瘢痕的形成。胶质瘢痕的形成虽可填充组织缺损，但瘢痕形成的物理和化学屏障阻断了神经轴突的出芽性生长，妨碍了神经环路的形成，影响了神经系统的结构重建和功能恢复，亦可能成为继发性癫痫、神经病理性疼痛等形成的中心环节。

三、神经血管单元与综合治疗

神经血管单元（neurovascular unit，NVU）是指由神经元 – 胶质细胞 – 血管构成的功能系统，包括神经元、星形胶质细胞、小胶质细胞、血管内皮细胞等类型细胞和细胞外基质（图 10-42-2）。此概念的提出旨在强调神经元、神经胶质细胞和血管内皮间相互联系及相互影响的重要性，并将三者放在一个微小的三维环境中研究，为整体研究神经元损伤及保护机制、寻找临床治疗的新靶点提供依据。

神经血管单元不同细胞成分间的信号转导和整合是神经系统正常行使功能的基础，有多种神经递质、蛋白分子、离子和介质等共同参与。神经元可以通过释放乙酰胆碱、C- 氨基丁酸和神经肽类等血管活性物质而对脑血流有直接的调控作用；血管内皮细胞还可以通过分泌脑源性神经营养因子的方式，使神经元免受缺血、缺氧和应激等损害。胶质细胞在神经血管单元中起着整体调节的作用。胶质细胞参与神经元存活、形态、轴突生

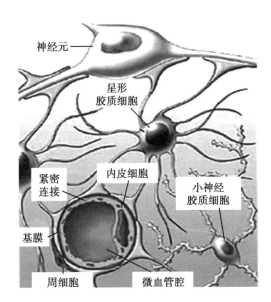

图 10-42-2 神经血管单元示意图

神经元、星形胶质细胞、紧密连接、内皮细胞、小神经胶质细胞、基膜、周细胞、微血管腔

长、突触形成、离子通道的积聚和分布等。虽然胶质细胞不产生动作电位,但是胶质细胞能通过受体感受神经递质或胞外环境的变化,并表现为细胞内钙离子浓度改变和钙兴奋性,引起神经活性物质的释放,进而影响神经突触传递。星形胶质细胞能释放谷氨酸、ATP 及某些抑制性神经递质如 GABA、肽和生长因子等,参与调节神经元及胶质细胞间的突触传递强度。此外,星型胶质细胞可能通过合成释放雌激素、胆固醇、生长因子(如 TGF、BDNF、FGF-2、IGF)等促进突触的形成。胶质细胞还能通过释放细胞黏附分子和神经营养因子等诱导神经元迁移和轴突生长,即胶质细胞可能参与了突触重塑。胶质细胞参与血管内皮细胞的生长、毛细血管的发生和重塑,对维持血-脑屏障的功能具有重要作用。星形胶质细胞通过广泛与毛细血管内皮细胞建立紧密的突触连接,使其直接、快捷地感知局域或整体微环境神经递质变化,影响突触活动,进而调节血管血流量,在神经元活动和脑血流中起到了偶联作用。

在疾病状态下,神经血管单元组分间的信号联系改变如紧密连接的破坏与维持、胞间信号的转导和神经血管功能偶联的修复等,可能成为新的神经保护综合治疗靶点,以期改善神经血管单元内部的稳态和保证脑细胞功能的正常运行。相关的疾病模型研究表明:雌激素和他汀等物质可以通过改善血-脑屏障通透性、促进神经胶质细胞的分化再生等,在脑卒中后发挥对神经血管单

元的保护作用;人类重组红细胞生成素可促进神经血管重塑蛋白的表达,促进微血管的发生和神经血管单元的重塑。在 Alzheimer 病模型中,激活的小胶质细胞和星形胶质细胞可通过 β- 淀粉样物质的沉积产生炎症因子和补体,作用于神经血管单元和紧密连接;β- 淀粉样物质的沉积还可直接对脑血管内皮细胞产生损害,异常血管的发生以及脑血管系统衰老均能产生神经血管的去偶联、脑低灌注和神经血管的炎症。

四、细胞周期调控与神经系统损伤修复

细胞周期是细胞生命活动的基本过程,细胞在周期时相的变迁中进入增殖、分化、衰老和死亡等生理状态。真核细胞的细胞周期分四个阶段:G_1 期(DNA 合成前期)、S 期(DNA 合成期)、G_2 期(DNA 合成后期)和 M 期(有丝分裂期),主要有 G_1-S 期、S 期、G_2 期和 M 期四个限速位点(细胞周期检测点)。细胞周期内源性调控主要是通过细胞周期蛋白(cyclin)-细胞周期蛋白依赖激酶(cyclin dependent kinases, CDKs)-细胞周期蛋白激酶抑制因子(cyclin dependent kinase inhibitors, CKIs)网络而实现的。

以往认为成熟神经元一般停留在 G_0 期(静止期),但是在脑缺血、Alzheimier 病和血管性痴呆等病理情况下,神经元可以重新进入细胞周期;在离体和在体模型中也已观察到神经元中有多种 Cyclins 和 CDKs 的上调。终末成熟的神经元重新进入细胞周期的意图何在,目前尚不明确。研究提示尽管终末分化的神经元保留了再激活细胞周期的能力,但它几乎不能引起神经元的增殖,而是导致细胞凋亡,而且在有丝分裂后的神经元中,细胞周期机制和凋亡程序之间可能存在直接的交互作用,在脑缺血患者的脑组织中 G_1/S 期的主要调控复合物 CDK4/Cyclin D 的表达增加,同时伴随神经元的凋亡增加。此外,研究也发现,通常认为仅存在于 G_2/M 期的 Cdc2/Cyclin B1 复合物在濒临死亡的神经元中也出现高表达的现象,Cdc2 的激活并不意味着神经元会进行有丝分裂,而是在进入 M 期之前通过直接激活凋亡的触发剂 Bad 引起神经元凋亡。在各种凋亡因素刺激下,神经元中也诱导表达较多 CDKs,提示 CDKs 的表达和激活更可能是神经元凋亡所必需的。另有一些研

究显示,在离体和在体模型中都观察到磷酸化的 pRb 蛋白和 E2F 转录因子的表达增加与神经元的凋亡有关,上述研究提示细胞周期事件参与了神经元的凋亡过程,神经元可能是通过异常地进入细胞周期的方式走向凋亡,或者说神经元凋亡是其企图进入细胞周期的计划流产所致。

与神经元不同的是,胶质细胞却具有活跃的再分裂增殖能力。CNS 在各种损伤刺激后,早期即出现小胶质细胞的活化增殖,随后,星形胶质细胞明显激活,表现为突起变粗、胞体肥大,中间纤维的表达上调,并与活化增殖的小胶质细胞一起形成反应性胶质增生(reactive gliosis),最终可形成致密的胶质瘢痕。近年来,许多研究表明,CNS 损伤后小胶质细胞和星形胶质细胞上表达较多的 cyclins 和 PCNA(proliferating cell nuclear antigen),细胞增殖核抗原,为细胞增殖的指标之一,提示胶质细胞进入细胞周期并分裂产生新的细胞;体外培养的鼠脑皮质星形胶质细胞经血清刺激后明显活化增殖,进入 S 期的细胞明显增加;脑外伤后胶质细胞上也表达大量的 cyclin D1 和 PCNA。以上研究提示,CNS 损伤可能通过激活细胞周期事件,促进了小胶质细胞和星形胶质细胞的活化增殖,加重了炎症损伤和瘢痕形成。

CNS 损伤后小胶质细胞明显活化增殖,并释放大量的炎性因子,而加重组织损伤,细胞周期调控可以显著抑制小胶质细胞的活化增殖,减轻对神经元的直接损伤刺激;另外,细胞周期调控通过有效抑制神经元异常地进入细胞周期而减少其凋亡数目。损伤后反应性星形胶质增生明显晚于小胶质细胞活化增殖,早期的小胶质细胞的活化增殖可能是后期反应性胶质增生不可或缺的因素,其作用可能是通过前者释放的炎性因子所介导。星形胶质细胞过度活化增生,形成明显致密的胶质瘢痕,并产生大量的轴突再生抑制因子。细胞周期调控可以显著减弱反应性星形胶质增生和后续胶质瘢痕的形成,应用特异性细胞周期抑制剂和 Cyclin D1 基因敲除技术明显阻滞缺血缺氧和划痕损伤后星形胶质细胞的增殖,减少同侧海马 CA1 区神经元凋亡,改善轴突再生的微环境,促进受损机体的结构重建和功能恢复。

CNS 损伤病理过程中,神经元凋亡以及胶质细胞过度增殖均为细胞周期相关事件,在损伤后特定时期调控细胞周期,可能达到阻滞神经元凋亡和胶质瘢痕形成的双重目的,是中枢神经损伤未来的治疗靶向。但是,尚需围绕有关作用机制以及临床应用可行性进行深入研究。

(王 伟)

第五节 神经刺激疗法

一、脑网络与神经可塑性——神经刺激的理论依据

(一)脑网络与神经刺激

越来越多的证据显示,神经元群体是有序协同工作的,而非杂乱无章的;是以网络形式工作的,而非孤立的。脑网络的运动模式具备空间协同、时间有序的特征。解读脑网络有望从崭新角度揭示复杂的神经精神疾病的发病机制,提供新的治疗思路。

在脑网络概念萌芽之前,人们对脑结构连接的探索已有一段历史。早在 1665 年,Steno 呼吁人们研究脑白质纤维走行。1885 年,Theodor Meynert 的精神病学教科书发展了一种基于结构连接的脑功能模型,包含了大量脑皮层关联系统,并认为这些关联系统被破坏是发生精神疾病的主要原因。这是结构脑网络概念的初始形态,但其中并未包含神经活动以及信息交换、传递的机制,且未能与脑功能作为统一整体对待。Sydney Brenner 等认为,脑功能主要由神经元特性和神经突触连接模式决定。此后的研究者们逐渐认识到脑结构连接与脑功能的映射关系,提出了全面描绘人脑结构连接图谱的迫切要求。2005 年,Sporns 等人定义了"连接组",即构成人脑的元素和连接的全面结构描绘,包含微观、中观、宏观等多个层面,具有个体差异性、可塑性和发育性,由先天基因和后天经历共同塑造。2010 年,人类连接组学项目(Human Connectome Project)启动,通过大尺度的功能神经成像研究大样本量健康人群脑连接谱图。在此基础上,各种疾病状态患者的脑连接数据与这个规范性数据库进行比较,有望确定疾病状态相关联的脑连接特征,进而通过引导连接组的重建连接、强化或减弱连接控制和矫正疾病,"重塑心灵"。

全面描绘人脑结构连接图谱是否就明白大脑是如何工作了呢？当然不是。自20世纪末以来，人们逐渐发现，尽管某一脑区具有特定功能（功能分离），但某一脑功能的实现往往需要多个脑区协同作用，即功能整合。描述功能分离的方法是脑功能定位，而描述功能整合的方法则是功能连接，即根据神经元活动之间的相关性来计算的。功能连接被定义为神经生理事件之间的统计依赖关系。大多数功能连接表现出明显的时间波动性，有可能揭示神经元素之间的真实因果关系，而功能连接的解析高度依赖于测量和分析技术。

功能性神经成像作为刻画脑网络的重要技术，可以检测脑代谢、血流量、血液氧合、水扩散和电活动的局部变化。功能性神经成像还可以通过使用测量大脑连接性的技术来显示相互作用的大脑区域的网络。通常研究的是两种脑网络连接，即结构脑连接和功能脑连接。结构脑连接主要来源于对水扩散敏感的核磁序列。由于水在沿着白质纤维束方向上的运动比在垂直方向上的运动更自由，因此有可能重建白质通路并识别出在区域间传递的纤维走行。功能脑连接主要来源于对脑电活动或者血液氧合过程中自发波动敏感的核磁序列，这是神经元活动的直接和间接标志。这些自发的神经元活动存在于所有脑区。当两个区域的自发活动正相关或负相关时，这些区域被认为是存在功能连接的（图10-42-3）。结构连接的区域往往也在功能上有连接；然而，功能连接提供了不同于结构连接的地图，能够反映更广泛的多突触连接和脑区之间联系的功能关系。通过脑连接分析，复杂的临床症状能够定位到整个脑网络中。影像学检查结果会随着时间的推移而改变，与治疗、疾病持续时间和疾病严重程度有关。此外，融合来自不同状态下脑网络连接的结果，包括基于在各种任务态下的脑网络连接，可能比基于静息态的分析能够提供更多的脑活动信息。

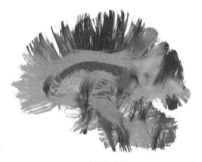 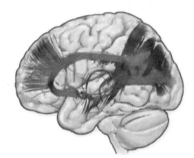 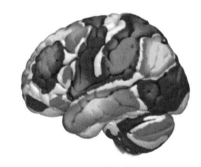

A. 结构连接　　　　　　　　B. 特定纤维束　　　　　　　　C. 功能连接

图 10-42-3　人类脑连接组（引自 N Engl J Mecl, 2018, 379: 2237-2245. ）

A 为结构连接，反映的是纤维束的走行；B 为连接扣带回的纤维走行；C 为功能连接，与后扣带回区域的自发活动成正相关的脑区为黄色或红色，负相关的脑区为蓝色或绿色

神经刺激能够调节脑活动，改变脑连接强度和模式。因此，依据疾病状态下的脑网络特征进行靶向调节有望使脑网络向"正常化"转变，达到治疗疾病的目的。值得注意的是，神经影像显示的脑连接结果可能是疾病代偿的结果而不是原因，那么此时抑制区域性脑活动的治疗可能会使症状恶化；而有的神经影像显示的脑连接结果与疾病原因并无因果关系，那么针对区域性脑活动的治疗则可能无效。因此，如何正确解读脑网络特征，在此基础上定位治疗靶点进行精准神经刺激，具有挑战意义。

最近来自波士顿大学的一项研究揭示了认知功能衰退的核心特征——工作记忆缺陷，来源于局部脑环路与远程脑环路间的失连接。研究者们通过额叶皮层中的 θ-γ 相位-振幅耦合和跨额颞叶皮层的 θ 相位同步，证实了工作记忆缺陷时"脑网络失连接"的存在。研究者使用非侵入性的经颅电刺激调节远程 θ 波间的相互作用。频率设置为与个体脑网络的动力学特征匹配的频段，予以 25 分钟的刺激治疗，结果显示，在额颞叶皮层内以及额颞叶皮层间出现明显增加的神经同步化与信息流增加，证实神经刺激能迅速提升工作记忆能力，且持续时间超过 50 分钟。该研究解释了年龄相关认知损害的"脑网络病理基础"，探索了针对个体化"脑网络病理状态"的非药理学干预手段——神经刺激疗法,为今后脑网络连接疾病的神经刺激治疗奠定了基础。

(二)神经可塑性与神经刺激

神经可塑性是指中枢神经系统在形态结构和功能上的可适应性,其参与了神经系统的发生和分化、老化、损伤和修复、学习和记忆、行为功能等多方面的生理或病理过程。中枢神经系统在早期发育过程中具有可塑性,发育成熟后就处于稳定状态,当神经系统发生损伤或者老化时,神经环路适应性地发生变化、修饰,即具有一定的神经可塑性。神经可塑性包括结构可塑性和功能可塑性。结构可塑性是一种持续时间较长的可塑性,主要是指神经元形态的改变以及新的树突或轴突连接形成和传递功能的建立。功能可塑性是指神经突触活动的反复进行引起突触传递效率的改变,包括长时程增强(long-term potentiation, LTP)和长时程抑制(long-term depression, LTD)。

神经可塑性是当今神经科学中引人关注的热点领域之一,参与了多种神经精神疾病的病理过程。以阿尔茨海默病(Alzheimer's disease, AD)为例,AD 转基因模型出现海马 LTP 减弱,海马环路的突触传递异常早于 Aβ 沉积和神经元变性。AD 患者海马结构内突触蛋白含量比正常人明显减少,提示 AD 患者的海马神经元突触密度下降。此外,有研究发现皮质和海马突触联系缺失的严重程度与痴呆的严重程度成正相关;与 AD 临床症状的严重性关系最密切的是新皮质和海马中突触的缺失,而不是斑块负荷。功能影像学研究显示,AD 患者存在全局网络和核心神经环路功能失调,导致信息传输效率下降和处理速度下降。影响最显著的网络是默认网络和执行注意网络,分别对记忆和执行功能至关重要。因此,上述突触联系的缺失、传递异常、脑网络异常断离可能共同导致 AD 的认知和行为障碍。而神经刺激技术有可能通过诱导适应性神经可塑性来发挥作用。

不论电刺激还是磁刺激,均可以引起突触可塑性的长期变化,不仅包括局部脑区,还涉及远隔脑区。神经刺激改变神经突触可塑性,增加神经元自身重塑和恢复功能连接的能力主要是通过 LTP 和 LTD 效应实现的。不同刺激参数对神经突触可塑性和连接性的影响不同。LTP 和 LTD

效应代表了神经刺激可以调节神经突触的密集程度,与大脑中 NMDA 的活动状态和 AMPA 受体通道的开闭有关。动物实验表明,神经递质变化、基因转录和翻译可能也参与了突触可塑性的长期变化。

二、神经刺激技术的变革之路

20 世纪末到 21 世纪初,随着临床治疗的需求和科学技术的进步,神经刺激技术发展迅速,已有多个国家和地区先后批准了脑深部电刺激(deep brain stimulation, DBS)、迷走神经刺激(vagus nerve stimulation, VNS)、反应性神经刺激系统(responsive neurostimulation, RNS)、重复经颅磁刺激(repetitive transcranial magnetic stimulation, rTMS)、经颅直流电刺激(transcranial direct current stimulation, tDCS)等技术应用于临床,为许多治疗困难的神经精神疾病带来新的希望。

物理学发展是医学进步的重要动力之一。神经刺激的出现,是对电、磁的深入理解和大胆应用,并依赖于相关软硬件技术的发展。神经刺激的进化经历了从无创到有创,再到无创的过程,也反映了人们探索运用新技术过程中平衡安全性、有效性、可操作性的过程。

自美国 FDA 于 1997 年批准了 DBS 治疗原发性震颤后,在后续 20 年里又先后批准了 DBS 治疗帕金森病、肌张力障碍、重度强迫症和癫痫,奠定了植入式脑刺激技术在脑功能疾病治疗中的重要地位。其工作原理是将电极植入患者脑内,通过埋置皮下的脉冲发生器刺激大脑深部的神经核团,达到神经调控的目的。在神经调控的发展史中,疗效的发现往往先于机制的阐明。著名的 SANTE 试验有力地证实了丘脑前核电刺激能够显著减少局灶性癫痫患者的发作频率,而时隔 8 年后才通过颅内电极阐释了高频电刺激丘脑前核治疗局灶性癫痫的机制。今天,人们正在继续探索 DBS 在治疗慢性疼痛、老年痴呆症、抽动症和精神疾病中的作用,并利用其研究人脑神经回路。

VNS 在世界上很多国家已被批准用于治疗癫痫和耐药抑郁症,是最早被批准用于治疗癫痫的神经刺激设备。将螺旋形电极缠绕在左侧颈部的迷走神经上,埋藏于锁骨下区的脉冲发生器产生电流刺激迷走神经,通过孤束核传导通路直接调节皮质重要区域的功能。截至 2018 年 6 月,已有 10 万余名患者接受了 VNS 治疗,治疗有效率(发作减少 50% 以上)为 40%~60%,是很好的添加治疗。但不可回避地是,无论 DBS 还是 VNS,都需要手术置入电极,且价格较为昂贵,在发展中国家推广存在一定困难。成本效用是植入式神经刺激装置普及应用时必须考虑的因素。

RNS 晚于 DBS 和 VNS,是一种反馈式植入式脑刺激装置,2013 年美国 FDA 批准用于癫痫治疗。该技术通过颅内电极实时采集分析脑电信号,反馈性予以电刺激,阻止放电扩布,从而遏制痫性发作。RNS 的出现,突破了固有刺激模式,是脑刺激技术从开环式持续刺激向闭环式"按需"刺激发展的重要转折点,启发人们可以依据脑活动的自身特点选择性刺激,一定程度上推进了未来多元化刺激模式的发展。

在 Michael Faraday 提出"时变的电流产生磁场,而时变的磁场又能产生电场"的理论之后 150 年,Barker 首先将磁刺激应用于人脑。经颅磁刺激利用特定强度和频率的脉冲磁场无创性穿透颅骨,在大脑皮层产生刺激作用。反复多次的连续刺激能够产生相对持久的生物学效应。通常,高频刺激兴奋皮层;低频刺激抑制皮层。2014 年国际临床神经生理联盟发表的 rTMS 临床应用指南已证实 rTMS 用于治疗疼痛和抑郁症的有效性。目前,人们正在探索 rTMS 在治疗精神分裂症、脑卒中、癫痫、意识障碍等疾病中的疗效。rTMS 属于无创脑刺激技术,无需植入体内电极或者刺激器,革新了传统脑刺激理念,显著降低了相关费用和风险,避免了植入式设备的不可逆损伤,扩大了受众范围。但由于刺激深度浅,仅能达到皮层,故效能和靶点选择一定程度受限。尽管通过改造刺激线圈结构能够提高刺激深度数个厘米,但如何突破刺激深度的瓶颈仍是未来的发展方向。

tDCS 是又一种非侵入式脑刺激技术,通过对放置在头皮的一对电极片(分别为阳极和阴极)施加恒定的微电流,改变大脑皮层兴奋性,从而调控大脑功能。早在 1964 年,直流电首先在麻醉大鼠上被证实能够调节感觉运动皮层的神经元活性和皮层兴奋性,数年后 tDCS 在健康人和精神科疾病患者中进一步被证实能够产生生理效应。此后,由于缺乏相关研究技术,tDCS 的研究沉寂了数十年。直到 20 年前,tDCS 重又成为热点,人们开始系统地进行 tDCS 的临床和电生理机制研究。2017 年,国际临床电生理联盟发表了 tDCS 的治疗指南。由于缺少大样本量临床研究,尚无 A 级推荐的适应证,但其安全无创、价格低廉、设备便携的特性,吸引着研究者不断探索其在脑功能疾病中的应用。

2017 年,*Cell* 发表了一篇具有里程碑意义的文章,证实了在鼠模型上能够实现无创差频脑深部刺激。利用神经元的"低通生物物理特性",同时给大脑施加两组有微小频率差异的高频电刺激,电流可在脑深部干涉调制出低频包络电场,以实现对深部神经组织的调控。该研究是非侵入式脑刺激发展史上的又一次飞跃,使对人脑的无创深部刺激成为可能。

上述神经刺激技术的出现和发展得益于物理学的进步,有赖于临床需求的导向和先驱们的大胆创新。为进一步提高治疗效能,研究者们在这些基础技术之上,又开启了新的探索——新型刺激模式。

三、强化神经刺激效应的尝试

传统 rTMS 和 tDCS 均为单靶点刺激模式,即线圈或者电极片固定在一个刺激靶点。DBS、VNS、RNS 由于为植入式设备,通常无法轻易更换刺激靶点。此外,传统刺激均为单一物理刺激模式,电刺激或者磁刺激,却没有电刺激合并磁刺激的模式。一些好奇的研究者提出了新的问题,如果选择刺激两个不同的靶点或者电、磁联合刺激,是否会强化刺激效应呢?

Stefan 等将重复性周围神经电刺激和经颅磁刺激结合起来,发现能诱导皮层兴奋性长时程改变,突触前神经元和突触后神经元兴奋的时间顺序决定了作用效应。当周围神经的电刺激先于运动皮层的磁刺激,刺激间隔略短于输入刺激到达运动皮层所需要的时间,运动皮层突触产 LTD 样改变,皮层的兴奋性降低;反之,当刺激间隔略长于输入刺激到达运动皮层所需的时间,运动皮层突触产生 LTP 样改变,皮层的兴奋性增高。而重复性刺激能够改变神经可塑性,产生持久的作用效应。类似地,如果将作用于周围神经的 VNS 与作用于皮层的 rTMS 结合,是否能够强化 VNS 对于抑郁症或者癫痫的疗效？

也有研究将配对的经颅磁刺激作用于多个脑区，即配对多靶点重复经颅磁刺激。配对多靶点重复经颅磁刺激是指成对的磁刺激按一定的时间间隔重复地作用于多个脑区。由于脑区之间存在结构和功能连接，如额叶和顶叶之间，那么一个脑区的预刺激会对另一脑区的后续刺激效应产生额外影响。已有研究证实，刺激额叶或者顶叶均能够改善广泛性焦虑患者的临床症状。那么，基于额叶和顶叶的密切连接，是否有望通过双靶点序贯重复刺激强化单一靶点刺激的疗效？

尽管电磁之间存在相互转化的密切关系，但tDCS与rTMS的神经调控机制并不相同。已有研究发现，联合这两种不同物理性质的刺激技术，采用同步刺激模式调节皮层兴奋性，能够产生强于单一tDCS或rTMS模式的作用效能。

倘若再进一步，脑网络的皮层与深部核团存在神经环路基础，能否将皮层电/磁刺激与深部电/磁刺激联合，使病理状态下减弱的神经环路增强，使过度增强的神经环路减弱？

当然，这些都是基于一定客观病理生理机制和已有研究成果的大胆猜想。随着神经基础研究的深入和刺激器物理性能的进步，我们相信在不远的将来这些猜想一定能够实现。

四、个体化和自动化治疗之探索

神经刺激是基于脑网络特征的调控治疗，尽管人群脑网络具备一定的共同特征，但是个体的脑网络必然存在差异，包括结构差异与功能差异。当人们不断追求治疗的"尽善尽美"的时候，个体化脑网络调控自然而然成为了热点。基于个体脑结构核磁的靶点定位业已实现，而基于个体功能脑网络的靶点定位还处于起步阶段。目前的神经刺激治疗都是基于人群研究的结果，FDA批准的适应证无一例外都明确了刺激靶点。既往大量抑郁症的rTMS治疗研究已显示，不同患者的治疗反应可以完全不同。最新研究发现对前额叶背外侧的rTMS治疗存在四种反应类型的抑郁症人群，其很可能代表了抑郁症的不同亚型。而在另一项独立人群的抑郁症研究中，研究者们基于静息态功能磁共振把抑郁症患者也分成了四种神经生理学亚型，而这些亚型反映了脑网络的异常连接模式。这些研究提示我们，未来有必要制定依赖于个体化脑网络特征的神经调控策略，以提高治疗获益。目前，已有少量个案报道尝试了基于个体化功能磁共振或者脑电图的脑网络分析，并在此指导下予以脑刺激治疗。

人脑具有内在的生物节律，如我们熟悉的清醒闭目时后头部α节律、睡眠期慢波等。在病理状态下，正常的脑电生物节律特征也发生了改变，出现异常增强、减弱甚至消失，这已被大量研究所证实。而进一步分析可以发现，这种改变是动态的过程，并且具有频率依赖的特点。那么，能否选择性、自动化根据个体生物节律改变的特点进行"按需"调控，而不是采用固定频率、强度、时长进行"强制"调控？这就要求我们能够实时捕捉信号特征，在线反馈式予以特定频段、强度、部位的刺激。病理脑网络特征的深入研究以及微型化信号采集系统、实时信号解析技术、高通量无线信息传输等物理技术的进步，为生理信号指导下的精准刺激模式提供了可能。

在医学快速发展的今天，仍有一些神经精神疾病存在治疗困境，神经刺激治疗应运而生，肩负使命。未来，高效能、非侵入、个体化、自动化的神经刺激治疗将为疾病治疗理念带来革命性突破。

（王玉平　林一聪）

参 考 文 献

［1］Chen Y, Xiong M, Dong Y, et al. Chemical Control of Grafted Human PSC-Derived Neurons in a Mouse Model of Parkinson's Disease Cell. Stem Cell, 2016, 18（6）：817-826.

［2］Lindvall O. Dopaminergic neurons for Parkinson's therapy. Nat Biotechnol, 2012, 30（1）：56-58.

［3］Park D, Yang G, Bae DK, et al. Human adipose tissue-derived mesenchymal stem cells improve cognitive function and physical activity in ageing mice. J Neurosci Res, 2013, 91：660-670.

[4] Munoz JR, Stoutenger BR, Robinson AP, et al. Human stem/progenitor cells from bone marrow promote neurogenesis of endogenous neural stem cells in the hippocampus of mice. Proc Natl Acad Sci USA, 2005, 102: 18171-18176.

[5] Duncan T, Valenzuela M. Alzheimer's disease, dementia, and stem cell therapy. Stem Cell Res Ther, 2017, 8(1): 111.

[6] Ma L, Hu B, Liu Y, et al. Human embryonic stem cell-derived GABA neurons correct locomotion deficits in quinolinic acid-lesioned mice Cell. Stem Cell, 2012, 10(4): 455-464.

[7] Keller G. Embryonic stem cell differentiation: emergence of a new era in biology and medicine. Genes Dev, 2005, 19: 1129-1155.

[8] Kadoya K, Lu P, Nguyen K, et al. Spinal cord reconstitution with homologous neural grafts enables robust corticospinal regeneration. Nat Med, 2016, 22(5): 479-487.

[9] Kumamaru H, Lu P, Rosenzweig ES, et al. Regenerating Corticospinal Axons Innervate Phenotypically Appropriate Neurons within Neural Stem Cell Grafts. Cell Rep, 2019, 26(9): 2329-2339.e4.

[10] Koffler J, Zhu W, Qu X, et al. Biomimetic 3D-printed scaffolds for spinal cord injury repair. Nat Med, 2019, 25(2): 263-269.

[11] Hwang S, Choi J, Kim M. Combining Human Umbilical Cord Blood Cells With Erythropoietin Enhances Angiogenesis/Neurogenesis and Behavioral Recovery After Stroke. Front Neurol, 2019, 10: 357.

[12] Green C, Minassian A, Vogel S, et al. Persistent Quantitative Vitality of Stem Cell Graft Is Necessary for Stabilization of Functional Brain Networks After Stroke. Front Neurol, 2019, 10: 335.

[13] Laso-García F, Diekhorst L, Gómez-de Frutos MC, et al. Cell-Based Therapies for Stroke: Promising Solution or Dead End? Mesenchymal Stem Cells and Comorbidities in Preclinical Stroke Research. Front Neurol, 2019, 10: 332.

[14] Shetty AK, Upadhya D. GABA-ergic cell therapy for epilepsy: Advances, limitations and challenges. Neurosci Biobehav Rev, 2016, 62: 35-47.

[15] Papadopoulos MC, Verkman AS. Aquaporin 4 and neuromyelitis optica. Lancet Neurol, 2012, 11: 535-544.

[16] Gilhus NE. Myasthenia Gravis. N Engl J Med, 2016, 375: 2570-2581.

[17] LeVine SM. Albumin and multiple sclerosis. BMC Neurol, 2016, 16: 47.

[18] Pitzalis C, Sharrack B, Gray IA, et al. Comparison of the effects of oral versus intravenous methylprednisolone regimens on peripheral blood T lymphocyte adhesion molecule expression, T cell subsets distribution and TNF alpha concentrations in multiple sclerosis. J Neuroimmunol, 1997, 74: 62-68.

[19] Sherman E, Han MH. Acute and Chronic Management of Neuromyelitis Optica Spectrum Disorder. Curr Treat Options Neurol, 2015, 17: 48.

[20] Barnes D, Hughes RA, Morris RW, et al. Randomised trial of oral and intravenous methylprednisolone in acute relapses of multiple sclerosis. Lancet, 1997, 349: 902-906.

[21] Hall AG, Tilby MJ. Mechanisms of action of, and modes of resistance to, alkylating agents used in the treatment of haematological malignancies. Blood Rev, 1992, 6: 163-173.

[22] Sistigu A, Viaud S, Chaput N, et al. Immunomodulatory effects of cyclophosphamide and implementations for vaccine design. Semin Immunopathol, 2011, 33: 369-383.

[23] Buzzard KA, Meyer NJ, Hardy TA, et al. Induction intravenous cyclophosphamide followed by maintenance oral immunosuppression in refractory myasthenia gravis. Muscle Nerve, 2015, 52: 204-210.

[24] Bae S, Charles-Schoeman C. Oral cyclophosphamide in treatment of patients with refractory idiopathic inflammatory myopathies: a retrospective observational study. Clin Rheumatol, 2018, 37: 2113-2123.

[25] Jones RB, Hiemstra TF, Ballarin J, et al. Mycophenolate mofetil versus cyclophosphamide for remission induction in ANCA-associated vasculitis: a randomised, non-inferiority trial. Ann Rheum Dis, 2019, 78: 399-405.

[26] Evans WE. Pharmacogenetics of thiopurine S-methyltransferase and thiopurine therapy. Ther Drug Monit, 2004, 26: 186-191.

[27] Oddis CV. Update on the pharmacological treatment of adult myositis. J Intern Med, 2016, 280: 63-74.

[28] Mandler RN, Ahmed W, Dencoff JE. Devic's neuromyelitis optica: a prospective study of seven patients treated with prednisone and azathioprine. Neurology, 1998, 51: 1219-1220.

[29] Brown PM, Pratt AG, Isaacs JD. Mechanism of action of methotrexate in rheumatoid arthritis, and the search for biomarkers. Nat Rev Rheumatol, 2016, 12: 731-742.

[30] Genth E. Recent Developments in Myositis Syndromes. Dtsch Med Wochenschr, 2018, 143: 1472-1476.

[31] Pasnoor M, He J, Herbelin L, et al. A randomized controlled trial of methotrexate for patients with

generalized myasthenia gravis. Neurology, 2016, 87: 57-64.

[32] Ishiwata Y, Nagata M, Arai T, et al. Effects of Miconazole Oral Gel on Blood Concentrations of Tacrolimus and Cyclosporine: A Retrospective Observational Study. Ther Drug Monit, 2016, 38: 717-721.

[33] Kageyama T, Komori M, Miyamoto K, et al. Combination of cyclosporine A with corticosteroids is effective for the treatment of neuromyelitis optica. J Neurol, 2013, 260: 627-634.

[34] Oddis CV. Update on the pharmacological treatment of adult myositis. J Intern Med, 2016, 280: 63-74.

[35] Hirano K, Aiba H, Yano M, et al. Effect of tacrolimus in a case of autoimmune encephalitis. No To Hattatsu, 2007, 39: 436-439.

[36] Chen B, Wu Q, Ke G, et al. Efficacy and safety of tacrolimus treatment for neuromyelitis optica spectrum disorder. Sci Rep, 2017, 7: 831.

[37] Mealy MA, Wingerchuk DM, Palace J, et al. Comparison of relapse and treatment failure rates among patients with neuromyelitis optica: multicenter study of treatment efficacy. JAMA Neurol, 2014, 71: 324-330.

[38] Stingl C, Van Mater H. Mycophenolate mofetil in the treatment of pediatric autoimmune central nervous system disease. Dev Med Child Neurol, 2019, 61(4): 388.

[39] Saied A, Elsaid N, Azab A. Long term effects of corticosteroids in multiple sclerosis in terms of the "no evidence of disease activity" (NEDA) domains. Steroids, 2019, 149: 108401.

[40] Damasceno A, Damasceno BP, Cendes F. No evidence of disease activity in multiple sclerosis: Implications on cognition and brain atrophy. Mult Scler, 2016, 22: 64-72.

[41] Rotstein DL, Healy BC, Malik MT, et al. Evaluation of no evidence of disease activity in a 7-year longitudinal multiple sclerosis cohort. JAMA Neurol, 2015, 72: 152-158.

[42] Mendell JR, Al-Zaidy S, Shell R, et al. Single-Dose Gene-Replacement Therapy for Spinal Muscular Atrophy. N Engl J Med, 2017, 377: 1713-1722.

[43] Amoasii L, Hildyard JCW, Li H, et al. Gene editing restores dystrophin expression in a canine model of Duchenne muscular dystrophy. Science, 2018, 362: 86-91.

[44] Long CZ, Amoasii L, Bassel-Duby R, et al. Genome editing of monogenic neuromuscular diseases: A systematic review. JAMA Neurol, 2016, 73: 1349-

1355.

[45] Choong CJ, Baba K, Mochizuki H, et al. Gene therapy for neurological disorders. Expert Opin Biol Ther, 2016, 16: 143-159.

[46] Hudry E, Vandenberghe LH. Therapeutic AAV Gene Transfer to the Nervous System: A Clinical Reality. Neuron, 2019, 101: 839-862.

[47] Buckland, KF, Bobby Gaspar H. Gene and cell therapy for children-New medicines, new challenges? Adv Drug Deliv Rev, 2014, 73: 162-169.

[48] Ginn SL, Amaya AK, Alexander IE, et al. Gene therapy clinical trials worldwide to 2017: An update. J Gene Med, 2018, 20: 1-51.

[49] Dunbar CE, High KA, Joung JK, et al. Gene therapy comes of age. Science, 2018, 12: 359-369.

[50] Lok J, Gupta P, Guo S, et al. Cell-cell signaling in the neurovascular unit. Neurochem Res, 2007, 32: 2032-2045.

[51] Liu B, Teschemacher AG, Kasparov S. Neuroprotective potential of astroglia. J Neurosci Res, 2017, 95: 2126-2139.

[52] Chen Z, Trapp BD. Microglia and neuroprotection. J Neurochem, 2016, 136(Suppl 1): 10-17.

[53] Guo S, Lo EH. Dysfunctional cell-cell signaling in the neurovascular unit as a paradigm for central nervous system disease. Stroke, 2009, 40: S4-S7.

[54] Arai K, Jin G, Navaratna D, et al. Brain angiogenesis in developmental and pathological process: neurovascular injury and angiogenic recover after stroke. FEBS J, 2009, 276: 4644-4652.

[55] Szepesi Z, Manouchehrian O, Bachiller S, et al. Bidirectional Microglia-Neuron Communication in Health and Disease. Front Cell Neurosci, 2018, 12: 323.

[56] Norris GT, Kipnis J. Immune cells and CNS physiology: Microglia and beyond. J Exp Med, 2019, 216(1): 60-70.

[57] McCarty JH. Cell adhesion and signaling networks in brain neurovascular units. Curr Opin Hematol, 2009, 16: 209-214.

[58] Nedergaard M, Dirnagl U. Role of glial cells in cerebral ischemia. Glia, 2005, 50: 281-286.

[59] Pekny M, Nilsson M. Astrocyte activation and reactive gliosis. Glia, 2005, 50: 427-434.

[60] Ponomarev ED, Novikova M, Maresz K, et al. Development of a culture system that supports adult microglial cell proliferation and maintenance in the resting state. J Immunol Methods, 2005, 300: 32-46.

[61] Becker EB, Bonni A. Beyond proliferation-cell cycle control of neuronal survival and differentiation in the

developing mammalian brain. Semin Cell Dev Biol, 2005, 16: 439–448.

［62］王萍, 王伟. 神经元细胞周期再进入的研究进展. 国际脑血管病杂志, 2006, 14: 711–713.

［63］Tian DS, Xie MJ, Yu ZY, et al. Cell cycle inhibition attenuates microglia induced inflammatory response and alleviates neuronal cell death after spinal cord injury in rats Brain Res, 2006, 1135: 177–185.

［64］Skovira JW, Wu J, Matyas JJ, et al. Cell cycle inhibition reduces inflammatory responses, neuronal loss, and cognitive deficits induced by hypobaria exposure following traumatic brain injury. J Neuroinflammation, 2016; 13(1): 299.

［65］Tian DS, Yu ZY, Xie MJ, et al. Suppression of astroglial scar formation and enhanced axonal regeneration associated with functional recovery in a spinal cord Injury rat model by the cell cycle inhibitor olomoucine. J Neurosci Res, 2006, 84: 1053–1063.

［66］Slimone DG, Vilen M, Farid A, et al. Cell cycle inhibition provides neuroprotection and reduces glial proliferation and scar formation after traumatic brain injury. PNAS, 2005, 102: 8333–8338.

［67］Aum DJ, Tierney TS. Deep brain stimulation: foundations and future trends. Front Biosci (Landmark Ed), 2018, 23: 162–182.

［68］Drysdale AT, Grosenick L, Downar J, et al. Resting-state connectivity biomarkers define neurophysiological subtypes of depression. Nat Med, 2017, 23(1): 28–38.

［69］Fox MD. Mapping Symptoms to Brain Networks with the Human Connectome. N Engl J Med, 2018, 379(23): 2237–2245.

［70］Friston KJ. Functional and effective connectivity: a review. Brain Connect, 2011, 1(1): 13–36.

［71］Han T, Xu ZX, Liu CY, et al. Simultaneously applying cathodal tDCS with low frequency rTMS at the motor cortex boosts inhibitory aftereffects. Journal of Neuroscience Methods, 2019, 324: 108308.

［72］Kanno M, Matsumoto M, Togashi H, et al. Effects of repetitive transcranial magnetic stimulation on behavioral and neurochemical changes in rats during an elevated plus-maze test. J Neurol Sci, 2003, 211(1–2): 5–14.

［73］Kaster TS, Downar J, Vila-Rodriguez F, et al. Trajectories of Response to Dorsolateral Prefrontal rTMS in Major Depression: A THREE-D Study. Am J Psychiatry, 2019, 176(5): 367–375.

［74］Lefaucheur JP, André-Obadia N, Antal A, et al. Evidence-based guidelines on the therapeutic use of repetitive transcranial magnetic stimulation (rTMS). Clin Neurophysiol, 2014, 125(11): 2150–2206.

［75］Lefaucheur JP, Antal A, Ayache SS, et al. Evidence-based guidelines on the therapeutic use of transcranial direct current stimulation (tDCS). Clin Neurophysiol, 2017, 128(1): 56–92.

［76］Lin Y, Wang Y. Neurostimulation as a promising epilepsy therapy. Epilepsia Open. 2017, 2(4): 371–387.

［77］Lubrini G, Martín-Montes A, Díez-Ascaso O, et al. Brain disease, connectivity, plasticity and cognitive therapy: A neurological view of mental disorders. Neurologia, 2018, 33(3): 187–191.

［78］Pini L, Manenti R, Cotelli M, et al. Non-Invasive Brain Stimulation in Dementia: A Complex Network Story. Neurodegener Dis, 2018, 18(5–6): 281–301.

［79］Reinhart RMG, Nguyen JA. Working memory revived in older adults by synchronizing rhythmic brain circuits. Nat Neurosci, 2019, 22(5): 820–827.

［80］Schutter DJ, van Honk J, d'Alfonso AA, et al. Effects of slow rTMS at the right dorsolateral prefrontal cortex on EEG asymmetry and mood. Neuroreport, 2001, 12(3): 445–447.

［81］Skarpaas TL, Jarosiewicz B, Morrell MJ. Brain-responsive neurostimulation for epilepsy (RNS® System). Epilepsy Res, 2019, 153: 68–70.

［82］Sporns O. The human connectome: origins and challenges. Neuroimage, 2013, 80: 53–61.

［83］Vidaurre D, Smith SM, Woolrich MW. Brain network dynamics are hierarchically organized in time. Proc Natl Acad Sci U S A, 2017, 114(48): 12827–12832.

［84］Wheless JW, Gienapp AJ, Ryvlin P. Vagus nerve stimulation (VNS)therapy update. Epilepsy Behav, 2018, 88S: 2–10.

中英文名词对照索引

C

D

E

F

G

K

S

T

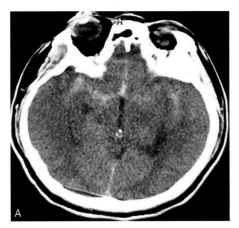

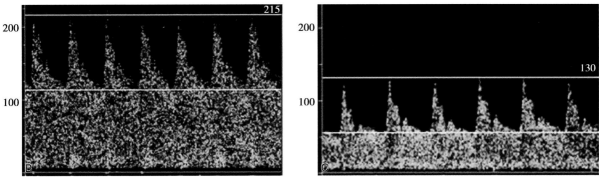

图 1-5-3　SAH 患者 CVS TCD 所见

A. SAH 患者头颅 CT；B. SAH 患者发病 5 天后有 CVS 症状，TCD 示右侧大脑中动脉收缩期流速达 215cm/s；C. 患者 CVS 缓解后 TCD 流速降为 130cm/s

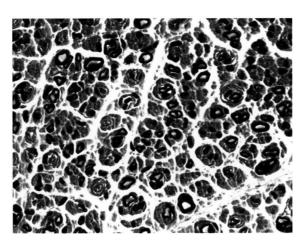

图 4-19-3　CMT1 型腓肠神经活检可见
洋葱球形成（HE×40）

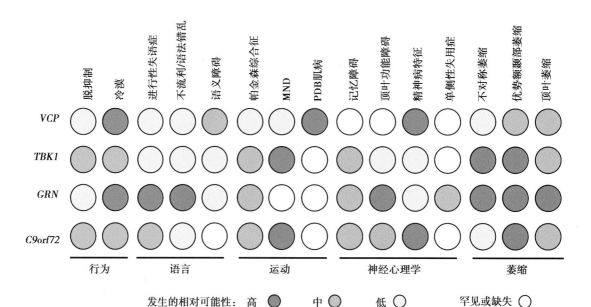

图 7-30-4　FTLD 重叠综合征表型 – 基因型相关性

颜色表明某种表型特征发生于 FTLD 的可能性。这种 FTLD 由 4 个相关基因之一突变与 TAR DNA 结合蛋白 43（TDP43）病理改变引起。MND, 运动神经元疾病；PDB, 骨 page 病；TBK1, TANK–binding kinase 1

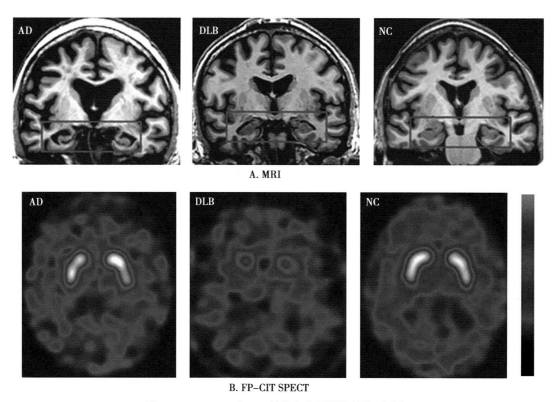

图 7-30-5　DLB 和 AD 结构和分子影像的鉴别诊断

A. 磁共振结构相：DLB 患者颞叶内侧体积相对保留（框内），而 AD 患者颞叶内侧、海马萎缩明显；

B. FP-CIT SPECT 显像（DAT-SPECT）：DLB 患者纹状体 DAT 缺失明显，仅在尾状核有少量示踪剂显像，而 AD 和 NC 双侧尾状核、壳核 DAT 显像正常（"逗号样"）

AD: Alzheimer's disease, 阿尔茨海默病患者；DLB: dementia with Lewy body, 路易体痴呆患者；NC: normal control, 健康对照

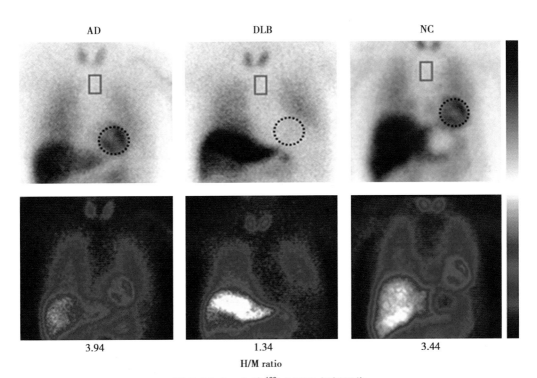

图 7-30-6　心脏 ¹²³I-MIBG 闪烁显像

示踪剂注射 3 小时后显影典型的感兴趣区为心脏（曲线圆圈）和内侧上纵隔（框内）。H/M 表示 Heart-to-mediastinum，H/M 比值即为心脏 - 内侧纵隔比值

AD：Alzheimer's disease，阿尔茨海默病患者；DLB：dementia with Lewy body，路易体痴呆患者；NC：normal control，健康对照

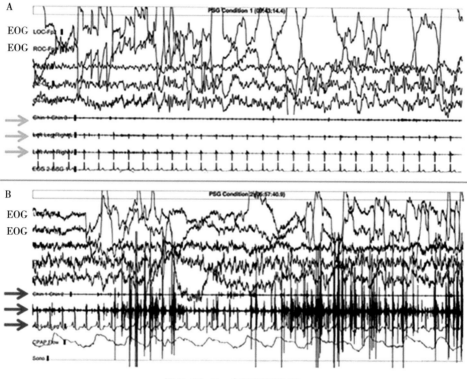

图 7-30-7 多导睡眠监测

正常 REM 睡眠（A）和 REM 睡眠期缺少肌张力消失的情况，即典型 RBD 表现（B）。（A）图 30 s 描记图中可以看到，REM 期眼动期表现为高波幅、突发基点偏移。（A）REM 期未见颏下、上下肢导联肌电活动（绿色箭头），而（B）中可见相同导联的肌电活动增加（红箭头），本患者中间导联（臂导联）肌电活动更为突出

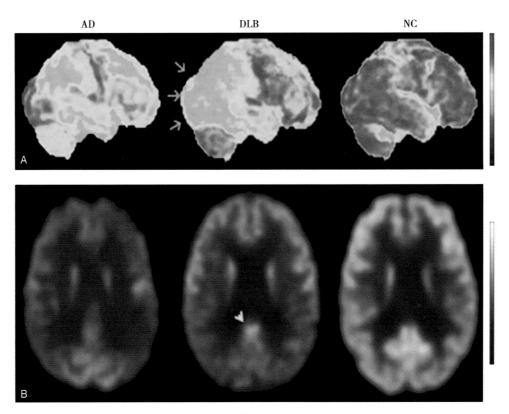

图 7-30-8 ¹⁸F-FDG PET 成像

枕叶代谢在 AD 和 NC 中相对保留，而在 DLB 中下降（蓝色剪头）。AD 显著的代谢减低区域在颞叶、顶叶和额叶。DLB 患者扣带回后部（黄色短箭头）¹⁸F-FDG 摄取相对正常，而周围枕叶皮层摄取减少，¹⁸F-FDG 摄取相对下降，而枕叶皮层 ¹⁸F-FDG 摄取相对保留

AD：Alzheimer's disease，阿尔茨海默病患者；DLB：dementia with Lewy body，路易体痴呆患者；NC：normal control，健康对照

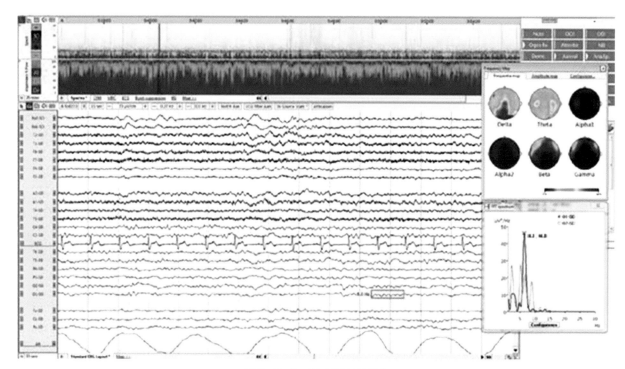

图 7-30-9　脑电图（EEG）

提示中度异常脑电图,背景节律变慢(6.3Hz),后头部 θ-δ 波散发或阵发(红色框内),支持路易体痴呆(dementia with Lewy body, DLB)

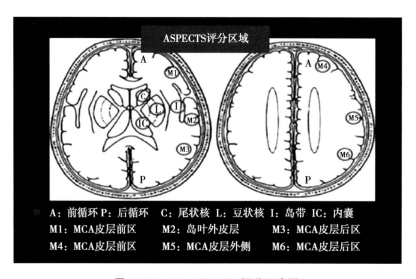

图 10-41-18　ASPECT 评分示意图

在头颅 CT 片上,选择基底节及脑室体平面,标注的 10 个点为观察点(每个观察点正常为 1 分,共 10 分),如果出现早期缺血改变则减掉 1 分

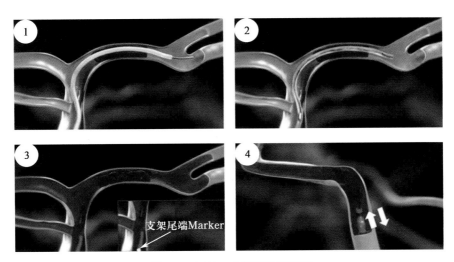

图 10-41-20　支架取栓的原理

①微导管、微导丝辅助通过血栓部位;②回撤微导丝,沿微导管将取栓支架送入;③回撤微导管使取栓支架释放并与血管充分的镶嵌;④回撤取栓支架,将血栓取出

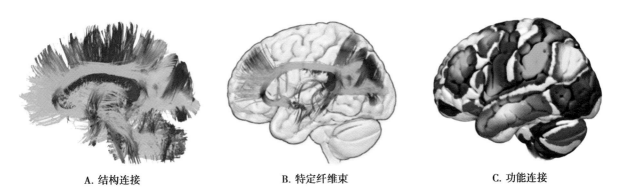

A. 结构连接　　　　　　B. 特定纤维束　　　　　　C. 功能连接

图 10-42-3　人类脑连接组(引自 N Engl J Mecl, 2018, 379: 2237-2245.)

A 为结构连接,反映的是纤维束的走行;B 为连接扣带回的纤维走行;C 为功能连接,与后扣带回区域的自发活动成正相关的脑区为黄色或红色,负相关的脑区为蓝色或绿色